Bennett & Brachman
医院感染

Bennett & Brachman's Hospital Infections
6th Edition

主 编

William R. Jarvis

主 译

胡必杰　陈文森　高晓东　葛茂军

上海科学技术出版社

图书在版编目(CIP)数据

Bennett & Brachman 医院感染 /(美)贾维斯
(Jarvis，W. R.)主编；胡必杰主译. —上海：上海科
学技术出版社，2016.6（2016.8重印）
　ISBN 978 - 7 - 5478 - 3047 - 5

Ⅰ.①B… Ⅱ.①贾… ②胡… Ⅲ.①医院—感染—控
制 Ⅳ.①R197.323

中国版本图书馆 CIP 数据核字（2016）第 078592 号

This is a translation of **Bennett & Brachman's Hospital Infections Sixth Edition by William R. Jarvis MD.**
Co -Published by arrangement with Lippincott Williams & Wilkins/Wolters Kluwer Health，Inc.，USA
本书提供了药物的适应证、不良反应以及剂量用法的准确资料，但这些信息可能会发生变化，故强烈
建议读者查阅书中所提药物的制造商提供的产品说明书。本书力求提供准确的信息以及已被广泛
接受的技术和方法。但是，作者、编辑和出版者不保证书中的信息完全没有任何错误；对于因使用本
书中的资料而造成的直接或间接的损害也不负有任何责任。

Bennett & Brachman 医院感染
主编　William R. Jarvis
主译　胡必杰　陈文森　高晓东　葛茂军

上海世纪出版股份有限公司
上海科学技术出版社　出版
（上海钦州南路 71 号　邮政编码 200235）
上海世纪出版股份有限公司发行中心发行
200001　上海福建中路 193 号　www.ewen.co
上海中华商务联合印刷有限公司印刷
开本 889×1194　1/16　印张 34.25
字数 1200 千字
2016 年 6 月第 1 版　2016 年 8 月第 2 次印刷
ISBN 978 - 7 - 5478 - 3047 - 5/R·1120
定价：98 元

内容提要

  本书是国际上一部经典权威的关于医院感染预防与控制(感控)的专著,由国际上极具影响力的感控专家 William R. Jarvis 主编,并邀请了世界各地该领域的知名专家参与编写,系统而全面地介绍了医院感染预防与控制的基本知识、最新进展以及循证医学证据。

  本书重点突出,特色鲜明。首先,全面阐述了医院感染流行病学的基本内涵和理论,几乎涵盖了所有医院感染预防与控制相关领域,包括重点部门、易感人群和重要病原体感染等,紧扣医院感染预防与控制领域的热点、重点和难点,侧重于临床实践,并涵盖了该领域国际上最新的研究进展。其次,本书采用大量的循证实践的案例数据,对临床中常见的一些医院感染预防与控制相关问题进行了权威解读,强调推荐干预所基于的循证证据,并给予切实可行的指导和建议。

  本书以上海国际医院感染控制论坛(SIFIC)的专家团队为主要翻译力量,翻译团队囊括了全国临床医学、护理学、药学、检验医学、公共卫生、医院管理学等领域近百名不同专业的骨干和专家。

  医院感染预防与控制已经成为全球各个国家共同关注和努力的焦点,来自世界各地的知名感控专家阐述各自成功的经验,视角不同,临床实践领域不同,可供我国从事医院感染预防与控制相关工作人员学习和借鉴。

  本书配有大量图表,权威性强,指导性强,是医院感染预防与控制专业人员、临床医务人员及相关管理与研究人员必备的参考书和工具书。

致　谢

感谢我的妻子 Janine 以及我的孩子 Danielle 和 Ashley，感谢她们无私的爱、友情、无限的支持和鼓励。她们总有一种独特的魔力，让我平心静气、脚踏实地，也能轻而易举地洞察一切。感谢她们竭尽所能支持我为减少全球医疗保健相关感染而努力。

译者名单

主　译

胡必杰　陈文森　高晓东　葛茂军

副主译

刘　滨　徐　虹　廖　丹　王广芬　乔　甫

学术秘书

杨　乐　干铁儿　徐子琴　覃　婷

翻译委员会（以姓氏拼音为序）

陈文森　傅建国　干铁儿　高晓东　葛茂军　顾　兵　关素敏　胡必杰　胡潇云
黄辉萍　江佳佳　李连红　梁睿贞　廖　丹　林　凯　刘　滨　罗万军　倪晓平
潘　珏　乔　甫　覃金爱　覃　婷　王广芬　徐　虹　徐子琴　杨　乐

译者（以姓氏拼音为序）

陈虹冰	厦门市妇幼保健院	顾　兵	徐州医科大学/徐州医学院附属医院
陈文才	南昌大学第二附属医院	关素敏	第四军医大学口腔医学院
陈文森	江苏省人民医院	胡必杰	复旦大学附属中山医院
戴薇郦	上海瑞慈医疗集团	胡潇云	遵义医学院附属医院
邓　粮	南方医科大学附属何贤纪念医院	黄辉萍	厦门大学附属第一医院
费　莹	杭州市老年病医院	江佳佳	张家港澳洋医院
冯诚怿	常州市第一人民医院	金文婷	复旦大学附属中山医院
符文娟	常州市武进中医医院	孔晓明	溧阳市人民医院
付婷婷	四川省郫县人民医院	雷晓婷	江苏省中医院
傅建国	厦门大学附属中山医院	李婧闻	四川大学华西医院
干铁儿	浙江省中医院	李连红	南京医科大学第二附属医院
甘文思	浙江中医药大学附属温州中西医结合医院	李若洁	安徽医科大学第二附属医院
高晓东	复旦大学附属中山医院	李素艳	广西医科大学第一附属医院
葛茂军	上海中医药大学附属曙光医院	李　薇	厦门市海沧医院
宫小慧	赤峰学院附属医院	梁睿贞	南京医科大学附属口腔医院

— 1 —

廖 丹	广西壮族自治区妇幼保健院	王 静	天水市第一人民医院
林 凯	浙江医院	王 珏	邵阳医专附属医院
刘 滨	柳州市工人医院	王伊伦	复旦大学附属中山医院
刘凤迎	沧州市人民医院	韦艳妮	广西壮族自治区妇幼保健院
刘 欢	湖北文理学院附属医院	吴春霖	四川省肿瘤医院
刘晞照	重庆三峡中心医院	谢承峰	江西省儿童医院
刘玉岭	宿州市立医院	徐 虹	杭州市疾病预防控制中心
龙 岩	中国人民解放军第 463 医院	徐 艳	贵州省人民医院
罗 静	宿州市立医院	徐子琴	温州市人民医院
罗万军	武汉市妇女儿童医疗保健中心	闫小娟	重庆三峡中心医院
马 慧	上海市第一妇婴保健院	杨冬华	青海大学附属医院
倪玲美	浙江大学附属第一医院	杨 乐	常州市第二人民医院
倪晓平	杭州市疾病预防控制中心	姚雨濛	复旦大学附属中山医院
倪作为	浙江大学附属第一医院	殷 黎	银川市中医医院
潘 珏	复旦大学附属中山医院	喻玲丽	新疆医科大学第一附属医院
潘 磊	武汉市武昌医院	张 杰	华中科技大学同济医学院附属协和医院
潘 瑜	上海市虹口区卫生和计划生育委员会监督所	张立国	承德医学院附属医院
乔 甫	四川大学华西医院	张丽伟	常州市第一人民医院
石尚世	镇江市第一人民医院	张培金	常州市第四人民医院
宋 舸	常州市第二人民医院	张 尧	复旦大学附属中山医院
覃金爱	广西医科大学第一附属医院	赵东丽	肥城市第二人民医院
覃 婷	柳州市妇幼保健院	赵丽华	黄石市中心医院
谭 莉	华中科技大学同济医学院附属同济医院	郑 鹏	常州市武进人民医院
唐 俊	江西省肿瘤医院	郑 伟	徐州医学院附属医院
唐雨萌	湖北省疾病预防控制中心	周 密	中国人民解放军第一五二中心医院
万艳春	淮安市第一人民医院分院	周艳芝	甘肃省妇幼保健院
王凤田	山东省胸科医院	朱晓露	溧阳市人民医院
王福斌	宁波市第六医院	邹鹤娟	复旦大学附属华山医院
王广芬	宁波市医疗中心李惠利医院		

编写者名单

Benedetta Allegranzi, MD, DTM&H
Technical Lead, Clean Care Is Safer Care
Programme, Department of Patient Safety,
World Health Organization, Geneva,
Switzerland

Deverick J. Anderson, MD, MPH
Associate Professor of Medicine, Duke
University Medical Center, Durham, North
Carolina

Mary Andrus, BA, RN, CIC
President, Surveillance Systems Worldwide
Inc., Gainesville, Georgia

Lennox K. Archibald, MD, PhD, FRCP, DTM&H
Associate Professor of Medicine, College of
Medicine, University of Florida, Hospital
Epidemiologist, Malcom Randall Veterans
Administration Medical Center, Gainesville,
Florida

Matthew J. Arduino, MD, MPH
Supervisory Research Microbiologist, Branch
Chief, Clinical and Environmental Microbiology
Branch, Division of Healthcare Quality
Promotion, National Center for Emerging and
Zoonotic Infectious Diseases, Centers for
Disease Control and Prevention, Atlanta,
Georgia

Hilary M. Babcock, MD, MPH
Assistant Professor, Department of Infectious
Diseases, Washington University School of
Medicine, Medical Director, BJC Infection
Prevention and Epidemiology Consortium, BJC
HealthCare, St. Louis, Missouri

Henri Balaguera, MD
Assistant Professor of Clinical Medicine, Tufts
University School of Medicine, Boston,
Massachusetts Hospital Medicine, Lahey
Hospital Medical Center, Burlington,
Massachusetts

Elise M. Beltrami, MD, MPH
Associate Director of Epidemiologic Science,
National Center for Emerging and Zoonotic
Infectious Diseases, Centers for Disease
Control and Prevention, Atlanta, Georgia

Joan Blanchard, MSS, BSN, RN, CNOR, CIC
Nurse Compliance Inspector, Health Facilities
and Emergency Medical Services Division,
Colorado Department of Public Health,
Denver, Colorado

Elizabeth A. Bolyard, RN, MPH
National Center for Emerging and Zoonotic
Infectious Diseases, Division of Healthcare
Quality Promotion, Centers for Disease
Control and Prevention, Atlanta, Georgia

Robert A. Bonomo, MD
Professor of Medicine, Pharmacology,
Molecular Biology, and Microbiology, Case
Western Reserve University, Chief, Medical
Service, Louis Stokes Cleveland Department of
Veterans Affairs Medical Center, Cleveland,
Ohio

John M. Boyce, MD
Clinical Professor of Medicine, Department of
Medicine, Yale University School of Medicine,
Director, Hospital Epidemiology and Infection
Control, Quality Improvement Support
Services, Yale-New Haven Hospital, New

Haven, Connecticut

Carol E. Chenoweth, MD, MS

Professor of Internal Medicine, Division of Infectious Diseases, University of Michigan Health System, Ann Arbor, Michigan

Raymond Y. Chinn, MD

Medical Director, Infection Prevention, Hospital Epidemiologist, Sharp Hospital, San Diego, California

Teena Chopra, MD, MPH

Assistant Professor of Medicine, Division of Infectious Diseases, Wayne State University, Associate Corporate Director, Infection Prevention, Epidemiology, and Antibiotic Stewardship, Kindred Hospital University Health Center, Detroit Medical Center, Detroit, Michigan

Bruno P. Coignard, MD, MSc

Chief, Healthcare-Associated Infection Surveillance, Infectious Diseases Department, Institut de Veille Sanitaire (InVS), Saint-Maurice, France

Sara E. Cosgrove, MD, MS

Associate Professor of Medicine, Division of Infectious Diseases, Johns Hopkins University School of Medicine, Director, Antimicrobial Stewardship Program, Johns Hopkins Hospital, Baltimore, Maryland

Donald E. Craven, MD

Chair, Center for Infectious Diseases and Prevention, Lahey Clinic Medical Center, Burlington, Massachusetts, Professor of Medicine, Tufts University School of Medicine, Boston, Massachusetts

Kathleen Steger Craven, RN, MPH

Assistant Professor of Family Medicine and Community Health, University of Massachusetts Medical School, Director, Acquired Brain Injury Waiver Unit, Director of Clinical Services and Supports, Commonwealth Medicine, Shrewsbury, Massachusetts

Daniel J. Diekema, MD

Professor of Medicine, University of Iowa, Associate Director, Clinical Microbiology Laboratory, University of Iowa Hospital, Iowa City, Iowa

Michael Edmond, MD, MPH, MPA

Professor, Internal Medicine, Epidemiology and Community Health, Virginia Commonwealth University School of Medicine, Hospital Epidemiologist/Medical Director, Performance Improvement, Virginia Commonwealth University Medical Center

Barry M. Farr, MD, MSc

Professor Emeritus, Department of Medicine, University of Virginia, Charlottesville, Virginia

Scott K. Fridkin, MD

Deputy Chief, Surveillance Branch, Division of Healthcare Quality Promotion, Centers for Disease Control and Prevention, Atlanta, Georgia

Candace Friedman, MPH, CIC

Senior Project Manager, Office of Clinical Safety, University of Michigan Health System, Ann Arbor, Michigan

Axel Gamulin, MD

Senior Staff Surgeon, Faculty of Medicine, University of Geneva, Senior Staff Surgeon, Division of Orthopaedic and Trauma Surgery, University Hospitals of Geneva, Geneva, Switzerland

Robert P. Gaynes, MD

Professor of Medicine, Emory University School of Medicine, Attending Physician/Hospital Epidemiologist, Atlanta Veterans Hospital, Atlanta, Georgia

Sharon Giarrizzo-Wilson, MS, RN - BC, CNOR

Measures Informatics Director, eMeasures Department, Oklahoma Foundation for Medical Quality, Oklahoma City, Oklahoma

Philip E. Grgurich, PharmD, MBA

Assistant Professor of Pharmacy Practice, Massachusetts College of Pharmacy and Health Sciences University, Boston, Massachusetts, Medical ICU Clinical Pharmacist, Lahey Clinic Medical Center, Burlington, Massachusetts

Jennifer H. Han, MD, MSCE

Instructor of Medicine, Division of Infectious Diseases, University of Pennsylvania School of Medicine, Philadelphia, Pennsylvania

Stephan A. Harbarth, MD, MS

Associate Professor of Medicine, University of Geneva Medical Faculty, Head, Antimicrobial Stewardship Program, Infection Control Unit, Geneva University Hospitals, Geneva, Switzerland

Mary K. Hayden, MD

Professor of Medicine (Infectious Diseases) and Pathology, Rush Medical College, Director, Division of Clinical Microbiology, Attending Physician, Infectious Diseases, Rush University Medical Center, Chicago, Illinois

David K. Henderson, MD

Deputy Director for Clinical Care, Office of the Director, NIH Clinical Center, Bethesda, Maryland

Karen K. Hoffmann, RN, MS, CIC, FSHEA

Clinical Instructor, Division of Infectious Diseases, University of North Carolina School of Medicine, Infection Preventionist, CMS Survey and Certification Group, Chapel Hill, North Carolina

Teresa C. Horan, MPH

Adjunct Faculty, Department of Epidemiology, Rollins School of Public Health, Emory University, Atlanta, Georgia

William R. Jarvis, MD

President, Jason and Jarvis Associates, LLC, Hilton Head Island, South Carolina, Port Orford, Oregon, San Francisco, California

Mini Kamboj, MD

Assistant Member, Infectious Disease Service, Department of Medicine, Memorial Sloan-Kettering Cancer Center, Associate Director, Infection Control, Memorial Hospital, New York City, New York

Keith S. Kaye, MD, MPH

Professor of Medicine, Wayne State University, Corporate Vice President, Patient Safety and Quality, Corporate Medical Director, Infection Prevention, Hospital Epidemiology and Antimicrobial Stewardship, Detroit Medical Center, Detroit, Michigan

Faiz Ahmad Khan, MD, MPH

Assistant Professor (Clinical) of Medicine, McGill University, Physician, Division of Respiratory Medicine, McGill University Health Centre, Montreal, Canada

David T. Kuhar, MD

Medical Officer, Division of Healthcare Quality Promotion, Centers for Disease Control and Prevention, Atlanta, Georgia

Caroline Landelle, PharmD, PhD

Research Fellow, Infection Control Program, University of Geneva Hospitals, Geneva, Switzerland

Ebbing Lautenbach, MD, MPH, MSCE

Professor of Medicine and Epidemiology, Department of Medicine and Epidemiology, University of Pennsylvania, Chief, Division of Infectious Diseases, Hospital of the University of Pennsylvania, Philadelphia, Pennsylvania

Daniel P. Lew, MD

Professor of Medicine, Specialities of Internal Medicine, Service of Infectious Diseases, University of Geneva, Chief, Service of Infectious Diseases, University Hospitals of Geneva, Geneva, Switzerland

Michael Y. Lin, MD, MPH

Assistant Professor of Medicine, Section of Infectious Diseases, Rush University Medical Center, Chicago, Illinois

Moi Lin Ling, MBBS, FRCPA
Adjunct Assistant Professor of Microbiology, Duke-NUS Graduate Medical School, Director, Infection Control, Singapore General Hospital, Singapore

Janice Lo, MD
Consultant Medical Microbiologist, Virology Division, Public Health Laboratory Services Branch, Centre for Health Protection, Department of Health, Hong Kong, China

Benjamin A. Lopman, PhD
Division of Viral Diseases, Centers for Disease Control and Prevention, Adjunct Assistant Professor, Rollins School for Public Health, Emory University, Atlanta, Georgia

Tammy S. Lundstrom, MD, JD
SVP, Chief Medical Officer, Premier Health, Dayton, Ohio

Dennis G. Maki, MD
Professor Emeritus of Medicine, Section of Infectious Diseases, University of Wisconsin School of Medicine and Public Health, Madison, Wisconsin

L. Clifford McDonald, MD
Senior Advisor for Science and Integrity, Division of Healthcare Quality Promotion, Centers for Disease Control and Prevention, Atlanta, Georgia

Dick Menzies, MD
Professor, Departments of Medicine and Epidemiology & Biostatistics, Montreal Chest Institute, McGill University, Montreal, Canada

Leonard A. Mermel, DO, ScM, Am (Hon), FSHEA, FIDSA, FACP
Professor of Medicine, Warren Alpert Medical School of Brown University, Medical Director, Department of Epidemiology and Infection Control, Rhode Island Hospital, Providence, Rhode Island

David W. Mozingo, MD, FACS
Professor of Surgery, University of Florida College of Medicine, Director, Burn Center, UF Academic Health Center, Gainesville, Florida

Belinda Ostrowsky, MD, MPH
Assistant Professor of Internal Medicine, Albert Einstein College of Medicine, Director, Antimicrobial Stewardship, Montefiore Medical Center, New York City, New York

Robert C. Owens, Jr., PharmD
Regional Medical Affairs Director, Portland, Maine, United States, Durata Therapeutics Inc, Chicago, Illinois

Leonardo Pagani, MD
Infection Control Program, Geneva University Hospitals, Geneva, Switzerland, Senior Consultant, Infectious Diseases Unit, Bolzano Central Hospital, Bolzano, Italy

Benjamin J. Park, MD
Surveillance Branch, Division of Healthcare Quality Promotion, Centers for Disease Control and Prevention, Atlanta, Georgia

Gopi Patel, MD, MS
Assistant Professor of Medicine, Division of Infectious Diseases, Icahn School of Medicine at Mount Sinai, The Mount Sinai Hospital, New York City, New York

Priti R. Patel, MD, MPH
Division of Healthcare Quality Promotion, Centers for Disease Control and Prevention, Atlanta, Georgia

Eli N. Perencevich, MD, MS
Professor of Medicine, Divisions of General Internal Medicine and Infectious Diseases, University of Iowa Carver College of Medicine, Iowa City VA Medical Center, Iowa City, Iowa

Kathleen H. Petersen, MS
Infection Control Practitioner, Department of Infection Control and Epidemiology, University

of Michigan Health System, Ann Arbor, Michigan

Michael A. Pfaller, MD
Emeritus Professor of Pathology, University of Iowa College of Medicine, Iowa City, Iowa, Consultant, JMI Laboratories, North Liberty, Iowa

Didier Pittet, MD, MS
Professor of Medicine, Faculty of Medicine, University of Geneva, Director, Infection Control Program and WHO Collaborating Centre on Patient Safety, University of Geneva Hospitals, Geneva, Switzerland

Basil A. Pruitt, Jr., MD
Clinical Professor of Surgery, University of Texas Health Science Center, Staff Surgeon, Trauma Division, University Health System, San Antonio, Texas

L. Barth Reller, MD
Professor of Medicine and Pathology, Duke University School of Medicine, Durham, North Carolina

Chesley L. Richards, Jr., MD, MPH
Division of Healthcare Quality Promotion, National Center for Infectious Diseases, Centers for Disease Control and Prevention, Atlanta, Georgia

Victor D. Rosenthal, MD, CIC, MSc
International Nosocomial Infection Control Consortium (INICC), Buenos Aires, Argentina

Virginia R. Roth, MD, MBA
Associate Professor of Medicine, Epidemiology & Community Medicine, University of Ottawa, Medical Director, Infection Prevention and Control, The Ottawa Hospital, Ottawa, Ontario, Canada

William A. Rutala, PhD, MPH
Professor of Medicine, Division of Infectious Diseases, University of North Carolina School of Medicine, Hospital Epidemiology, University of North Carolina Health Care

System, Chapel Hill, North Carolina

Nasia Safdar, MD
Associate Professor of Medicine, Division of Infectious Disease, University of Wisconsin School of Medicine and Public Health, Madison, Wisconsin

Cassandra D. Salgado, MD, MS
Associate Professor of Medicine, Department of Internal Medicine, Infectious Diseases, Medical Director for Infection Control, Department of Infection Prevention and Control, Medical University of South Carolina, Charleston, South Carolina

Thomas J. Sandora, MD, MPH
Assistant Professor of Pediatrics, Harvard Medical School, Hospital Epidemiologist, Medical Director of Infection Prevention and Control, Boston Children's Hospital, Boston, Massachusetts

Syed A. Sattar, PhD
Professor Emeritus of Microbiology, Centre for Research on Environmental Microbiology, University of Ottawa, Ottawa, Ontario, Canada

W. Michael Scheld, MD
Professor of Infectious Diseases, Professor of Internal Medicine, Clinical Professor of Neurosurgery and Director of the Pfizer Initiative in International Health, University of Virginia (UV) School of Medicine, Charlottesville, Virginia

Kent Sepkowitz, MD
Professor of Medicine, Weill-Cornell Medical College, Director, Hospital Infection Control, Memorial Sloan-Kettering Cancer Center, New York City, New York

Wing Hong Seto, MD
Director, WHO Collaborating Centre for Infection Control, Senior Advisor (Infection Control), Hospital Authority, Hong Kong, China

Bryan P. Simmons, MD
Clinical Professor of Medicine, University of
Tennessee, Medical Director, Infection
Prevention, Methodist Le Bonheur
Healthcare, Memphis, Tennessee

**Nalini Singh, MD, MPH, FAAP, FIDSA,
FSHEA**
Professor of Pediatrics and Global Health, The
George Washington University, Children's
National Medical Center, Washington, District
of Columbia

Rachel M. Smith, MD, MPH
Epidemic Intelligence Service Officer, Mycotic
Diseases Branch, Centers for Disease Control
and Prevention, Atlanta, Georgia

Barbara M. Soule, RN, MPA, CIC, FSHEA
Practice Leader, Infection Prevention Services,
Consulting Division, Joint Commission
Resources/Joint Commission International,
Oak Brook, Illinois

Susan Springthorpe, MSc
Director of Research, Centre for Research on
Environmental Microbiology, University of
Ottawa, Ottawa, Ontario, Canada

Michael P. Stevens, MD, MPH
Assistant Professor, Department of Internal
Medicine, Division of Infectious Diseases,
Virginia Commonwealth University, Associate
Hospital Epidemiologist, Virginia
Commonwealth University Medical Center,
Richmond, Virginia

Andrew Stewardson, MBBS
Research Fellow, Faculty of Medicine,
University of Geneva, Research Fellow,
Infection Control Program, University of
Geneva Hospitals, Geneva, Switzerland

Nimalie D. Stone, MD
Medical Epidemiologist for Long-Term Care,
Prevention and Response Branch, Division of
Healthcare Quality Promotion, Centers for
Disease Control and Prevention, Atlanta,
Georgia

Jeffrey M. Tessier, MD
Director, Transplantation Infectious Diseases
Service, Virginia Commonwealth University
School of Medicine, Richmond, Virginia

Ilker Uçkay, MD
Lecturer, Specialities of Internal Medicine,
Service of Infectious Diseases, Orthopaedic
Surgery Service, University of Geneva,
Attending Physician, University Hospitals of
Geneva, Geneva, Switzerland

**August J. Valenti, MD, FACP, FIDSA,
FSHEA**
Professor of Medicine, Tufts University School
of Medicine, Boston, Massachusetts, Hospital
Epidemiologist, Maine Medical Center,
Portland, Maine

David J. Weber, MD, MPH
Professor of Medicine and Pediatrics, Division
of Infectious Diseases, University of North
Carolina School of Medicine, Hospital
Epidemiology, University of North Carolina
Health Care System, Chapel Hill, North
Carolina

Robert A. Weinstein, MD
Chairman, Department of Medicine, John H.
Stroger, Jr. Hospital, Cook County Health
and Hospital System, Chicago, Illinois

Sharon F. Welbel, MD
Associate Professor of Medicine, Rush
University Medical Center, Director, Hospital
Epidemiology and Infection Control, Infectious
Disease Physician

Michael L. Wilson, MD
Professor of Pathology, University of Colorado
School of Medicine, Aurora, Colorado,
Director, Department of Pathology and
Laboratory Services, Denver Health, Denver,
Colorado

Keith F. Woeltje, MD, PhD
Professor of Infectious Diseases/Internal
Medicine, Washington University School of
Medicine, Director of Healthcare Informatics,
Center for Clinical Excellence, BJC
HealthCare, St. Louis, Missouri

中文版前言

　　医院感染既是公共卫生问题，也是严重的临床问题。随着医疗技术的不断发展，外科手术种类和数量日益攀升、大量介入性和创伤性诊疗技术普遍应用；同时，肿瘤放化疗、抗菌药物、糖皮质激素和免疫抑制剂应用日益广泛，人口老龄化程度不断提高，疾病谱也发生了显著改变，这些因素使医院感染问题日益突出。尤其是对常用抗菌药物耐药的病原菌，如耐甲氧西林金黄色葡萄球菌（MRSA）、耐万古霉素肠球菌（VRE）、产超广谱 β-内酰胺酶（ESBL）的大肠埃希菌和肺炎克雷伯杆菌、耐碳青霉烯类抗菌药物的肠杆菌科细菌（CRE）、多重耐药铜绿假单胞菌（MDR-PA）、泛耐药鲍曼不动杆菌（PDR-AB）及艰难梭菌、条件致病性真菌如曲霉和念珠菌等引起的感染，在临床上越来越难治疗，不仅显著增加医疗费用，而且给患者的健康和生命构成严重威胁。一些新发传染病如严重急性呼吸综合征（SARS）、中东呼吸综合征（MERS）、埃博拉出血热（EBHF）、甲型 H1N1 流感和高致病禽流感等不断出现，旧的传染病如结核死灰复燃，艾滋病/HIV 感染、乙型（HBV）和丙型（HCV）病毒性肝炎等血源性感染依然严重威胁人类健康，甚至出现医院感染集聚性发生，这些给医院感染管理和患者安全带来了极大的挑战。

　　我国的医院感染管理从 1986 年起步，在各级卫生行政部门的领导和支持下，医院感染管理人员队伍与组织建设、工作模式与防控体系、法规制度与学科建设等从无到有，从被轻视到受到关注，再到受到重视。特别是 2003 年 SARS 疫情后，越来越多的医务人员开始意识到医院感染危害的严重性，并开始关注如何进行有效的医院感染防控。医院感染管理工作由监测发展到多方面的管理，基础感染控制（感控）如清洁消毒和隔离工作得到了普遍加强。2006 年我国发布了《医院感染管理办法》，对医院感染管理提出了新的要求。在 2006 年卫生部启动的"医院管理年"活动、2009 年开始的"医疗质量万里行"活动及 2011 年重启的等级医院评审活动中，均把医院感染管理作为一项重要的必查内容，有力地推动了我国的医院感染管理向系统化、规范化、标准化方向发展。每年各省市举办各类医院感染培训班和学术会议，每所医院都进行针对医院感染的新职工岗前培训，不少医院还通过举办"医院感染宣传周"等活动，促进医院感染防控知识的普及和感控文化的建设。

　　在感慨我国医院感染防控体系日趋成熟、组织建设日趋健全、信息化建设飞速发展、医务人员感染防控意识逐步增强、医院感染总体发病率明显下降的同时，我们必须清醒地看到，十多年来，国际上医院感染管理和防控的理论、实践和科学研究处于高速发展时期，并取得了巨大成绩。医院感染管理重点由先前的感染监测和控制，正快速转向全面的感染预防。在如何减少医院感染发病方面开展了大量临床研究，并依此制订或更新了一系列的循证感染防控指南。为促进这些行之有效的防控指南在临床实践中全面推广应用，许多国家从教育培训、精简的集束（组合干预）措施、核查和监督制度、文化建设等着手，提高医务人员对科学预防感染的认知度和预防措施的执行率，甚至对可以预防的医院感染提出"零容忍"理念。自 2008 年起，美国对于可预防的医院感染如中央导管相关血流感染（CLA-BSI），保险公司不再支付诊疗费用而改由医院承担，迫使医疗机构主动实施有效的医院感染预防方法。2014 年英国出版的国际著名教科书《Davidson 内科学》中，开辟专门章节向医学生介绍医院感染防控，包括医务人员手卫生时机和洗手步骤、3 种隔离措施（空气隔离、飞沫隔离和接触隔离）能防控的病原体与方法、血培养采集方法、药敏试验的原理和解读等。

　　近年资料显示,我国的医院感染发病率仍明显高于欧美等发达国家水平;呼吸机相关性肺炎发病率约为美国的 5 倍,多重耐药菌的检出率也明显高于国际平均水平。究其原因,部分与我国广大医务人员,包括卫生行政管理人员、医院院长以及不少医院感染管理专业人员、疾病预防控制中心(CDC)消毒防疫技术人员,对现代医院感染的内涵、范畴和学科体系的认识严重不足,对于医院感染管理的内涵,仍停留于传统的消毒隔离、环境微生物检测等基础感控层面,对国际上最新发展并快速推进的循证感染预防知之甚少,更谈不上推广实施。

　　上海国际医院感染控制论坛(Shanghai International Forum for Infection Control,SIFIC)创建于 2007 年 4 月,宗旨是全球视野下引进国际先进的医院感染管理理念,不断推进我国科学的循证感染防控实践。近年来相继出版了《医院感染预防与控制标准操作规程(参考版)》《SIFIC 医院感染预防与控制最佳实践丛书》《SIFIC 医院感染预防与控制临床实践指引(2013 年)》《SIFIC 医院感染防控用品使用指引(2014—2015 年)》《SIFIC 医院感染预防与控制操作图解》等一系列实用、有指导价值的工具书,受到同道的关注和好评。

　　为了更加全面系统地介绍近年来国际上医院感染防控领域的最新进展和成就,本书翻译组借助 SIFIC 团队力量,将目前国际上最具影响力的医院感染巨著 *Bennett and Brachman's Hospital Infections*(第 6 版,2014 年出版)翻译成中文供我国同道学习参考。本书主编 William R. Jarvis,以及不少参编者,如 Moi Lin Ling、Dennis G. Maki、Didier Pittet、Victor D. Rosenthal、William A. Rutala、Wing Hong Seto、Bryan P. Simmons、Nalini Singh、Barbara M. Soule、Robert A. Weinstein 等,都是国际上极具影响力的感控和消毒专家,都曾经应邀在中国的 SIFIC 和全国感控年会上做学术报告。

　　本书内容紧扣医院感染预防与控制领域的热点、重点和难点,非常贴近临床实践工作。主要有以下特点:一是全面,阐述了医院感染流行病学的基本内涵和理论,几乎涵盖了所有医院感染防控相关领域、易感人群和重要病原体的医院感染防控知识;二是循证,本书采用大量的流行病学研究和循证实践案例的数据,对临床常见的医院感染防控相关问题进行了分析。本书翻译和校审团队人员构成囊括了临床医学、护理学、药学、检验医学、公共卫生、医院管理学等领域近百名不同专业的骨干和专家。从获得本书版权开始,翻译团队倾注了大量的心血和热情,共审核五次,力求使中文译本做到信、达、雅。

　　2008 年,美国 CDC 提出了"healthcare associated infections"(医疗保健相关感染)的概念,目的在于区分一部分与医疗活动紧密相关而非以往理解的"hospital acquired infections"(医院获得性感染)的感染,英文缩写都是"HAI"。国际趋势是以"医疗保健相关感染"替代"医院获得性感染",但目前尚处于混用阶段。原著的书名使用"Hospital Infections"(医院感染),而书中的具体内容,采用"医疗保健相关感染"或 HAI。我国目前广为接受的名称是"医院感染"。我们尊重原著,将书名翻译为"医院感染",而正文中统一采用"医疗保健相关感染"或 HAI,除了特别注释,读者可以统一理解为"医院感染"。

　　这是一部值得医院感染管理和防控专业人员精读的感控案头书,也是适合于感染病科、危重医学科、各手术科室、呼吸科、血液科等临床医生,医院院长、医务处、护理部、感控重点部门(如 ICU、消毒供应中心、手术室、内镜室、导管室、透析室、口腔科)负责人,临床微生物实验室和负责抗菌药物的临床药师,以及主管消毒隔离的 CDC 有关技术人员选择相关章节细细研读的重要参考书。同时,本书也非常适合于医学院校用作研究生或本科生课程的教材。30 年的中国感控历程是一个丰碑,更是一个号角。希望通过引进出版这部具有较强权威性和实用性的国际最新感控专著,让中国从事感染防控和相关领域的医务人员系统、全面地了解国际最新的动向和进展,让中国感控真正融入国际感控的大家庭。

SIFIC 翻译组
2016 年 5 月

英文版前言

戴薇郦 译 ■ 覃 婷 廖 丹 审校

　　医疗保健相关感染（HAI）的预防与控制已经成为各地区、各国家和全球共同努力的焦点。尽管数十年来医院感染控制（简称感控）专业人员和其他对医疗保健流行病学感兴趣的学者把注意力集中在监测和控制 HAI 上，但是最近公众要求对可预防的 HAI 的预防控制问题进行问责。这在美国和其他国家引发了公开报告医疗保健相关感染率的风潮。美国国家和州的层面已经通过法案，要求公开报告 HAI，要求通过实施多模式策略或集束化预防措施来预防和控制这些感染。此外，世界卫生组织（WHO）通过患者安全活动和全球手卫生运动，在预防和控制 HAI 中发挥了更积极、显著的作用。

　　过去，大多数感控项目使用"标杆管理"或者通过比较国家监测数据或发表的 HAI 数据来衡量其有效性。换言之，如果医疗机构的 HAI 发生率处于或低于同类医疗机构的报告率中位数［通常与美国疾病预防控制中心（CDC）的国家医疗安全网（NHSN）相比较］，则没有必要进一步行动。然而最近的干预说明，可预防的 HAI 比例超出了预期。在一些医院，中央导管相关血流感染（CLA - BSI）率＜1/1 000中央导管插管日。导管相关尿路感染（CA - UTI）、手术部位感染（SSI）、呼吸机相关事件（VAE）和呼吸机相关性肺炎（VAP）的发生也大大减少。此外，许多医院的多重耐药菌感染率大大降低，特别是耐甲氧西林金黄色葡萄球菌（MRSA）及耐万古霉素肠球菌（VRE）的感染率。《Bennett & Brachman 医院感染》旨在让读者了解医疗保健流行病学和感控领域的最新进展，并提供工具以推动医疗保健流行病学和感控领域的发展——直至实现对可预防的 HAI 的"零容忍"。

　　在过去的十年里，医疗保健流行病学和感控领域取得了巨大的进步。像医疗服务一样，医疗保健流行病学和感控领域已经从"在医院监测和控制 HAI"，转变成所有住院和门诊医疗机构的感染控制，包括长期护理机构、长期急症医疗护理机构、康复机构、急症机构、降阶过渡监护病房、延续护理机构、门诊手术室、其他门诊机构、血液透析中心甚至家庭保健机构等。感控被应用在整个医疗保健过程中。这些机构在医疗保健流行病学及感染控制上都有不同的问题需要解决。此外，医疗保健流行病学领域逐渐发展并囊括了感染和非感染性的过程。在《Bennett & Brachman 医院感染》第 6 版中，我们邀请了来自世界各地的该领域专家阐述这些问题。

　　本书（第 6 版）近一半章节的作者是新人。此外，许多作者提供了美国以外的视角，以及可用于资源贫乏国家的临床实践。因此，这些材料都是最新的，涵盖了该领域的最新进展。我们试图从监测、预防、患者安全与质量改进方面阐述医疗保健流行病学和感控的问题。我们阐述了所有医疗机构的感染预防与控制，包括从小型社区医院到大型转诊医疗中心、住院和门诊机构、重症监护治疗病房、普通病房和手术室。我们提供了 CDC 的 NHSN（HAI 发生率监测系统）概述的监测方法，以及在西欧和世界各地更为普遍应用的 HAI 患病率监测方法。我们对预防四大 HAI（CLA - BSI、CA - UTI、SSI、VAE）当前和发展中的多模式策略或集束化措施提出了见解。我们提供了 HAI 预防项目的成本和成本效益分析方法，强调预防 HAI 的最重要的多模式预防策略，并聚焦于推荐的干预措施所基于的循证证据。

　　耐药病原体（ARP）已经成为一个主要的公共卫生危机。自 1970 年代以来，除了诸如丹麦、荷兰和澳大利亚西部等少数地方外，耐甲氧西林金黄色葡萄球菌（MRSA）已经在世界各地大多数的医疗机构流行起来。在过去的十年里,我们目睹了地方性医疗相关耐甲氧西林金黄色葡萄球菌(HA－MRSA)发生了惊人的逆转,而同时社区相关耐甲氧西林金黄色葡萄球菌(CA－MRSA)的流行增加。医疗机构采用主动监测和隔离(ADI)的措施,包括筛查定植患者、对 MRSA 定植或感染的患者实施接触隔离、手卫生和环境控制(使用或不使用抗菌药物控制),使得 MRSA 感染率显著下降,许多感控专业人员过去不相信的事情变成了现实。这些干预继而减少了耐万古霉素肠球菌(VRE)和艰难梭菌的感染。艰难梭菌相关感染性腹泻(CDAD)的出现,使得人们把注意力集中在提高抗菌药物管理和环境清洁消毒的重要性上。由此,我们看到了病房终末消毒新技术的引入,如过氧化氢蒸汽(或气体)和紫外线照射消毒机(UVGI)。我们目睹了泛耐药不动杆菌以及最近耐碳青霉烯类肠杆菌科细菌(CRE)的出现,这使得抗菌药物的管理问题受到更高度的重视。预防这些和其他多重耐药菌的传播,有赖于可靠的感控措施的实施。提高对抗菌药物的管理也许可以减少这些菌株的出现,但是只有彻底执行可靠的感控措施才能阻止这些菌株在医疗机构中传播。因为这个问题十分重要,我们有几个章节从微生物学(耐药机制以及检测方法)、流行病学(危险因素和传播模式)和干预(通过循证方法来预防这些病原体的出现或传播)等方面来阐述这一主题。

医疗保健流行病学和感控行动不再只是发达国家重视。HAI 的预防与控制已经是全球医疗机构中患者安全项目的一个关键组成部分。严重急性呼吸综合征(SARS)、CRE、产超广谱β－内酰胺酶的新型细菌或新型协变的 SARS 病毒等引起的全球传播都说明了世界已经是一个紧密相联的地球村。因此,我们邀请了来自世界各地的知名专家阐述成功的感控项目所应具有的关键元素,如手卫生、控制流感大流行和患者安全。我们希望通过汇集世界各地专家的观点,来凝聚所有医疗保健流行病学和感控的力量,并且更迅速地在全球医疗机构中改进感控和医疗保健流行病学行为。很多 HAI 的病理生理机制是相同的,无关于年龄或地理位置。我们可以互相学习。瑞士的多模式策略在泰国也会有用,反之亦然。全球各国所发表的感控和医疗保健流行病学的进展越来越多。我们应该学习彼此的经验,从而改善本地患者的结局。

过去十年中,在许多国家,感染控制受到公众更多的关注。这导致了以下情况:HAI 率公开报告;立法要求筛查指定的多重耐药菌(MDRO),尤其是 MRSA;立法要求实施某一种多模式策略或预防医院感染的集束化措施;减少或不予报销某些特定感染的费用,对某些出院 30 日内再次入院的予以罚款;并强调了其他的医院感染预防策略。几十年来,我们已经知道感染预防与控制项目具有成本效益,医院感染的预防比治疗更节省成本。在过去十年,医院感染的预防与控制已经取得了巨大的进步,这使得美国卫生和公共服务部(DHHS)发布其行动计划,号召 5 年内大幅减少(25%～50%)CLA－BSI、CA－UTI、SSI 和 MRSA 等的发生率。其他国家也在设定 HAI 降低的目标。这是医疗保健流行病学和感控领域最激动人心的时刻之一。我们从事感控和医疗保健流行病学工作的医务工作者应该带起头,把我们在医院感染预防与控制方面已经和正在取得的进展,传授给医务工作者、医院管理者、立法者、消费者及其他人。医疗保健流行病学和感染控制的团体应该从《Bennett & Brachman 医院感染》中学习大量先进的知识,并确保全面实施预防干预措施,使可预防的 HAI 尽量得到控制,并最终实现可预防的 HAI 都得到预防的目标。我们已经进入了对可预防 HAI"零容忍"时代,现在有更多的 HAI 是可预防的,超出了过去的想象。如果预防这些 HAI 是头等大事,那么行动就是根本!

William R. Jarvis,MD

President

Jason and Jarvis Associates,LLC

目　录

第 3 篇　地方性和流行性医院感染流行病学　　319

参考文献

从上海科学技术出版社官网（http://www.sstp.cn）"课件/配套资源"下载。

第 1 篇

医疗保健相关感染总论

第 1 章
医疗保健相关感染流行病学

Belinda Ostrowsky ■ 石尚世 译 ■ 王广芬 傅建国 陈文森 审校

前言和重要性：流行病学在医疗保健机构中的角色拓展

"流行病学"这个词来源于希腊单词 epi（在……之上）、demos（人或人群）和 logos（词或理由）。从字面上看，它是研究人群中发生的事情；从历史上看，它包括流行病学研究[1,2]。哈佛大学公共卫生学院定义流行病学为"研究特定人群中疾病、健康状况的分布及其决定因素。流行病学家采用的方法很多，但其最终目的都是预防和控制人类疾病"[3]。多年来，本书之前的版本讨论的人群仅仅或主要是住院患者，医院获得性感染或医院感染的术语也一直被沿用。近年来，随着医疗保健范围的不断扩大，不同类型医疗保健机构（包括医院、长期照护机构、康复或门诊机构）之间联系扩大，本章将使用一个更恰当的术语——"医疗保健相关感染（healthcare-associated infections，HAI）"（适当的时候，HAI 与医院感染可以交互使用）[4]。

仅在医院，每年发生 HAI 大约 200 万例，导致 9 万人死亡、超过 45 亿美元的费用支出[4,5]。医疗保健面对的患者人群已经发生转变，特别是在医院里，更多病情复杂的患者，包括那些重症患者[伴随多个并发症并需要重症监护病房（ICU）照护级别]和越来越多的免疫系统受损患者；使用侵入性设备及侵入性操作患者增多，住院时间延长；当前注重成本意识的时代下，人力资源仍面临很大缺口（医院职工与患者比例逐步降低）。过去的几十年来，多重耐药菌（multidrug-resistant organisms，MDRO）和新发感染性疾病日益增多，这些都给 HAI 预防和控制带来新的挑战[6]。尽管面临诸多挑战，最近的数据表明，可预防的 HAI 比例显著高于过去的估计。很多地方机构已经发现，使用集束化干预和预防措施，能够大量减少 HAI，如中心静脉导管相关血流感染（central line-associated bloodstream infections，CLA-BSI）[7,8]。

近年来，艰难梭菌发病率及严重程度急剧上升。2000 年来，在北美和欧洲都广泛发生了艰难梭菌高毒力菌株（B1NAP1）地区性暴发，而这个毒力株以前并不常见。这最有可能是因为毒素产生增加及其他毒性因素存在，这种流行菌株可导致更严重的并发症和难以治疗的疾病，包括入住 ICU、结肠切除和死亡[9]。尽管许多其他的 HAI 已经得到改善，但是艰难梭菌依然是社区医疗保健流行病学的一个挑战。正是在这种情形下，很多医疗保健流行病学专家已经不断专注于通过更多的规范化抗菌药物管理方案来促进合理的抗菌药物使用[10,11]。

2009 年 H1N1 流感暴发考验了医疗保健系统。在很多机构中医疗保健流行病学家在应对过程中都发挥了引领作用。患者激增、检验的挑战、隔离的挑战以及医务人员（healthcare worker，HCW）职业暴露都在准备和应对大流行和其他挑战中提供了重要的实时经验[12]。

自本书上一版出版以来，很多州通过立法要求医院报告特定 HAI 信息[13]。遍及全美的专业感染控制和医疗保健流行病学组织以及医疗保健流行病学家协助立法，并帮助医院遵守这些法律[13-15]。每个州能够选择 HAI、特定的措施和报告机制进行报告。大部分州已经适应这些定义、模板，并能通过疾病预防控制中心（Center for Disease Control and Prevention，CDC）和国家医疗安全网（National Healthcare Safety Network，NHSN）进行报告[13]。

此外，医疗保险与医疗补助服务中心（Centers for Medicare and Medicaid Services，CMS）已经创建一个可报告的"医院获得性并发症"（hospital-acquired conditions，HAC），这是一种质量测量方法，可减少由于医院获得性并发症的医疗护理而支付给医院的费用。CMS 规则于 2008 年 10 月生效，规定对 10 种 HAC 将不再给予医院额外的补偿，其中三种是 HAI，包括 ICU 中的 CLA-BSI[16,17]。

所有这些挑战都说明了医疗保健机构中感染控制和医疗保健流行病学的重要性与角色变化。虽然情况可能发生变化，但流行病学原则的应用知识，特别是应用于 HAI 或不良事件的微妙知识是必不可少的，并使我们有别于其他医务人员（HCW）。医疗保健流行病学家应能回顾、分析所发生事件并设计研究去评估危险因素和干预措施（即运用流行病学力量影响 HAI 的预防和控制的能力）。

正是考虑到这点，本章的重点是回顾流行病学的基本原则，特别是这些原则与 HAI 的关系。在本书早期版本的第一章里，医院感染[1]内容相对稳定，由一位感染性疾病流行病学和医院感染领域的先驱撰写。虽然本章的基本格式大部分是不变的，但是笔者仍然希望能够更新这一经典华章，包括新的命名、先进的流行病学方法和更新的案例，以及与 HAI 基本流行病学原理相关的案例。

定　义

感染与定植

尽管一些术语例如感染、感染性疾病、亚临床感染和定植经常使用,但细微之差却常容易让人混淆。"感染"意味着某种微生物在宿主成功地繁殖。"感染性疾病"是因感染而起的体征和症状,通常伴随损害或生理学改变[1,18]。

如果感染仅引起免疫反应,而没有明显的临床疾病,则是一种"亚临床或隐性感染"。"定植"意味着宿主存在某种微生物,且微生物生长和繁殖。当微生物被分离时,宿主无任何明显的临床表现或可检测到的免疫反应[1]。"亚临床或隐性感染"是指宿主和微生物之间的一种关系:微生物存在而没有明显的临床症状,但可检测到宿主和微生物之间相互作用的免疫反应,例如某种血清学反应、某种皮肤试验转变或某种对来自感染菌抗原的血白细胞增生反应[1]。因此,区分定植与亚临床感染需要特殊检测技术以检测有无出现免疫反应。在多数情况下,没有免疫反应的数据或情况被认定为定植。

带菌者(或被定植的人)是被某种特定微生物定植的个体,微生物能从该个体获得(即被培养出来),当分离出微生物时,宿主并无明显的临床表现[1,19];带菌者可能存在由该微生物引起的疾病史,例如伤寒。

定植是自然菌群发展的一种自然过程。在新生儿中,这个过程发生在分娩之后的数天到数周之内,此后新生儿的正常菌群与成人相似[19]。无论定植是在感染前长期存在还是立即发生,定植在 HAI 的发展中均起到重要作用。在很多情况下,定植是感染的必要条件。值得对定植进行更详细的讨论,因为在感染控制及社区医疗保健流行病学中曾经有过关于筛查 MDRO 定植和隔离政策与措施的作用和范围的热烈讨论。那些主张筛查和采取积极感染控制措施/隔离的人认为定植患者主要代表未被识别的人群,它们是未经检查的感染源,一旦定植患者比例达到一个阈值,可能导致 MDRO 感染风险增大,而抗菌治疗对此的效果是极其有限的[20,21]。那些反对进行筛查的人则指向有限的资源/成本、竞争性新发问题和对支持 MDRO 筛查的临床研究与实践的数据的优势存在一些担忧[22]。最近一项研究发现,当耐甲氧西林金黄色葡萄球菌(MRSA)和其他耐药菌感染患者在医院里被隔离时,这些接触隔离措施可减少医务人员和探视者的数量,增加离开病房后的手卫生依从性。减少探视者数量和增加手卫生依从性对预防 HAI 的传播十分重要,但临床医生和流行病学家需要同时考虑这些干预措施的利弊,包括对患者心理健康的影响和护理认知,以及是否会因为某种 MDRO 或其他病原体而使患者被隔离[23]。

传播和相关概念

传播或微生物脱落是指生物体从带菌者转移到周围环境的过程[1]。可通过培养说明,包括空气样本、物体表面或其他沉积在无生命的物体的来自带菌者的微生物。脱落研究可在专门建造的用于量化传播的房间进行。虽然脱落研究对证明非常规传播偶尔也有用[24],但是一般不用于识别传播导致其他人感染的带菌者。在医院里,通过 HAI 监测方法,记录接触感染的发生,可有效地识别传播。

在一些医院,为了尝试识别出某种微生物的带菌者,对全部或选择无症状员工进行培养调查。甚至在暴发的情况下,此类调查缺乏实际相关性,且花费昂贵,反而会对实际工作造成误导。这种做法识别的仅仅是那些培养阳性的人,本身不能可靠地将定植人群分成传播者或非传播者。这种做法可能会错误地把医务人员识别为"感染源",并对其未来产生严重的影响。相反,培养调查应该由良好可靠的监测和流行病学研究指导,以识别那些潜在的感染源[25]。为证实可疑的医务人员或传播者是否存在,可能还要进行进一步的实验室研究。

已有报道,在某些情况下,带菌者的传播可受到不相关疾病的影响,如二次感染[26]。例如,一份报告表明,鼻腔中携带葡萄球菌的婴儿仅在发生病毒性呼吸道感染后传播葡萄球菌。这样的婴儿被称为"云宝宝"(cloud baby)。在另一个例子中,一位医生由于慢性皮炎的复发而从其皮肤传播葡萄球菌。其皮肤脱皮导致葡萄球菌传播(可能通过皮肤鳞屑)到和与他有过接触的患者身上。另有报道,已出现来自携带金黄色葡萄球菌并曾接受四环素治疗患者的耐四环素金黄色葡萄球菌的传播。与有亚临床感染或微生物定植的个体相比,由微生物致病的个体传播风险通常更大[26]。

"污染"是指微生物短暂地存在于人体表面(如手),无组织侵袭或生理反应。污染也指微生物存在于无生命的物体表面或内部。

医疗保健相关感染/医院感染

在本书的早期版本里,医院获得性感染和医院感染这两个术语一直被使用,它们的定义是在医院里发展或住院期间获得的微生物所导致的感染。正如过去所讨论的一样,医疗保健和医疗保健流行病学的服务和范围正在不断扩大。CDC 定义 HAI 为:患者因其他状况在接受治疗过程中获得的感染,或医务人员在医疗环境中履行职责时获得的感染[4]。在这种情形下,过去十年里甚至 CDC 的分支机构都正式向医疗保健质量促进部门反映扩大医院感染定义的计划。

在 20 世纪 70 年代早期,CDC 的全国医院感染监测(National Nosocomial Infections Surveillance, NNIS)系统得到发展,用于监测 HAI 的发生率及其相关危险因素和病原体[27,28]。NHSN 在 2005 年建立,整合了 NNIS 和另外两个 CDC 监测系统,即透析监测网和国家医疗保健人员监测系统。NHSN 数据收集、报告和分析被组织成三个部分:患者安全、医疗保健人员安全和生物预警,依照特定的模块协议,使用标准化的方法和定义。数十年前 NNIS 大约只有 300 家机构参与,而现在拥有超过 1.1 万个机构[29,30]。

尽管 NHSN 系统是为了监测 HAI,且 NHSN 的定义不一定是临床与治疗决策的金标准,但是一些有关 HAI 的重要方面可由 NHSN(和前述的 NNIS)的经验和定义来给予说明[28,29]。第一,明确区别流行病学、HAI 与其他感染性疾病的主要方面是要求脱离个体患者,进行标准化定义,一致地识别 HAI 趋势。识别群体或暴发时,早期一致的步骤需要尝试找到一个定义,就是什么是 HAI 的病例。如果收集到的数据用于机构内部或机构间的比较,或数据来源于数据汇总系统(例如 NHSN),那么使用统一的定义至关重要[27-29]。

NHSN 系统定义 HAI 是一种因感染性病原体或其毒素产生的不良反应所引起的局部或全身性疾病,在进入医院或机构时不存在或不处于潜伏期。对于细菌性 HAI,这意味着感染通常在入院 48 小时以后变得明显(即典型的潜伏期)。由于潜伏期随病原体类型和患者基础疾病变化,因此每例感染必须单独评估。

有两种特殊情况通常算作 HAI,即由通过产道引起的新生儿感染和在医院内获得但出院以后才变得明显的感染。当患者仍然住在医院时大多数 HAI 临床上变得明显;但不同的研究间存在差异,12%~84%的手术部位感染(surgical site infection, SSI)在出院以后被发现[31]。由于手术后的住院时间在继续缩短,患者也不需要再次去医院手术,许多 SSI 在患者出院后几周内可能不会被发现。在这些情况下,患者在医院时已被定植或感染,但是潜伏期比患者住院时间更长。这种情况也见于一些新生儿感染和大多数产妇的乳房脓肿。

有两种特殊情况通常不认为是 HAI:感染并发症或其发展在入院时已经存在,除非病原体或症状的变化强烈表明是新获得的感染;新生儿感染是已知的或被证实是经胎盘获得的(例如弓形虫病、梅毒)且在出生后 48 小时内变得明显。患者进入医疗机构时存在的潜伏期感染也不认为是 HAI,它们是社区获得的,除非是因以往医疗保健暴露所产生的感染。但社区获得性感染可作为其他患者或医务人员的既有感染源,因此必须考虑在医院相关感染的总范围之内。

HAI 的两个重要原则涉及可预防感染与不可预防感染。可预防的 HAI 一词意味着一些与感染相关的事件可被改变,而这种改变可预防感染的发生。例如,医务人员在连续接触两个患者尿液搜集设备之间未执行手卫生,可能会将病原体从第一个患者传播到第二个患者,导致泌尿道感染(urinary tract infection, UTI)的发生。手卫生可预防这类感染的发生。但对这类事件的回顾性确认十分困难;有必要将这种情况与患者自身内生菌群(例如大肠埃希菌)所引起的感染相区别。个体 HAI 获得的确切方式往往无法确定。不止一种的传播方式促进了感染的进展,并非所有的传播方式都是可预防的。

不可预防的感染是指尽管采取了所有可能的预防措施但仍将发生的感染,例如内源性菌群引起的免疫抑制患者的感染。过去已报道的 HAI 中,估计大约 30%是可预防的[1];但最近更多的研究证明 ICU 患者 CLA - BSI 可以消除,也许可以预防的 HAI 比例更高[8,13]。许多机构和地区正在联手启动感染预防集束化措施,即聚焦于一些组合措施,包括手卫生、最大无菌屏障、洗必泰醇皮

肤消毒、最佳穿刺位置和适当的维护、每日评估、尽早拔除导管。特别是由共同传播媒介所导致的暴发,或许是可以预防的;但暴发与聚集性病例仅占少数 HAI(所有 HAI 的 5%~10%)[32,33]。及时调查和采取合理的控制措施应该能缩小流行范围。地方性感染占 HAI 绝大多数,针对地方性感染持续应用公认的、有效的控制和预防措施,可能是降低整体 HAI 水平的最重要因素。

来源:内源性(自体性)或外源性

内源性(自体性)和外源性这两个词有助于对 HAI 的理解。内源性感染是由患者自身菌群引起;外源性感染是由除了患者之外的其他来源的生物体所引起的。对于内源性感染,患者要么是进入了被这些微生物定植的机构,要么是在进入医院或机构后住院期间的某个时刻被微生物定植。可能并不是总能确定某种分离出的、来自 HAI 患者的微生物是内源性的还是外源性的,这种情况下应该使用"自体性"这个词。自体感染表明感染来源于患者自身菌群,不论感染微生物是否在患者入院后变成其自身菌群的一部分[1]。社区或医院接触中关于当前感染性疾病或微生物问题的信息可能有助于区分这两种来源。例如,在过去,如果一位患者感染了 MRSA,可能会被认为这种感染与在医疗保健机构里的获得有关。但在过去几年里,社区获得性 MRSA 的发生有所增加[34,35],这可能有助于理解除了患者近期医疗保健相关和抗菌药物暴露之外的这些社区获得性分离菌群引起的当地感染事件的发生。这些生物体的微生物学特征如抗菌谱、生化检验、易感模式和分子分型(如脉冲场凝胶电泳),可提供进一步的证据以支持这些菌株或感染是医疗保健相关来源还是社区来源。

病例发生谱

HAI 聚集可通过临床微生物或感染控制监测数据,或实验室工作人员或临床医生监测到[25,36]。一旦监测到聚集性病例,工作人员必须评估这是否真正代表着一个问题的存在,例如一次暴发。正如之前所讨论的那样,探讨病例是否达到病例定义的标准对于识别尽可能多的病例是至关重要的。对病例聚集期间事件发生率和聚集病例发生前一段时间的发生率进行比较,能确定是否发生了一次暴发。一些定义有助于描述疾病频率,这些定义包括散发、地方性流行(高度地方性流行)、暴发和流行。

"散发"是指偶尔和不规则发生的事件,没有任何特定的模式。"地方性流行"是指疾病在一个特定的地理区域和有限的人群中持续频繁发生,并超过了特定的时间段。"高度地方性流行"是指在有限区域内疾病的发生呈逐渐增加的趋势,超过预期数量,但还不能确定疾病是否将达到流行性的程度。"流行"是指疾病发病率明显增加,超过预期的地方性流行或基线发病率。"暴发"常常与流行交替使用,但许多使用暴发的情况意味着发病率的增加,并没有达到流行一样严重的水平[1]。

术后患者的气性坏疽感染是散发感染的一个例子。地方流行性 HAI 表示感染经常性发生,要么在特定的场

所,要么由相同微生物引起的、发生在不同场所,发生率稳定,通常被医院工作人员认为是在预期的可接受范围之内。例如,在进行被列为"污染手术"的手术后由于单一微生物引起的 SSI,可代表 SSI 的地方性流行水平。最近一些机构中携带 B1NP1 菌株的艰难梭菌高水平感染被称为高度地方流行性菌株[37]。在医院或医疗保健机构,大多数暴发是小的聚集性病例。在本章后面和本书

中,将对暴发进行详细的讨论。

在"流行曲线"中根据时间绘制"病例"分布直方图可帮助确定一次暴发的存在(对比散发或地方性感染),并形成关于传播模式的假设[25,38,39]。这能在坐标上或通过使用各种软件包如 Microsoft Excel 或 PowerPoint 简单地实行。关于流行曲线建立的详细步骤在描述性流行病学部分进行了描述(见表 1.1 和图 1.1)。

表 1.1　流行曲线建立步骤

步　骤	详　情	医疗保健相关感染具体例子或评价
步骤 1:确定发病日期	确定每个病例的疾病发病日期 ● 对潜伏期非常短的疾病,确定发病日期,利用足够的细节制作流行曲线,以识别暴发模式 ● 如果发病日期不明,使用以下日期之一:报告日期、死亡日期或诊断日期	很可能使用诊断日期,如医疗保健相关血流感染暴发中,将会使用标本采集日期
步骤 2[a]:设置时间间隔	设置 X 轴的时间间隔 ● 时间间隔优先根据疾病潜伏期(如果知道)确定。时间间隔非常重要,因为间隔太短(例如几个小时,对于潜伏期长的疾病)或太长都可能使隐藏的暴发模式不明显 ● 经验法则是,选择潜伏期的 1/4~1/3 作为 X 轴上时间间隔的单位	
步骤 3[a]:建立 X 轴开始和结束时间	说明病例聚集前后的时间段,以揭示可能的源病例、二次传播和其他感兴趣的异常值 在建立开始和结束时间时,使用以下步骤: ● 从线列表上,找出首次和最后一次发病日期 ● 从发病首日起向后延长两个潜伏期,建立开始时间 ● 从最后一个病例发病日期向前延长两个潜伏期,建立结束时间	
步骤 4:画刻度线并标注时间间隔	● 根据选择的时间间隔在 X 轴上画出刻度 ● 开始在 X 轴上添加标注,如间隔或日期标志(例如发病日期)	
步骤 5:为每个病例分配相等面积	如果在纸上画,在 X 轴上分配面积(每例相等),通常是正方形或长方形	
步骤 6:在图上画出病例	在图上画出病例 两个邻近的时间间隔之间应该没有空格,因为这是直方图而不是条形图	
步骤 7:在图上标记关键事件并添加图标签	标签对确定或突出重要的事件和病例非常有用 此外,标题、图例、轴标签可给读者提供视觉帮助,有助于解释曲线	重要的事件包括干预控制实施时间
步骤 8:解释流行曲线	通过对流行曲线中显示的不同模式进行评估,或可提出以下假设: ● 流行是如何传播到整个人群 ● 当前流行处在什么节点 ● 通过确立可能的潜伏期,对疾病做出诊断 当分析流行曲线时,考虑以下因素有助于解释暴发: ● 这次流行的整体模式 ● 人群暴露的期间 ● 是否存在异常值 流行曲线通常分成三个不同类别:点源、连续共同源、增殖式(渐进性)源	
步骤 9:通过特征观察流行曲线	分层是流行病学分析的主要方法,因为它为研究者观察关键变量的不同视角 在观察流行曲线的过程中,把人群分成几个亚组,将有助于: ● 解释包括在未测量特征(如地理或工作类别)中的模式 ● 提供用于比较的统一基线	可能包括疑似病例与确诊病例

[a] 若疾病和潜伏期未知,常有必要绘制流行曲线,在这种情况下步骤 2(设置时间间隔)和步骤 3(建立 X 轴开始和结束时间)会稍有不同。开始和结束时间:当潜伏期未知时,使用 1~2 周时间作为开始和结束时间。时间间隔:当疾病未知时,一个设置时间间隔的好方法是,创建至少 3 条流行曲线,每条曲线都有一个不同的时间间隔。改编自美国 CDC 的"EXCITE": Epidemiology in the classroom, how to investigate an outbreak, steps of an outbreak investigation. http://www.cdc.gov/excite/classroom/outbreak/steps.html.

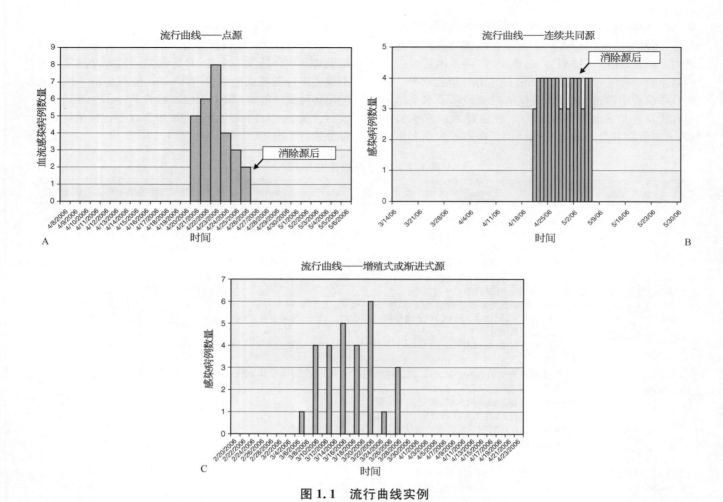

图 1.1　流行曲线实例

A. 点源：流行曲线表示一次点源暴露。患者全部暴露于相同感染源，曲线迅速上升到峰值，当感染源被消除后随即回落。B. 连续共同源：流行曲线表示一次连续共同感染源的暴发。感染源暴露被延长，因此曲线峰值相比点源曲线低。消除感染源后曲线向下斜坡迅速下降。C. 增殖式或渐进式感染源：流行曲线表示增殖式或渐进式感染源。每个病例都是随后病例的一个感染源。通常会因人-人传播引起多个峰值。

疾病频率测量——发病率、患病率及相关指标

　　确定 HAI 问题，非常重要的是能够量化疾病与事件发生频率（计算例数）。两种最常用的疾病频率指标是患病率和发病率。我们将综述与 HAI 一起发生的、与这些频率指标相关的重要问题，再讨论另外一些发病率（发病密度和累积发病率）和患病率指标。每一种指标都已在医疗保健流行病学中使用，都有各自的优缺点（见表 1.2）。

表 1.2　疾病发生指标（发病率和患病率方面）

相关指标	其他名称	定义/公式	单 位	医疗保健流行病学中的应用	
				优 点	缺 点
发病率		一定期间新事件或疾病发生数量	例数/时间，率		
发病密度	发病比率	危险观察时间内第一次事件的发生数量	1/时间	第一次事件数量/1 000 机构日允许调整时间并分离出暴露持续时间	不清楚如何统计第二次和随后事件
累积发病率	罹患率	全部第一次事件的总和第一次事件的全部危险人时总和	无单位，用%表达	考虑点源时有帮助	不能区分第一次和其他事件，不能考虑伴随时间产生的不同风险
患病率	时点患病率，患病比例，患病比率	一定时点存在疾病或状况的人群比例	比例，%	用于时点患病率调查，如横断面研究	受发病率和持续时间影响

发病率是在一定期间内,特定人群中新发生病例的数量(见第 6 章)[40]。患病率是对现状的测定而不仅仅是测定新发疾病,包括特定时间内已有某疾病的患者群(见第 7 章)[40]。

发病率可以用几种方法来描述。发病密度(也被称为发病比率)是在一定的危险人群中,特定人时(住院日或医疗保健机构日)范围内新发事件(疾病发病)的数量[40, 41]。发病密度通常仅限于第一次事件(第一次 HAI,即 BSI),同一个人的第二次事件不作为独立事件统计(即一旦某患者已经发生一次 HAI,那其更有可能发生第二次)。危险人群包括尚未发生第一次事件的所有患者。一旦某患者发生第一次 HAI,其将不再是危险人群的一部分,将被排除。从未发生 HAI 的患者应将其医院/机构日数计入第一次事件总危险日数,但已经发生感染的患者仅计入第一次感染发生前的住院日数。

由于第一次事件仅是一个数字,因此发病密度的单位是“1/时间”。在医疗保健流行病学的实际使用中,HAI 率通常表示为 1 000 个医院/机构日中发生第一次事件的数量(通常是一位或二位数的事件数量,每 1 000 个住院日)[41, 42]。使用发病密度的优点是,它使得有方法去纠正时间并从日常风险影响中分离出暴露的持续时间。比较短时间和长时间住院以及外周静脉和中心静脉导管的差异,都是在医疗保健流行病学中特别有用的案例[41, 42]。在种种情况下,第二组的风险时间都比第一组更长。

多个研究表明继发事件都不是独立的,发病密度带来的一个问题是如何处理继发或额外事件(例如继发 HAI,即继发医疗保健相关 BSI。第一条指导意见是,对 HAI 量化分析来说,将这些不独立的事件总和起来放入分母是过于简化了,并会产生误导[41]。第一个和每一个随后的事件实际上都将是下一次感染的危险因素,这就是为什么最好对第一次事件限制分析的原因。

分层分析时,研究中有更复杂的方法包括第一次和多个随后的事件[43]。例如,一个方法是对每次发生事件的危险人群进行区别化的定义[40]:第一次事件的危险人群将由那些以前未经历这种疾病的个体组成;第二次事件或第一次复发的危险人群将限于那些曾经且仅有一次经历过此事件(感染)的人组成,依此类推。个人应将时间计入第一次事件发生率的分母,直到该疾病第一次发生为止。在那时,个人应该停止将时间计入第一次事件发生率分母,而应该开始计入测量第二次发生率的分母。如果发生了第二次事件,个人应该停止将时间计入测量第二次发生率的分母,而应该开始计入测量第三次发生率的分母,依此类推。

累计发病率是所有那些最终发生第一次事件的危险人群比例[40-42]。在传统感染性疾病流行病学中,这称为罹患率[41]。事实上它不是一个比率而是一个比例。累计发病率来源于发病密度,简言之,可被认为是在全部危险人时内所有第一次事件的发病密度总和。这是个简单的比例,因此没有单位。对于所有的 HAI,暗示的时间是住院时长(持续时间),直至出现第一次事件或出院时未发生第一次事件。累计发病率有一定的局限性。首先,应对所有危险人群进行后续追踪以确定他们是否发生第一次事件。但患者的住院时间并不相同或相同时间内的风险不相同。同时,HAI 与时间相关,将患者间的 HAI 率与不同住院时间内的 HAI 率相比较会有误导性。当考虑 HAI 来自点源时,如受污染的液体或 SSI(手术为点源),累计发病率具有特别的用途[41, 42]。

过去,HAI 被报道为每 100 个出院患者中感染例次数的累计发病率。这种集成和描述的缺点之一是相同患者的独立第一次感染与多重感染之间没有区别(因此,每 100 个出院患者中有 10 例次感染,可以是 10 例次感染都来自某个非常复杂的患者,也可以是 10 个不同的健康患者,或是这些极端情况之间的一些描述;这些极端说明如何术语在临床和流行学相关性和可能必要的干预方法中显得特别不同)。另一个缺点是,一个患者可以被计数多次,这没有考虑统计独立性的不足,从而使比较变得困难[41]。

不像发病率的重点是事件,患病率则集中在疾病状态上。“患病率”被定义为特定时间内有疾病的人口比例[42]。一些术语,如时点患病率、患病比例和患病比率常常被交替使用。患病率取决于发病率和病程,患病率随其中任一个的增加而增加。对医疗保健流行病学来说,最有用的指标将是时点患病率的研究,如横断面研究[30][即某一天的时点患病率调查,通过培养检测 MDRO 的定植/感染,例如耐万古霉素肠球菌(VRE)、耐碳青霉烯类肠杆菌(CRE)或 MRSA]。这可给出特定时点内存在的问题,帮助描述存在问题的特征,指导进行进一步研究的决策及资源配置。值得注意的是,人口数量是动态变化的,由于个体随时在目标人群中进入或退出,因而患病率随测量时机而改变。

流行病学方法

一般有三种方法可用于流行病学研究:描述性、分析性和实验性方法,三者都可用于研究 HAI。描述流行病学是评价 HAI 的基础,用于监测和研究多数潜在问题/暴发的。一旦最初的问题通过描述流行病学被阐明,应用分析和(或)实验性方法进一步研究能挖掘出关于这个问题的更多信息,验证最初的特征,证实或反驳假设(包括识别危险因素、潜在关联、来源或原因)以及评价控制措施和(或)预防措施的效果。

描述流行病学包括病例报告、病例分析。病例报告是对单个患者的临床描述。病例分析是对多个患者的报告。这些类型的研究与出版物很容易准备,可作为其他医疗保健流行病学家的例子。这些研究还可作为产生进一步研究的假设和想法的资源。这类研究的缺点是患者数量小,研究结果可能不适用于其他人群。此外,没有与其他组进行比较。

分析性研究部分将讨论病例对照研究和队列研究,它们都是在医疗保健流行病学中经常使用的比较性研究,特别是在探讨暴发和医疗保健流行病学问题以识别危险因素和潜在关联时。其他可用于医疗保健流行病学研究的分析性研究是生态学研究或横断面研究。实验性研究方法包括随机对照试验(randomized control trials, RCT;很少用于医疗保健流行病学)和类实验性研究(评价无随机化的干预)。

描述流行病学

描述流行病学研究探讨疾病发生的时间、地点和人[1,38];每种疾病的"病例"的特征通过这三种属性得以表现。当个案数据被整合和分析时,暴发或疾病问题的参数应该可被阐明。一般描述性流行病学和特定医疗保健流行病学中出现的有关时间、地点和人群的问题将在下面进行讨论。

时间

有四种需要考虑的时间趋势:长期趋势、周期性、季节性和短期波动[1]。长期趋势是疾病发生的长远趋势——换言之,一段时期内发生的变化。一个医院感染的例子是,真菌性血流感染将会逐渐增加,包括非白念珠菌和唑类耐药的菌株[44]。周期性趋势是长期趋势的暂时性中断,常常反映人群对疾病的整体易感性的变化。例如,每2~3年甲型流感会出现一个高峰,反映了这种疾病的周期性趋势,通常是甲型流感病毒抗原漂移的结果。季节性趋势是每年疾病发病的变化与季节部分相关。一般来说,当对疾病传播有利的情况出现时,某种特别的传染病的发生会增加。例如,社区获得性和医疗保健相关性呼吸系统疾病的季节性模式是,秋冬季高发病,这时传播得到增强,因为人们共处在窗户封闭的室内,呼吸着未经过滤的循环的空气。因此,他们彼此有更密切的接触,并吸入飞沫与飞沫核。传播媒介和宿主因素也可能影响季节性趋势。又如,医疗保健相关的不动杆菌感染存在一种季节性趋势,在夏秋季发生增加[45]。第四种类型的变化为短期波动,亦称为时点流行或暴发,发病率急剧上升。

正如前面所述,"案例"的图形表示法能帮助确认暴发的存在、来源、传播、所处的暴发位点和评价干预措施。流行曲线的整体形状依赖于许多因素的相互作用:媒介特征(即致病性、浓度和潜伏期)、传播方法、宿主因素(即易感个体的易感性和集中程度)以及环境因素(即温度、湿度、空气运动和总体卫生保洁状况)。创建流行曲线的分布指南在表1.1中[25,38,39]。

在试图创建与解释流行曲线时以下几点应牢记。时间尺度将根据潜伏或潜伏期有所变化,从几分钟(如暴露于毒素或化学物质后疾病的暴发)到几个月(如乙型肝炎的流行)。时间尺度(横坐标、横向尺度或X轴)的选择要记住三个方面:① 单位时间间隔应少于平均潜伏期(一般为可能潜伏期的1/4~1/3),这样流行曲线的实质将显而易见(即所有病例都不会被捆绑在一起);② 应延伸足够的时间尺度以允许所有病例得到绘制;③ 流行前发生的任何病例都应被绘制,以提供与流行、暴发经验作比较的基础[1,38,39]。

如果流行曲线从指示病例开始(即暴发中的第一个病例),疾病由指示病例直接传播到下一个病例,即人-人传播,那么指示病例和下一个病例出现之间的时间反映了潜伏期。曲线的上坡由潜伏期、暴露的易感者数量、感染源数量以及传播的便利决定。曲线峰值的高度受暴露的易感个体总数和他们发病时间间隔的影响。曲线的下坡通常比上坡更平缓;它的逐渐变化反映了更长潜伏期的病例和正在减少的易感个体数量。控制措施的启动可使新病例的发生逐渐下降或突然减少[1]。

当解释流行曲线时,查看曲线的形状有助于确定暴发如何扩散到整个人群以及可能的疾病的早期诊断(在疾病是未知的情况下)。为简单起见,流行曲线可采取三种主要模式(见图1.1)[39]。在点源流行中,在有限的时间,暴露于明确的相同感染源的人通常处于潜伏期内。这种曲线的形状往往快速上升并在顶部有一个明确的峰值,随后逐渐下降。有时在点源暴露后,受潜伏期或发病时间间隔影响,病例也可能出现一个波形。这被称为二次传播性点源。

在连续共同源流行中,暴露于感染源的时间被延长至很长,可能会出现超过1个潜伏期的情况。如果共同源被消除,这个曲线向下的斜坡可能会非常尖锐;如果暴发自身可以消失(即影响所有易感者),则曲线会逐渐下降。

当一个疾病病例作为随后病例的感染源,这些随后的病例又作为后续病例的感染源时,就产生了持续传播流行。这种曲线的形状通常包含一系列接连的更大的峰,反映的是由人-人接触所导致的越来越多的病例,直到易感者全部发病或实施控制措施。

现实中可能出现混合传播模式,这种流行曲线可能同时包括点源病例和增殖式病例。

地点

虽然在某些地方HAI暴发很少发生,例如ICU,但这些地方占据HAI相当大的比重。在HAI的调查中,可能涉及三个不同的地方。第一个是患者疾病被诊断的地方,第二个是患者和病原接触的地方。如果涉及感染传播媒介,第三个则是传播媒介受污染的地方。为实施最恰当的感染预防控制措施,有必要区分这三个地理区域;某些行动可能从特定的角度去控制进一步的扩散,但如果感染源继续污染、感染新的传播媒介,则可能不能预防新病例的出现。

有个例子将能帮助强调详细描述涉及疾病暴发地方的重要性。在一起医疗保健相关沙门菌病暴发中,感染发展时患者遍布整个医院的各种病房,病房中的每个患者被指导采用个人感染控制措施;但感染发生地方却是在放射科,在那里用于胃肠道X线检查的钡餐被沙门菌污染。钡餐在放射科被污染,因此在那指导的预防措施终止了这场暴发[1]。

由于患者常在医院病房或部门之间转移,可能很难将一场暴发归于某个特定的区域。可计算医院其他区域的感染率并与病例聚集的区域进行比较,以帮助确定暴发的位置[25]。此外,利用医院或ICU的点状图对病例地理位置进行回溯,可能提示传播的位置或传播模式[25,38]。

人

描述流行病学的第三个组成部分是人。应对与个人相关的宿主因素进行仔细评估,包括年龄、性别、种族、免疫状态、免疫力和潜在疾病,这些可能影响易感性(急性或慢性)、治疗或诊断环节、药物治疗和营养状态。本质上讲,任何会影响疾病发展的宿主因素都必须被考虑并描述。增加患者发生疾病可能性的因素被称为危险因素。

年龄也是疾病暴发来源的一个重要线索。例如,如果在一次明显的共同源暴发中,涉及所有年龄段,则暴发来源至少是在几个病房散发的暴露患者。另一方面,如果涉及流行的所有患者都是育龄期妇女,为确定暴露的地点,调查可缩小范围,锁定产科或妇科病房。

考虑治疗过程考虑同样重要。如果由于相同生物体引起的 BSI 患者都接受过静脉输液治疗,常见的静脉输液来源可能是疑似的暴发原因。

此外,对内在的宿主危险因素的认识非常有用,因为可计算单独的危险专率,这能对有类似风险的患者的HAI 进行比较。在医疗机构中疾病严重程度是暴发的一个重要的混杂变量[46]。急性生理与慢性健康评分(Acute Physiology and Chronic Health Evaluation, APACHE Ⅱ)和诊断相关分类(Diagnostic Related Groups, DRG)是众所周知的用于评估和控制疾病严重程度的指标[47,48]。这些指标用于预测 ICU 患者死亡风险和员工资源利用率。在儿科,疾病严重评分包括经改良简化的损伤严重程度评分(modified abbreviated injury severity score, MISS)和新生儿急性生理学评分(Neonatal Acute Physiology, SNAP),用于评估新生儿与儿童人群[48,49]。这些疾病严重程度评分已被用于预测死亡率,而且当评估造成 HAI 的危险因素时,可能对控制疾病严重程度是有用的。

分析流行病学

在开展描述流行病学回顾后,假设就自然而然产生了,还需进一步的研究以确定问题/暴发的来源。在以下情况,医院一些部门应考虑采取进一步努力和行动:资源允许、当问题/暴发与高死亡率或严重疾病相关时、当新的或不常见病原体或传播方法被识别时,或者尽管已实施控制措施,但问题/暴发持续进行。此外,涉及这些方法的原则被应用于监测;监测数据常通过描述性方法进行分析,这样的分析可能建议需要分析性研究去确定疾病的某些特征。分析性与比较性研究的选择取决于资源、时间以及问题/暴发的规模。

回顾一些基本的流行病学原则,应该通过强调这些概念如何变化或如何应用于 HAI 来进行。这些概念是研究设计与方法(强调病例对照或队列研究,还包括生态学研究和横断面研究)、关联指标、关联强度和偏倚/混杂。

研究设计与方法

两种常用的分析方法包括病例对照研究和队列研究。在这两种情况下,我们都可能寻找到原因和效应的关联。病例对照研究从效应(病例)入手,寻找宿主和暴露因素;队列研究从潜在的致病因素入手(暴露),并对其影响进行评价。病例对照研究和队列研究也分别被称为回顾性和前瞻性研究;但是,这两种研究都可以是回顾性或前瞻性的。这些术语表明对特定数据收集的时间参照系:在回顾性研究中,在事件发生后收集数据;在前瞻性研究中,在事件发生时收集数据。

病例对照研究: 病例对照研究中,病例组患者与对照组患者(没有不良结局或感染但存在暴露风险的人)进行比较(通常比例为 1∶2 或 1∶3)。病例对照研究的优点是费用少、耗时短和重现性好。最常用于急性病的研究,因为流行病学家通常在问题被确认后抵达现场或者流行高峰往往已过。也可用于评价许多潜在的相关暴露与问题/暴发之间的联系,它们可能持续很长一段时间。

这种类型研究的主要争议之一是选择合适的对照组[50]。在一个对 32 家医院和长期照护机构中 VRE 传播的研究中,我们想要探讨那些 VRE 定植患者的特征和暴露情况。这些机构的规模不同,并提供多种多样的医疗保健服务。VRE 定植患者从多个不同机构中被识别出来。因此,对于每一个病例组患者,我们都从相同的机构中选择对照组患者且对机构进行了匹配[51]。

在 ICU 暴发中,由于患者与非 ICU 患者非常不同(例如,有更严重的疾病、使用更多的器械、经历更多的医疗操作和更多的药物治疗),因此其他 ICU 患者可能更适合做对照组[36,52,53]。在一些研究中,对照组可与病例组在某些因素上进行匹配,例如年龄、性别或其他已知的易对结局产生影响的因素。一般来说,优先随机选择对照[42,43]。关于匹配的两个问题是,匹配分析需要进行特定的统计;当匹配完成后,病例组和对照组患者之间的已匹配因素不能再做比较[54]。

通过对病例组患者的医疗记录的回顾,可以确定一些潜在的来源与危险因素。在病例对照研究中,对病例组患者和对照组患者的这些因素的存在或不存在情况进行比较,以观察这些暴露是否更容易出现在病例中,确定其是否可能与暴露有关。使用标准化的数据收集形式有助于暴露的系统性评价。

在一些医疗保健机构暴发研究中存在误区,即收集很多暴露。其实应该仅仅评价生物学上的暴露。经验法则是,如果暴露未在至少 30%～40% 的病例中表现,即使它在病例组中比在对照中更常见,也不会占据作为暴露来源的足够的病例(归因危险度——疾病发病率/归因于特定暴露的危险的数量或比例)[52,55,56]。

在这一点上应该回顾两个与错误相关的重要统计原则。第Ⅰ类错误(α 错误),涉及的最后结论是存在统计关系而实际上不存在。当评估许多因素或暴露时,这类错误可能在病例对照研究中发生。在多个检验中,可能会发现关系存在统计学意义但统计结果显示假阳性。这些假阳性关系常常仅有临界意义(P 值接近 0.05 的检验水准),关联强度较弱且缺乏生物合理性。关键信息并不是去检查那些不相关的临床或生物合理性因素,因为一种关系可通过研究多个变量进行多个检验来完全确定[54,57]。对其他暴发不相关的研究,最好制定一个用于收集和分析变量的先验计划以预防这个问题。如果将进行多个比较,有办法"纠正"这个问题,包括增加被认为有统计学意义的水准(例如,将 P 值从 0.05 提高到 0.1)[58]。

第Ⅱ类错误(β错误),涉及的最后结论是因素与变成病例不具有统计学关联但实际上是相关的。这类错误与功效的概念有关。把握度(功效)为 $1-\beta$。在研究中这些概念受样本量的影响很大。在一项计划的研究草案中,病例和对照的设置数量可以通过招募完成。在暴发情况下,病例的数量明显受限。HAI暴发研究的主要问题是规模较小且某些关联可能无法达到统计学意义;但这种趋势仍然可能具备临床意义[59]。

另一个有争议的地方是,收集病例组和对照组患者中研究变量的时间应该多长。这需要清楚地回顾图表与医疗记录。在我们研究的一次ICU暴发中,病例组患者的暴露数据收集从入SICU日期到病例组患者诊断出发生黏质沙雷菌BSI;对照组患者数据收集从入SICU日期到病例组患者发生黏质沙雷菌BSI的平均时间(7天)或从入SICU日期到出SICU日期(如果对照组患者在SICU入住时间少于7天)。病例组患者和对照的暴露期间应该是相似的[52]。对于病例组患者,应收集疾病发生前的暴露数据。例如,对于获得性VRE或CRE可能的抗菌药物暴露应该在定植发生前的数天或数周内收集,而不是数月。疾病发生前的暴露月份可能存在,但可能与疾病的获得没有关系。同样地,暴露数据应该在生物合理性时期前收集。对病例组患者的暴露控制,应收集相似的一段时期,而不是整个住院期间。否则,这个过程可能会误导病例组患者的差异,即对照组的暴露时期(从入院到出院)比病例组患者更长(从入院到疾病发生)。

病例对照研究仅证实病例组患者比对照组更可能暴露于潜在的危险因素。在病例对照研究中,能计算比值比(odds ratio,简称OR),它可近似地估计相对危险度(relative risk,RR)并衡量条件与暴露或危险因素之间的关联强度(见图1.2)[54,60]。

		结 局	
		存在(病例)	不存在(对照)
因素	存在(暴露)	A	B
	不存在(未暴露)	C	D

相对危险度(RR)

暴露组的疾病危险=A/(A+B)

未暴露组的疾病危险=C/(C+D)

$$相对危险度=\frac{A/(A+B)}{C/(C+D)}$$

比值比(OR)

病例组的暴露比值=A/C

对照组的暴露比值=B/D

$$疾病比值比=\frac{A/C}{B/D}=\frac{AD}{BC}$$

相对危险度和比值比之间的关系

当疾病罕见时,B≫A,且 D≫≫C

$$相对危险度=\frac{A/(A+B)}{C/(C+D)}\sim\frac{AD}{BC}=比值比$$

图1.2 2×2表格实例和计算说明(效应或关联、相对危险度和比值比)[57,60]

队列研究: 在队列研究中,可评估整个人群(例如从2000年1月到2001年12月期间ICU的所有患者),并可评价在那些发病或感染的人中何种暴露更常见(与那些未发病或感染的人相比)。如前所述,队列研究既可以是前瞻性的,也可以是回顾性的。这种区别在于研究在何时进行以及研究结局何时发生。如果患者被确定为暴露组和非暴露组,然后随访一段时间以确定他们是否发病,这是前瞻性队列研究。如果研究在结局已经发生后进行,这是回顾性队列研究。在任一种研究中,对象的选择都基于他们对研究变量的暴露情况,并基于结局的发生情况对他们进行比较。

队列研究的主要优点(与病例对照研究相比)是,如果更多的暴露患者比非暴露患者出现疾病结局,那这种因素可能不仅相关,而且可能与暴发有因果联系。在一个队列研究中,使用 RR 来衡量暴露增加事件发生的风险程度(图1.2)[60]。多个队列研究中也可采用此方式,每一个 RR 反映暴露于危险因素的不同水平,最终可以检测剂量反应关系。与 OR 不同,RR 不仅能描述与结局相关的暴露,也可表示因果关系。

队列研究的缺点是耗费财力和时间较多,因为患者必须在一段时间内被随访,直到有足够数量的研究结局出现(如果疾病过程缓慢或疾病是罕见的,这可能是一个漫长的时期)。这就可能导致队列中出现一些失访。通过回顾性队列研究,这些局限就会减少,因为研究开始时结局已经发生。一个关于传统病例对照和队列设计的组合方法有助于HAI的评价。在一个确定的队列中的病例对照研究有时被称为"巢式病例对照"研究。例如,一个大型的队列研究可能会着眼于住院患者并随访观察何人发生艰难梭菌感染,包括复发感染。巢式病例对照会识别队列中发生复发性艰难梭菌感染的人并将其与队列中未发生艰难梭菌感染的人进行比较,以寻找与艰难梭菌感染相关的患者和暴露因素。

其他分析流行病学方法
生态学研究

到目前为止,所描述的几个研究的共同特征是观察适用于个体。生态学或集合研究是以群体而不是个体为观察单位的研究,要求每个群体中用于评估暴露和疾病分布的人群研究信息是可用的。由于生态学研究的数据是个体均值的测量,因此暴露和疾病之间的关联强度不需要反映个体关联。这些数据可能比个体层面的患者数据更易获得,但在讨论时不能外推到单个患者。事实上,如果这样做会导致一个生态学谬误,这是一种统计数据解释中的错误,即有关个体本质的推断完全基于所收集到的那些个体所在群体的集合统计。这种谬误认为一个群体全部成员大部分都表现出群体的特征。

在医疗保健流行病学中,有一些生态学研究的例子是集合数据用于其他目的,例如医院药房药品分配数据、用于抗菌谱的医院临床微生物室的抗菌药物敏感性数据。一个很好的例子是医院数据可显示万古霉素的使用增多、肠球菌中分离的 VRE 增多或对万古霉素敏感性下降的 MRSA 增多，但不太可能知道接受万古霉素治疗的患者是否获得 VRE 或对万古霉素敏感性降低的 MRSA。但这种类型数据可作为用于其他研究的探索性基础数据。

生态学数据的一个有趣用途是 CDC 的 NNIS 重症监护细菌耐药流行病学项目（Intensive Care Antimicrobial Resistance Epidemiology，ICARE）[61]。在这 4 年研究期间，NNIS 医院成员（20 家美国医院的 50 个 ICU）对抗菌药物的使用和 MDRO 进行了监测。参与医院每月报告选择用于管理患者的抗菌药物克数和从医院患者临床标本中分离出的菌株抗菌药物敏感性结果。对每个 ICU 的微生物学数据分别汇总，所有非 ICU 住院病房数据合并，所有门诊区域数据合并。除了门诊区域（药房数据不可用）外，同一楼层的药房数据均需报告。报告的大量抗菌药物通过转换成限定的日剂量来标准化；对于静脉用万古霉素，每日限定剂量为 2 g。

研究发现，对 MRSA 感染率变化的数据进行调整后，ICU 特定的处方习惯的改变与万古霉素使用的明显减少有关（平均每 1 000 个住院日减少 48 个限定日剂量，$P < 0.001$）。这些 ICU 也报道了与那些处方没有使用限定日剂量的 ICU 相比，VRE 感染率明显下降（与均值增加 5.7% 相比，均值下降 7.5%，$P < 0.001$）。在这个研究中，专科 ICU 的处方习惯改变与 ICU 万古霉素使用减少和 VRE 感染率下降有关联。这个例子说明了如何集合用于生态学研究的 HAI 数据，例如对医院部门之间而不是单个患者的限定日剂量的集合和耐药菌（antimicrobial resistant pathogen，ARP）感染率比较。

横断面研究

横断面研究是人群的一个调查或抽样，在该研究中暴露和结局的状态在同一时间被确定。在医疗保健流行病学中，这种类型研究常用于评估特定疾病的患病率，例如抗菌药物耐药的数量。这种类型研究的缺点是不能给出随着时间状态转变的情况。根据人群，横断面研究可同队列或病例对照研究一样来进行分析。

关联指标和相关概念

关联指标提供一致性存在差异的研究情况下两种因素的关联指数[62]。联系越是紧密，就有越多证据表明彼此间存在因果关系（虽然不一定是一个导致另一个，因为它们可能都是由第三因素导致）。尽管这个词和"效应指标"常被交替使用，但 Rothman 和 Greenland 做出以下区别：关联涉及组间或人群间的比较；"效应"涉及被观察的同一人群（假设）在两个不同条件下的比较；关联指标通常用于评估效应指标[62]。

在图 1.2 中，建立了一个 2×2 表格，对 RR 和 OR 的计算[57,60]给予了说明，这两个主要的关联指标经常被医疗保健流行病学家处理使用。计算并不是最难的部分；最难的是对这些关于这个研究和被比较的两组人群的指标所隐含含义的理解（以及并不意味的含义）。

根据进行的研究，通常计算 RR 或 OR。首先，需要区分风险和几率之间的不同。风险是指概率，分子是研究的事件/结果发生情况，分母是所有可能的结局发生情况包括研究的事件/结果。几率有相同的分子，但分母是所有可能的结局发生情况减去所研究事件/结果的发生情况。

RR 是暴露组结局发生率与非暴露组结局发生率的比值[62]。在队列研究（和 RCT）中可计算 RR。如果暴露组和非暴露组危险度没有差别，那么 RR 等于 1.0。RR 大于 1.0，意味着暴露组比未暴露组（没有影响）发生结局可能性高。RR 小于 1.0，意味着暴露组相比非暴露组（有保护的）结局发生可能性低[62]。

一项与静脉庆大霉素每日单次给药有关的热原反应研究说明了 RR 在队列研究中的运用[63]。作者研究了加利福尼亚州洛杉矶的一家大型社区医院的住院服务，随访庆大霉素给药后 3 小时内发生热原反应（即畏寒、寒战或战栗）的患者。在流行期间，22/152（15%）的患者在接受庆大霉素注射后发生了明确的热原反应。接受庆大霉素每日单次给药的患者比每日多次给药的患者更可能发生热原反应[20/73（27%）vs. 2/79（3%）；RR 是 10.8（译者注：英文原书为 10.8%，为笔误）]。因此，简单来说，那些接受庆大霉素每日单次给药的患者发生热原反应的风险是每日多次给药患者的 10.8 倍。

OR 的解释不太直观，但它是病例对照研究中采用的指标[62]。在此类研究中，根据研究结局（比较发生结局组和未发生结局组）选择受试对象，以确定每组存在的研究暴露/风险的比例。病例对照研究不能计算 RR，因为无法测量整个群体结局/暴露情况，故而仅能计算 OR。OR 表示病例组的暴露比值除以对照组的暴露比值。OR 等与 1.0 时意味着暴露对结局发生没有影响。

通常情况下病例对照研究中不能计算 RR；但如果疾病是罕见的，OR 则近似于由队列研究产生的 RR[42,62]。图 1.2 中的计算支持这一点。

通过使用病例对照研究将一起黏质沙雷菌 BSI 的暴发事件追溯到被输注的麻醉药品，这对 OR 的解释作了说明[64]。为确定 BSI 的危险因素，将黏质沙雷菌 BSI 患者与随机选择的对照组患者进行比较。在外科 ICU 中，黏质沙雷菌 BSI 患者更可能接受过芬太尼（OR，31；$P < 0.001$），也极有可能暴露于两个特别的呼吸治疗师（OR，13.1 和 5.1；二者 $P < 0.001$）。其中一个呼吸治疗师被报道污染了芬太尼，他的头发样本检测呈芬太尼阳性。对两个病例组患者输注的芬太尼进行培养，检出了黏质沙雷菌和阴沟肠杆菌。脉冲场凝胶电泳显示，病例组患者和输注的芬太尼的分离菌株具有相似的分子分型。隔离可能与感染相关的呼吸治疗师后，没有新发病例出现。将这些 OR 转换成可理解的描述，以上 31、13.1 和 5.1 的 OR 的含义分别是，病例组（黏质沙雷菌 BSI 患者）比对照组有 31 倍的可能接受外科 ICU 的芬太尼，病例组较对照组有 13.1 倍的可能暴露于呼吸治疗师 X，以及有 5.1 倍的可能暴露于呼吸治疗师 Y。

关联强度和置信区间

分析应从单变量频率开始,然后是对二分类结果的 2×2 表格的双变量分析(Fisher 确切概率法或卡方检验)或连续变量的适当检验(参数 t 检验或非参数检验)(图 1.2)[57]。来自 CDC 的软件包 Epi-Info 是免费使用的。从调查到最后的分析,这个软件包对于获取、组织和解释流行病学数据是非常有用的(http: //www. cdc. gov/epiinfo/)。

本章节的目的不是讨论这些检验的背景或来源的意义。然而,解释在医疗保健流行病学中日常使用的结果是有帮助的。这些检验的思想是评估研究中比较的组间差异是否是真实的或偶然的,并赋予一个差异真实的概率。按照惯例,$P < 0.05$ 通常被认为有统计学意义[29,30]。这表明组间差异有 5% 的可能是偶然性造成的。一般情况下,是以 0.05 为检验水准,但有时也是比较武断的,比如说想要一个不太严格的截点时会选择 0.10 为检验水准(如探索性研究、多因素模型的纳入标准),而在需要严格的截点时,会选择 0.01 为检验水准(如多重比较时)。P 值受样本量影响;一个足够大的样本,即使小差异也可能有统计学意义但可能不具有临床相关性(大型数据库存在问题,亦即像全国性数据库那样的混合数据)。另一方面,如果样本量较小,更大的差异也可能达不到统计学意义(如一些 HAI 暴发病例数量很少)。

在上述与芬太尼污染有关的黏质沙雷菌暴发中[64],黏质沙雷菌 BSI 患者更有可能在外科 ICU 接受芬太尼($OR = 31$,$P < 0.001$)。事实上 P 值更小,为 0.000001,因此由偶然性引起结果(病例组比对照组更可能在外科 ICU 中接受芬太尼)的可能性小于 $1/1000000$。

由于 P 值的局限性,关联强度(OR 和 RR,取决于所进行的研究)的 95% 置信区间提供了一个包含关联真实大小并有一定程度保证的范围。如果范围包括 1.0,则 P 值通常没有意义或接近于 0.05。样本量也影响这些置信区间。特别当 HAI 暴发规模较小时,研究会有宽泛的置信区间[42]。例如,在前述的研究中,相比接受庆大霉素每日多次给药的患者,热原反应更可能在接受每日单次给药的患者中发生[20/73(27%) vs. 2/79(3%);$RR = 10.8$,$P < 0.01$,95% 置信区间为 2.6~44.7][63]。因此,那些接受庆大霉素每日单次给药的人发生热原反应的风险比那些接受每日多次给药的患者更大,但是并不清楚是 2.6 倍还是 44.7 倍,或在两者之间。

偏倚和混杂

偏倚被定义为在流行病学研究中的系统误差,会导致暴露和疾病危险之间关联的错误评估[65]。偏倚作为所观察到关联的另一种解释,对其进行评价是解释任何研究结果时所必需的。偶然性和混杂可以被定量评价,而偏倚的影响难以评价,甚至不可能在分析中考虑。有两大类偏倚。选择偏倚指的是在确定研究人群的过程中产生的误差(在病例对照部分讨论的关于合适对照的选择过程)。第二大类是观察或信息偏倚,包括在暴露或结局信息的测量中产生的任何系统误差(病例对照部分讨论的关于收集病例组和对照组暴露信息的时间该多长的问题)。潜在偏倚的预防和控制,必须通过仔细的研究设计和细致的研究工作来完成。一旦一种潜在的偏倚来源被引入,通常很难分析性地纠正它的影响。然而,有必要评估偏倚可能存在的影响方向和大小,研究者应该在发表的报告中充分地讨论所有这些问题,以提供给读者最大的机会自己判断偏倚是否占据了观察到的结果。

混杂因素是指与研究因素和研究疾病均有关的第三个研究因素[66]。这个第三因素必须与暴露相关且独立于该暴露,换言之,是一种疾病的危险因素。混杂会导致对暴露和疾病之间真实关联的高估或低估,甚至会改变观察到的影响的方向。许多方法可用于控制任一种研究的设计或分析中的混杂。这些方法包括限制、匹配或在设计中采用随机化(在临床试验中)以及分层分析和使用多变量技术分析。在每一种情况下,没有单一的方法被认为是最佳的。每一种方法有优点也有缺点,这必须在研究刚开始时认真地考虑。在大多数情况下,组合对策比单一方法将能更好地洞察数据的性质并更有效地控制混杂[66]。HAI 中常见的混杂因素是住院时间和疾病严重程度。

实验流行病学

随机对照试验

流行病学研究的第三种方法是实验性方法,这是一种证实或否定假设的确定性方法。实验性方法假设危险或保护因素会对结局产生影响,且有意控制这些因素后,出现可预测的很难用偶然性来解释的结局改变。除了一组存在研究因素外,所选择的用于研究的两组在各方面高度类似。无论是病例对照还是队列研究,都可用于评估原因和效应之间的相互作用。

一个实验性方法的例子是,评价一种用于疾病治疗的新药:有该疾病的患者被随机分成两个组,除了其中一组接受实验药物治疗外,这两组在各方面都相同,给予另一组(对照组)安慰剂或其他被认为对治疗或预防该疾病有效的替代品。如果两组之间没有其他变量,那么疾病过程中的任何差异都可归因于该药物的使用。

相比其他的分析性方法如病例对照或队列研究,实验性方法现今较少直接在 HAI 暴发研究中使用。然而,实验性方法在评估一般的患者护理的实践中以及评价新方法对控制和预防疾病的作用中是有用的。在尝试进行一项特定的研究时,由于伦理知情同意和防止患者处于不合理或更大风险中的考虑,安慰剂对照试验较少用于治疗性研究中。

因此,虽然医疗保健流行病学家可能不进行这些研究,但与之前所述的描述性和分析性方法相比,拥有这些类型研究的工作知识是重要的,以便认识到其他设计的优点和缺点(因为实验性试验如随机对照试验,可提供最好的因果关系支持)。此外,医疗保健流行病学家在一些机构中发挥多种作用,可能会被要求帮助评估新产品(实验性试验可能已经完成),能阅读文献并解释机构其他人的研究。

类试验性研究(前后对照干预研究)

类试验研究用于感染控制(特别是采用非随机化的干预)、干预前的基线评估和干预前后相似数据的收集[42,67]。当 RCT 由于一些原因不可行时,包括伦理学考虑(一次暴发中,首要的是保护患者和控制暴发,暂停治疗或控制措施)、伦理考虑、逻辑性(针对不同患者或单位而进行随机化改变,有时是不可能的)、成本和可接受性,类试验研究的优点是可以对干预进行研究。

类试验性研究的一个缺点是,可能很难考虑所有在与干预相同或相似的时间内已发生改变的潜在混杂变量,与干预因素相比,这些混杂变量能部分甚至全部解释结局的变化。另一个缺点是,即使在没有干预的情况下,结局也可能已经发生自然的改变;因此,这可能很难归因于干预引起的改变。感染控制中的干预或控制措施也是多方面的或被组合应用。在这些情况下,可能很难辨别哪种干预是成功的以及达到何种程度。可以试着使用一些统计方法来解决这些问题,包括中断时间序列分析(考虑干预时机)。

预防多重耐药结核分枝杆菌传播到患者和医务人员的关联研究[68],是这类研究的一个案例。这是一项回顾性队列研究,评估控制措施(1990 年 CDC 指南:及时的患者隔离和治疗、快速的诊断技术、负压隔离病房和外科口罩)实施前后,病例组患者医疗保健相关结核分枝杆菌感染比例和医务人员中结核菌素皮肤试验的转化率。研究发现,多重耐药结核分枝杆菌感染患者的比例在干预之后下降[10/70(14%),干预前为 30/95(32%),$RR=0.5,95\% CI=0.2\sim0.9$]。

感　染　链

一般状况

感染是由感染源和易感宿主之间的相互作用产生的。这种相互作用被称为传播,通过病原体和宿主之间的接触发生。三种相互关联因素——病原体、传播途径和易感人群——代表感染链。

这种相互关联的环节受环境影响,这种关系被称为感染生态学,也就是微生物与疾病的关系受环境因素影响。为尝试控制和/或预防 HAI,攻击感染链最薄弱的地方通常是最有效的方法。随着每例 HAI 感染链环节的明确,疾病的未来趋势应该是可预测的,应该可能开发出有效的控制和预防技术。与非特异性反应的合体作用相比,明确感染链导致的特异性反应是控制 HAI 问题的一种尝试。

疾病因果联系是多因素的,也就是说,疾病由许多病原体、传播途径和宿主相关因素相互作用产生。当它们影响一个人的时候,疾病的发展反映了这些因素的相互作用。因此,有些暴露于感染媒介的人发生疾病,而其他人没有。

病原体

病原体特征

感染链中的第一个环节是微生物病原体,可能是一种细菌、病毒、真菌或寄生虫。大多数的 HAI 由细菌和病毒引起,真菌引起的 HAI 越来越多,而寄生虫引起的 HAI 较少见。许多因素有助于赋予病原体特征,包括传染性、致病力(包括毒性和侵袭力)、剂量、感染力、特异性和其他媒介因素(包括抗菌药物耐药性)[1,18]。

被暴露的生物体感染的易感个体数量,是该生物体的一项感染力指标。宿主因素会影响生物体的感染力。

衡量微生物诱导疾病能力的指标被称为致病性,它可通过疾病-定植比来评估。甲型溶血性链球菌是一种低致病性的生物体,它常常定植于人体但很少引起临床疾病。可通过生物体的毒性和侵袭力特征,进一步描述该生物体的致病性。

毒性是衡量疾病严重程度的指标。在流行病学中,通过评估发病率、死亡率和传染程度,对毒性进行更具体的定义。生物体的毒性范围从轻微到强烈。尽管一些生物体被描述为无毒的,但似乎在某些特定情况下,任何生物都会导致疾病。一些天然生物被认为是无毒或低毒性;然而,在某些情况下,如高剂量、宿主免疫缺陷或两者兼而有之,会因接触这些生物体而导致疾病。例如,多年来,黏质沙雷菌被认为是无毒的生物体;因为这和由某种菌株产生的容易辨认的红色色素相似,这些生物体被用于医院环境研究。然而,由于年龄增长、伴随疾病、免疫抑制以及新的诊断和治疗措施的影响,住院患者变得更容易发生感染,因黏质沙雷菌发生的 HAI 随后被识别并报告。侵袭力描述微生物入侵组织的能力。一些微生物能穿透完整皮肤,而其他微生物只能通过破损的皮肤或黏膜伤口进入。

另一个重要的病原体因素是剂量,即引起感染的可用生物体的数量。病原体的感染剂量是指引起感染所必需的量。引起感染所需生物体的数量因不同生物体而不同,因不同宿主而不同,也受传播方式影响。

微生物可有特定的宿主范围。牛布鲁菌对牛有高度传染性,对人却不是。有些沙门菌在动物和人类中很常见,但其他微生物特异性有限。

传染性是指生物体从感染源传播到宿主的能力[1,18]。被感染的人在以下期间可能具有传染性,即潜伏期(例如甲型肝炎)、临床疾病状态(例如甲型流感)、恢复期(例如沙门菌病和志贺菌病)或这三种情况的一些组合。此外,不表现临床疾病症状的无症状携带者(或被定植者)也可能有传染性。在某些疾病中,例如伤寒或乙型肝炎,慢性携带者可能感染了很长时间,可能有几年,但他们却没有任何疾病症状。然而,引起 HAI 最常见的微生物,如大肠埃希菌、肺炎克雷伯菌、阴沟肠杆菌和铜绿假单胞菌,并没有显示相同的感染模式或像伤寒或乙型肝炎那样引起的保护性免疫反应。

无症状的或亚临床携带者可能是比临床感染个体更重要的感染源。葡萄球菌携带者提供了一个典型的无症状感染性生物体传播的例子；在这种情况下，传播的部位可能是前鼻孔，或者有时在其他区域，如皮肤。同样的，无症状的链球菌携带者的传播部位可能在咽部、肛周区域或阴道。

感染源可能是一种特定疾病的非典型病例，这种疾病的临床过程因治疗、疫苗（如麻疹）或预防措施（如甲型肝炎的免疫血清球蛋白的使用）而被改变。动物也可能提供感染源，虽然在医疗保健机构中很少考虑。

其他可能影响产生疾病能力的媒介特征有毒性因子或酶的产生、抗原的转移和漂移（如由甲型流感）以及耐药性的形成或获得（通过质粒或基因突变）。

细菌耐药性的增加对 HAI 产生了巨大影响。抗菌药物敏感性的改变可能使治疗变得困难；这会导致越来越多的耐药菌流行，减少这些生物体的必要感染或定植剂量（在那些接受药物的患者中这些菌株是耐药的），增加这些菌株定植人群所传播的生物体数量，并可能增加因更强耐药菌株引起的 HAI 次数[1]。

贮主、来源和排出途径

所有生物体都有一个贮主和来源，这些生物体的贮主和来源可能是相同的或不同的，如果控制和（或）预防措施是针对感染链的这方面，区分这些潜在的不同部位是重要的。贮主是生物体维持其存在、代谢和复制的地方。病毒一般在人类贮主中生存得更好；革兰阳性菌贮主一般是人类，而革兰阴性菌可能是人类贮主，也可能是动物贮主（例如沙门菌）或无生命贮主（例如水里的铜绿假单胞菌）。

来源是感染源从那里传播到宿主的地方，或通过直接或间接的接触、飞沫、空气、公共媒介，或作为传播工具的载体。来源也可是有生命的或无生命的。来源可能因贮主而被污染。例如，铜绿假单胞菌菌种的贮主可能是医院里的自来水。然而，传播给患者的来源可能是装满了被污染的自来水或呼吸道液体的加湿器。

生物体的人体排出途径通常是单一的（尽管可能有多个）。一般来说，主要的排出途径是呼吸道、胃肠道、皮肤和伤口。在乙肝病毒感染或人类免疫缺陷病毒（HIV）感染时，血液也可能是排出途径。然而，任何身体分泌物或排泄物都具有传染性，这取决于生物体。

传播途径

感染链中的第二个环节是传播途径，描述了生物体从感染源到宿主的运动。传播可能通过一个或更多途径（五个）发生：接触（直接或间接的）、飞沫、空气、公共媒介和虫媒（稍后介绍 CDC 医院隔离预防指南）[69]。一种生物体可能有单一的传播途径，也可能有两种或多种传播途径。例如，结核分枝杆菌几乎总是通过空气传播；麻疹主要通过接触传播，但也可能通过空气传播；沙门菌可能通过接触或公共媒介、空气或虫媒传播。因此，在明确传播途径的过程中，虽然某种途径可能是涉及 HAI 问题的明显途径，但另一种途径也可能是有效的。特定病原体传播途径的相关知识在 HAI 问题的研究中是非常有帮助的。这些信息能指出感染源并可更快速地指导控制措施。

接触传播

接触传播是最重要和常见的 HAI 病原体传播方式。接触传播可分为两类，直接接触传播和间接接触传播[69,70]。直接接触传播包括以下几种：身体表面的直接接触、易感宿主与感染者或定植者之间的微生物物理转移，这发生于某人转变为患者，给患者沐浴或进行其他需要直接接触的患者护理活动时。直接接触传播也能在两个患者之间发生（一个作为感染微生物来源，另一个作为易感宿主）。

间接接触传播涉及易感宿主和受污染的中间对象的接触，中间对象通常是无生命的，如受污染的器械、针、敷料、受污染的未洗的手以及接触两个患者之间未更换的手套。中间对象可能被一个有生命或无生命的感染源污染。举个例子，当内镜接触到感染患者（起始患者）时，内镜一开始就已被污染，内镜肠道微生物通过污染的内镜转移到易感宿主。生物体通过接触进行传播的例子还有MDRO，如 VRE、MRSA、CRE 和艰难梭菌。

飞沫传播

飞沫传播，理论上讲，是一种接触传播形式。然而，病原体转移到宿主的机制与直接或间接接触传播截然不同。因此，在 1996 年和随后的医院隔离预防指南中，飞沫传播被认为是一种独立的传播途径[69,70]。飞沫主要来源于人在咳嗽、打喷嚏、说话和执行特定程序如吸痰和支气管镜检查期间产生。当包含感染患者微生物的飞沫（大粒径飞沫，粒径＞5 μm）通过空气被推动一小段距离并沉着于宿主的结膜、鼻黏膜或口腔时，则传播发生。大粒径飞沫传播需要感染源和受体患者之间的密切接触，因为飞沫不能在空气中保持悬浮，一般仅通过空气短距离移动，通常是 3 ft(1 ft＝0.304 8 m)或更少。由于飞沫不能在空中保持悬浮，不需要使用特别的空气处理和流通措施去预防飞沫传播（相对于空气传播）。病原体通过飞沫途径传播的例子有百日咳杆菌和脑膜炎奈瑟菌。

空气传播

空气传播通过空气飞沫核（小粒径，粒径＜5 μm）或包含感染病原体的尘埃颗粒传播。飞沫核包含长时间（数小时或数日）悬浮于空气的微生物。这种方式携带的微生物能通过气流广泛分散，并可能被相同房间内或离感染患者更远的易感宿主吸入，这取决于环境因素；因此，需要使用特别的空气处理和流通措施去预防空气传播。通过空气传播的微生物包括结核分枝杆菌、麻疹、水痘病毒（包括传播性的带状疱疹）[69-71]和天花（如果曾有复发病例）。在过去的几年里，一直存在一个争议，即是否其他新出现的病原体或疾病（包括 SARS 和 2009 年的甲型流感大流行）可能通过空气途径传播（这将影响隔离和个人防护设备）[72-74]。空气途径传播的感染常被认为是一种感染途径而不是一个感染案例[1]。感染性气溶胶的形成比通常认识到的更难。

公共媒介传播

在公共媒介传播感染中，被污染的无生命媒介如食物、水、药品、装置和设备，作为病原体传播多人的载体[69,70]。易感宿主在接触这些公共媒介后被感染。如果生物体在媒介中复制，这种传播可能是活跃的，如食物中的沙门菌；如果生物体被媒介被动携带，则这种传播可能是被动的，如食物中的甲型肝炎病毒。其他类型的公共媒介包括血和血制品（乙型肝炎和 HIV）、静脉注射液（革兰阴性菌败血症）和药物（革兰阴性菌败血症、真菌感染），这些单位或批次的产品被共同感染源污染并作为多种感染的公共媒介。最近美国多州暴发的真菌性脑膜炎与商业配制药房生产的注射用类固醇的污染有关。

虫媒传播

虫媒传播发生于蚊子、苍蝇、老鼠和其他害虫传播微生物时[69,70]；同世界其他地区相比，这种传播类型在美国医院中不是那么重要。

宿主

感染链的第三个环节是宿主。疾病并不总跟随着感染源传播到宿主。如前所讨论，各种病原体因素都起着一定作用；同样的，各种宿主因素也必须在感染发生和疾病发展前被克服。影响感染发展的宿主因素是病原体的沉积部位和宿主防御机制，也被称为特异性或非特异性免疫力。

入侵门户

病原体的沉积部位包括皮肤、黏膜、呼吸道、胃肠道和泌尿道。葡萄球菌，包括社区获得性 MRSA 菌株只需 1 min 就可破坏完整的皮肤进入身体。机械传播可通过正常皮肤发生，如在被污染的针头上或受污染血液中的乙肝病毒或 HIV 病毒的传播。不正常的皮肤，如一个先前存在的伤口，可能是生物体的沉积部位，如铜绿假单胞菌沉积。黏膜可以是入侵门户，如结膜腺病毒入侵时。

另一个沉积部位是呼吸道。沉积的确切区域取决于传播时的空气粒子和空气动力学。一般来说，粒子直径≥5/lm 将沉积在上呼吸道，当粒子直径＜5/lm 时将沉积在下呼吸道。

感染源可通过肠道进入身体，借助摄入受污染的食物或液体、受污染的补充营养和受污染的药品，或通过受污染的设备如插入肠道的内镜而传播。泌尿道可被受污染的外来物感染，如插入尿道的导尿管或膀胱镜，或插入膀胱的导管外部表面的生物体的逆行运动。

生物体可通过胎盘进入宿主，如风疹、弓形体病的发生。移植是微生物进入宿主的另一个方法；如果捐赠的肾脏被巨细胞病毒感染，感染可能随肾脏移植而发生。

生物体定植在某个部位可能不引起疾病，但相同的生物体可能在另一部位导致临床疾病。例如，大肠埃希菌通常定植在胃肠道，在正常情况下不会引起疾病；然而，大肠埃希菌在泌尿道可能引起感染。金黄色葡萄球菌定植在外部鼻孔时可没有任何疾病症状，但定植在新的手术伤口的金黄色葡萄球菌，则会引起 SSI。

非特异性和特异性防御机制

人类有广泛的非特异性和特异性防御机制，以防止感染[1]。非特异性防御机制包括皮肤、黏膜和某些身体分泌物（眼泪、黏液、酶）。局部炎症反应提供了另一种非特异性的宿主防御机制。其他非特异性保护机制包括遗传、激素、营养、行为和个人卫生因素。受这些非特异性因素的影响，处于年龄范围的任何一端时，抵抗力都会下降，婴幼儿和高龄患者经常更容易感染。外科手术和慢性疾病，如糖尿病、血液病、某些淋巴瘤、胶原性疾病，也会改变宿主抵抗力。

特异性免疫由自然或人为诱导（例如疫苗、免疫球蛋白）事件产生。在过去的几十年里，医学治疗的疾病如癌症、实体器官或骨髓移植和艾滋病，增加了具有重要免疫抑制的宿主人群。这些宿主已经增加了对 HAI 的挑战。

宿主反应

宿主对微生物的反应谱从亚临床（或隐性）感染到明显的临床疾病，极端是死亡。宿主可能变成带菌者。疾病临床谱的变化从轻微到典型过程（虽然疾病可能通常是轻微的），到严重疾病和可能的死亡。宿主反应水平由病原体和宿主因素决定，包括感染生物体的剂量、器官特异性，感染生物体的致病性、毒性、侵袭力和入侵门户。宿主因素包括前述讨论的特异性和非特异性免疫因素的定量和定性水平。

在不同个体中，感染不同宿主的同一种生物体可导致相同、相似或不同的疾病临床谱。例如，许多似乎是暴发疾病的病例，可能只达到临床病例的定义标准，然而在流行病学上与该流行相关的其他病例可能达不到相同的病例定义标准。事实上，它们可能是暴发疾病的病例，但临床谱不同（如偶尔通过血清学试验证明）。它们也可能是与暴发同时发生的其他疾病病例。

环境

医疗保健机构的患者常被限制在医院病床上，并被多种医疗器械、设备和环境表面所包围。因此，存在这样一种担忧：医疗机构环境可能在感染链中发挥着重要作用。

相比其他 HAI，环境因素在艰难梭菌感染中愈显突出。正是在这种背景下，增强的清洁方法（包括漂白剂、杀孢子制剂的使用）已经成为标准。使用紫外线（UV）或其他化学物质以补充清洁标准的研究已显示了良好前景。

有时，我们也过多地强调环境的作用，例如对整个医院进行常规环境培养并不合适。但在调查 HAI 时，获取调查中具体问题事件所建议的环境培养可能是合适的[1,25,77]。一个健康的环境必须满足：不能促进病原体传播给宿主，但也不能由于采取过多控制措施而使医院员工采取不必要的和无效的行动，并由此造成的效率和效益的损失，以及人员、时间和金钱资源的浪费[1,25]。

有些环境因素会影响感染链中的所有环节，而其他因素则更多地局限在其活动范围内。例如，湿度可影响许多因素，它能影响病原体来源的持久性、空气传播和抗感染中宿主黏膜的有效性。

病原体在其贮主的复制依赖于环境中的某些物质。病原体的生存受其贮主或来源的温度、湿度、pH 和辐射影响。

病原体的传播受环境因素影响，如之前所述的温度和湿度。空气传播受气流速度、湿度和空气运动方向影响。气溶胶的稳定和浓度直接与环境因素有关。在冬天,人们往往处于窗户关闭的室内,空气流通不畅,这也增加了空气传播疾病的风险;在夏天,室内空气受空调控制或被外部空气稀释。在与公共媒介传播相关的暴发中,环境温度将影响媒介的污染水平。

宿主的耐药机制受环境因素影响。例如,在过度干燥的空气中黏膜变得干燥,不太能抵御微生物的入侵。宿主的行为模式也受温度影响。

最后,如此详细地讨论感染链中的这些环节及其调控因素(例如环境)的原因是,一旦这些因素被确认,就可以确定最合适的控制和预防方法。

结　　论

本章的目的是回顾一些重点针对 HAI 的基础的流行病学概念和方法。许多概念将在后面的章节中进一步阐述。然而,读者可能还希望寻求其他有关 HAI 的一般流行病学概念和具体问题的资源和参考,这些在表 1.3 中都给予了概括。

表 1.3　流行病学资源(重点针对医疗保健相关感染或健康流行病学)

来　源	类　型	优点或评价区域
一般流行病学		
Gordis L, ed. Epidemiology. Philadelphia, PA: W. B. Saunders; 2000: 140 – 157. [54,55,59,60]	书籍	有关流行病学一般原则的优秀入门书籍(特别是病例对照和队列研究、比值比和相对危险度的计算)
Hennekens CH, Buring JE, Mayrent SL, eds. Epidemiology in Medicine. Boston, MA: Little, Brown; 1987: 272 – 286. [65,66]	书籍	也是流行病学一般原则的优秀入门书籍(特别是偏倚和混杂)
Rothman KJ, Greenland S, eds. Modern Epidemiology. Philadelphia, PA: Lippincott-Raven; 1998: 29 – 46. [40,67]	书籍	有关流行病学一般原则的优秀的更高级的书籍(特别是关联的计算、相对危险度的计算)
Schoenbach VJ, Rosamond WD. Understanding the Fundamentals of Epidemi-ology: An Evolving Text. Chapel Hill, NC: Department of Epidemiology, School of Public Health, University of North Carolina; 2000. [2]	书籍(电子版)Online at: http://www. epidemiolog. net/evolving/TableOf Contents. html	也是流行病学一般原则的优秀入门书籍(正在编辑,免费在线使用)
CDC's "EXCITE": Epidemiology in the classroom, how to investigate an out-break, steps of an outbreak investigation. http://www. cdc. gov/excite/classroom/outbreak/steps. htm. [39]		分步讨论任意场所中暴发调查的步骤,包括流行曲线的建立和解释
医疗保健流行病学的主要专题		
Beck-Sague C, Jarvis WR, Martone WJ. Outbreak investigations. *Infect Control Hosp Epidemiol.* 1997; 18(2): 138 – 145. [25]	论文	简单讨论医院暴发调查的步骤和思考
疾病预防控制中心,医疗保健机构医疗质量管理和感染控制部门 [4]	Online at: http://www. cdc. gov/ncidod/dhqp/healthDis. html	包括 CDC、感染控制指南的电子版
疾病预防控制中心,NHSN 网站	Online at: http://www. cdc. gov/nhsn/	包括有关 NHSN 的背景
NHSN,CDC & 感染控制和流行病学专业协会(APIC)、强制报告的相关机构	Online at: http://www. cdc. gov/HAI/surveillance/reports/state-specific-hai-sir-luly-dec-2009. html http://www. cdc. gov/nhsn/PDFs/dataStat/NHSN-Report _ 2010-Data-Summary. pdf http://www. apic. org/Resource _/TinyMceFileManager/Advocacy-PDFs/HAI_map. gif	包括 HAI 报告的细节
Lautenbach E, Woeltje KF, Malani P, et al, eds. Practical Healthcare Epidemiology. 3rd ed. Chicago, IL: University of Chicago Press; 2010. [42]	书籍	各种医疗保健流行病学专题
美国医疗保健流行病学协会(SHEA)网站	Online at: www. shea-online. org www. journals. uchicago. edu/ICHE	包括感染控制健康流行病学杂志入口(ICHE)
美国感染控制与流行病学专业协会(APIC)	Online at: www. apic. org	包括美国感染控制杂志入口(AJIC)

第 2 章

医疗保健流行病学家

Virginia R. Roth and Bryan P. Simmons ■ 关素敏 译 ■ 王广芬 傅建国 审校

定　义

医疗保健流行病学家的职能是调查医疗保健中不良结果的发生率及其影响因素,其关注焦点是医疗保健相关感染(healthcare-associated infection, HAI)。医疗保健流行病学家不单单是调查者,而且还需实施预防措施以改善结果。

历　史

医疗保健流行病学始于 19 世纪中叶,南丁格尔、塞梅尔维斯、里斯特、福尔摩斯均对该学科做出了巨大贡献。现代医疗保健流行病学始于 20 世纪 50 年代的英国,当时采取了系统性感染控制措施以应对医院内发生的暴发性葡萄球菌感染。20 世纪 60 年代,美国医院协会(American Hospital Association, AHA)在医院内组建了感染委员会,美国传染病中心(Communicable Disease Center, CDC,即现在的疾病预防控制中心,Centers for Disease Control and Prevention)组建了医院感染部门。感染委员会和 CDC 的医院感染部门两个机构促进了在美国全国范围内系统性处理 HAI 问题;AHA 出版了 HAI 预防手册,该手册在随后的约 20 年中被广泛应用[1]。

为了组织医院感染预防控制项目、提升医院感染预防控制的科学基础并鼓励更多地开展类似的感染防控项目,CDC 于 1970 年召开了第一届医院感染国际会议[2-4]。1980 年,从事医疗保健流行病学的一些医生成立了美国医院流行病学协会(Society for Hospital Epidemiology of America, SHEA),现被称为美国医疗保健流行病学协会(见第 11 章)。其他国家也成立了类似的学会组织,许多学会为国际感染控制联合会(International Federation of Infection Control, IFIC)的成员组织。最初的医院流行病学家主要致力于 HAI 的预防控制,"关于医院感染控制效能研究(SENIC)"的结果表明经过特殊感染控制训练的医生可以降低 HAI 发生率,这是一项标志性的研究,充分展示了医院流行病学家的努力结果[5]。现在,医疗保健流行病学的范围已从最初的感染预防控制扩展到了临床绩效、质量管理、灾害应对等方面。此外,医疗保健流行病学家的工作环境也从医院扩展到了长期照护机构、长期急性病照护机构、持续照护机构、门诊和流动照护机构、以社区为基础的保健机构,甚至家庭卫生保健。

任务与职责

医疗保健流行病学家通过监测、暴发调查、质量管理与患者安全行动、教育培训、研究,以及在委员会任职(表 2.1)等在预防和控制不良医疗保健结局,尤其是 HAI 的预防控制中起主要作用。医疗保健流行病学家通常与一个或更多的感控专业人员(infection preventionist, IP)一起工作,负责感染预防控制计划的管理执行。医疗保健流行病学家也负责与其他在医疗保健环境中工作的人员、公共卫生以及政府部门人员保持密切沟通。近来,医疗保健流行病学家也参与制订流行性疾病以及其他灾害的应急预案。

表 2.1　医疗保健流行病学家的任务

监测
暴发调查
质量管理与患者安全行动
教育培训
研究
委员会任职
感染预防与控制项目的管理
咨询与沟通
灾害应急预案

监测

监测是医疗保健流行病学家的重要职能之一[5]。由于越来越多的立法要求公开披露 HAI 发病率,医疗保健流行病学家被越来越多地召集来设计并实施强制性报告系统并监测其结果[6](见第 15 章)。监测的主要目的是识别出可以改进的问题、制定优先秩序、采取措施降低不良结局(见第 4 章)。医疗保健流行病学家负责设定监测的优先顺序,对数据收集、分析、解释以及上报进行监督。除感染预防控制团队外,很多其他专业团体也在开发 HAI 监测体系[7]。当对分子与分母数据的定义不同、采取不同的危险因素调整方法时,就可能在同一个医疗机构里面产生矛盾的数据。医疗保健流行病学家应做好应对这些矛盾数据的准备,在机构内倡导采用与全国性或国际性监测体系一致的监测方法,确保所有收集感染数据的人员受过必需的感染监测培训。监测数据只有在与同一机构的历史数据或与全国性基准数据比较时才最为有用。美国 CDC 的国家医疗安全网(National Healthcare

Safety Network，NHSN；曾被称作全国医院感染监测网 National Nosocomial Infections Surveillance System，NNIS)证明了全国性监测体系在增进患者安全方面的价值[8]。结果提示，许多医疗保健相关感染是可以预防的[9]，数个中心的数据表明多层面系统性干预可使中心导管相关血流感染和呼吸机相关性肺炎的发生率降低为接近零[10,11]。医疗保健流行病学家应领导多学科干预团队，实施降低医疗保健相关感染发生率的系统性改革。

暴发调查

医疗保健流行病学家在确认感染暴发、监督数据收集、进行数据分析、落实感染暴发控制团队的控制措施等方面起主要作用。作为暴发调查的一部分，医疗保健流行病学家应该决定对哪些患者、哪些环境进行检测，并应协助解释检测结果。在感染暴发中，医疗保健流行病学家的其他职责还包括与管理层、医生、当地公共卫生部门以及媒体进行沟通。

质量管理与患者安全

由于流行病学在质量管理和患者安全方面与在感染预防控制方面一样有用，很多医疗保健流行病学家已参与到质量管理和患者安全行动中来[12,13]（见第14章）。持续质量改进（CQI）项目依赖于数据管理和统计分析，而医疗保健流行病学家可提供上述职能[13,14]。HAI中的大多数为地方性感染，CQI工具也可用于感染预防控制项目以降低地方性感染的发生[15,16]（见第31章）。医疗保健流行病学家的工作范围也可扩展到质量管理的其他领域，如临床实践指南的编撰[17]。指南的应用可最大限度地减少不必要的实践偏离、增进预后、降低医疗费用。尤其是在抗菌药物管理中，将期待医疗保健流行病学家起引领作用[18]。

教育培训

良好的感染控制行为可同时降低患者和医务人员医疗保健相关感染的危险性[19,20]。遗憾的是，医务人员常常没有遵循基本的感染控制行为准则，医生的感染控制依从性通常显著低于其他医务人员[21-27]。多项研究表明，医生明显欠缺感染预防培训和感染预防知识[28-31]。医疗保健流行病学家应在医生和医学培训生中促进并加强适当的感染预防控制措施；在学术机构，医疗保健流行病学家常常还负责向感染性疾病住院医生以及其他医生提供正规的感染预防培训。最后，医疗保健流行病学家应支持并促进制定面向所有医务人员的感染预防控制的入职培训项目。

研究

医疗保健流行病学家在确定和量化降低不良患者结局的感染预防控制措施方面具有良好声誉[32]，感染预防控制的相关文献说明许多患者安全实践措施具有强烈的科学证据[33,34]，但是也发现了许多研究的缺口[33,35,36]，医疗保健流行病学家必须在弥补这些缺口中起关键作用[37]。

委员会任职

医疗保健流行病学家应当是感染预防控制委员会的主要成员，甚至担任主席。该委员会负责批准感染预防政策、向机构的医疗及管理层面强调感染预防控制的问题、审阅感染预防控制监测及暴发数据并制订相应行动计划。除担任感染预防控制委员会委员外，医疗保健流行病学家也可能担任其他委员会如职业卫生与安全委员会、产品评估与标准化委员会、药事委员会（尤其是抗菌药物的选择与使用）、灭菌和消毒委员会委员，在这些委员会的任职可为临时性的。最后，医疗保健流行病学家向制定感染预防和患者安全相关的指南的全国性和国际性委员会提供宝贵技术性及临床专家意见。

感染预防与控制项目的管理

在某些机构，医疗保健流行病学家负责感染预防控制项目的人力与财力资源的调配。这些职责包括，制定项目目标并实施项目、雇用并选择人员、任务分配、制定并控制财务预算、向管理层报告等。医疗保健流行病学家的管理职能还包括根据当地需求来主张增加资源、确保适当的报告机制，以便在感染预防控制问题发生时可采取及时的管理措施。

沟通

医疗保健流行病学家必须与感染预防控制团队的其他成员保持密切沟通。此外，医疗保健流行病学影响着医疗保健的几乎所有领域，包括医疗、护理、职业安全、微生物学、药房、家政、后勤服务、危险管理、患者关系等。因此，医疗保健流行病学家必须与上述领域的人员保持良好沟通。查房时的非正式交流、走廊相遇时的对话往往可产生与正式会谈或咨询时同样好的沟通效果，因此，医疗保健流行病学家应该是感染预防控制团队中一位能够随时被其他成员看到和接近的成员。此外，医疗保健流行病学家还应该确保与公共关系部门在感染预防控制相关问题上保持良好的外部沟通。

灾害应急预案

医疗保健流行病学家应该在疾病大流行、生物恐怖事件、自然灾害以及其他危急事件的应对中扮演主要角色[38-40]。其应参与下述工作，如医疗机构应急方案的制订、向工作人员提供保护性措施相关的信息与培训、应急药物与物资的储备、确保强有力的监测体系以便能够迅速发现新发感染性疾病、潜在危急情况或生物恐怖袭击。

所需技能与支持

成功的医疗保健流行病学家需要许多技能（表2.2）。感染预防控制学科已经越来越多地融合了流行病学原理和统计分析，而这些知识和技能在临床训练时往往没有学习。因此，医疗保健流行病学的正规培训变得至关重要。世界上还没有几个国家已经制定医疗保健流行病学标准或开展可颁发证书的培训项目，但欧洲已经开始着手这方面工作[36-41]，更多的大学目前在研究生层面提供感染预防控制培训。在缺乏培训标准的情况下，医疗保健流行病学家必须具备充足的知识和训练以被视为（尤其是被医生和卫生管理者视为）感染预防控制以及流行病学的可靠权威。

表 2.2　医院流行病学家的成功要素

技能
感染预防与控制知识
流行病学与统计技能
领导力技能
人际交流技能
临床技能

支持
与感染预防控制专业人员的合作关系
有效的报告架构
同事网络
计算机/软件支持
管理层支持
合同/合约

流行病学技能

医疗保健流行病学家所拥有的最有价值的工具是其对流行病学知识的完全掌握以及其相关的统计工具。仅将医疗保健流行病学作为爱好的人们不太可能对其所在的医疗保健体系产生良好影响并从而使其机构在竞争中处于有利地位。科学技能可使流行病学家有效预防感染以及其他并发症,找出并剔除那些花费巨大但无效的感染预防控制的传统做法以及质量管理中的无益工作。这些技能也有利于对产品进行评估及选择,绝大部分新产品要比它们欲替代的老产品昂贵得多,但极少有新产品值得其高出的价格。在向管理层以及医疗委员会汇报时也需要有良好的流行病学技能才能以简要、有说服力的方式展示精确数据。数据精确才不容易被人忽略、才能够导致必要的改变与改进。

领导力技能

医疗保健流行病学家需要领导力技能以在复杂的医疗保健环境中行使职能。有能力的领导者才能够在有时甚至是很多医生以及医院领导者反对的情况下,产生改变并实施政策。在制定感染预防控制项目的愿景与目标、促进团队建设以达到这些目标时需要领导力技能。负责项目管理的医疗保健流行病学家也需要掌握时间管理、预算管理、预案以及人力资源管理技能。医疗保健流行病学家应考虑接受领导力和管理方面的培训。

人际交流技能

应该知道如何与人打交道以落实该做的事情。医疗保健流行病学家应该友善,能随时可见、随时被接近并广为所知。医疗保健流行病学家必须获得医务人员信任,必要时需说服医生改变他们的惯常做法。协商技能也是医疗保健流行病学家的重要财产,因为很多改变经常是通过协商而不是强制性取得的。医疗保健流行病学家也必须获得管理层的信任,能够与管理层就产生改变所需财物以及其他支持系统进行协商,让管理层了解感染预防控制部门的活动、成功之处以及需求是至关重要的。

临床技能

对于医疗保健流行病学家来说,尽管临床背景不是必需的,但事实证明临床背景非常有用。医疗保健流行病学家的临床背景可允许其在医疗环境中有更多的无缝融合、增强医生以及其他临床领导对医疗保健流行病学家的信任。此外,临床背景还可以创造在临床环境中(比如在查房时)与其他医务人员交互作用并向其他医务人员提供迅速反馈的机会,而不仅仅是采取一种纯粹的管理模式。

设施需求

医疗保健流行病学家首先需要做的管理决策之一是确定需要什么样的支持才能够做好工作。医疗保健流行病学家只有在拥有一个团队的感控专业人员(IP)并拥有管理层的支持时才可能最为有效地发挥作用。其应该同时向上级管理者(如负责医疗事务的副院长)和感染预防控制委员会汇报[42]。另一个宝贵资源是通过专业团体或专业学会与其他医疗保健流行病学家建立联系。

计算机及软件是现代感染预防控制项目不可或缺的部分[43](见第 8 章)。计算机可管理监测数据、评估趋势、发现解决问题的办法。电子病历的出现使得不再需要手工翻阅病历。近来,移动装置如智能手机极大地促进了实时监测和过程检查(如手卫生依从性)。口袋相机可用于有效记录问题,如杂乱状态,并调动人员解决这些问题。医疗保健流行病学家需与感控专业人员一起选择最适宜于本机构的电子设备,并且必须熟悉本机构内数据管理系统的潜在用途和局限性。

网络

对于没有拥有受过良好训练的医疗保健流行病学家的医疗机构,尤其是社区医院来说,感染预防与控制网络正在成为这些机构的无价资源(见第 10 章)。感染预防与控制网络可对控制 HAI 发生产生有益影响[44]。网络还可有效提供感染预防控制项目的其他方面内容,如政策、监测技术、数据分析、培训、暴发调查、产品评估等[45]。

获 得 报 酬

某些管理者不愿意为医疗保健流行病学家的服务买单,认为这些服务是医疗保健流行病学家通过委员会活动应向医院提供的份内职责[46]。最近,对 SHEA 成员的一项调查发现,在提供医院流行病学服务的医生中,只有 65% 得到了相应的补偿;但与不断增加的服务需求相比,补偿水平却没有相应增加[47]。但是,医院均有预防 HAI 和其他并发症的额外费用,因为 HAI 对于医疗机构来说意味着经济损失(见第 17 章)[48-50]。利用 SENIC 数据,Haley 等设计了通过代入一个运行良好的预防控制项目的各种成分而计算出所节约成本的公式[51]。在美国,强制报告感染指标、对于医院感染不再支付等政策极大地增加了医疗保健流行病学家和感染预防控制项目所需的支持。除通过预防 HAI 来降低费用外,医疗保健流行病学家还可通过废除不必要的老规矩、控制不必要的抗菌药物使用、拒绝使用成本效益比不高的新产品而为医院节省费用。在资源充足和资源匮乏的国家,都可以在向管理层要求补偿时提供这些费用节省的数据[52]。很多情况下,更容易向管理层展示的是与医疗保健流行病学行动相关的医护质量的提高、不良患者结局的降低,而不是与医疗保健流行病学行为相关的费用的节省。这些行动在发生不良患者结局时有可能会减轻医疗机构的法律责任,因此,质量,而非费用,是管理者们寻求医疗保健流行病学专门知识的主要动机。

未 来 展 望

未来,医疗保健流行病学家将有许多机遇展示他们的技能(表2.3)[47,53-55]。主要挑战之一是如何在资源减少的情况下改进质量。伴随着强制性 HAI 公开报告、临床绩效标准以及政府管理和患者权益团体要求的提高,对于医疗保健流行病学专业知识的需求在增加。近来,医疗保健流行病学家通过参与医务人员强制性流感疫苗项目,在促进患者安全方面担当了更为积极的角色[56]。很显然,受过良好训练的、经验丰富的流行病学家在未来将会面临许多挑战和机遇。

表 2.3 医疗保健流行病学家的未来机遇

在资源减少的情况下改进质量
多重耐药菌控制
抗菌药物管理
医务人员强制性免疫接种项目
灾害应急预案
向公众报告
更多专注于门诊患者
临床绩效的管理与评估
新产品/新技术评估

第 3 章

手 卫 生

Benedetta Allegranzi, Andrew Stewardson, and Didier Pittet　■　赵东丽　王福斌 译　■　王广芬　傅建国 审校

手卫生历史

几个世纪以来,用肥皂和水洗手一直被视作是个人卫生的一种方法[1,2],但是洗手和疾病传播之间的关系仅在过去的 200 年才被证实。19 世纪中叶,在 Pasteur 与 Lister 发现洗手和疾病传播之间关系之前的数十年,由 Ignaz Semmelweis 和 Oliver Wendell Holmes 分别在维也纳和波士顿做的调查研究表明:医院感染是通过医务人员的手传播引起的。1847 年 Ignaz Semmelweis 作为维也纳大学综合医院两所产科诊所其一的一名住院医生观察到该诊所由产褥热导致的孕产妇死亡率明显比另一个高(16％ vs. 7％)[3]。他还指出医生和实习生进行尸检后经常直接进入产房,有时尽管入产房前已用肥皂和水洗手,手上仍留有一种难闻的气味。并推测尸体微粒通过医生和实习生的手传播,引起产褥热。因此,Semmelweis 建议医务人员在接触每个患者之前用氯化钙溶液擦洗双手,尤其是离开尸检室后。这一措施实施后,影响最大的诊所中孕产妇死亡率急剧下降到 3％。这个干预实验第一次证实,医护人员使用消毒剂消毒严重污染的双手比使用普通肥皂和水洗手更能有效降低病原微生物的院内传播。不幸的是,Holmes 和 Semmelweis 均未能持续观察同事们手消毒的后续执行情况。

一项在医院婴儿室实施的前瞻性对照试验[4]和过去 40 年的调查证实:医务人员污染的双手在医疗保健相关病原体的传播中起到至关重要的作用[5,6]。20 世纪 80 年代是医疗保健领域里手卫生概念演变的里程碑。第一部国家权威手卫生指南于 20 世纪 80 年代在美国发布[7-9],近几年来,其他国家也相继发布相关指南。在 1995 年和 1996 年,美国疾病预防控制中心(CDC)和医院感染控制实践咨询委员会(HICPAC)建议离开多重耐药菌患者病房前可用抗菌肥皂或免洗消毒剂清洁双手[10,11]。近来,2002 年颁发的 CDC/HICPAC 指南[12]和世界卫生组织(WHO)手卫生指南[6]明确指出,只要条件许可,速干手消毒剂消毒双手可作为医疗机构中标准手卫生实践,而洗手仅适用于特定情况[6](表 3.1)。

定 义

手卫生是一个总称,泛指任何洗手行为。常规照护患者时执行手卫生的目的是去除感染或定植患者及环境中微生物对手的污染,在某些情况下,可去除手上有机物质。在医疗保健服务中可以通过洗手或卫生手消毒来实施手卫生。

标准洗手:是指用普通肥皂和水清洗双手以去除脂质、附着污垢、污物和部分有机物的过程,但其抗菌活性最小。

卫生手消毒:是指用手消毒剂、抗菌皂或清洗剂和水清洗双手,以减少手部暂居菌,而不减少常居菌[6]。

手消毒剂:是指可使用不同配方(液体、凝胶、泡沫)的消毒剂,用它进行手卫生时不需要水、毛巾或其他干手设施。根据 CDC 指南[12]和 WHO 推荐[6],速干手消毒剂可作为医疗服务常规手卫生的首选方式。手卫生指征及首选洗手指征将在下面讨论,详述见表 3.1。

表 3.1　洗手与卫生手消毒指征

当手有蛋白性、血液或其他体液的可见污染时,强烈怀疑或证实暴露于潜在孢子(ⅠB)或大小便后(Ⅱ)要用肥皂和水洗手

下列所述情况(a)～(f)中,如果手无明显可见污染(ⅠA),最好使用速干手消毒剂进行常规卫生手消毒。否则,用肥皂和水洗手(ⅠB)

手卫生指征:
(a) 直接接触患者前后(ⅠB)
(b) 摘手套后(ⅠB)
(c) 侵入性操作前,不管是否套手套(ⅠB)
(d) 接触非完整皮肤、黏膜、伤口、体液或排泄物后(ⅠA)
(e) 护理患者从身体污染部位移至清洁部位时(ⅠB)
(f) 接触患者周围环境(包括医疗设备)后(ⅠB)

配药或配餐前用普通或抗菌肥皂和水洗手或用速干手消毒剂揉搓双手(ⅠB)

已用速干手消毒剂揉搓双手时,不必再使用抗菌肥皂(Ⅱ)

摘自《世界卫生组织医疗保健手卫生指南》,瑞士日内瓦,世界卫生组织,2009 年。

微生物传播和手卫生行为

清楚认识手病原体的传播过程,对手卫生成功教育策略、评估与研究医务人员手卫生实施至关重要。Pittet 等人提出了微生物经手传播的循证模型,作为最近发表的手卫生指征推荐依据[5,6]。根据这一模型,医疗保健相关病原体经由医务人员双手,而实现患者之间或由患者身体某一部位到另一部位的传播,这一过程需要五个连续的步骤(图 3.1)。重要的是,除了医院环境或患者间的传播,病原体还可发生同一患者由定植部位到清洁部位或到侵入性医疗器械的传播。由于多数医疗保健相关感染(HAI)是内源性的,后者可经由医务人员双手传播在病原学上尤为重要。

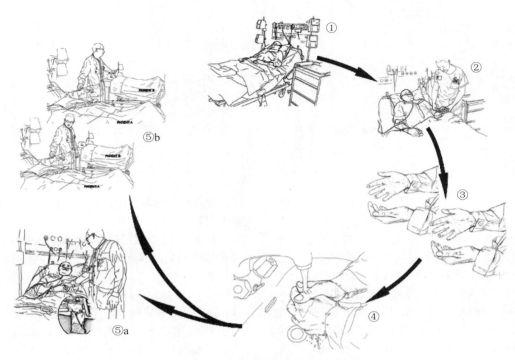

图 3.1　手传播微生物病原体模型

步骤①：微生物存在于患者皮肤或无生命医疗环境中。大量的病原微生物存在于患者的皮肤和无生命的医疗环境中,包括多重耐药细菌、真菌、病毒。**步骤②**：微生物经医务人员双手传播。手部皮肤通过接触定植对象、物体表面和患者获得暂居菌。手套不能完全防止手污染。**步骤③**：微生物在手中繁殖。在护理患者过程中具有不同存活力的手部暂居菌随着潜在致病菌不断繁殖而在手中定植。**步骤④**：**手卫生操作不当致双手仍污染**。足够(揉搓时间充分和双手表面全覆盖)和及时(当有指征时)采取手卫生对有效去除污染和防止永久定植是必不可少的。戴戒指和人工指甲增加手污染频率并已经被证实和感染暴发相关。**步骤⑤**：**微生物经污染双手交叉传播**。手污染后不能严格执行手卫生使手变成微生物携带者,能随时散播潜在致病菌至另一物体表面。一旦沉积在患者身上,交叉传播即刻形成,或携带致病菌,或直接引起感染。经许可摘自 Pittet D, Allegranzi B, Sax H, et al. Evidence-based model for hand transmission during patient care and the role of improved practices. *Lancet Infect Dis*. 2006;6: 641 – 652.

近年来医务人员手卫生依从性的流行病学调查已取得重要发现。据文献报道,未提倡手卫生活动时,全球许多国家手卫生依从性低得可怜,手卫生依从性基准率从5％到89％不等,平均约为40％(详见[6]与其后续选择的参考文献[13-17])。报告表明尤其资源贫乏国家手卫生依从性非常低[18-25]。常规照护患者时手卫生依从性差的预测已得到证实[6],包括职业类别[13-15,26,27]、医院病房[14,28,29]、工作时间(日/周)[30,31]、手套使用[26,32-35]、护理级别和强度分类、照护患者时每小时的手卫生时机(图 3.2)或护患比例[13-14,28](表 3.2)。此外,接触患者前手卫生依从性通常比接触

图 3.2　每小时手卫生时机与手卫生依从性的关系

经许可摘自 Pittet D, Mourouga P, Perneger TV. Compliance with handwashing in a teaching hospital. *Ann Int Med*. 1999;130: 126 – 130.

表 3.2　影响手卫生依从性的主要因素

个体层面
教育或经验不足
医生,与其他医疗保健相关人员相比
缺乏相关知识
不遵守纪律
对手消毒剂过敏
小组层面
缺少教育或绩效反馈
在重症监护或高负荷劳动
裁戒或人员配备不足
缺少领导激励或示范机制
医院层面
无书面制度
未配备合适的手消毒剂
未配备护肤用品
未形成手卫生依从性文化
无行政领导、奖罚机制及支持措施
政府层面
缺乏对医疗保健相关感染重要性的认识和承诺
缺少预防医疗保健相关感染相关政策法规
缺少医疗保健领域国家手卫生指南
缺少国家或地区手卫生推进活动
财政资源配置不足

患者后低[6,14,26,31,36]，尽管并非每次都能观察到这一情况[29]。

在一些观察研究中已评估或量化了遵循手卫生指南的认知障碍[6]，其中包括手消毒剂致皮肤过敏[34]、手卫生用品不足[13,15]、医患关系影响、患者需求优于手卫生、遗忘、相关知识缺乏、手卫生时间不足[34]、工作量大与人员配备不足（表3.2）。当患者实施接触隔离时手卫生依从

性可能会更好[15,37]。

手 消 毒 剂

消毒剂（肥皂和洗手液）含有一种抗菌物质，从而降低或抑制微生物在活体组织中生长。下面表3.3中简要描述和总结了较常用的消毒剂。

表3.3　手卫生制剂

消毒剂	革兰阳性菌	革兰阴性菌	分枝杆菌	真菌	有包膜病毒	无包膜病毒	芽胞	起效速度	残留活性	用途
醇	+++	+++	+++	+++	++	+	—	快速	无	HR
氯己定（洗必泰）	+++	++	+	+	++	+	—	中速	有	HR,HW
氯二甲苯酚	+++	+	+	+	+	+/—	—	慢速	待定	HW
六氯酚[a]	+++	+	+	+	?	?	—	慢速	有	HW 但不推荐
聚维酮碘（碘伏）	+++	+++	++	++	++	++	+/—[b]	中速	待定	HW
季铵盐化合物[c]	++	+	+/—	+/—	+	?	—	慢速	无	HR,HW,少用,可与醇合用
三氯生[d]	+++	++	+/—	+/—[e]	?	?	—	中速	有	HW,少用

HR,卫生手消毒；HW,洗手。+++表示抗菌活性优良；++表示抗菌活性好,但不包括全部抗菌谱；+表示抗菌活性一般；+/—表示抗菌活性不确定；—表示无抗菌活性；?表示数据不足。
[a] 表示抑菌剂。
[b] 表示聚维酮碘在消毒浓度时对芽胞无效。
[c] 表示高浓度对细菌、真菌及其他微生物有效。
[d] 表示主要是抑菌作用。
[e] 表示对念珠菌有效,但对丝状真菌几乎无效。

所有手消毒剂中，醇类对体内外革兰阳性菌和革兰阴性菌［包括多重耐药菌如耐甲氧西林金黄色葡萄球菌（MRSA）和耐万古霉素肠球菌（VRE）］、结核分枝杆菌和多种真菌[38-47]等病原体具有最广谱的抗菌活性。聚维酮碘（碘伏）能杀灭分枝杆菌和真菌，但氯己定（洗必泰）、氯二甲苯酚、六氯酚对分枝杆菌和真菌会更有效。大多数包膜（亲脂性）病毒、单纯疱疹病毒、艾滋病毒、流感病毒、呼吸道合胞病毒、牛痘病毒等对醇、氯己定和聚维酮碘敏感[38,48-57]。其他包膜病毒（乙型肝炎病毒和部分丙型肝炎病毒）对醇不太敏感，但当醇浓度高达60%～70%（v/v）时可杀灭这些病毒[58]。一些体内研究表明，醇还能对部分无包膜病毒（轮状病毒、腺病毒、鼻病毒、肝炎病毒、肠道病毒）有效[59-63]。一般而言，乙醇比异丙醇对病毒具有更大的活性[64]。聚维酮碘和少量氯己定也对部分无包膜病毒有效。所列消毒剂中，没有一种对细菌芽胞或原虫卵囊有效。聚维酮碘仅有微弱的杀芽胞作用，但与用于消毒时相比浓度明显要高很多[65]。

醇类是最常用的含抗菌成分的手消毒剂。通常认为醇类手消毒剂是手卫生中最有效的消毒剂，它的成分为乙醇、异丙醇、正丙醇或其中两种组合。含60%～80%（v/v）乙醇的醇类杀菌效果是最强的，浓度过高或过低均下降[39,40,66]。醇类比普通肥皂有效，绝大多数试验表明，

醇类与肥皂或含六氯酚、聚维酮碘、4%氯己定或三氯生的消毒剂相比，在很大程度上能更有效地减少手上细菌数量[67,68]。有几种含乙醇的产品，包括清洗液（低黏度配方）、凝胶和泡沫。每种产品的功效依据其配方及有效成分浓度的不同而有差别[6,69-75]。WHO推荐的醇类配方含有乙醇（80% v/v）或异丙醇（75% v/v），并可为降低成本在本地生产该消毒剂[6,21,76]。

葡萄糖酸氯己定已被纳入手卫生制剂。含有0.5%、0.75%或1%氯己定的水溶液或洗涤剂配方比普通肥皂更有效，但效果低于含2%和4%葡萄糖酸氯己定消毒洗涤剂配方[77,78]。氯己定抗菌活性比醇类起效慢，但有明显残留杀菌活性[77-84]。有越来越多的报道称，携带 qacA/B 基因的质粒编码的多重耐药外排泵导致氯己定耐药，尽管这一现象对含氯己定手卫生用品的影响尚未明确[85-88]。

聚维酮碘是由碘元素、碘化物或三价碘和高分子聚合物载体组成，高分子聚合物载体如聚乙烯吡咯烷酮（聚维酮）和乙氧基非离子去污剂（泊咯沙姆）[52,89]。聚维酮碘抗菌活性的持续时间是有争议的。大多数用于手卫生的聚维酮碘制剂含有7.5%～10%聚维酮碘。

氯二甲苯酚已广泛应用于抗菌皂及作为防腐剂应用于化妆品和其他产品中。在体外对革兰阳性菌有良好的抗菌活性，对革兰阴性菌、分枝杆菌、某些病毒抗菌活性

尚可[1,90,91]，特别是对铜绿假单胞菌抗菌活性是有限的。氯二甲苯酚的起效速度被认为是低于葡萄糖酸氯己定或聚维酮碘的，其残留活性与氯己定相比不太明显[90,91]。

六氯酚是一种用于患者手卫生和沐浴的双酚乳剂。它有持续几个小时的残留活性和累积效应[1,92-94]。由于其极易被皮肤吸收和后续的毒副作用，包括神经毒性[95]，这种手消毒剂尽管可用于手卫生，但美国食品药品监督管理局(FDA)认定其不安全，已在全球范围内禁止使用[64,96,97]。

季铵盐类化合物属于一个大群，烷基苯扎氯铵一直是最广泛使用的防腐剂。虽然它们在高浓度时能杀灭某些微生物[1]，但主要还是抑菌作用。它们对革兰阳性菌比对革兰阴性菌更有效。相比之下，对分枝杆菌和真菌效力较低，对亲脂病毒较敏感。

三氯生是一种非离子无色物质，浓度达 0.2%～2.0% 时具有抗菌活性，但多趋于抑菌作用[1]。如同氯己定，三氯生对皮肤菌群也有持久活性。根据 FDA 调查表明，目前尚无足够资料证明其作为手消毒剂是安全有效的[96]。

每种新配方手消毒剂均应测试其抗菌性能，证明其优于普通肥皂或能够满足约定标准需求。最恰当的方法是先用标准微生物人为污染受试者双手，再用该消毒剂进行消毒。在欧洲，通用测试方法来源于欧洲标准化委员会(CEN)，即抗菌肥皂用 EN 1499[98] 和手消毒剂用 EN 1500[99]。用随机交叉设计并与标准参考值对比。在美国，消毒剂由 FDA 监管[96]，并参考美国材料和试验学会(ASTM)标准。最常用的检测手卫生与手消毒剂的方法是 ASTME-1174[100]。不过目前的测试方法仍有不足之处并在后面章节里做了详细描述[6,73]。

医疗保健中手卫生指征

有效的手卫生指医务人员在医疗保健活动中，去除双手暂居菌，以防止潜在病原体交叉传播引起感染。根据科学依据，已建立了一组与手卫生传播模型一致的手卫生指征(图 3.3)。这些指征均在最新国际指南里列出，并根据支持证据进行了分类[6,101](表 3.1)。为便于手卫生指征在医疗保健活动中运用，WHO 在专家建议和科学论证的基础上将洗手指征精简为五个重要时刻，进而引入了一个新概念：五个手卫生指征[6,102]。这个概念为医务人员、培训人员和观察人员提供了一个统一标准，最大限度缩小个体间差异，利于培训、理解、监控、报告，进而实现手卫生最佳实践。根据这一概念，要求医护人员在以下情形应该清洁双手：① 接触患者前；② 无菌操作前；③ 体液暴露后；④ 接触患者后；⑤ 接触患者周围环境后。这个概念已经成为 WHO 促进手卫生实施的有效工具之一，在全球范围内被广泛采用，并被纳入国家手卫生指南(图 3.3)。

根据手传播模型，接触患者前或实施侵入性操作前执行手卫生旨在保护患者。相比之下，操作后、接触患者及其周围环境后执行手卫生可避免医务人员菌群定植或感染，防止病原体播散至周围环境。正如上面所述，医务人员在接触患者后或操作完成后更易于执行手卫生。

出于实际考虑，在一系列医疗保健活动过程中，同时

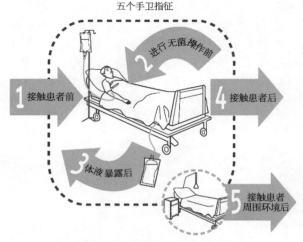

图 3.3 五个手卫生指征

经许可摘自 Sax H, Allegranzi B, Uckay I, et al. "My five moments for hand hygiene": a user-centred design approach to understand, train, monitor and report hand hygiene. *J Hosp Infect*. 2007;67: 9-21.

出现两个或两个以上手卫生指征时仅需要实施一次手卫生。指南也描述了洗手与卫生手消毒的最佳操作时机，将洗手指征具体为当双手有明显可见污染物、强烈怀疑或暴露于孢子时或如厕后[6](表 3.1)。

戴手套不能完全防止手污染，所以摘手套后应该执行手卫生[6,26,104-107]。此外，无论是否戴手套，只要有手卫生指征均应执行手卫生[6,12]。

手卫生促进的意义

手卫生促进的积极作用，特别是采取多模式手卫生改进策略，通过手卫生依从性的提高明显显现出来。这也意味着，医务人员已经将手卫生付诸医疗保健实践中。在过去的二十年里，一些研究已经表明，这种多模式手卫生改进策略对提高手卫生依从性明显有效[6,21,27,108-126]。

很明显，衡量促进手卫生是否有意义的最有价值的方法，就是在干预研究中发现 HAI 率有明显下降。理想情况下，可通过整群随机对照研究，重点关注手卫生干预，并调整混杂因素，对这一重点研究问题进行调查。由于某些原因，特别是伦理学问题，大多数已发表的关于该主题的研究是观察性前后干预研究。尽管设计质量较低，在研究期把手卫生作为唯一新的干预措施，但很多的研究表明，手卫生依从性提高与医院感染率降低存在明显时间关系(表 3.4)和一些已报道的长期持续影响关系[108-114,127-132]。

此外，在过去的十年里，越来越多的研究已发现了手卫生用品消耗量与 HAI 之间的时间关系，尤其关注速干手消毒剂与 MRSA 菌血症两者间的关系[111,112,132-141]。许多研究表明，速干手消毒剂消耗量的增加与 MRSA 菌血症或 MSRA 临床分离株的发病率减少呈显著相关，见 Sroka 等评价和数据资料[142]。尽管这在医疗机构对明确手卫生依从性增高能影响 HAI 率的科学与因果依据至关重要，但更重要的是，这些结论强烈表明，促进手卫生实践能减少病原微生物的传播风险。

表 3.4　手卫生依从性与 HAI 率之间的关系：基于 1995～2011 年医院研究

年份	作　者	医院科室	重　要　结　果	随访时间
1995	Zafar 等[155]	新生儿护理院	用三氯生配方手消毒剂卫生手消毒同时联合其他感染控制措施能有效控制 MRSA 医院感染暴发	3.5 年
2000	Larson 等[253]	MICU/NICU	VRE 检出率在干预医院明显减少（85%），在对照医院相对减少（44%，NS）；MRSA 无显著变化	8 个月
2000	Pittet 等[127,254]	全院	年度总体医院感染患病率（41.5%）和 MRSA 交叉传播率（41.5%）均显著减少。同期给予主动监测培养与采取接触隔离措施，8 年后对成本效益做了后续阐述分析	8 年
2003	Hilburn 等[255]	骨外科	感染率下降了 36.1%（从 8.2% 到 5.3%）[a]	10 个月
2004	MacDonald 等[256]	全院	医院获得性 MRSA 病例明显下降（从 1.9% 到 0.9%）	1 年
2004	Swoboda 等[257]	成人中级护理病房	HAI 率下降（NS）	2.5 个月
2004	Lam 等[162]	NICU	HAI 率下降（NS）（每 1 000 住院日医院感染例次数由 11.3 降到 6.2）	6 个月
2004	Won 等[128]	NICU	HAI 率明显下降（每 1 000 住院日医院感染例次数由 15.1 降至 10.7），主要是呼吸道感染	2 年
2005	Gordin 等[129]	全院	医院获得性 MRSA（21%）和 VRE（41%）明显下降	3 年
2005	Zerr 等[130]	全院	医院获得性诺如病毒感染明显降低	4 年
2005	Rosenthal 等[131]	成人 ICU	HAI 率明显下降（每 1 000 住院日医院感染例次数由 47.5 降至 27.9）	21 个月
2005	Johnson 等[132]	全院	MRSA 菌血症明显降低（57%）	36 个月
2007	Le 等[108]	神经外科	整体手术部位感染率下降（54%，NS），干预组病房下降更明显，表浅手术部位感染率显著降低	2 年
2007	Pessoa-Silva 等[109]	新生儿病房	HAI 率总体水平下降（每 1 000 住院日医院感染例次数由 11 降到 8.2）[a]，极低出生体重儿医院感染风险降低 60%（每 1 000 住院日医院感染例次数由 15.5 降至 8.8）	27 个月
2008	Grayson 等[111]	1）6 家航空医院 2）维多利亚（澳大利亚）所有公立医院	1）MRSA 菌血症（每月每 100 出院患者发病率从 0.05% 降到 0.02%）和临床分离菌株均明显下降 2）MRSA 菌血症（每月每 100 出院患者发病率从 0.03% 降到 0.01%）和临床 MRSA 分离菌株均明显下降	2 年 1 年
2008	Capretti 等[258]	NICU	HAI 率明显下降（每 1 000 住院日医院感染例次数从 4.1 下降至 1.2）	18 个月
2008	Cromer 等[259]	全院	每 1 000 住院日医院获得性 MRSA 由 0.85 降至 0.52，显著降低	10 个月
2008	Nguyen 等[18]	泌尿外科病房	HAI 率显著降低，13.1% 降至 2.1%	6 个月
2009	Lederer 等[110]	全院 7 个急症科室	MRSA 感染率显著降低，（每 1 000 住院日 MRSA 感染例次数由 0.52 降至 0.24）	18 个月
2009	McLaws 等[115]	208 家公立医院（全州范围内）	每 10 000 住院日总体 MRSA 感染率下降了 6%，显著降低，ICU 未消毒区 MRSA 感染率下降了 16%，普通病房消毒区下降了 25%	18 个月
2010	Helder 等[116]	NICU	BSI 发病率（从 44.5% 到 36.1%）和总体 HAI 率（每 1 000 住院日感染例次数从 17.3 降至 13.5）均显著下降	18 个月
2010	Cheng 等[260]	成人 ICU	干预科室 MRSA 感染引起的 ICU 发病的菌血症和非菌血症的发病密度均显著降低	3 年
2011	Yeung 等[117]	7 家 LTCF	在干预 LTCF，重症感染发病率（每 1 000 住院日感染病例数从 1.42 降至 0.65）和感染病死率均显著降低	7 个月
2011	Barrera 等[113]	6 个 ICU	CLA-BSI 发病率逐年显著降低（每年降低 12.7%）	3.5 年
2011	Chen 等[114]	全院	HAI 率减少 8.9%，BSI、UTI、皮肤和软组织感染显著减少。在洗手方面每花 1 美元可带来 23.7 美元的效益	3.5 年
2011	Garcia-Vazquez 等[118]	ICU	医院感染率显著降低（从 13.7% 到 8.3%）	6 个月
2011	Koff 等[119]	ICU	VAP 发病率显著降低（每 1 000 机械通气日 VAP 例次数从 3.7 降至 6.9）	12 个月
2011	Grayson 等[112]	全国 521 家医院	MRSA 引起的 BSI 显著降低（$P=0.008$）	2 年

[a] 统计为报告。

HAI，医疗保健相关感染；ICU，重症监护病房；NICU，新生儿重症监护病房；MRSA，耐甲氧西林金黄色葡萄球菌；MICU，内科重症监护病房；NS，无统计学意义；BSI，血流感染；LTCF，长期照护机构。

提高手卫生策略

了解影响医务人员手卫生行为及导致手卫生依从性低的相关因素对促进手卫生最佳实践具有重要意义。在过去的三十年中,许多研究已探索出克服障碍、实现手卫生最佳实践的最佳方法。在早期研究中,通过提倡用抗菌肥皂和水洗手促进手卫生[143-146],主要依靠对医务人员教育培训实现。此后,许多研究显示,引入手消毒剂后手卫生依从性显著增加[28,127,147-164]。然而,医务人员遵从手卫生指南的行为态度是复杂的、多因素的[6,165-170]。因此,要想成功推进手卫生,必须从多学科、多角度提出改进策略,如同许多研究中证实的一样(表3.5)。

表3.5 医院手卫生成功促进策略

策 略	参 考 文 献[a]
1. 系统改变	
手卫生简便易行	113,114,117 - 119,127,151,161,162,179,257,261 - 264
速干手消毒剂可取可用	18,127,128,148,149,151,153,154,265
2. 教育培训	6,105,116,266 - 269
3. 监督和反馈	6,105,122,127,152 - 154,161,262,263,270 - 272
4. 工作场所提醒	6,110,273,274
5. 促进医院安全文化形成(在个人和医院的层面上,积极参与和增强自我效能感)	6,116,122,182,272,275 - 277
6. 避免拥挤、人员配备不足、超负荷劳动	28,127,156,278,279
7. 行政制裁或奖励	6,122,128,171,172,280
8. 患者教育和参与	6,148,241,245 - 251
9. 上述策略有机结合	6,21,27,108,110 - 124,126,252,272,280,281

[a] 表示仅书中列出的有关参考文献。摘自《世界卫生组织医疗保健手卫生指南》,瑞士日内瓦,世界卫生组织,2009年。

一些手卫生促进策略或许在某些机构是不必要的,但在其他机构可能是有益的。为确定采取单一或综合措施是否有利于提高医务人员手卫生依从性仍需进一步研究,手卫生促进包括以下措施:增加培训、个体强化技术、适当奖励、行政处罚、增强自我参与、领导参与效应、增强健康威胁意识、自我效能感、感知社会压力[169,171-174]。最终,遵守手卫生建议应该成为患者安全文化的一部分,一系列措施彼此依赖相互融合,达到预定目标[175]。在已发表的论据基础上,WHO提出了多模式手卫生改进策略[176],其核心环节包括上述五个手卫生时刻概念和以下五个关键部分[6,102],包括系统改变、培训与教育、监督与绩效反馈、工作地点提醒及医疗机构的安全文化提高(图3.3)。这一策略在全球范围广泛实施,实践证明其切实可行,明显改善手卫生基础设施,显著增加手卫生依从性,医务人员手卫生知识与手卫生意识均较前有所提高[6,21]。据WHO报道(http://www.who.int/gpsc/en/),全世界有超过15 000家医疗机构将

该策略用于手卫生运动中,并在一些已发表的研究中应用[111,112,120,121,123,177-180]。WHO就如何在门诊、家庭照护机构和长期照护机构实施这一策略、相关技术及实施原则,于最近发布了相关指导性文件[181]。

尽管多模式手卫生改进策略通常能全面有效地促进手卫生行为改变和改善手卫生指标,但是它的复杂性可能会增加人们对其长期可持续性实施的担忧。然而最新研究证实,通过正向偏差法和积极强化可以维持多模式手卫生策略改进并克服持续性障碍[122,178,182]。此外,WHO最近发布了手卫生自我评估框架,它是一个能在单独的医疗机构进行手卫生和实践现状分析的工具[183]。该工具可用于手卫生基线调查,定期重复识别关键影响因素并进行改进,从而使多模式手卫生改进策略利于切合实际,同时定期监测进展情况并不断改进,进而实现长期可持续性监测。

医疗保健领域手卫生的主要争议

手卫生监测面临的挑战

监测手卫生执行情况对评估其依从性基线水平、提供监测反馈、评估干预效果、调查疫情暴发并解释研究问题具有重要意义[6]。然而,挑选最佳监测指标、监测方法以及进行定期监测可能具有挑战性。由训练有素的专业人员对手卫生行为进行不显眼的直接观察,是评估手卫生依从性的金标准,尽管观察者暴露,可能引起被观察者刻意执行手卫生(霍桑效应)。相比之下,进行暗访观察可避免被观察人员出现不信任感和影响绩效考核的效果,这在推进多模式手卫生策略中必不可少。在日内瓦大学医院研究的基础上[28,127],WHO研发了一种直接监测的标准方法和相关工具[184-186]。通过关注五个关键手卫生指征(五个手卫生时刻),该方法相对简便易行,且能通过教育工具和培训片进行学习[187,188]。收集当地手卫生依从性数据并将监测数据定期反馈给相关医务人员,这是一种强大的方法,可大大增强医务人员对手卫生缺陷行为的认识,并实现改进。

如果将手卫生依从性监测作为一个持续常规工作,霍桑效应可能会减弱。许多最新报告表明,定期持续监测手卫生是可行的,甚至可在国家层面上提倡这种监测[14,112,177]。手卫生实施情况也越来越成为外部基准衡量和公共报告的质量指标[189,190]。此外,创新的自动监控系统(电子或视频)[191]、网络资料收集、移动设备应用[112]可以方便感控专业人员数据收集,能最大限度节约人力和时间。

手卫生用品消耗量,特别是速干手消毒剂使用量,作为手卫生依从性的替代指标已越来越普遍,在某些国家还成为国家级感染控制的一个重要指标。随着时间的推移,定期提供的手卫生用品消耗数据可以很容易地监测出手卫生依从性的发展变化趋势,几项研究还发现手卫生用品消耗量与MRSA发病率相关。尽管追溯手卫生用品消耗量确实能提供对手卫生执行有用的相关信息,但用消耗量统计代替手卫生依从性监测仍有不当之处[192]。

手卫生用品消耗量统计数据可能过高而不能真实反映仅由医务人员手卫生使用（或在恰当的手卫生时机所用）的消耗量。特别是，这个替代指标不能提供医务人员是否依据手卫生时机及相关情境严格执行手卫生的数据，由于不能反映医务人员的实际手卫生执行情况，因此不能据此激励医务人员的手卫生行为改进。

速干手消毒剂对艰难梭菌和诺如病毒的功效

在人类皮肤可耐受的浓度范围内，没有一种手消毒剂可以杀灭梭状芽胞杆菌或枯草芽胞杆菌的孢子。因此，如果强烈怀疑或已证实暴露于这些微生物时建议用普通肥皂和水进行洗手（表3.1），因为揉搓和冲洗的机械作用有助于清除这些微生物[6]。但是由于在过去的十年里，医疗机构大多数情况下喜欢将速干手消毒剂作为手卫生的常规用品，因此这可能与某些国家艰难梭菌发病率增加相关，甚至在医院感染暴发中发挥着潜在作用，人们对此的担心也日益增加[193-195]。然而，在美国，早在大规模使用速干手消毒剂之前艰难梭菌相关疾病发病率已开始上升[196]，并且其广泛传播主要归因于曾经罕见而如今致命的毒株（生物型027）的出现。然而一些研究表明速干手消毒剂消耗量的增加与艰难梭菌临床分离株的发病率之间缺少相关性[133,134,197-199]。此外，在一个大的医院感染暴发中，所有患者在使用速干手消毒剂后暴发被成功控制，但对艰难梭菌感染患者无效[200]。最后，在全英国范围内开展的"清洁你的双手"活动中，该活动主要关注治疗护理时使用速干手消毒剂进行手卫生的有效性，发现艰难梭菌感染减少[141]。控制艰难梭菌传播主要应采取接触隔离措施，尤其是应统一戴手套和穿防护服，充分隔离或集中照护艰难梭菌感染患者及暴露者，消毒隔离周围环境。治疗护理艰难梭菌患者及暴露者时，洗手尤为重要，但是在其他情况下还是应该首选速干手消毒剂进行卫生手消毒。

类似的问题如速干手消毒剂对诺如病毒效力的局限性也已提出[201]，尽管这些问题存在被夸大的可能[202]。体外研究表明，70%乙醇配方，尤其是乙醇[203]，和WHO推荐的基于80%乙醇的配方I[204]对诺如病毒有效。此外，在多种干预措施下，实施速干手消毒剂卫生手消毒可有效控制诺如病毒暴发[205,206]。

使用速干手消毒剂相关不良事件

手卫生用品的可耐受性直接影响医务人员的接受与使用程度，是成功促进手卫生实施的决定性因素[6,207,208]。频繁的手卫生实施可能会导致两种类型皮肤反应：皮肤接触性刺激反应和过敏性接触性皮炎。皮肤接触性刺激反应是最常见的，据报道尤其是与使用含聚维酮碘的手消毒剂[209]有关，其他少见于氯己定、氯二甲苯酚、三氯生和含乙醇产品。过敏性接触性皮炎罕见，主要是对手消毒剂中某一成分过敏，常见于香料和防腐剂，乳化剂不太常见[210-213]。医护人员使用的液体肥皂、护手霜、药膏或乳霜可能含有致敏成分[211,212]。

频繁使用手套及戴湿手套可以增加皮肤过敏风险。反复暴露于清洗剂中皮肤可能更容易被各种类型手消毒

剂刺激[214]。用乙醇配方的手消毒剂卫生手消毒前后立即常规用肥皂和水洗手不仅没必要，还可能引起皮炎。抗菌皂由于其含抗菌剂或其他配方成分可能产生刺激。相反，一些研究表明，乙醇制剂与普通的或抗菌的手卫生用品相比，与皮肤有更好的相容性[6,215-218]。速干手消毒剂所致过敏性接触性皮炎非常少见，可能由醇、杂质、醛代谢物或其他产品成分致敏[207,210,219-224]。最大限度降低医务人员手卫生相关接触性过敏性皮炎主要有三种方法：选择少刺激性手卫生用品、培训相关护肤知识、常规使用保湿护肤品。

其他可能让人担心的事件是速干手消毒剂可经口摄入、皮肤吸收或经鼻吸入。意外或故意摄入速干手消毒剂可能导致急性，有时甚至是严重的酒精中毒[6,225-227]。直到最近，即使在英格兰和威尔士推行了数年手卫生的大背景下[228]，这些现象变得罕见且仅发生在特定条件下。然而，Gormley等人最近回顾了美国国家毒药数据系统，发现在2005～2009年每年因速干手消毒剂的故意摄入而新增的病例数量明显增加，虽然大部分病例都能治愈[229]。尽管在使用速干手消毒剂中需要识别这种风险并采取适当的安全措施[6]，特别是在儿科、精神科和一些老年病房，但这不应动摇在医疗机构内继续推广使用速干手消毒剂。

另一个让人担心的问题是用速干手消毒剂卫生手消毒后乙醇被吸收或吸入。根据现有研究发现，血液中检测不到乙醇或其浓度可忽略不计时，未发现有任何症状[230-238]。速干手消毒剂的火灾隐患问题曾经被提及[6,239]，但现在已经不再是实施速干手消毒剂卫生手消毒的障碍。

患者参与手卫生

有人已提出患者参与手卫生可有效提高医务人员手卫生依从性和促进医院安全文化形成[6,18,110,240-251]。具体方法各有不同，但共同的主题包括在医疗机构培训患者手卫生基本原理和操作技能，提倡患者在医院内执行手卫生，当医护人员疏忽未执行手卫生时及时提醒。这样，患者在自我照护时，可以充分发挥积极作用。尽管现有证据建议患者参与手卫生可作为多模式手卫生改进策略之一，但需要认真考虑相关风险与实施障碍。这些障碍包括患者在医院环境内主动发挥这种积极作用时具有相对脆弱性与能力局限性，同时可能干扰医患关系。患者参与提高手卫生措施应该更适合于手卫生推进的更高级阶段，充分考虑当地背景和密切协作的所有利益相关人员，特别是医务工作者。

全球视角和研究日程

不管在哪种发展水平国家，手卫生依从性较差影响着医疗机构。提高手卫生依从性不仅依赖医务人员个人意识和相关知识，还与医疗机构和政府层面的参与相关，因此这意味着组织机构和政策法规需要整改。从全球的角度来看，促进手卫生可能意味着实施国家不同选用方法不同。在发达国家或手卫生推进较先进的地方，这个

问题可能是为进一步推进手卫生而寻求创新策略或引进高新解决方案,而在资源贫乏的国家或地区,则应该着力于确保手卫生基础设施到位,以最简单的方式传播手卫生知识,寻求低成本可行性解决方案。《世界卫生组织医疗保健手卫生指南》及其实施策略表明,运用循证方法促进手卫生有利于切合当地实际,适应全球资源需求,极大程度推动了手卫生实施[6]。

虽然在过去十年已有大量手卫生科研资料,但尚有几个问题亟待解决,需做进一步调查。医务人员手卫生实践中,需要大量数据确定手卫生依从性最佳指标、医护人员手卫生依从性与平均手卫生依从性对患者安全重要性的对比,如何提高医生及门诊手卫生依从性。持续改进自动化监测系统可促进这些领域的研究并可辅助直接观察研究。

对手卫生持续实施高质量研究能证明手卫生依从性对病原体传播、医源性感染最终结局、耐药性播散和患者安全的影响。同样,需要额外的定量和定性研究,来进一步阐明短期或长期有效推动手卫生活动及相关成本效益所必需的重要特征。从全球的角度看,要确定手卫生持续改进的可操作性和寻求低成本解决方案还需继续努力[6]。最终,由于目前国家将手卫生作为强制指标并要求公共报告,有时联合医院财政机构进行质量与安全研究可能有益于明确这些政策的意义。

致　谢

感谢 Rosemary Sudan 对编辑做出的大力支持。

第 4 章

职业健康服务

David T. Kuhar, Elise M. Beltrami, and Elizabeth A. Bolyard　■ 张立国 译　■ 陈文森　王广芬　傅建国 审校

医务人员面临着在工作场合和社区中暴露在传染性病原体之下的双重危险。如果他们发生感染,他们有可能构成将具有传染性的病原体传播给他们的患者、其他医务人员、家庭成员或者社区其他接触者的风险。在这一章节中,医务人员这一术语指的是所有的有报酬或无报酬的工作在医疗机构的人,他们有可能暴露于有传染性的物质,如身体器官、被污染的医疗用品和设备、被污染的环境表面或空气。医务人员不限于内科医生、护士、助理护理、理疗师、技师、急诊医务人员、牙科人员、药剂师、学生和实习生、履约人员、家庭医疗服务人员,还包括不直接参与到患者治疗但是有可能暴露在可能传给或是来自医务人员或患者的传染性的病原体之中的人(如牧师、营养师、清洁工、洗衣人员、保安、维修人员、财务人员、专职教士以及志愿者)。医疗机构包括但不限于急症照护医院,还包括长期照护机构,例如私人疗养院和专业照护中心,医生研究室,急救中心,门诊诊所和家庭医疗服务。一般而言,无论在医院内外的能够接触到患者、体液或标本的医务人员比那些只是与患者及他们所处的环境(比如床、家具、浴室、餐具或医疗设备)短暂接触的医务人员有更高的获得或传播病原体的风险。

这一章节概述了职业健康服务的感染控制的基本要素,而且讨论了一些传染性疾病的重要方面,除了 HBV 感染、HCV 感染和 HIV 感染,这些内容将在第 42 章谈到。

职业健康服务感染控制管理的基本要素

无论是在医疗机构内,还是外部承包,职业健康服务的良好运作需要以下基本要素:① 与其他部门的合作;② 录用前的健康评定;③ 健康和安全教育;④ 计划免疫;⑤ 职业相关疾病及暴露于有感染性的病原体的管理,包括对于感染或者暴露人员的工作限制政策;⑥ 职业相关或特殊情况下的感染风险的咨询服务;⑦ 个人健康记录的维护与保密。一个职业健康服务机构的组织会受到它的规模大小、医务人员的数量和其所提供的服务的影响。为了保证不从医疗机构获得报酬的签订了合同的医务人员得到恰当的职业健康服务,与其雇主所签订的合约协议应当包含与医疗机构里有报酬的医务人员规定的政策相一致。在职业健康服务方面受到过专业培训并且拥有资质的专家可以促进有效服务的供给。

与其他部门的合作

为了达到感染预防的目标,职业健康服务的行动必须与预防感染和其他恰当的部门人员进行合作。这样的合作可以确保对于医务人员发生感染的充足的监控以及提供恰当的预防措施。合作也有助于确保对于暴露和暴发的调查高效地实施以及预防措施迅速地得到实施。

录用前的医疗评估

录用前的医疗评估有助于确保医务人员不被安排在有可能对他们自己、其他医务人员、患者或探访者带来感染风险的岗位上。录用前评估的一个重要组成部分是一份详细的健康清单。这包括了免疫状况的确定,以及了解任何使得医务人员更易于获得或传播感染性疾病的历史。

体检可以用于检查医务人员身上增加传播病原体或患职业相关疾病风险的情况,并且可以作为判断未来疾病是否与职业相关的一个基线。然而日常身体检查,包括日常的实验室检测(血常规检查、尿液分析和胸透)以及以感染预防为目的的肠道病原体和其他病原体的筛查的成本效益还没有得到充分展示。相反的,对于一些疫苗可预防的疾病,如 HBV、麻疹、腮腺炎、风疹或水痘的血清学筛查的成本效益可能是比较好的。通常情况下,健康清单可以被用于指导做出有关身体检查和实验室检测的决定。然而一些地方性的公共卫生条例可能会授权使用特定的筛查程序。定期的评估可以被作为工作调整、持续性的项目(如肺结核筛查)或工作相关问题的评估指标。

健康和安全教育

如果了解感染预防的基本原理,医务人员则会更倾向于遵从感染预防程序。因此,教育对于医务人员来说是一个有效的感染预防程序的重要基础。清晰的、制定的政策、指南和流程确保了统一性、高效性和有效合作。然而,由于感染的风险因工作类别而不同,感染控制教育也应该有针对性地制定。某些岗位上的医务人员可能需要与其工作相关的感染风险以及预防方式的专业教育来降低这些风险。此外,教育材料在内容和词汇上应该与雇员的教育水平、读写能力和语言能力相匹配。培训应该遵守现行的联邦的、州立的和地方性的有关于雇员教育和培训要求的规定。所有的医务人员都需要接受有关这个机构的感染预防政策和程序的

教育。

计划免疫

选择的疫苗可有效预防疾病,确保医务人员有免疫力,是一个成功的职业健康项目的基础部分。选择最佳的疫苗可以预防疾病的传播,降低实施工作限制的必要性。通过综合性的职业免疫项目来预防医务人员之间的疾病传播要远比个案管理和暴发流行病控制的成本收益高。尤其,对于提高医务人员的流感疫苗接种率的干预是十分有效的。美国的医院或其他公共医疗机构有采取流感疫苗接种策略的传统,包括一个或更多的以下组成成分:关于流感的教育,容易获取的疫苗,鼓励免疫接种的奖励机制,有组织的活动,倾斜政策的建立,以及立法和管理的努力(例如疫苗接种的要求)[2~9]。

美国公共卫生署的免疫实践咨询委员会(ACIP)颁布了国家的关于医务人员的免疫接种及暴露后预防(PEP)的指导原则[9~31]。

现有的一些筛选实验可以判定对于特定的疫苗可预防疾病(比如 HBV、麻疹、腮腺炎、风疹和水痘)具有免疫力的证据。这样的筛查项目应该与追踪系统相结合来保证对于医务人员免疫记录的精准维护。精准的免疫记录可以确保那些易感的工作人员被迅速地区分出来并恰当地接种疫苗。更多的关于医务人员疫苗接种的细节,见于"患者和医务人员的疫苗接种"章节。

职业相关疾病和暴露的管理

职业健康服务的一个基本功能就是对职业相关疾病来进行快速诊断并在职业相关暴露后提供恰当的暴露后预防。医疗机构负责采取措施来防止病原体的进一步传播,必要时授权工作人员停止工作以避免与患者的接触[32]。有关工作限制的决定是基于疾病的传播模式和流行病学资料(表 4.1)制定的。术语"禁止工作"在这一章节中应该被理解为从医疗机构或从医疗机构之外的医疗活动中被排除。那些被"禁止工作"的医务人员应该避免接触医疗机构和社区中的易感染人群。排除的相关政策应该包括确定谁有可以将医务人员"禁止工作"的权利的阐述。这些政策也应该被设计成鼓励工作人员汇报他们自己的疾病或者暴露,而不是利用工资、福利或职位的损失来惩罚他们。虽然工人的赔偿法律包含了职业中获得的感染但并不包括单单基于暴露于传染性疾病所造成的"禁止工作"。因此,政策中应该包含一种方法,在医务人员被禁止工作这段时间中如何提供工资。另外,这些有关免责的政策一定要是容易推行的,并且所有的医务人员特别是部门领导、管理人员或者护士长应该知道哪些感染或者暴露应当被"禁止工作"以及在任何时候向哪里报告这种疾病。那些在医疗机构之外与感染者有接触的医务人员也需要包含在暴露后的程序中,并且鼓励他们迅速报告任何疑似的或已知的暴露。

表 4.1 医疗机构内医务人员暴露或感染重要感染性疾病时建议的工作限制汇总表(缺乏州或地方法规时)

疾病/问题	工 作 限 制	限 制 时 间
结膜炎	限制与患者接触和接触患者周围环境	直至停止排放病毒
巨细胞病毒感染	没有限制	
腹泻病		
急性期(腹泻伴其他症状)	禁止患者环境、食物与患者的接触,禁止触摸	与诸如病毒类似,感染症状消失 48 h 后
沙门菌感染恢复期	禁止照护高危患者	直至症状消失;如果粪便培养阴性,请咨询当地或国家的卫生部门
A 型链球菌感染	限制照护患者、接触患者环境或食品处理	直至恰当的治疗开始 24 h 后
甲型肝炎	禁止患者环境、食物与患者的接触,禁止触摸	直至黄疸出现后 7 日
手部单纯疱疹(疱疹性瘭疽或化脓性指头炎)	限制与患者及患者周围环境的接触	直至皮损愈合
麻疹活动期	禁止工作	直至出疹后 4 日
暴露后(医务人员不具有免疫力的证据)	禁止工作	从首次暴露后第 5 至末次暴露后第 21 日
脑膜炎球菌感染	禁止工作	直至有效治疗开始后 24 h
流行性腮腺炎活动期	禁止工作	直至腮腺炎后 5 日
暴露后(医务人员不具有免疫力的证据)	禁止工作	从首次暴露后的第 12 日至末次暴露后的第 25 日,或发生腮腺炎后的第 5 日
百日咳活动期	禁止工作	从进入卡他期开始直至痉咳发作的第 3 周,或开始有效抗感染治疗后 5 日
暴露后(无症状人员-可能暴露于重症百日咳的医务人员)	不限制工作,预防性使用抗菌药物	
暴露后(无症状人员-其他医务人员)	不限制,使用个人防护用品或监测至暴露后 21 日	
暴露后(无症状)	禁止工作	直至有效抗微生物治疗的第 5 日
风疹活动期	禁止工作	直至出疹后 7 日
暴露后(无免疫力证据的医务人员)	禁止工作	从首次暴露后 7 日至末次暴露后 23 日

疾病/问题	工 作 限 制	限 制 时 间
金黄色葡萄球菌感染		
急性、活动性、排菌的皮肤损伤	限制与患者、患者环境的接触或处理食物	直至皮损愈合
慢性、排菌的皮肤损伤	限制与患者、患者环境的接触或处理食物	直至皮损愈合，对早期恢复工作的考虑应包括源感染部位（这个部位并未与患者有直接的接触，如腿等）和手卫生状况及感染控制措施的提供者及其他人员
结核		
结核活动期	禁止工作	直至证明无感染
TST 或 IGRA 转换者	不限制	
水痘活动期	禁止工作	直至局部干燥或结痂；如果皮损不结痂（斑点或丘疹）直至 24 h 内无新的皮肤损伤出现
暴露后	限制工作直至暴露后 3～5 日内接种第 2 剂水痘疫苗后	从首次暴露后的第 8 至末次暴露后的 21 日；如果发生水痘，直至所有皮肤损伤干燥或结痂，如果皮损不结痂（斑点或丘疹）直至 24 h 内无新的皮肤损伤出现
病毒性呼吸道感染，急性发热	禁止工作	直至发热后 24 h（未使用对乙酰氨基酚等退热药物）考虑再临时性地安排或禁止工作直至症状发生后的第 7 日，或直至症状消失；如果工作于保护性环境中，例如照护造血干细胞移植患者，则应该更长
带状疱疹		
无免疫力的医务人员局限的病变	覆盖皮损，限制照护高风险患者（孕妇、新生儿和任何年龄的免疫力低下患者）	直至皮损干燥和结痂
免疫抑制医务人员弥漫或局限的病变	禁止工作	直至皮损干燥和结痂
暴露后（无免疫力证据的医务人员弥漫或局限的皮损，未控制或覆盖）	限制工作直至暴露后 3～5 日内接种第 2 剂水痘疫苗	从首次暴露后的第 8 至末次暴露后的 21 日；如果发生水痘，直至所有皮肤损伤干燥或结痂，如果皮损不结痂（斑点或丘疹）直至 24 h 内无新的皮肤损伤出现
暴露后（无免疫力证据的医务人员弥漫或局限的皮损）	至少接种过 1 剂水痘疫苗的医务人员不进行工作限制；未接种过水痘疫苗的工作人员应限制与患者的接触	从首次暴露后的第 8 至末次暴露后的 21 日；如果发生水痘，直至所有皮肤损伤干燥或结痂，如果皮损不结痂（斑点或丘疹）直至 24 h 内无新的皮肤损伤出现

改编自 Bolyard EA, Tablan OC, Williams WW, et al. Guideline for infection control in healthcare personnel, 1998. *Infect Control Hosp Epidemiol*. 1998;19：407 – 463.

健康咨询

医务人员可以获得充分的健康咨询也是有效的职业健康服务的另一个要素。健康咨询使得医务人员可以获得与以下内容有关的个性化的信息：① 职业相关感染的风险和预防；② 在暴露之后患病或其他不利结果的风险；③ 暴露的管控，包括暴露后个人防护用品使用的风险和益处；④ 暴露或传染病对医疗机构内外家庭成员、患者、其他人员的潜在的后果。

记录的维护、数据管理和保密

记录的维护关系到医学评估、免疫力的证据、免疫接种、暴露、个人防护用品、可检索的电子化筛查试验、可进行医务人员健康状况监测的数据库等多个方面。这样的记录保存有助于确保组织机构为医务人员提供持久且恰当的服务。

对于所有医务人员的个人记录应该保持与美国职业安全与健康管理局（OSHA）的医疗记录标准一致，要求

雇主保留记录，为雇员保密并在雇员要求查看的时候提供这些记录[33]。除此之外，还有 OSHA 的血液中的病原体的职业暴露；终极准则[34]要求包括医疗机构在内的雇主建立并维护一个精确的保密的针对所有工作人员的关于职业性的血液中的病原体暴露的记录。这个标准也要求每个雇主都保证他会在员工工作期间及工作后 30 年保存雇员的健康记录。职业健康部门需要像 1996 年的《健康保险流通和责任法案》（HIPAA）以及《美国残疾人法案》（ADA）所要求的那样来保护并确保健康信息安全[35]。出于为了预防或管理疾病、受伤或残疾的目的，向公共卫生行政部门披露这类信息是允许的。

医务人员与患者之间部分传染病传播的流行病学与控制

对于一些特定传染病原体和在医疗环境中播散的传染病，下面详细阐述。血源性病原体：HBV、HCV 和

HIV 不包括在内,在第 43 章中将会讨论。

结膜炎

虽然各种细菌和病毒可引发结膜炎,但是腺病毒引发的结膜炎已成为医疗保健相关性结膜炎暴发的主要因素。腺病毒引发的医疗保健相关性结膜炎暴发主要是发生在眼科门诊或/和病房,也有报道称:在新生儿重症监护病房和长期照护机构时有发生[36-40]。腺病毒感染潜伏期为 2～12 日,潜伏期结束到疾病发生,从潜伏期的后期至发病后 14 日的时间内均排放病毒[7,41]。腺病毒能在环境表面长时间生存,眼科仪器和设备可能被污染并成为传染源。污染的手是人与人之间腺病毒传播的主要来源,包括患者和医务人员间相互交叉传播。加强手部卫生,合理使用手套,增强对仪器设备的消毒可以防止腺病毒的播散[36,37]。被腺病毒感染的医务人员在腺病毒或其他病原体引起的化脓性结膜炎有症状阶段不应为患者提供照护[37,38]。

巨细胞病毒

在医疗机构中有两个主要的巨细胞病毒(CMV)储存库:① 感染了巨细胞病毒的婴幼儿;② 免疫功能不全的患者。如接受实体器官或骨髓移植的患者或患有获得性免疫缺陷综合征(AIDS)的患者[42,43]。但是,为原发性巨细胞病毒感染的高风险患者提供照护的医务人员感染率并不高于未与这种患者接触的医务人员(3% vs. 2%)[44-48]。

巨细胞病毒传播似乎是直接发生在与排放巨细胞病毒的人有直接的亲密接触,或通过接触污染的分泌物或排泄物(尤其是唾液或尿液)的过程中[47,49,50]。也有资料提示通过医务人员或感染者的手也可造成巨细胞病毒的传播[43,51]。人与人之间传播的潜伏期不详。尽管巨细胞病毒能在环境表面和其他物质表面短时间存活[52,53],但是没有关于环境因素在这种病原体传播中起相应作用的相关证据[43]。

因为怀孕期间感染巨细胞病毒可能会对胎儿产生不利影响,因此,劝告育龄妇女应考虑这种风险以及在非职业和职业机构内巨细胞病毒传播的预防[54]。没有研究明确表明,血清反应阴性的医务人员能够通过减少接触作为巨细胞病毒库的巨细胞病毒感染者来防止巨细胞病毒感染的发生[42-44,48]。不应常规使用工作场所变换这种方法来降低血清学阴性的孕期医务人员巨细胞病毒的暴露。用血清学或病毒学筛查方法来确诊巨细胞病毒感染或血清反应阴性的育龄女性是昂贵且不切实际的方法。因为① 病毒释放是间歇性的[55],因此需要进行反复筛选试验来确定病毒释放。② 巨细胞病毒血清学检测阳性并不能提供完整的保护以防止母亲再感染或再激活以及随后胎儿的感染[42]。③ 目前对医务人员没有疫苗或预防性治疗措施可以提供以预防初始的感染。没有必要限制与巨细胞病毒感染有接触的人员进行工作的限制。因为通过执行手卫生和标准预防可减少巨细胞病毒传播的风险[42,56]。

白喉

发生患者和医务人员之间的医疗保健相关的白喉的传播已有报道[57-59]。医务人员与一般成年人患白喉病的风险相当。

预防白喉棒状杆菌最好的方法是在儿童和成年人体内维持较高水平的白喉血清学抗体[21,60,61]。推荐每 10 年对完成初次免疫接种的所有成年人进行破伤风和白喉类毒素(TD)免疫接种[9,21]。没有证据证明接种过白喉类毒素疫苗的人,最好进行破伤风和白喉类毒素三联疫苗的初始接种程序。首剂应接种破伤风、白喉和无细胞百日咳疫苗。当医务人员直接职业暴露于白喉杆菌感染的患者的口腔分泌物时,应该上报当地公共卫生当局,并对其进行评估。

胃肠道感染

细菌、病毒、原核生物感染等多种病原体可导致胃肠道感染。然而,与罹患医疗保健相关的传播病仅有少数代表被报道,如鼠伤寒沙门菌、鼠疫耶尔森菌、大肠埃希菌、诺瓦克病毒[62-75]。医务人员罹患医疗保健相关性艰难梭菌感染(CDI)的病例有所报告[76],但是尚未证实医务人员罹患 CDI 的风险性是否比普通人高。医疗保健相关胃肠道感染的传播,通常是由于接触感染患者[62,68,77],被其污染的食物、水或其他饮料[62,77,78],或接触受污染的物体表面或环境[63,79]。医务人员手部卫生欠佳[80]、患者照护设备消毒或灭菌不足、清洁环境表面不到位这些因素,可能会导致胃肠道感染相关病原体的传播。一般来说,医务人员在接触患者及其食物的前后,执行正确的手卫生和做好标准预防措施[56] 将最小化肠道病原体感染的风险[70,81]。

当医务人员患有一种急性传染性消化道疾病(呕吐、腹泻或者两者兼有,或伴有发热、恶心、腹痛等症状)时,他们的粪便中可能含有高浓度的细菌、病毒和寄生虫等感染体或呕吐物含有高浓度的病毒和寄生虫。确定胃肠道疾病的病因是非常重要的,因为这影响医务人员照顾高危疾病(如新生儿、老年人和免疫功能低下)患者的方式。初步评估医务人员胃肠道感染,需要一个彻底的回顾性分析及相关的物理检查,对疾病进行确诊时需要特定的实验室检测[69,79,82-85]。

限制腹泻或表现为急性胃肠道症状的医务人员为患者提供医疗护理,应减少接触患者周围环境机会及处理患者的食物[56,79]。医务人员需在诸如病毒感染症状得到缓解的 48 h 后再进行医疗相关工作[85]。一些地方和国家机构,需要制定限制医务人员工作的法律法规,例如食物处理法规,或特定微生物引起胃肠道感染(如沙门菌或志贺菌感染)的工作限制规定。这些规定可能要求相关人员至少两次连续大便培养的结果为阴性,两次实验间隔至少为 24 h。

甲型肝炎病毒

医疗保健相关甲型肝炎病毒(HAV)感染很少发生,当不知晓患者为 HAV 感染或患者出现大便失禁及腹泻时,HAV 会传播给医务人员[86-93]。甲型肝炎传播给医务人员的其他危险因素包括提升这种风险的粪-口污染,如① 在照护患者的区域进食或饮水[86,88,90,94];② 照护完感染的新生儿后不进行手卫生[88,94,95];③ 与患者、家属或其他工作人员分享食物、饮料或香烟[86,88]。

HAV 主要经粪-口途径传播。HAV 感染的潜伏期为 15～50 日。HAV 通过粪便排泄在黄疸出现前疾病的潜伏期时到达最大值。一旦疾病表现出显著的临床症状,那么病原体传播的风险将被降低。然而,一些住院的HAV 患者,尤其是早产儿或免疫功能低下患者可持续排放病毒,并且这类患者具有潜在传染性[87]。以前认为发病后持续 2 周的粪便排泄 HAV,现已经表明在被确诊的早产儿会持续到诊断后 6 个月[96]。无黄疸型感染是儿童和婴幼儿典型的感染[96]。

医务人员可以通过实施标准预防措施保护自己和他人免受 HAV 的感染[56]。三次接种甲型肝炎灭活疫苗已经投入临床使用,对医务人员长期的临床感染的暴露前保护的保护率大于 94％。但是不建议医务人员常规注射甲肝疫苗,因为没有证据表明因为职业暴露医务人员存在 HAV 感染的风险。然而,在 HAV 高度流行区域工作或生活的医务人员,应用疫苗可能会有一定的保护作用,对于处理 HAV 感染的灵长类动物或暴露于甲型肝炎的实验室人员推荐使用。甲肝疫苗在控制疫情方面的作用还没有得到充分的调查认证[96]。在接触 HAV 后的 2 周内注射免疫球蛋白,预防甲型肝炎感染的有效率可以达到 80％～90％,在暴发的时候可建议使用[96]。

对感染甲型肝炎的医护人员应限制其照护患者或处理食物。他们可能需要在疾病发作的 1 周后才能恢复到日常工作。

单纯性疱疹病毒

医疗保健相关单纯疱疹病毒传播比较罕见。曾有报道单纯疱疹病毒感染在婴儿室[97-99]和重症医学科[100,101]发生,高感染风险的新生儿、严重营养不良患者、严重烧伤和湿疹患者、免疫功能不全患者收住在这些科室。医疗保健相关单纯疱疹病毒传播主要通过接触原发或继发的损伤或者病毒污染的分泌物,比如唾液、阴道分泌物、羊水等[98,100,102]。皮肤暴露部位是主要的感染部位,尤其存在微小切口、擦伤或其他皮肤损伤时更易发生[101]。

医务人员通过暴露于污染的口腔分泌物而获得手指疱疹感染(疱疹性瘭疽或甲沟炎)[101,102]。很明显,这样的暴露对于护士、麻醉师、牙科医生、呼吸道护理人员或其他徒手接触患者口腔伤口或呼吸道分泌物的人员是有害的[101]。医务人员很少通过接触身体的感染性分泌物而发生身体其他部位的黏膜与皮肤的感染[105]。

医务人员手部活动期的单纯疱疹病毒感染也有把病原体传播给他所接触的患者的可能[102]。口腔颌面单纯疱疹病毒感染的医务人员向患者的传播也鲜见相关资料[97],但其风险等级尚未知[99,106],尽管无症状的单纯疱疹感染者能释放病毒,但其感染性却弱于有损伤的患者[104,107]。

医务人员遵守标准预防措施可以保护自己免受单纯疱疹病毒感染[56],口腔颌面感染者单纯疱疹病毒传播的风险可以通过落实手卫生和使用适当的屏障物(如口罩、纱布敷料)防止手与伤口的接触以降低。

由于有口腔颌面损伤的医务人员能够接触到伤口并有传播单纯疱疹病毒的潜在风险,应当对医务人员进行评估以确定其向高危患者(如新生儿、严重营养不良、严重烧伤或湿疹患者、免疫功能不全患者等)传播单纯疱疹的风险,并禁止其照护这些患者。评估应当考虑将要接触到的患者损伤的严重程度和疾病的严重程度。手指或手单纯疱疹病毒感染的医务人员可能很容易传播单纯疱疹病毒,所以在损伤治愈前应禁止接触患者。另外,疱疹性皮损可以继发葡萄球菌或链球菌感染,有葡萄球菌或链球菌感染的医务人员应进行评估以决定在他们的感染痊愈之前是否禁止接触患者。尚未见到生殖器单纯疱疹病毒感染的医务人员向患者传播单纯疱疹病毒的报道,所以,没必要对生殖器单纯疱疹病毒感染的医务人员进行工作限制。

麻疹

医疗保健相关麻疹病毒的传播报道很多[108-115],医疗机构内对麻疹暴露的应对代价高,对正常医疗秩序的影响也很大[116]。麻疹在患者和易感者密切接触时通过大的飞沫和空气传播的方式进行传播[117]。麻疹传染性很强,且在前驱期很容易误诊。麻疹潜伏期 7～21 日,对麻疹有免疫力的患者可以在出现前驱症状至出疹后 4 日通过鼻咽部释放病毒,对麻疹无免疫力的患者释放病毒的时间会更长[118]。

预防医疗保健相关麻疹传播策略包括:① 对医务人员麻疹免疫力的情况建档;② 立即确认和隔离发热伴发疹的患者;③ 对麻疹患者落实预防空气传播的各项措施[56]。

麻疹免疫力建档对所有医务人员都很有必要,不论其雇用时间长短和是否参与患者的照护。对医疗机构内工作人员麻疹免疫力评估的证据包括:① 2 次接种活麻疹疫苗或麻疹-流行性腮腺炎-风疹疫苗间隔时间至少 28 日的文字记录;② 具备免疫力的实验室证据;③ 疾病诊断得到实验室确认;④ 1957 年以前出生的人。尽管 1957年以前出生者通常被认为已经获得对麻疹的免疫力,但血清学研究表明,2％～9％的 1957 年前出生的医务人员并不具有麻疹免疫力[9,119,120]。2001～2008 年,有 12.5％的报告至美国 CDC 的医务人员麻疹病例都是 1957 年前出生的[9]。对于 1957 年前出生的未进行免疫接种的医务人员,没有麻疹免疫力的实验室证据,医疗机构应当考虑在麻疹非暴期,以适当的间隔为这些人员进行 2 剂麻疹-流行性腮腺炎-风疹疫苗接种;在麻疹暴发期间,应为上述人员接种 2 剂麻疹-流行性腮腺炎-风疹疫苗[9]。

对感染麻疹的医务人员进行工作限制是必要的,应该离岗至出疹后 4 日。同样的,对缺乏麻疹免疫力证据的医务人员应从首次暴露后的第 5 日至末次暴露后的 21日脱离工作岗位。

脑膜炎球菌病

脑膜炎球菌病的医疗保健相关传播相当罕见。防护不当时,脑膜炎奈瑟菌会通过接触脑膜炎球菌病患者的呼吸道分泌物或处理实验室标本而传播[121]。

脑膜炎奈瑟菌感染通常通过密切接触来自患者鼻咽部的气溶胶或分泌物而传播,潜伏期2～10日不等。脑膜炎奈瑟菌感染患者通过最初24 h有效去细菌治疗而表现为非感染的状态。照护疑似奈瑟菌脑膜炎患者的医务人员可以通过落实飞沫传播的预防措施来降低感染的风险[56]。

推荐与感染患者密切的、无保护(未戴口罩)的职业接触(口对口人工呼吸、气管插管术、气管插管维护、患者口咽部检查)的医务人员应使用个人防护用品[15]。预防性使用抗菌药物可以消除脑膜炎的症状,预防与脑膜炎患者密切接触的医务人员感染[122]。

因为脑膜炎发生暴露后的第二阶段发展迅速(第1周内)[123],所以在密切的、无保护的暴露后、获得微生物检验结果之前立即开始预防性治疗非常重要。利福平(600 mg 每12 h口服共2日)可有效改善脑膜炎球菌感染后的鼻咽部症状[122]。环丙沙星(500 mg 口服)和头孢曲松钠(250 mg 肌内注射)单次给药也可有效消除脑膜炎球菌感染后的鼻咽部症状,并使利福平多剂量治疗方法的合理化[15]。在利福平耐药的脑膜炎球菌或有利福平禁忌证的时候这些抗菌药物可能是有用的,利福平和环丙沙星不推荐用于孕妇[102,124,125]。

四价的A、C、Y、W-135多聚糖疫苗已经成功地用于控制血清型C引起的社区暴发[15,124],但没有推荐用于医疗机构的医务人员[15]。对日常操作脑膜炎球菌病原体标本的实验室人员推荐实施暴露前疫苗接种[9,15,121]。

如果没有暴露于奈瑟脑膜炎球菌感染患者,对于无症状的奈瑟脑膜炎球菌携带人员可不必进行确诊、治疗或停止执业活动。然而,脑膜炎球菌感染的医务人员需要停止工作直至有效治疗开始后的24 h。

流行性腮腺炎

流行性腮腺炎的传播可发生于医疗机构内的新生儿、青少年[126-128]。多数医务人员流行性腮腺炎的发生是在社区获得的。流行性腮腺炎通过与病毒污染的呼吸道分泌物(包括唾液)而传播,口和鼻是病原体侵入的门户。潜伏期12～25日不等,通常16～18日。病毒可在腮腺炎之前在唾液中存活7日,传播多发生在发病后的5日之内。医务人员暴露后的12～25日可能具有传染性,许多感染者仍无症状[129]。对流行性腮腺炎患者推荐飞沫传播的预防措施,一直执行到腮腺炎后第5日。

有效的疫苗接种程序是预防医疗相关流行性腮腺炎传播最好的方法[9,12]。作为麻疹-流行性腮腺炎-风疹三联减毒活疫苗的一部分,流行性出血热病毒疫苗被推荐给所有的流行性出血热易感者,除非有禁忌证[12,130]。

推定医疗机构内医务人员对流行性腮腺炎具有免疫力的证据包括:① 接种过2剂流行性腮腺炎病毒疫苗或麻疹-流行性腮腺炎-风疹三联减毒活疫苗(至少间隔28日)的档案资料。② 具有免疫力的实验室证据(模棱两可的结果视为无免疫力)。③ 疾病的实验室证据。④ 1957年之前出生的人。尽管很可能自然感染,对1957年以前出生的未接种疫苗的、缺乏流行性腮腺炎免疫力的实验室证据或疾病的实验室确诊信息的医务人员,医疗机构应考虑以恰当的间隔接种2剂麻疹-流行性腮腺炎-风疹三联减毒活疫苗。对1957年以前出生的未接种疫苗的、缺乏流行性腮腺炎免疫力的实验室证据或疾病的实验室确诊信息的医务人员,医疗机构应在流行性腮腺炎暴发期推荐2剂麻疹-流行性腮腺炎-风疹三联减毒活疫苗。

对获得流行性腮腺炎的医务人员进行工作限制是必要的。腮腺炎发病后的5日内都应进行工作限制。另外,没有推定证据的暴露的医务人员应该从首次暴露的第12日至末次暴露后第25日停止工作。

细小病毒

作为传染性红斑病原体的细小病毒B19(B19)从感染者到医务人员的传播似乎罕见,但也曾有过报道[132-136]。医务人员通过实验室或照护B19相关的镰状红细胞贫血危象患者而获得感染[133-139]。

B19可通过接触感染者、污染物或大的飞沫而传播[140]。根据其临床表现潜伏期各有不同,一般6～10日[141]。传染期也依临床表现或疾病阶段而异。传染性红斑患者在出疹前就已经具有传染性,发病后红斑可伴随感染和贫血危象7日,慢性感染者可长达1年。怀孕医务人员与非怀孕的医务人员相比,并没有更高的获得B19感染的风险。然而,如果一个妇女在孕期的前半阶段感染B19,则死胎的风险会增加。应该建议育龄的女性医务人员关注B19感染的风险,采取适当的感染预防措施[56]。

多数传染性红斑患者在临床感染阶段已经过了传染期[139]。然而,B19导致的贫血危象患者或B19慢性感染者能够将病原体传播给易感的医务人员或其他患者。所以,因发热和贫血危象而住院治疗的贫血患者应该继续实施飞沫传播的预防措施7日,对于确诊的B19感染者或疑似的B19慢性感染者在入院时和住院期间应采取飞沫传播的预防措施[56,134]。暴露于B19的医务人员不必进行工作的限制。

百日咳

医疗保健相关百日咳博代杆菌的传播涉及患者和医务人员,未接受计划免疫的儿童风险最高[142-146]。百日咳通过接触感染患者的呼吸道分泌物或大的气溶胶微滴而传播。潜伏期通常7～10日,个别长达21日。百日咳患者的传染性从鼻黏膜卡他期开始,此时表现为轻微咳嗽和上呼吸道症状,一直延续到典型咳嗽发作的痉咳期,个别患者传染性可长达出现症状后3周。百日咳在卡他期具有很高的传染性,而此期的临床症状具有非特异性。

预防百日咳在医疗机构内的传播包括以下四个方面:① 对临床感染患者的早期诊断和早期治疗[56]。② 对感染患者实施飞沫传播的预防措施。③ 感染的医务人员停止工作。④ 对暴露医务人员的适当管理[9]。住院的疑似或确诊患者需要实施飞沫传播的预防措施,直至临床症状好转或进行抗菌药物治疗至少 5 日。

医务人员可能在医疗机构内百日咳的传播扮演了重要的角色。不考虑年龄因素，如果医务人员未曾接受过破伤风-白喉-百日咳混合疫苗加强剂治疗并且不论最近接受破伤风-白喉-百日咳混合疫苗加强剂治疗的时间，都应尽可能在暴露前接受单剂量破伤风-白喉-百日咳混合疫苗加强剂治疗[146,147]，破伤风-白喉-百日咳混合疫苗加强剂提供的保护作用会持续多长时间未知。

破伤风-白喉-百日咳混合疫苗加强剂接种过的医务人员是否需要个人防护用品目前尚无结论性的资料。一些接种过的医务人员仍然具有感染百日咳的风险，破伤风-白喉-百日咳混合疫苗加强剂并不能代替个人防护用品的使用。不论是否接受过破伤风-白喉-百日咳混合疫苗加强剂接种，个人防护用品可用于严重百日咳患者（如住院的新生儿和孕妇）高风险期暴露的医务人员。为了这个目的，所有暴露的医务人员都应该进行阿奇霉素（首日单剂 500 mg，2～5 日每日 250 mg）、红霉素（2 g 分 4 次口服，计 14 日）、克拉霉素（1 g 分 2 次口服，计 7 日）或复方新诺明（1 片，每日 2 次口服，计 14 日）一个疗程的治疗[23,148]。其他医务人员要么接受个人防护用品的使用，要么接受每日监控直至暴露后 21 日，并且再出现百日咳症状时要接受治疗[9]。

工作限制仅限于卡他期至发病后的第 3 周或开始有效抗菌药物治疗后的第 5 日。发生暴露的医务人员不必脱离工作岗位。

脊髓灰质炎

随着资料证明美国已于 1994 年[149]消灭了本土的野生型脊髓灰质炎病毒，以及 2000 年接种方式由口服脊髓灰质炎病毒疫苗（OPV）向失活脊髓灰质炎病毒疫苗（IPV）的完全转型，在美国暴露于任何活的脊髓灰质炎病毒的风险很有限。然而，脊髓灰质炎尚未在全球消灭，脊髓灰质炎再度引入美国的可能性依然存在。

脊髓灰质炎病毒除了通过接触呼吸道分泌物和通过粪便污染的物品传播外，还通过接触感染者的粪便和尿液而传播。非瘫痪型脊髓灰质炎的潜伏期 3～6 日不等，但瘫痪型脊髓灰质炎的潜伏期为 7～21 日[150]。传染性在出现症状前后达到高峰，此时病毒位于咽喉部以及粪便中的排出的浓度最高。出现症状后 1 周咽喉部病毒恢复，粪便中病毒的恢复需要数周至数月不等的时间。

口服脊髓灰质炎活菌疫苗相关的脊髓灰质炎可发生于易感者（接种后 7～21 日）或疫苗接种者的易感接触（接种后的 20～29 日）[151]。尽管口服脊髓灰质炎活菌疫苗在其他国家仍有应用，但由于低度的麻痹性脊髓灰质炎风险而在美国已经不再常规推荐使用。失活脊髓灰质炎病毒疫苗可用于成年人的免疫治疗，包括孕妇的免疫治疗或免疫功能不全的医务人员以及与免疫功能低下的患者有接触的医务人员的免疫治疗[9,25,26,150]。

与排放野病毒（输入性脊髓灰质炎患者）的患者有接触的医务人员和操作含有脊髓灰质炎病毒标本或培养的

实验室人员应该接受完整的脊髓灰质炎疫苗接种。如果曾经接种过疫苗，也应该接受加强剂量的失活脊髓灰质炎病毒疫苗接种。

狂犬病

人狂犬病发作主要是由于暴露于狂犬病的动物。暴露于感染动物、动物组织或其分泌物的实验室人员和动物饲养人员是狂犬病的高危人群。疫苗生产和研究机构的实验室人员暴露于高浓度（高滴度）感染性气溶胶而感染狂犬病也曾有报道[152,153]。理论上，医务人员可通过暴露于感染动物的唾液而感染，但没有咬伤或非咬伤暴露后狂犬病发作的资料[154,155]。

通过非完整的皮肤或黏膜接触其他有潜在传染性的物质感染狂犬病也是可能的[30,154]。穿透皮肤的咬伤，尤其是面部和手部的咬伤，有极高的将狂犬病毒从动物传播给人的风险[30]。除了文献报道的较长潜伏期外，狂犬病的潜伏期通常为 1～3 个月不等。

理论上，被感染的患者导致的暴露是能够传播狂犬病的，但是除了实体器官移植患者，还没有此种情况下发生的实验室确诊的狂犬病例的文献资料[30]。据报道，埃塞俄比亚有 2 个未得到实验室证实的人-人传播的狂犬病例[30]。报道的 2 例患者的暴露途径都是通过咬伤和接吻中与他人的唾液接触而传播。对狂犬病患者常规的照护不必使用个人防护用品，除非发生黏膜或非完整皮肤暴露于具有潜在感染性的体液。这样的暴露和医务人员个人防护用品的供给在医疗机构已有报道[29,156]。

通过照护狂犬病疑似或确诊患者时实施标准预防措施和采取适当的实验室生物安全措施，可降低狂犬病毒暴露风险[157]。推荐工作中接触狂犬病毒或受感染的动物或从事诊断、狂犬病疫苗生产或研究机构的人员，实施暴露前的疫苗接种[30,155,157]。当研究的动物来自野生而不是已知的动物养殖场时，还可以考虑为动物研究人员进行暴露前疫苗接种。

风疹

医疗保健相关风疹传播可发生在医务人员与其他易感医务人员之间，也可发生于患者与易感医务人员和其他患者之间[158,159]。风疹通过接触感染者鼻咽分泌物而传播。潜伏期不尽相同，从 12～23 日不等，大部分患者暴露后平均 14～17 日出疹。本病在发疹期传染性很强，从出疹前 1 周至出疹后 7 日都会有病毒释放[160]。成年人患风疹一般比较温和，病程持续数日。25％～50％的成年患者呈现临床表现不明显的亚临床状态。

飞沫传播的防护措施可以预防风疹的传播。先天性风疹的新生儿患者可排放病毒数月至数年；照护这些新生儿患者时，建议第 1 年应落实接触预防措施，除非生后第 3 个月鼻咽部和尿液培养阴性[56]。

为了确保（男性或女性）医务人员的免疫力能够有效清除医疗保健相关风疹病毒传播[9,31]，推定医疗机构的工作人员对风疹具备免疫力的证据应包括：① 一剂活的风疹疫苗或麻疹-流行性腮腺炎-风疹混合疫苗接种的书面资料；② 具有免疫力的实验室证据（模棱两可的结果应被认为无免疫力);③ 实验室确诊的风疹感染或风疹病；④ 1957 年以前出生(排除可能成为孕妇的有生育能力的妇女,尽管该年龄段成为孕妇实属非常罕见)。因为许多卫生主管部门要求医务人员应具有风疹免疫力,在建立本机构员工保健政策之前应该与州或国家卫生主管部门进行协商确定。

对于风疹病毒感染的医务人员进行工作限制还是必要的,通常需要离开工作岗位至出疹后 7 日。同样的,推定出无风疹病毒免疫力的医务人员也需要从首次暴露后第 7 日至末次暴露后 21 日离开工作岗位[9]。

疥疮和虱病

疥疮

疥疮是由于极小的疥螨属疥螨感染所致。疥螨典型的临床表现包括剧烈的皮肤瘙痒和螨虫钻入皮肤所致的皮损。厚痂性或挪威型疥疮可发生于免疫功能不全患者和上了年纪的患者,因为他们的皮肤已经逐渐角化,可无瘙痒。通常传统的疥螨病可有 10～15 个螨虫,厚痂性疥螨可有成千上万个螨虫聚集在皮损部位,增加了传播的风险[161,162]。

医疗保健相关疥螨暴发可发生在不同类型的医疗机构,医疗保健相关疥螨传播主要发生在与传统疥螨感染者长期皮肤-皮肤接触的医务人员[161,163]。与厚痂性疥螨患者短时间的皮肤-皮肤接触亦可导致疥螨传播。医务人员在为患者进行海绵擦浴、起身、涂擦沐浴露等照护性工作时可以获得疥螨[161,162,164],偶然的接触(如用手把持)或病床、被服和其他污染物等无生命物体导致疥螨传播鲜见报道。

照护有大量疥螨侵袭的患者,涂抹抗疥螨药物时落实接触预防措施可降低医务人员感染疥螨的风险[56,162],典型疥螨患者环境的常规清洁,尤其是床上用品和软垫家具的清洁,有助于清除疥螨。厚痂性疥螨患者环境清洁需要额外的环境清洁程序[161,162,166,167]。

缺少医务人员抗疥螨预防性用药效果的对照评价。大多数感染的医务人员有低负载的疥螨(螨虫)[165],正确地单次使用抗疥螨药是足够的,并立即降低疥螨传播的风险[168]。有几种用于治疗疥螨的洗药可供选择。特效治疗是 5% 苄氯菊酯的经典用法。伊佛霉素是一种可供选择的药物。药物口服给药,单独使用治疗疥螨或与苄氯菊酯霜联合使用治疗免疫功能低下的厚痂性疥螨都有效[168]。一些专家推荐受疥螨侵袭的医务人员用药 2 次[169,170]。如果医务人员在初始治疗仍有症状,可以进行另外一次(第二次)抗疥螨治疗。顽固的症状可能代表有新孵化的疥螨,而非新的疥螨皮肤损害。然而,疥螨侵扰和治疗后的瘙痒可能会持续存在 2 周的时间内,甚至没有疥螨侵扰时[168]。在暴发期间,疥螨传播扩散持续存在,对于患者和暴露的医务人员可以预防性地使用抗疥螨药物[162,169]。携带疥螨的医务人员接受抗疥螨初始治疗结束并通过医学评估确定疥螨已经清除之前,应限制其对患者进行照护。告知他们,如果症状不消退的话应予报告以进行进一步的评估。

虱病

头虱、体虱和阴虱三种虱子中任何一种虱子的侵扰均可发生虱病。头虱通过头-头接触或接触滋生了头虱的帽子、梳子或刷子等污染物而传播。医疗保健相关的传播尽管不常见,但也发生过[161]。

推荐虱病的治疗方法包括 1% 苄氯菊酯、胡椒基丁醚增效的除虫菊酯、0.5% 的马拉松或伊佛霉素等。对各种药物耐药的情况也有报道。暴露于虱病患者的医务人员如果没有虱子滋生的证据则不必进行治疗。

患虱病的医务人员应停止照护患者,直至接受初始治疗后并发现无成年虱和幼年虱。

葡萄球菌的感染和携带,包括耐甲氧西林金黄色葡萄球菌

人体经常发生葡萄球菌感染和携带。在医疗机构内,金黄色葡萄球菌最重要的来源是感染或定植患者。耐甲氧西林金黄色葡萄球菌(MRSA)大约占器械相关医院感染患者分离到的全部金黄色葡萄球菌的 56%,占报告给美国 CDC 的 NHSN 的手术部位感染患者分离到的金黄色葡萄球菌的 49%[171]。

耐甲氧西林金黄色葡萄球菌传播的方式与甲氧西林敏感葡萄球菌似乎没有什么不同。金黄色葡萄球菌医院内的传播可以通过落实标准预防措施和其他形式的根据需要的基于传播途径的防范措施进行控制[56]。医疗保健相关的金黄色葡萄球菌的传播主要通过医务人员的手实现,医务人员的手通过接触污染或感染的身体部位或受到污染的环境表面受到污染[172,173]。金黄色葡萄球菌感染或定植的医务人员也扮演了金黄色葡萄球菌储存库和传播者的角色[174-177]。尽管严重污染的媒介物能促进金黄色葡萄球菌从医务人员手向患者的传播,但是污染的环境表面所起的传播作用尚未被量化[178,179],可能不是主要的传播方式[172]。金黄色葡萄球菌感染的潜伏期依感染的类型不同而有所不同[180]。

金黄色葡萄球菌的携带在鼻前庭(鼻孔)最为常见,但像手、腋窝、会阴、鼻咽腔或口腔也不能除外[172,181,182]。资料表明鼻前庭金黄色葡萄球菌的携带与手部细菌携带效果相当[183],金黄色葡萄球菌造成的皮肤损害的人比无症状的鼻腔携带者更容易造成金黄色葡萄球菌的传播。

筛查医务人员中的无症状携带者能够检测到金黄色葡萄球菌的传播者,但它不能表明哪一个携带者有可能传播了病原体,也不能表明哪一个医务人员有可能充当了金黄色葡萄球菌稳定的储存库的角色或仅仅是临时性定植[184,185]。所以这样的筛查效益并不好,可能使阳性培养结果的医务人员进行不必要的治疗或离开工作岗位。对医务人员进行无症状携带者筛查以及全面的流行病学调查,可能会把一个医务人员与感染联系起来。如此受到困扰的医务人员可能不得不离开临床工作直至携带菌被彻底清除[172,174,186-189]。

进行抗微生物治疗清除携带菌,应该限制用于在流行病学上认为与传播相关的医务人员携带者的身上。几

个抗菌药物治疗方案已经成功地用于清除医务人员携带的葡萄球菌[190,191]。目前典型的去定植方案仅仅包括外用的抗菌药物制剂(莫匹罗星)单独使用或与其他外用消毒剂(氯己定或稀消毒剂沐浴)联合应用。口腔抗微生物治疗并不常规用于清除携带菌。如果实施的话,口腔抗微生物治疗方案可能包括以利福平为基础的联合用药(比如甲氧苄啶或多西环素),也可能与外用消毒剂联合应用[192]。进行口腔或外用的抗菌药物去定植后,金黄色葡萄球菌的耐药菌株就出现了[190,191,193,194]。

皮肤损伤排放金黄色葡萄球菌的医务人员应禁止从事照护患者和处理食物等工作,直至他们接受适当的治疗、感染治愈为止。皮肤损伤慢性排放金黄色葡萄球菌的情况下,如果皮肤损伤部位能够完整地持续覆盖,对早期恢复工作的考虑应包括源感染部位(这个部位并未与患者有直接的接触,如腿等。)和手卫生状况及感染控制措施的提供者及其他人员。如果没有金黄色葡萄球菌定植的医务人员与医疗机构内金黄色葡萄球菌的传播有流行病学上的关联,则不必要对其进行工作限制。

A 群链球菌感染

A 群链球菌(GAS)已经可以通过接触感染分泌物从感染者传播给医务人员[195-197],被感染的医务人员随后会罹患各种 A 群链球菌相关性疾病(如中毒性休克综合征、蜂窝织炎、淋巴管炎和咽炎)。医务人员携带 A 群链球菌却很少与手术部位感染、产后感染及烧伤创面感染的暴发有关[198-203]。不同的 A 群链球菌感染的潜伏期不同[204]。

除非有医务人员集体罹患医疗保健相关感染的流行病学趋势,否则没必要进行常规细菌培养检测医务人员 A 群链球菌携带情况[205]。当周密的流行病学调查确立了感染源与 A 群链球菌感染患者之间的某种联系时,需分别从皮肤损伤部位、咽部、直肠和阴道采样微生物培养标本,应通过相同的方法[如脉冲场凝胶电泳法(PFGE)、血清学分型法等]对从医务人员或患者身上获得的 A 群链球菌分离菌株进行对比,以确定菌株亲缘性。虽然从医务人员和患者身上分离的相关 A 群链球菌菌株可以是同一来源,或者只是代表了当前在社区流行的菌株血清型,但建议对携带有 A 群链球菌暴发菌株的医务人员进行清除携带菌。由于清除 A 群链球菌携带比对有效治疗轻度感染(如咽炎、脓疱病)更加困难,有限的几种抗菌药物治疗方案被推荐用于对 A 群链球菌携带者的治疗(如苄星青霉素加利福平、克林霉素或阿奇霉素)[205]。接触传播是医疗保健活动中 A 群链球菌感染的最主要传播方式。通过落实标准预防措施或其他必要的基于病原菌传播方式的预防措施可以预防医疗保健相关的医务人员 A 群链球菌传播[56]。

限制 A 群链球菌感染的医务人员对患者的照护活动及食物处理工作直到他们接受适当治疗后的 24 h。然而,没有必要限制 A 群链球菌定植的医务人员的照护工作,除非他们在流行病学上被认为与 A 群链球菌感染的医院内传播有关。

肺结核

医疗保健相关结核分枝杆菌(MTB)传播是有据可查的,但是此传播在美国通常是比较低的。然而,在下列社区的医疗机构中肺结核传播的风险却显著升高:① 人类免疫缺陷病毒感染率高的地区;② 有大量结核病患者存在的地区或国家;③ 结核病大流行的地区[206,207]。在结核分枝杆菌卷土重来的 1990 年代早期,美国的一些地区多耐药结核分枝杆菌(MDR-TB)发病率和流行性均增高,其中包括医疗保健相关多耐药结核分枝杆菌感染暴发[208-216]。在响应中,美国政府机构、州和地方卫生部门、医疗保健相关专业协会和社会组织及其他合作伙伴开发和实施有效的结核病感染控制和预防措施[217,218]。到 1990 年代后期,多耐药结核病的发病率下降了 50%,且没有进一步罹患医疗保健相关结核分枝杆菌暴发的报道[219]。

通过开发和实施一个有效的基于分级控制的项目,可以把多耐药结核分枝杆菌的传播降到最低限度:管理控制、工程控制和呼吸防护[207,209,220-223]。

对人群的结核病筛查程序是医疗机构内全面控制结核病程序中不可或缺的一部分。皮肤结核菌素试验(TST)或者 γ 干扰素释放试验(IGRA)都可以用于对医务人员结核杆菌感染的初步检查(如评估感染部位)或对确定结核病感染的后续筛查[224]。常规检测一般不建议两个检测方法(TST 和 IGRA)都使用。对有结核菌疫苗(BCG)接种史的人员来说,使用 IGRA 检测方法比 TST 有更高的诊断特异性[224]。

对于结核菌感染的初步检查,在过去的 12 个月中没有进行 TST 检测的患者应该采用一个两步法的 TST 检测程序以降低结核菌曾经感染(增强)与新近感染(转换)易混淆阳性反应的相似性。因为 IGRA 检测不增强 IGRA 后续的测试结果,所以不需要两步检测。用于解释 TST 检测反应的标准可依下列情况而有所不同:① 检测的目的(诊断或流行病学);② 被检测人群中结核病的流行情况;③ 宿主的免疫状态。每年 TST 检测或 IGRA 检测至少可以反映人群感染结核病的潜在情况。

获取 TST 检测或 IGRA 检测阳性医务人员的初始胸片、TST 检测或 IGRA 检测转换的记录和结核病典型的症状都很重要。此外,TST 检测或 IGRA 检测阳性并且接受了充分预防治疗的医务人员则不需要再拍摄胸片,除非他们具有结核病典型的症状。

尽快对多耐药结核分枝杆菌暴露人员进行 TST 检测非常重要。立即进行这样的 TST 检测可用作后续 TST 检测结果的比对。结核菌末次暴露后的 8~10 周进行 TST 检测可指示是否发生了感染。已经知道具有 TST 检测阳性反应的人员不需要再重复检测。具有新近感染证据(如 TST 检测转换)的医务人员需要评估结核病是否活动。如果不能诊断为活动性结核病,应给予预防性治疗[207]。

对于曾经暴露于抗结核药物敏感的结核分枝杆菌的 TST 检测或 IGRA 检测阳性的医务人员须接受异烟肼预

防性治疗,除非具有治疗禁忌证[207]。对于暴露于多耐药结核分枝杆菌且结核病检测阳性的医务人员已提出了替代的预防性治疗方案[223,225]。

患有活动性肺结核或喉结核的医务人员具有高度结核传染性,直到结核病传染性消失前应暂停工作。潜在性肺结核感染(即 TST 检测或 IGRA 检测阳性但没有活动性结核病灶)接受或不接受预防性治疗的医务人员不需要限制其工作。然而,这些医务人员如果有结核病进展的临床表现应立即就诊评估结核传染性。

牛痘

通过对天花严密的监测,结合天花疫苗(牛痘病毒疫苗)的有效使用,在 1980 年世界卫生组织宣布天花已经消灭。被许可在美国使用的天花疫苗来自具有传染性的牛痘病毒。接种天花疫苗后,牛痘病毒会在接种部位代生长直到结痂从皮肤上脱落(接种后的 2～21 日),因此,易感人群可以从牛痘疫苗接种者获取牛痘病毒[226-229]。包扎疫苗接种部位和接触疫苗接种部位(包括用过的包扎敷料)后洗手可以防止牛痘病毒传播。

从事直接痘类病毒(如猴痘、牛痘、天花)相关的工作或者在研究痘类病毒的动物实验基地工作的人员应接种天花疫苗(每 10 年 1 次)。在特定的情况下,如照护重组天花疫苗接种者的医务人员也应该接种天花疫苗[20]。接种过天花疫苗的医务人员若包扎好接种部位并严格执行手卫生是可以继续接触患者的[20]。不建议具有免疫抑制、湿疹、心脏病、三种以上主要的心脏危险因素以及怀孕或者哺乳期的医务人员接种天花疫苗。

水痘

医疗保健相关水痘-带状疱疹病毒(VZV)传播已经得到公认[230-234]。医疗保健相关暴露源包括患有水痘或带状疱疹(HZ)的患者、医务人员和探访人员(包括医务人员的孩子)。

水痘感染的潜伏期通常是 14～16 日,也可以是暴露后的 10～21 日,尽管免疫力低下患者的潜伏期可以较短[235]。水痘病毒暴露后接受过水痘-带状疱疹免疫球蛋白的人员其潜伏期可长达暴露后 28 日。水痘的传播可发生在出疹前 2 日到所有出疹部位干燥变硬期间,尤其是出疹后的 4～7 日[235]。

带状疱疹病毒通过接触感染的病变部位进行传播。在医院内,水痘或带状疱疹还可以从水痘或带状疱疹患者通过空气传播给没有直接接触患者的易感人群[236-240]。在照护感染或疑似感染带状疱疹病毒患者时落实空气传播和接触传播的预防措施可以降低医务人员被传染的风险[56]。

一般建议只允许有证据显示对水痘免疫的医务人员护理水痘-带状疱疹患者。因为高危患者(如孕妇、可能早产的孕妇、小于 28 周的婴儿,不管母体免疫状态如何只要胎儿体重≤1 000 g 者和各年龄段免疫功能低下者其中包括接受免疫抑制剂治疗者、恶性肿瘤患者都是免疫缺陷者)有被传染和发生严重疾病的可能性。患有局限的带状疱疹的医务人员在所有病变部位均干燥变硬之前

不能照护此类患者[13,240]。患有局限的带状疱疹的医务人员若包扎好其病变部位不会传染免疫功能完好的患者。然而,一些医疗机构可能要求患有带状疱疹的医务人员停止工作直到他们的疱疹干燥变硬。

建议所有缺乏水痘免疫力的医务人员接种水痘疫苗。已存在水痘免疫力的证据包括① 有接种过两剂量水痘疫苗的文字记录;② 有实验室证据显示具有水痘免疫力或患过水痘;③ 有医疗机构诊断或确定的水痘病史;④ 有医疗机构诊断或确定的带状疱疹病史[9,13]。没有证据证明具有免疫力的医务人员应于第 4 周和第 8 周分别接种 1 剂水痘疫苗。如果第一剂量水痘疫苗接种后超过 8 周,可以接种第二剂量疫苗而无须再次启动计划免疫。近期接种过水痘疫苗的医务人员对工作不需要进行任何限制。然而,接种过水痘疫苗并出现疫苗相关性皮疹的医务人员应避免接触那些具有严重疾病或并发症风险且没有证据显示具有水痘免疫力的患者直到所有的皮疹痊愈(即干燥变硬),或者,若他们出现的疫苗相关性皮疹(只是皮疹、丘疹)没有干燥变硬,需 24 h 内没有出现新的皮疹才能接触[9]。已经证明,医务人员接种过水痘疫苗后可对带状疱疹病毒具有持久的免疫力,可长达 8.4 年之久[241]。

自从水痘疫苗接种计划实施以来,疫苗病毒传播已属罕见。文献记录仅 8 例聚合酶链反应分析证明具有免疫力者发生疫苗病毒传播,并引起 9 例继发性感染。所有感染均是轻微发病没出现并发症[242]。没有接种医务人员出现疫苗病毒传播的记录。

接种过两剂量水痘疫苗或水痘-带状疱疹病毒(水痘、传染性带状疱疹和没有包扎局部带状疱疹病变部位)暴露后第 8～21 日内的医务人员应每日监测体温、皮肤病变和全身症状等水痘的临床表现。医务人员可通过职业健康程序或感控专业人员直接监测或立即上报发热、头痛、其他全身症状和任何非典型的皮肤病变。出现症状的医务人员应立即停止工作。接种 1 剂量疫苗后发生水痘-带状疱疹病毒(水痘、传染性带状疱疹和没有包扎局部带状疱疹病变部位)或暴露于水痘-带状疱疹病毒(在社区或医疗机构或工作场所)的医务人员,应在出疹后的 3～5 日内接种第二剂量疫苗(接种第一剂量疫苗 4 周后)。疫苗接种后的管理类似于两剂量疫苗接受者。没有接种第二剂量疫苗或者第一剂量接种后超过 5 日才接种第二剂量疫苗的医务人员水痘-带状疱疹病毒暴露后的 8～21 日需停止工作[9]。

没有接种过水痘疫苗且没有其他水痘免疫力证据的医务人员发生水痘-带状疱疹病毒(水痘、传染性带状疱疹和没有包扎局部带状疱疹病变部位)暴露后的第 8～21 日内具有潜在传染性,在此期间应临时休假。他们应该尽快接受暴露后水痘疫苗接种。暴露于皮疹后的第 3～5 日内接种疫苗,即使发生感染也可缓解病情进展。暴露后超过 5 日仍建议接种疫苗,因为对后续的暴露可以起到保护作用(如果本次暴露没有引起感染)。

有导致严重疾病风险的医务人员禁止接种水痘疫苗(如怀孕或免疫低下的医务人员),暴露后建议注射水痘-

带状疱疹免疫球蛋白。目前,在美国使用的水痘-带状疱疹免疫球蛋白产品,VariZIG(加拿大温尼伯 Cangene 公司),按照一个试验性新药应用程序扩展访问协议授权是可用的,授权协议书样本可在 http://www.fda.gov/downloads/BiologicsBloodVaccines/SafetyAvailability/UCM176031.pdf.获得。水痘-带状疱疹免疫球蛋白可能使潜伏期延长 1 周,从而使医务人员的休假时间从 21 日延长至 28 日。在水痘暴发期间,没有水痘免疫力证据且具有接种禁忌证的医务人员在最后一例皮疹患者确诊的 21 日内不应到暴发场所,因为他们有发生严重疾病的风险。如果水痘-带状疱疹病毒暴露仅限于包扎好的局部带状疱疹病变部位,且若暴露的医务人员至少接种过 1 剂水痘疫苗或暴露后 3～5 日内接种过第一剂疫苗,则不需要限制其工作。应在适当的时间间隔接种第二剂量水痘疫苗。医务人员暴露后的第 8～21 日内应每日监测体温、皮肤病变和全身症状等水痘的临床表现,如出现症状应停止工作。如医务人员连 1 剂量的水痘疫苗都没有接种,建议不能接触患者[9]。

病毒性呼吸道感染,包括流感和呼吸道合胞病毒

医疗保健相关呼吸道感染可由多种病毒引起,包括腺病毒、流感病毒、副流感病毒、呼吸道合胞病毒、鼻病毒或冠状病毒(如 SARS)引起。本部分将聚焦流感和呼吸道合胞病毒的预防。

流感

急性照护机构和长期照护机构内的医疗保健相关流感传播已有报道[244-247],其他医疗机构也可发生。传播可发生于患者与医务人员之间、医务人员与患者之间和医务人员之间[247,249-251]。

传统认为,流感病毒是通过大颗粒的呼吸道飞沫传播而造成人与人的传播。大颗粒飞沫传播需要传染源与易感者有密切接触,因为飞沫在空气中移动的距离比较短(大约 6 ft 或更短)。通过手的间接接触可造成通过病毒污染的物体表面或物体传播,通过小颗粒的气溶胶可造成感染者周围人员的空气传播。从一个患者的房间向另一个患者房间的这种长距离的空气传播未见资料记载,认为不可能发生[252]。

流感的潜伏期通常 1～5 日,病程的前 3 日传染性最强。然而,病毒的排放始于出现症状之前,延续至发病后的第 7 日,儿童和免疫功能不全者会更长[253,254]。实施飞沫传播的预防措施和标准预防可预防医疗保健相关流感传播[56,252]。

强烈建议医疗机构最大限度地为医务人员提供疫苗[1,252,255]。

在公共机构的流感暴发期间,预防性使用抗病毒药物(神经氨酸酶抑制剂)联合流感疫苗接种以降低未接种流感疫苗的医务人员疾病的严重程度和持续时间。在社区流感流行期,对未接种流感疫苗的医务人员可于疫苗接种后给予奥司他韦或扎那米韦 2 周[256]。未接种流感疫苗的医务人员在照护高风险患者时应预防性使用抗病毒药物,或不论医务人员流感疫苗接种情况,当怀疑暴发是由一种与疫苗不相符的流感病毒引起时,医务人员也应预防使用抗病毒药物。

呼吸道合胞病毒

医疗保健相关呼吸道合胞病毒的传播在社区呼吸道合胞病毒暴发的初冬时节达到顶峰,患者、访视者和医务人员均可在医疗机构内传播。呼吸道合胞病毒感染常发生于可能有严重疾病的婴儿和儿童。据报道医疗保健相关呼吸道合胞病毒的传播常常发生于新生儿和儿科患者[257,258],但是在骨髓移植中心[259]、重症医学科[260]和长期照护机构[261,262]中,成人呼吸道合胞病毒高发病率和死亡率相关的暴发已有报道。

呼吸道合胞病毒在有症状的呼吸道合胞病毒感染患者的呼吸道分泌物中大量存在,并可通过与此类患者的密切接触或通过呼吸道合胞病毒污染的手和污染物得以传播。手在处理呼吸道分泌物或污物过程中被污染,并通过接触眼和鼻而传播[243]。潜伏期 2～8 日,4～6 日较为常见。一般情况下,感染者排放病毒 3～8 日,但婴幼儿可排放病毒达 3～4 周。实施接触隔离的预防措施可有效地预防医疗保健相关的传播。

工作限制

由于在冬季会有大量的医务人员发生呼吸道病毒感染,不可能限制医务人员从事照护患者的工作。然而,发热和有呼吸道症状的医务人员应该禁止工作直至热退(未用对乙酰氨基酚等退热药物)至少 24 h。如果恢复照护保护性环境中患者(如造血干细胞移植患者)的工作,有发热和呼吸道症状的医务人员应该考虑重新安排工作或从发生症状到第 7 日停止工作或直至症状消退(以更长时间为准)。

第 5 章

感染监测与预防方案的制订

Hilary M. Babcock and Keith F. Woeltje ■ 关素敏 译 ■ 陈文森 王广芬 审校

前　言

感染监测、预防、控制方案的目标是预防患者、医务人员、访视者发生医疗保健相关感染（healthcare-associated infection，HAI）并以具有良好成本效益比的方式取得上述目标[1]。因此，必须对每一个感染预防（infection prevention，IP）（以前被称为感染控制，infection control，IC）方案的预防措施效果及其成本效益比进行正式评估[2,3]。近来，IP 方案引入了干预流行病学的概念，干预流行病学强调从商业角度，包括全球系统思维，来看待 IP 活动和决定的重要性[4]。在 IP 方案语境下的流行病学指对感染性疾病（infectious disease，ID）在其目标人群（如患者、访视者和医务工作人员）中的计数、分布和控制的研究。被委任负责 IP 方案的人员必须有充足的流行病学知识，包括监测方法、研究设计、统计方法、感染性病原体等，并应具有许多其他方面的能力[5]。让人感到并不意外的是，这些技能也是公共卫生人员所使用的技能，这是因为 IP 于 20 世纪 50 年代末源自公共卫生专业，当时在医院环境中对于感染性病原体的传播有着越来越多的担忧。1958 年，医院内金黄色葡萄球菌感染的暴发流行促使美国医院协会（AHA）要求医院内设立 IP 计划[6]。几年后，在 20 世纪 60 年代早期，疾病控制中心（Centers for Disease Control，即现在的疾病预防控制中心，Centers for Disease Control and Prevention，CDC），组织了调查部门以协助医院对感染暴发进行调查。随着 60 年代时间推移，医疗照护变得越来越复杂，耐药菌和条件致病菌的出现使得医院环境中感染预防和控制面临着越来越严峻的挑战[4,7]。CDC 和医院认证联合委员会（Joint Commission on Accreditation of Hospitals，现简称联合委员会，Joint Commission）于 20 世纪 70 年代早期要求医院应有 IP 计划，直到此时，美国才在全国范围内采纳医院 IC 计划[6,8]。一项标志性研究，"关于医院感染控制效能的研究（SENIC）"的结果表明，由医生和具有 IC 知识的护士实施的包括监测并反馈感染率的积极的 IP 项目降低了 HAI 的发生[9,10]。从历史发展的角度来看，由于 IP 计划具有流行病学的根基，因此往往也期待负责 IP 计划的人员不仅具有坚实的医疗和护理技能，也要具备医疗保健流行病学技能。近来，IP 领域也开始重视商业和管理技能。因为未向患者收取感染控制费用，IP 部门被认为是不能为医院带来收入的部门，如果不能够认真记录

并向机构主要负责人（包括掌握财权的人）汇报 IP 的价值所在，那就有可能遭受感染控制经费不足或被削减感染控制经费的待遇。为了获取充足的资源以达到预防 HAI 的目的，IP 方案必须采取新的"干预性流行病学"方法并"对所实施的任何项目、采取的任何行动都强调其经济影响"[4]。IP 方案制订人员必须将有效性评估融入常规项目和方案计划之中，这样才能够向机构展示感染预防与控制的价值所在。

感染控制方案的组成部分

一个 IC 方案具有许多方面，在制订一个 IC 方案时，需要解决的核心问题是管理方式、人员和 IP 计划（包括监测计划）。对于一个成功的方案而言，内部和外部协作、依从性和干预也是非常重要的部分。

管理方式

成功的 IP 方案必须拥有医疗和管理两方面的支持和参与才能达到其目标，常常会通过设立正式的 IP 委员会（委员会就本机构的感染控制方案做决定并提出建议）而获得两者的支持[11]。IP 委员会向医院主管机构如医疗专家小组或医院管理董事会报告，上述机构审核并执行 IP 委员会的建议。反之，主管机构也可能要求 IP 委员会就社区当前热门话题，或本医院其他部门如外科委员会提出的特定的制度、操作和问题等进行审议。尽管联合委员会不再要求 IP 委员会本身，但 IP 标准的确要求医院能表明，IP 方案的制订和评估是医务人员、管理者、医院多学科和 IP 的合作结果[12]。医院需表明，IP 活动贯穿于其院内各个部门以及所提供服务的各个方面，医院内所有雇员均应了解自己工作相关的 IP 活动。此外，（美国）有些州要求医院应该有正式的 IP 委员会。

部门报告架构

如管理方式一样，没有哪一个部门报告架构是适用于所用医疗机构的。在（美国）全国范围内，有许多向不同部门（如向护理部门、质量管理部门、患者安全部门或医疗服务部门）报告的成功例子。无论管理系统的链条如何，关键是在日常活动时能取得支持；在出现警戒性事件、暴发或社区紧急情况等需要立刻应对、增加资源等关键问题时，获得理解与支持。

人员

感控专业人员的数量依据于机构以及社区的规模、复杂程度、所提供服务的量以及机构的需求而定。对于

一个 IP 项目而言,最起码的人员配备为一位医院流行病学家和至少一名感控专业人员（infection prevention specialist, IPS）。医院感染流行病学家可为医生,多数情况下为感染性疾病（ID）医生。感染性疾病医生的专业知识非常有用,但是医院流行病学家有必要接受流行病学和 IP 的专门培训。美国医疗保健流行病学协会（Society for Healthcare Epidemiology of America, SHEA）与 CDC、某些医学院和其他专业团体一起,共同提供专门培训。医院流行病学家通常担任 IP 委员会的主席,参与 IP 方案的计划与实施。医院流行病学家的职位通常不是全职职位或医院雇员,医生可与医院签订合同,为医院提供流行病学服务[13]。

IPS 通常是注册护士或医疗技术员。美国感染控制与流行病学专业协会（Association for Professionals in Infection Control and Epidemiology, APIC）、加拿大社区和医院感染控制联合会（Community and Hospital Infection Control Association-Canada, CHICA）、其他国际性学会,以及其他团体包括州医院协会和卫生部门向 IPS 提供专门的培训课程。专业和执业标准规定了 IPS 所需能力和责任[5]。医生、技术员和护士在有 2 年 IP 工作实践,并通过自愿、标准化考试,证实其具备基本的感染预防与控制知识之后可得到 APIC 的感染控制认证（Certified in Infection Control, CIC）（其他国际团体可能有其他标准）。

历史上,根据 SENIC 的研究结果,推荐每 250 张床需要一名 IPS[9]。医学的进步、医疗保健方式的改变、管理和依从性要求的提高已使得该数值不再适应当前形势[1]。APIC 所发起的 Delphi 研究项目结果提示,感控专业人员的数量配备应考虑机构的规模、需求、复杂程度以及患者人数。总体来讲,建议每 100 张入住的急性照护床位应配备 0.8～1.0 名 IPS[15]。

除医院流行病学家和至少一名 IPS 外,还需要有辅助人员以使受过培训的 IP 人员专注于感染监测、预防和控制活动。秘书协助安排会议、打印记录、制度、来往信件以及其他文书,并完成其他案头工作可显著增加感控计划的效率。IP 方案的成功实施还需要其他的服务,如表格制作、数据录入、数据管理等[1],机构的规模和 IP 方案的复杂程度决定这些资源是专用的还是可与其他部门共享的。有些机构发现,在感染控制、质量管理和行政部门共享秘书、表格制作、数据录入、数据管理等人员可节省费用。

感染预防计划

年度 IP 计划是 IP 方案拟实施活动的基本路线图。应基于 IP 方案的战略或长期目标、本医疗机构的任务及战略目标而制订年度计划。战略性规划应包括传统商业战略、创新性思维和面向未来的活动（futurist exercises）[16],应融入制度性创新、新的法律法规要求以及新发布的感染预防方法。计划的组成部分包括方案的总体使命与目标、年度目标、IP 科室的业务范围（含部门人员组成、工作时间以及提供 24 h 感控覆盖的机制）。

年度 IP 计划的另一个基本组成部分是监测计划,应包括整个年度应监测的特定指标（如重症监护病房中央导管相关血流感染发生率、心脏外科手术部位感染发生率等）、选择这些指标的缘由、感染病例的发现方法、定义和数据管理策略（含报表分布）。对于本机构历史数据的评估以及本机构服务范围和服务人群的审核将有助于制订 IP 监测计划[17]。监测计划仅仅是 IP 计划的一部分,IP 方案不但是监测方案,还应该包括直接降低本地特有的感染发生率的活动。尽管 IP 方案具有预防及调查感染暴发的职能,但仅有 5%～10% 的 HAI 与暴发相关,90%～95% 的 HAI 是由于普遍性或常见原因导致的,因此,感染预防的大部分精力应集中于降低普遍常见的 HAI 发生、减少 HAI 危险性[18-20]。

IP 相关培训活动计划也是 IP 方案的重要组成部分。除常规要求如新入职人员培训、年度培训外,对于前一年度医务人员提出的问题以及疑虑进行回顾,可为本年度制订新培训计划和培训重点奠定基础。对于感控专业人员来说,锁定并关注医务人员的电话咨询有助于确定培训主题。

IP 计划中,还应该包括对感控政策和操作规程的定期审核,尽管这种定期审核常常被认为是烦琐的行政性工作,但如果将其与对新文献或新指南的复习结合起来,并与对本科室感控环境和感控活动以及其对 HAI 危险性影响的评估活动结合起来的话,这种定期审核也可以变为有成效的活动。

IP 计划还应该概括任何特殊研究和干预项目,这些研究或干预项目应直接与感控使命与目标相关。

在日常工作,如向各种委员会提供咨询、产品评估、参与社区工作等纳入 IP 计划也十分重要,因为这些活动将占据大量的时间。描绘一幅清晰的 IP 活动所需时间和资源的图画也应该是 IP 计划的目标之一。但是,由于常常会出现非预期事件,因此计划还应该有足够的灵活性以应对非预期事件,如本机构或社区感染暴发、满足非预期行政管理性要求等。

总之,IP 计划包括使命、目标、方案的范围,监测计划,培训计划,政策和操作规程审核计划,以及特殊研究。

内部协作

协作对于 IP 方案的成功实施至关重要。尽管无法进行度量,但感控专业人员与其他工作人员的良好关系将极大促进感控目标的实现。任何制度或培训都抵不上感控专业人员与医务人员之间建立的信任关系。医院工作人员对于其疑虑应该可以坦率地表达出来而不必担心会受到报复或耻笑。请记住,人际关系和信任是建立在人与人之间而不是部门之间的,因此,在制订 IP 方案时,IP 人员应与所有科室的主任以及关键科室的领导会面,IP 人员应关注于理解该科室特定的问题并尽力解决这些问题,尽管这些问题可能对降低 HAI 发生率没有显著影响。当令人讨厌的小问题解决之后,人们才更可能有时间、精力和信任来解决更具有挑战性的问题。尽管看起来可能很初级,但信任和合作的确是制订有效 IP 方案的第一步和最重要的一步。

由于 IP 涉及医院的各个科室,因此科室间的合作关系也涉及医院的各个科室。每一个科室都应该将 IP 活动纳入其本身的工作之中,他们应该意识到 IP 是每一个人的工作,而不只是感控专业人员的工作。对于感染方案至关重要的并密切相关的关系部门将在后续详细讨论。

职业保健

(美国)联合委员会和某些州的法规要求职业保健部门与感控部门必须相互协作。即使没有上述要求,预防医务人员和患者发生感染性病原体暴露的任务重叠也使两个部门有明显的联系。IP 和职业保健部门必须密切协作,共同制订 HCW 免疫接种、预防感染性病原体暴露、暴露后预防和二级暴露预防(含 HCW 工作限制)计划[21,22]。

更为常见的职业安全问题也使得 IP 和职业保健部门应有清晰、持续的协作关系。OSHA 强制性要求对锐器伤以及其他体液暴露通过政策以及工程控制的办法进行处理和预防。预先确定好的暴露处理规程可在发生暴露时提供迅速的应对和管理措施,而这对于血源性病原体尤其是 HIV 传播的预防至关重要[23](见第 43 章)。某些暴露不是非常直接,书面写出的处理规程可能不一定能够对这些暴露进行处理,在此种情况下,应咨询医院流行病学家,寻求医院流行病学家对这些不寻常暴露的处理意见。锐器伤的预防使得有必要采取流行病学方法确定暴露发生率,包括在 HCW 亚群中(如护士、手术室人员、医生、家政人员等)的暴露发生率、特殊装置、活动以及工作区域。除向发生锐器伤的科室随时反馈外,向 IP 委员会或其他管理机构提呈正式评估报告,可为管理层提供信息输入和资源分配机制。

根据社区患病率的不同,结核的预防控制有可能只占据感控专业人员的一小部分时间,但也有可能耗费职业保健和感控专业人员的一大部分精力。这也是为什么感控专业人员人数的确定是机构特异性的、为什么感控和职业保健部门必须密切相关的原因所在。可通过行政管理系统链条正式建立,或通过合作和感控委员会(或类似职能部门)非正式建立两部门之间的密切关系。

患者安全

另一个重要的内部协作关系为 IP 部门和患者安全部门的协作。尽管 IP 被认为是医疗机构中最初的对患者的正式保护措施,自 1999 年美国医学院出版 *To Err Is Human* 这本书以来[24,25],患者安全学科也逐渐赢得了重视。现在,联合委员会已将 IP 纳入其(美国)全国患者安全目标中,要求医疗机构提供遵循 CDC 手卫生要求依从性的证据并报告与感染相关的不良或警讯事件[26],现在要求所有医院使用根源分析法(root cause analysis,RCA)调查每一例因 HAI 而导致的死亡病例。尽管 RCA 在分析少见的感染如 A 型链球菌外科感染或曲霉菌医院感染病例时可能是一个恰当的工具,但其在分析由于常见原因或地方性 HAI 所导致的感染性死亡方面的价值还需进一步证实。不过,RCA 分析过程在揭示导致地方性感染

发生率高的许多过程问题时是一个有用工具,如艰难梭菌导致的死亡可能源于持续的、常见的多种水平传播原因,如手卫生效果不佳、隔离预防不够、长期使用抗菌药物、环境清洁不完善、特定宿主因素等,而不仅仅是只有一个"根本原因"。由于联合委员会强制要求医疗机构进行 RCA 分析,感控专业人员必须与患者安全部门人员合作进行这些分析。因为联合委员会调查了约 82% 的急性病照护医院(占美国医院床位的 96%)(Peter B. Angood,MD,个人通信,2006 年 5 月 24 日),因此绝大部分感控专业人员可能参与了 RCA 分析过程。感控专业人员可与患者安全部分同事合作,协助对医疗过程以及结局如摔倒事件、静脉血栓栓塞事件以及用药相关安全事件进行流行病学分析。

质量

质量管理部门也与感控部门密切相关,因为两者的职责均是改进患者结局。许多质量管理部门被医院授权测量质量指标并将这些指标向不同机构如医疗保健促进会(Institute for Healthcare Improvement,IHI)(拯救 10 万生命运动)、医疗保险与医疗补助服务中心(Centers for Medicare and Medicaid Services,CMS)等报告。遵循 CMS 感控指标,参与外科护理改进计划(Surgical Care Improvement Project,SCIP)的 56 家医院的手术部位感染(SSI)发生率平均降低了 27%[27,28]。质量管理措施常常是基于已有的感控和医疗保健流行病学研究结果,这些研究表明了独立的干预措施与质量项目集束化(如及时、恰当的预防性使用抗菌药物)相结合的有效性[29-35]。

除与感控部门有重叠的指标外,质量管理人员常常熟知质量改进模型,如持续质量改进(Continuous Quality Improvement,CQI)、计划-执行-检查-行动(Plan-Do-Check-Act,PDCA)、六西格玛、丰田生产体系、正向偏差、精益管理等。感控专业人员常使用流行病学方法来降低局限性和流行性 HAI 的发生,这些质量管理工具可使感控专业人员解决问题的工具增加,质量管理人员常常擅长于领导和促进团队,因此在此方面感控专业人员可依赖质量管理人员的协助和指导。

危险管理

另一个感控部门需协同作战的部门是危险管理部门。每一例与 HAI 相关的死亡或永久性残疾必须向患者安全部门和危险管理部门报告。感控专业人员还需向危险管理部门报告感染暴发以及其他潜在会引起诉讼的问题以保护本机构及其医务人员。除报告职责外,危险管理部门还依赖感控部门落实照护标准、预防 HAI,进而减少法律责任。危险管理部门可能还会要求感控部门审阅那些与感染预防相关而起诉或威胁要起诉医院的患者的病历。可能需审核几年前的制度及规程以确认其符合当前的照护标准要求。

微生物学

高质量的微生物部门是感控部门的无价资产。经验丰富的微生物学家和技术员懂得特殊临床标本的重要性,他们会警示感控部门。必须制定预警感控部门的微

生物学制度,明确在发现常见但重要的病原菌如 MRSA、艰难梭菌,或其他不常见的微生物如呼吸道标本中的耐酸杆菌、脑脊液染色时的革兰阴性双球菌等时是否应该通知感控部门。由于实验室认证要求十分严格,美国的绝大部分实验室均具有可靠的鉴别微生物病原体的方法。也可利用外部实验室进行需要特殊设备、培养基或试剂的特殊检测。暴发发生时,微生物学人员可就环境取样、附加样本处理计划(如对某一人群加强筛查)等提供建议。

临床医护部门

感控专业人员必须与所有临床医护人员合作以保证为患者提供最大程度关注感控的医疗照护,感控操作规程应贯穿于日常工作的始终。临床区域中应注意常规监测方法不能够发现的问题如胃肠炎、患者和工作人员皮疹、昆虫野兽、温湿度异常、产品缺陷等。对有高危患者、高危操作以及高通量的区域,如手术室、ICU、急诊室、介入性放射和进行心脏操作的区域应加强感控措施。

感控部门必须与其他关键部门如环境安全部门、培训部门、应急部门和药房合作。对于每一个专业学科出版的文献、提出的标准操作的理解有助于感染措施的制定。

外部伙伴关系

感控与社区公共卫生部门有直接伙伴关系。在绝大部分机构里,感控部门负责传染病的上报。在社区灾害暴发时,公共卫生和感控部门肩并肩合作共同保护公众安全。根据所在机构的使命不同,感控部门可能直接参与或与公共卫生部门合作而参加社区延展项目,如健康展览或培训运动等活动。最近,在国家和当地层面,强化了对生物恐怖或危机应对合作以及强制性上报 HAI 发生率。与社区内其他医院、外科中心、长期照护机构和其他医疗机构的关系在患者的 HAI 的获取途径方面提供了双向反馈机制。

依从性问题

感控部门必须评估许多标准或规则的依从性。这些标准或规则可能是强制性的,如 OSHA 血源性病原体标准;或法律上并没有要求但建议实行的,如 CDC 的感控指南。尽管没有特别要求要强制执行,但 CDC 的建议措施常常被认为是标准因此需要认真评估。如果没有采取建议的措施,在发生不良事件和法律追究时,有可能将本机构置于危险境地。但是,不同的机构推荐的措施可能互相矛盾,某些推荐措施可能并没有基于可信的流行病学或医学原则(即非循证),出现上述情况时,感控专业人员应该对建议中引用的文献和研究进行评估、通过自己的管理方式(如感控委员会)推荐适用于本机构的、利于患者和医务人员的最佳实践方法。拥有 HAI 预防标准的专业团体有美国的 APIC 和 SHEA,加拿大的 CHICA,英国的感染控制护士协会以及亚太感染控制学会。此外,专科团体如手术室护士协会、美国胃肠镜学会、胃肠镜士及助理学会、血管穿刺协会、静脉护士学会均有其各自的感染预防标准和指南。促进建议措施的政府和非政府

管理机构包括联合委员会、CDC、OSHA、CMS、食品药品监督管理局、医疗研究与质量管理局、(美国)全国质量论坛和国家和当地政府部门(含卫生部门)。

过去的十年中,各种管理机构对于医院要表明其采取了有循证依据的预防伤害的实践和措施的要求显著增加。尽管这些要求可能给没有使用电子病历系统的医院在数据收集管理方面带来了相当大的负担,但毋庸置疑的是,这些要求推动了那些意在提高照护质量、改进医疗结局的活动的开展。如,在 CMS 要求收集和上报外科预防性用药时机数据之前,外科预防用药时机正确率仅有 56%[36]。尽管支持适当外科预防用药时机的文献出版已有 15 年之久[29],仍需行政管理手段强制提高依从性。

强制性报告

2002 年以来,出于质量管理要求及透明原因,越来越多的州要求上报 HAI。2011 年开始,CMS 要求选择性上报 HAI,最初为 ICU 中央导管相关血流感染(CLA-BSI),2012 年报告范围增加,包括 ICU 导管相关尿路感染(CA-UTI),腹部子宫切除术和结肠手术的 SSI[37]。CMS 选择 CDC 的 NHSN 作为上报载体,因此使用了确认的、标准化的 HAI 定义。伴随着对医疗机构透明化的要求增加,将来无疑会要求医院上报越来越多的措施。感控方案将需要更多的资源来实施这些上报计划所需的监测项目。由于医院需接受审核,清楚的档案记录与以往一样仍然十分重要,需要有清楚的理由来说明为什么对某一特殊的案例被认为或没有被认为满足了监测定义。

干预措施的实施

HAI 预防的目标通过实施恰当的干预措施来实现。应根据监测数据,审核高危险、高通量、易产生问题的操作和过程,评估现有行政管理和实践标准,来选择需要改进的靶点[38]。应客观评价实施现有操作的人们是否愿意改变当前的操作。根据变革领导原则,人们在没有急迫感、缺乏变革需求时,不愿意做出牺牲而愿意维持现状并拒绝新对策[39]。当需要改进的那些部门或单位的领导满足于现状时,感控团队首先应让他们对现状产生一种不舒适的感觉从而寻求改变。对现状的不满对于灌输改变的动机非常重要,感控专业人员应该给合作伙伴和关键领导找出有必要改善操作实践和结局的项目。

一旦项目选定后,感控专业人员应使用与本机构相一致的改进模型,不同的改进方法学各有其优缺点,确保团队成员理解所用工具并使用系统性方法来评价问题并解决问题远远比模型的所谓优越性重要。所选模型应至少能够使多学科团队共同确立成功的目标并确定评价项目有效性的测定方法。

对干预措施的评价

应同时设计干预措施和对其效果进行评估的方法。评估应包括方案是否成功,即是否达到团队预期目标。评估还应包括费用分析,将干预措施产生的花费和因干预措施而避免的 HAI 所节省的费用进行比较,干预费用应包括干预团队成员的时间成本、培训项目制定、工作人员完成

培训所需时间、工程控制如产品与设备的改进改装等。

当一项改进项目同时有多项干预措施时,无法对单一干预措施的有效性进行评价,但这并不排斥对打包的干预措施整体进行评价(绝大多数 HAI 预防干预措施为多因素的,常被称作"集束化")。常常是,在最初能看到改进效果,但随着时间推移成效不再显著,这是因为干预改变没有牢固地根植于新的操作方法中[39]。因此,应对干预进行持续的评估。

六西格玛管理中的定义-测量-分析-改进-控制(define-measure-analyze-improve-control,DMAIC)改进模型认为,需要有正式的程序来监测改进程度并在改进效果恶化时制订应对计划。在大多数干预项目中,感控部门应连续不断地跟踪 HAI 发生率(结果指标),临床部门应定量过程指标。如感控专业人员应监测 CLA - BSI 发生率,而 ICU 人员监测在最大屏障预防下,股静脉置管百分率或中心静脉导管(central venous catheter,CVC)置管百分率。当过程指标精心选择后,其监测非常重要,因为过程指标与结果指标直接相关[40]。大多数情况下,过程指标在结果指标受影响前已经变差,通过过程跟踪,医疗团队可在不良 HAI 结果出现之前进行干预。

结　语

成功的感控方案包括下列组成部分:清晰定义的管理方式、精通专业知识的人员、降低 HAI 发生率并改进感控实践的策略性的计划。预先确定好的计划可指导感控活动、促使感控成员聚焦于其目标而不被其他事务或项目分散精力。感染预防的使命是预防患者、医务人员、访视者发生 HAI,并以良好成本效益比方式达到上述目的。与医院其他工作人员和外部机构的正性积极关系也会直接影响感控专业人员履行其上述使命的能力。

第 6 章

医疗保健相关感染的监测

Mary Andrus, Teresa C. Hran, and Robert P. Gaynes ■ 殷 黎 译 ■ 陈文森 覃 婷 王广芬 审校

监 测 定 义

监测是"系统、持续地收集、分析、解读卫生数据,是制订计划、实施和评估公共卫生策略的依据。此外,监测应及时提供这些数据给相关需要知情的人员"[1]。医疗保健相关感染(HAI)监测系统可以警讯事件为基础,或以人群为基础,或者两者皆有。从理论上讲,警讯感染无疑表明了医院努力预防医疗保健相关感染的失败,需要单独调查[2,3]。例如,患者住院 3 日后出现由沙门菌引起的肠胃炎,应该及时调查,因为它清楚地表明了医院保障措施的失败。分母通常不收集以警讯事件为基础的监测数据。以警讯事件为基础的监测将识别最严重的问题,而不应该是医院唯一的监控系统。以人群为基础的监测(即监测有相似风险的患者)需要一个分子(即医疗保健相关感染)和分母(即暴露于风险的患者数和总日数)。医疗保健相关感染监测项目应该准确、及时、有用、一致且实际。

历 史 展 望

自本书第一版出版以来,感控专业人员中关于持续常规监测的必要性已经有大量的讨论和争议,有些人认为在医院预算限制的时代(常规监测)过于人员-时间-密集。随着这一讨论的继续,应考虑监测观念及技术发展的报告。为满足新出现的问题,许多技术被开发出来。已发现监测的基本观念在降低医疗保健相关感染风险中很有效。了解这些发展的历史原因可有助于提高监测的效率和效能,不放弃仍然有效的成熟方法。

使用监测来控制医疗保健相关感染的方法至少可以追溯到 19 世纪 40 年代维也纳的伊格纳兹·塞姆尔韦斯(Ignaz Semmelweis)医生的经典作品[4]。尽管塞姆尔韦斯的故事最容易让人记住的是首次阐明产后败血症在人与人之间的传播及手消毒的效果,但同样重要的成就是塞姆尔韦斯严格地收集、分析和使用监测数据的方法。相比之下,同时期的美国的奥利弗·温德尔·霍姆斯医生面对同样的事件则采用的是传统的基于临床医学案例的分析法。

塞姆尔韦斯有效利用监测来解决一个普遍的医疗保健相关感染问题的调查构成了一个令人惊讶的现代例子。在 1847 年维也纳的产科医院,作为产科服务的管理者,塞姆尔韦斯指出,孕产妇的死亡率至少持续超过 20

年一直处于高水平风险。事实上,当时著名的临床医生,认为风险不超过预期发生流行,可能不会受到影响。塞姆尔韦斯首先回顾性调查孕产妇死亡率,同时建立一个前瞻性监测系统来监测问题,之后,观察控制措施的影响。他的年度医院死亡率回顾性研究的初步结果清楚地显示,在 19 世纪 20 年代引入新的解剖病理学学院,解剖作为其主要的教学工具后,每年孕产妇死亡率增加了 10 倍。在病房死亡率专率基础上,塞姆尔韦斯计算出用于教学医学生的病房的死亡风险至少是用于教学助产学学生的病房的 4 倍以上。在他的导师发生败血性死亡后,塞姆尔韦斯提出可能存在传播源。根据他的回顾性监测研究结果,医学生的临床操作可能存在隐患。通过观察他们的日常工作,他猜测学生可能会将"尸体微粒"从尸体转移至临产的妇女,用含氯溶液洗手可能会防止这种传播。随后,继进入待产室前强制性洗手后,其前瞻性监测数据显示,孕产妇死亡率立即显著降低。

显然,由于他粗暴的方式,缺乏沟通,且无法将统计数据形成一个简洁而有说服力的报告,塞姆尔韦斯的发现未能获得临床同事的认可。不到 2 年,他被医院解雇,他的继任者渐渐地允许不再严格执行洗手措施。由于缺乏持续监测,疫情迅速恢复并持续到 20 世纪早期,疫情的严重性及预防措施显然不受几代医生的重视。

这个故事说明现今感染预防和控制的一个主要障碍:缺乏仔细收集流行病学数据和正式的报告解读,那些几乎完全导向个体治疗的临床医生,往往没有意识到医疗保健相关感染病原体传播的严重性,有时抗拒采取控制措施。故事还说明监测的作用在于发现问题、制定和落实控制措施。从方法学的角度来看,塞姆尔韦斯的努力几乎涵盖所有现代监测方法的方方面面:回顾性收集数据,验证存在的问题;通过数据分析来进一步了解事件发生的时间、地点、人群;比较高风险和低风险组的情况来识别风险因素;形成假设,制定并落实控制措施;前瞻性监测结果,评估实施的控制措施,检测将来是否复发。他方法的不足在于没有用仔细的调研报告,婉转地教育他的同事。

尽管塞姆尔韦斯的历史模型能够给我们以启示,但是现在医院感染监测的发展更多的是基于 20 世纪中叶后的经验。在第二次世界大战太平洋战区,疾病控制监测的重要性就是为驻扎部队努力控制热带疾病。在战争结束后,大部分的"战争地区的疟疾控制单位"的流行病

学家转移到一个民间机构,应用他们的监测控制策略,控制美国南部的疟疾。该机构位于亚特兰大,靠近流行地区,最早被命名为传染病中心,后来改名为疾病控制中心,再后来变为疾病预防控制中心(CDC)。由于大量的疟疾报告显示疟疾很普遍,因此立即成立了监测系统来识别疟疾的严重程度。然而,研究者调查每一例报告病例后,发现几乎所有的报告存在诊断错误。因此,监测仅仅是"根除"疟疾在美国的流行。

因为这个类似的成功,当20世纪50年代中期由葡萄球菌感染引起的流感席卷全美国的医院时,疾病预防控制中心工作人员迅速将监测的概念应用到这个问题[5]。当在一个特定的医院要求协助调查葡萄球菌流行时,这些早期的研究者经常会碰到临床医生的强烈反抗,同时医院管理者确信在他们的医院无异常感染的问题存在。在疾病预防控制中心工作人员能够继续调查的情况下,收集和报告监测数据经常会改变他们的态度,从而强烈担忧记录问题和渴望应用控制措施。这些初步调查证实了一个全国性的葡萄球菌流行,导致疾病预防控制中心发起了一些国家会议来讨论这个问题。

到20世纪80年代初,尽管一些评论家质疑了常规医疗保健相关感染监测的有效性和成本效益,但是越来越多的医院增加更多的监测工作而不是削弱它们[6]。监测仍然是一个耗时的活动,占用一个感控专业人员(IP)40%～50%时间[7]。

几个因素影响了当代的做法,有利于健全感染预防控制项目的监测活动。首先,研究医院感染控制效能研究(SENIC)项目的结果强烈证实监测与预防控制措施降低医疗保健相关感染率的重要性,并为监测医疗保健相关感染提供科学依据[8]。项目结论是在医院内一个有组织、常规、全院的监测系统可以有效减少医疗保健相关感染率。其次,美国联合委员会(TJC,原JCAHO)对人员执行监测的必要性已经合法化[9,10]。第三,感染控制监测做法的发展已经开始影响医院的质量监控和改进活动等方面[11]。把减少特定地方性问题和评估干预的有效性作为监测目标,被纳入1994年的TJC感染控制标准认证,应用于医院的质量控制方面,以减少非传染性并发症[12]。

不断提高质量的压力增加,拓展了监测的运用以帮助预防医疗保健相关感染[13]。预防医学研究所的2000年报告显示"是人都会犯错",帮助公众将注意力集中到医疗差错的问题上,包括讨论医疗保健相关感染为可预防的危害[14]。由于该报告,消费者权益保护团体、立法机构和认证组织越来越多地要求医疗保健相关感染率的公开报道。这些团体认为,高度透明的医疗保健相关感染率将在很大程度上提高医疗服务的质量,通过日益激烈的竞争,激励医院减少感染。

监 测 目 标

医院应该有明确的监测目标。这些监测目标必须回顾并经常更新以解决不断变化的患者人群新的HAI风险,如引进新的高危医疗干预措施,病原体改变及其耐药性的改变和其他新出现的问题,这些监测目标必须回顾并经常更新。收集和分析监测数据必须与预防策略相结合进行。设计监测方案并开始执行之前,确定并声明监测目标至关重要[15,16]。

降低医院内医疗保健相关感染风险

监测最重要的目标是减少获得性医疗保健相关感染的风险。为了实现这一目标,监测的具体目标必须根据数据如何使用和监测可用的财力和人力资源而确定[15-17]。监测的目标可以是结果或以过程为导向。结果目标旨在减少医疗保健相关感染风险及其成本[17]。通过比较医疗保健相关感染数据并反馈给相关医务人员,结果数据在证明哪里存在预防医疗保健相关感染活动的差距是有用的。过程目标有助于确定医疗问题,可以对患者的治疗效果产生影响。过程目标举例,观察和评估治疗操作,监测设备和环境,并提供教育。然而,这些活动没有明确说明结果目标所以价值有限。虽然医疗保健相关感染监测还有其他正当目的,最终目标是通过使用过程目标来实现结果目标:降低医疗保健相关感染率、发病率、死亡率和成本。

建立流行率

监测数据应该用来量化当地的医疗保健相关感染的基线率。这个数据为医院的住院患者提供了不间断的医疗保健相关感染风险的有关知识。大多数医疗保健相关感染,也许90%～95%都是地方性的,不属于公认的暴发[18]。因此,监测活动的主要目的应该是降低医疗保健相关感染率而不是识别暴发,许多医院的感控专业人员报告说,在病房实施监测活动可能足以影响医疗保健相关感染率[19]。然而,仅仅是收集数据的行为通常不会明显影响医疗保健相关感染率,除非与预防策略有关。否则,监测仅仅是"数数",没有重点的昂贵运动,今天的医院承担不起,感控专业人员最终也不会满意。

确定暴发

一旦建立了医疗保健相关感染的流行率,感控专业人员和医院的流行病学家能够从基线识别偏差,这种偏差有时预示感染暴发(见第8章)。这个监测的好处必须与持续收集数据时相对耗时相平衡,因为医疗保健相关感染只有很小的比例,也许只有5%～10%会发生医院感染暴发[17]。此外,往往是由机灵的医生或实验室人员引起感控专业人员关注医疗保健相关感染暴发,比常规医疗保健相关感染监测数据的分析更快。使用常规医疗保健相关感染监测缺乏时效性,在医院内识别医院感染暴发受限,尽管使用数据挖掘软件可以解决这个问题(见第10章)。

说服医务人员

说服医院员工采取建议的预防措施是感染预防和控制方案较困难的任务之一。只有让医院员工相信数据信息反映有关问题的具体情况,熟悉医院流行病学和感染预防控制的相关科学文献能有效地影响行为。文献中的研究不可能解决在特定医院遇到的许多不同情况。使用自己医院的研究来影响员工是一种有效的手段,意味着解决了一个问题并应用推荐的技术来防止医疗保健相关感染。如果对监测数据进行适当分析,并经常以灵活的方式提出,医院员工通常会信赖他们的反馈指导。这些信息的反馈在影响医务工作者采用推荐的预防措施的行为往往是很有效的[8]。采用感控专业人员与不同学科的临床医生组成团队特别有效[15]。

评估控制措施

在问题通过监测数据确定,制定控制措施后,仍需要持续监测以验证问题是否已经得到控制。通过持续监测,一些原本认为是合理的控制措施被证明是无效的。例如,每日尿道护理预防医疗保健相关尿路感染(UTI)似乎是恰当的,但并没有控制感染[20]。即使一些控制措施初步取得成功,在应用时仍可能发生故障,需要一个持续监测来继续收集监测数据。

满足认证和监管机构调查员

满足认证机构的要求,如 TJC,是医疗保健相关感染监测数据十分普遍但最不合理的用途。监测数据的收集仅仅是为了满足每三年一次(有时更久)调查员在医院的视察,是对资源的极大浪费。在 1990 年 TJC 改变了它的标准,改变了它的要求以避免这种任务导向的收集数据的过程。医院现在需要以监督指导的方式使用医疗保健相关感染监测来启动特定的干预措施,旨在降低患者医疗保健相关感染的风险[10]。TJC 议程变化促使医院使用医疗保健相关感染监测其原先预期的目的:通过降低医疗保健相关感染风险改变患者治疗的结局。最近,美国国会已通过了制裁医疗保险和医疗补助服务中心(CMS)的立法,通过财务激励医院降低潜在的可预防的医疗保健相关感染的发生[21](见第 13 章)。

捍卫医疗事故索赔

收集 HAI 监测数据将创建一个记录,可以用于起诉医院的医疗感染相关的医疗事故索赔。然而,感染预防和控制项目的强大监测组件将证明,医院正在试图发现问题而不是隐瞒问题。此外,在(美国)大多数州感染控制委员会的记录被认为是特权,在民事法庭诉讼可能不被揭露。因此,监测通常在捍卫医疗事故索赔中很有帮助,虽然罕见,但有的话,对医疗事故索赔也是一个重要阻力。

比较医院间的医疗保健相关感染率

传统上,只是为了获得和减少各医院医疗保健相关感染率而推荐 HAI 监测。虽然管理者和质量控制方面的主管经常建议比较医院间的医疗保健相关感染率,但是感控专业人员和医院的流行病学家通常都表示不乐观。他们认为不同医院的患者内在的 HAI 风险的组合使得医院间率的差异几乎无法解释。然而,美国 CDC 的研究表明,如果是特定 HAI(如尿路感染)的率和对该类型感染的主要危险因素的分布变化的控制(如留置导尿的持续时间),医院间进行比较在降低 HAI 风险上是有用的[22]。相反,使用一个数字来说明一个医院的整体医疗保健相关感染率下降来作为一个有效的措施,很大程度上是因为缺乏适合所有类型的感染的整体风险因素[23]。因此,

医院的整体医疗保健相关感染率对于院间比较不适用。

医疗保健相关感染数据公开

(美国)许多州和其他一些国家正在计划授权或引导医疗组织公开本医疗机构和医生的医疗保健相关感染率(见第 47 章)。授权公开报道医疗保健相关感染率的目的是使利益相关者,包括消费者,对医疗保健的选择做出更明智的决定,并采取多种形式如成绩单和光荣榜。为了提供指导并建立更多的一致性,疾病预防控制中心通过医院感染控制实践咨询委员会(HICPAC)发布了一份指导性文件,公开报道 2005 年的医疗保健相关感染率,其中包括结果和过程指标[27]。2012 年 1 月美国 32 个州要求医院公开报告他们的医疗保健相关感染率[28,29]。大多数州[28]和哥伦比亚特区使用或将使用疾控预防控制中心的国家医疗安全网(NHSN)的授权报告医疗保健相关感染率。此外,医疗保险和医疗补助服务中心(CMS)的医院住院质量报告项目需要使用国家医疗安全网授权,来报告医院的中央导管相关血流感染(CLA-BSI),导尿管相关尿路感染(CA-UTI)和两类手术过程的手术部位感染(SSI)[30],这些数据或将公开报道在医疗保险和医疗补助服务中心网站上。

通过几次验证,授权数据报告的准确性受到质疑[32-36]。准确性的问题有时是因为分母数据不准确,但大多数往往是由于感染的漏报,很大程度上是因为应用监测定义的可变性和主观性。努力建立准确、客观的 HAI 测量方法,包括电子算法[37-40]对于公开报告的 HAI 数据将是最有用的,应该确保这些 HAI 的测量方法是评估相同事件,无论哪里提供的治疗或谁收集的信息。此外,理想情况下,每家医院、每个医疗服务提供者或支付者应该能够实施提供或补偿的相关治疗的测量方法。

目前,有一个 HAI 公共报告系统作为降低 HAI 的一种手段的优点和局限性证据不足。CDC/HICPAC 的指南旨在帮助决策者、项目策划者、消费者权益组织和其他负责设计和实现 HAI 的公共报告系统的人。公开报道 HAI 有意义的解释,面临的挑战包括识别 HAI 的准确性、考虑不同抽样患者人群不同程度风险的风险调整和 HAI 数据的表达方式。一些研究人员建议应该努力指导而不是创造医疗质量的可接受的准确、客观测量方法,如所有医疗机构可以使用的过程和/或替代测量方法[41]。当它们与有利或不利的结果的关系是公认时,过程测量方法可能是有用的。例如,适当的围手术期抗菌药物预防就是关于过程测量方法的一个很好的例子,是从几十年的研究产生的[42]。替代测量方法是快速确定事件的客观指标,与 HAI 充分相关,提供关于实际机构 HAI 率有用的信息[43]。例如,冠状动脉搭桥术、剖腹产或乳房手术后的 SSI 率似乎与住院患者延长抗菌药物疗程的比例密切相关,是这些手术住院患者 SSI 结局的有用指标[44]。

监 测 的 方 法

监测计划

一旦监测目标确定,医院应该建立一个正式的书面

监测计划,详细说明如何实现这些目标。这项计划应该包括结果和/或护理过程调查,监测的频率和持续时间;监测的方法,包括定义、指标及其计算、宣传策略[15]。在美国大多数急性照护机构(如医院、长期急性照护机构)执行地方性感染的前瞻性发病率监测。根据目标,以及机构的规模、患者的复杂性和可用于监测的资源,目标和全机构监测将被纳入监测计划。该方法将侧重结果和过程监测相结合,也包括主动发现病例。

前瞻性发病率监测

前瞻性监测指在患者住院期间和出院后一段有限时间内的监测(见"出院后随访"一节)。这种方法可以与回顾性监测进行对比,回顾性监测通过审核医疗记录完成,远离患者实际住院时间。发病率监测是在指定时间段内特定人群中寻找新发病例数。与之相比,患病率监测是在特定时期内(期间患病率)或特定时间点(时点患病率)在确定的人群中寻找活动性病例数(图 6.1)。HAI 监测首选前瞻性监测方法,因为它重在及时识别新的感染病例,允许快速实施防控措施。HAI 监测中患病率及其作用的更多内容见第 7 章。

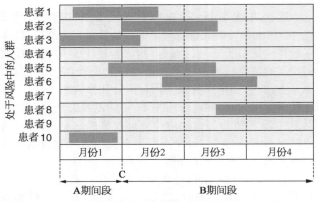

图 6.1 A 期间段或 B 期间段感染发病率是 3 (在每个期间段增加 3 个新病例)

A 期间段感染的患病率是 4;B 期间段是 6(4 和 6 例,分别发生在每个期间段);C 时间点感染的点患病率是 3(在那个时间点,3 例存在)

目标性监测

自 20 世纪 80 年代中期,发展趋势已经远离了持续监测医院所有部门所有住院患者的所有的 HAI("全院"或"全面监测"),倾向于针对特定医疗区域、感染部位、某些微生物感染、术后感染和与感染结果相关的医疗过程的方法。当付出努力程度与 HAI 问题的严重性相匹配时,该方法被称为"目标性监测"[16]。尽管这样的目标监测初衷是由于医院人手不足,需要减少人员花在监测上的时间,但是这种方法已经被证明有利于减少某些高危患者的 HAI 率[45-47]。例如,在一个医院,在 ICU 的 HAI 率是一般外科病房患者的 3 倍多[48]。ICU 患者倾向收治那些最容易发生 HAI 的患者——也就是说,这些患者最有可能发生免疫系统抑制,进行侵入性诊断或治疗,或者接受集中护理和医疗服务时伴随的人与人之间的病原体传播的风险。在一些相对小的单位集中稀缺资源在特

定感染上,目标监测具有大大地简化了监测工作,预防最高危、最有可能承受严重和危及生命的患者发生 HAI 的优点。

器械相关感染和患者护理过程的监测

很多医院试图通过在 HAI 风险最高的照护区域监测器械相关感染(如 ICU 的中央导管相关血流感染),最大限度利用人员的时间。CDC 的 NHSN 在它的患者安全组件器械模块中使用了这种方法[49]。在这个模块中,医院每月在照护区域中选择监测器械相关的 HAI 和/或患者照护过程。例如,一个医院的监测计划可能要求每月在外科 ICU 中监测中央导管相关血流感染和中央导管置管操作(CLIP)。通过集中关注过程和结果监测,重点是洞察预防感染的有效措施[50]。

特定区域重点病原体感染和患者护理过程的监测

监测资源最大化的另一种方法是针对特定微生物,只监测发生在特定患者护理区域(位置)的造成医疗保健相关感染的微生物或实验室结果阳性的微生物。在美国国家医疗安全网(NHSN),微生物关注的焦点是多重耐药菌和艰难梭菌感染(MDRO/CDI)模块[51]。当执行这种水平位置的监测时(和监测手卫生相结合,最大化的无菌屏障,并坚持积极监测同一位置的目标微生物),切断这些微生物的传播,实行接触隔离措施,可以减少多重耐药菌和艰难梭菌感染率[52]。

感染和手术护理过程监测

手术后手术部位感染监测是预防医疗保健相关感染计划的一个重要组成部分。手术部位感染监测,对进行手术的所有患者纳入监测登记,并记录几个关键风险因素的相关信息。一般风险因素最有可能是用于分析切口清洁度分类、类型和手术持续时间和患者基础疾病的严重程度评估,如潜在的诊断或美国麻醉医师协会(ASA)体格检查状态分类评分[53-56]。应该尝试跟进全部或一部分出院患者发生的手术部位感染(见"出院后随访"部分)[57,58]。

全院综合性监测

全院综合性监测继续有用的例子是,可以通过充分利用现有的电子数据库进行全院综合性监测,如美国国家医疗安全网的多重耐药菌/艰难梭菌感染实验室阳性结果事件监测[51]。这种方法只使用实验室的阳性结果来定义感染(称为 LabID 事件),最大限度地减少监测工作和错误分类,因为不需要应用复杂的感染病例定义。美国国家医疗安全网的另一个模块也是直接从医院的源数据库导出数据。在抗菌药物使用和耐药性(AUR)模块,抗菌药物使用数据从药品数据库获得,细菌耐药性数据从实验室数据库获得并导入到美国国家医疗安全网应用程序。这类监测的目标在于促进内部的风险调整,比较医院内的抗菌药物使用和耐药性相关数据,也要评估在本地和全国范围内的使用及耐药性的变化趋势[59]。

数据收集

调查事件的定义

仔细地定义调查事件,作为开发一个医疗保健相关

感染监测系统的一个初始步骤很重要。另一个关键步骤就是在收集过程中使用可接受的定义系统。例如,在试图了解尿路感染和导尿术之间的关系时,有必要首先定义或建立标准来确定什么是尿路感染和什么是导尿术。一旦已经建立调查事件的定义及确定其发生的标准,那么今后将系统、统一地应用这些定义和标准。理想情况下所有处于感染风险的人群都应该系统监测是否存在定义为应该调查的感染的基本要素。

美国 CDC 发布了医疗保健相关感染明确的定义和分类[60],同时这些修改将用于美国 CDC 的 NHSN[61]。这些都不是疾病的严格定义,但对于大多数医院无论大小或医疗的复杂性,这些可作为实用的、可操作性的医疗保健相关感染的监测定义。感染控制委员会、医院管理者和受到影响的临床工作人员需要了解医疗保健相关感染监测的定义,当授权报告包括监测的医疗保健相关感染时,不允许有偏差。如此广泛的预先协议是必要的,避免以后因为定义的分歧出现监测结果打折扣。

感控专业人员的作用

在美国,大多数医院采用具有设计监测系统、准确应用监测定义、收集和整理数据并解释和提交监测结果能力的感控专业人员。关于感控专业人员的资格、功能和职责更多细节在其他地方有描述(见第 5 章)。感控专业人员直接与感染控制委员会主席或医院流行病学家一起工作,向医院管理者、主管以及感染控制委员会报告预防监测信息。在医院除了监测医疗保健相关感染,感控专业人员必须经常监测其他环境的医疗保健相关感染(例如专业护理、行为健康和门诊区域)。感控专业人员必须优先设置他们时间使用的方式,使在他们负责的这些环境中最大化地发挥他们对感染风险的影响[62]。

最小化感染数据的收集

结合每个医疗保健相关感染,精确信息的收集取决于监测目标,可能根据医疗机构、服务、感染部位或病原体而不同。然而,可以推荐一些基本的标识:患者的出生日期、性别、医院名称、在医院的病房或位置、服务和入院日期、开始感染日期、感染部位、实验室检测或培养分离出微生物、分离微生物的药敏结果。只有在医院要分析和使用数据时才收集额外信息。有些机构可能希望包括患者的姓名、主要诊断、评估基础疾病的严重程度、主治医生或其他参与照顾患者的工作人员的姓名、患者是否暴露于(HAI 发生之前)可能引起感染的治疗(如抗菌药物、类固醇或免疫抑制治疗)、抗菌药物治疗感染与医疗保健相关感染有关的一些关于死亡率的评估。记录是否存在特定风险因素(如手术使用侵入性器械、导管相关尿路感染、呼吸机相关性肺炎和中央导管内导管原发性菌血症)是很重要的。

分母

收集医疗保健相关感染数据分母的方法一直是监测劳动力最密集的环节[43]。从历史上看,最常用的分母是选取出院或特定病房或服务的患者数[19,26]。另一个分母是住院日数,即监测期间所有住院患者的总住院日数。

由于分母包括住院日数,住院日数代表疾病的严重程度,医疗保健相关感染率结果根据患者住院日数部分调整。这些数据可以从医院医疗记录部门或业务办公室获得电子或书面月度报告。然而,这些分母没有考虑到患者医疗保健相关感染率的其他不同的风险,如暴露于某些侵入性设备。不推荐使用这些分母来计算总体发生率[23],个别情况除外,如实验性阳性结果证实的全医疗机构的艰难梭菌感染事件率(见"全院综合性监测"节)[51]。

手术部位感染监测常用的方法是收集接受那些开展手术部位感染监测的手术操作的每个患者记录。在这种方法中,记录包含与手术部位感染相关的风险因素,应该是一个手术部位感染的发展,记录与患者的手术记录有关[63]。虽然收集选择监测所有手术数据比其他方法更耗时,但是这种方法让感控专业人员更灵活,通过可用的风险因素生成任意组合,提供不同类型手术部位感染分析。当详细的操作记录可以定期从手术室数据库下载,这个选择更有吸引力。

医疗保健相关感染中的器械相关感染监测,考虑暴露于危险因素中(即器械)是重要的。分母通常是器械使用日数。器械使用日数通过统计一定时间段患者照护区域每日使用特定器械(如中央导管、留置导尿管或呼吸机)的患者数。最后,每日数之和是器械使用日数,作为分母[49]。

确定感染数据来源

为了确保最完整计算医疗保健相关感染率,感控专业人员从院内和院外寻求各种感染信息的来源[19]。几乎所有医院都在用这种主动发现法,但更倾向于被动法。主动法允许更彻底地发现医疗保健相关感染率,感控专业人员定期查看照护区域,与医务人员互动并提供咨询,并获得第一手的医疗保健相关感染的问题。被动法包括要求医生或护士填写感染病例报告表,或对于所有类型的感染仅仅依赖于回顾计算机微生物报告。被动技术的有效性受限于医疗保健相关感染常规检测不准确。医院依靠被动法找到的医疗保健相关感染率通常极低,但这些通常是由于瞒报而不是良好的患者照护操作造成的[19]。虽然使用管理数据(如账单代码)可以审查病历,是一个有用的工具,但这种方法对于识别感染主要缺点是方法单一[64-66]。实际是通过人工和电子监控技术的结合收集医疗保健相关感染数据。感控专业人员往往以电子方式获取统计信息,微生物学和药房报告,护理表格(如体温、血压)和放射学记录。然而,满足 HAI 标准的许多数据元素是在患者记录中或通过咨询医生、护理人员或呼吸治疗人员发现的。

微生物学实验室的作用

定期(通常每日)回顾微生物实验室报告是所有发现感染病例方法中最有用的一种方法。计算机数据挖掘应用程序也可用于识别患者人群中的特定微生物,其特殊意义在于要求特定的感染预防措施。通过在患者照护区域每日查房前回顾微生物学结果,可以发现任何新的或潜在的医疗保健相关感染。这种回顾要求感控专业人员识别需要立即回顾和调查重要的流行病学微生物,这些知识可能通过一个感染预防和控制的课程而获得,并应通过定期继续教育得到加强。然而,一般来说,回顾微生物实验室报告本身并不能满足所有类型的医疗保健相关感染的识别,因为① 不是所有的感染都能获得培养标本或可能标本处理不正确;② 很多医院实验室不能鉴别一些感染性病原体(如病毒);③ 某些类型的感染(如手术部位感染和肺炎)从标本培养识别潜在的病原体并不意味着感染存在,这样的感染需要临床检测和验证(第 11 章)。同时,血培养阳性结果并不一定表明存在一个原发性血流感染,相反它们可能表明血液污染或从另一个感染的原发部位引起的二次血流播种,比如胃肠道。

巡视患者照护区域

定期(最好是每日)巡视患者照护区域应该作为医疗保健相关感染监测持续的一个有效组成部分。这种巡视的目的是识别新的医疗保健相关感染和跟进之前确定的医疗保健相关感染。通过访视照护区域的医生或护士,或通过回顾患者的记录、体温记录、患者有高风险的过程(如手术、中央导管置管、呼吸机插管、留置导尿管等)、患者实施隔离措施或接受抗菌药物治疗可以直接确认新的医疗保健相关感染。访视患者照护区域还可以允许直接评估患者和可见的医疗保健相关感染的病例。巡视患者照护区域的附加值是感控专业人员有机会与护理人员直接互动,将来可以开创预防医疗保健相关感染的措施。

出院后随访

在美国的医院,随着患者在医院平均住院时间的逐步减少,一些医疗保健相关感染的比例不断增加,尤其是手术部位感染的发生,出院后才明显。出院后手术部位感染的百分比变化明显,范围是 20％~60％[67-71]。因为手术患者的平均术后住院时间可能影响手术部位感染在医院被确认的概率,在分析和评价医院的手术部位感染率时该变量必须被考虑[72]。在研究医院感染控制效能的研究(SENIC)项目手术部位感染率多医院分析中,在多元回归分析中使用时间长短作为协变量[8],其他人建议使用发病密度(即用住院日数作为分母计算手术部位感染率)[73]。

出院后监测方法的选择是有争议的。最低限度,再入院手术患者应该回顾手术部位感染的证据。很多感控专业人员在术后 21~30 日通过明信片或电话调查来确定是否发生手术部位感染[69-71]。近来,电子邮件已广泛应用。虽然这会为监测人员带来额外工作,但大量的工作可能与获得完整和准确的手术部位感染率相对称。因为这些信息的可靠性值得怀疑,感控专业人员很少联系并咨询患者本人手术部位感染的体征和症状。出院后抗菌药物暴露也可能是出院后手术部位感染的一种有效的辅助监测[44]。

合并和制表数据

合并医疗保健相关感染数据的方式让数据更容易理解,帮助我们识别潜在感染的重要关系或模式。最有效的分析监测数据可能有很多种形式,这取决于监测解决的目标。作为第一步,感控专业人员应该分析医疗保健相关感染单量频率表(如医院内医疗保健相关感染的数量、身体部位或病原体)和双线交叉表(由身体部位和每个护理单元的病原体组成的医疗保健相关感染的行列表)中的数据,统计医疗保健相关感染部位每个病原体的抗菌药物敏感性[74]。然而,也应该做更深入的分析,包括三线率表(如患者照护区域病原体的位置)、四线率表(如患者照护区域的病原体的敏感性模式)和更复杂的交叉表。通常,这些表格被用于患者亚群,如在一个特定的服务或特定外科医生的患者。统计和其他软件被广泛用于这样的分析(见第 9 章和第 10 章)。

医疗保健相关感染率制表的基本目的是获得一个何时、何地和谁发生医疗保健相关感染的新的理解。当组织原始数据的时候较常犯的错误之一是草草制作初始表格,没有停下来检查数据就继续进行率的计算。读取原来的列表和初始数据合成的简单表格通常是有用的,这可以使人想起需要额外的表格、图表和列表。数据探索的过程没有严格的规则,有效的就是正确的!

仅仅分析分母数据就非常有启迪作用。例如,如果一个感控专业人员确定医院重症监护病房(ICU)中央导管的利用率与其他相同类型的医院 ICU 相比很高(图6.2 第二幅图的医院 A 单元),回顾器械的适当使用可能是必要的。同时,评估手术部位感染率后,可以通过进一步探讨每一个手术类别风险因素的分布,获得有用的信息。例如,当一个外科医生在高风险组中有超过预期数量的疝修补术,可能为更多的高危险患者做手术,他或她的手术时间可能不断超过第 75 百分位数疝修补术的手术时间,从而增加患者手术部位感染的风险。这个问题必须要问,"患者是否没有必要安置在一个有医疗保健相关感染风险的位置?"因为绩效改进人员感兴趣的是适当的医疗护理和设备使用的检查[24,75-77]。感控专业人员可能会发现与绩效改进同事合作的区域。

计算

在医疗保健相关感染的初始表格已经完成后,感控专业人员和医院的流行病学家关于哪里可能会有医疗保健相关感染问题发生应该有一个强烈的信号。由于这些初步分析是完全基于单独审核医疗保健相关感染(分子数据)和分母数据,有必要进一步分析涉及率或比例的计算,以开发更有力的证据是必要的。

率的定义

率是某些特定事件发生概率的表达,它的形式是(x/y)k。分子 x 等于在特定的时间段内某事件发生的次数,并除以 y,分母 y 等于相同的时间段内处于风险之中的人群,并乘以常数 k,产生一个整数(100、1 000、10 000 等)。常数取决于 x/y 的大小,是为了将率表达为一个更方便的整数而选择的。如,在指定的一个月 100 名患者中发现 5 例医疗保健相关感染病例,x/y 的值将是每月每人医疗保健相关感染率为 0.05;为了将率表达为一个方便的整数,x/y 乘以常数 100,即每月每 100 名患者医疗保健相关感染率是 5。如果一个月内 10 000 名患者发现 50 例医疗保健相关感染病例,常数 1 000 将用于表达每月每

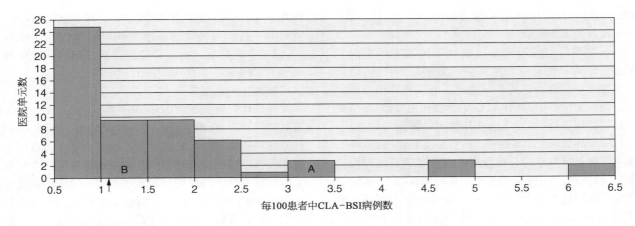

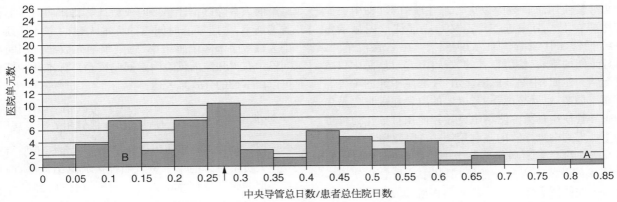

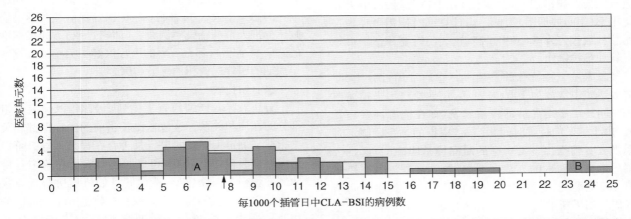

图 6.2　比较综合医院的重症监护病房血流感染(BSI)率的分布(基于患者和基于中央导管使用日数)和中央导管的利用率

经许可引用 Jarvis WR, Edwards JR, Culver DH, et al. Nosocomial infections in adult and pediatric intensive care units in the United States 1986-1990. *Am J Med*. 1991;91(suppl 3B):185S-191S.

1 000个患者中医疗保健相关感染率为 5。重要的是要强调,在确定率的时候,时间段和人数必须指定,而这些必须适用于分子(x)和分母(y)的表达式。

发病率类型

发病率是医疗保健相关感染的基本监测指标。发病率是通过新的医疗保健相关感染病例(分子)的数量除以指定时间内处于风险的人数(分母)。分母是患者的数量(这在技术上是感染比例)。在图 6.1 中,描绘了 10 个住院患者的感染状况,如在 A 或 B 时期感染发病率均为 3,因为每个时间段 10 个患者中有 3 个新的感染病例。假设

A 时间段为 1 个月,B 时间段为 3 个月,发病率是 3 例,在 A 时间段每月每 10 位处于风险的患者的发病率是 30%,在 B 时间段每月 10%(即完全等价于每 3 个月 30%)。

另一个发病率的分母是在监测期间处于风险的日数。一个例子是住院日数为分母,即指定的时间段所有患者的住院日数总和。另一个例子是器械使用日数为分母,是指定的时间段指定区域指定的器械使用的总日数[78]。这种类型的率被称为发病密度。发病密度主要用于以下两种情况: ① 感染率是患者暴露于危险因素(如留置导尿管和血管内静脉置管)的时间长度的一个线性

函数;② 随访持续时间会影响感染率的判断(如手术部位感染率没有监测出院后)。

分母应当尽可能精确地反映处于风险中适当的人数。如计算 ICU 的导管相关尿路感染的发病密度,分母只应包含那些留置导尿的 ICU 患者。在美国疾病预防控制中心的国家医疗安全网(NHSN)器械使用日数(如中央导管插管使用日数、留置导尿管日数或机械通气日数)分别用作中央导管相关血流感染、导管相关尿路感染、呼吸机相关性肺炎感染率的分母数据[49]。为了进行不同医院间的比较,分母的选择至关重要。通过 ICU 几个率的分布更充分说明这个情况(图 6.2)。顶部柱形图中显示的数量是每 100 患者中 CLA-BSI 病例数,中间柱形图显示了中央导管使用总日数除以患者总住院日数(即中央导管使用率在下一节中进一步定义),底部柱形图显示每 1 000 个插管日中 CLA-BSI 的病例数。在 A 医院单元,顶部柱形图的率,它使用患者的数量作为分母,是中位数的近 5 倍。然而,中间柱形图显示,A 医院单元的中央导管使用率最高,也就是说,80% 以上的患者住院日也是患者中央导管使用日数。使用中央导管使用日数作为分母有助于考虑到中央导管的高利用率。B 医院单元的中央导管相关血流感染发病率略低于中位数(底部柱形图)。尽管 A 医院单位不再是异常值,但其中央导管高使用率可能需要评估适当性。另一方面,B 医院单元中央导管相关血流感染发病率(顶部柱形图)在中位数附近,中央导管使用率(中间柱形图)很低。当计算率时使用中央导管使用总日数作为分母,率相当高,这表明需要评估中央导管置管和维护操作[79]。

罹患率是一种特殊的发病率。它通常用百分比(即率的表达式中常数为 100)来表示,几乎专门用来描述在有限时间特定暴露人群的疫情暴发(如在同源性疾病暴发)。由于暴发的持续时间相当短,率指的是一段假定时间但没有明确指出。发病率的时间段是明确的,这是区分罹患率与发病率的方法。例如,如果一个新生儿托儿所有 100 名婴儿,暴露于受污染的婴儿配方奶粉时间超过 3 周。如果新生儿中有 14 名婴儿认为是由受污染的婴儿配方奶粉引起特有的疾病,这些婴儿暴露在受污染的婴儿配方奶粉的罹患率是 14%。注意,每 100 名婴儿发病率每 3 周是 14 例,最好表示为每周每 100 人中 4.67 例婴儿。

器械使用率

器械使用率(DUR)是计算在指定时期内患者使用器械的比例,器械使用率的计算公式如下:

$$器械使用率 = \frac{器械使用日数}{患者住院日数}$$

这个测量值没有常数被用作乘数,结果值始终是≤1。例如,如果一个重症监护病房一个月有 100 中央导管使用日数和 400 患者住院日数,然后 DUR 就是 0.25(100/400)。这意味着在重症监护病房 25% 的患者住院日数也是中央导管使用日数。与标准人群相比,可判定

前几个月某个器械使用多还是少,这种方法可以是一个有用的工具。如果发病率增加同时器械使用率也在增加,感控专业人员可能需要考虑器械是导致医疗保健相关感染发病率增加的一个原因。

标准化的感染率

标准化的感染率(SIR)是一种综合指标,用于追踪随着时间推移国家、州或地方的医疗保健相关感染发病率。标准化的感染率随患者在每个医院风险变化。在医疗保健相关感染数据分析中,标准化的感染率与一个标准的实际数量人群中的医疗保健相关感染率比较(如美国国家医疗安全网的合计数据),调整了一些已知与感染发病率的差异显著相关的风险因素。标准化的感染率是观察感染的人数除以预计感染的人数计算得出。对于器械相关感染率,是用基准时间段的标准人口的率计算预计感染人数。手术部位感染率,感染预期人数源自期间准时间段中获得预测的风险因素回归模型。标准化的感染率可以由下面的公式来表达:

$$标准化的感染率 = \frac{观察的医疗保健相关感染病例}{预计的医疗保健相关感染病例}$$

器械相关感染率使用标化感染率度量标准使得感控专业人员由更多的单个患者照护区域总结数据,调整位置类型的感染发病率的差异。另外,讨论内部和外部的利益相关者时标准化的感染率可能更容易测量。如果标准化的感染率大于 1,表明观察的医疗保健相关感染病例数比标准人群的感染病例数大(即超过率)。如果标准化的感染率小于 1,那么观察的医疗保健相关感染病例数小于预期的医疗保健相关感染病例[80]。

患者组比较

分析意味着仔细检查主体列表数据,以确定其组成部分的性质和关系。这包括比较当前的医疗保健相关感染指标来确定不同组的患者是否存在显著差异。可以做这样一个假设,例如妇科和普通外科病房在给定月份有两例导管相关尿路感染,然而同月妇科病房留置导尿管日数是 350,外科病房留置导尿管日数是 100。因此,妇科和外科病房的留置导尿管日平均发病率密度分别为 0.571% 和 2%。确定这些感染率之间观察到的差异是否显著(即比我们期望的随机或偶然单独发生的高,或者确实不存在真正的区别)需要使用被称为显著性检验的统计过程。

医院流行病学家和感控专业人员应该熟悉一些检验(例如,卡方检验、四表格表确切概率法或样本均数比较的 t 检验)的意义(见第 9 章)。对于所有的感染预防部门目前可用计算机软件包,让即使是最复杂的统计测试程序也变得非常容易[41,73]。在前面的例子中,观察到的感染率(5.71 vs. 20.0)根据二项式确切检验,具有高度显著性差异,$P<0.03$。这意味着差异等于或大于观察,预计单次偶然发生的机会小于 3/100。因此两个病房感染率之间很可能存在真正区别,并表明需进一步调查以解释为什么存在这样的差异。有一个真正的区别两个病房的

感染率,并进一步调查来解释为什么存在这种差异。如果感控专业人员想与其他医院比较医院医疗保健相关感染指标,才能进行这样的比较[23]。

比较随着时间推移的率

分析的另一个类型是对同一患者照护区域或人群中当前的医疗保健相关感染发病率与先前的医疗保健相关感染率进行比较,以确定随着时间的推移是否发生显著变化。当前的率和前期的那些率可以通过表格的形式直观地检查,或者率可以在图上标注以检测潜在重要性的变化。偏离基准率的潜在重要性应该进行统计显著性检验(见第 9 章),如果显示应该进行进一步的调查(见第 8 章)。尽管它方便每月比较率,但是当计算率的分母很小时需要谨慎。当审查手术部位感染率或标准化的感染率时尤为如此。由于手术量少导致外科医生的手术部位感染率或标准化的感染率不稳定时,必须经常进行显著性检验。

结果解释

许多人认为数据的解释应该是分析的最后一步,数据的解释归因于表格和信息分析机构,意味着是智力过程。在发现医院内严重流行或暴发问题时医疗保健相关感染率无显著性变化,解释可能会有所不同。然而,通常情况下,通过监测分析数据,特别是针对发现的问题区域进一步调查,可以获得更多信息,有利于最终的结果解释。通过监测收集其他信息的额外用途,如医疗保健相关感染的发病时间,在第 8 章和第 9 章有具体说明。

数据报告

表格化的数据,或者相应的分析和解释,在医院应该能引起关注。表格数据、结果分析及其解释报告应当定期提交给医院感染控制委员会并记录。在暴发或异常情况期间应每周甚至每日报告。报告中分析表数据不足时,应该保留分析表,一旦积累了足够的数据,发布汇总表和分析报告。

数据应该以图形形式显示,为临床医生和/或管理人员就存在的问题采取行动的需要提供视觉证据。简单的创意图形,如仪表板尤其有效。没有清晰地提供图形和叙述,不应该假定感控专业人员有时间或具备流行病学知识来解释数据。在医院,如果可能的话感控专业人员或医院流行病学家和那些在医院能够促进并提出干预措施的个人(如医院管理者、临床主任、董事会或科室负责人)一起亲自审查这些数据,可能是有好处的。在报告阶段和在整个监测过程中,应采取措施,确保收集到的患者和医院工作人员信息的保密。例如,感控专业人员应该保持所有监测形式中患者姓名列表在非常严格的安全性条件下,包括电脑记录的密码保护,纸质记录使用上锁的文件柜或其他安全存储。报告不应该提及患者或工作人员的姓名,除非有很好的理由这样做,同时应仅限于那些需要知道的人分发报告。感染控制委员会应该建立一个信息隐私政策,包括特定的程序处理确定患者或工作人员的记录或报告(如外科医生特有的手术部位感染率或标化感染率或实验室数据暗示员工在微生物暴发时作为传播者)。

医疗保健相关感染对住院患者的治疗效果有很大的影响。随着住院时间的逐步缩短、侵入性器械使用的增加、抗菌药物耐药性的增加以及公众和纳税人(包括政府)对减少医疗保健相关感染有关的发病率和死亡的兴趣不断增加,监测活动将需要比以往更多的时间和专业知识。医疗保健相关感染监测和预防的资源没有根据这些要求按比例增加[81,82]。保持成功的传统监测系统的特点,采用新颖的监测策略,如使用医疗保健相关感染防控"代理人",采用新方法、新技术收集和使用信息,将使医疗保健监测成为一个更好的预防工具。

第 7 章

患病率调查在医疗保健相关感染监测中的应用

Bruno P. Coignard ■ 梁睿贞 译 ■ 陈文森 审校

前 言

时点患病率调查通常作为医疗机构中医疗保健相关感染(healthcare-associated infection,HAI)监测的第一步,其目的是对医疗保健相关感染的整体情况进行估计,描绘出患者特征(特点、危险因素如侵入性设备或操作暴露等),感染(如部位、微生物包括抗菌药物耐药的生物标志物)和/或他们曾接受的抗菌治疗情况。

时点患病率调查自 1960 年代起就曾在国家性、区域性或者地方性等各个层面广泛开展。首次发表的调查报告是由美国波士顿城市医院自 1964 年至 1973 年进行的调查,记录了每隔 3 年 HAI 发生和抗菌药物使用情况,在 1970 年两者分别为 12.0% 和 33.0%[1,2]。从 1969 年到 1973 年,疾病预防控制中心(Centers for Disease Control and Prevention,CDC)实施了一项基于每 4 个月调查 1 次,涵盖 8 所医院的医院感染综合项目(Comprehensive Hospital Infection Project,CHIP)[3]。其后,医院感染控制效能研究(SENIC)(1974~1983)和国家医院感染监测系统(National Nosocomial Infections Surveillance,NNIS)(1974~2004)则倡导连续的、前瞻性的发病率监测方式[4]。致力于医院间率的比较和建立医疗机构的基准数据,目标性、风险调节监测模块已经被植入于国家医疗安全网(National Healthcare Safety Network,NHSN,2005 年至今),多年来有选择性、有针对性地对医疗保健相关感染进行追踪和监测[5]。但是,全院广泛性监测在 1996 年中断了,这种监测在以往 NNIS 中是要求强制执行的。取而代之的是监测重点为重症监护病房(intensive care unit,ICU)、高危新生儿室和手术患者。加强美国州 HAI 强制报告,从长期趋势来看,缩窄了 HAI 监测集中点,限制了对新发感染的发现能力,甚至可能无法对全院范围的 HAI 做出正确的预估,这也使得 CDC 近期重新评估患病率调查的价值所在[6]。

其他国家也效仿 NNIS 的模式[7,8],长期将时点患病率调查作为对医疗保健相关感染的监测工具。自 20 世纪 70 年代瑞典实施了首次时点患病率调查[9]至近期欧洲疾病预防控制中心(European Center for Disease Prevention and Control,ECDC)组织了近 30 个国家在 2011~2012 年间开展了调查[10],整个欧洲(表 7.1)乃至世界其他地方(表 7.2)中大量医疗保健相关感染患病率

调查和/或抗菌药物的使用情况和/或病原体耐药情况实施了调查,患者发生至少一种医疗保健相关感染的患病率为 3.5%~16.8%。一些调查也针对特定的感染部位、病原体或特殊人群,可以提供一些对公众健康有重要意义但尚未公开的医疗保健相关感染,如耐甲氧西林金黄色葡萄球菌感染(MRSA),艰难梭菌感染,新生儿、儿童或长期照护机构的患者医疗保健相关感染。

患病率调查的利与弊

时点患病率调查与发病率调查相比有许多优点。尤其体现在对医院的整体 HAI 情况的迅速把握。全院范围的时点患病率调查不仅可以全方位地描述感染部位和病原菌对住院患者的影响,而且包括了他们的重要特征、风险因素、侵入性设备或操作,或者曾经使用过的抗菌治疗。2006 年,法国患者年龄的中位数是 69 岁,每 10 个患者中即有 1 个免疫功能低下者,1/3 有最终或者迅速致命的疾病(McCabe 评分 1 或 2),1/5 的患者在过去的 30 日里曾做过手术,1/4 的患者曾有过导管介入,1/10 的患者曾放置过导尿管,5.0% 的患者曾有过一次或者多次医疗保健相关感染(泌尿道、下呼吸道、手术部位感染占了总数的 60%)及 15.5% 曾接受了抗菌药物治疗。这种时点患病率调查为正确识别和建设未来感染控制和监测要点提供了良好的基础,包括对高危患者或区域制订针对性预防方案和发病率调查。相较于通常只能通过持续性发病率监测系统获得患者及其暴露因素等数据,它们也可以提供得更加翔实。

除了比以发病率为基础的监测更易实施之外,时点患病率也更节省成本和耗时更少。对于那些没有足够的人力、财力或者行政支持的医疗机构,或者意愿实施发病率监测的医疗保健机构或国家,时点患病率调查可以建立一个最精炼的 HAI 监测方案,以确定医院感染防控的重点区域和重点环节。此外,这样的调查便于评估 HAI 的负担和迅速提升医护员工对于感染监测和控制的意识和能力。HAI 作为一个世界范围内日益关注的公共卫生问题,(调查)有助于回答来自患者、政策制定者、媒体和公众的问题[12,13]。调查结果,如患者群中发生 HAI 的比例,对于听众来说是非常简单和易于理解的,并且能够促进交流。举例来说,耐甲氧西林金黄色葡萄球菌感染(MRSA)或艰难梭菌感染在 ICU 内或者全院范围的负担是明确的,然而在全院范围的发病率监测中这些数据由

表 7.1　1975～2012 年欧洲选择性时点患病率调查

国家或地区	调查年份	医院(数量)	患者(人数)	护理类型	病房类型	感染类型	使用CDC关于HAI的诊断定义	患率调查中患者发生≥1次HAI的比例/HAI总发生率	感染病例病原体检出率	患病率调查中患者抗菌药物使用比例	参考文献
瑞典	1975	5	4 246	AC, LTC	所有	所有	否	—/17.0			9
挪威	1979	15	7 833	AC	所有	所有	否	—/9.0			38
英国	1980	43	18 163	AC	所有	所有	否(HIS)	—/9.2			39
意大利	1983	130	34 577	AC	所有	所有	否	6.8/—		35.5	40
比利时	1984	106	8 723	AC	所有	UTI, SSI, BSI	否	9.3/—			41
捷克斯洛伐克	1984	23	12 260	AC	所有	所有	否	6.1/—			42
西班牙	1990	123	38 489	AC	所有	所有	是	8.5/9.9	33.8		43
法国	1990	39	11 599	AC	所有	UTI, SSI, LRTI, BSI, CAT	是	6.7/7.4	81.2	29.5	44
挪威	1991	76	14 977	AC	所有	所有	否	—/6.3			45
爱尔兰	1993～1994	157	37 111	AC	所有	所有	否(HIS)	—/9.0			46
德国	1994	72	14 996	AC	所有	所有	是	3.5/3.6	56.5		36
瑞士	1996	4	1 349	AC	所有	所有	是	11.6/13.0	65		47
法国	1996	830	236 334	AC, LTC, RH, PSY	所有	所有	是,mod(+McGeer)	6.7＋1.3[a]/7.6	51.5		48
希腊	1999	14	3 925	AC	所有	所有	是	8.6/9.3	72	51.4	49
法国	2001	1 533	305 656	AC	所有	所有	是,mod(+McGeer)	6.9/7.5		15.9	50
意大利	2001	15	2 165	AC	除<14yo	所有	是	7.5/8.3			51
斯洛文尼亚	2001	19	6 695	AC	所有	所有	是	4.6/5.0	55.8		52
拉脱维亚	2001	2	1 291	AC	所有	所有	否(HIS)	5.1/5.7	29	22	53
意大利	2002～2004	51	9 609	AC	除<14yo	所有	是	6.1/6.7	68.4	45.3	54
阿尔巴尼亚	2003	1	968	AC	所有	所有	是,mod	16.8/19.1	71.4	46.9	55
芬兰	2005	30	8 234	AC	所有	所有	是	8.5/9.1	53	39	35
苏格兰	2005	45	11 608	AC	除≤16yo	所有	是,mod	9.5/10.7	70	15.5	56
法国	2006	2 337	358 353	AC, LTC, RH, PSY	所有	所有	是,mod(+McGeer)	5.0/5.4		33.1	11
爱尔兰	2006	270	75 694	AC	除了儿童	所有	是	7.6			57
比利时	2007	63	17 343	AC	所有	所有	是	6.2/7.1			58
荷兰	2007～2008	41	26 937	AC	所有	所有	是,mod	6.2/7.2			59
立陶宛	2007	30	6 288	AC	所有	所有	是	3.4	28.6	30.9	60
苏格兰	2011	52	11 902	AC	所有	所有	否(ECDC)	4.9/5.2		32.1	61

[a] 表示只描述了报告的医疗机构获得性HAI,1.3%的患者入院时有HAI。

HAI,医疗保健相关感染;AC,急性护理感染;LTC,长期护理;RH,康复;PSY,精神病;UTI,尿路感染;SSI,手术部位感染;LRTI,下呼吸道感染;BSI,血流感染;CAT,导管相关感染;Y,是;mod.修正;HIS,医院感染协会;ECDC,欧洲疾病预防控制中心;yo,年龄。

表 7.2 1984～2008 年在欧洲或美国之外世界其他国家和地区时点患病率调查

国家或地区	调查年份	医院(数量)	患者(人数)	护理类型	病房类型	感染类型	使用CDC关于HAI的诊断定义	患病率调查中患者发生≥1次HAI的比例/HAI总发生率	感染病例病原体检出率	患病率调查中患者抗菌药物使用比例	参考文献
澳大利亚	1984		28 643	AC	所有	所有		6.3/8.1			62
中国香港	1987	10	9 848	AC	所有	所有		8.6/—			63
黎巴嫩	1997	14	834	AC	所有	所有	是	6.8/8.5	39.4		64
印度尼西亚	2001～2002	2	2 222	AC	所有	UTI, SSI, PHI, SEP	是	—/6.9		42.3	65
加拿大	2002	25	5 750	AC	只有成人	所有	是	10.5/11.6		36.3	66
古巴	2004	33	4 240	AC	所有	所有	是	6.7/7.3	30.2		67
南非	2005	6		AC	所有	UTI, SSI, LRTI, BSI	是	9.7/—			68
伊朗	2004～2005	8	2 667	AC	所有	UTI, SSI, BSI	是	8.8/8.8			69
泰国	2006	20	9 865	AC	所有	所有	是	—/6.5	70.8	47.0	70
越南	2008	36	7 571	AC	所有	所有	是	7.3/7.8	18.4		71
阿根廷	2008	39	4 249	AC	所有	所有	是	11.3/14.2		45.3	72
中国(河北省)	2007～2008	13	20 350	AC	所有	所有	是	3.9/4.1	35.3	50.8	73

HAI, 医疗保健相关感染; AC, 急性护理; UTI, 尿路感染; SSI, 手术部位感染; PHI, 静脉炎; SEP, 败血症; LRTI, 下呼吸道感染; BSI, 血流感染; Y, 是; mod, 修正。

表 7.3 2002～2011 年对特殊人群或病原体的选择性时点患病率调查结果

国家或地区	调查年份	医院(数量)	患者(人数)	护理类型	病房类型	感染类型	使用CDC关于HAI的诊断定义	患病率调查中患者发生≥1次HAI的比例/HAI总发生率	感染病例病原体检出率	患病率调查中患者抗菌药物使用比例	参考文献
美国	2006	1 237	187 058	AC	所有	MRSA	是	2.4/—	100		74
美国	2008	648	110 550	AC	所有	CDI	是	0.9/—	100		75
美国	2010	590	67 412	AC	所有	MRSA	是	1.3/—	100		76
加拿大	2002	19	997	AC	儿科	LRTI, UTI, BSI, SSI, CDI, VRI, NE, VGE	是.mod	8.0/9.1		38.6	77
加拿大	2009	30	1 353	AC	儿科	LRTI, UTI, BSI, SSI, CDI, VRI, NE, VGE	是.mod	8.7/9.2	92.7	40.1	78
俄罗斯	2006	1	472	AC	儿科	所有	是.mod	15.2/17.0		39.0	79
欧洲(13个国家)	2009	117	14 491	LTC	老年科	所有	否(McGeer, mod)	5.0/—		5.4	24
荷兰	2009	24	1 772	LTC	老年科	BSI, LRTI, B, C, GE, UTI	是.mod	7.6/—		6.6	80
荷兰	2010	10	1 429	LTC	老年科	所有	否(McGeer, mod)	2.8/—		3.5	81
爱尔兰共和国	2011	108	5 922	LTC	老年科	所有	否(McGeer, mod)	4.1/—		10.1	82

HAI, 医疗保健相关感染; AC, 急性护理; LTC, 长期护理; MRSA, 耐甲氧西林金黄色葡萄球菌; CDI, 艰难梭菌; LRTI, 下呼吸道感染; UTI, 尿路感染; SSI, 手术部位感染; BSI, 血流感染; VRI, 病毒性呼吸道感染; NE, 坏死性小肠结肠炎; VGE, 病毒性胃肠炎; GE, 胃肠炎; B, 慢性支气管炎/细支气管炎; C, 结膜炎; Y, 是; mod, 修正。

于资源集中而很少被收集。

时点患病率调查的简单性也体现在它的方法上,实施时它们很容易被理解及减少了对当地工作人员和调查人员的培训需要。由于每一个纳入患者只需填写简短的调查问卷(图 7.1),而和感染相关的变量仅适用于少数(5%～10%)被感染患者填写,所以通常一日即可完成。这种调查可能更精确,因为更容易和床边检查及相关的临床资料结合在一起,而发病率调查和研究通常采用回顾性的方法,其数据多数来自病例资料或者临床记录(而很少包括感染者自身的检查)[13]。2010 年 ECDC 在 23 个国家 66 家医院进行的一项试验中表明时点患病率对每个患者数据的收集和记录时间约为 19 min(每 100 例患者 32 h)[10],此外,由于时点患病率调查的数据管理不

需要复杂的统计工具或技巧,这让在参与医院中实现属地管理成为可能,因此提高了局部数据反馈的有效性和及时性。患病率调查中使用专门的软件或网站用于数据录入、审核和即时反馈,可以显著地提高医疗保健机构的参与度。例如 2006 年法国 2 337 家医疗机构参与了调查,占全法病床数的 94%。

为了获得更全面的数据,以及评价感染控制策略、政策或项目在各个层面对全球性的影响,(人们)也会使用重复性的时点患病率调查。20 世纪 80 年代,为了评价感染控制政策的影响,中国香港医院实施了单日的时点患病率调查。(结果表明)HAI 从 10.5% 降至 5.6%,而导管相关感染的显著降低则归功于感染控制的导管护理策略的实施[11]。在国家层面,法国通过两次时点患病率调查

图 7.1 ECDC 时点患病率调查所用的问卷(基于患者的标准化方案)

[1] 调查期间使用的抗菌药物,在调查当日 8 点前 24 h 内手术前预防性使用的的抗菌药物除外,如果"是",填写使用日期。[2] 入院第3日发生感染,或者满足 SSI 的评价标准(手术后 30 日内发生感染),或者从急诊医院出院的 48 h 之内发生的感染,或者发生 CDI 且 28 日内从急诊医院出院,或者侵入性器械/操作后 3 日内发生感染在第 1 日或者第 2 日,以及 HAI 的病例标准符合调查日或接受了(任何)关于 HAI 的治疗及 HAI 的病例诊断符合治疗第 1 日至调查日;如果是,填写 HAI 数据。

[3] 发病前 48 h 内使用(或者间隔使用)相关器械(气管插管导致肺炎,中心或外周静脉导管导致血流性感染,导尿管导致尿路感染),尿路感染 7 日内有无使用尿管。[4] 仅用于入院时不存在或无活动性感染(dd/mm/yyyy)。[5] C-CVC, C-PVC, S-PUL, S-UTI, S-DIG, S-SSI, S-SST, S-OTH, UO, UNK。[6] 自动标记 0、1、2 或 9,见上表。

经过欧洲疾病预防控制中心许可。在欧洲急诊医院进行医疗保健相关感染和抗菌药物使用的患病率调查中使用——方案版本 4.3 斯德哥尔摩:ECDC;2012. http://www.ecdc.europa.eu/en/activities/surveillance/HAI/about_HAI-Net/Pages/PPS.aspx

查的比较,调整了危险因素,结果显示自 2001～2006 年,HAI 的发生率下降了 12%,耐甲氧西林金黄色葡萄球菌的发病率下降了 40%,且有助于国家感染控制项目的评估[11]。

但是,时点患病率调查也有一些局限性。首先,它难以衡量真正感染的危险因素,即它的分子不仅包括新发生的也包括已发生的感染患者。所以,患病率结果偏高且不能和发病率进行比较,特别是发病率调查更有可能捕捉到较长时间的 HAI 和长时间住院、有更多并发症及更高感染风险的患者信息。一些学者试图通过患病率数据,应用 Rhame 与 Sudderth 提供的公式,来分析所有的HAI 或仅血源性感染发病率[15-17]。但这种通过患病率或研究进行发病率的推论应非常谨慎。此外,时点患病率调查对于特定的、和设备相关的感染(如呼吸机相关性肺炎或者导管相关血流感染)缺乏足够的分母数据。尽管他们可以捕捉到侵入性设备的暴露情况,如使用尿管或者静脉导管,但是由于它只是一个横断面研究设计,故而无法判断使用这些设备究竟是感染的原因还是结果。

更重要的是,在医疗机构或者国家之间进行患病率比较并不容易。就单个医院来说,其统计结果缺乏精度,原因是样本数太小(例如,基于 7.5% 的患病率来说,对于一个 200 张床位的医院来说只有 15 名 HAI 患者被发现)。此外,分子通常包含了所有类型的 HAI,而整体发病率并没有经过风险调整,例如每 1 000 置管日发生 1 例血流感染。因此,患病率调查的数据不能用来衡量护理质量或者医院之间的比较[18]。一些调查试图比较同一国家不同地区间的发病率,2006 年法国患者 HAI 的发病率最低为科西嘉岛的 2.66%,最高为阿尔卑斯省的5.75%,但由于各个地区的医疗保健机构级别不同和患者构成也不同,使得结果的解释受到一定限制[11]。

同理,在试图比较不同国家之间的患病率时,则更加困难,因为在已发表的调查报告中,研究设计及对 HAI 的定义均不尽相同(表 7.1～表 7.3),在多数的研究中,医疗机构是在自愿的基础上进入的,这使得其代表性受到限制。而更高级别病例组合的患者(如急性照护病房)也只是偶尔被选中。此外,不同培训程度或不同资质的调查者收集数据(对于所使用感染标准定义的提出质疑)和资料,或者使用不同的方法(即定义、感染医疗机构或者筛选标准)对于 HAI 进行识别和分类[6]。实验室的检测能力和检测方法(如微生物培养 vs. 聚合酶链反应)在参与医院之间亦有所不同,使得 HAI 的检测或发现受到影响。如表所示,通过微生物确认或查阅病历文档资料,不同的调查报告显示 HAI 的发现率在 29.0%～81.2%(表 7.2、表 7.3)。ECDC 最近的一篇综述也重点强调了欧洲时点患病率调查协议的差异:所列出的变异包括感染部位、一些调查中排除了其他医院获得的感染、使用不同的病例定义,以及在标准的应用上使用不同的方式(表 7.4)[19]。实际上,即便是细微的差别也会影响结果,如在收集数据期间,特别是如果在调查期间微生物检测结果出得太迟

而未能纳入数据库。西班牙的一项研究表明一周中选择哪日进行数据采集也会导致变异,周六到周一的调查期间 HAI 的发生率较高("周末效应")[20]。

表 7.4 欧洲 17 个患病率调查协议中调查方法差异一览表[19]

调查方法差异	国 家	
	%	名称[a]
感染病例的定义		
诊断相关组	11.8	LV、SE
修正的 CDC 定义	11.8	FR、NL
未修正的 CDC 定义	76.5	其他国家
采用国外的 HCAI 定义[b]	47.1	DK、ES、IT、LT、LV、NL、SE、UK
纳入的感染类型		
所有类型	52.9	BE、GR、IT、LT、LV、NL、PT、SE、SI
仅包括主要感染类型	11.8	NO、DK
排除二次血流感染	23.5	UK、IE、FI、DE
排除无症状的感染	11.8	ES、FR
数据收集方法/工作量		
分子和分母的汇总	11.8	NO、DK
以患者为分子及汇总分母	11.8	SE、LV
以患者为分子和分母	76.5	其他
排除特殊的患者或病种	17.6	FR、NL、FI

[a] BE,比利时;DE,德国;DK,丹麦;ES,西班牙;FI,芬兰;FR,法国;GR,希腊;IE,爱尔兰;IT,意大利;LT,立陶宛;LV,拉脱维亚;NL,荷兰;NO,挪威;PT,葡萄牙;SE,瑞典;SI,斯洛文尼亚;UK,英国。
参考文献:http://ecdc.europa.eu/;除了比利时 PPS:http://www.kce.fgov.be/
[b] 不一定包括所有的主要 HAI 患病率结果,英国和爱尔兰仅包括在同一家医院再次入院的。

由于这些原因,为了更便于比较和获得有意义的结果,有必要在国际水平上标准化时点患病率调查方案[13]。但是,迄今为止,鲜有作为。1995 年,欧洲重症监护感染和流行病学协会(European Prevalence of Infection in Intensive Care,EPIC)的一项研究是第一个使用国际化的统一标准对 ICU 中的 HAI 发生率进行的调查[21]。2009 年,EPIC 进行了第二次包括四大洲 75 个国家 1 265 个 ICU 13 796 名患者的调查,51% 的被调查者发生过感染[22]。随着欧洲长期照护机构 HAI 和抗菌药物使用(Antimicrobial Use in European Long-Term Care Facilities,HALT)[24] 或者欧洲抗菌药物使用监测(European Surveillance of Antimicrobial Consumption,ESAC)[25] 的开展,其他类似的对 HAI 的监测行动也在地中海地区或欧洲启动,对使用医疗相关感染和抗菌药物使用的项目中。2010 年 ECDC 开展的对 HAI 和抗菌药物使用的时点患病率调查是最近的一次积极举措[10],其最终促成了一个共同的协议和有近 30 个国家在 2010～2012 年参与了这个项目,研究结果在 2013 年发表(http://www.ecdc.europa.eu/)。时点患病率调查标准化的许多挑战在发病率监测时也有体现,特别在有大量的医院参与以及不同的人进行数据收集、应用和对 HAI

定义解释时。

患病率调查的方法

时点患病率调查可提供 ICU 或病区或医疗机构的住院患者某个时间点的数据，获得患者和他们感染的即刻印象。与之相反，发病率调查则提供了一个观察周期的动态图景，记录了处于感染风险的每单位人口的新发病例数（发病密度），或在整个暴露周期或住院时间的暴露患者感染的比例（累积发病率或者罹患率）[26]，计算的理论示例说明了这些差异（图 7.2）。时点患病率通常在一日完成，虽然大医院可能需要好几日调查其住院患者。一般说来，只记录那些在筛查期间有临床表现的感染被记录[26]，这个结果作为所有筛查患者的感染比率，也就是说，在调查期间至少有一次活动性感染[26]。由于患者可能有不止一次的感染，作者也将结果作为活动性感染进行报告，将计算筛查患者的构成。"感染率"有时在出版物中指代这两个指标，然而它们是不一样的。HAI 的定义应该尽可能的简单以便不同的调查者执行，大多数已发表的调查报告使用 CDC 的定义[27]，尽管有些是修正后的[19]。此外，被翻译成其他语言后的影响无法核实。在欧洲，HAI 的病例定义是通过欧洲医院感染控制监测网（HELICS）或其他的欧盟项目逐渐发展并整合成一套体系，2012 年欧盟委员会将其整理发表，以便准备更多的国家参与时点患病率调查[10]。对于长期使用照护机构的患者，使用的是 McGeer 定义[29,30]。

病例的查找方法也应明确，出现发热（体温超过 38℃），使用了抗菌药物，或者正在使用符合调查中入选标准的侵入性设备，系统地检测出最常见的 HAI（如血源性、手术部位、下呼吸道和尿路感染等）仅需对 62% 的患者进行检测[31]。同样的，另一项调查报告发现无论是使用微生物报告或者接受抗菌药物治疗作为筛选标准，只有 6% 的 HAI 患者可能被错漏（这种方法的灵敏度达到

了 94%)，然而，一些医院的灵敏度仅为 80%，所以需要重点强调在应用这些标准之前需仔细的评估[32]。最近，美国 CDC 对 9 个急诊医院使用 3 个代表性指标（即白细胞计数异常、异常体温或接受抗菌药物治疗）进行医疗保健相关感染检测。抗菌药物治疗是最敏感的指标，可识别出 95.5% 的医疗保健相关感染患者，但是在被调查的患者中其使用率显得过于频繁（46%）[33]。在各种情况下，一个用于发现病例的清晰的、定义明确的规则，就像在欧盟调查中使用的那样（图 7.3），应该给所有的调查者一致的方法，同时也指定所使用医疗记录的类型。

调查中使用的问卷应尽可能简单。如图 7.1 给出了一个问卷的样表，通常对每个患者收集一个最小单元的数据集（即基本的人口学统计资料：年龄、性别、住院日期、专科）。他们接触侵入性操作（手术）、器械（导尿管、血管导管、气管插管）或抗菌治疗。一些调查也会收集一些严重疾病或者并发症的讯息，如与 HAI 发病率高度相关且现已整合到 ECDC 协议中的"终极调查"（finish surveys）[35]和法国的 McCabe 评分[34]等。此外，简单些的协议也可使用在病区或者医院层面的数据汇总作为分母[10,36]。

此外，由于时点患病率调查通常强调包括所有部位的感染，调查人员的背景和培训，特别是对于 HAI 定义的实际应用掌握，是非常重要的，而且在已发表的调查报告也显示这会是导致方法和结果出现相当大变化的根源。由于成本昂贵，只有一部分的调查让外部调查人员探访多家医院。1998 年，德国的一项调查使用了 4 名内科医生前往 72 家医院开展调查，并在调查前由研究设计者对评价者进行了信度检验[37]。然而，考虑到流行病学的调查目的是为了提高医院员工的感控意识，法国的调查通常是使用当地的感染控制人员，他们通常已掌握 HAI 调查的相关知识，且在区域性感染协调中心受到过关于时点患病率调查目标和方法的专业培训[11]。也有一些调查

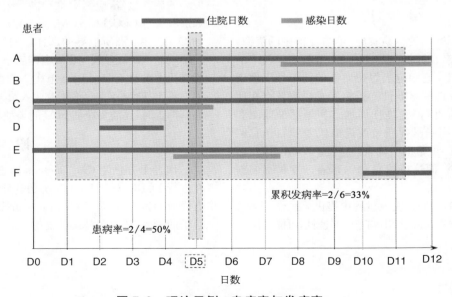

图 7.2　理论示例：患病率与发病率

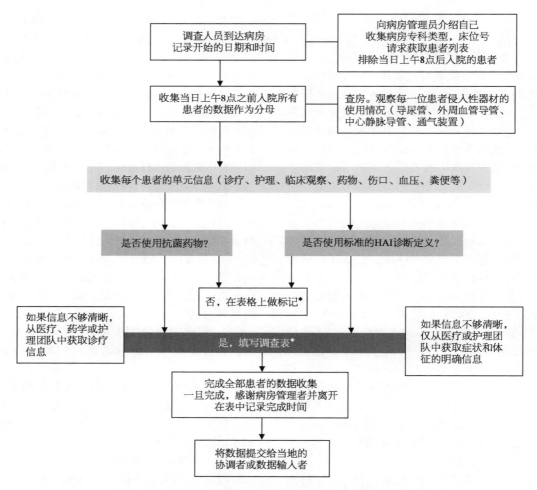

图 7.3 ECDC 时点患病率调查中推荐的病例查找流程

经过欧洲疾病预防控制中心许可。在欧洲急诊医院进行医疗保健相关感染和抗菌药物使用的患病率调查中使用——方案版本 4.3。斯德哥尔摩：ECDC；2012. http：//www. ecdc. europa. eu/en/activities/surveillance/HAI/about_HAI-Net/Pages/PPS. aspx

使用一些缺少培训背景的人员如护士、药剂师或医学生[6]。

结 论

时点患病率调查比较容易实施、不需要很多的资源，同时可以在一个较短的时间在一个国家里调动起较多的医疗机构一起参与。它们应当保持调查的简单性以便于数据分析和提高反馈的有效性。虽然和发病率调查相比它们也有一些局限性，但它是任何地方实施感染监测和控制的第一步，以明确医疗质量改进的优先项目。它们作为一种快速方法，可帮助明确全院范围的 HAI 分布、器械和抗菌药物暴露，而这些信息和内容通过发病率调查是很难实现的。

根据现有资源，它们在实施过程中提供了操作许多可能和便利，可以调整精心设计出调查的平衡性，可能的样本框架、涉及的外部调查者，为医院、国家提供一个用于提高感控意识的切实可行的实践工具。未来，为了便于比较已发表的调查报告，应努力推动国际公认感染定义的传播，如那些来自 CDC、ECDC、McGeer 和标准化患病率方案等，如 ECDC 在欧洲所倡导的那样。如果要定期评估和总结在不同的医院、区域、国家或者国家集团之间 HAI 的变化，标准化方案对于 HAI 时点患病率调查的实施是非常必要的。鉴于其容易实施，感控专业人员开展医疗机构时点患病率调查时，还需要评估 HAI 的类型和程度。

感 谢

作者十分感谢 Carl Suetens 博士分享了他的资料和在进行 ECDC 关于 HAI 和抗菌药物使用调查准备时富有成效的讨论，以及 William R. Jarvis 博士在书写本章节给予的投入、建议和持续的支持。

第 8 章

地方性和流行性医疗保健相关感染调查

William R. Jarvis ■ 周 密 译 ■ 陈文森 刘 滨 审校

虽然医疗机构的感染防控措施对预防医疗保健相关感染（healthcare-associated infection，HAI）是行之有效的，但是HAI仍然时有发生[1]。据估计，大约1/3 HAI是可以预防的[2]。然而，美国的医院感染防控项目仅预防了6%的HAI，因为推荐的控制措施往往落实不到位[2-3]。医疗机构感染防控项目的目标应基于推荐的感染防控措施培训医务人员（healthcare worker，HCW）以预防和控制HAI；开展主动的、前瞻性的HAI监测；分析HAI监测数据确定地方性或流行性HAI问题从而进一步调查研究；进行流行病学调查以确定问题的根源；实施控制措施并评估它们在预防和控制这些问题上的有效性。本章的目的是描述地区性或流行性HAI的流行病学，探讨是否进行地方性或流行性HAI调查的标准，概括出这种调查研究的系统方法。

地方性或流行性 HAI 的定义

地方性HAI定义为散发的感染，它是医疗机构HAI的本底发生率；往往在月与月之间存在波动，但总的来说，新发HAI（见第6、30章）与发生率和本底发生率并无显著性差异。在所有的HAI中，地方性HAI占绝大部分，是大多数感控专业人员预防与控制的重点。地方性HAI的主要病原和感染部位在不同类型的医疗机构间是相类似的，但在患者病例组成（包括基础疾病和疾病的严重程度）以及手术类型和器械（见第30章）类别上有所差异（表8.1、8.2A、8.2B）[4-5]（http：//www.cdc.gov/nhsn/PDFs/dataStat/NHSN-Report_2010-Data-Summary.pdf）。由于多因素的结果，地方性感染的类型（病原和/或部位）和/或发生率会发生波动变化，这些因素包括迁移到一个新的医疗机构、引进新的或扩大现有的临床医疗或专科服务（如骨髓或器官移植、新生儿ICU、外科或内科的亚专科）、新诊断方法的引入（如实验室或放射学方法）等。

表 8.1 医疗保健相关感染（HAI）病例的病原菌分布和排序（按 HAI 类别）
（数据来源：NHSN，2006 年 1 月至 2007 年 10 月）

病 原 菌	总数[a] 分离株数量（%）	排序	CLA-BSI 分离株数量（%）	排序	CA-UTI 分离株数量（%）	排序	VAP 分离株数量（%）	排序	SSI 分离株数量（%）	排序
CoNS	5 178 (15.3)	1	3 900 (34.1)	1	234 (2.5)	7	79 (1.3)	9	965 (13.7)	2
金黄色葡萄球菌	4 913 (14.5)	2	1 127 (9.9)	4	208 (2.2)	8	1 456 (24.4)	1	2 108 (30.0)	1
肠球菌属		3		2		3		10		3
粪肠球菌	1 177 (3.5)		627 (5.5)		335 (3.6)		21 (0.4)		194 (2.8)	
屎肠球菌	1 888 (5.6)		942 (8.2)		562 (6.0)		38 (0.6)		345 (4.9)	
NOS	1 028 (3.0)		265 (2.3)		496 (5.3)		18 (0.3)		249 (3.5)	
念珠菌属		4		3		2		7		8
白念珠菌	2 295 (6.8)		673 (5.9)		1 361 (14.5)		140 (2.4)		115 (1.6)	
其他念珠菌或NOS	1 333 (3.9)		669 (5.9)		613 (6.5)		20 (0.3)		30 (0.4)	
大肠埃希菌	3 264 (9.6)	5	310 (2.7)	8	2 009 (21.4)	1	271 (4.6)	6	671 (9.6)	4
铜绿假单胞菌	2 664 (7.9)	6	357 (3.1)	7	938 (10.0)	4	972 (16.3)	2	390 (5.6)	5
肺炎克雷伯菌	1 956 (5.8)	7	563 (4.9)	5	722 (7.7)	5	446 (7.5)	5	213 (3.0)	7
肠杆菌属	1 624 (4.8)	8	443 (3.9)	6	384 (4.1)		498 (8.4)	3	293 (4.2)	6
鲍曼不动杆菌	902 (2.7)	9	252 (2.2)	9	109 (1.2)		498 (8.4)	3	42 (0.6)	9
产酸克雷伯菌	359 (1.1)	10	99 (0.9)	10	85 (0.9)	10	128 (2.2)	8	47 (0.7)	9
其他	5 267 (15.6)		1 201 (10.5)		1 321 (14.1)		1 375 (23.1)		1 363 (19.4)	
合计	33 848 (100)		11 428 (100)		9 377 (100)		5 960 (100)		7 025 (100)	

[a] 总数包括58种术后相关肺炎的病原体的资料（没有列出）；总数是指病原分离株的例数（%），是每类HAI在线提交资料的相对数量。报告了28 502例HAI，其中4 671（16.4%）是多种微生物。

CA-UTI，导管相关尿路感染；CLA-BSI，中央导管相关血流感染；CoNS，凝固酶阴性葡萄球菌；NOS，无法鉴定；SSI，手术部位感染；VAP，呼吸机相关性肺炎。

参考资料：Centers for Disease Control and Prevention（CDC）. NHSN annual update：antimicrobial-resistant pathogens associated with healthcare-associated infections：annual summary of data reported to the National Healthcare Safety Network at CDC，2006–2007. *Infect Control Hosp Epidemiol*. 2008；29：996–1011.

表 8.2A　器械相关感染分布（按监护场地划分）
（数据来源：NHSN，2006 年 1 月至 2007 年 10 月）

病员护理区类型	单元报告例数 (n=1.040[a])	HAI 例数（%）			
		总　数	CLA–BSI	CA–UTI	VAP
烧伤 ICU	18	690（3.0）	271（2.7）	206（2.4）	213（4.7）
心脏内科 ICU	84	1 135（4.9）	429（4.3）	548（6.4）	158（3.5）
心胸外科 ICU	76	1 299（5.6）	443（4.4）	469（5.5）	387（8.6）
MICU[b]	116	2 961（12.8）	1 204（12.0）	1 252（14.6）	505（11.2）
内外科 ICU	268	5 260（22.7）	1 918（19.0）	2 208（25.7）	1 134（25.1）
内外科病房	31	1 116（4.8）	288（2.9）	827（9.6）	1（0.02）
NICU[c]	127	2 421（10.5）	2 076（20.6）	0（0.00）	345（7.6）
神经外科 ICU	31	867（3.7）	268（2.7）	398（4.6）	201（4.4）
PICU[d]	65	958（4.1）	621（6.2）	197（2.3）	140（3.1）
SCA[e]	25	631（2.7）	552（5.5）	65（0.8）	14（0.3）
SICU	100	2 730（11.8）	1 031（10.2）	1 005（11.7）	694（15.3）
创伤 ICU	27	1 520（6.6）	448（4.4）	495（5.8）	577（12.8）
病房[f]	37	900（3.9）	312（3.1）	579（6.7）	9（0.2）
其他部位	35	679（2.9）	203（2.0）	330（3.9）	146（3.2）
合计		23 167（100）	10 064（100）	8 579（100）	4 524（100）

[a] 从全部 1 428 个 PCA 收集，但是只有 1 040 个器械相关 HAI 的 PCA。
[b] 包括产前和神经科的 ICU。
[c] Ⅱ～Ⅲ 和 Ⅲ 级 NICU。
[d] 所有类型。
[e] 骨髓移植、住院急性透析、血液和肿瘤科、小儿血液和肿瘤科、长期急性护理、实体器官移植、小儿实体器官移植。
[f] 除 SCA 和住院内外病房以外的病区。
CA–UTI，导管相关尿路感染；CLA–BSI，中央导管相关血流感染；ICU，重症监护病房；MICU，内科 ICU；NICU，新生儿 ICU；PICU，儿科 ICU；SCA，特别护理病区；SICU，外科 ICU；VAP，呼吸机相关性肺炎。
参考资料：Centers for Disease Control and Prevention（CDC）. NHSN annual update：antimicrobial-resistant pathogens associated with healthcare-associated infections：annual summary of data reported to the National Healthcare Safety Network at CDC，2006–2007. *Infect Control Hosp Epidemiol*. 2008；29：996–1011.

表 8.2B　医院单元/病房器械相关感染发生率（CDC NHSN，2010 年）

续　表

	中央导管相关血流感染率[a]	导管相关尿路感染率[a]	呼吸机相关性肺炎发生率[a]
烧伤科	3.5	4.7	5.8
内科（教学医院）	1.8	2.4	1.4
内科（其他所有）	1.3	1.9	1.0
心脏内科	1.3	1.9	1.3
内外科（教学医院）	1.4	2.2	1.8
内外科（其他所有，<15 张床）	1.1	1.3	1.2
内外科（其他所有，>15 张床）	1.0	1.3	1.1
神经内科	1.2	3.0	4.8
神经外科	1.3	4.0	3.1
小儿心胸外科	2.1	2.3	0.7
小儿内科	1.9	3.9	1.1
小儿内外科	1.8	2.2	1.2
外科（教学医院）	1.4	3.0	3.5
外科（其他所有）	1.0	1.5	2.5
心胸外科	0.9	1.6	1.6
创伤科	1.9	3.2	6.0

	中央导管相关血流感染率[a]	导管相关尿路感染率[a]	呼吸机相关性肺炎发生率[a]
专业病区			
骨髓移植科	3.0	1.6	—
血液肿瘤科	2.0	2.0	—
儿童血液肿瘤科	2.8	0.0	—
住院病房			
急性脑卒中	0.1	0.2	—
产前	0.0	—	—
行为健康/精神	1.2	1.9	—
烧伤	2.5	—	—
泌尿生殖系统	0.7	1.2	—
老年病	1.2	—	—
妇科	0.7	0.6	—
监狱	2.8	—	—
临产和分娩	0.0	0.5	—
临产、分娩、产后恢复	0.6	0.7	—
内科	1.1	1.6	0.2
内外科	0.9	1.5	0.4
神经内科	0.8	2.0	—
骨科	0.6	1.3	—
创伤骨科	1.6	0.7	—

续 表

	中央导管相关血流感染率[a]	导管相关尿路感染率[a]	呼吸机相关性肺炎发生率[a]
小儿内科	1.2	1.5	0.0
小儿内外科	1.5	1.4	0.7
小儿骨科	1.6	—	
小儿康复	2.8	—	
小儿外科	1.3	—	
产后	0.0	0.4	
呼吸	1.0	1.3	1.8
康复	0.5	3.2	
外科	1.0	1.6	
遥测	1.0	0.5	
血管外科	0.8	2.5	
婴儿保育室	0.0	0.0	

[a] 每 1 000 器械使用日数的率数。

资料来源：http://www.cdc.gov/nhsn/PDFs/dataStat/NHSN-Report_2010-Data-Summary.pdf.

大部分地方性 HAI 都是由于无菌技术不严格所致，最常见的 HAI 是通过接触 HCW 手定植或者携带的病原体，造成人与人之间的交叉传播。许多研究证明，HCW 经常在接触患者、污染环境前或过程中未能执行手卫生[6]。然而，调查这种传播方式的地方性 HAI 把注意力集中在通常的感控专业人员推荐的措施的重要性上（包括明确和隔离感染患者、HCW 手卫生、环境清洁和消毒、现行感染防控指南），这些措施也确实可以降低 HAI 的发生率。因为许多地方性 HAI 是可以预防的。当某机构地方性 HAI 发生率逐渐增加，感染发生率高于该机构的预计目标值，高于文献报道，或者高于其他同类机构的报道值时，感控专业人员或者医院流行病学家来调查这些问题是很有必要的。

流行性 HAI 的定义是：感染的发生率统计学上显著高于本底发生率；确认的感染人群往往不可预知，涉及不常见的病原或特殊药敏的病原体（见第 9、15 章）。用常规的抗菌药敏模式确定一般微生物群是很困难的，因为它们往往合并已有地方性 HAI。通常情况下，感控专业人员需要通过发生数统计来确定该聚集性病例是否为暴发。这种情况下，对于很罕见的病原（如霍乱弧菌腹泻）或者常见的病原体但药敏特殊（如耐万古霉素的金黄色葡萄球菌）的聚集判断为暴发是很困难的，当然也并非一点可能性没有。

判断聚集为暴发不应仅仅依据分子数据（病例发生数）。虽然在美国的医院，一例医疗保健相关的疟疾或霍乱即为流行，但是无法确定 1 例医疗保健相关金黄色葡萄球菌血流感染（bloodstream infection, BSI）为暴发，除非能够计算和比较金黄色葡萄球菌 BSI 在这期间和之前在该人群中的发生率。因为流行的突然性，多数的暴发都是可以预防的，所以多数情况下，在有保证的情况下需要开展流行病学调查。

识别地方性和流行性 HAI

监测是快速识别地方性或流行性 HAI 的基石（见第

5 章）。为了判断地方性或流行性 HAI，一项很重要的工作就是必须建立监测计划。多数发生 HAI 重症患者存在侵入器械或外科操作暴露，故而监测这些患者的感染极其重要。如果没有系统性监测体系，大部分聚集性病例则无法识别。如果能够识别，除非获得分子数据、分母数据并比较发生率，否则无法区分地方性还是流行。

如果采取标准化的定义和方法（比如美国疾病预防控制中心的国家医疗安全网），无法开展前瞻性的主动监测，在判断 HAI 究竟是地方性或流行性时，则需要采取特定的回顾性研究来确定 HAI 发生的本底发生率[7-17]。在某个区域，某医疗机构没有开展主动监测，当出现聚集性病例时，需要采用回顾性研究重建该地区和该医院 HAI 发生率。HAI 流行的一个简单定义即 HAI 的发生率显著高于背景发生率。

当主动监测处于进行、验证的过程中时，早期判断病例聚集并判断究竟是地方性还是流行性是最容易实现的。一旦聚集确定，调查者紧接着需要判断该问题是地方性或流行性。

区别地方性或流行性 HAI 就需要回顾分子、分母的采集情况，确认这些资料的准确性，评估这些数据的影响因素（例如监测假象、定义改变、引入新的诊断技术、患者人群、诊断流程等）（表 8.3）。必须注意的是需要确保监测的假象不会导致错误的 HAI 数量增加或发生率上升的结论。各种各样的变量可使分子、分母增加或减少从而导致监测假象；这些因素包括 HAI 的定义、HAI 检测手段的变化。

表 8.3 列举导致监测假象的可能状况

引入新的感染定义
新的感控专业人员
在新病区或患者人群启动监控
引入新的实验室检测项目
引入新的患者人群
提高或降低患者微生物培养或实验的频率
引入新的手术（例如：内镜、心脏手术）

监测假象可以影响分子、分母数据，从而在对 HAI 发生率比较时发生偏倚，因此在比较前确认资料的准确性是尤为必要的。尽管需要快速开展比较流行病学研究来确定感染源和危险因素，但是在研究前花费一定的时间，以确保分析数据的准确性是值得的。否则，有限的人力资源会被误导投入那些不紧急的、非新发的或者不那么重要的问题中去。

通常，分子为新发病例。因此，确认其有效和准确是非常重要的第一步。为保持一致性，需要在比较时选择相同的标准化定义。例如，如果感控专业人员改变了所采用的 HAI 定义标准，会导致 HAI 发生率的变化；病例定义发生了变化，若 HAI 分类监测还沿用旧的监测定义，则表现为 HAI 数量和 HAI 发生率无变化。对于一些部位的感染，即使采用同样的监控定义，也需要验证监测数据的有效性。

例如，如果感控专业人员依据主要或次要的微生物数据来分类血流感染,但是并未采集留置导管患者血流感染的证据信息,则会造成血流感染的错分。如果审查病例的监测定义敏感性和/或特异性低或者存在相当大的主观性,则需要通过多个感控团队成员独立的分析病例、确认其准确性,从而验证病例确认的准确性。

感染暴发的存在与否不能仅仅通过分子来评估,同样需要验证在感染流行或流行以前 HAI 的发生率分母数据的准确性与可靠性。分母数据的选择是非常重要的。前期研究表明对于 ICU 的患者入住 ICU 期间,器械的暴露(如中央导管、导尿管、机械通气)、暴露时长、疾病的严重程度均会影响患者 HAI 发病风险[10-13]。

因此,在有效地 HAI 对比时,重要的混杂变量必须加以控制,通过使用特定的 ICU、特定的器械分母数据(如外科 ICU 留置导尿管的日数)而不是简单以患者数量或者住院日数作为分母[8]。同样地,验证手术患者 HAI 发生率需要控制外科手术的患者的特殊风险因素,诸如手术类型、手术时间、严重程度、切口等级[14,15]。此外,其他重要因素如体重指数、糖尿病、二次手术、吸烟史都被反复证实是手术部位感染(surgical site infection, SSI)的危险因素,应当加以控制。

大多数情况下,在疑似 HAI 流行性和流行前阶段,通过比较 HAI 发生率,就可以简单确定是地方性感染还是流行。比较该机构的 HAI 发生率可以参考文献中的报告或者其他机构的数据。除非监测的方法(包括 HAI 的定义以及个案确认的方法)、服务的患者人群、侵入性器械的种类数量、手术种类数量这些方面是相同,并且用于计算的分母资料类型一致,否则与其他机构的数据比较时可能会造成误导。标杆数据,例如对比各州或 CDC NHSN 报告的 HAI 发生率,可以提供一个 HAI 发生率的大体印象。但是,因为存在大量的混杂因子,会影响分子、分母、HAI 发生率,所以对于本医疗机构,随着时间的推移,进行 HAI 发生率比较反而是最可靠的。即使这样,比较时仍然必须非常谨慎,需确保采用相同的分子、分母数据类型。

例如,在一家仅有内科患者的 ICU 与一家收治内科患者又收治外科患者的 ICU,比较它们的医疗相关性中央导管相关血流感染(central line-associated BSI, CLA-BSI)的发生率。又如,在一家内科 ICU 和一家外科 ICU 比较 CLA-BSI、导管相关尿路感染(catheter-associated urinary tract infections, CA-UTI)、SSI、呼吸机相关性肺炎/事件(ventilator-associated pneumonia/event, VAP/VAE)的发生率,均可能导致误导。因为患者和设备的混合可以影响 HAI 发生率,在用可靠的数据进行比较时,很有必要限定相同的人群、住院时间、器械使用时间。这些因素,在一家机构内随着时间的推移,进行 HAI 比较时,限定在特定的时间、特定的部门和人群是最容易控制的。

区分流行性感染和地方性感染

没有一个定义可以放之四海而皆准,适用于所有情况,区分地方性和流行性感染,或者定义流行性感染。取决于问题的严重性、行政因素、其他压力,通过谨慎准确地定义分子、分母数据或者采取"快速且粗略"的分析来确定是否正处于流行阶段,并启动流行病学调查。一旦对这些数据准确性验证确认,就可以将此次聚集的 HAI 或其他不良事件率与本底发生率比较,从而确定地方性或者流行性。如果只能确证分子的准确性而不能确定分母数据,那么就只能被迫使用准确性较差的分母数据(如患者数量或者住院日数)来加以计算"率"。

必须认识到,由于存在可能的混杂变量,对比"流行"和"流行前"的发生率(例如统计性差异升高、降低或不变)可能会误导。此外,有时即便获得了合适的分子、分母,但是判断地方性还是流行性仍然是困难的。例如,如果一个地方性的感染率持续上升,在某些时候,结合最近经历,长期基线数据,仍然考虑为自然流行。在其他情况下,缺乏背景数据(例如未开展监测、新的患者人群、新引入的诊断试验)可能阻碍对比发生率的比较性。然而,在大多数情况下,本底 HAI 发生率比较判断地方性还是流行性是有可能的。随着多种计算机统计软件的发展简化了计算和 HAI 的比较难度,但是这种简化进一步强调了分子、分母数据准确和有效的重要性(见第 10 章)。

一些研究者建议开展前瞻性的监测,并且判定阈值计划来判断 HAI 上升超过一定水平时授权做进一步调查。这种方案 20 世纪 70 年代在美国 CDC 全国医院感染监测系统(National Nosocomial Infections Surveillance, NNIS)曾使用,由于许多机构 HAI 率存在正常变异,这个方法是不可靠的。尽管这种方法很容易确定 HAI 率的升高,表明需进一步调查,但是这样的系统灵敏度很低。到目前为止,设计一个敏感、特异的阈值,不但明确所有的流行事件,而且提醒其他非暴发但需要调查的聚集性病例是不可能的。同样难以制定一个行之有效的敏感特异的阈值程序来检出待进一步调查的人群。

最近,美国国家监测网数据和其他研究发表了不同人群的 HAI 分布情况[8-15]。这些数据可以用于对比本医疗机构 HAI 率,有助于判断是否地方性 HAI 发生率是否过高需要调查;或者这些机构数据显著高于过去或其他机构,甚至全国平均水平。这些国家标杆资料对于评估一家机构地方性 HAI 发生率,判断地方性感染控制是否提高是非常有帮助的。除了这些数据还有许多人群的资料没有纳入发表的标杆 HAI 发生率。此外,一些已经发表的标杆率没有仔细控制内在、外在的风险因素。因此,在判定流行性还是地方性 HAI 问题上,往往是被迫根据有限的资料以决定进一步的流行病学调查。

确定调查启动时间

决定开展一项流行病学调查并确定调查的程度取决于许多因素。这些因素在医疗机构、当地卫生部门、州卫生部门、联邦政府(CDC)、私人顾问水平之间都是不同的。在所有情况下,影响启动调查决心的因素包括人群是否是自然地方性或者流行性感染,发病率、死亡率是否与 HAI 人群相关,人手和专业性是否足够。

如果决定在医院内授权开始一项调查,应该动员人员启动。如果人力不足或专业性不够,医院人事部门应当向私人顾问、当地或州卫生部门、CDC 请求帮助。不论外部资源如何,期望调查的具体性质和范围以及外部人员和组织能够提供哪些帮助应当在寻求外部帮助之前就明确并制定提纲。此外,由于 HAI 流行病学的变化和调查可能的复杂性,综合考虑流行病学和实验室数据,在邀请和尽可能快地落实专业需求之前,将调查能力应记录在案。

在联邦层面上(如 COC 的医疗保健质量促进科),在一个医疗机构启动流行病学调查的决定是基于该问题公共卫生重要性,是否代表国家范围的问题,聚集病例的发病率和死亡率,调查的程度和范围推动与促进医疗流行病学、感控专业人员知识水平的进步和能力提高[16,17]。

此外,由于流行病学结合实验室调查往往是最有效的,采集标本、分子学类型、感染病原分离可以影响启动调查的决心。CDC 并非监管机构,它协助调查都是在医疗机构感控人员部门、管理部门、本地和/或州卫生部门的邀请要求下参与的。州卫生部门通常有立法权可以开展调查,但是即使在州的层面上,这样的调查通常也需要机构发出邀请。

因罕见病原微生物引起的感染聚集性病例常常有高发病率或致死率,由于其流行病学重要性(发现新的多重耐药病原体),不需要严格比对流行期和流行前期的 HAI 率。这些人群如果不加以控制可能变成流行和传播的传染源,而这些通常是建议根除的[16-26]。这些感染情况包括罕见或之前从未报道过的病原体(如万古霉素耐药的金黄色葡萄球菌、红球菌、奴卡菌属感染的手术患者)、常见的定植菌造成两种或两种以上的感染(如 A 组链球菌)、分离出多重耐药的 HAI 病原体(如万古霉素耐药的金黄色葡萄球菌、多重耐药的结核分枝杆菌、耐碳青霉烯肠杆菌科细菌)[16-26]。

一旦明确聚集,决定开展调查,那么调查的程度和范围必须明确。如果感染人群相关的发病率、死亡率很低,只涉及很少量的感染者,可以进行一个简短的调查。在这种情况下可能的个案患者的医疗记录可以回顾,可以做一个行列表推测可能的传播方式,采取干预措施。如果需要采取全面的调查,应采取系统性的方法(稍后讨论)。一般而言,流行病学资料表明建议留取 HCW、液体、患者排泄物和环境的培养标本。

查阅暴发的文献记载进而通过随后的用品、设备和HCW 培养加以确认这样的方法优于寄希望于广泛的进行 HCW、液体、设备的培养来确证的方法。广泛的采样以期望确证感染源对感控专业人员和实验室工作人员来说都是非常浪费时间的(见第 11、19 章)。另一方面,如果一个病区在暴发后不能够确保受到清洁,用品得到回收,那么应该在暴发情况改变前有选择性地进行培养。此外,当某病区感染暴发时立即询问 HCW 是非常重要的,因为几日后或者数周后再去询问时受访者操作、回忆会发生改变和偏倚。

最后,应认真考虑是否需要关闭某单元/病房/病区,手术或其他操作是否终止。如果某病区出现与疫情相关的大量死亡病例,应关闭该病区。然而,如果做出这样的决定,感控专业人员应当意识到该消息散播出去的严重性。在关闭该病区前,应当先进行讨论,达成共识满足什么样的条件时可以重新开放该病区。关闭或打开的决定在医疗机构的层面上就可以进行。无论该单元是否关闭,感控专业人员和行政管理人员应当确保所有的潜在相关材料(如设备、药材、液体等)都得到保存并且隔离以备进一步的评估。

如果有很高的发病率、大量死亡病例或受影响的患者众多,应认真考虑确定一名发言人,这有助于更好地与感控专业人员和公共相关人员合作,这些公共相关人员包括外部的(如监管人员、政府、媒体)和内部的(工作人员和患者)。发言人应给其他人提高足够的信息了解机构的调查在进行的情况,但是不应过早地透露初步调查信息。所有的公众的问询都应引导给指定的发言人来保证听到的是同一口径,而不出现冲突。公开坦诚地与当地和全国性的媒体沟通要优于传播错误的信息或者拒绝沟通。

应当记住的是州和联邦法律要求医疗机构通告指定的不良事件给公众(见第 47 章)。因为各州的法律不同,感控专业人员应当翻阅医疗机构所在当地的法律。任何的暴发事件都会对县、州、联邦层面产生影响,都应当报告给当地、州、联邦卫生官员。任何与污染、产品缺陷相关的暴发,应当通过不良反应通报程序(MedWatch Program,1-800-FDA-1088)上报给食品药品监督管理局(Food and Drug Administration,FDA)。如果疫情涉及不止一个州的多个医疗机构,联邦卫生机构有责任协调调查,它们通常与州和当地的卫生部门密切合作。

开展流行病学调查

保存关键材料

在任何调查的第一步都是确保采集重要的标本和/或收集疫情相关的材料。暴发的第一个迹象,感控专业人员或工作人员应当与微生物实验室专家取得联系,询问从当前或者过去可能的病例中收集的感染病原资料。实验室人员也应当保持警觉,保证随后分离的暴发株在调查期间能够重新找回。如果没有这么做,就是不可能确认实验室随后在前期分离得到的流行病学发现的菌株的。此外,如果怀疑一个内部或者外部污染的产品设备可能是造成暴发的污染源,液体或者设备应当立即隔离。

例如,在较短的时间内(1～5 日),在同一个病区出现了相同病原体造成的 BSI 聚集性现象,应认真考虑污染的产品导致;应从涉及的病区谨慎收集所有的药品、多剂量瓶、溶液(译者注:这里泛指医疗工作使用和涉及的各种液体溶液,下文同),并且立即将它们转移到可以得到保存和保护的地方。若怀疑外部的产品污染,让专人收集该病区使用的产品或溶液是有帮助的。如果流行病学研究表明它们和不良后果之间存在相关性，那么当流行病学调查开展后这些溶液或产品可以进行培养和研究。

来源、病原体、宿主和传播方式

流行病学调查有相似性和差异性。方法是相似的，但是评估的风险因素有所不同。基于这个原因，标准化的表格通常不会用于这种调查；作为替代，在每个调查期间，根据病原体、宿主、已知或怀疑的传播方式，收集的资料是个体化的。尽管每一个发起的调查采用的方法略有不同，但是总的来说，流行病学家使用的都是一个相对标准的系统（表8.4）。任何流行病学调查都包括四个主要部分：来源、病原、宿主和传播方式。这四个环节都可能导致感染暴发，更改其中一个或者多个通常就可以终止疫情。感染发生时，必须有足够的病原微生物，宿主必须是易感的，必须存在宿主和病原体接触的机会。流行病学调查的目标是确定这些因素中哪些是导致暴发最重要的因素，哪些可以很容易地改变从而阻止传播。

表8.4　感染暴发调查的一般方法

初步调查：快速粗略的
　　回顾现有信息
　　　　监控记录
　　　　采访临床或实验室工作人员
　　　　微生物学记录
　　　　患者诊疗记录
　　　　验证诊断

制定试验性病例定义（可能是宽泛的，例如高敏感性但是低特异性）
　　微生物学
　　其他临床实验室
　　　　血液学
　　　　化学
　　　　其他（例如毒理学）
　　放射学
　　病理学
　　临床表现或症状
　　其他（例如皮肤试验）
　　这些领域的组合

确诊病例
　　描述流行病学

确定问题性质（例如 SSI）、风险人群、位置、疾病严重程度、时间框架
　　构建流行病学曲线
　　　　时间
　　　　地点
　　　　人
　　确立暴发存在
　　　　对比发生率
　　　　排除监测错误或假流行

评估控制措施适宜性
　　执行现有控制措施
　　补充额外控制措施

决定继续观察对比考虑开展调查
　　疾病严重程度
　　　　定植对比致病
　　　　发病率对比死亡率
　　控制措施的有效性

综合调查

续　表

重新制定病例定义（例如增加特异性）

确定额外病例
　　记录回顾
　　调查
　　　　微生物学
　　　　其他（例如皮试、抗体试验）
　　重新描述流行病学情况
　　重新评估、确立暴发存在
　　制定假设
　　假设检验（分析流行病学）
　　　　病例对照或队列研究
　　　　回顾性研究或前瞻性研究
　　　　对照筛选
　　控制措施再评估
　　　　贯彻额外的措施，如果有必要的话
　　　　询问是否需要额外的流行病学或实验室研究

得出结论并形成控制建议

继续监控新病例

评估控制措施贯彻的有效性

撰写并分发全面的报告

SSI，手术部位感染。

了解病原体和它喜欢的微生态是非常重要的。例如，嗜麦芽窄食单胞菌、洋葱伯克霍尔德菌在 HAI 病原中越来越常见，通常可以追溯到水源[22-24]。马拉色菌属是嗜脂生物，通常感染使用脂肪乳的患者。医院新生儿和新生儿 ICU 厚皮马拉色菌暴发可以追溯到 HCW 从其宠物狗耳朵定植接触传递到 HCW 手部定植[25,26]。曲霉菌通常感染免疫力低下的患者，可以从土壤和空气中分离到[27,28]。不动杆菌和沙雷菌属出现于高抗菌药物选择压力下，后者可以追溯到内在或外在的污染抗菌剂[29,30]。军团菌属是典型的与水源相关的，主要感染免疫低下的宿主[31]。一些沙门菌和大部分 A 组链球菌感染是由于工作人员携带[32,33]。

一般来说，感染病原体的分子分型可以提供有价值的信息[34]（见第 11 章）。如果感染病原是相同的（同一克隆），很有可能它们是同一来源，流行病学调查可以搞清楚来源，去除传染源、终止疫情。另一方面，如果分子分型不是一样的（不是同一克隆），病原体可能是从中来源的和/或通过 HCW 的手人与人传播。流行病学调查可以精确找到导致感染升高的因素（即不可能很快识别定植感染患者并隔离，不执行手卫生等）经验性强化这些措施可能终止暴发而无须完整的调查。因此，回顾感染病原微生物学资料可以提供可能的感染源线索，有助于提出来源假设。

接下来，宿主的因素也应该进行评估。要感染宿主，必须要有足够数量的病原体，患者必须是易感的。在某些情况下，宿主的易感性与年龄或者特殊条件下（如低体重新生儿）、特定疾病情况下（如 HIV 感染患者）、环境和药物诱导（血液系统恶性肿瘤或骨髓、器官移植患者）的免疫抑制有关。在其他情况下，宿主由于暴露于医疗器械、手术或者侵入性操作、抗菌药物暴露、污染源暴露的情况而容易造成定植和感染。

接下来考虑的因素是传播方式。HAI 病原可以通过接触（直接、间接、液滴）、同一个来源、空气（飞沫、皮屑）

或虫媒传播(见第 1 章)。虽然 HAI 病原体可以通过空气途径(如曲霉菌属、结核分枝杆菌、麻疹、水痘-带状疱疹病毒)传播,但是大部分是通过接触传播的,通常需要从一个感染或者定植的患者由于 HCW 短暂的手定植[18,21,26,29,35]或者飞沫(<3 ft)传播(如呼吸道合胞病毒 RSV 或者腺病毒)传递给易感患者。大部分病原体传播都是通过接触,感染或者定植的患者是传染源;对一些病原体如艰难梭菌、耐万古霉素肠球菌(vancomycin-resistant enterococci, VRE)、RSV、诺如病毒、轮状病毒而言,环境对于感染传播起着非常重要的作用。

HAI 的主要部位也可以帮助流行病学家集中调查最可能的传播途径。例如,发生 BSI 聚集性病例最可能与内部污染的常见车辆或者外部污染的溶液、设备(包括换能器)或者 HCW 在血管内导管装置操作过程中无菌操作失败相关[36]。医疗保健相关事件或肺炎往往可追溯到污染的呼吸治疗设备,或者感染病原体通过 HCW 手人与人之间传播[37]。医院相关 UTI 典型地可以追溯到在尿路操作、开放排尿系统、插入或留置导尿管过程中存在污染[38]。SSI 通常可以追溯到手术前的定植、来源于操作间[16,18,32,39,40,41],极少见于术后 ICU[42]或术前病房。

当启动调查时,回顾感染源、病原体、宿主、传播方式可以帮助指导流行病学调查的方向。对这些领域了解得越多,调查的重点就越多。相反的,这些领域(如第一次医院相关的支气管红球菌在手术患者中暴发)知道得越少,就必须在开始的时候调查更广泛的范围[18]。

初始病例回顾

无论在开展的流行病学研究是一个简单的还是翔实

的,在调查开始时的第一步都是回顾一部分或者所有可能的病例医疗记录。回顾的目的是为了研究人群在时间、地点风险,从而制定"病例"的定义。如果可能的话,回顾应包括所有已知的可能的"病例"。如果"病例"数量足够大,可以选择其中样本;如果有条件的话应当进行随机或者抽样,审查者应当意识到偏倚的引入可能导致错误的结论。

HAI 潜伏期很长,这意味着通常患者出院了才会表现出来症状,例如 SSI。仅仅回顾在院患者的医疗记录可能导致暴发的程度和受影响人数的评估准确性的低估。这种感染暴发的例子包括许多潜在的术后 SSI(非结核分枝杆菌、奴卡菌属、红球菌属导致的感染)、新生儿感染金黄色葡萄球菌和长潜伏期的感染[18,42-44]。由于长潜伏期暴发的可能,在病例定义制定后扩大病例的探查范围是必要的。

行列表

在病例回顾开始的时候,应针对每一个患者制定一个详细的行列表(表 8.5)。收集的资料应当包括人口统计、临床数据、医院、病房或单元的转入时间、每个病房或单元的转入转出资料、基础疾病、新发感染和/或定植的时间。如果暴发,无论感染病原的定植是否在新发感染以前还是感染部位与否都应当加以留意。特别需要收集感染或定植的部位这些额外信息。例如,SSI 的信息收集应当贯穿在病例的操作前、中、后;这些资料应当包括患者是否在手术前转入过 ICU、每种手术的日期和类型、参与手术的 HCW、特殊的手术程序、预防性使用抗菌药物的种类和给药时机。

表 8.5　行列表样表

病例	年龄	性别	病房	手术类型	手术时间	操作间	肠外抗菌药物预防	手术时长(min)	伤口引流	术后发热(h)*	术后炎症时间	培养 时间	培养 部位
1				TAH、BSO	4/23	A	否	100				4/30	伤口
2	77	男	3C	胆囊切除术 胆管切除取石术	5/02	F	否	150				5/06	伤口
3	47	男	5SW	椎板切除术	5/06	G	否	120	是	24	5/09	5/09	伤口
—	—	—	—	—	—	—	—	—	—	—	—	5/08	血
—	—	—	—	—	—	—	—	—	—	—	—	5/10	血
4	33	女	3C	肺叶切除和胸膜剥离术	5/08	D	否	120	是	17	5/12	5/16	伤口
5	84	女	2SE	肾盂切开取石术	5/14	C	否	60	是	36	5/19	5/21	伤口
—	—	—	—	—	—	—	—	—	—	—	—	5/21	血
—	—	—	—	—	—	—	—	—	—	—	—	5/24	血
6	55	男	3C	乙状结肠切除术	5/20	F	否	105	是	48	5/23	5/23	伤口
7	22	女	5SW	踝关节切开复位内固定术	7/06	A	否	150	否	20	7/07	7/08	伤口
8	65	女	5SW	囊肿切除术	7/21	F	否	45	否	18	7/23	7/23	伤口
9	40	女	4SW	黑色素瘤切除并植皮术	7/21	A	否	145	是	99	7/23	7/25	伤口
10	37	女	5NW	TAH、BSO	7/30	A	否	105	否	32	8/01	8/04	伤口

* 温度≥101℉。

TAH,全腹子宫切除术;BSO,双侧输卵管-卵巢切除术。

对于 BSI 的暴发,导管的类型、置管日期、留置导管的时间、静脉输液的类型、药物、监控都应记录。流行病学家或 IP 应当收集充分的资料来描述十分危险的人群,

这样就可以定义暴发的类型(如定植或感染)、人口(如受影响人群)、地点(如特殊病房、ICU、手术地方性)、评估暴发时间。收集足够的细节用以建立感染病例的定义,以

避免产生大量无效的信息。回顾的初期目标是试图明确患者的共同特征,从而勾勒出医疗机构中感染暴发的时间、高风险人群、受影响的地方性地区。在回顾的过程中,调查者应当确保 HAI 是真实的,监控和诊断的"伪影"可能导致暴发的"假象"。

定义病例

暴发调查的下一步是病例定义的修订。最初,除非疾病是已知的或者暴露的时间、地点明确,否则定义应该是宽泛的。在调查过程中如果获得了更多的信息,可以尝试进一步修订定义。每一个病例的定义都应当指定评估暴发的时间、在医疗机构中暴发的地点、病例的患者类型。在特殊病原疾病的暴发中,病例定义相对简单一些,例如,新生儿 ICU 在 2013 年 6 月 2 日至 8 月 30 日血培养厚皮马拉色菌阳性的全部患者[26]。特殊感染病原体的直接症状不能与现有的信息(如中毒性休克、军团菌感染、毒物暴露患者的初步调查)建立联系,那么修订这样的病例定义更具挑战性。在这些情况下,病例定义应当包括所有的症状、体征共同进行"待定病例"来回顾。

此外,病例的定义应当包括回顾中多数病例里共同的合并出现的体征和/或症状。一个病例定义可以是这样,2013 年 1 月 5 日至 3 月 19 日在外科 ICU 符合下列条件的:体温>102℉并且收缩压下降>20 mm 且合并下列任何一种或多种表现,即白细胞计数>25 000 cells/mm³,血小板计数<20 000 cells/mm³,胆红素>5 mg/dl,脾肿大。制定病例定义时应当兼顾敏感性和特异性。病例定义趋向特异性好而不是过高的敏感性更合适;这样更能保证每一个确定的病例都是真实的病例。此外,在随后的分析流行病学研究中,丢失的"病例"可以包含在对照或非病例组内,这样可以使病例对照和非病例患者之间本来没有发现的差异表现出差异;因此,识别任何显著的差异都可能很有意义。另外,希望确定"明确""拟诊""疑诊"病例,确保在病例对照比较中,对照组没有包括疑诊病例,病例组仅为那些高度疑似的病例。

病例确诊

建立病例定义之后下一步是进行广泛的认定。在这个过程中,感控专业人员试图找出所有出现的病例。所有潜在的信息资源都应当加以检查,来找出有助于确证的信息。如果病例定义以微生物为基础,通常需要仔细回顾现有的微生物记录,这是需要明确病例的全部资料。回顾微生物实验方法需要排除微生物样本不明确或标本是外送的这种可能性。

因此,BSI、UTI、大部分 SSI 暴发的确诊病例是简化了的。然而,必须意识到细菌培养的频率会导致检出可能性的变化[44]。然而,根据感染的部位,培养偏倚(如医生不太可能依据培养来记录感染)造成的暴发判断错误会存在;例如,医疗保健相关性肺炎(除了微生物学记录以外,影像学报告也是必要的)或多重耐药菌导致的 SSI(有必要回顾所有进行了手术的患者的记录以明确存在 SSI 症状体征但没有进行培养的患者)可能需要更广泛严格的确证。在病例确证过程中,所有有助于病例确诊的

计算机和非计算机数据都应纳入考虑,这些数据包括微生物学、影像学、感控专业人员、药学、手术室、手术、门诊或日间手术、血液透析、其他侵入性操作、护理、患者诊疗记录。在病例确证的同时,应回顾被随意界定的不良事件出现的感染前期(通常 6 个月到 2 年)。这样,可以了解这类事件的背景例数。这些信息有助于计算不良事件的流行前发生率,可以用于对比流行期的发生率来判断暴发是在进行中还是已经发生过了。

流行病学曲线(时间)

根据病例定义和病例确证的信息可以绘出流行病学曲线(EPI 曲线)。该曲线的纵轴(y 轴)是病例数,横轴(x 轴)为时间(图 8.1A～C)。行列表信息和 EPI 曲线可以提供数据以便于模型假设的构建。时间标尺应比不良事件预定的潜伏期短,否则人与人之间的传播可能表现为共同来源的传播。通过绘制在流行期和流行前期的时间过程,可以对比不良事件在流行期和背景期间的发生情况,确证事件涉及人群,并且在曲线形状的基础上建立传播模式的假设。

EPI 曲线的形状可以显示可能的传播方式。如果不良事件在短时间内突然增加,曲线表现为一个点污染源的点暴露,如产品受污染(图 8.1A)。相反,当 EPI 曲线表现为患者数量超过了一个长期过程时,很有可能提示是人与人之间的传播(图 8.1B)。在某些情况下,有超过一种以上的传播方式在同时或者渐次进行(图 8.1C)。另外,EPI 曲线也可以提供细菌培养或暴露可能以有用的信息,特别是长潜伏期的。不同时间间隔(如日、周、月)横轴的曲线也是有用的。

地域评估(地点)

严格检查暴发地域来判断是否存在地域感染人群是有用的。使用点图有助于发现感染人群聚类是否明显,是不是所有的病例都来源于同一个病房或者单元。如果所有的病例都是来源于同一个病房或单元,可以通过进出该单元(或多单元)的日期图,并询问是否存在连续重叠的患者。如果是的话,提示存在从一个定植人传人或者是感染的患者传播给另一个。如果所有病例都是空气传播途径的感染,患者房间的位置是否符合通风系统或烟管的气流方向。如果患者在几个不同的病房或单元,他们是否都接触了共同的药物、溶液、设备、操作、操作间。如果暴发都是在一个手术部位,是否所有的操作都是在同一个手术室、在一周内的同一日或是当日的第一台手术,还是在门诊手术间。多变量资料的病例地域图都是有用的,这些变量资料包括细菌培养的时间、疾病的发病、暴露可能等。

宿主因素(人)

进一步回顾病例的特征,然后尝试定义最可能的感染风险因素。具体的潜在宿主因素在感染暴发中扮演什么角色?例如,所有的新生儿 ICU 患者都存在风险还是仅仅体重<1 500 g 的患者有?所有的手术患者都有风险还是只有心脏手术的患者?所有的血液肿瘤患者都有风险还是只有那些长期中性粒细胞减少的患者?所有的病例宿

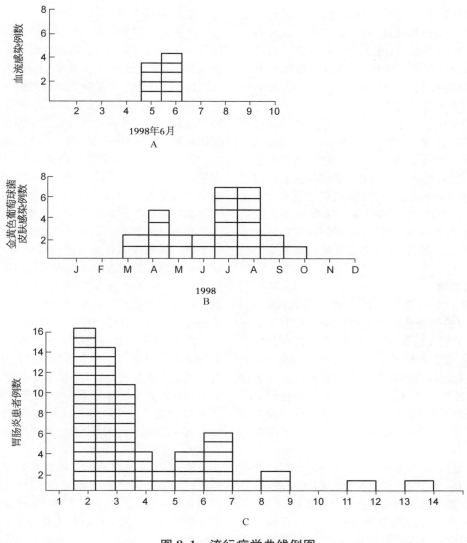

图8.1 流行病学曲线例图

A. 常见药物污染相关 BSI 患者分布；B. 人与人传播的金黄色葡萄球菌皮肤感染患者分布；
C. 人与人传播的污染食物相关的胃肠炎患者分布

主特征都应当回顾以确定这些患者是否有共同的特点。

用于评估的因素包括宿主内在的（如年龄、性别、种族、基础病、营养状态），也包括外在的（例如，转入 ICU 或手术室接触过药物或溶液或环境暴露；HCW 暴露；暴露于可改变宿主易感性的治疗手段，如接受过抗菌药物或甾体注射；侵袭性操作或设备暴露，如中央导管或导尿管、机械通气、硬膜外注射或动脉压监测）。

进一步提炼病例定义与评估进一步调查的必要性

在这一点上，简单的流行病学调查的基本元素是完整的。感控专业人员应当在积累的基本资料上提炼病例的定义。应当仅包含基本的元素用来反映遭受不良事件的时间、地点和人。例如，如果行列表显示所有的（或几乎所有）病例体重都＜1 500 g，在新生儿 ICU 平均住院日数为 5 日，那么病例的定义应从新生儿 ICU 的所有患者修订为体重＜1 500 g 且 ICU 平均住院日数≥5 日的患者。应当小心地增加和剔除那些符合初始定义但是不适当的病例。尽可能清晰、准确地提炼定义是必要的，因为

接下来进行的在此定义基础上的流行病学研究取决于此。

如果定义就是错误的，可能会导致错误的结论。如前所述，过度地限制病例定义将排除真实的病例和降低发现暴露与感染病例关联性的可能。相比之下，过于宽泛的定义会导致在病例组中涵盖非病例患者，将掩盖可能的相关性。在多数情况下，应当在调查开始进行宽泛的定义，在调查进程中逐渐严格化。在一些调查中，可能无法将所有的患者分成病例组、非病例组、对照组。在这一点上如果无法做到的话，可以定义可能的和/或大概的病例，然后再进一步分析入组或剔除病例组中的这些患者。

偶尔，在回顾病例的医疗和微生物记录会发现有患者的培养阳性但是没有临床疾病[16]。这样的发现警示假流行的可能，这是指有培养的阳性，但是可能是假阳性或污染。在 20 世纪 60 年代和 70 年代，这样的暴发最常见于实验室在手工操作标本过程中造成的交叉污染。在 20 世纪 80 年代和 90 年代，培养阳性的增加与通过自动化设

备造成的交叉污染相关[16,17]。假阳性可以追溯到多种来源，包括消毒剂或培养基内部或外部污染、在手工或自动化过程中交叉污染的培养标本、内部或外部污染的血培养瓶。无论何时出现反常的阳性培养，特别是如果有不常见或者环境生物和病例没有临床表现和症状表明HAI，应当评估采样和处理方法排除假阳性。

在这一点上，调查中感控专业人员可能已经找到了最可能的感染源和暴发的传播方式。由于人员、时间或其他限制，这可能会决定感控专业人员干预的多少，这种干预可能会减少或中断传播，然后终止调查。如果暴发于其他之前的报道类似，可以简化之前文献中成功的感控专业人员措施。如果这样做的话，非常有必要持续监测不良事件，记录干预措施的有效性。如果干预没降低（达到可接受的水平）预期效果或中断传播，有必要开始启动更全面的比较。

是否需要外部求援

如果决定开展一个更全面的流行病学调查，因为① 暴发没有被采取的控制措施终止；② 暴发是不寻常的、复杂的、与之相关的发病率、死亡率高；③ 暴发在公众健康有重要地位；④ 暴发提供了一个增长知识和/或理解医疗流行病学的机会。应当再评估人员、时间和/或专业是否足够进行所需的综合研究。这种调查要求在感控专业人员、实验室、统计/计算资源上进行大量投资。全面的调查可能涉及潜在风险因素的彻底评估，一系列病例对照和/或队列研究，复杂的分析技术（包括多变量分析和建模控制干扰变量），HCW 调查问卷、访谈或观察性研究，流行病学相关的环境、产品、设备和/或 HCW 培养，分离株的基因分型，干预措施的实施和有效性的评估。

如果不良事件严重到需要考虑进行全面调查的程度，应该投入充足的资源用来确保快速启动研究、摸清来源、引入控制措施。如果医疗机构感控专业人员在调查中不间断地补充到这样的调查中，这可能意味着全面性的调查将进行数月。到暴发的可能来源明确的时候，可能设备、溶液、感染源已经被重置或丢弃，或者流行病学显示 HCW 没有感染株继续定植。

如果期望外部的帮助或者建议，多种类型的专家都是有裨益的，包括当地或州卫生部门的工作人员、同一地区其他医疗机构的同事、附近学术中心致力于医疗流行病学的专家、私人流行病学顾问或 CDC。当地和州卫生部门可以帮助安排流行病学和/或实验室支持。医疗机构管理和感控专业人员或者州卫生部门的工作人员可以请求 CDC 的帮助。CDC 进行的现场调查，不论流行病学还是实验室支持对医疗机构都是零花费的。

无论外部来源的帮助是何种，调查者应当考虑与医疗机构的工作人员努力合作。没有医疗机构工作人员的帮助，全面的调查是不可能有效开展的，将是这些人员具体实施建议的控制措施。此外，当地人员对于资料来源、当地感控专业人员和其他政策做法、HCW 人员变化、具体的控制措施（在他们的机构能够实际成功开展）这些方面了解得更多。

全面调查

开展全面调查的第一步是回顾基本调查的行列表、病例定义和确诊病例的方法确保没有采取可能影响对比研究的缺陷。病例的定义是基于全面可能病例的回顾还是仅仅一个样本。如果使用抽样，抽样是否随机，是否代表全部病例，抽样是否方便（例如，医疗记录容易获取）？回顾的抽样病例是否和病例定义有偏倚？除了非常大规模的暴发，最好回顾所有的潜在病例的医疗记录。

偶然的，有少数患者与病例非常相似但是没有和暴发原因相关的不良情况。那么，病例确诊的是否完全？如果答案是否定的，应当扩大和重复进行。是否需要扩大回顾出院患者或者附近医院或者家庭护理与感控专业人员接触过的患者？是否行列表的外延足够，或者是否需要进一步回顾一些患者的诊疗记录，需要进一步获取这些患者额外的暴露或者临床表现的信息？在流行和流行前期用于计算不良事件发生率和对比这些事件发生率的分母是否是正确的？如果答案是否定的，那么是否有途径获得正确的分母，或者必须重新评估分母？

例如，如果暴发涉及医疗 ICU 中的 BSI，但是在调查起始阶段使用 ICU 的患者数量和住院日数作为分母。是否可以获得更合适的分母，即 ICU 患者使用中心静脉导管的日数？如果这些数据不可用或者未收集，在回顾全部 ICU 患者（假设医疗记录的中央导管的插入、留置、去除被完善的记录在案）的诊疗记录中去提取它们是不切实际的。

然而，评估这些分母资料是有可能的。能够随机采样流行和流行前期的时间段，这时间段是流行前和流行期的几日还是一周。确定 ICU 使用中央导管的人数和类似导管的比例。然而可以判定在每个时期中央导管使用的因素（如在该单元患者使用中央导管的日数和人数的比例）。这样就可以估计该单元在流行前和流行期使用中央导管的日数。当必需的资料无法获得或者回顾包含这些内容的资料可能过于耗费精力和/或时间时，这样的估计可能就是必要的了。

比较流行病学研究

一旦明确了病例，进行了全面的病例认定，制定了广泛的行列表，绘制了流行曲线，就可以准备形成和测试假设的风险因素和传播方式。这些可以通过病例对照或队列研究进行（见第 1、9 章）。在病例对照研究中，全部或部分病例会对比一组没有遭受潜在风险因素的不良事件的患者。相应的，在队列研究中，这样的暴露会对比涉及地方性的全部患者或者在特定时间内经历同样操作的患者。

许多因素可以影响开展病例对照或队列研究的决心，这包括统计学上的和实践上的考量。在队列研究中，可以计算相对危险度（relative risk, RR）或定量测量暴露与不良条件下风险因素的关联强度（见第 9 章）。相反，在病例对照研究中，通过计算比值比（odds ratio, OR）可以估计暴露和不良条件之间的关联强度；仅仅能够判断病例相对对照而言更容易暴露于某因素。发病率高可选择队列研究，而发病率低则必须通过病例对照来评估更合适。如果暴发持续的时间段，在该病区暴发的患者数量少，进行队列研究是可行的。另一方面，如果暴发持续的时间长（数月或数年），涉及的单元内患者人数多（如大于 100），开展队列研究不切实际，进行病例对照研究更现实。根据暴发的时间、风险人群的规模、医疗记录中获取的资料的程度，病例对照研究可能进行数日至数周，而队列研究可能需要数周至数月。

队列研究

在队列研究中，病区内所有患者的潜在因素（指研究的因素，即目的或对象）或接受手术的患者，用于评估暴露情况。队列研究可以是前瞻性的，也可以是回顾性的。因为病例对照研究更容易开展、花费的时间更少、往往更强大，回顾性的队列研究很少频繁用于评估 HAI 地方性或流行性的问题。然而，病例对照研究不足以判定暴发的原因和/或病例对照研究缩小了风险人群，那么进行前瞻性的队列研究会更有效。

病例对照研究

相比之下，在病例对照研究中，病例会对比没有发病的相似人群。在病例对照研究中，对照的选择至关重要。除非存在不能避免的原因，病史的控制是必要的（例如，患者是在暴发前在 ICU 治疗）的对照。这样的患者可能不具有同样的暴露机会，也不与感染人群相似。随机选择同一病区同一时间段内的患者作为对照更合适。如果考虑在一个或多个因素影响下暴露类型在病例和对照之间存在差异，一个小的、集中的病例对照研究集中于某些因素可以在全面的病例对照研究之前进行。例如，如果检查行列表，考虑出生体重（如小于 1 500 g）、新生儿 ICU 的停留时间（如大于 5 日）对于患者暴露类型的影响，那么可以首先评估上述两个因素。如果发现在对照组和病例组之间有显著性差异，控制的选择可以仅限于那些体重小于 1 500 g 和在新生儿 ICU 停留大于 5 日的患者。

有多种其他的方法来控制这些混杂变量（匹配、分层、多因素分析）。在匹配中，会选择匹配一个或多个因素（如出生体重、停留时间、疾病严重程度、基础病）来控制病例。必须意识到这样的匹配因素不能评估潜在的风险因素。此外，如果病例和对照之间相匹配的因素越多，那么在没有回顾这些因素的记录的情况下识别对照就越困难。随机选择对照，在不良条件的关联强度的基础上评估因素，这是更好的。然后，如果能够发现统计学的显著性，可以通过分层或多因素分析来加以控制。相反的，在匹配分析中，会假设这些因素不显著，而不评估假设是否真实。

当进行一项病例对照研究的时候需要做出一些重要决定。首先，是否包括病例的全部或样本。一般情况下，应当包含所有的病例从而增加研究的效力，避免引入偏倚。其次，必须决定如何选择对照。为了增强对暴发来源判断的可能性，对照应当具有对潜在风险因素暴露与病例相似的机会。换句话说，应当从和病例相同的人群

（同一个病房或单元，经受过同样的操作）中选择，并且应当与病例在相同的时间在院。最后，一旦在前的控制人群被确定，必须决定对于每一个病例应当选择多少对照。

对照选择的数量取决于统计学的效能和实际的考量。如果罹患率高、病例数量多，一个病例一个对照可能就足够了。如果病例数少（例如少于 20），应当每个病例选择 2~3 个对照。一个病例选择 3 个以上对照时，效能的增加比例是显著下降的。如果选择超过 4~5 个对照，相关性通常不会表明增加的工作量具有合理性。最后，必须确定如何选择对照。至少有两种方法：随机化、分层或按比例抽样。

随机化选择对照是最容易也是使用最广泛的方法。用这种方法，所有潜在的对照都可以列出来，然后使用随机数字表来选择。随机数字表可以在许多统计书中找到，也可以由许多统计软件生成。如果需要从 500 个潜在对照中选出 50 个，只需列出 0~500 的数字顺序，然后从 1~500 之间选择 50 个随机数字。随机选择的方法包括从对照列表中选择每一个"第几名"对照或者选择在病例入院或手术之前和/或之后的患者。随机数法是首选，因为其他方法可能会引入偏倚，因为所有的患者不会随机地准入某一个单元，在与手术相关的暴发上，有风险的患者不会在晚上或者周末手术。

如果考虑病例中一些影响因子的分布，例如转入 ICU 或者影响多种手术后患者的 SSI，那么应当根据比例或分层的方法选择对照。考虑的因素越多，匹配这些因素就越困难且乏味。为了确证匹配，需要回顾对照病例的医疗记录特点；这个过程要求回顾和剔除大量的对照直到确证期望的因素。相反，使用分层和按比例的方法，对照可用于考虑在此基础上的变量分类（例如，手术类型和转入 ICU），然而根据分层随机选择期望的对照比例。例如，如果患者 SSI 暴发 10% 是经过心脏手术的、20% 神经外科手术、30% 整形手术、40% 普通外科手术，那么对照应当考虑在手术类型的基础上分类。然后从每一个手术分层中选择相同的比例。

一旦选择了对照或病例的患者，就能够对比研究兴趣的暴露。这个暴露应当采用统计学软件统计对比（见第 10 章）。如果只有一个风险因素在对照和病例之间有统计学差异，不需要进一步进行流行病学分析。如果两到三种风险因素有显著差异，分层来进一步研究可以确定这些因素哪个是最重要的。此外，如果有两种或多种因素有显著性差异，可以采用多变量分析来确证这些因素独立重要性。对于许多 HAI 暴发的调查者而言，许多风险因素被确认为显著的。因为这些变量中一些是混杂因素，它们与致病性风险因素高度相关。多因素分析可以用于尝试确认在单变量分析中发现具有显著性的因素的独立危险因素。多因素分析要求流行病学家和统计人员密切合作从而更好地实施行动。

观察性研究

通常医疗机构相关的暴发是 HCW 没有完全遵从当前的建议、政策要求而导致的失败后果。因此，感控专业

人员应当观察 HCW 有疑问的操作过程然后记录他们理解的充分性和感控专业人员建议的依从性。观察性研究有助于对暴发的原因提出假设,或者确认流行病学研究的发现。例如,如果对比分析关联到特定产品或 HCW 涉及病原体传播,那么观察这个人准备和操作该产品的过程可以识别该产品是如何污染的。

感控专业人员应当回顾所有与有疑问的实践相关的书面政策,采访监督人员,并且确定在暴发前、中、后有疑问的操作的变化。感控专业人员应当观察相关的程序和/或 HCW,直接询问相关操作的执行人。观察所有班次的 HCW,并分发调查问卷询问 HCW 的特定做法,这些是有用的。例如,在分发调查问卷给他们时,HCW 经常抱怨在接触患者和接触患者之间的手卫生,但是观察性研究通常记录这些手卫生问题占总时间的 $30\%\sim40\%$[6]。

微生物培养调查

在比较流行病学研究完成之前应当进行环境和/或 HCW 的微生物培养。环境的培养可以确定病原体,但是这可能代表二次污染而不是污染源。许多常见的 HAI 病原体如革兰阴性菌和真菌能够从环境中分离得到,甚至在没有暴发的环境。同样,HCW 的阳性培养能够代表暴发的来源,但是也代表环境的二次污染、定植或感染者、短时间携带,或与暴发不相关的病原携带。因为 HCW 携带者的确认需要他或她从工作中解放出来,确凿的流行病学资料识别一个人在暴发中与传播的相关性需要这样的行动来保证。产品、环境、人员的随机培养调查在物质和时间上花费巨大。

一旦比较流行病学研究完成,应当从流行病学相关的来源获得微生物培养(产品和人员)。同时,同时应当从 HCW 和产品采样进行一些培养作为对照,从而避免在调查完成前和给出适当建议之前确证产品和 HCW 的风险。培养应当仅限于那些流行病学相关的产品和 HCW,这样可以减少培养的数量。人力资源应当投入到微生物培养(不应由相关的 HCW 进行)和实验室的负担中去。那些与暴发貌似无关的带菌地方性和其他有生命或无生命的物体的培养浪费了宝贵的资源,并且可能产生无法解释的数据。

如果流行病学资料确认了一个来源,但是人或产品的培养没有发现病原体,假设仍然不应该放弃。流行病学资料应当取代实验室数据。当产品低水平污染暴发时,可能需要对大量产品进行培养来定位污染源。此外,如果定植的部位没有进行培养,或者 HCW 间歇性的阳性,或者他或她自行处理过并且不再培养阳性时,HCW 相关的培养可能给出阴性结果。在一个精心设计的流行病学研究确认感染源后,甚至在培养的确认缺失的情况下,感控专业人员不应当为这个来源做辩护。

由于针对无生命或有生命的物体的恰当培养方法是不同的,感控专业人员应当在培养启动前咨询微生物学家。为了进行 HCW 手培养,肉汤洗手的方法是首选[45]。为了进行血液透析用水或透析液的培养,采用倾倒平板

或微孔过滤的方法是首选[46]。为了培养预期低数量微生物的环境,采用湿润棉拭子和接种到培养液的方法能有助于微生物的生长。当调查可能的暴发相关的空气传播时,使用沉降平板或空气采样法能促进相关病原体的生长[19,20,28,47-52]。

暴发株的类型

当暴发株可以从病例患者和环境,或相关的 HCW 或产品获得时,有必要将它们保存下来以备将来研究。尽管暴发株可能是同一个克隆或者多个克隆;暴发株分型对流行病学研究是非常重要的加法。各种各样的分子、非分子分型方法都可以用于机构中许多暴发相关的病原(见第 10、16 章)[34]。分离标本中克隆株的发现增加了污染产品或 HCW 定植导致暴发的可能性,而非克隆株的发现增加了病原是通过 HCW 的手从一个来源(患者或环境)传播到另一个患者这种可能性。出于这个原因,对一些暴发株分型是有用的,特别是那些环境、水、HCW 常见的。这样的分型可影响比较研究的方向。

分型的方法包括生物分型、药敏试验、多位点酶电泳、血清分型、噬菌体分型和多种分子方法,例如质粒分析、限制性内切酶分析、染色体分析、核糖分型、限制性片段长度多态性、聚合酶链反应(基本方法)、脉冲场凝胶电泳。一般来说分子方法对流行病学分型是最有用的,特别是脉冲场凝胶电泳[34]。然而,分子分型领域发展迅速,对于那些以前的分子或非分子分型方法无法分类的病原生物来说,基于聚合酶链反应的脉冲场凝胶电泳分型和其他方法证明是有效的。

提出建议和评估建议的有效性

一旦流行病学和实验室研究完成,就可以评估结果并提出适当的建议来终止暴发和预防进一步的传播。通常,这些建议基于现有指南。一些暴发的调查已经证明暴发传播通常源于未能完全执行感控专业人员指南建议,而不是指南建议不充分[50-52]。偶尔,暴发调查确定一个实践需要修改或者污染的产品应当丢弃。更经常的是,调查发现无菌技术存在失误需要进一步的 HCW 教育。因此,一旦这些建议提出,启动后续研究,以确保执行建议,终止传播,这些都是必要的。

此外,在调查中存在有改善整个医院总的感控专业人员措施的机会(即使暴发仅仅在一个科室内发生),而且有机会改善记录信息的方法,该方法可能使调查易于开展。例如,如果在调查 ICU 患者 BSI 期间,不可能确定中央导管插入和移除的日期,前瞻性的收集 ICU 人员标准化的方法的资料应当包括在建议里。

为了确保暴发调查的进行和医院 HCW 完全执行建议,医院的行政人员应当积极参与和跟进调查。感控专业人员应当在监测到暴发时尽快报告医院行政人员。感控专业人员应当在调查过程中告知行政人员进展,然后和他们一起审查调查的发现和建议。行政人员参与和跟进会议应当审查建议贯彻的充分性,确定暴发是否已经完全终止。

对于涉及多家机构或引起显著的发病率或死亡率的复杂疫情，应在调查开始时成立一个包括行政人员的特别小组，该小组应当发挥监测建议贯彻充分性和评估有效性的职能。一个地方性或流行性问题的调查的成功结论是随着跟进的资料记录证实的，这些资料是指贯彻控制措施来控制或者终止暴发的资料。任何成功的调查都需要来自医院许多部门各种人员的密切合作。这些人员之间交换意见并付诸行动是他们的责任。

如果开展调查时和其他部门的人员密切合作，他们会反过来在各自的部门协助贯彻和监督建议的执行。撰写一个报告来培训和告知这些参与涉及暴发和参与调查的人也是很重要的，这个报告概述使用的方法、结果、建议是调查的结论。这份报告应分发给所有协助研究的人，这些人是指所有的发生暴发的机构主管和部门领导、行政人员、风险管理人员和医院公共关系部门。这样，所有必要的人员都会被告知调查小组的发现和建议。将随访的资料反馈给这些部门的工作人员将帮助他们在自己的部门改进条件和实践操作。地方性或流行性问题的调查应当是感控专业人员和其他部门合作。通过和其他部门合作，可以提高成功结果概率；反之，成功就不太可能。将调查的结果发表在同行评议的文献、在线的暴发数据库（Outbreak Database，它是针对 HAI 暴发的全球性数据库，http：//www. outbreak-database. com）对其他机构是有用的，并且可以帮助他们避免类似的暴发。

第 9 章

医疗机构感染调查的流行病学方法

Jennifer H. Han and Ebbing Lautenbach ■ 喻玲丽 译 ■ 李连红 刘 滨 覃 婷 审校

前 言

正确理解流行病学的原理和方法对于医疗保健中医院感染性疾病的研究是至关重要的。从这本教材的最后一个版本看,医院感染率、感染危险因素、细菌耐药显著增加,因此理解和运用流行病学原理显得尤为迫切。此外,传统保留的用于医疗保健流行病学的技术一直被认为是解决其他新出现的问题的唯一适用性技术(如患者安全、生物恐怖、药品使用管理、质量评估、技术评估、产品评价和风险管理)[1,2]。

在医院感染的研究中,流行病学方法的应用价值被认可已经有一段时间了[3-6]。对新的医院感染模式进行准确量化、设计和开展严谨的研究来识别疾病的危险因素、针对出现的新问题设计和评估干预措施的能力对医院感染的研究至关重要。事实上,在过去的十年里,在医院感染和细菌耐药性方面的研究中努力探索之前没用过的流行病学方法已经有了一个新的兴趣和活力[3-7]。

这章有两个目标。第一个是复习与医院感染研究相关的基本流行病学原理,包括疾病频率的测量、研究设计、影响因素的测量、偏倚和混杂。第二个目标是更具体详细地讨论当前在医院感染研究中的流行病学问题,包括类实验研究设计、病例交叉研究设计、在耐药性研究中对照组的选择、抗菌药物暴露的定义和感染导致死亡的评估,本章的重点是讨论适用于医院感染和抗菌药物耐药性研究的流行病学方法。读者也会被引导到一般流行病学、传染病流行病学或统计分析的专用书籍中来[8-14]。

疾病频率的测量

准确量化疾病的发生频率对于评估事件发生的范围(如有多少人发病)和开展不同人群之间的比较(如是否存在一个特定的危险因素)是非常重要的。较常用的疾病频率的测量指标是患病率和发病率。

患病率

患病率是指在特定的时间内患有疾病的人员所占的比例(如住院患者发生医院感染的比例),也称"点患病率"。

$$患病率 = \frac{患病例数}{同期总人数}$$

患病率是比例,没有单位,取决于发病率(即新发病例的情况)和病程(即疾病一旦发生持续多长时间)。疾病发病率越高病程越长,患病率也越高,患病率能很好地反映疾病的负担(即受疾病影响的人的总体比例)。由于所有的人群是动态的,患病率测量也可能会有所变化。如果一个动态的人群处于稳定状态(即离开和进入的病例是一样的),那么患病率将随着时间的推移保持不变。西欧国家的监控系统常常监测国家和医院 HAI 的患病率而不是发病率(见第 6 章)。

发病率

发病率是指一段时间内新病例发生的情况。发病率可用几种方式进行描述。累积发病率是指观察期内新发病例的数量除以观察开始时暴露无病个体的总数(即患者住院期间发展为医院感染的患者比例)。

$$累积发病率 = \frac{t_0 \ 和 \ t_1 \ 之间的疾病的新病例数}{t_0 \ 时间点暴露的无病个体总数}$$

累积发病率和患病率一样是比例,因此没有单位。计算累积发病率,必须对所有的个体完成随访以便知道最后的结局。虽然这种方法描述了新发病例在观察期内发生的比例,但它不描述事件发生的其他时段。对于医院感染累积发病率来说,这个观察期是指从患者入院开始直到第一个感染病例出现或者出院。然而,在这个时间段内患者不住在医院,准确地说也存在感染的风险。因此,比较不同住院时间的患者 HAI 的累积发病率可能会产生误导。

发病率(或密度)是指暴露人群中特定的观察人时新发病例的数量(如每 1 000 住院日发生医院感染患者的人数)。

$$发病率 = \frac{一定时期内新发病例人数}{暴露人群中总的观察人时数}$$

这种计算方法可用于比较不同暴露时间人群的感染率(如短期住院患者 vs. 长期住院患者)。当一组人群暴露于风险的时间比另一组长时,发病率是校正时间的最方便的方式。这可以将时间因素(暴露的时间)和每日发病的风险因素分开。发病率通常仅限于首次发病患者(如第一次医院感染)。只考虑新发病例是符合标准的,因为在同一个体中续发与新发病例在统计学上是不独立的。

与累积发病率不同,发病率不用对所有研究对象完成随访。然而,即使随访完成(因此可以计算累积发病率),报告发病率仍然是更好的。累积发病率只报告观察期内发生的所有新发病例数(不考虑病例发生在这段时间的早期或还是晚期)。相比之下,发病率通过纳入暴露时间因素,考虑事件发生在时间上的潜在的差异。

发病率的假设是所有的时间暴露于风险的机会是相等的(如,入院 3 日发生 HAI 的可能性与入院 4～6 日发生感染的可能性是一样的)。如果所有的时间不是相等的,那发病率可能有误。CDC 的国家医疗安全网(NHSN)主要计算发病率而不是患病率(见第 5 章)。

研 究 设 计

当寻求解决一个临床问题的方法时,有很多研究设计可供选择。严谨性由低到高依次为病例报告、病例系列研究、生态研究、横断面研究、病例对照研究、队列研究和随机对照试验。随机对照试验、病例对照研究和队列研究称为分析性研究,其他为描述性研究。

病例报告或病例系列研究

病例报告是一个患者的临床描述性分析[例如,一例由氟喹诺酮类药物耐药大肠埃希菌(FQREC)引起的血液感染病例]。病例系列研究是同一疾病的多个患者的报告。除了可以作为一个诊治或者治疗的案例外,病例报告或病例系列研究可以提出假设,供在以后的分析研究验证。病例报告或病例系列研究的局限性在于它分析的是少数患者不能进行外推。此外,由于病例报告或病例系列研究没有对照组,不能判定对患者描述的特征对疾病来说是否是特异的。

生态学研究

生态学的研究是比较疾病的危险因素的地域和时间分布的趋势(如每年全院喹诺酮类药物使用量和 FQREC 感染患病率的比较)。生态研究通常使用的是用作其他目的的总体数据(例如药敏模式数据来源于医院临床微生物学室)。因此,生态研究的一个优点是,它往往是相对比较快而且容易做到。这种研究可能在早期就可支持或拒绝一个假设。然而,在各种假设中不能区分出可能与数据一致的假设。也许最重要的是,生态研究没有纳入患者的数据。以这项研究为例,你只知道全院每年喹诺酮使用量和 FQREC 感染率是相关的,但不知道使用喹诺酮类药物导致 FQREC 感染的实际患者数。因此,这些数据可能是真实的,但是无关的。

横断面研究

横断面研究是研究特定时间点暴露与疾病的关系。一项调查 FQREC 感染的横断面研究,可能会评估所有目前住院的患者是否 FQREC 感染和是否使用过喹诺酮药物。横断面研究相对比较容易开展,因为所有研究对象都在特定时间点进行评估。同样的,这种研究可以为假设提供支持或反对的证据。横断面研究的主要缺点是它不能获取时间顺序(即难以判断暴露和结局谁先发生)。此外,横断面研究并不提供有关健康与疾病之间的过渡信息。

病例对照研究

与各种类型的分析性研究比较(例如病例对照、队列、随机对照实验),传统的四格表是很有用的(图 9.1)。虽然这三个研究设计都是为了调查危险因素和疾病的关系,它们根本的区别在于如何纳入研究对象。在病例对照研究中,将患有某种疾病和未患疾病做纳入研究对象,然后通过两组(即有疾病组和没有疾病组)的比较确定他们是否存在疾病的危险因素。

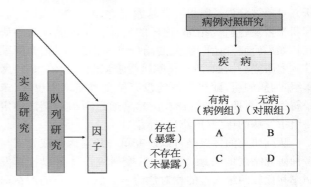

图 9.1　研究设计

改编自 Lautenbach E. Epidemiological methods in infection control. In: Lautenbach E, Woeltje K, eds. *Practical Handbook for Healthcare Epidemiologists*. Thorofare, NJ: Slack; 2004: 65.

病例对照研究通常是回顾性的,对罕见疾病的研究特别有意义,因为可以纳入所有的有疾病的患者。因此,这种研究设计相对于队列研究更高效,因为队列研究需要追踪一段时间来确定暴露组和未暴露组是否发生疾病。病例对照研究的另一个优势是可以研究多个暴露因素与疾病的关系。其缺点是只能研究一种结局。这种方法的另一个缺点,是不能直接计算发病率或相对危险度,因为调查者不知道病例组和对照组总人数。

病例组和对照组的选择对病例对照研究是非常重要的。病例组对于患病个体是严格限制的。但是,他们必须来自一个理论上的总体从而使没被选择的患者来自另外一个不同的总体。例如,在研究医疗保健相关 FQREC 感染危险因素时,理论上的总体人群应是某医疗机构住院的且入院时不存在社区获得性 FQREC 感染的患者。因此,在这所医疗机构中临床诊断为 FQREC 感染患者入院后隔离治疗康复的患者应纳入病例组。但另一个医院的 FQREC 感染患者不视为病例。病例组必须独立于所研究的暴露因素。

对照组的选择也需要特别谨慎。对照组应该是能够代表病例组的理论总体人群的。因此,如果一个对照病例患者发病,那么他将成为病例组。在前面的例子中,对照组应是从医院没有发生 FQREC 感染中随机选择的。在之前喹诺酮类药物的使用量和 FQREC 感染的关系调查中,这两组(即 FQRE 感染病例和其他住院病例的随机样本)可以比较确定每组中使用喹诺酮的患者的比例。最后,与病例组一样,对照组的选择也必经独立于它们的暴露因素,而不是因为他们与病例组的特征相似。在这章的后面部分将会详细讨论抗菌药物耐药性的病例对照研究的对照组的选择。

队列研究

与病例对照研究不同,队列研究按是否暴露于某可疑因素(或危险因素)分成两组纳入某研究队列(图 9.1),然后比较这两组(暴露组和未暴露组)与结局之间有无差别。队列研究可以是前瞻性的或者回顾性的,选择哪一种主要取决于研究开始时研究结局什么时候出现。如果研究对象被分为暴露组和非暴露组,前瞻观察一段时间,判断是否发生研究结局,这样的设计就是前瞻性队列研究。如果研究开始时研究的结局已经出现,则称为回顾性队列研究。例如,所有住院接受喹诺酮治疗的患者(暴露组)为病例组,随机选择的没有接受过喹诺酮患者(未暴露组)为对照组进行比较。然后通过两组的随访确定每组中发病的比例(FQREC 感染)。

队列研究的优点是可以研究单一危险因素或暴露与多种研究结局的关系。此外,这个研究设计可以计算发病率和比较两组人群的相对危险度。队列研究的潜在局限性包括通常需要延长研究对象的随访时间,需要耗费大量的时间和成本。此外,如果结局是罕见病,需要随访大批的研究对象以确保足够的样本量,最后,研究持续时间越长,研究对象越可能失访,使得研究结果可能存在偏倚。有些局限性在回顾性队列研究可以减少,因为回顾性队列研究的结局已经发生,其研究对象不需要前瞻性的随访。

随机对照实验

随机对照的试验与队列研究非常相似(图 9.1)。然而,在一项队列研究中,患者在纳入的时候已经暴露或未暴露于可疑的危险因素。在随机对照试验中,研究者随机分配暴露因素。如果设计得好,这种研究设计可以提供最有说服力的因果关系证明,因为两组患者除了研究者控制的暴露因素外,其他所有都是相同的(使用了随机化的方法)。尽管随机对照试验可提供最强有力的支持或拒绝与可疑因素的关联,但这种研究耗资高,而且可能会涉及伦理问题而被阻止。例如,在研究使用喹诺酮类药物和 FQREC 医院感染的关系时,如果患者不需要喹诺酮类药物治疗时,在伦理上不能够给其使用该类药物。随机对照实验的另一种方法是类实验研究,在这章的后面部分将会讨论。

效 应 的 测 量

相对危险度

相对危险度(RR,也被称为风险比)是两个率的比:暴露组的发病率与非暴露组的发病率之比(图 9.2),队列研究或随机对照试验研究可以计算 RR,因为从这些研究设计可以得出其基于总体的率或比例。RR＝1.0 表明暴露与疾病无关联。RR＝2.0 表示暴露组发病的危险是未暴露组的 2 倍,RR＝0.5 意味着暴露组发病的危险是未暴露组的一半,表明暴露是一个保护性因素。

比值比

在病例对照研究中,研究对象的纳入是基于研究结局,然后比较这两组(发病组和未发病组)危险因素的比例。与队列研究不同的是不能够直接计算 RR。能够在病例对照研究中计算的值为 OR,即病例组的暴露比值与对照组的暴露比值之比(图 9.2)OR＝1.0 称为无关联或无效(null)值。

如上所述,在病例对照研究中不能计算 RR 因为这种类型的研究不能提供研究对象结局的发生率或比例。然而,如果研究的是疾病发病率很低(小于 10％),病例对照研究得出的 OR 应非常接近队列研究获得的 RR。当遇到罕见疾病时,如图 9.2 显示如何将病例对照研究的公式换算为 RR 的公式。

	结　　局	
	出现(病例)	未出现(对照)
有(暴露)	A	B
无(未暴露)	C	D

(因素)

相对危险度(RR)
　暴露组发病的风险＝A/(A＋B)
　非暴露组发病的风险＝C/(C＋D)
　相对危险度＝$\dfrac{A/(A＋B)}{C/(C＋D)}$
比值比(OR)
　病例组的暴露比值＝A/C
　对照组的暴露比值＝B/D
　发病比值比(OR)＝$\dfrac{A/C}{B/D}＝\dfrac{AD}{BC}$
RR 和 OR 的关系
　当遇到罕见疾病时,B＞＞A,且 D＞＞＞C
　$RR＝\dfrac{A(A＋B)}{C(C＋D)}\sim\dfrac{AD}{BC}＝OR$

图 9.2　相对危险度和比值比

来自 Lautenbach E. Epidemiological methods in infection control. In: Lautenbach E, Woeltje K, eds. *Practical Handbook for Healthcare Epidemiologists*. Thorofare, NJ: Slack; 2004: 65.

关联强度的测量

P 值

2×2 四格表卡方检验是比较两分类变量关联强度的最常用的方法。此计算对所有 2 × 2 表格是相同的,无论数据是来自队列研究或病例对照研究。计算出卡方值后,二分类变量比例之间由于机会导致的差异的可能性就会发现。P 值<0.05 表示至少在这项研究中几乎不可能发生,因为暴露和疾病之间没有关联。虽然这是传统的解释,但关于 0.05 界值的统计意义没有什么特别的。P 值的一个缺点是它不仅反映了组间差异,也反映样本大小的差异。因此,即使组间差异很小(如果样本量大)也可能是有统计学意义的,但这种差异在临床上不重要。相反,如果样本量很小对临床影响大的效应也可能没有统计学意义。

95% 置信区间

刚才提到的由于 P 值的局限性,对于 RR 或 OR 通常报告 95％置信区间(CI)。95％置信区间在一定程度上提供效应(即 RR 或 OR)的范围大小。观察 95％置信区间是否超过 1（即空效应的值）等于 P 值反映的信息。如果 95％的置信区间超过 1，那么 P 值几乎不会小于 0.05。样本量的大小可以影响置信区间的宽度。置信区间越窄，效应估计的变化越小，反映样本量较大。置信区间越宽，样本量越小。在解释不具有统计学意义的结果时，置信区间的宽度可能会有帮助。窄的置信区间提示可能没有真正的影响，而宽区间则显示数据也与真实效果符合，以及样本量不够。

偏 倚

偏倚是收集和分析数据中的系统误差。偏倚的类型包括信息偏倚（如由于测量误差或研究对象错误分类导致的研究结果失真）和选择性偏倚（如由选择研究对象的方式造成的结果失真）。例如，病例对照研究中一个常见的偏倚是回忆偏倚。为了识别 FQREC 医院感染的危险因素，须对 FQREC 医院感染组和无感染的随机对照组进行比较。如果 FQREC 医院感染患者知道自己的诊断，他们很可能会尝试着查找感染耐药菌可能的原因。如果这组患者比对照组更可能记住最近使用的抗菌药物，那么最近抗菌药物的使用和 FQREC 医院感染的关联会被强化。

因为在分析过程中不能够校正，所以在研究设计时必须解决潜在的偏倚，因为在分析过程中不能够校正。事实上，在某些研究中随机对照试验研究中的盲法是一种常用减少偏倚的方法。此外，评估偏倚是否存在，研究者必须考虑影响研究结果的偏倚可能的因素。偏倚可能是无差异性的（即偏向零假设并使得被比较的两组看起来相似）或有差异性的（即偏离零假设，使被比较的两组看起来不同）。

混 杂

混杂是指暴露因素与疾病结局发生的关联程度受到其他因素的影响。混杂因素可能与暴露和疾病均有关系，但不能是暴露导致的结果。混杂因素可能过高或者过低地估计研究因素的影响。例如，在评估 FQREC 医院感染和死亡率时，必须要将基础疾病的严重性作为一个潜在的混杂考虑进去。有严重基础疾病的患者更容易发生 FQREC 医院感染。此外，严重的疾病也容易导致死亡。因此，由于混杂与暴露和疾病都相关，疾病的严重性可能是个混杂因素。与偏倚不同，混杂变量可以在研究分析阶段进行控制。然而，做到这一点，对存在或不存在混杂的数据都必须收集，因此，在研究设计阶段考虑潜在的混杂因素是非常重要的。

医疗机构流行病学方法中的特殊问题

类实验设计

除了前面介绍的研究设计，类实验也是在医疗保健流行病学中经常使用的一种设计方法[15]。这种设计也常被称为"前后"或者"前-后干预"研究[16,17]。类实验研究的目的是不采用随机化的方法来评估干预措施。类实验最

典型的研究包括收集基线数据，实施干预措施，以及干预后收集同样的数据。例如，计算一所医院 FQREC 医院感染的基线患病率数据，然后采取提高喹诺酮类药物的使用量的干预措施，在经过预先设定的一段时间后再次计算 FQREC 医院感染患病率。存在多种不同的类实验研究，包含多种测量方式（多种场合收集基线数据）、反复干预（有序地采取和去除干预）、对照组的加入（收集基线和所有数据，但没有实施干预）（表 9.1）。

表 9.1 类实验研究设计的层次

A. 没有对照组的类实验设计	
1. 单组前后比较研究	O1 × O2
2. 双侧单组前后测设计	O1 O2 × O3
3. 非对等变量单组前后测设计	(O1a, O1b) × (O2a, O2b)
4. 删除处理设计	O1 × O2 O3 移除 × O4
5. 重复处理设计	O1 × O2 移除 × O3 × O4
B. 使用对照组的类实验设计	× O1
1. 非对等对照组后测设计	× O2
2. 前测和后测样本未经处理的控制组设计	O1a O2a
	O1b O2b
3. 前测和后测样本未经处理的双测控制组设计	O1a O2a × O3a
	O1b O2b O3b
4. 前测和后测样本未经处理的反复控制组设计	O1a × O2b O3a
	O1a O2b × O3a

O，观察测量；×，干预，时间为从左到右。一般来说，B 类的研究质量高于 A 类，每一类向下移动一项，研究质量越高。例如 A 类的研究 5 高于研究 4 等。改编自 Harris AD, Lautenbach E, Perencevich E. A systematic review of quasi-experimental study designs in the fields of infection control and antibiotic resistance. *Clin Infect Dis*. 2005;41: 77-82.

虽然经常用于医院感染干预措施的评估，但和对类准实验研究的优缺点的严格评估是最近才进行的[15,18,19]。事实上，一项对四本感染杂志最近的系统评价研究发现，近 2 年时间内，有 73 篇关于感染控制和/或细菌耐药的文章使用的是类实验研究设计[15]。这些文章中，有 12 篇（16％）使用了对照组，3 篇（4％）提供了使用类实验设计的理由，另外 17 篇（23％）文章提到 1 个以上这种设计的潜在局限性[15]。最近更多的关注点集中在提高类实验研究设计的质量，增强感染控制和抗菌药物耐药干预效果的研究的结论的有效性[15,18]。

类实验研究有一些优点。当要研究干预措施的效果时，可选择研究设计是很少的。总的来说，一个精心设计和足够效能的随机对照试验可以为干预的效果提供最有力的证据。然而，有几个原因造成随机对照实验在感染控制干预研究中不可行。随机选择患者采取感染控制干预措施对于人传人的耐药菌传播来说是不合理的。可以考虑医疗机构中随机的病区或楼层接受干预。而这些病区不是独立的，患者和工作人员会频繁地在不同病区变换。因此，在干预科室采取的减少传播或获得新的耐药感染的效果很可能会导致非干预科室耐药菌感染的减少（即污染）。这将使得研究结果偏向零假设（干预没有效果）。同理，如果医疗机构仅在某些区域采取随机性的干预措施，感染控制可能在非干预楼层引起重视，因为许多医务人员（如医生、护士）在多个区域工作。这可能导致

未干预楼层的医院感染控制措施加强,这将使结果偏向于零假设。在这种情况下,一个精心设计的类实验研究给我们提供了一个令人信服的替代方法。此外,这种研究设计通常被用于不被伦理学认可的随机对照实验研究。当发生应急事件(如医院感染暴发)必须采取干预措施的时候,第一要务是陈述和解决这个问题。在这种情况下,对患者采取随机化的干预是不道德的。

类实验研究有几个主要的缺陷包括向均数回归、不可控制的混杂和成熟效应。干预措施的实施通常是率的上升引起的[20]。向均数回归的原则指即使没有干预措施这些升高的率也会下降。这可能导致类实验研究结果产生偏倚,因为这可能得出效应是干预措施导致的错误的结论。有几种方法可以解决这些潜在的缺陷[16,17]。第一,干预之前延长基线时间,允许发病率随着时间变化自然波动的评价和更全面的评估向均数回归的可能性。第二,在同一时期测量对照组(如另一机构)研究结局的变化情况。第三,使用分段回归分析有助于解决可能向均数回归的可能性,评价患病率随干预措施实施的时间变化情况[20-23]。

不可控制的混杂是类实验研究的另一个缺陷,当干预之外的变量随时间变化或干预前后不同时,最可能发生的[16,17]。这种缺陷可以通过测量已知的混杂因素(例如医院普查、入院人数)并在分析中控制而解决。然而,不是所有的混杂因素都是已知的或容易测量的(如医疗护理质量)。为了解决这一点,可以采取非等值因变量来评估干预措施以外的其他影响结局的因素[15,18,19]。非等值因变量应该与除干预措施外的主要变量有相似的潜在病因和混杂。例如,评估在 FQREC 医院感染患病率方面采取干预措施限制使用喹诺酮药物的效果时,可以考虑导管相关血流感染的发生率为非等值因变量。而 FQREC 医院感染患病率和导管相关血流感染可能都受患者普查的影响,而喹诺酮类药物的使用不可能会影响导管相关血流感染的发生率。

成熟效应是与随着时间的推移患者经历的自然变化有关[16,17]。另外,周期性变化(如季节变化)可能会影响干预对观察结局的有效性。这种潜在的缺陷可以通过前面提到的方法来解决,包括长基线期的评估,利用对照组,在不同的时间、不同的地点实施干预措施,与非等值因变量的评估。

病例交叉设计

病例交叉研究设计在解决医疗保健流行病学问题方面也越来越被公认为是一种有用的方法[24]。在此类设计中,每一个病例都是它自己的对照(即自我匹配)。对于每一个主体,在结局出现时立即测量"病例"时期的暴露情况。然后比较一个或多个早期"对照"时期的暴露状态。那么通过比较事件发生时(病例时期)和更早时期(即对照组)的暴露频率来估算 RR 值。

这种研究设计有几个优点。因为每一个病例作为其自身对照,所以以这种设计可以校正病例组和对照组之间的很多差异,而这种差异往往是传统的病例对照研究的

混杂因素。此外,这种研究设计不易受到干扰[25]。所有依靠患者回忆暴露数据的回顾性研究都会有回忆偏倚。病例交叉研究的另一个潜在的优势是,由于每个人作为他或她自己的对照因此回忆对照组和病例组的数据是同一个人[25,26]。

病例交叉研究也存在很多缺陷。这种研究的一个基本的假设是混杂因素不是以传统的方式随时间改变,否则它可能是一个混杂的来源[25]。此外,偏倚可能来自可疑暴露因子的时间变化或者对照组时间窗的选择引起[25]。

病例交叉研究设计理论上适用于研究有即时和瞬时效应的短暂暴露和突然发病的急性结局(如交通事故、外伤)[27,28]。此外,在一个个体暴露的风险必须随着时间变化,否则就不能比较个体暴露和未暴露时期。然而,也有人提出通过在病例和对照时期延长暴露评估的窗口期,病例交叉方法也适用于研究长期暴露和隐匿性发病的结局[29-31]。这可能与长期药物暴露的副作用(如抗菌药物)研究特别相关,以控制传统病例对照研究中的对照选择偏倚和混杂的不利影响[29]。

对于医疗保健流行病学而言,这种设计已成功地用于研究医务人员锐器伤[26]。在这种研究中,病例交叉设计很适合评估简单、短暂的暴露(例如疲劳和匆忙)与锐器伤急性事件之间的关系。最近的另一项研究中使用病例交叉研究潮湿的天气和军团病的发病率的关系[32]。这种方法可以有效控制混杂天气和疾病发生的季节性因素,利于发现与军团菌感染有关的急性天气模式[32]。

细菌耐药研究的对照组选择

许多研究致力于识别细菌耐药的危险因素。其中大多数是病例对照研究。如前所述,在病例对照研究中如何选择对照组对保证研究结果的有效性至关重要。最近对照组选择的问题被高度关注,尤其是在抗菌药物耐药性方面的研究[3,33-37]。

从历史上看,细菌耐药研究常用两种类型的对照组[3]。第一种对照组是从无耐药菌患者中选择,第二类是从易感人群中选择。例如,在住院患者 FQREC 医院感染危险因素研究中,第一种对照组是从一般的住院患者中选择,而第二种对照组则从那些易感 FQREC 的医院感染患者中选择。对照组的选择应以临床问题为基础。然而,第二种对照组的使用在以往是比较常见的方法,最近已表明使用这种对照组(例如,感染了易感微生物的患者)可能会高估抗菌药物使用及耐药菌感染的关系[35,36]。以 FQSEC 医院感染为例,这一结果的解释假设如下:如果 FQSEC 医院感染患者是对照组,这些患者最近不可能使用氟喹诺酮类药物(即可疑危险因素),因为使用喹诺酮类药物会去除 FQSEC 定植。因此,使用喹诺酮类药物和 FQREC 医院感染的关联可能被高估了[38]。使用第一种方法(即无感染的患者作为对照组)的局限性是,除了确定耐药的危险因素外,这种方法也确定了一般感染的危险因素(不管感染者是否耐药或易感)。因此没有方法来区分危险因素与耐药表型和一般的微生物感染哪一个

的相关程度更高。

使用第一种对照组(即选择所有的住院患者)存在潜在的错误分类偏倚。具体而言,选择从来未送过培养的患者作为对照组,事实上可能是没有被发现的耐药菌定植[33]。因为耐药菌定植的患者比没有定植的患者使用抗菌药物的可能性更大,这种分类错误可能导致结果偏向零假设(因为表面上看病例组和对照组在先前抗菌药物使用量出现错误的相似)。另一个使用第一种对照组的问题是将没有做过培养的患者作为对照组,病例组和对照组之间的差别可能反映的是送培养的是病例组而不是对照组。因为标本的采集不是一个随便的过程,要根据临床特征。所以不管是否存在耐药菌的感染,这些病例的严重疾病或者既往抗菌药物使用量可能更大[3]。一个可能的方法可以控制对照组的纳入标准,选择那些至少培养过一次并且不是耐药菌的那些患者。培养阴性的患者可能没有耐药菌的定植。然而,最近的研究表明,与选择没有做培养的患者作为对照组相比,使用临床标本培养确定对照组,会导致选择的对照组具有较高并发症的风险且使用抗菌药物的可能性更大[33]。

病例-病例对照研究设计是解决抗菌药物耐药性研究选择对照组的问题一个方法[34,39-41]。这种设计包含 2个病例对照研究。在第一个研究中,患者定义为那些耐药菌患者,而对照组为没有可疑微生物的患者;第二项研究中,病例组为携带易感菌的患者,而对照组和第一种方法一样,是那些没有可疑病原微生物的患者。然后对这二项独立的研究进行危险因素的定性比较[34]。这种方法通过比较两组研究的危险因素以表明耐药菌相对于敏感细菌感染的相对贡献。这种方法的一个潜在的局限性是因为只有一个对照组,很难匹配潜在的混杂。因为有两个不同的病例组,病例变量(如住院时间、患者的位置)不能用于匹配。此外,在本设计中这两个研究结果的定性比较,留下的问题是,结果有多大差异是有意义的。

抗菌药物暴露的定义

许多研究已经试图去阐明耐药菌感染或定植的危险因素[6,42]。阐明这些危险因素对采取干预措施控制耐药菌的出现是非常必要的。过去的研究特别侧重于将抗菌药物的使用作为一个危险因素,因为它可以在临床上进行修改[43,44]。然而,这些研究用于定义抗菌药物暴露的方法不一致[3]。更重要的是,最近才尝试着识别这些方法上的差异对研究结论的影响[45]。

最近的一项研究调查了在过去研究中使用过的描述预防性抗菌药物使用范围的方法(如是否暴露与暴露时间)和使用不同的方法对研究结论的影响。对超广谱β-内酰胺酶的大肠埃希菌和肺炎克雷伯菌的危险因素(ESBL-EK)的系统评价研究,纳入了 25 个研究,其中有18 项研究定义了预防性使用抗菌药物为一个分类变量,4项研究定义预防性使用抗菌药物作为一个连续性变量,3项研究描述预防性抗使用抗菌药物既是分类也是连续变量。只有一篇文章提供了选择的变量的理由。作者重新分析了以前的 ESBL-EK 危险因素研究数据,建立了两

个独立的多因素模型[46],一个将预防性使用抗菌药物描述为一个分类变量(例如是/否暴露),另一个则描述为连续变量(例如抗菌药物使用日数),使用不同的方法模拟两种多因素模型,分析结果有很大差别。具体来说,当抗菌药物使用被描述为一个连续性变量时,第三代头孢菌素的使用是ESBL-EK 的一个危险因素,而当抗菌药物的使用被描述为一个分类变量时,则不是危险因素[45]。

这些结果表明,描述预防性使用抗菌药物作为分类变量可能会掩盖和耐药性之间的重要关联。例如,当使用分类变量时,一个使用抗菌药物 1 日的研究对象和一个使用同一种抗菌药物 30 日的研究对象被认为是相同。然而,这两个人耐药的风险是肯定不一样的。将预防性使用抗菌药物作为一个连续变量描述可以对使用时间和耐药性的关系有一个更详细的描述。最近的医学统计文献强调使用临界点可以导致数据的误解,可降低连续性变量的统计效能,从而检测不到非线性关系[47]。事实上,预防性使用抗菌药物和耐药性之间可能不是线性关系(即耐药的风险不随着抗菌药物使用的增加而增加)。有可能耐药的风险在抗菌药物使用没有达到一定的使用量(例如最低阈值)时耐药的风险基本上不会增加。对这种"低阈值"的精确描述可为抗菌药物使用策略提供依据。

另一个关于预防性使用抗菌药物的问题是抗菌药物如何分组。例如,抗菌药物使用可按照代表药物(如头孢唑啉)、抗菌药物种类(如头孢类抗菌药物)或活性谱(例如革兰阴性)来分。抗菌药物还是经常按种类进行分类,即使同种抗菌药物中个别药物可能显著不同[48],而且这样的分类可能会掩盖重要的关联。是否使用不同的分类方案,会导致抗菌药物使用和耐药性关联不同还不明确。最近的一项研究以 ESBL-EK 作为模型探讨了这些问题[49]。在一个系统的评价研究中,纳入符合标准的 20 项ESBL-EK 危险因素的研究,揭示了如何进行预防性抗菌药物使用分类对结果引起巨大变化。预防性使用抗菌药物的分类有的依据特定的药物、药物类别,还有的是综合两者。没有研究证明它的分类方法是合理的。而且关于那些对特定抗菌药物或抗菌药物种类进行评估的研究结论也有很大的差异。正如预期的那样,大多数的研究(N=16)专门研究β-内酰胺类抗生素作为 ESBL-EK 的危险因素。有一些研究也分析了其他抗菌药物的使用和ESBL-EK 感染的关系:氨基糖苷类(9 项)、氟喹诺酮类(10 项)、磺胺类(7 项)。对以前 ESBL-EK 危险因素研究的数据进行再分析时,构建了两个独立的 ESBL-EK危险因素的多因素模型,一种模型是按预防性使用抗菌药物种类进行分类,另一种模型是按预防性使用抗菌药物按照抗菌活性进行分类[49]。这些多因素模型的结果有很大差异。最近在对碳青霉烯类耐药的铜绿假单胞菌危险因素研究中报道了相似的结果[50]。

最后,另一个重要问题是如何进行远期抗菌药物的使用评估。最近一项 ESBL-EK 危险因素的系统评价研究发现,耐药菌感染的窗口期是抗菌药物使用的 48 h 到1 年。此外,研究往往没有明确地陈述预防性使用抗菌药

物后多长时间内进行了评估[45]。

死亡作为感染结局的评估

越来越多的研究关注更清楚的识别医院感染及抗菌药物耐药性的明确的影响[51]。这些研究旨在寻求负面结果如死亡率,成本增加和住院时间延长的危险因素。最近越来越多的人关注评估耐药菌感染和死亡之间的关系的方法问题[3,51]。控制病情的严重程度是一个重要的问题。一个经常提到的耐药菌感染的危险因素是严重的基础疾病。然而,疾病的严重程度也是死亡的预测指标。这些特征表明,疾病的严重程度可能是耐药菌感染和死亡关系中的一个重要的混杂因素(即疾病的严重程度与暴露和感染兴趣的结局两者都有关)。急性生理与慢性健康评分(APACHE Ⅱ)[52]和McCabe - Jackson评分[53]是评估疾病严重程度的指标。需要注意,没有发现或验证疾病的严重程度评分能预测感染患者的转归。评估耐药菌感染对死亡率的影响的研究中采取评分和控制是至关重要的。

在对疾病的严重程度进行评估要非常慎重[54,55]。绝大多数的研究在诊断医院感染时已经评估疾病的严重程度(即当最初的培养结果出来时)。然而,由于临床怀疑感染,培养结果一般能够获得,提示在培养前的某个时间点已经感染了。因为感染也通常会导致更严重的疾病,可能在留取标本的那一日对疾病的严重程度进行评估是一个更准确的中间变量(如感染导致了更严重的疾病,最终导致死亡)。用这种方式控制一个中间变量,通常会导致低估研究暴露对结果的影响[56]。为了避免这个问题,建议至少标本留取日之前的48 h内,进行基础疾病的严重程度评估,为患者的基础病情严重程度提供更合理的评估而不是由感染本身引起疾病加重。研究结果的解释是,在标本采集日进行疾病的严重程度评估需要谨慎,因为这可能低估耐药感染与死亡率之间的真实联系[54]。此外,当把疾病严重程度作为一个混杂因素调整时,测量疾病严重程度的时间可能会影响接受适当的抗菌治疗和死亡率之间的关联程度[55]。

感染前的住院日数在耐药性和死亡率之间的关系研究中可能也是一个重要的混杂因素。住院日数的增加对于耐药菌感染和预后差也是一个危险因素[3]。最近的一项研究评估了大肠埃希菌菌血症患者的死亡因素,首先比较大肠埃希菌菌血症患者和没有菌血症的非匹配对照,然后和没有菌血症的患者进行比较但按照住院日数进行匹配的。作者发现无论是否使用配对的方法,大肠埃希菌菌血症和死亡之间关联类似[57]。虽然这些结果表明了控制(通过匹配)住院时间对结果的影响小,但是

结果应该谨慎解释,因为病例组之前的住院日数(平均6日)相对短一些[3]。

与之前讨论的类似,对照的选择与研究结局也有关系[54]。值得注意的是,因为研究感染与结局关系的主要是队列研究,这些研究的"对照"通常分为"未暴露组"或"参照组"。在细菌耐药的病例对照研究中,有两种方法选择对照组。第一种,耐药菌感染(如FQREC)的患者和敏感细菌患者(FQSEC)。第二种对照组,比较耐药菌感染的患者(例如FQREC)和没有感染的患者进行比较。虽然任何一种方法都是有效的,在临床上有些许的区别。在第一种类型中,结果提供了耐药菌感染和敏感菌感染比较的附加影响的评估。第二种,确定了耐药感染与无感染的影响。已经证实了后一种的比较通常高估了耐药性对死亡率的影响[58,59]。

最后一个关于用死亡率评估结局的问题是如何定义死亡率。粗死亡率是死亡率最常见的表示方法,可能因为它是最不主观的评价。然而,死亡的定义无法区分出那些感染明显导致死亡的患者和与之相反感染者的发生可能与死亡率无关的患者(在死亡前几周内发生感染)。一些研究已经提出与感染相关的死亡结局的分类方法。一种方法是确定感染后固定一个时间段(例如1周),超过这个时间死亡被假定为与感染无关。另一种方法,提出了死亡作为结局进行分类[46,60-62]。在这个定义中,可能的分类如下:① 病死直接归因于感染:在住院期间感染处于活动期的临床证据和阳性的培养结果。② 因感染间接引起的死亡:由于感染导致器官衰竭等并发症,住院期间因器官衰竭而死亡。③ 死亡与感染无关:死亡发生在住院期间感染发生之后,但死亡原因与感染过程无关。④ 存活:患者活的出院。直接和间接归因于感染的死亡人数的比例定义为归因死亡率。虽然这种方法可能会更容易地将死亡归因于感染,但是许多标准仍然是相当主观的。但是值得注意的是,最近的研究表明使用这种方法和粗死亡率作为结局没有实质性的差异[63,64,65]。

结　论

应对日益复杂的医院感染及细菌耐药,对流行病学原理和方法的了解是非常重要的,本章回顾了流行病学的基本原理和一些热点问题,特别是医院感染及抗菌药物耐药的相关性。而最近几年医院感染的流行病学方法研究复兴,将来这一研究领域会继续扩大。只有提供了最严格的证据,我们才有希望制定和实施成功的策略,以减少医疗机构的感染。

第10章

信息系统在医疗保健流行病学的应用

Keithe F. Woeltje ■ 罗 静 译 ■ 李连红 刘 滨 覃 婷 审校

背 景 介 绍

在现代社会中计算机已变得无处不在,而且计算机的应用能力也在稳步增强。计算机回答一个谷歌搜索问题所用的计算工作量和完成阿波罗太空计划所需的所有计算(太空和地面上)是相当的[1]。美国政府授权实施的"Meaningful Use"计划促使医院电子病历迅速普及,随之而来的是电子化医疗数据的增加。随着计算机在医院中日益普及,其使用程度将越来越广泛。

基本的计算机支持

个人计算机终端

个人计算机(PC)是由极客爱好者在 20 世纪 70 年代制造的机器,但在 20 世纪 80 年代开始广泛的商业化。在 21 世纪初的时候,计算机已作为商品在出售。在个人计算机的计算能力指数不断提高的同时它的价格却在稳步下降。直到最近几年,人们在购买个人计算机上面,对计算机价格、性能和升级能力方面有更多的考虑。现在,即使你在大型电子商店或者网上购买的最廉价的个人计算机和笔记本电脑都可以很容易地处理你对计算机的基本需求。

计算机与其操作系统分开将无法完成任务。还需额外的软件来完成基本的任务,例如文字处理。虽然在办公软件中有可使用的独立程序,但他们通常是一组打包程序,这个包里的所有组分是经集成化的,与各程序是兼容的。微软办公已经成为最常用的办公软件包,但有各种竞争对手的存在,包括免费的、公开的 LibreOffice (www.libreoffice.org)。大多数机构都希望所有员工使用相同的软件,以便交换信息,但是大多数的软件可以在最常用的格式之间转换。这些应用程序的在线"云"版本同样可获得——将会在下面对它们进行讨论。

电子表格软件(例如,微软的 Excel,LibreOffice 的 Calc)主要用于处理数据,而不是文本。电子表格对医疗保健流行病学的计算率和基本统计分析是非常有用的。电子表格的列和行构成了一个简单的数据库,例如暴发病例调查中的行列表。电子表格软件也可以作图使得数据可视化,例如可以做出感染率随时间变化的图。这些图形可以被导入到文字处理文档或幻灯片演示文稿中演示给他人看。这样的图很容易做,并通过帮助员工将这些数据可视化,来开展一些更有说服力的讨论会。

许多办公软件包的基础版本是不包括桌面关系型数据库软件(例如 Microsoft Access,LibreOffice Base)的,但在升级版或"专业"版本中可获得。虽然数据库软件在某些方面的使用比其他软件难,但是它对医疗保健流行病学家来说更具有优势,远超过其他存储数据的方法,如使用电子表格软件。例如,某研究的一部分需要存储血培养的数据,如果血培养有大于 1 个细菌,那么在电子表格中有两种方法,如将培养结果存储在一行,则需要多个列变量(例如微生物-1、微生物-2);或者使用多个单独的行变量来记录一个培养结果。这两种方法都可能给随后的数据检索和分析带来困难。然而,一个关系型数据库可将这些信息以结构化的方式存储以避免这些问题。

由于大多数办公软件不需要任何专门的培训基本就可以使用,因此正式培训的效益经常得不到充分的赏识。较大的机构或当地社区学院能够提供各种不同水平的培训班。在线网络培训或者系统的教科书也提供了更多的选择。在训练中花费的时间和费用很多时候将在生产力收益上得到体现。特别是数据库软件更需要培训,以便合理地使用它们。一个优秀的数据库概念(没有绑定在任何特定程序上)的介绍是为普通人设计的[2]。

局域网

虽然独立的 PC 机能够大大地提高医疗保健流行病部门的工作效率,但是当它与其他计算机联网时,计算机的潜在效能将显著增加。那时,PC 机已不再局限于手工输入的数据或者以某种固体介质导入的文件。而是 PC 机可以与其他计算机快速地分享信息。事实上,现在所有的医院都有局域网,将各部门的计算机连接起来。这些局域网,回过头来连入互联网,用于医院和世界其他地方的网络联系。

互联网和万维网

互联网实际上是将局域网络连接起来的网络[3],互联网最开始是由美国国防部高级研究计划局(DARPA)在 20 世纪 60 年代末发起的一个科研项目。正如我们所知,互联网是在 1983 年 1 月 1 日建立起来的[4],在这几十年里,它已呈倍数增长。

对于许多人来说,万维网("the Web")是互联网的代名词。万维网是在 1990 年开始的,它是作为欧洲核子研究组织(CERN)的一个研究项目[5]。这个网络的目的是提供访问在线文档(网页),包括一个页面简单地链接到另外一个网页。可以浏览这些页面的软件称为网络浏览器。自创办以来,网页开始发展,不再只是简单的文本而是包含了很多图像和多媒体演示,并支持各种类型的文件下载。

网络为医疗保健流行病学专家提供了丰富的资源。许多专业组织都有自己的网站,能够为会员和非会员提供新闻、指南和其他资源的链接。例如美国医疗保健流行病学协会(SHEA,www. shea-online. org)、感染控制与流行病学专业委员会(APIC,www. apic. org)、加拿大社区和医院感染控制协会(CHICA - Canada,www. chica. org)、英国医院感染协会(HIS,www. his. org. uk)、国际传染病控制联合会(IFIC,www. theific. org)。政府组织例如(美国)疾病预防控制中心(CDC,www. cdc. gov)能够提供丰富的资源,包括指南、特殊疾病、疾病暴发和参考材料。国家和地方卫生部门也有网站,能够为当地提供有价值的信息。这些网络还能访问公司及其产品信息。美国国家医学图书馆的 MEDLINE 数据库也可以使用 PubMed 系统网络(www. pubmed. gov)进行文献检索。

网络较令人振奋的发展之一的是教育资源的激增。许多大学提供在线网络课程,通过网络课程的学习可以获得著名研究机构的高级学位。有很多无学分但免费的教育网站。例如由匹兹堡大学举办的超级课程,是通过网页开设 5 000 个讲座讲授流行病学(网址 www. pitt. edu/～super1/)。其他大学正在做他们的无学分的在线课堂材料,例如斯坦福发起的 Coursera(coursera. org),麻省理工学院(MIT)和哈佛学院发起的 edX(www. edX. org)。除了大学机构,其他初创机构也提供类似的课程通过引进世界各地的最好大学的教授来做个性化课程(例如,Udacity,www. udacity. com)。

一些医院和其他机构阻止或者限制员工上网。医疗保健流行病学和预防感染的项目有强有力的证据,具有相对自由的网络访问来正确地完成他们的工作。这通常需要一个正式的申请流程。

电子邮件

电子邮件或者 e-mail,可能更受万维网上用户的欢迎。文件作为附件用电子邮件发送,已成为一个用户发送数据到另一端的首选方法。此外,e-mail 可以作为一种手段能够及时地提醒医疗保健流行病学家发生的重大问题。像 SHEA 和 APIC 这些机构当有需要时会发送电子邮件通知其成员。医疗保健专业人员在疾病预防控制中心网站上(emergency. cdc. gov/coca/subscribe. asp)注册后,便可获得恐怖主义和突发事件应对的提醒或更新消息。此外,CDC 的医疗质量促进部门有一个为医疗保健专业人员提供的快速通知系统,该系统可以发送有关疾病暴发和产品召回的电子邮件警报,注册页面是 www. 2a. cdc. gov/ncidod/hip/rns/hip_rns_subscribe. html.

电子邮件中的"列表服务"软件功能可以通过发送一封电子邮件到达指定的邮件地址从而发送给多个人。这有利于通过电子邮件进行分组讨论。目前很受医疗保健流行病学家欢迎的群邮件包括国际传染病学会发起的 ProMED 邮件(www. promedmail. org),以及由美国感染

病协会(IDSA)和美国疾病预防控制中心(CDC)建立的急性传染病网络(ein@uiowa. edu)。由于不请自来的商业电子邮件的增多(被称为"垃圾邮件"),许多机构有"垃圾邮件过滤器"来减少这些令人讨厌的信息的涌入。然而,不幸的是这些邮件过滤器有可能会过滤合法的电子邮件。尤其是列表服务功能中的邮件,通常被当作"群发邮件"过滤掉。应咨询当地信息系统人员,以确定需要哪些步骤来确保收件人收到所需的电子邮件。

在线软件服务

越来越多的各种软件可供在线使用。这包括一般的办公效率软件、电子邮件等。这些通常被称为云应用,因为它们是存储在互联网的"云数据"中。优势是从任何一台与互联网接入电脑都可访问和备份。主要的缺点是得接入互联网后才可访问(虽然会受本地软件的影响,但是一旦再次接入互联网可以与云服务同步)。需重点关注的问题是医疗保健数据的安全性。易访问性使得这些服务方便的同时也存在不安全性。医院和大学通常有很强的数据安全指南。这在一定程度上是为了确保符合联邦法规,如健康保险流通和责任法案(HIPAA)的隐私与安全规则。在线使用任何有可能涉及敏感问题的数据时都应查询指南。

常用的统计软件

医疗保健流行病学家能够使用常用的统计软件来做电子表格所做不到的更深入的分析。一系列软件出现,从包含一些统计资料的基本统计软件包到昂贵的、程序复杂的、能做深奥分析的高级软件统计包。通常使用的统计软件包括 SAS、SPSS 和 Stata。还有许多其他优秀商业软件也是值得使用的。R 语言(www. r-project. org)是一个开放通用的统计软件包。EpiTools(可从网址 cran. r-project. org/web/packages/epitools/index. html 下载获得)是为 R 软件统计包设置的一些工具,流行病学家通过它可以添加使用功能。虽然有些软件可以直接输入数据,但是事实上他们的设计为数据导入的(例如数据库或者电子表格)。因此,医疗保健流行病学家使用这些常规的软件需要做些改变。这个软件的初级用户可以选择做一些基本的统计分析。大多数情况下,这些统计程序对医疗保健流行病学项目是足够用的,主要用于研究领域或者统计分析专业人员的工具。

常用的流行病学软件

一些软件处于一般统计软件包和更高深监测软件的中间地带。它们能够比一般的统计软件提供更多的数据输入和数据管理功能,同时它能够提供比大多数专业感染预防或医疗保健流行病学软件包更灵活的统计分析。主要的缺点是必须建立特定功能使其达到医疗保健流行病学专业软件"现成的"软件的功能,这是一项相当大的工作。优势是此设计能满足使用者需求的特定的功能。

Epi Info

Epi Info 软件(www. cdc. gov/epiinfo/)是由美国 CDC 研制并发布的免费软件。该软件的早期版本是在微

软 MS-DOS 的操作系统中运行,用来帮助 CDC 的流行病学情报部门(EIS)的官员调查疾病暴发。随后逐步升级,并在 20 世纪 90 年代后期发布 Windows 版本,最初命名为"Epi Info 2000",与 MS-DOS 版本区别,后来名称简化为"Epi Info"。它已发展为功能日趋成熟的软件。

Epi Info 不是设计为医疗保健流行病学家制作报告或图表。相反,它是一个工具集,可以广泛用于各种方式,包括收集和分析流行病学资料。具有可供数据输入界面的功能。一旦程序设定出来,就能够被输入、存储和检索数据。内部数据存储在一个关系数据库中,如果有需要,该关系数据库允许复杂数据储存。双录入(见后面"数据输入"部分)是确保数据完整性的功能。

Epi Info 提供很多统计分析工具。数据分析不局限于输入的数据或软件存储的数据。该软件可以导入和分析已存储在数据库和电子表格中的数据。统计结果也可以以各种图形格式显示。也可以进行 logistic 回归分析和 Kaplan-Meier 生存分析等高阶的统计分析。

除了统计分析以外,Epi Info 包括一个模块利用地理信息系统(GIS)标准的数据来制作地图。总的来说,Epi Info 软件为开发相当复杂的医疗保健流行病学的数据收集和分析系统提供了一个框架。

EpiData

EpiData 软件(www. epidata. dk)开始是一个 Windows 下为旧的 MS-DOS 版 Epi Info 录入数据的程序。这个程序现在已经成为 EpiData 数据录入部分。它允许用户设计数据输入界面,然后输入数据和管理数据。EpiData 数据录入支持双录入。数据录入后,能够以多种格式导出,用于另外的分析。可导入 SAS、SPSS 和 Stata 格式。所以 EpiData 的录入功能对于一般常用统计软件是一个很好的辅助程序,可以为其提供数据录入和管理功能。

EpiData 分析部分是在 2005 年秋季发布的新程序。它除了 EpiData 录入部分提供的功能外,还提供了数据管理功能。它也提供一些基本的描述性统计分析和画图功能,包括统计过程控制图(SPC)。虽然在持续地积极发展但是截至 2012 年中期仍没有明显地提高,但对一些用户来说,它仍然是可靠的选择。

其他软件和资源

有时流行病学家只需做一个快速的运算,如 2×2 的表格或者样本大小计算。在一个成熟的软件统计包上做这样简单的任务可能是烦琐的。因此,Epi Info 有个 StatCalc 模块专门为快速计算而设计的。EpiCalc 2000 是个简单的软件,由 Mark Myatt 编写(www. brixtonhealth. com,这个网站也包含其他软件的链接供医疗保健流行病学专家使用)。对于使用网络的人来说,OpenEpi 软件(www. openepi. com)提供丰富的流行病学分析工具,可用任何网络浏览器浏览。

实际中有更多的软件包可供医疗保健流行病学家使用,这里描述的只是其中一部分。前面提到的许多网页提供其他资源链接,为统计分析提供许多链接资源的一

个网站是 statpages. org。使用互联网搜索引擎的快速搜索功能可以产生很多其他的各种附加选择。

商业化的感染预防软件

一些软件包专门为医疗保健流行病学而设计的。这种软件可以从多个供应商手中获取。这些软件允许用户输入监测数据(包括分母和分子数据)或者直接从电子资源中收集数据。然后它们将以率的形式生成报告和图表;一些软件具有把事件发生率与具有与 CDC 的国家医疗安全网(NHSN)标准数据比较的能力,越来越多的软件也能向 NHSN 提交数据。

这些专业感染控制(IC)或医疗保健流行病学软件包的优点是为感控专业人员(IP)或医疗保健流行病学家们的需要而设计的。虽然它们在某种程度上是可配置的,但是他们需要最少的设备生成有用的信息。这种狭隘的专业化的软件也是它们的缺点,如果用户需要的专业功能但不包括在软件包中,那么用户就必须使用其他软件。生产商都渴望知道用户需要什么,但通常只有实质利益增加时功能才增加。许多功能选项都是可以使用的,每个程序提供的功能不断增加。每个软件都有各自独有的功能,并且日益整合到其他程序包中,例如患者安全监控软件。对此类软件设施感兴趣的话,应该确定其功能需求,向每个供应商寻求有关信息,并仔细做成本效益分析。虽然目前这些软件是独立于电子病历系统(EMR)的,但是在未来一个合乎逻辑的步骤将至少将此功能整合到 EMR 系统中。

数据的输入和完整性

为了用计算机进行任何形式的数据分析,数据首选需要录入为计算机可以访问的形式。对于一台独立的计算机来说,是用键盘输入数据。如果输入大量的数据(例如将收集的纸质表格的数据抄录到计算机),双录入数据能高质量地保证输入数据的正确性。这需要每份表格在同一数据库中输入两份(通常是由两个不同的人输入),然后比较结果,以确保它们是相同的。任何差异都通过回顾原始数据的方式来解决。并不是所有的软件都可以双录入,但是就提供高质量的完整数据来说它是一个不错的功能。EpiData 网站(www. epidata. dk/documentation. php)有很多描述数据管理实践方面的出版物的链接。

随着计算机在医疗机构使用的增长,越来越多医疗保健流行病学家需要的数据已经电子化。患者的基本人口学资料可能会从入院办公室获得,外科手术的信息或许可以从手术室调度系统获得,等等。如前面所述,这取决于使用什么软件,数据可能需要转化成为一个特定的可以导入的格式。各种事实上的标准存在(如许多软件需要以 Microsoft Excel 格式导出和导入)。如果数据没有直接可以使用的格式,医院信息部门可以编写一个程序,将信息转化为可用的格式。随着电子病历[6]的普及[7],更多信息可以被医疗保健流行病学家获得。很有必要和适当的机构一起协作使得电子病历在医院中运行,用于确保捕获重要数据(如某日的中央导管插管数)被捕获,可以方便地查询和整理[8,9]。

对于没有电子化的项目,除了简单的纸质的方法还有其他各种的方式用来收集信息。随着科学技术的发展,从扫描仪到个人数字助理(PADS)[11,12],再到平板电脑[13]。

不论任何手段,一旦数据被输入,必须做出规定以防止数据丢失。使用外部媒介去备份数据的方法是必须考虑的。许多方法可供使用,如外置硬盘,外置磁带驱动器(不太常见,因为硬盘价格已经下降),可刻录 CD 或 DVD。如果使用第二个硬盘,则外置驱动器优先选择第二个内部驱动以至于当出现内部组件故障(如电源短路)时不会同时损坏两个驱动器。对于联网的计算机,存储空间可以在本地网络,这给外部硬盘驱动提供了很好的选择。在线("云")备份服务也是可用的。然而,在使用这些服务之前,应从信息技术(IT)或医院的执行办公室寻求指导,以确保存储符合安全标准(如 HIPAA)。

如果不使用,所有备份系统都是没有用的。用户应该牢记定期进行备份,甚至更好的是,软件可以自动进行备份。数据副本应该存储在一个安全的位置,最高级别的安全水平可能意味着一个异地的位置存储。IT 部门存储在网络驱动器上的数据通常是每日备份。

医疗保健相关感染(HAI)的电子监测

计算机最初是以大型计算机的形式被用于医院的财务系统中,但不能满足大部分医疗保健流行病学家的需求。当个人计算机可供使用时,它们很快被用于医疗保健流行病学中。Schifman 报告 1985 年在美国图森市退伍军人管理医疗中心使用定制软件,微生物的数据用手工输入得出按病房床位标本培养的阳性率(例如痰液、血液、尿液),将每个月的结果与之前 12 个月的平均值进行比较[14]。这是医院感染控制效能研究(SENIC)[15]的里程碑式的研究,它证明了医疗保健流行病学中监测的价值。此外,在 1985 年发布了 Epi Info 的第一个前驱程序。这些案例证明,需要做医疗保健相关感染(HAI)的监测,增加相对廉价的计算机和软件以推进计算机稳定地整合到医疗保健流行病学项目中。由于计算机在大多数感染控制部门的普及以及医院计算机服务器的巨大变化,CDC 的全国医院感染监测系统(NNIS)(现在是 NHSN)是在 1980 年代早期就开发了基于 PC 的 HAI 系统的数据录入和分析软件。CDC NNIS/NHSN 软件系统的演变使得 PC 机扩大到能满足另外的 HAI 监测数据的要求。大多数的 PC 机或软件的使用已经改善了传统的医疗保健流行病学方法,这可以称为"电子化辅助监测"。随着综合临床电子数据的增加以及计算机应用能力的增加,完全自动化的电子监测系统也开始实施。这并不需要一个感控专业人员或医疗保健流行病学家的介入去确定患者是否满足一个 HAI 的监测定义。

电子辅助监测

对于大多数医疗机构来说,PC 机常常被用于回顾性分析已输入的数据。一些数据可能来自各种电子资源,但通常情况下,所有这些信息构成了分析的"分母"。"分

子"(即实际上有医院感染的患者)通常是由感控专业人员通过人工监测而获得的。计算机可以帮助他们数据输入,但大部分的检测和记录的工作仍然是手工的。虽然今天这在很大程度上仍然是真实的,仍需继续努力把更多的工作移到计算机上去。这种转变需要大量的可提供电子化的数据。

在最基本的层面上,计算机可以提供相对简单,但可节省大量时间的电子化辅助监测。例如微生物数据的简单汇总就是这样一个基本的辅助[16]。许多医院向他们的医疗保健部门提供这样的报告,这些报告由医院的实验室系统产生要么打印或要么发送电子版本的报告。

一些医院已经能够提供更多的计算机辅助功能。逻辑处理的健康评价系统(HELP 系统)是由美国犹他州盐湖城的 Latter Day Saints(LDS)医院开发,是为临床医生准备的一个突破性的计算机支持系统。通过应用各种规则获得信息(例如微生物数据、患者入院日期),HELP 系统可以检测到患者可能是 HAI[17-19]。在美国密苏里州圣路易斯的巴恩斯医院(现巴恩斯-犹太医院)的 GermWatcher 系统在 20 世纪 90 年代初被开发[20-22]。微生物培养阳性的标本通过专家系统评估,专家系统把它们按有无污染和对于感控专业人员来说重要的菌进行排列(例如,痰培养出抗酸杆菌的意义大于尿培养出大肠埃希菌)。这些帮助使得感控专业人员更关注有可能是重要 HAI 的患者,而不是花费大量时间仔细检查所有培养阳性菌。最近报道了在美国芝加哥开发的包括从库克县医院和两家小医院的数据库[23]。开发本系统的一个目的是促进类似的计算机辅助监测。其他机构也开发了类似的系统[24,25]。

除了以上描述的大型学术医疗中心已开发的系统,可用的类似的功能可提供那些不具备专业知识建立他们自己的系统的医院。一些商业医疗保健流行病学软件有一些组件可提供类似的监测帮助[26-29]。

除了简单的辅助监测,还有一些 HAI 系统完全自动化监测软件。因为要求有一个明确的信号(在这个案例中为有个阳性培养)有医疗保健相关血流感染(BSI)是一个很好的早期调查目标。来自美国波士顿地区 6 家医院的血培养的回顾性调查,结果显示单独应用于微生物数据的一个简单规则系统的敏感性为 64%,特异性为 98%[30]。类似的研究应用于美国纽约的 6 家医院的新生儿重症监护病房(ICU)数据,报告敏感度为 79%,特异度为 96%[31]。这两个例子的阴性预测值都比阳性预测值更好。这两项研究也都是局限于所有的血流感染,而不仅仅是中央导管相关血流感染(CLA-BSI)。然而,这些研究表明,虽然没有一个系统能够完全自动化的 BSI 监测,但都能够排除不是真正的 BSI 患者,因而协助感控专业人员筛选需要回顾其报告单的患者。在巴恩斯-犹太医院,一个基于规则的监测系统已经使用,判断真正感染者阴性预测值较高。这个系统的好处是可以方便地获取中心导管使用的数据,因此能够评估 CLA-BSI 的情况。这个系统通过回顾能够排除 ICU 68% 的血培养阳性的患

者,阴性预测值达 99.2%。因此,感控专业人员可以集中关注很少一部分患者,来判断他们是否满足 NHSN 的 CLA - BSI 定义[32]。

除了 CLA - BSI 监测,也有其他 HAI 的自动化监测系统。具有较高阴性预测值的尿导管相关尿路感染(CA - UTI)监测系统已有研究[33,34]。一项美国波士顿的研究通过评估医院出院诊断和住院患者抗菌药物管理数据,来监测剖宫产术后手术部位感染(SSI)[35]。此信息组合的阳性预测值达 94%,敏感度为 59%。这种方法后来被美国波士顿和以色列医院的冠状动脉旁路移植术(CABG)[36]、一些美国医院的 CABG 手术、乳房手术、剖宫产手术[37]所证实。后者研究的敏感度为 93%～97%,但阳性预测值只有 20%～42%。在多家医院中,预测值对抗菌药物处方是相当敏感的。就如上述的一些 BSI 监测方法一样,这些方法可能仍然非常有价值。通过缩小 IPs 专家关注点到最有可能 SSI 的患者上,使得监测更高效。美国波士顿研究人员也报道,采用相似的监测方法通过评估健康维护组织(HMO)的数据去发现出院后的 SSI 患者[38]。鉴于出院后监测的难度,这些方法有一些效果,但可能会受到可获得记录的有效性的限制。另一种方法是(但不是完全自动化),在法国巴黎的一家医院中通过计算机监测手术患者的阳性培养结果来筛查监测 SSI[39]。

除了 HAI 监测,医院计算机可以帮助完成其他的医疗保健流行病任务。许多医院的信息系统可以发现多重耐药菌患者,如耐甲氧西林金黄色葡萄球菌(MRSA),医院的计算机系统中会有标记。如果这些患者再次入院,这些标志会自动触发隔离预防措施。通常是人工操作打开和关闭这种标志。然而,一些自动化的系统(如 GermWatcher 等)能突出有阳性培养结果的患者,使得阳性病例不会错过或不标记。瑞士的日内瓦实施这样的系统,导致很多的患者在入院时就可被隔离[40]。在美国哥伦比亚老年医疗中心有一种自动化程度更高的系统,能确保所描述其一个自动化系统,以确保患者安置在适当的地方隔离。计算机通过使用自然语言处理器来评价胸片报告。该自动化系统通过人类免疫缺陷病毒(HIV)感染的实验室检查结果和仅用于 HIV 治疗的药物数据作为评估患者免疫功能低下的证据。该自动化系统能够识别应该被隔离但实际没有被隔离的患者[41]。

并不是所有试图使用计算机协助监测或者自动监测 HAI 的系统都是成功的。特别要说的是,医疗理赔的数据与真正的 HAI 相关性较差[42-44]。

全电子监控

除了简单的辅助监测,也有研究 HAI 系统完全自动化监测。因为要求有一个明确的信号(例如一个阳性培养结果),BSI 是早期调查的一个很好的目标。一些早期的结果在上文有所讨论[30,31]。在美国芝加哥的两家医院开展了一项研究,将基于规则的方法评价 BSI 和感控专业人员的判断以及医生调查者的"金标准"相比较[45]。最好的计算机的算法的敏感度为 81%,特异度为 72%。然而,随着时间的推移,计算机算法的时间趋势与参考标准呈现良好的一致性。这表明,虽然自动化的方法或许不会给出一个"真实"率,但是它可随着时间的推移跟随趋势,不需要任何 IP 专家的主动监测。如果率特别的高,可能会启动针对性的调查。芝加哥的研究也有其局限性:缺少中央导管的电子数据。圣路易斯的研究可获得中心导管的电子数据。基于算法的监控系统可对非 ICU 的 CLA - BSI 进行监测(因为 NHSH 监测 ICU 内的 CLA - BSI)。最好的算法与手工监测相比敏感度为 95.2%,特异度为 97.5%,阳性预测值是 90%,阴性预测值是 99.2%[46]。像芝加哥的研究一样,随着时间的推移,该系统与手工监测之间有良好的相关性。这个系统随后命名为 NICER(非 ICU 的 CLA - BSI 的发生率)已经应用于所有 BJC 医院监测。

全电子监控的一个问题在于一个训练有素的医疗保健流行病学家或者感控专业人员不能评估每个患者以确定是否存在另一个病因(如血培养是否继发于另一种感染)。虽然这是一个局限性,但是优势是与定义很好的一致性[47]。这可能是一个医院感染公开报道越来越多的时代的特定优势。

结　论

计算机在现代生活中无处不在,包括在医疗保健流行病学领域。随着计算机功能越来越强大,有了更多的电子化信息可用,医疗保健流行病学家可以预见自动化工具更广泛的应用。不过,计算机只是工具。它们最多只能执行乏味的监测部分并计算,但仍需人类来解释这些数据,并使用它来提高患者的治疗。

第 11 章

实验室在预防医疗保健相关感染中的作用

Michael A. Pfaller and Daniel J. Diekema ■ 朱晓露 孔晓明 译 ■ 高晓东 审校

21世纪20年代以来,临床微生物学实验室及感染预防项目(以下简称IPP)工作正日益变得综合化、高要求和错综复杂。为改善患者的护理质量和医疗安全、提高工作效率,两部门应利用各学科的专业知识通力合作。微生物学实验室应能检测、鉴定微生物,确定其药敏情况,这样既能帮助临床医生诊断和治疗既定感染,又能帮助IPP监测及预防感染和暴露。

现代医疗日趋先进性和复杂性,给IPP工作带来了挑战。精准快速的诊断、鉴定和药敏检测变得比以往任何时候都重要。检测和鉴定微生物的新技术在显著提升实验室检测能力、使之能够适应医疗保健相关感染(以下简称HAI)病原体不断变化的同时,也给实验室及IPP工作人员在以最适当、成本效益最高的方式应用新技术方面带来了挑战[1-6]。尤其是分子学和蛋白质组学新技术,它们提高了检测的速度、准确性和敏感性,使实验室能够鉴定那些未知的、神秘的以及不易培养的生物体[3,5,6]。分子学和蛋白质组学技术同时也帮助微生物学家鉴定耐药基因并对院内微生物菌株进行分型,便于开展HAI病原体传播的研究[7-9]。

实验室的工作人员除了履行传统的临床诊断职能外,还需执行对感染预防至关重要的其他任务:① 参与医院的IPP工作;② 在暴发调查中能找到并准确鉴别感染病原体;③ 确定HAI致病菌的药敏谱;④ 及时报告感染监测和预防相关的实验室数据;⑤ 必要时开展额外研究以确定病原体的相关性;⑥ 偶尔需开展医院环境和患者微生物学研究;⑦ 在HAI检测和流行病学调查期间与IPP工作人员沟通怎样适当运用实验室资源。

为了有效预防控制HAI的发生,临床微生物学家(博士水平的微生物学家、病理学家、微生物管理者,以及特定的实验室工作人员)、医院流行病学家(或感染病医生)以及感控专业人员(以下简称IP)应相互配合[10,11]。鉴于HAI病原体、耐药性以及医疗护理和医疗服务的不断变化,实验室和IPP工作人员应加强合作交流。微生物学实验室、IPP、抗菌药物管理策略的关系[12-15],对于改善患者护理、控制成本、提供有效的抗生素治疗策略是至关重要的。本章主要讨论微生物学实验室在这一重要合作中的作用。

参与医院感染预防工作

实验室与感染预防委员会的关系

临床微生物学家(机构中的微生物管理者)是IPP的主要组成成员,也应参与感染预防委员会。感染预防委员会需根据微生物学结果提出管理要求,临床微生物学家必须指导委员会如何根据微生物结果选择适当的方法处理特定问题。如果IPP工作人员能够将微生物常规操作(例如处理血液培养、伤口培养、尿培养的时间和相关技术)标准化,微生物学实验室将从中获益[16]。IPP工作人员通过样本处理时间表预测检测结果的时间及微生物学检测项目的时间限制,从而将过早索取培养信息的电话减少到最低。相反地,微生物学家成为委员会成员后也将了解IPP所面对的问题,这样也能更好地组织实验室协助解决这些问题。

微生物学家需要与委员会一起就一系列重要议题进行沟通。由于大部分IPP工作人员没有实验室工作经历,微生物学家应当确保这些人了解基本的微生物学原则和技术,向他们解释各种技术的优势和限制、范围和准确性(即灵敏度和特异度),以及不同微生物学检测、鉴定项目及药物敏感性检测项目的成本。

另外,微生物学家应当将一些会严重影响实验室检测、鉴定HAI致病菌能力的方法、试剂、仪器的改变通知委员会。其中包括诊断方法灵敏度和特异度的改变、耐药性检测结果解释标准的改变,以及会造成混淆的生物分类学的改变。以近期检测报告准则的改变为例,其直接影响了感染预防措施,即美国临床和实验室标准化委员会(以下简称CLSI)[17]和欧洲抗微生物药敏委员会(以下简称EUCAST)[18]颁布的肠杆菌科对头孢菌素类和碳青霉烯类药物药敏折点的改变。制定新的(或较低的)药敏折点目的在于取消临床中应用超广谱β-内酰胺酶(以下简称ESBL)确证实验而要采用的改良Hodge实验(碳青霉烯确证实验)。这一改变对于IPP来说会失去一些流行病学数据,这些数据原本需来源于上述确证实验,且能够指导相关预防措施[19],同时这一改变也增加了抗头孢菌素和抗碳青霉烯类病原体的检出,从而潜在地增加了多重耐药菌株(以下简称MDR)的检出,对感染预防带来了重要影响[20-23]。某机构最近报道,这一改变已经导致多重耐药性革兰阴性杆菌(以下简称GNR)的检出率增加了35%,并增加了医院的接触隔离[20]。

为完成目标,IPP工作人员需互相交流。IPP工作人员可通过时常在实验室里咨询问题、回顾微生物和分子生物学实验结果以及讨论近期的问题和观点来加强交流。同样,微生物工作人员也应参加IPP组织的关于流行病学原则和相关话题的讨论会议。不幸的是,一些现状阻碍了 IPP 工作人员和微生物学工作人员之间宝贵的交流[21]。合并临床微生物学实验室服务、将微生物学实验室移至异地，以及经常完全依赖电子病历而排除一手观察资料（例如培养皿和革兰染色），使得临床医生和感染控制人员远离微生物学实验室的同时也将微生物学家限制于实验室内。

预算注意事项

鉴于许多实验室财力和人力资源有限，微生物学家必须让 IPP 工作人员和委员会知晓流行病学调查中常用的微生物学检测的价格和适应证，以合理使用有限资源。那些与患者护理不直接相关的微生物学程序（例如人员及环境的细菌采样）需由实验室独立承担预算。实验室（或医院流行病学家和感染预防委员会，根据医院组织结构情况而定）为便于暴发调查中微生物学检测活动的开展，应当配备应急资金，以满足临时分配及疫情调查所需的人力和物资使用需求[11,24]。暴发调查研究资金不应通过向个别患者收取采样及培养费用的方式获得。若把临床微生物学实验室作为 IPP 的必要组成部门看待，尤其是优先满足感染预防要求的部门，医疗卫生管理人员也许就能理解为实验室配备充足资金的重要性。尽管有效的预防措施不仅拯救了生命而且节约了资源，但节约下的经费很少被计入微生物学实验室中[21]。

医院感染中微生物的精确鉴定和敏感性测试

在许多实例中，常规培养结果是提示患者出现医疗保健相关感染的第一个征象。微生物学实验室内进行的常规程序符合大部分流行病学调查的要求。然而，在另一些实例中，则需要特定的专业知识和技术。实验室必须进行快速、准确、可重复的操作以确保 IPP 能够正确鉴别和评估医疗保健相关感染。

引起医疗相关保健感染的病原体千变万化，地区之间甚至医院之间都不尽相同（表 11.1）。从 20 世纪 70 年代到 2000 年，致病菌谱从革兰阴性转变为革兰阳性，念珠菌属感染也成为严重问题[25,26]。葡萄球菌和肠球菌导致的医院感染发病率有所增加，同时对抗菌药物也越来越耐药，IPP 重点关注耐甲氧西林金黄色葡萄球菌（以下简称 MRSA）和耐万古霉素肠球菌（以下简称 VRE）[27,28]。目前念珠菌感染正稳步增加[29]，2007 年进行的大范围重症监护病房感染流行调查（以下简称 EPIC Ⅱ）（表 11.1）发现，重症监护病房（以下简称 ICU）中念珠菌感染已超过 MRSA 和 VRE 感染[25,30]。检测和鉴定病毒方法的进步也使这些致病菌成为 HAI 的主要病原体之一[31]。

最近，多重耐药性革兰阴性杆菌在许多医院中日渐流行[13,14,32-37]。其中包括 ESBL、产碳青霉烯类肠杆菌和多重耐药或泛耐药非发酵菌，例如铜绿假单胞菌、鲍曼不动杆菌、嗜麦芽窄食单胞菌（表 11.2）[13,33,36]。EPIC Ⅱ 调查数据表明，2007 年医疗保健相关感染的主要致病菌中 GNR 占 62.2%，东欧、拉丁美洲和亚洲 ICU 患者的感染中 40%～48% 为铜绿假单胞菌和不动杆菌引起（表 11.1）。

ESKAPE 病原体（即屎肠球菌、金黄色葡萄球菌、肺炎克雷伯菌、鲍曼不动杆菌和铜绿假单胞菌）为现代医院中最主要的 HAI 致病菌（表 11.2）[36]。EPIC Ⅱ 调查数据表明，70% 以上的 ICU 医院感染病例涉及 ESKAPE 病原体（表 11.1）[25]。这群病原体也是全球细菌耐药性问题的关键，它们通过多重获得的、可传递的耐药质粒而获得多药耐药性（表 11.2）。

表 11.1　各地理区域 ICU 培养阳性感染患者的细菌及真菌类型：Epic Ⅱ，2007[a,b]

| 病原体 | 总计 | 按地理区域分类的数量(%)[c] | | | | | | |
		WEU	EEU	LAM	NAM	OC	AFR	Asia
总隔离种群	4 947 (100.0)	2 678 (100.0)	357 (100.0)	719 (100.0)	457 (100.0)	204 (100.0)	54 (100.0)	478 (100.0)
革兰阳性	2 315 (46.8)	1 311 (49.0)	185 (51.8)	273 (38.0)	252 (55.1)	104 (51.0)	27 (50.0)	163 (34.1)
金黄色葡萄球菌	1 012 (20.5)	525 (19.6)	77 (21.6)	138 (19.2)	123 (26.9)	56 (27.5)	16 (29.6)	77 (16.1)
MRSA	507 (10.2)	233 (8.7)	37 (10.4)	79 (11.0)	80 (17.5)	19 (9.3)	11 (20.4)	48 (10.0)
表皮葡萄球菌	535 (10.8)	301 (11.2)	43 (12.0)	67 (9.3)	56 (12.3)	17 (8.3)	8 (14.8)	43 (9.0)
肺炎链球菌	203 (4.1)	127 (4.7)	16 (4.5)	24 (3.3)	20 (4.4)	5 (2.5)	3 (5.6)	8 (1.7)
VSE	352 (7.1)	250 (9.3)	35 (9.8)	17 (2.4)	24 (5.3)	9 (4.4)	0	17 (3.6)
VRE	186 (3.8)	113 (4.2)	16 (4.5)	15 (2.1)	22 (4.4)	10 (4.9)	0	10 (2.1)
其他	319 (6.4)	184 (6.9)	15 (4.2)	29 (4.0)	48 (10.5)	19 (9.3)	4 (7.4)	20 (4.2)
革兰阴性	3 077 (62.2)	1 573 (58.7)	258 (72.3)	510 (70.9)	228 (49.9)	122 (59.8)	31 (57.4)	355 (74.3)
大肠埃希菌	792 (16.0)	458 (17.1)	53 (14.8)	103 (14.3)	65 (14.2)	27 (13.2)	6 (11.1)	80 (16.7)
肠杆菌属	345 (7.0)	184 (6.9)	29 (8.1)	62 (8.6)	37 (8.1)	7 (3.4)	4 (7.4)	22 (4.6)
克雷伯菌	627 (12.7)	261 (9.7)	76 (21.3)	116 (16.1)	41 (9.0)	24 (11.8)	10 (18.5)	99 (20.7)
假单胞菌	984 (19.9)	458 (17.1)	103 (28.9)	189 (26.3)	59 (12.9)	30 (14.7)	8 (14.8)	137 (28.7)
不动杆菌	435 (8.8)	149 (5.6)	61 (17.1)	99 (13.8)	17 (3.7)	9 (4.4)	8 (14.8)	92 (19.2)
其他	840 (17.0)	487 (18.2)	54 (15.1)	121 (16.8)	52 (11.4)	42 (20.6)	11 (20.4)	73 (15.3)
ESBL	93 (1.8)	47 (1.8)	7 (2.0)	21 (2.9)	1 (0.2)	0	1 (1.9)	16 (3.3)
厌氧菌	222 (4.5)	142 (5.3)	12 (3.4)	10 (1.4)	36 (7.9)	7 (3.4)	1 (1.9)	14 (2.9)
其他细菌	76 (1.5)	33 (1.2)	7 (2.0)	14 (1.9)	4 (0.9)	7 (3.4)	3 (5.6)	11 (2.3)
真菌	963 (19.5)	561 (20.9)	72 (20.2)	104 (14.5)	105 (23.0)	31 (15.2)	6 (11.1)	84 (17.6)

病原体	按地理区域分类的数量(%)[c]							
	总计	WEU	EEU	LAM	NAM	OC	AFR	Asia
念珠菌	843 (17.0)	495 (18.5)	66 (18.5)	92 (12.8)	83 (18.2)	26 (12.7)	6 (11.1)	75 (15.7)
曲霉	70 (1.4)	44 (1.6)	1 (0.3)	5 (0.7)	12 (2.6)	3 (1.5)	0	5 (1.0)
其他	50 (1.0)	22 (0.8)	5 (1.4)	7 (1.0)	10 (2.2)	2 (1.0)	0	4 (0.8)
寄生虫	34 (0.7)	18 (0.7)	2 (0.6)	6 (0.8)	3 (0.7)	2 (1.0)	0	3 (0.6)
其他病原体	192 (3.9)	122 (4.6)	9 (2.5)	15 (2.1)	22 (4.8)	8 (3.9)	2 (3.7)	14 (2.9)

[a] 编译自：Vincent JL，Rello J，Marshall J，et al. International study of the prevalence and outcomes of infection in intensive care units. *JAMA*. 2009;302:2323-2329.

[b] 缩写：AFR，非洲；EEU，东欧；EPIC Ⅱ，重症监护室感染流行调查；ESBL，超广谱 β-内酰胺酶；ICU，重症监护病房；LAM，拉丁美洲；MRSA，耐甲氧西林金黄色葡萄球菌；NAM，北美洲；OC，大洋洲；VRE，耐万古霉素肠球菌；VSE，万古霉素敏感肠球菌；WEU，西欧。

[c] 百分比不一定等于100，因为患者可能有超过1种类型的感染或微生物。

表 11.2　ESKAPE 病原体有关的耐药性问题[a]

病原体	抗生素	耐 药 机 制	病原体	抗生素	耐 药 机 制
屎肠球菌	氨苄西林	*Pbp5* 基因突变			孔蛋白改变或减少
	氨基糖苷类	酶变异		氟喹诺酮类	改变靶位，避免与 DNA 结合，外排
	万古霉素	改变肽聚糖交联靶位	鲍曼不动	氨基糖苷类	酶变异
金黄色葡萄球菌	氨基糖苷类	酶变异	杆菌	β-内酰胺类	大量 β-内酰胺酶
	氟喹诺酮类	gyrA 突变导致与活性位点的结合降低；外排		碳青霉烯类	金属-β-内酰胺酶
					OXA 碳青霉烯酶
	利奈唑胺	rRNA 突变导致与活性位点的结合降低			孔蛋白改变
	青霉素	β-内酰胺酶		氟喹诺酮类	改变靶位
	苯唑西林	PBP（PBP2a）改变	铜绿假单胞菌	氨基糖苷类	改变外膜渗透性，外排，酶变异
	磺胺类	*DHPS* 基因编码改变或重组		β-内酰胺类	染色体头孢菌素酶
	四环素	外排			孔蛋白改变或减少
	甲氧苄啶	*DHFR* 基因编码改变		碳青霉烯类	金属-β-内酰胺酶
	万古霉素	肽聚糖交联靶位改变			孔蛋白改变或减少
肺炎克雷伯菌	β-内酰胺类	AmpC 酶		氟喹诺酮类	改变靶位
		ESBL			外排
		孔蛋白改变或减少	肠杆菌属	β-内酰胺类	AmpC 酶
		外排		氟喹诺酮类	改变靶位
	碳青霉烯类	金属-β-内酰胺酶			外排
		KPC 型 β-内酰胺酶			

[a] 缩写：DHFR，二氢叶酸还原酶；DHPS，二氢蝶酸合成酶；ESBL，超广谱 β-内酰胺酶；PBP，青霉素结合蛋白。

　　快速、准确地鉴别这些 HAI 关键致病菌、获得其耐药情况，是最理想的患者护理和感染预防措施的关键问题[7,38]。目前大部分临床微生物学实验室中已经建立了半自动、自动的鉴定和药敏检测系统，最近一些自动化仪器已经拓展其数据库并运用先进技术以缩短检测时间，极大地提高了临床实用性。此外，一些商业平台建立了计算机决策系统，将鉴定、药敏检测结果与细菌耐药监测、临床治疗指南进行整合[39]。

　　为了培养和补充临床标本革兰染色信息、缩短微生物鉴定时间，新型的非培养技术出现了，包括肽核酸技术（以下简称 PNA）、荧光原位杂交技术（以下简称 FISH）、聚合酶链反应技术（以下简称 PCR）以及 rRNA 基因探针矩阵技术[40,41]。基于核酸的技术平台现已进入日常临床实验室，有通过 DNA 目标测序鉴定微生物、通过实时扩增技术检测致病菌或同时鉴别多种致病菌的平台[2]（表11.3 和表 11.4）。细菌核酸序列分析、真菌 rRNA 技术拓展了我们对这些微生物之间亲缘关系的理解，并且成

为细菌和真菌鉴定的新标准[3]。另一项最新的、依赖于细菌和真菌细胞蛋白质组学的鉴定技术是利用基质辅助激光解吸电离飞行时间质谱（MALDI-TOF MS）[1,6]。

标本的收集和运输

　　为提供有效数据，标本的收集、运输和处理必须保证质量[42-44]。尽管在实验室中会尽可能正确地处理标本，但仍可能发生未被正确采集或者运送的标本导致错误结果的情况。这些错误的结果又可能导致内科医生做出错误的临床判断，使实验室和 IPP 的工作人员做无用功、给患者带来不必要的负担。很多检测对样本类型、采集和运输有特殊要求。这对分子生物学检测尤为重要[45]。

　　假如标本采集和处理方法不当，许多常定植于患者皮肤和黏膜的 HAI 病原体（例如凝固酶阴性葡萄球菌和念珠菌）很容易污染培养基。若由于污染菌被判定为致病菌而导致某患者被诊断为 HAI，感染率可能会偏高[16,46]。

　　实验室应严格管理标本的质量并与住院患者和门、

表 11.3 FDA 批准或认证的感染性疾病分子诊断试验[a,b]

从临床标本检测或从培养中鉴定						
试验方法	检 测	鉴 定	试验方法	检 测	鉴 定
bDNA	HCV			HSV 1、HSV 2	
	HIV			人变性肺病毒	
HC	沙眼衣原体			HPV	
	淋球菌			流感病毒组合	
	CMV			H1N1 流感病毒	
	HPV			呼吸道病毒组合	
HDA	HSV 1、HSV 2			西尼罗病毒（献血）	
HPA	沙眼衣原体	分枝杆菌属（6 种）	PNA - FISH	结核分枝杆菌	5 种血培养念珠菌
	淋球菌	皮炎芽生菌			粪肠球菌
	A 型链球菌	粗球孢子菌			大肠埃希菌
	B 型链球菌	新型隐球菌			肺炎克雷伯菌
	西尼罗病毒（献血）	9 种不同细菌的培养确认			铜绿假单胞菌
					B 型链球菌
Invader®化学循环放大技术	HPV				金黄色葡萄球菌
					其他肠球菌
	艰难梭菌				其他葡萄球菌
	B 型链球菌		SDA	沙眼衣原体	
NASBA	MRSA 筛选			淋球菌	
	CMV			HSV 1、HSV 2	
	肠道病毒		TC	沙眼衣原体	
PCR	炭疽杆菌	MRSA		淋球菌	
	百日咳杆菌	1 000 个种类的培养确认		HBV、HCV、HIV	
	肺炎衣原体			（捐献的血液和组织）	
	艰难梭菌			HPV	
	伯氏考克斯体			西尼罗病毒（献血）	
	沙眼衣原体		TMA	沙眼衣原体	
	土拉弗朗西斯菌			淋球菌	
	B 型链球菌			结核分枝杆菌	
	利什曼原虫			阴道毛滴虫	
	MRSA			HCV	
	结核分枝杆菌			HPV	
	VanA 型肠球菌			西尼罗病毒（献血）	
	腺病毒		复合金纳米探针	流感病毒组合	MRSA
	禽流感病毒				
	肠道病毒			呼吸道病毒组合（7 种病毒）	9 种革兰阳性球菌及 mecA、vanA、vanB 基因培养确认
	HBV				
	HCV			西尼罗病毒（献血）	
	HIV				
	HBV、HCV、HIV（捐献的血液和组织）				

[a] 转自：http://www.amp.org accessed 1 July 2012.
[b] 缩写：bDNA，支链 DNA 信号放大技术；CMV，巨细胞病毒；HBV，乙型肝炎病毒；HC，杂交捕获；HCV，丙型肝炎病毒；HDA，解旋酶依赖试验；HIV，人类免疫缺陷病毒；HPA，杂交保护测定；HPV，人乳头状瘤病毒；HSV，单纯疱疹病毒；MRSA，耐甲氧西林金黄色葡萄球菌；NASBA，基于核酸序列的放大技术；PCR，聚合酶链反应（包括实时聚合酶链反应、多重聚合酶链反应和反转录酶-聚合酶链反应）；PNA - FISH，肽核酸荧光原位杂交；SDA，链置换扩增；TC，目标捕获；TMA，转录介导的扩增。

急诊患者加强沟通，从而制定和实施严格规范的临床样本采集处理标准。确保实验室提供给临床医生和 IPP 工作人员的培养结果确实来源于患者需培养的部位而且非污染是非常重要的。

某些实验室检测结果会提示特定的操作错误[47]。例如，若患者样本革兰染色可见病原体，但持续分离不出微生物，则提示运送培养基不当、标本运送延迟或运输过程冷藏不当、染色错误、试剂污染或培养方法不当。同样

的，在清洁中段尿标本培养中频繁发现 3 种或 3 种以上不同微生物，则提示标本采集不当、标本运送延误或培养延迟。

为发现并纠正此类错误，应当对标本的采集和处理定期进行评估；在医院特定区域中，从临床标本中分离出可疑污染物的频率可用以衡量标本采集的质量。如何解决这些问题是实验室和 IPP 工作人员可以互相合作的另一个领域。需要 IPP 工作人员共同参与才能很好地降低

污染率[17]。例如,通过确定尿路标本的污染频率来评判病区是否需要进一步宣教,或必要时,由实验室或者 IPP 工作人员开展在职教育课程。

许多医疗机构同样也监测标本运输时间,以避免培养过时的或不恰当的标本。评估检测周期已经成为实验室质量保证的重要元素[48]。

标本的初始评估

在标本到达实验室时评估其质量是决定其是否适合进一步微生物学检测的最好方法之一。显微镜观察痰标本作为判定标本质量的方法已被证实[42,49];无效标本(有许多鳞状上皮细胞,无中性粒细胞)不会被进一步处理,也不会报出使医生和流行病学家困惑的结果。供判定创面、阴道、宫颈及其他标本是否合格的评分系统也有描述[42,50]。这些标准的应用保证了完全处理后的标本所提供的信息能与感染微生物一一对应,也将减少实验室的成本。对不合适的标本应当要求进行重复采样,对在欠佳标本中分离出微生物的情况,进一步操作处理(如种类鉴定和药敏试验)应延迟或取消。培养报告应警告临床医生标本的可疑性,使临床医生谨慎对待报告结果,这样就能指导其诊断和治疗。这些举措提高了微生物学检测结果的质量,减少了误诊和不必要的抗菌药物使用。

检测、鉴定生物体的快速试验

最快速、成本效益最高的临床微生物学实验室检测就是对临床标本直接镜检。不幸的是,镜检是不灵敏的

和非特异的,所以发展出另一些非培养方法,这些方法使用免疫学、分子生物学和蛋白质组学,增强了实验室诊断和鉴定 HAI 病原体的能力[1-6,51-55]。

尽管对获得试验结果时间的"快速"没有正式的定义,大部分临床医生和微生物学家认为"快速"意味着在 2~4 小时内出结果[4,39]。目前直接使用临床标本的免疫学快速诊断方法被用来检测多种病原体,例如肺炎链球菌、脑膜炎奈瑟菌、B 型链球菌、嗜肺军团菌、艰难梭菌毒素、曲霉、念珠菌属、新型隐球菌、卡氏肺囊菌、贾第鞭毛虫、隐孢子虫和溶组织内阿米巴[51]。

尽管分子生物学方法在传染性疾病诊断中的应用一直被认为具有巨大的潜力,能够提升微生物学实验室的检测能力,快速检测、鉴定感染原,但该方法只在最近 5~10 年中有了大幅度发展。市场上能够买到的试剂盒和分析物特异性试剂(以下简称 ASR)数量的增加促进了这一技术在临床检验实验室中的应用(表 11.3 和表 11.4)[56]。

尽管分子生物学诊断试剂标签上会注明"实验室设计"或者"自制的",表明可直接适用于感染预防的需要[2,56],但大部分对于感染预防来说作用有限或者无效(表 11.3 和表 11.4)。表 11.3 中列出了 FDA 批准或认证的最有用的传染性疾病分子诊断试验,包括使用 PNA - FISH 快速诊断 ESKAPE 致病菌,以及分子生物学监测 MRSA,结核分枝杆菌、艰难梭菌、肠道病毒、流感病毒和其他呼吸道病毒。

表 11.4 用于脓毒症诊断的商品化分子检测技术[a, b]

检测法	生产厂家	方 法	可检测的病原体	检测限(cfu/ml)	检测时间(h)
阳性血培养瓶操作					
BD Gene Ohm Staph SR	BD Diagnostics, Sparks, MD	实时 PCR	金黄色葡萄球菌,MRSA,MSSA	NA	3
Xpert MRSA/SA BC	Cepheid, Sunnyvale, CA	实时 PCR	金黄色葡萄球菌,MRSA,MSSA	NA	3
PNA - FISH	AdvanDX, Woburn, MA	PNA 探针荧光原位杂交	7 种细菌和 5 种念珠菌	NA	3
Hyplex BloodScreen	BAG, Lich, Germany	多重 PCR 酶联杂交法	10 种病原体和 *mecA* 基因	NA	3
Prove-it Sepsis	Mobidiag, Helinski, Finland	多重 PCR 基因芯片技术	50 种病原体和 *mecA* 基因	NA	3
Verigene 革兰阳性血培养检测	Nanosphere, Inc. Northbrook, IL	复合金纳米探针	11 种病原体和 *mecA*、*vanA*、*vanB* 基因	NA	3
直接全血操作					
Sepsi 检测	Molzym, Breman, Germany	广泛 PCR 测序	300 种以上病原体	金黄色葡萄球菌 20~40	8~12
Vyoo	SIRS - Lab, Jena, Germany	多重 PCR 凝胶电泳	40 种以上病原体和 *mecA*、*vanB*、*vanC*、*blaSHV* 基因	3~10	8
LightCycler Septi 快速检测	Roche Molecular Systems, Branchburg, NJ	多重实时 PCR	25 种病原体	3~30	6

[a] 编译自: Mancini N, Carletti S, Ghidoli N, et al. The era of molecular and other non-culture-based methods in diagnosis of sepsis. *Clin Microbiol Rev.* 2010;23: 235 - 251.

[b] 缩写:ELISA,酶联免疫吸附试验;MRSA,耐甲氧西林金黄色葡萄球菌;MSSA,甲氧西林敏感金黄色葡萄球菌;NA,不可用;PCR,聚合酶链反应;PNA - FISH,肽核酸荧光原位杂交。

PNA－FISH 探针已被直接应用于在阳性血培养瓶中检测金黄色葡萄球菌、大肠埃希菌、铜绿假单胞菌和白念珠菌（表 11.4）[57-59]，以及在涂片阳性痰标本中检测结核分枝杆菌[60]。快速 PNA－FISH 探针（～3 小时）鉴定阳性血培养瓶中金黄色葡萄球菌、凝固酶阴性葡萄球菌、肠球菌、大肠埃希菌、肺炎克雷伯菌、铜绿假单胞菌、白念珠菌、光滑念珠菌、热带念珠菌、近平滑念珠菌和克柔念珠菌以及 Lim 肉汤培养中的无乳链球菌，可向 AdvanDx（沃本，美国马萨诸塞州）购买（表 11.3）[59,61,62]。PNA－FISH 探针可在 3 小时内进行鉴定，然而，在培养前进行扩增的要求降低了这一技术的影响力。

聚合酶链反应-核酸序列分析已被证明是一项杰出的快速鉴别血培养或其他培养物中细菌和真菌的方法，这一技术被认为是鉴定细菌和真菌的新标准[56]。美国应用生物系统公司（福斯特市，美国加州）开发了细菌和真菌核糖体基因测序试剂盒。利用 MicroSeq 分析软件可以将未知微生物的 16S rRNA 序列（真菌的 D2 大亚基 rRNA）与超过 1 000 型菌株的全部或部分相应序列进行比对[63]。分析软件能够提供未知菌群和 20 个密切相关病原体的碱基对差异，校准工具显示相关基因序列的差异，进化树用来将未知菌群与数据库中 20 种相近病原体进行验证。方法学和软件的持续改进以及成本的降低，将带来更为普遍的基于核酸序列的微生物鉴定手段。

在表 11.4 中，两个额外的试剂盒，即使用 PCR 和核酸测序鉴定阳性血培养中的微生物，在欧洲得到广泛使用：Hyplex BloodScreen（以下简称 BAG，利希，德国）和 Prove-it 脓毒症试剂盒（Mobidiag，赫尔辛基，芬兰）。两种试剂盒都使用多重 PCR 酶联杂交法鉴定 10～50 种致病菌加 mecA 基因。两种检测时间均为 3 小时，且均声称 94%～100% 的灵敏度和 92%～100% 的特异性[54]。Hyplex 试验同样可用于检测其他耐药基因，例如 van 基因和一些 β-内酰胺酶基因。Verigene 革兰阳性血培养标本检测试剂近期已被 FDA 批准用于从阳性血培养中鉴定 11 种不同的革兰阳性菌和 3 种耐药基因。该方法使用 PCR 加纳米技术，提供快速、准确的结果。另外，这些方法的临床用途仅限于阳性血培养标本，而不能直接用于血标本。

最近，一种快速鉴定细菌和真菌的培养方法是借助 MALDI－TOF MS 的蛋白质组学法[1,6]。MALDI－TOF 系统使用细菌或真菌的核酸或蛋白质集中检测，已成为强大、快速、廉价的方法，能够检测、鉴定大范围的微生物，包括厌氧菌、非发酵 GNR、葡萄球菌、念珠菌、曲霉属真菌[64]。MALDI－TOF MS 鉴定细菌与 16S rRNA 测序结果高度一致，并且能够在 6 分钟内对预培养后的病原体完成鉴定，成本相当于传统方法的 1/4[1]。一些对阳性血培养标本直接鉴定的方法已发表，但对其他样本的直接测试，例如尿液，还需进一步开发[6,64,65]。这一新型技术的应用正在被开发，包括菌株分型、药敏试验、独立基因谱研究[6]。

已研发的细菌药敏试验的快速检测方法，目前大部分方法都聚焦于 MRSA[38,66,67] 和 VRE[5,38] 的快速检测。这些试验中的阳性结果使临床医生能迅速实施适当的隔离措施，从而预防耐药菌的传播。然而，PCR 技术已发展到能够快速鉴定 HAI 关键病原体中常见和新兴的耐药机制，包括 β-内酰胺类和碳青霉烯酶（表 11.4），但目前仅限于在研究中和参考实验室中应用[8]。

血培养仍然是诊断血流感染（以下简称 BSI）的金标准，但由于细菌和真菌生长后才能进行检测和鉴定，故快速诊断中无法应用[54]。为达到诊断和感染预防的目的，理想的检测方法应该是能够直接利用患者的血液标本（或其他临床标本）在 2～4 小时内或至少采集标本的当天检测并鉴定出病原体[3,5,54]。在研究环境中已有这类使用核酸技术的试验方法[54,63,68,69]；然而，除在病毒学中的运用以外[52,56]，日常微生物学中应用此类技术的商业化发展却很慢[4,54]。目前在欧洲，直接检测和鉴定血标本中病原体的三种试验方法已经商业化（表 11.4）：一项宽范围的（Sepsi 检测，Molzym，布雷曼，德国）和两项多重的（Vyoo，SIRS－Lab，耶拿，德国；LightCycler Septi 快速检测，Roche Molecular Systems，布兰斯堡，美国新泽西州）PCR 技术。这三种试验直接提取血液中的 DNA 进行 PCR，随后根据其扩增产物的测序、电泳或解链曲线图结果，在属或种的水平鉴定病原体。该类技术具有潜力，能检测鉴定 25～300 种病原体，并且在 6～12 小时内报告结果（表 11.4）。三者中，Vyoo 试验也能检测耐药机制，例如 SHV β-内酰胺酶基因、mecA 基因以及 vanA 和 vanB 基因。LightCycler Septi 快速检测已经获得了最大的关注，作为血培养的有力补充已展现出其良好的性能[54,55,70,71]。Mauro 和同事们的一项近期研究[55] 发现，Septi 快速检测联合血培养在免疫功能不全的患者中改善了微生物学数据，尤其是在先前的抗菌药物治疗和侵袭性真菌感染实例中。目前，Septi 快速检测法的局限性在于高成本和无法提供药敏信息。快速检测法可微调及改善经验性治疗，从而节约经济成本；然而，缺乏对多重耐药菌的特征敏感性描述也可能会限制分子生物学的临床应用。

大部分临床医生和微生物学家满腔热情地欢迎诊断传染性疾病的快速分子生物学和免疫学检测的引进，但又关注到这类检测方法的高成本[2,4,38,54,56,72]。快速分子生物学和免疫学检测的一大优点就是在实验室资源充足的情况下能够很快执行。但是由于批量测试可以节省成本，而频繁检测会浪费人力，这些也给快速检测带来了挑战。分子生物学检测所得快速结果常被宣称与改善患者预后有关，能够缩短住院天数和加快抗菌药物管理，同时实质性地节约了成本[38,73-75]。然而，应当理解进行分子生物学检测的诸多理由都是推测的[76]，快速分子生物学检测并非总是带来显而易见的患者安全或节约成本的好处[77]。为实现这些快速检测的潜在好处，必须每天 24 小时、每周 7 天进行检测。结果，这样的可及性可能不仅增加成本、需要专门人才，而且可能将极大地修改实验室组织框架。相反地，如果检测时间受到限制，将影响快速出报告的时间,从而使得对临床的影响以及从缩短住院天数和减少不必要治疗中节省成本难以完全实现[2,54]。

新的分子生物学和免疫学检测的快速报告时间也许会得到临床的认可,导致使用率显著提高。任何一项实验室检测都存在着过度使用的潜在可能性,如果临床医生不加选择地使用,或者实验室没有良好的质量控制,快速诊断检测就可能会导致包括试验结果假阳性在内的错误,最终导致治疗和隔离的失误。错误的结果可能会导致 IPP 浪费时间调查"伪暴发"[78-80]。某新生儿重症监护病房(以下简称 NICU)就发生过一起"伪暴发",56 名婴儿中 28 名腺病毒抗原检测假阳性[79]。针对这些假阳性结果报告,IPP 工作人员做了大量的调查,对整个 NICU 都采取了接触隔离预防措施,花费了大量资源。

临床微生物学家应当与相关临床医生及 IPP 工作团队协商决定提供哪些快速分子生物学检测方法,并为其规定必要的限制条件和指导方针。团队应当根据文献资料做出决定,如果可能的话还要依据实验室数据以及目标人群数据。理想的话,这些检测方法应被用作精心设计的、减少 HAI 和抗菌药物耐药的工具。考虑到这些检测方法增加更多的成本投入,团队应尝试确定其是否能从实质上改善对患者的照料。如果这些检测确实能够减少相对不敏感或不特异检测方法的使用,并取消不必要的诊断程序和无效疗法,那么这些花费较高的检测程序就是合理的[4]。

自动鉴定和药敏试验

现代临床微生物实验室在很大程度上依旧依赖系统方法对微生物的识别[39]。这种方法依赖于一组经过仔细挑选的、适合自己的阳性和阴性反应的底物。每个属和种的反应模式产生的代谢图谱与已经建立的数据库进行比对。为了克服大多数微生物培养时间慢的问题、加快鉴定速度,大部分鉴定系统的制造商采用新的预制酶底物,与待测微生物产生的酶发生反应,从而在 2~4 小时内引发可被检测的反应。单独或组合使用的生化指标包括:① 从底物利用率得到 pH 的变化;② 酶促反应释放显色和荧光化合物;③ 在各种碳源存在下的四唑指标代谢活性;④ 挥发或非挥发酸的检测;⑤ 生长可见检测。目前,所有市售的抗菌药物敏感性试验(AST)系统依赖于微生物的生长,用半自动和自动化系统,使用各种光学方法监控生长和生长抑制[81-82]。

由于定植和感染微生物的重病患者范围扩大,临床微生物实验室鉴定 HAI 病原体的能力不断受到挑战。比较常见的"ESKAPE"病原体容易用半自动化和自动化系统进行鉴定,许多引起医院感染的非发酵革兰阴性杆菌(GNR)、罕见菌或苛养菌可能更加难以鉴定。当前的例子包括细菌,如不动杆菌属、洋葱伯克霍尔德菌和嗜麦芽窄食单胞菌;真菌,如念珠菌属中的非白念珠菌种、曲霉菌属和镰刀菌属;病毒,如呼吸道合胞病毒、甲型 H1N1 流感病毒、轮状病毒和巨细胞病毒;寄生虫,如隐孢子虫和弓形虫。因此,实验室必须经常更新用于鉴定 HAI 病原体的方法。

微生物鉴定能进行到何种程度,通常对 HAI 的控制工作非常重要。感染预防人员经常要寻找同一微生物在患者间传播的证据[21,24],这就要求实验室具备将微生物至少鉴定到种的能力。实验室鉴定 HAI 病原体到种的水平才能发现暴发,否则暴发不会被检测到,因为不同寻常的微生物或同种微生物异常的聚集是暴发的线索。此外,不完整或不正确的微生物鉴定结果会掩盖真正的问题,从而无法进行回顾性流行病学调查。比如,"克雷伯菌属/肠杆菌属"的报告没有区分两个属(克雷伯菌属和肠杆菌属),这两个属的医院感染有着不同的流行病学模式。

罕见微生物或具有非典型表型特征的普通微生物,往往不能通过商业系统识别,需要使用分子或蛋白质组学方法来获得更准确的鉴定[39,56]。由于病原体的不断进化和分类学的不断修订,微生物工作者一定要注意产品制造商的关于产品的信息沟通,比如信件、通知或排查测试方式的准确性,以及描述其他使用者发现的一些潜在问题的文章。IPP 工作人员及时进行通知也能避免这方面的混乱。

商业 AST 系统在 1980 年代引入临床微生物实验室,大多数实验室从 1990 年开始使用[82,83]。对于药敏试验,少量实验室选择的是手动和半自动微量肉汤稀释(BMD)系统,大多数实验室选择的是自动 BMD 系统。大多数 AST 系统也进行微生物鉴定。AST 系统通常包括能与实验室信息系统(LIS)对接的数据管理软件,能提供各个层面的专家分析系统。

一个实验室可能选择自动化 AST 系统的原因包括:节省劳动力、实验的可重复性、专家分析系统的数据管理和有更快速产生结果的机会。AST 系统提供的结果比所有手工 AST 方法快 1 天,这样在患者护理理论上有了一个进步。三个研究均已展示使用快速 AST 及报告系统的临床和经济效益[84-86],只有一项研究没有发现这样的效益[87]。

抗菌药物新的耐药性不断涌现,已经存在的耐药性时常不断增强。最重要的抗菌药物耐药出现在造成 HAI 的病原体中,包括超广谱 β-内酰胺酶(含产碳青霉烯酶)[13,33-37]的肠杆菌科细菌、对糖肽类抗菌药物耐药的肠球菌[27]、葡萄球菌[88,89]和 MRSA(耐甲氧西林金黄色葡萄球菌)[90]以及多药耐药或泛耐药的非发酵菌(如铜绿假单胞菌、不动杆菌和嗜麦芽窄食单胞菌)[91](表 11.2)。

前面提到的快速 AST 方法的缺点是无法检测一些诱导性的或细微的耐药机制[92-95]。然而,有这些众所周知问题的仪器不再销售,剩下仪器的制造商已经做出了巨大的努力来纠正早期的问题[96-98]或者增加对苛养微生物的测试[99]。自动化系统目前存在的问题包括:肠球菌和葡萄球菌的利奈唑胺耐药性检测[100,101]、葡萄球菌的青霉素耐药性检测[102]、凝固酶阴性葡萄球菌中苯唑西林假耐药检测[103]、葡萄球菌糖肽类敏感性降低的检测[17,88]、ESBL 和碳青霉烯类耐药的肠杆菌科细菌[104-106]、多个 β-内酰胺酶和铜绿假单胞菌[107,108]。β-内酰胺酶和产 ESBL 的 GNR 的新 CLSI 折点,是为了提高产 ESBL 菌株的检出率、消除确证实验的必要性[17]，然而一些自动化系统却报告了假阳性结果[82]。应当指出的是，测定头孢他啶/克拉维酸和头孢噻肟/克拉维酸抑制效果的 ESBL 确证实验可用于所有的自动化系统[82]。

为了防止 AST 检测某些细菌抗菌组合出现明显错误，实验室必须给自动化系统补充其他方法。比如，一方面自动化系统无法识别肺炎克雷伯菌和鲍曼不动杆菌的碳青霉烯类耐药表型[82,105]，另一方面也无法识别肠杆菌科和铜绿假单胞菌的碳青霉烯类假耐药表型[109]，建议使用改良 Hodge 试验或其他 AST 方法来分别确认碳青霉烯类的敏感或耐药[17,109]。如果实验室使用的方法不能准确鉴定微生物或特定的耐药表型，IPP 可能就无法发现严重问题甚至是暴发。相反，IPP 工作人员可能会调查虚假问题，从而浪费了宝贵的资源。

每个 IPP 必须实施控制措施来防止多重耐药菌（MDRO）的传播[13,14,21,24,32,34,35]。然而，任何控制 MDRO传播的措施是否成功，取决于实验室检测出这种微生物的能力。实验室管理者必须与文献保持一致，实现自动化系统能检测新出现耐药表型的能力。如有需要，采用额外的方法来检测或确认特定的耐药表型。这些确认实验有时可能还需要使用分子学方法来实现[8]。

新出现的病原菌及其耐药性

20 世纪 90 年代，感染预防的努力多在控制 MRSA和 VRE 的传播：这些病原体被美国医院宣布为"最失控"的两种耐药菌[110]。虽然这两种革兰阳性菌仍然是引起HAI 的主要原因，但是在全球 ICU 患者中，革兰阴性菌感染的数量超过了革兰阳性菌感染者（表 11.1）。2007年进行的 EPIC Ⅱ研究显示，ICU 中的感染者中革兰阴性菌感染占 62%，而 1995 年的研究只有 39.1%[25]。与革兰阴性菌感染一样，真菌感染（主要是念珠菌）也从 1995年的 17% 增加到 2007 年的 19%[25]。在当前关心的革兰阴性菌中，最关心的是围绕着肺炎克雷伯菌、铜绿假单胞菌、鲍曼不动杆菌和肠杆菌属的多重耐药菌株的出现[13,14,33,36]（MDR；对 3 类及以上抗菌药物中的 1 种及以上抗菌药物不敏感）。值得注意的是，在 EPIC Ⅱ研究中，MDR（比如不动杆菌属、假单胞菌属）感染和真菌感染与高病死率密切相关[25]。

其中，最令人震惊的趋势是耐药菌引起 HAI 的频率日益增加[13,28,34]。ICU 环境中广泛使用多类抗细菌药物和抗真菌药物，使得重症监护领域成为细菌和真菌耐药性获得和传播的地方。大量抗菌药物的使用导致的选择压力引起耐药基因的选择和表达[34,111]。即使通常是敏感菌种的，引起 HAI 的菌株也常常对 1 类以上的抗菌药物耐药[33,112]。因此，IPP 团队必须不仅监测 MRSA 和VRE，还要对耐 β-内酰胺和碳青霉烯类肠杆菌科、不动杆菌属和假单胞菌属中的 MDR 以及对吡咯类和棘白菌素类耐药的念珠菌属进行监测[13,32,34,35,111]。在某些情况下，对治疗革兰阴性菌感染的一线药物（阿米卡星、妥布霉素、头孢吡肟、头孢他啶、亚胺培南、美罗培南、哌拉西林-他唑巴坦、环丙沙星和左氧氟沙星）和二线药物（替加

环素和多粘菌素）[34,113]全部耐药的革兰阴性菌（通常是鲍曼不动杆菌、铜绿假单胞菌和嗜麦芽窄食单胞菌），因为具有"超级耐药"而被注意。这种耐药负担因为新发现的耐药因子（如新德里金属酶——一种能在正常人革兰阴性肠道菌群中经由质粒传播的广谱碳青霉烯酶）进一步加剧[114]。

微生物实验室在监测耐药中发挥的作用，对于成功预防感染非常重要。当有主要耐药菌被识别以及检测到新的或不寻常的耐药表型时，实验人员必须立即通知 IPP工作人员，采取适当的隔离防范措施[21,32,34,38,115]。

MRSA 引起的感染一直受到重点关注：EPIC Ⅱ研究显示，北美 ICU 中金黄色葡萄球菌感染有 65% 是MRSA[25]（表 11.1）。社区相关性 MRSA（CA-MRSA）感染的报告开始出现在 20 世纪 90 年代末，在一些地方CA-MRSA 已成为皮肤及软组织感染的主要病因[116]。这些菌株通常对环丙沙星、克林霉素、庆大霉素、甲氧苄啶/磺胺甲噁唑敏感并具有外毒素基因［例如杀白细胞毒素（PVL）基因］[117]。最初认为这些菌株与医院获得性菌株有区别，但最近的报告表明，这些菌株是引起 HAI 感染的常见原因，并且对万古霉素的敏感性也在降低[118]。

转座子介导的屎肠球菌耐万古霉素已经被深入地研究[119,120]。对由 vanA 和 vanB 操纵子编码的万古霉素耐药性机制的深入了解，促进了新一代抗菌药物研发，以对抗万古霉素耐药性菌株。屎肠球菌对氨基糖苷类、红霉素、氟喹诺酮类、克林霉素和利奈唑胺的耐药性也已被深入研究（表 11.2）。

肺炎克雷伯菌的耐药性关注一般集中在各种ESBL[13]。碳青霉烯类被认为是用于治疗产 ESBL 菌株感染的选择性药物[121]。然而，过去十年出现的新 ESBL进一步限制了治疗方案。有些肺炎克雷伯菌现在表达水解碳青霉烯类药物活性的 β-内酰胺酶：美国的是产碳青霉烯酶肺炎克雷伯菌（KPC），其他地方最常见的是金属酶[122]（表 11.2）。不管是金属酶还是 KPC 引起的耐药，对广谱头孢菌素、酶抑制剂复合制剂和氨曲南的耐药都伴随着酶的表达。产碳青霉烯酶菌株通常对氨基糖苷类、复方新诺明和氟喹诺酮类药物耐药[123]，只留下肽类抗菌药物多粘菌素和新的甘氨酰类替加环素作为治疗用药。对多粘菌素和替加环素出现耐药性也已经有报道。值得注意的是，由美国疾病控制和预防中心（CDC）国家医疗安全网（NHSN）监控系统的研究发现，美国 50% 的州有肺炎克雷伯菌的多重耐药菌株报告[33]。

鲍曼不动杆菌一直被认为是数量较少的存在于环境中的 MDR 菌，直到在世界不同地区发生 MDR 菌株的暴发[124]。有些天然耐药可能是细胞外膜通透性的降低引起的[125]：鲍曼不动杆菌至少具有两个不同的 MDR 外排泵，从而对各种药物产生耐药。β-内酰胺类抗菌药物耐药是由于产生了一种或多种 β-内酰胺酶，包括染色体头孢菌素酶和各种获得性酶（表 11.2）。碳青霉烯类耐药鲍曼不动杆菌主要产生 OXA 酶[124]。鲍曼不动杆菌几乎对所有常用的抗菌药物耐药的报道越来越多[126,127]，必须使

用疗效不明确的二线药物,如多粘菌素和替加环素,在治疗期间可能出现对这些药物也耐药,从而导致真正的泛耐药菌株[36,127]。在 EPIC Ⅱ 调查中,不动杆菌属感染与医院死亡风险增加有关[25]。由于不动杆菌属对很多抗菌药物的高水平耐药性(包括碳青霉烯类药物)和高相关性的死亡率[128],这种病原体在重症监护病房成为一个持续的挑战。

尽管研究新的抗菌药物已经成为多年来的焦点,铜绿假单胞菌作为引起 HAI 的主要原因,其越来越多的 MDR 菌株被报道[129]。各种外排泵加上拓扑异构酶的变异是氟喹诺酮类抗菌药物耐药性的常见原因(表 11.2)[129]。铜绿假单胞菌染色体介导的头孢菌素酶导致对β-内酰胺类抗菌药物耐药,当结合外膜蛋白 D2 缺失时,会导致对亚胺培南产生耐药性[130]。铜绿假单胞菌还能表达几种质粒介导的β-内酰胺酶、氨基糖苷类修饰酶和外排机制(表 11.2)。最新的报道表明泛耐药铜绿假单胞菌菌株仅对多粘菌素敏感[131]。

AmpC 酶是由染色体编码的β-内酰胺酶,在肠杆菌属中常见[132]。AmpC β-内酰胺酶通常低表达,当细菌暴露在广谱头孢菌素中能被诱导表达,稳定抑制 MDR 菌株[132]。AmpC 酶能被调动参与质粒传播,并且可以传递到一些缺乏或低表达染色体酶的 GNR 中[133]。

EPIC Ⅱ 的研究数据很清楚地表明了念珠菌属在 ICU 感染中的重要性[25,30](表 11.1)。在念珠菌属常见种类中,只有光滑念珠菌出现了耐药菌[111,112,134-136]。在美国,

从 1992 年开始,光滑念珠菌引起血流感染(BSI)的频率和光滑念珠菌体外对氟康唑的耐药性都在稳步增长[135]。此外,病例报告也表明该病原体 MDR 菌株出现。美国多中心调查最新数据表明,光滑念珠菌的临床分离株对唑类和棘白菌素类药物出现了交叉耐药[111,112]。耐药机制涉及药物外排(唑类)和 FKS 基因编码葡聚糖合成中点突变(棘白菌素)[112]。这些发现强调了 BSI 中分离的念珠菌快速鉴定到种以及抗真菌药物敏感性检测的重要性,特别是对于正在接受或先前接受了真菌治疗的复发性念珠菌感染患者[112]。

在临床工作中,分子生物学方法可快速检测耐药性,并大力促进我们对耐药性传播和遗传的理解[8,9,56]。常规以肉汤或琼脂为基础的 AST 方法,可就已知菌对一系列药物的反应提供一个结果。传统的方法虽然对于选择有效治疗用药是有用的,但是其不仅速度慢,还有很多问题(表 11.5)。一个比较常见的失败之处就是检测 MRSA(表 11.5),它可能以一种非常异质方式表达,使得耐药表型特征比较难被检测出来[81,82]。目前,采用分子生物学检测技术检测耐药基因 mecA 成为针对甲氧西林耐药表型检测的判断标准[8]。

在许多生物体中,分子生物学方法可用来检测特定抗菌药物的耐药基因(耐药基因型)[8](表 11.2)。监测抗病毒药物耐药性的特殊点突变也日益重要[56]。采用高密度探针队列、蛋白质组学或焦磷酸测序,能促进在扩增产物中进行突变筛选[8,56]。

表 11.5 通过自动化药敏实验系统检测耐药表型可能存在的问题[a]

耐 药 表 型	评 价
万古霉素耐药的肠球菌	用 Vitek、Phoenix 和 MicroScan 三种耐药测定系统检测万古霉素低水平耐药(耐药基因 vanB 和 vanC)都有问题。若检测铅黄肠球菌和鹑鸡肠球菌,建议用其他确认方法
氨基糖苷类高水平耐药(HLAR)的肠球菌	通过生长培养基和延长孵育的改变检测 HLAR
利奈唑胺耐药的葡萄球菌属和肠球菌属	拖尾现象使得 MIC 的判读困难重重。利奈唑胺耐药发生率较低限制了优化检测能力,对照 CLSI 指南中微量肉汤稀释法(BMD)的结果,耐药测定系统的准确率为 89.6%(Phoenix 法)~96.0%(MicroScan 法)
青霉素耐药的葡萄球菌属	一般需要一个β-内酰胺酶诱导实验。青霉素敏感的葡萄球菌属患病率低,β-内酰胺酶产物可能不能被表型方法检测到。推荐采用分子生物学方法来确认青霉素的敏感性
苯唑西林耐药的葡萄球菌属	自动化系统展示了检测 MRSA 极佳的敏感性和特异性。但是 CLSI 的新折点可能会导致凝固酶阴性的葡萄球菌(CoNS)出现检测结果假耐药性
糖肽类敏感性降低的葡萄球菌属	系统可能会将金黄色葡萄球菌和 CoNS 归类为万古霉素耐药菌。CLSI 鼓励实验室对万古霉素结果为不敏感的情况采用第二种方法来确认
诱导克林霉素耐药	FDA 最近批准的葡萄球菌属的诱导克林霉素耐药实验可用于所有自动化检测系统(Phoenix, Vitek 2, MicroScan WalkAway, Sensititre ARIS 2x)
产 ESBL 的肠杆菌科	2010 年 CLSI 修订的肠杆菌科细菌对头孢菌素和氨曲南的折点实施后,ESBL 实验变得没有必要了。ESBL 确证试验一般是测量头孢他啶/克拉维酸的抑制效果,适用于所有的自动化系统。经常会出现假阳性和假阴性结果
碳青霉烯类耐药	已有报道,自动化检测系统不能识别耐碳青霉烯的肺炎克雷伯菌和鲍曼不动杆菌分离株。肠杆菌和铜绿假单胞菌也出现假耐药性。可运用第二种 AST 检测去证实碳青霉烯类的不敏感结果。CLSI 建议,对提高碳青霉烯类的 MIC 后的分离株,用改良的 Hodge 检测方法来确认碳青霉烯酶产物
GNR 中的其他耐药	已有报道,所有自动化系统中对β-内酰胺酶和铜绿假单胞菌耐药性的识别错误率不断升高

[a] 数据来源于:Richter SS, Ferraro MJ. Susceptibility testing instrumentation and computerized expert systems for data analysis and interpretation. In: Versalovic J, Carroll KC, Funke G, et al, eds. Manual of Clinical Microbiology. 10th ed. Washington, DC: American Society for Microbiology; 2011: 1144-1154.

尽管基因分型有很多潜在的优势,但是在临床实验室检测抗菌药物的耐药性中,基因分型在不远的将来仍然不太可能取代表型方法。检测耐药性的分子方法可能直接用于临床标本,对病原体及其耐药特征同时提供检测和鉴定[3,5,8]。同样的,分子方法还能用于检测病毒、生长缓慢或不能存活的细菌或耐药机制无法通过表型方法检测到的细菌[5,56]。然而,由于它的高特异性,分子方法将无法检测新出现的耐药机制,也不会用来检测病原体以前没有被观察到的耐药基因[8]。此外,一种耐药基因的存在,并不意味着这种基因被表达;一种已知耐药基因的缺失也不能排除通过其他机制产生耐药的可能性。实验室可使用表型 AST 方法检测许多病原体,并侦测新出现的和已经建立的抗菌药物耐药模式。

抗菌药物管理

现在,美国每一家医院都必须有抗菌药物管理项目(ASP),以美国感染病协会(IDSA)和美国医疗保健流行病学协会(SHEA)发布的指南为方针[137]。抗菌药物的监管工作直接依赖于临床微生物实验室报告,因此,实验室、药房、IPP 之间良好的沟通和一个监管团队是必不可少的。为了指导经验性抗菌药物治疗,具有部门特异性、量身定制的药敏谱要定期更新,并提供给临床医生在床边使用。这种药敏谱数据也能用来对重点抗菌药物的耐药趋势进行评估,以及对临床医生进行优化抗菌药物使用的教育。针对性的抗菌药物治疗需要具体患者的培养和药敏数据。允许对抗菌药物的使用进行前期审查,并反馈给开处方者。

从实验室及时有效地获得药敏数据的能力是有效抗菌药物监管面临的最主要的挑战。努力缩减报告周期有帮助,然而,这些数据必须迅速应用到抗菌药物管理中。如果每一个患者的抗菌治疗都要费力地经各个环节审查,ASP 的任务就会变得相当艰难。计算机决策支持系统的使用能精简这一过程:当有限制性药物开出时,系统会自动提醒监管团队患者的床位、其他药物的使用情况以及相关的实验室结果[15,138]。其他的警告可能包括:如果一位患者因经鉴定已确定的病原体或潜在病原体(这种鉴别是为了从静脉用药转换成口服用药,或者是为了当微生物培养未能鉴定出病原体时终止治疗而进行)引起的感染而正在接受双重抗菌药物或未使用抗菌药物治疗时,监管团队会收到通知。一个 ASP 预测,使用决策支持系统每年能为机构节省超过 60 万美元[15]。

实验室信息系统(LIS)和数据报告

LIS 可以做前瞻性数据挖掘,与电子病历的其他部分对接后,能帮助 IPP 工作人员进行监督:监测患者与患者之间病原体的传播并提供暴发的早期发现[138-140]。因此,在为医院配置优化系统前,选择 LIS 时必须先咨询实验室和 IPP 工作人员。

培养和药敏结果对 IPP 是一个重要的数据源,IP 通常每天审查。因此,IPP 人员应该很容易接触到常规微生物结果。大多数情况下,结果被存储在计算机数据库,便于检索和分析。实验室应该保存以下信息:标本类型、采集时间、患者姓名、住院号、医院服务以及任何测试的结果(如菌株类型)。定期对收集的微生物数据进行总结,比如专门针对 HAI 病原体的药敏谱,对临床医生和 IPP 都有好处。这些结果可以表格形式呈现,包括不同发病部位和不同部门的最常见 HAI 病原体的药敏谱,还包括抗菌药物给药剂量和成本信息。这些信息将帮助临床医生对 HAI 患者进行经验性抗菌药物治疗。CLSI 已经对编制药敏谱制定了准则[141]。

实验室应该尽可能快地报告结果。大多数情况下,医院 LIS 上的日常结果能够满足临床和流行病学的目的。然而,某些流行病学重要病原体的检测需要立即通知 IPP 人员,以便立即启动预防传播措施[包括(如果适用)通知公共卫生部门]。需要紧急通知的微生物包括结核分枝杆菌、脑膜炎奈瑟菌、军团菌、肠道致病菌(沙门菌或痢疾杆菌)和 MDRO(如 MRSA、糖肽类中介和耐药的金黄色葡萄球菌、VRE 和产 ESBL 的肠杆菌科细菌)。另外,新的或不寻常的病原体,或潜在的生物恐怖病原菌(如炭疽芽胞杆菌、鼠疫耶尔森菌和正痘病毒属)应立即报告 IPP。每个机构应该立即通知的微生物列表可以不同。比如,一种 MDRO 可能在一家医院成为流行病原体,这时候就不用立即通知 IPP 了,而在另一家医院这种MDRO 可能还没发生过,仍然需要立即通知 IPP[21]。

除了提供电子、纸质和口头报告外,实验室人员还需要定期与 IPP 工作人员碰面,以确保沟通直接、清晰。他们可以讨论共同关心的领域,比如聚集或暴发的流行病学和微生物学研究现状。他们在一起的时候,还能确定是否需要补充研究分子分型或环境微生物培养。如果这些特殊的研究是必需的,那么他们就能准确地决定需要做什么、谁去做这些程序以及什么时候执行。

微生物学实验室在监测和暴发调查中的作用

监测

在 HAI 监测中,发现病例的最常见方法是回顾临床微生物实验室的记录:据估计,超过 80% 的 HAI 可能通过实验室的阳性培养结果被发现[16,24]。因此,微生物实验室最重要的作用是迅速和精确地检测 HAI 病原体及其耐药表型。实验室必须与 IPP 和医院的信息技术部门合作,确定如何将微生物学数据传送并与其他监测数据链接,从而简化过程。计算机程序已能识别同一时间在同一患者护理区域发生同种病原体的聚集性感染[142,143]。这种程序被用来识别暴发,但其是否能足够快速地提供这些资料,从而能有效利用控制措施,仍然值得商榷。

临床微生物实验室面对的主要监控挑战包括不断出现的感染性病原体、新型耐药病原体(如多重耐药鲍曼不动杆菌、耐碳青霉烯类肠杆菌科细菌)以及新的政府和公共卫生任务,这些任务带给实验室压力,要求其加大监控支持的力度(如,在一些国家要求开展主动监测、实施绩效工资和向公众报告 HAI 率)[16,21]。

根据微生物实验室提供的常规培养结果诊断 HAI 是

HAI 监测的最常见方式,因此实验室常作为一个"早期预警"系统[10],通过独特的表型特征识别微生物的聚集,并及时将观察结果传达给 IPP 人员。这种监测模式可能对于检测真正的感染病例是足够的,但检测患者是否定植 MDRO 以及是否是 MDRO 的传播源是无法做到的[32,35,115]。因此,在暴发期间,若新的 MDRO 出现,或者尽管使用了标准的感染预防措施而 MDRO 仍持续传播,"主动监测"可用来识别患者定植(但不是临床感染)MDRO[144]。此外,一些国家(还有 VA 医疗系统)已经要求对 MRSA 采用常规主动监测培养,因此很多医院都采用这种方式来控制 MRSA[16,115,145]。

与主动监测 MRSA 的丰富经验相反,对于如何应用主动监测来防止 MDR – GNR 的传播,我们知道的很少[21,32,35]。在种类和耐药机制的多样性方面,MDR – GNR 与 MRSA 有很大不同,MDR – GNR 的优化筛选方法仍在开发,MDR – GNR 传播的几个重要问题仍然需要在为这些微生物建立主动监测之前被解决[21,32]。因此,检测和预防 MDR – GNR 感染、定植的最佳方式以及主动监测对 MDR – GNR 的作用,目前都不明确[35]。

在大规模发起主动监测试验工作前需要仔细考虑的主要原因是,这些措施复杂且占有资源多[21,115]。除了筛选试验本身的成本,还有与样品采集和运输、实验室验证和报告、过程和结果的监控、个人防护设备、床位管理以及患者与家庭教育有关的成本[145]。实际上,对大量不同的 MDRO(要求测试样品从每个患者的几个不同解剖部位获得)执行主动监测会转移和威胁微生物实验室、IPP 和部门的资源[35]。主动监测的更广泛应用,需要发展分子生物学或其他能同时识别患者样本中多个 MDRO 且低成本的方法。

在此期间,MDRO 的主动监测应限于新出现的问题病原体(如耐碳青霉烯类的肠杆菌科细菌)、尽管执行了标准并加强了感染预防措施而问题 MDRO 仍持续传播或暴发环境等情况[144]。此外,使用主动监测试验应始终被视为一种辅助措施,不应该抛弃那些针对高危人群有效的感染防控措施和针对所有病原体的感染防控措施(如手卫生和预防器械相关感染的集束化措施)[21,35,145]。

暴发的检测和管理

当面临 HAI 聚集或暴发时,IPP 工作人员必须立即行动,描述并定义暴发的程度,找出可能的原因,并设计和实施有效的控制措施(表 11.6)。临床微生物实验室在任何潜在的暴发情况中都有重要作用,包括早期识别可能的聚集和暴发,迅速通知并与 IPP 人员合作,寻找其他病例,并为测定相关性提供分子分型,这需要建立一个微生物数据库。由于快速诊断、筛选试验、标本在实验室内或外污染可能引起假阳性,实验室还应该具有与 IPP 人员讨论的能力,以帮助确定暴发是否是"真"。此外,实验室可以通过可疑微生物的分子分型,必要时可通过环境和(或)人员的测试,帮助假设暴发的可能来源、储存地及其传播方式。

如果 IPP 团队预先做好准备,暴发的调查就会很便利。调查过程的一个步骤是确定已发生在医院的最常见

的暴发类型(如外科 ICU 的金黄色葡萄球菌伤口感染或肾脏科病房的军团菌感染)。然后,实验室和 IPP 工作人员能够确定调查一个"典型"的暴发需要哪些资源(人员、时间、金钱、材料、空间或特殊试验)。实验室人员也应该预见与暴发调查相关的额外成本,以便帮助医院管理部门在年度预算中增加这些工作的资金。

表 11.6　医院感染暴发调查的步骤和实验室在每步中的作用[a]

调查步骤	实验室参与
识别问题	实验室监测
形成病例定义	交流(早期预警)
确诊病例	微生物确认
寻找其他病例	识别
计算感染率	敏感度测试
	感染数据归档
	为后续研究保存分离株
暴发的特征	暴发相关分离株的特征
谁	分离株的菌种类型
在哪里	表型
什么时候	基因型
发生了什么	评估菌株的数量和分布(聚集)
考虑可能的原因	进行补充研究
确定传播途径	从医务工作人员、患者和环境
识别潜在储菌库	中获取培养标本
识别潜在媒介	在这些培养中基于表型特征选
做病例对照或队列研究	择分离株
	对表型相同的分离株进行菌株分
	型,看是否与暴发菌株相符合
暴发的控制或终止	调整实验室流程支持控制活动
定义和实施控制措施	继续实验室监测
评估控制措施的有效性	储存分离株
继续监测新发病例	保持沟通

[a] 编译自:McGowan JE Jr, Metchock BG. Basic microbiologic support for hospital epidemiology. *Infect Control Hosp Epidemiol*. 1996;17:298 – 303; Pfaller MA, Herwaldt LA. The clinical microbiology laboratory and infection control: emerging pathogens, antimicrobial resistance, and new technology. *Clin Infect Dis*. 1997;25:858 – 870; and Diekema DJ, Pfaller MA. Infection control epidemiology and clinical microbiology. In: Versalovic J, Carroll KC, Funke G, et al., eds. Manual of Clinical Microbiology. 10th ed. Washington, DC: American Society for Microbiology; 2011:73 – 84.

对暴发进行的检测,无论是被解决之后进行的还是在已经开始控制时进行的,通常都是回顾性的。因此,临床微生物实验室的一个主要挑战是要尽早检测暴发,从而给予有效的干预,降低发病率和死亡率。实验室人员与 IPP 之间的有效和定期沟通对这一行动至关重要。由于暴发调查带来的内在压力和做出重要决定的速度,IPP 团队(包括实验室人员)可能必须每天会面以讨论新的发现并做出决定。在未来,早期的检测工作将依赖于能发现实验顺序和阳性报告结果微妙变化的数据分析系统。

在暴发调查中,IPP 和实验室人员都有着重要的、独一无二的责任(表 11.6)。实验室的关键职责之一是保存所有可能相关的微生物以备进一步分析。不管有没有能力对微生物进行特殊检测并进行特征描述,所有的微生

物实验室要保存暴发期间分离的所有菌株。如果实验室不能执行必要的试验，分离的菌株可以送到参考实验室。同样，实验室应该保存所有可能与暴发相关的病原体，因为一旦被丢弃，就无法挽回了。

从更广泛的意义上说，微生物实验室应未雨绸缪，保存日常培养中的所有重要的流行病学菌株。实验室和IPP人员要决定哪些分离株存入菌株库，根据分离株的流行病学重要性和可用资源的情况来决定保存多久。我们建议，所有来自一般无菌部位（如血液和脑脊液）的分离株、任何部位分离的重要 MDRO（MRSA、VRE 和产ESBL 的 GNR）以及其他具有流行病学重要性的病原体（如结核分枝杆菌、军团菌）都应保存 3～5 年。

补充培养

临床微生物实验室经常被要求检测潜在的 HAI 病原体，可能是患者、医护人员（HCW）以及医院环境中的定植菌。例如，患者和医务人员越来越多地被筛查是否携带具有流行病学意义的重要病原体。最常被筛查的病原体是 MDRO（如 MRSA、VRE 和 MDR - GNR），通常将筛查作为加强 MDRO 控制的方案之一[21,24,32-35,38,66,115]。对其他微生物（如 A 组链球菌）的筛查可能被作为 HAI 或暴发调查的一部分来执行。最后，进行手部培养可能被作为支持手卫生活动中教育工作的一部分，或者被用在暴发调查中以确认交叉感染的机制[146]。

对于某些病原体（如 MRSA、VRE），筛查方法已经很好地建立并且标准化了，而对于其他病原体（如 MDR -GNRs），筛查方法是不断变化的，当更多复杂的耐药表型出现时会继续变化[32,35,147]。表 11.7 概括了目前对患者和 HCW进行具有流行病学意义的重要微生物筛查的各种方法。

当对人和环境执行筛查培养时，特殊的培养基能提高实验室发现病原体来源和感兴趣的病原体的能力。例如，选择性培养基（如抑制非目标菌的生长）或鉴定培养基[如显示独特的形态特征（色素沉着、集落型）、将目标菌与其他物种区分开]，或两种都用，可以使实验室人员快速有效地处理标本。此外，富集培养可提高实验室检测少量存在的特定 HAI 病原体（如念珠菌[148] 或MRSA[149]）的能力（表 11.7）。

表 11.7　对患者和医务人员进行无症状携带具有流行病学意义的重要微生物的筛查[a,b]

微 生 物	诊 断 程 序	检测时间（小时）	最 佳 标 本
金黄色葡萄球菌（包括 MRSA）	需氧培养和 AST	48～96[c]	鼻腔[d]，咽喉，直肠周围，皮肤，伤口
	显色培养基	18～48[e]	鼻腔，咽喉，直肠周围，皮肤，伤口
	RT - PCR	1～4	鼻腔[f]
VRE	需氧培养和 AST	48～72	直肠周围或者粪便拭子
	RT - PCR	1～4[g]	直肠周围或者粪便拭子
多重耐药 GNR（铜绿假单胞菌、不动杆菌属、嗜麦芽窄食单胞菌、产 ESBL 和碳青霉烯酶的微生物）	采用选择性培养基需氧培养和 AST[h]	48～72	直肠周围或者粪便拭子，气管内或痰液样本，容易感染或定植的部位[i]
A 型链球菌	需氧培养	24～48	直肠、阴道、皮肤、咽喉
手上携带的各种微生物	采用选择性培养基需氧培养，接种琼脂平板，肉汤技术	48～96	手培养 直接印在琼脂平板上 手在肉汤中浸泡揉搓，1 分钟后进行肉汤培养

[a] 编译自：Diekema DJ, Pfaller MA. Infection control epidemiology and clinical microbiology. In：Versalovic J, Carroll KC, Funke G, et al. ,eds. Manual of Clinical Microbiology. 10th ed. Washington, DC：American Society for Microbiology；2011：73 - 84.

[b] 这些培养只能因为以下原因才能进行：① 作为暴发调查的一部分，在与暴发病例有流行病学联系的患者或医务人员中寻找转运的病原体；② 寻找 MDRO 携带者，作为加强 MDRO 控制策略的一部分；③ 识别金黄色葡萄球菌携带者，制定策略以减少在免疫力低下时（如围术期）发生定植金黄色葡萄球菌感染的风险。

[c] "金标准"方法包括过夜肉汤增菌、菌种鉴定和药敏试验，其导致检测时间增加至 96 小时。大多数传统的基于琼脂培养（例如有或无苯唑西林的甘露醇盐琼脂）没有肉汤增菌，检测时间大约为 48 小时。

[d] 鼻腔是检测金黄色葡萄球菌（包括 MRSA）最灵敏度和特异性的部位。然而，一些研究显示，增加其他部位的标本，包括口咽和直肠周围，可增加 10%～40% 的检出率。

[e] 显色培养基的阳性结果可以在 18～24 小时报告，但阴性结果需要 48 小时。

[f] 目前可用于实时 PCR 检测的样本，FDA 只批准了鼻腔样本。但在一些研究中，口咽、皮肤和直肠周围的样本也已被使用。

[g] 目前没有 FDA 批准的对 VRE 的实时 PCR 检测法。

[h] 通过增加添加剂（如产 ESBL 肠杆菌科添加头孢他啶，耐氟喹诺酮类的大肠埃希菌添加左氧氟沙星）等培养方式的若干修改会提高 MDRO 的发现率。

[i] 采样部位应尽可能选择细菌的聚集地、胃肠道（如大肠埃希菌）和呼吸道（如不动杆菌属、铜绿假单胞菌）。

在暴发调查过程中，实验室和 IPP 决定对医院工作人员进行采样培养前，应权衡两个重要因素：① 在一个医务人员的手或鼻腔里找到暴发菌株，不能明确表明传播途径或明确表明该医务人员是暴发的来源或储存库；② 没有选择性地对医务人员进行采样培养会导致混乱结果，并使医务人员对 IPP 产生反感。一般来说，只有与感染病例具有流行病学联系的医务人员需要采样培养。记住这些告诫，我们建议 IPP 工作人员应该在咨询具有丰富暴发调查经验的流行病学专家后，再对相关医务人员进行采样培养[11,24]。

医院环境曾被认为是 HAI 病原体的主要来源。最近的研究认为,患者获得的感染更多来源于其内源性(定植)菌群[150,151]。尽管如此,医院环境是潜在 HAI 病原体的一个重要来源[147],在特定的情况下,为了质量保证(QA)或侦测潜在病原体,从环境中采样也是必需的。用于 QA 的常规取样应该仅限于灭菌过程的生物监测以及对透析用水和透析液每月培养。在极少数情况下,它可能有助于对医院清洗消毒效果进行一个短期评估(如对进行了终末消毒的房间物表采样以检测 VRE 或艰难梭

菌、评估清洁效果)。同样,对医院饮用水供水系统进行采样检测军团菌属,应在出现院内军团病诊断后,或作为减少院内军团病风险的全面计划的一部分进行[150,152,153]。寻找免疫力低下的患者发生侵袭性真菌感染的来源时,空气采样霉菌孢子是一个非常重要的步骤。只有当仔细的流行病学调查表明某个特定无生命的物体或表面可能涉及病原体的传播时,这种非常罕见的情况下,才对其进行采样。表 11.8 概述了目前筛选医院环境中有流行病学意义的重要病原体的方法。

表 11.8 医院环境(空气、水和物表)中具有流行病学意义的重要病原体的微生物学研究[a,b]

来源和微生物	流　程	检测时间	最佳标本
空气			
真菌(霉菌)	选择培养基上进行真菌培养	48 小时至 7 天	大容量空气采集器采集空气[c]
细菌[d]	常规需氧培养	48～72 小时	大容量空气采集器采集空气
水			
军团菌属	选择培养基上培养[e]	5～10 天	500 ml 至 1 L 的水样。用拭子采集水龙头、淋浴喷头和增氧机的内表面[f]
真菌[g]	选择培养基上进行真菌培养	48～96 小时	500 ml 至 1 L 的水样。用拭子采集水龙头、淋浴喷头和增氧机的内表面[f]
细菌	常规需氧培养	48～72 小时	AAMI[h] 概括的水和透析液样本
物表			
需氧菌(包括 MDRO)	选择性或非选择性培养基需氧培养	48～72 小时	用拭子或海绵表面接触琼脂平板(RODAC)[i]
艰难梭菌	厌氧培养	48～72 小时	用拭子或海绵表面接触琼脂平板(RODAC)[j]
VRE	选择性需氧培养	48～72 小时	用拭子或海绵表面接触琼脂平板(RODAC)

[a] 编译自:Diekema DJ, Pfaller MA. Infection control epidemiology and clinical microbiology. In:Versalovic J, Carroll KC, Funke G, et al. ,eds. Manual of Clinical Microbiology. 10th ed. Washington, DC:American Society for Microbiology;2011:73 - 84.

[b] 除了血液透析的透析用水和透析液每月培养监测以及对饮用水进行军团菌属培养监测外,只有在流行病学调查表明环境与病原体传播有关时,才需要进行环境采样培养。

[c] 用于检测霉菌孢子的空气样本优先选择大容量空气采集器,不应该使用沉降平板。

[d] 关于空气样本中的可接受的细菌水平没有标准,也没有证据表明空气中的细菌会加大感染风险。应该减少执行对空气样本进行细菌监测,除非是作为暴发调查或研究协议的一部分。

[e] 军团菌属在常规需氧培养基中不能生长。分离军团菌属需要用活性炭酵母浸膏培养基(BCYE 琼脂)在富含 CO_2 的培养箱中培养。

[f] 优先选择大容量(1 L),如果水源是加氯消毒的,每升样本中要加入 0.5 ml 的 0.1%硫代硫酸钠来中和氯。水样本要进行过滤,拭子要浸没在3～5 ml 于同样地方采集的水中,防止干燥。

[g] 医院环境中水源性真菌在感染传播中的作用仍然很少有报道。当免疫功能低下的患者发生侵入性真菌感染暴发时,作为寻找环境相关来源的一部分,可以进行水生真菌培养。

[h] AAMI 指美国医疗仪器促进协会,它制定了血液透析微生物监测标准。

[i] 在样本采集前,无菌拭子或海绵应该先浸湿(如用营养肉汤或无菌生理盐水)。

[j] 对于艰难梭菌,接种琼脂平板应该进行厌氧复苏优化(选择性地预还原培养基,迅速放置于厌氧环境培养)。

一般来说,应该阻止对医务人员或医院环境进行常规无方向性采样培养。IPP 和实验人员必须了解这种培养是浪费人力和无标准的,而且很少能提供有用的信息[150]。很少有例外(见上面),只有作为与医院流行病学家协商后的流行病学调查的一部分时,这些采样才需要。当这样的调查在患者、医务人员和(或)医院环境样本中发现某个常见微生物时,实验室还要提供能明确具有流行病学意义的菌株表型的方法。

支持感染预防活动的分子分型

HAI 病原体的实验室特征能为其生物和遗传相关性提供依据,这对进行 HAI 调查的流行病学家来说就是一个救星。在很多情况下,物种鉴定和 AST 结果可能为流行病学关联提供强有力的证据。然而,如果 HAI 的一次

聚集是由正常微生物菌群或环境中一种比较常见的病原体(如大肠埃希菌、表皮葡萄球菌或铜绿假单胞菌)引起的,可能需要额外的试验来确定分离株之间是否相关。在这种背景下,基因型的或基于 DNA 的分子分型取代了表型分型方法(如 AST、生化特性和药敏实验),在表型分型中分离株之间差异比较小[154,155]。

分子生物学分型的技术范围很广,从简单的质粒指纹图谱到全基因组测序[154](表 11.9)。采用一种或多种分子实验进行菌株分型,是为了确认各种分离株是否能产生相同或不同的基因型。如果不同患者的分离株产生了相同的结果或"指纹",说明分离株可能起源于同一个克隆,有共同的来源或采用共同的机制在患者与患者之间传播[155,156]。在某些情况下,使用传统的分型方法,如脉冲场

凝胶电泳(PFGE),在找出密切相关的细菌分离株之间的流行病学差异方面敏感性不足。在这种环境下,在一起由化脓性链球菌引起的产后脓毒症聚集事件中,Ben Zakour和他的同事在进行精细的流行病学调查时采用了全基因组测序,证实了快速、高分辨率基因分析的重要性。从 4

名不同患者得到的化脓性链球菌分离株,通过 PFGE 和emm 基因序列分型判断为相同菌株型,全基因组测序揭示暴发是多克隆的,来自不同医院的 2 个分离株之间无关联,同一医院两个不同患者的分离株却无法区分,说明存在患者与患者之间的传播,或感染有一个共同来源[156]。

表 11.9　医院内病原体的流行病学菌株分型的基因型方法[a,b]

分型方法	评　　价
质粒指纹图谱	简单、成本低的方法。作为其他分型方式的补充方法,仅适用于含有质粒的微生物。质粒 DNA 的限制性内切核酸酶分析加强了这种方法的分辨能力
核糖体分型	操作复杂、浪费人力的方法。手动核糖体分型的历史价值。自动化核糖体分型可能作为一级(昂贵的)筛查方法
PFGE	操作复杂、浪费人力但有极佳的分辨能力的方法。通常被认为是细菌亚型高分辨的金标准。用于监测暴发疫情和发展大规模细菌亚型数据库
RAPD	重复性差的方法,最适合用来回答特定但有限的流行病学问题。可用于小规模的暴发疫情调查
Rep-PCR	重复性差,适用性有限的方法。半自动方法(DiversiLab 系统,法国生物梅里埃),可用于局部监视
PCR-核糖体分型	一种操作简单、低成本的方法。用于艰难梭菌亚型的一线方法
AFLP	操作中等复杂的方法,适合本地细菌亚型数据库和暴发监测,具有极佳的分辨能力
MLST	是一种基于 DNA 序列测定的分型方法。分辨能力有限,100% 的稳定性和高重复性。最适用于病原体系统进化研究
MLVA	使用毒力相关基因提高 MLST 方法的分辨能力。浪费人力,有极佳的分辨能力。标准化后可用于暴发监测和大规模细菌亚型数据库
基因组测序	根据选择的基因,可提供极佳的分辨能力。适用于暴发监测、大规模细菌亚型数据库和病原体系统进化研究
SNP	被作为一种简化的 MLST 方法开发。与 MLST 方法一样提供病原体系统进化信息,但分辨能力较低。一般不适用于要依托实验室的、专注于聚集性病例检测的监控
全基因组测序	操作复杂、成本昂贵、浪费人力的方法,有极佳的分辨能力。比较适用于暴发疫情调查和大规模细菌亚型数据库,但目前不适用于涉及原核生物和真核生物的研究

[a] 编译自：Gerner-Smidt P, Hyytia-Trees E, Rota PA. Molecular epidemiology. In：Versalovic J, Carroll KC, Funke G, et al, eds. Manual of Clinical Microbiology. 10th ed. Washington, DC：American Society for Microbiology；2011：100-123.

[b] 缩写词：AFLP,扩增片段长度多态性；MLST,多位点序列分型；MLVA,多毒力位点序列分型；PFGE,脉冲场凝胶电泳；RAPD,随机扩增多态性 DNA；rep-PCR,重复序列 PCR；SNP,单核苷酸多态性。

基因分型方法能提供有意义的数据,但只有流行病学目标明确时才具有成本效益。这些目标包括：① 确定暴发的来源和范围；② 确定 HAI 病原体的传播模式；③ 评估预防措施的效果；④ 在公认的交叉感染高风险的地方,如 ICU,监测病原体的传播。

理想的基因分型系统应该是标准化的、可重复的、稳定的、广泛使用的和便宜的。以往的流行病学调查已经证明了分型方法的价值。关于很多可用分型方法的优势和劣势的进一步讨论,超出了本章节的范围,在很多文献[154-159]中以及本书的第 8 章有总结。

结　　论

临床微生物实验室是一个有效 IPP 的重要组成部分。实验室人员检测和鉴定 HAI 病原体的技术范围很广,从传统的培养方法到现代的分子、免疫和蛋白质组学,支持和加强了 IPP 的工作。如果感染预防团队能合理使用这些技术,就能高效且有效地预防及解决 HAI 的问题。如果实验室和 IPP 配合和协作,HAI 的风险和细菌耐药率会降低,不仅问题能成功解决,而且患者和医院也能获益。

第12章

社区医院的流行病学实践

August J. Valenti ■ 宋 舸 译 ■ 杨 乐 刘凤迎 审校

流行病学和感染控制的方法广泛适用于不同规模、不同地理位置和不同设施的医疗机构。大部分社区医院与开展各类科研的普通高校学术中心开展的医院感染预防工作不同,其通常更多的是制订和实施政策、教育员工、应用适当的隔离措施、进行监测以及应对监管和认证机构的要求。任一医院的感控专业人员(IP)在感染预防方面取得成功不仅取决于他们为感染控制所接受的培训和做出的奉献,还有他们努力争取到的资源,同时也取决于自身人际沟通技能、医院抗生素管理方案、临床微生物学实验室、医疗质量评估的可用性以及决策层的支持。

患者安全运动认为HAI是可以预防的不良事件。患者安全"文化"迫使医疗机构无论规模大小都要提高他们收集、分析和反馈HAI数据的能力。医疗机构的监管部门,如美国卫生部下属医疗保险和医疗补助服务中心(CMS)以及认证机构[特别是美国联合委员会(TJC)[1]]亦采取行动来减少医院的错误和不良事件的发生,他们关注的是与HAI有关的流程、质量指标及监测结果。CMS的报销项目越来越多地与HAI挂钩,对于确定的HAI,如导管相关尿路感染(CA-UTI)、中央导管相关血流感染(CLA-BSI)和某些手术部位感染(SSI),保险公司可以拒绝支付保费,且范围还在不断扩大。

监管机构对医疗质量数据的"偏好"使得医院领导更加注重HAI发病率并寻求合适的比较标准,公开医院相关不良事件、使其透明化已是大势所趋。当然,这要求医院收集的数据和展现的图表便于获取和理解,这一点对于医疗服务的享用者和提供者来说都一样。电子医疗健康记录和数据挖掘项目的目的通常是减少监测工作量和提高数据公开的主动性,但完善此系统使其与医疗机构(或医疗保健系统)的特定需求相适应需投入时间和金钱并得到专家意见。不幸的是,因为医疗机构内部和外部人士都希望看到这些数据,因此需要运用多种形式来进行报告和公布。这些需求影响了所有的医院,但与规模较大的医疗机构相比,农村和小型社区医院所面临的挑战可能是不一样的。

截至目前,在美国,尽管社区医院通常比规模较大的地区性照护中心提供更多的医疗保健服务,但社区医院很少发表与感染控制实践相关的文章[2]。日益增多的文献反映了大家对社区医院感染控制方面越来越浓厚的兴趣,研究的内容包括社区感染控制计划是如何落实的,以及他们是如何应对资源可及性、耐药微生物、手术部位感染、艰难梭菌感染(CDI)和抗菌药物管理所带来的挑战[3]。

最新数据显示,非政府、非营利性社区医院在美国4 973所急症照护医院里占到58%[4],随着床位数的减少,农村医院所占的比例明显增加。总体而言,4 973家医院里有40%被归类为农村医院,60%归类为城市医院。大多数的农村医院床位数≤99张。农村医院提供的医疗服务种类因床位量的不同而存在巨大差异,一般病床数越多的医院提供的医疗服务种类也越多[5]。

社区医院缺乏感染性疾病、HAI预防和控制以及患者安全领域的研究数据[7-10]。幸运的是,美国CDC全国医院感染监测系统(NNIS)涵盖了许多这样的社区医院,但在2006年之前,超过2 300家床位数少于100的医院不能加入NNIS。2006年1月,NNIS被并入了美国国家医疗安全网(NHSN),该网络系统开放给全美所有医院进行数据录入和分析,所以更加方便和实用。

1998年2月发表的以循证为基础的合作建议[11]中,一些重要的论点仍有启发意义。2006年3月,本书上一版中本章的作者在芝加哥美国医疗保健流行病学协会(SHEA)进行了一项调查,他邀请医院流行病学专业的同事与我们分享了他们的工作要点和难点。2006年5月在威斯康星州美国感染控制与流行病学专业协会(APIC)会议上也进行了类似的调查。在过去的5年,缅因州感染预防协会(是一个由缅因州医院协会、缅因州CDC、东北医疗照护质量基金会、医院流行病学家、IP和代表缅因州各家医院的管理人员所组成的协会)对本州所有成员医院也进行了调查和差距分析(见本章附录1中的差距分析调查),这些医院都是IP和医院流行病学家所谓的调查"便捷样本"。

当然,更广泛的数据和差距分析在预防感染计划中是很有必要的,但是IP和医院流行病学家在调查中所表达的"持续关注"是在鼓励TJC去努力培养一种安全文化,这种文化必须包括一支HAI预防与控制专家团队,它对医院管理和领导拥有绝对的资格和责任(表12.1)。时间不足、工作范围不断增大、政府资源频繁缺乏以及强调结果的价值观,这些来自威斯康星州调查数据的引述是中肯的。流感大流行以及生物恐怖防备时代的共同点是关注了时间的不足(小时、工作人员,或两者兼而有之):"我渴望的是能够积极主动地出击而不总是被动应对,但总是缺少足够的时间……"缺少政府支持所带来的沮丧感,从两家规模完全不同的医院的表述中可见一斑。一家拥有 600 张床位的医院这样说道:"感染控制科在政府管理方看来就是个'刺头',而不是医疗照护的重要组成部分。"另一家拥有 100 张床位的医院则说:"感染控制科总是被视为是一个'花钱的地方',而不是一个创收部门。"

表 12.1　2006 年美国 SHEA 感染预防与控制团队成员分享的工作要点和难点

要　　点	难　　点
1. 收集、解释及运用 HAI 的监测数据	1. 需要找到足够的时间去执行多维度策略任务,需要培养自己的能力,有效且恰当地规划这些任务的先后实施顺序。积极应对不断扩大的工作范围
2. 得到医护人员支持,特别是护士与医生,坚持使用循证指南,特别是针对隔离和手卫生的指南	2. 缺少管理层的理解、政府的资助及将 HAI 预防与控制作为患者安全示范核心作用的支持
3. 发现多重耐药菌(MDRO)问题,需要指导合理使用抗生素和手术预防用药	3. 医护人员参与 HAI 预防与控制的能力和意愿,包括医生和护士正确运用感染防控策略,并理解其带给患者的益处
4. 使用并不断学习新的证据和指南,制订、更新具有实用价值的政策、操作规程及护理方法,以便于医护人员理解和运用	
5. 解决新旧疾病报告不断增长的需求,为新危机的出现和潜在的医院感染暴发做好应急预案,同时继续做好要点 1~4	

注:94 份回执来自 2006 年 3 月 SHEA 会议和 2006 年 5 月威斯康星州 APIC 分会会议上参与调查的医院流行病学家和感控专业人员。

我们的非正式调查强调了一些已在正式调查中公布的结果,这个正式调查是由 Christenson 等人[12]组织的,在美国各地区的全美义务医院(VHA)中展开。这些发起者们在 31 家医院组织了一次人口统计调查,31 家医院的规模分别从少于 50 张床位到多于 500 张床位不等。这个调查用以评定各个参与医院的感染控制科的人员配备、机构体系和功能。参与者被要求组织对感染控制措施的依从性进行观察性研究,例如手卫生执行率和降低呼吸机相关性肺炎(VAP)、中央导管相关血流感染以及导管相关尿路感染发病率的措施。1/3 的参与者报告显示,他们的感控专业人员配备未达到每 100 张床位配 1 名的要求。只有一家医院上报的数据是在感染控制科的支持下进行录入和分析的。过程性观察的结果显示各参与医院在执行以循证为基础的 HAI 防控策略上存在差异。持续执行感染控制最佳实践经常要求反复的教育干预,可以料想因受训的感控专业人员能力有不同,所以由他们指导开展的干预措施的效果亦有所不同。正如 Christenson 等人指出的,研究的规模决定了作者得出的结论具有一定的局限性,希望学者们可以积极开展更大规模的与感染控制措施及基于循证的感控策略效果有关的研究,为

全球更好地防控 HAI 做出贡献。显然,需要更多的研究来验证人员配备与遵从循证实践两者之间是否存在相关性及最终的结果。

即使有数据,医院感染预防方案是否会获得充足的资源也尚待分晓。在 2006 年 10 月,Wright 等调查了 SHEA 的会员资格,试图开发关于会员及各部门的责任、资源、薪酬的数据。他们的结论显示医疗照护流行病学和感染控制的资源水平均低于研究调查(不论是旧的还是新的)推荐的水平以及专家团队在文献和著作中已发表的水平。他们得出这样的结论:"自从我们的调查把额外压力和期待着眼于资源紧缺的部门以来,快速发展的外部任务已经出现[13]。"此外,医疗照护不断变化的财政前景和政府(地方和联邦)在预防控制 HAI 方面不断增加的投入对感染预防方案起到的影响也是不确定的。

社区医院感染控制项目面对各种内外部压力,促使 Anderson 和 Sexton 对项目以及它们的存废所面临的挑战进行措施强硬的评论[14]。在对 Duke 感染控制外展网(DICON)的 39 所附属医院开展在线研究的基础上,他们列举出社区医院感染控制项目所面临的三个最重要因素:

- 行政领导力缺位。
  - 感染控制不受重视。
  - 当医院的组织架构发生变化的时候,往往造成领导层的频繁更替,从而"搁置"感染控制项目。
- 缺乏专业化。
  - 依靠业务繁忙的医生参与志愿服务。
  - 专业知识不丰富,甚至是未接受过医院流行病学培训的感染性疾病科(ID)医生。
  - 医院流行病学专业人员缺少相应薪酬。
- 尽管感控专业人员面临的问题类型和难度都在增加,但是配备人数总是受限。
  - 不符合感控专业人员配备数量的最低标准。
  - 与三级医院相比,社区医院的感控专业人员承担了其职责以外的其他任务,这种现象较为普遍。
  - 缺乏后勤支持人员。
  - 缺乏继续教育资源。

良好的监测和感染控制活动减少了多重耐药菌(MDRO)在急症照护医院的感染发病率,然而加拿大医院的两项调查表明(相比美国,加拿大医院的 MDRO 不是个难题,尽管如此,但感染发病率仍在上升),在许多加拿大医院,有效的医院感染监测和控制活动落实得不到位[15-17]。2000 年,一项对加拿大 72% 的多于 80 张急症照护床位医院的调查表明,在 42% 的医院中,每 250 张床位配备少于 1 名感控专业人员,只有 60% 的感染控制项目配备有接受过感染控制专业培训的临床医生或具有博士学位的专职人员。只有 37% 的医院提供手术部位感染(SSI)发病率数据给外科医生。后续一项调查研究显示,在 120 家加拿大急症照护医院中只有约 2/3 在执行医院感染监测和控制项目。

从前面的讨论来看,许多社区医院正在努力落实感

染控制方案中的最佳实践操作,这一点显而易见,但究其原因却是复杂的,值得开展进一步研究。对此我们提出了一些建议,希望对面临这些挑战的小型医院有所帮助。

表 12.1 所列感染控制团队需注意的大部分要点在本书其他章节中已详细论述。Scheckler 等人阐明了感染控制和流行病学的主要目标[11]。最近,Cook、Marchaim 和 Kaye 发表了一项已被普遍采纳和使用的指南,为医疗机构完善自己的感染预防控制方案提供了循证依据,各类医院不论规模大小都受益匪浅[18]。他们强调撰写任务明细、确立阐述愿景(未来目标)和运用核心价值观(指导方案日常运作)的重要性。以下三个目标来源于 Scheckler 等发表的论文,为医疗机构制订基于此目的的感染控制方案提供参考。

- 保护患者。
- 保护医务人员(HCW)、访客和其他暴露于医疗照护环境中的人。
- 尽可能实现成本与效益双赢的目标。

他们还指出对感染控制操作流程、政策和方案的效果进行评价的重要性和必要性,这些共同促成了上述三个目标的实现。大多数医院流行病学家认为,通过前瞻性对照试验将目前执行的操作流程(含药物治疗)与新的操作流程进行对比研究,是评价干预效果的最佳方法。当然,研究者最感兴趣的结果是由操作流程的改变而带来 HAI 发病率的变化。但是此类研究鲜有采用像药物研究所用的双盲对照法。在小型医院因缺乏足够的样本量使得研究变得尤其困难。复杂的 HAI 研究设计涉及医院感染的流行和暴发,在独立开展的研究中往往得不到一致的结果,因为每家医疗机构的基础情况可能不同。有时,指南推荐的措施在执行过程中与上述实际情况有冲突[19-21]。

我们推荐流行病学家和社区医院感控同仁仔细回顾了这篇论文[11]。回顾表明,文中的论述和 23 条推荐措施仍然有用。自 1998 年该论文发表以来,更多的研究证据支持和提升了这些推荐措施的可信度。

社区医院的关键问题

足够的医院感染预防和控制团队

谁,多长时间,多少人? 1999 年医学研究所的报告——《人非圣贤,孰能无过》[22] 将患者安全理念(或缺乏该理念)推向了公共舆论的前沿。然而,纵观这份报告,医院感染预防的长期性规范几乎没有被提及。后续的一篇文章才表明了感染控制对于医疗安全推动的价值[23]。我们的同事指出,时间、不断扩大的责任范围和相关支持的缺乏是他们日常工作面临的主要挑战。Cook 等人指出,感控专业人员、临床流行病学家(如果有)、数据分析师及行政管理助理是医疗机构感控团队的核心成员[18]。

感控专业人员通常是(但不仅限于)经过特殊培训的和有资质的护士,最好通过 APIC 的认证。在大多数医院,她们主要负责感染控制项目的日常运作。当医疗机构没有配备经过培训的临床流行病学家时,他们显得尤

为重要。他们应该拥有管理能力和信息技术技能以及良好的微生物学、感染性疾病流行病学和质量改进方面的专业知识。在小型医院,他们可能在员工健康、医疗质量和患者安全方面发挥重要作用。

根据 Stone 等的一项研究[24],感控专业人员只花了 13%～15% 的时间在医院感染的预防工作上,例如教学、指导隔离和筹备政策的实施。感控专业人员将主要时间(44.5%)用于了医院感染监测。通常在医疗机构感染控制工作中应由感控专业人员承担的监测、数据录入和分析的职责,现在通过在各临床护理单位或临床科室中能独立工作或作为联络员来开展感染控制项目的调查员来分担。

另一个关于感控专业人员配备的重要研究使用了特尔斐法并报告了类似的结果[25],即感控专业人员在医院感染监测活动上花费了大部分的时间(占据了其 39% 的工作时间)。特尔斐项目的专家小组建议每 100 张床位应配备 0.8～1 位感控专业人员。他们还指出医疗机构的床位数并不是决定感控专业人员配备数量的唯一因素。

规模较小的医院可能连 1 位临床流行病学家(他通常是受过流行病学培训的感染性疾病方面的专家)都没有配备。特尔斐项目研究表明,由于现代医学的复杂性,使得难以预估医院感染控制团队的全职人员规模。Scheckler 等没有使用该研究数据。此文献未就医疗机构配备 1 位临床流行病学家所要达到的床位数或需要其工作的时间提出任何建议。

我们基于自己丰富的经验和对文献的回顾分析提出了一些建议。管理机构不断增加的上报要求及医疗机构自身肩负的审查指南更新和新建项目或制订自然或人为灾害应急预案的职责都在我们这些建议的考虑范畴内。

建议

1. 在急症照护医院,每 100 张床位至少配备 1 位全职(FTE)的受训过的感控专业人员以及 1 位至少能 4 h 带薪上班的医院临床流行病学家。

2. 感控专业人员在规模最小的医院每周应至少为其服务 8 h(占工作时间的 20%),每周至少有 3 日待在医院里。同样的,医院临床流行病学家应通过电话或电子邮件为规模最小的医疗机构提供服务,但要向其咨询则应按时收费。

3. 无论医院规模大小,充分的信息技术(IT)支持、网络访问和继续教育对于感控专业人员来说都是必不可少的。

4. 一家拥有≥200 张床位的急症照护医院,配备 1 位员工支持的全职(FTE)文秘和/或医疗记录专家是一定要做到的。此人将作为行政管理助理,为感控专业人员和临床流行病学家开展工作提供便利。

以上建议是非常重要的。充足的证据表明,积极主动开展 HAI 预防和控制的团队在医院为患者提供医疗服务过程中能有效地减少不良事件的发生。紧要的问题是

如何为感染控制项目撰写一个令人信服的案例。SHEA已发布了许多有价值的指南[25]，为制订感染控制相关方案提供了令人信服的证据。为撰写一个典型的案例[18]，Cook 等从以往发表的文献中总结了许多有用的建议，这些案例对于资源贫乏的小型医院来说是非常重要的。这类医院在制订感染控制方案前从行政管理者、关键利益相关者和机构领导中征求反馈意见并获其支持，这一点他们强调是很重要的。

管理层的理解与支持。特别联合委员会尝试在 2006年 HAI 预防和控制及患者安全计划中要求医院的管理层——首席执行官（CEO）及医院董事会——提供医院感染防控所需的人力及物质资源。我们的调查发现，事实上这些要求收效甚微，多家医院的实践经验表明，因它们刚刚被提出所以其产生的效果还无法判断或根本就不能引起 TJC 委派的督察员的重视。从感控专业人员和临床流行病学家的角度看，他们也不愿意冒着在 TJC 调研督查时被扣分的风险，告诉督察员他们医院的感染控制工作是不被领导支持的，尽管这种状况会有损他们的感控方案。最后，感控专业人员自己如果缺乏对专业知识的了解，可能会使他们反映给分管领导的问题显得无关痛痒。

建议

1. 每一家急症照护医院都必须拟定一个 HAI 预防和控制预案。该预案应包括我们在前一节提出的四点建议中所要求的感控专业人员和医学流行病学家的职位及工作时间安排。

2. TJC 必须阐明医院在 HAI 预防和控制上的管理职责，并将其作为患者安全中必不可少的部分提出新的要求。

3. 在一家医院里，患者安全活动和质量改进运动是感控专业人员与医院流行病学家角色之外的必要补充。过去几十年积累的 HAI 预防和控制经验及科研进步带来的硕果应运用于对医院管理层的培训中，这些人往往对医院的医疗质量和医疗安全负有监管责任。同样，感控专业人员和医院流行病学家也应该认识到训练有素的质控人员在提高患者安全和感染防控成效上的价值。

改变人的行为——预防感染的重要组成部分

没有足够的数据可以肯定地说，规模较小的医院更容易让雇员和医务人员接受适当的疫苗接种和职业暴露后的诊疗建议，更容易让他们正确使用个人防护装备（PPE），或更容易让他们掌握感控相关政策和操作的基础理论。然而，有一项共识就是，在任何规模的医疗机构中手卫生仍然是一个难以解决的问题。

在接触患者前后或者接触其周围环境后，无论是否使用手套，手卫生是必不可少的。一家医院在每个病房门口都使用了"干净地进，干净地出"这样的手卫生提醒标语。然而，更多的研究表明自 HICPAC 手卫生指南颁布以来[27]，只有执行这项干预措施（手卫生），才能有效预防和控制医院感染，这一点自 Semmelweis 时代就已被证明。医务人员更习惯于接触患者后而不是接触患者前执

行手卫生。护士的手卫生往往执行得比医生好。而且，更令人惊讶的是，非外科的初级保健医生和重症医护人员的手卫生依从性要高于他们的外科同事[28]。

感控专业人员和医院流行病学家另一个长期关注的问题是护士和医生对隔离防护措施的态度。很明显医务人员对严格的手卫生及直接护理患者时使用 PPE 可阻断社区感染这一基本原理缺乏理解。SARS 的暴发、一种来自中东的非典型性冠状病毒（MERS - CoV）的感染、高度耐药细菌的出现及新变异的流感病毒足以刺激医务人员坚持不懈地正确使用 PPE 和严格执行手卫生。此外，公众舆论对医务人员如何应对这些感染风险的关注度越来越高，这也会无形中增强了他们的职业责任感。

建议

1. 衡量手卫生成功实施的一种有效方式就是直接观察医院医务人员对于 CDC HICPAC 手卫生指南的使用情况，这些指南要求将观察结果直接反馈给病区或不同岗位的员工，告诉他们手卫生时机的依从率。

2. 选择一种在观察实验中工作人员最容易接受的以酒精为主要成分的手消毒剂（可以是泡沫型或凝胶型）。

3. 允许所有医务人员"暂停"正在进行的操作，以便检查自己在给隔离患者进行照顾过程中是否正确使用了 PPE。

4. 如果患者入院诊断或病情允许的话，可安排一个病区和/或专职监控护士来收治、照护这位隔离患者。

5. 任何时候贯彻执行一项新的政策法规，都要运用"强制手段"或总控的方法来实现，而不能仅仅依靠人类自觉行为的改变。

6. 在所有病区和病房营造一种医生问责文化氛围。让病区或病房里的住院医师、主治医师和主任医师们意识到医院感染控制不仅仅是感控专业人员的事，也是他们的职责所在，只有大家共同努力才能确保各项感控措施的落地。

耐药菌的防控

不管医院的类型和规模如何，MDRO 感染问题是 ICP 的当务之急，急需多方面立即采取行动。通过将1992 年至 2002 年期间 NNIS 少于 200 张床位的医院内金黄色葡萄球菌感染病例中耐甲氧西林金黄色葡萄球菌（MRSA）所占的百分比和多于 200 张床位的医院比较后发现，曾经排名靠后的较小医院已赶上了那些较大医院[29]。尽管大多数流行病学和 MDRO 控制的研究来自大型高校学术中心，但是社区医疗机构 MDRO 医院感染发病率依然值得深入研究。Diekema 等在美国 400 多家医院开展的调查发现，抗菌药物的耐药率与医院的规模、地理位置和是否为高校附属教学医院紧密相关[30]。

医院是 MDRO 的"重灾区"和"仓库"，尤其是那些有重症监护病房（ICU）和提供长期照护服务的医院。社区获得性 MRSA（CO - MRSA）发病率的提升也正影响着医院，因为 CO - MRSA 菌株也被认为是造成 HAI 的原因[31]。不幸的是，在美国许多医疗服务中心对 MRSA 病

例数和其控制成本的增加表示无可奈何,以致近几年在执行的感染控制实践活动变得懈怠。相反,一些北欧国家却组织开展了全国性综合感染控制项目,并在耐药菌的防控上取得了积极进展。

医疗成本和患者安全问题始终围绕着 MDRO 感染,包括渐增的发病率和死亡率、越来越贵但却越来越有限的治疗方案、更长的住院时间、患者的不满、预防措施的高成本和不便、诉讼和对医疗机构不利的宣传(尤其是在抗菌药物耐药性被公之于众和/或被认为是一种医疗质量评价要素的地方),在如今以消费者为导向的患者安全运动中已变成不争的事实。

随着耐万古霉素金黄色葡萄球菌(VRSA)、社区获得性 MRSA、更具毒性的艰难梭菌(CD)、产超广谱 β-内酰胺酶(ESBL)耐药菌、耐碳青霉烯类肠杆菌(CRE)、耐药真菌、多药耐药结核分枝杆菌和其他新兴病原菌的不断涌现,社区医院的医务人员急需对本单位、其附属机构和所在地区的病原微生物耐药模式有一个全面的认知。同时,他们必须跟大医院的医务人员一样不断学习掌握更新的防控指南,即使这些病原微生物还没有波及他们单位。

抗菌药物的耐药性确实是一个令人头疼的问题,有大量的文献表明,MDRO 可成功通过多维度策略加以防控,其中包括积极的 MDRO 监测、采取接触或物理隔离、彻底的环境清洁、有效的抗菌药物管理和严格的手卫生习惯。但是,这些应被普遍采纳的 MDRO 防控措施该执行到何种程度,特别在抗菌药物耐药率还不是很高的社区医院,一直是感控专家在制订防控指南时最具争议的问题之一。这种尴尬的局面会给正在试图鉴别和防控这些 MDRO 而制订方案并进行实践的小医院带来困惑,甚至阻碍他们这么做。

建议

2003 年,SHEA 针对 MRSA 和 VRE 的防控发表了一篇全面的文献回顾和指南[15]。众所周知,该指南与HICPAC 的草案准则在同一时期发表,因此引起了专家们对如何诠释和运用当前最佳的科研成果来防控 MDRO展开了激烈的讨论。大多数医院必须明确,依据这两部指南制订防止病原微生物耐药性传播的干预策略会给自己带来怎样的收益。必须明确的是这两部指南都应该被认真研读。CDC HICPAC MDRO 指南建议,如果一个医院在执行了一般策略后,MDRO 的感染发病率并没有降低,那就应该采取强化措施,包括主动的 MDRO 筛查。我们在本章附录 2 中列出了缅因州健康医疗控制联盟用于管理 MRSA 和 VRE 的方法。

两个指南间最大的区别在于到底是检测和隔离MDRO,还是"搜寻和消灭"它们[20]。SHEA 指南推荐更积极的监测、检测以鉴别患者究竟是 MDRO 定植还是感染(因为常规的临床微生物培养并不能检测到这些定植菌),从而采取相应的隔离措施。HICPAC 指南支持分层的、两级的防控方法,即医疗机构在采取了基础的防控策略后 MDRO 感染发病率如果不降低,则采取进一步的强

化控制措施。采用了此"两步走"策略的人认为 SHEA 指南的主要争议是过于苛刻,其循证的许多研究均采用多维化干预策略,忽视了单个或组合干预措施的价值(虽然此争议从未在 CDC HICPAC 其他的指南中出现过,但确实有其合理性)。然而,Muto 等极力捍卫 SHEA 积极监测和接触隔离(也叫主动监测和隔离或 ADI)的方法,他们在北欧国家和西澳大利亚州成功防控了这些 MDRO感染就是证明。他们还将此与在欧洲和大洋洲其他国家采用标准预防和非积极策略而失败的案例做了对比[32,33]。在欧洲国家,医疗照护的实施和美国医疗机构那种只遵循指南开展针对性的医疗服务的现状有所不同。然而,在采用 SHEA 指南推荐的强化措施的国家及其医疗机构,MRSA 和 VRE 的防控效果还是取得了积极的进展。

将大型高校学术中心的科研理论转化为小型非教学医院的 MDRO 防控实践过程是复杂的,因为这些医院的医务人员对哪种干预措施最有效缺乏了解,对较大规模医院以外的 MDRO 流行病学也缺少精准的认知。一些专家辩解道:最好直接动用人力和物力来降低病原微生物的耐药率,就像在降低 SSI 和 DA - HAI 的发病率上一样,而并不是实施所谓"搜索和消灭"策略,即使它们在欧洲的 MDRO 防控上已取得成功。确实,先前全国医疗质量工作鼓励使用"集束化"循证最佳实践干预措施来降低 SSI 和 DA - HAI 之类的发病率,且获得了巨大的鼓舞[20]。然而,在美国及其社区医院,将该方法作为降低MRSA 和 VRE 感染发病率的国家战略是否恰当还不够明朗。

West 等发表了篇论文,阐明了为控制 MRSA 在社区医院系统里的传播,对高危人群进行目标性监测培养的效果[34]。他们承认要想普遍实现监测培养得增加人力和财力,但管理层不情愿这么做。他们遵循 SHEA 指南对有 MRSA 感染或定植的患者进行隔离,成本-效益核算后,说明此举成功地降低了 MRSA 感染发病率。从 1988年开始,感染了 MRSA 的患者就被隔离起来,尽管自2001 年起增加了在 ICU 患者中采集鼻前庭样本进行筛查这项措施,但是 MRSA 感染发病率仍保持稳定。他们还认识到只有对全院高危患者进行积极监测培养,才会使 MRSA 感染发病率显著降低。然而,Huang 等描述了为控制全院 MRSA 菌血症在 ICU 进行常规筛查培养及隔离定植患者的效果。具体结果为:在非 ICU 患者中MRSA - BSI 减少了 40%,全院范围内减少了 67%。他们采用间断性时间序列设计的方法来分析 9 年的数据,明确了一些使得 MRSA - BSI 发病率下降的重要因素,即在 ICU 开展积极的监测培养并坚持执行接触隔离。典型的多维度干预,即启用以酒精为主要成分的凝胶手消毒剂、开展手卫生运动和行中央导管插管时采用最大的无菌屏障,然而这些措施对 MRSA 感染发病率并没有显著影响[35]。

控制 MRSA 传播的最佳方案在社区、地区和国家层面都坚持贯彻执行,关于这些方案的激烈争论在Kavanagh 等[36]最近的一篇回顾性研究中可以循证到。本

书其他篇章已就这些争议进行了深入的讨论,但不管是 SHEA 还是 CDC HICPAC 或其他的指南都对社区医院落实 MRSA 防控措施具有重大意义。就像 Strausbaugh 等[20]提醒大家的,不论是 SHEA 还是 CDC HICPAC 指南都对这些防控措施最终要达到的目标做了全面的阐述。此外,两部指南目前都在思考一个问题,到底如何把既得的资源分配给各个社区医院的感染控制项目(对于试图开展这些项目而又没有科研经费的社区医院来说极其重要)。国家通过立法来努力控制 MRSA 的蔓延,这迫使社区医院承受更多来自医疗服务消费者(患者)的压力。看上去,社区医院可以与他们聘请的一些专家合作,通过召开听证会的形式来为自己的感染控制项目争取更多资源,虽然这种听证会比较煽情[36]。

耐药革兰阴性菌。 可以想象,一个医院的规模、地理位置和服务类型也会影响获得这些耐药革兰阴性菌的风险。产超广谱和 AmpC β-内酰胺酶的病原菌是造成 HAI 的重要原因,耐喹诺酮类、亚胺培南和第三代头孢菌素的铜绿假单胞菌,耐第三代头孢菌素的肠杆菌以及多重耐药的不动杆菌属数量正在全球范围内呈上升趋势[37]。

更令人担心的是 CRE 的出现。在 2013 年初,美国 CDC 发布了一份警示性报告,表明在 2001 年到 2011 年期间 CRE 感染的发病率翻了两番。碳青霉烯类抗生素一直被认为是产 ESBL 革兰阴性菌感染治疗的首选药物。然而,在过去十年中,CRE 的报告数量却一直在增加,其造成的感染与高死亡率密切相关。在美国全境和各种规模(包括少于 100 张床位)的社区医院中,都检测到了 CRE 菌株。

美国临床实验室标准研究所[CLSI,以前的美国国家临床实验室标准委员会(NCCLS)]发布了指南以帮助实验室鉴定产 ESBL 肠杆菌科细菌和 CRE。尽管 CLSI 建议临床微生物实验室都要常规开展产 ESBL 细菌的鉴定,但不是所有实验室都能做到这一点。通过对临床微生物实验室检测产 ESBL 细菌能力的调查发现,这方面不同的医疗机构间存在严重差距[40,41]。社区医院产 ESBL 肠杆菌科细菌感染的暴发记录翔实[42,43]。

医院感染这些耐药革兰阴性菌的危险因素和其他革兰阴性菌造成的 HAI 是相似的,如导尿管留置、病情加重、急诊开腹手术、使用呼吸机和长期住院。Lautenbach 等发现感染产 ESBL 病原菌的患者比那些已采取耐药菌控制措施医院的患者的累积抗菌药物用量更大,抗菌药物总用量是患者感染产 ESBL 病原菌的唯一独立预测因素[44]。他们的建议是,限制使用所有类型的抗菌药物对遏制革兰阴性菌的耐药性可能很重要。对产 ESBL 病原菌的防控措施应着眼于耐药菌株的接触传播和抗菌药物使用的管控。尽管需要开展更多研究,但一些专家建议可实施针对控制 MRSA 和 VRE 的感染控制措施来预防产 ESBL 病原菌感染[15]。不过目前尚不清楚的是,对于多重耐药(MDR)革兰阴性菌开展的积极监测是否与对 MRSA 一样管用。Hebert 等[45]发表了一篇关于 MDRO 防控策略的简要回顾性文献,他们讨论了不同的防控策略及其局限性。正如 MRSA 防控策略的证据力度,指南推荐措施的证据力度也是有争议的,因为研究会受到设计思路、医疗机构类型、医务人员对干预措施较差的依从性以及及时获取抗菌药物耐药信息的缺乏和/或延迟性等因素的不利影响[45]。

我们从流行病学的角度推荐以下控制产 ESBL 和其他 MDR 革兰阴性菌的措施。我们偏向于采取强硬措施来控制这些病原菌,直至有科学的证据表明降低强度足以控制局面时才停止。Harris 等对此有过精彩的总结,他们对患者开展了积极的微生物监测并对数据进行分析,以判定他们是否有病原菌定植及是否需要采取接触隔离措施[37]。他们还提供了一张框架表,为其未来做决策和开展调查提供参考。医院流行病学家必须确定本医疗机构控制这些病原菌的最佳方案。以下推荐措施就来自 Paterson 和 Yu,虽然他们采取这些措施是为了控制产 ESBL 的病原菌,然而从流行病学的角度说,其中一些也同样适用于其他高度多重耐药的革兰阴性菌[46]。

1. 实验室必须严格按照 CLSI 指南检测产 ESBL 的病原菌和 CRE。

2. 照护这些病原菌感染或定植患者时需正确执行手卫生、戴手套、穿防护服。

3. 需对临床及实验室工作人员、患者以及其访客进行有关病原菌防控知识的宣教(CDC 网站为医务人员和非专业人士提供了关于这些病原菌的丰富下载资源)。

4. 感染患者需单间隔离或集中安置,医务人员的排班需将交叉感染的潜在风险降至最低。

5. 需建立抗菌药物管控制度,特别是超广谱头孢菌素类和碳青霉烯类抗菌药物。

6. 定期对 ICU 患者进行粪便及尿培养以识别带菌者。一些医疗机构仅在发生聚集性病例时才进行主动培养。

7. 通知将要接收感染或定植患者的病区或其他医疗机构做好准备。

8. 因患者能持续带菌,所以先前有过定植或感染的患者需视为定植直到证明可以排除,且此类患者入院时需在医疗记录上加以标记。

9. 若定植或感染患者要转入私人疗养院,需将其安置于单独的房间,且卫生间专用。定植患者若要使用公共区域需酌情考虑。

即使有合适的抗菌药物管理政策和感染控制方案,能有效减少病原菌耐药性的传播风险,遏制了抗菌药物的过度使用,降低了相关成本,但是这些专家们因资金和人力的缺乏很难深入到更小规模的社区医院进行指导[47,48]。在诸多医院,感染控制、药品及治疗委员会和临床医生们共同肩负着抗菌药物管理的责任。与抗菌药物的合理使用相比,感染控制方案在降低 MDRO HAI 的发病率方面收效有限,这些 HAI 从某种程度上似乎都是由 MDRO 及其交叉传播所造成的[49,50]。平行比较下来,造成交叉传播的病原菌如 MRSA、VRE 或艰难梭菌对感染控制措施更敏感,然而,诸如产 ESBL 的病原菌能造成患者严重的感染并需要接受抗菌药物治疗,从而加剧了抗菌药物的耐药性,这亟须引起我们的重视。依托最新的临床微生物实验室,在正确的微生物标本采集和培养基础上,选择最恰当的抗菌药物及最合理的给药剂量和时间来治疗真正的感染而非定植,并限制特殊抗菌药物的使用,将是所有医疗机构全面遏制抗菌药物耐药性策略的组成部分[52]。每家医院都需要为此类方案配置足够的资源,因为它可以转变医院文化、减少成本支出及降低病原菌的耐药性[53]。为遏制病原菌耐药,在全国所有医疗机构实施感染控制和抗菌药物管理制度,需纳入国家战略优先考虑范畴。

社区医院在控制病原菌耐药上需考虑因地制宜问题,即列出一份当地病原菌耐药性传播的"路线图"(图 12.1)。抗菌药物耐药性问题通常也是地区性问题,涉及地理范畴内的至少 1 所医疗机构。其控制 MDRO,如 CRE 传播的强制措施通常由 CDC 所推荐[54]。地区性的控制措施常需与当地公共卫生部门协作落实,这对监测和阻断高度耐药的病原菌在社区的传播非常重要。

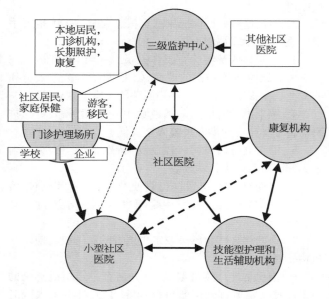

图 12.1　社区中不同类型的医疗机构之间的关系——抗菌药物耐药性的传播途径

一项在爱荷华州相关医院开展的 MRSA 和 VRE 的研究显示出这两种耐药菌在流行病学上的差异性(这些医院分布在该州的不同地区,床位数从近 86 张到多于 858 张不等),该发现对这两种菌的控制有重要指导作用[55]。例如,研究者发现获得 VRE 和 MRSA 的风险因素有些是相同的,然而,它们之间也存在很大的差异,MRSA 在农村医院流行(偏远地区以及规模<200 张床位,是农村医院 MRSA 感染的显著危险因素),而在规模更小的医院住院则与 VRE 感染之间无关联。研究者提供了令人信服的证据,让读者理解了病原菌耐药性的地区性流行病学的重要性,并教会大家如何鉴别这些耐药菌的储菌库。

在地理范畴内思考耐药菌的防控已初显成效。Ostrowsky 等报道了他们在南达科他州、内布拉斯加州和爱荷华苏兰区 32 家医疗机构开展的一项里程碑式的调查研究。在开展了积极的监测来检测高危患者的耐药菌定植及针对定植和感染患者采取了接触隔离措施后,VRE 在这一地区的医疗机构中得到了成功控制。这项研究表明了在一个地区所有医疗机构使用以循证为基础的控制指南的有效性。

作为合作伙伴,各医疗中心共享数据和资源能共同提高防控 MDRO 和其他重要 HAI 的能力。Kaye 等就 DICON 开展的工作进行了书面报道[57]。他们采用一种标准化的方法来监测 MDRO,同时常规向临床提供监测结果反馈,并在其监测网纳入的 12 家医院统一遵循美国 CDC 制订的 MDRO 指南。通过这一系列的举措使得这些医院血液感染、医疗保健相关 MRSA 感染、呼吸机相关性肺炎的发病率以及员工发生经血液传播病原体职业暴露的频率均有所下降。Kaye 等还评估了因此而带来的可观经济效益。截至发稿,DICON 在他们的官网上(www.dicon.mc.duke.edu/)继续报道了上述部位或种类的感染及导管相关尿路感染的发病率实现了下降。报道中还列举了一些区域性 MDRO 防控策略取得成功的案例[58]。DICON 最近发表的文献也证实长期参与他们感染控制网的医院在实施了这些策略后医院感染发病率(下降了 50%)、患者死亡率及医疗费用也显著降低[59]。

我们的经验来自 Maine Health® 赞助的由 13 家医疗机构所组成的感染控制联合会,Maine Health® 是参照圣路易斯的巴恩斯犹太医院感染控制和医院流行病学协会的模式成功组建的,我们联合会的发展得到了其宝贵的支持[60]。Maine Health® 赞助的感染控制联合会成员间的合作越来越多,包括非常小的农村医院和较大的医院(200~600 张病床)、家庭照护机构、长期照护机构、康复医院等之间的合作,这种模式已取得了积极和富有成效的结果。联合会分享专业知识、监测数据和 MDRO 防控策略,并向成员医院提供以循证为基础的标准方法来解决诸如艰难梭菌相关性腹泻(CDAD)、MRSA、VRE 和疫苗接种策略的问题。临床医生和其他人可以链接到一个单独的网站获取更新的指南、政策和患者宣教资料。政策的区域标准化以及培训资料的共享有助于增加临床医生、管理人员和患者战胜 MDRO 的信心。

工作范围扩大的负担

生物恐怖事件的应对策略、处理境外新型冠状病毒感染或携带者入院的可能性及针对下一次流感大流行制订的预案给原本已面临巨大压力的感染控制项目又增添了新的工作量。复制这本书其他部分所涵盖的内容不是本章节的意义所在,只是要说明这些问题是社区医院流行病学的重要组成部分,他们还请求与当地和所在州的公共卫生部门就此开展密切合作。对医院装修和新建工程项目中暴露出的感染控制隐患及风险进行更全面的审视也是近些年社区医院迫切需要解决的问题。更多的工作意味着需要花费更多的时间。从长远角度看，即使本书出版发行，上述这些问题仍然会相互影响、彼此关联，共同构成社区医院感染控制的新挑战。

医院感染控制和流行病学的基础架构和必要活动要求[10]

与本章有关的"必要"推荐措施，我们已获得编委会的许可在此重复陈述。编写团队尽可能地使用了循证方法。因此我们将推荐措施按证据等级进行了分类，具体见表 12.2，此分类体系参照了美国感染性疾病协会下属临床事务委员会和美国 CDC HICPAC 的分类体系。

表 12.2　推荐措施证据类别

Ⅰ类(强烈推荐)	在以下基础上强烈推荐执行 ● 至少有一个正确的随机、对照试验的证据 ● 至少有一个精心设计的无随机化的临床试验证据 ● 队列研究或病例对照研究分析的证据(最好来自多中心研究) ● 多个时间序列研究的证据
Ⅱ类(一般推荐)	在以下基础上一般推荐执行 ● 发表的临床经验或描述性研究 ● 专家委员会的报告 ● 权威人士的意见
Ⅲ类(在政府规定或法规要求时推荐)	

功能

管理重要数据和信息

推荐 1：必须开展 HAI 监测(Ⅰ类)。监测过程至少应包括以下要素。

● 对问题或事件的识别和描述要进行研判。
● 定义风险人群。
● 选择恰当的测量方法，包括统计工具和风险分层方式。
● 识别和描述数据来源、数据收集人员及方法。
● 定义计算公式中的分子和分母。
● 撰写报告并分发给合适的人群。
● 选择特定的事件进行监测，并应使用通过验证的以及通过患者风险指数校正的全国普遍标准进行比较，这样的对比才更有意义。

推荐 2：监测数据应进行恰当的分析，并用于监测和改进感染控制水平和医疗照护质量(Ⅰ类)。

推荐 3：与外部对比所使用的临床表现和评价指标应该符合 SHEA 和 APIC 设定的标准(Ⅱ类)。

具体而言，这些指标及其分析必须能解决以下问题。

● 与结果或过程的关系。
● 评价质量多样性的能力。
● 监测公式中分子和分母的定义。
● 数据采集的可靠性、完整性和可行性。
● 恰当的风险校正。
● 人群的可比性：外部比较时疾病严重程度和病例混杂因素的校正。
● 完成指标所需的培训。

● 照护标准的适用条件。

制订和推荐政策及程序

推荐 4：必须制订书面的感染预防控制政策和操作规程并持续贯彻执行且定期更新(Ⅱ类和Ⅲ类)。

● 政策和操作规程应科学有效。
● 政策和操作规程应通过实用性和成本审查。
● 政策和操作程序应能提高感染预防控制效能并改善患者预后。

推荐 5：政策和操作规程的执行情况应定期监测(Ⅱ类和Ⅲ类)。

遵循规定、指南和认证要求

推荐 6：医疗机构应配备感控专业人员来督促相关法规及认证要求的落实(Ⅱ类)。

推荐 7：感控专业人员应有权获得医疗或其他相关记录文书，并面见那些能够提供医疗机构在遵守有关法规、标准和指南方面充分性讯息的员工(Ⅱ类)。

推荐 8：感染控制项目应与当地和所属州的对口卫生部门建立联络并与之合作开展，报告传染病疫情及相关情况，并协助进行感染性疾病防控(Ⅱ类和Ⅲ类)。

员工健康

推荐 9：感染控制项目人员应与本医疗机构的员工健康项目人员协同开展工作(Ⅱ类)。

● 感染控制项目应该审查和批准所有为员工健康项目制订的与医院感染交叉传播有关的政策和操作程序。
● 感控专业人员应为员工健康项目提供关于感染性疾病问题的咨询服务。

推荐 10：入职时，所有医疗机构工作人员应通过员工健康项目有关传染病情况的评估(Ⅱ类和Ⅲ类)。

评估应包括以下几个方面。

● 病史，包括免疫水平和对可能造成工作人员感染或传播传染病的健康状况进行评估。
● 结核菌素皮肤试验或 QuantiFeron - G 试验。
● 对可预防疾病的疫苗进行血清学筛查。
● 能说明之前患过某种疾病的医学检查。

推荐 11：有关的员工或其他医务人员应该定期接受医学检查来评估与传染病有关的新情况，这些传染病可能会对患者、员工或其他医务人员造成影响，如果条件允许应该包括免疫水平、结核菌素皮肤试验或 QuantiFeron 金标准试验的复查(Ⅱ类和Ⅲ类)。

● 所有医疗机构应为全部医务人员的医疗记录保密。
● 员工健康计划应有能力追踪员工的免疫水平和结核菌素皮肤试验或 QuantiFeron 试验的结果。

推荐 12：员工必须向医疗机构提供适当的传染病免疫接种信息(Ⅰ类和Ⅲ类)。

● 免疫接种应遵循法规要求和免疫实践咨询委员会对医务人员所推荐的措施。

推荐 13：员工健康项目应制订评估患病员工状况的政策和操作规程，包括对疾病传染性的评价、工作岗位限制的指标和已有感染性疾病暴露员工的管理，含暴露后的预防接种和工作岗位限制（Ⅰ类）。

防止感染性疾病传播的直接干预措施

推荐14：所有医疗机构必须具备识别感染性疾病暴发或聚集的能力（Ⅰ类）。

- 感控专业人员应定期审查微生物记录以识别某些特定微生物物种或菌株的异常聚集或增多。
- 在不开展积极前瞻性监测的医疗机构患者所在区域，感控专业人员应与临床医生、药师及护理人员定期保持沟通，以确定聚集性病例或暴发的出现，从而协助监督感染控制操作流程的持续贯彻执行，并提供所需的咨询服务。

推荐15：所有医疗机构需向接受过培训且有经验可以主导感染性疾病暴发疫情调查的个人提供必要的服务。

推荐16：当发生感染性疾病暴发疫情时，医疗机构的感染控制团队需获得足够的资源和权限，以确保开展及时、全面的调查，并迅速采取恰当的控制措施（Ⅱ类）。

医务人员的教育与培训

推荐17：医疗机构需向医务人员提供感染预防和控制的继续教育培训（Ⅱ类和Ⅲ类）。

- 具备流行病学和感染性疾病知识的感控专业人员应积极参与继续教育项目的规划和实施。

推荐18：应定期对教育项目进行有效性评估，并监测出勤率（Ⅱ类和Ⅲ类）。

- 教育项目应满足感控专业人员所在群体或部门的需求，并需向那些具有广泛教育背景和肩负较多职责的员工分享学习经验。

资源

（1）人力资源

推荐19：感控人员数量和支持资源的多寡（包括秘书服务）要与医院流行病学和感染控制项目相匹配，即与医院的规模、诊疗服务的复杂性和所服务人群的预计风险成比例（Ⅱ类）。

推荐20：所有医院都应配备接受过培训的医院流行病学家和感控专业人员并提供长期服务（Ⅰ类）。

推荐21：应鼓励感控专业人员取得感染控制领域的资格证书（Ⅱ类）。

（2）物质资源

推荐22：各医疗机构应提供或创造充足的办公空间和设备、统计和计算机保障及微生物和病理学实验室服务来支持医院感染监测、预防及感染控制项目（Ⅱ类）。

推荐23：为医院流行病学家和感控专业人员提供专业继续教育所需的资源（Ⅱ类）。

结　论

不管感染控制在医院医疗质量和患者安全倡议中的历史首要地位，还是它的书面效力，今天的感染控制项目仍在努力履行其传统的监测、疫情暴发管理和培训的职能，但如今其职责范围在不断扩大。此外，他们正在或即将处于越来越大的压力之下，这种压力来源于消费者导向的要求向公众公布HAI的行为——这种行为不总是以

科学为基础的。现代感染控制项目必须在成本削减和质量多元化要求的资源竞争环境中坚持它的标准。一些感控专业人员已成为该领域的领军人物，但其他人仍努力在这个平台上找到一个属于自己的位置。

社区医院，特别是农村医疗机构，很难吸引具有感染控制专长或有这方面兴趣的专业人士，就算配备这些专业人员，医院管理者可能无法或不愿意为他们提供适当的支持以帮助其完成传统的责任，除了调查操作流程失败的原因或致力于循证医学实践所必需的文化变迁。这样说可能有争议，文化和政策的改变在规模较小的医疗机构更容易实现，但以我们的经验来看，有一系列因素会影响这些过程而不仅限于规模。聪明的流行病学家从系统层面考量一些问题，反对忽视感控工作或更应受到谴责的诸如拒绝践行手卫生这样已证明有效的行为。

那么医疗机构如何找到创造性的解决方案来应对社区感染控制的挑战呢？与其他医疗机构合作，成立区域性的感染控制和质量联盟给小医院提供与大型医院分享资源和专业知识的机会，还能为学者们提供科学研究的新机会。作为回报，教学医院的流行病学家应该考虑如何支持他们的社区同事开展科学研究，这些研究将促进适用于他们所服务人群的循证实践的发展。

与公共卫生部门在识别和管理暴发疫情或控制区域性感染性疾病上进行合作可同时造福私人和公共部门。感染控制小组，使公共卫生和私人专业人士定期在一起讨论共同关注的问题，再次提供了分享专业知识和资源的机会。一些州发现这样的合作令人满意而且有效。

社区感控专业人员在教育同事、行政人员、政府和公众关于HAI重要性、原因和监测指标方面必须发挥更大作用。感控专业人员应该传达健全的流行病学方法的有效性和实用性，这些方法对HAI的公众报道起了推波助澜的作用，社区医院感染控制项目的有效性在提升患者的幸福感方面越来越重要。如果社区感控人员和医院流行病学家希望保持他们作为患者安全倡导者的领先地位，必须在医疗照护流行病学的演变、方法和重要性方面培养更广泛的听众。他们还必须准备对推荐措施（关于医疗机构和社区的资源）所造成的影响进行讨论。

有希望的是最近对降低HAI发病率（全面关注患者安全运动的一部分）方面的兴趣激增将导致更多的资源用于控制HAI，有利于循证实践的实施、监测结果质量的提升以及对如何解决全球抗菌药物耐药性问题的理解。通过努力使全美社区医院和其他地方大量的患者受益，这是我们的希望。

附　录　1

以下是缅因州预防感染协会在缅因州CDC和东北医疗照护质量基金会的帮助下开发、批准和使用的一个感染预防差距分析调查的范例。

* 政策在医疗机构广泛使用	存在测量过程	审视性能数据	提高实践的干预措施	说明：跟随箭头，从左至右，在每一个框内进行核对[√]
现行的医疗机构操作实践				MDRO 方案和实践目标：核心策略
X	X	X	X	**手卫生和环境清洁的实践** 确保易于获得肥皂及水/以酒精为主要成分的凝胶手消毒剂 实践观察——特别是高危程序（接触定植或感染患者前后） 反馈——如果观察到未执行手卫生"及时"反馈 优先对隔离患者房间进行清洁，重点清洁和消毒患者周边经常触碰的物表和设备 执行环境巡查
X	X	X	X	**接触预防措施** 确保必要的物资供应（如隔离衣、手套等） 照护患者时隔离衣和手套的使用 进入房间之前穿好装备 离开房间前脱下装备 MDRO 定植/感染患者单间隔离或集中安置 能专用的物品尽量专用（血压计、听诊器、静脉输液泵）
X	X	X	X	**识别有过定植/感染史的患者** 识别这些患者身份信息的方案 这些患者被"及时"干预（由医院判断）
X	X	X	X	**实验室报告和监测** 实验室通过"快速（实验室发现后 1 h 内）"机制报告 MDRO 结果给临床科室（MDRO 通知单） 对新发现的 MDRO 患者快速（实验室发现后 2 h 内）干预 在医疗机构监测目标性 MDRO 的感染发病率趋势
X	X	X	X	**对员工和患者的宣教** 改善手卫生依从性 改善干预措施的依从性（如接触预防措施和环境清洁） 更好地了解 MDRO 问题的意义 在住院期间获得 MDRO 感染的患者应被告知 患者及其家属接受关于在家中如何防止 MDRO 传播的出院指导
X	X	X	X	**预防设备和操作相关感染的医院策略** 中央导管相关血流感染（"干预组合"的依从性） 手术部位感染 导管相关尿路感染（避免插管、及时拔出） 呼吸机相关性肺炎
X	X	X	X	**抗菌药物管理项目** 医疗机构有解决 MDRO 问题的抗菌药物管理项目 每年发布药敏报告
X	X	X	X	**管理措施** 所有的医院获得性 MDRO 感染都经过深入的原因分析 CEO 和董事会定期审视医疗机构 MDRO 项目和数据 CEO 和董事会定期审视项目进度目标、过程（手卫生、隔离衣和手套的使用和环境清洁）、结果（MRSA HAI 发病率，包括 CA－UTI、CLA－BSI、VAP 和 SSI 的发病率） 有用于医务人员感染控制措施执行不到位时的逐步改进过程：未执行手卫生和未合理使用隔离衣和手套 感染控制措施渐进的实施过程适用于聘用人员和医务人员等

注：* 政策可以包括其他支持性文件。

附录 2　缅因州医疗感染控制联盟 MRSA 和 VRE 管理指南

标准预防仍然是所有医疗机构预防感染传播的基础措施，除了标准预防，针对"具有流行病学意义微生物"传播途径的预防措施仍然是重要的。本文件旨在为医疗照护的基本准则奠定基础。在某些情况下，可能需要超过基本准则，此决定权在每个医疗机构。此外，作为新发布的指南和信息，经过耐药微生物（DRO）协会委员会审查批准后可进行必要的改动或更新。

预防是 DRO 管理的第一原则，耐药微生物预防控制策略包含循证感染控制实践、抗生素管理、实验室支持和积极监测。积极监测培养对因只监测临床症状而被漏诊的定植患者的识别是很有必要的。早期识别定植患者和执行预防措施对减少 DRO 的传播是必需的。

对"接触预防措施"的描述在文献中仍然是模糊的，如 CDC 草案建议强制性地要求进入房间时必须穿隔离衣并戴手套。此前公布的 CDC 指南要求预计与患者或其环境接触的可能性,然后决定是否需要个人防护设备。这种情况下,我们在两者之间选择,一些机构遵从旧的指南,其他机构遵从最近公布的 CDC MDRO 指南(关于强制使用隔离衣和手套与 SHEA 指南类似)。

文献中缺乏有关预防措施的终止和 MDRO 的解除方面的信息。许多对定植持续时间的研究发现,它可以持续数月至数年。几篇文章报道了去定植取得了不同程度的成功。一些缅因州医疗机构都采取了"一旦发现 MDRO,一直当成 MDRO"的政策。其他机构要求如要解除需从不同途径采取多次培养来筛查。少部分人认为,在考虑 MDRO 风险因素的同时,也需要考虑到哪些患者可能一直积极配合、减少不必要的费用以及积极监测培养造成的情绪影响。经过广泛的审查,我们提出了一套排除标准,然后对采样部位和证明阴性的培养数量进行了标准化。标准化培养阴性标准和采样位置、方法对所有患者尤其是转院患者是有益的。

我们也研究了访客对隔离衣和手套这些预防措施的使用情况,发现在不同文献中有着不同的要求。经过仔细审查,我们认为传播途径主要在医务人员的行为上,因为他们在患者之间活动,而不在那些只关注他们亲人的访客的行为上。我们目前不支持让访客常规使用隔离衣和手套;相反,我们强调手卫生有关的家庭教育的必要性,如果家属因为参与患者的护理而有可能污染自己的衣物,可适当使用隔离衣和/或手套。

经过审查和讨论,以下的指南作为当前的"最佳实践"。

MRSA 和 VRE 急症照护管理的推荐措施

A. 标准预防

1. 标准预防是所有患者在诊断为 MDRO 定植或感染前后的基本操作。

2. 采用接触或 MDRO 预防措施的规定在本文后面会有说明。

B. 对有耐药菌感染史的患者进行主动监测和培养

1. 有过 MRSA 感染史的患者不应筛查 MRSA。

2. 有过 VRE 感染史的患者不应筛查 VRE。

C. 对有 DRO 感染史的患者进行积极监测和培养

1. 培养高危人群标本(根据不同医疗机构的定义)。高危因素包括:患者来自长期照护或康复单元、透析患者、长时间住在急症照护医疗机构后转院以及慢性疾病患者。

2. 入院 48 h 内送培养。

3. 每一个单元或医疗机构每周都有一个预定的日期和时间做一次重复的培养监测。

4. 培养方法如下。

a. MRSA。

i. 鼻腔——一个拭子用于培养两个鼻腔。

ii. 腹股沟——每边的皮肤褶皱处使用一个拭子进行培养(某些医疗机构可能有别的选择)。

iii. 开放性伤口——对所有开放区域进行培养,如压力性溃疡、糖尿病足等。

b. VRE。

i. 用一个拭子对肛周进行培养。

ii. 一些研究表明,艰难梭菌感染患者 VRE 也是阳性均会加剧环境污染和病原传播。因此可以考虑对腹泻患者进行艰难梭菌和 VRE 检测。

5. 汇集标本与分别处理每个拭子相比较,降低了 MRSA 检出的灵敏度,因此,不建议汇集。

D. 培养阳性患者或为有过培养阳性历史的患者

1. 每次进入患者房间或在鉴定阳性标本时都采取接触预防措施。

2. 利用接触预防措施。

a. 手套——在进入房间时戴。

b. 隔离衣——根据 2004 年版 CDC 指南草案建议,在进入房间时穿戴。目前的 SHEA 和以前的 CDC 指南推荐如果接触患者或其所在环境时需要穿戴。

c. 口罩——只有疑似飞沫传播的情况需要戴,或者在标准预防的基础上进行患者照护活动也要戴。

3. 去定植——没有推荐措施要求常规去定植。如果要决定去定植也只限于一个医疗机构内部,且咨询过感染控制部门的意见。

4. 患者应安置在单间或者可以与在身体的任何部位有相同病原体感染的另一位或多位患者安置在一起。(即 VRE 与 VRE,或 MRSA 与 MRSA,或 MRSA/VRE 与有 MRSA/VRE 的另一名患者),并且没有其他的活动性感染。

5. 处于接触隔离状态的患者家属及访客在进出病房时要接受手卫重要性的宣教。此外,告知他们不要探访其他患者或进入其他医疗区域(即配餐间、日光浴室)。存在血液或体液污染衣物和皮肤风险的访客根据活动类型,应该要求他们穿隔离衣、戴手套。访客没有此类型的暴露,不需要常规穿戴隔离衣或手套。

E. MRSA 或 VRE 或 MDRO 患者的隔离解除

1. 虽然患者可能检测阴性,多项研究表明,这可能是定植只是暂时检测不出,预期还是会继续定植。

2. 对以前阳性患者解除预防措施而常规检测不鼓励。通过以下排除标准的不大可能还是阳性患者。

a. 最近 6 个月内未住院(定义为在急症照护医院待 8 h 或更长的时间)。

b. 在过去的 6 个月未接受抗生素治疗,包括鼻用莫匹罗星。

c. 在过去的 6 个月内未住过长期照护或康复医院或在其中接受过治疗。

d. 目前没有留置管路,包括但不限于 PICC、隧道式、外周、中央静脉导管或透析设备。

e. 在过去 6 个月内没有接受过任何侵入性操作。

3. 筛选标准如下。

a. MRSA 解除。

i. 从下面几个部位获得 3 套筛选培养。

（1）鼻腔——一个拭子用于培养两个鼻腔。

（2）腹股沟——每边的皮肤褶皱处使用一个拭子进行培养（某些医疗机构可能有别的选择）。

（3）开放性伤口——如压力性溃疡、糖尿病足等。

（4）已知部位的 MRSA 感染，如果从无菌部位，一定至少有一个阴性的培养。

ii. 连续 3 次培养，间隔不超过 72 h（每日 3 次，或连续 3 日都是可以接受的，没有数据来支撑这个建议），除非 CDC 有其他建议。

b. VRE 的解除。

连续 3 次肛周培养，间隔不超过 7 日（每日 3 次，或连续 3 日——患者隔离 21 日以上则没有必要），除非 CDC 有其他建议。

c. 警告实验室在测试筛选性质的选择和筛选特定病原体的种类上需要慎重。

注：美国 CDC 指南推荐"对 MDRO 的耐药菌株增加接触预防措施"。一些机构已经选择创建预防措施的类别，包括加强接触预防措施或 MDRO 的预防措施。无论如何命名，基本的预防措施仍然是相同的。

第 13 章

专家、政府以及监管组织在医院感染预防与控制中的作用

Barbara M. Soule, Karen K. Hoffmann and Tammy S. Lundstrom ■ 邹鹤娟 郑 鹏 译 ■ 廖 丹 刘凤迎 审校

简 介

现代医院感染预防和控制(IPC)模式始于 20 世纪 50 年代末至 60 年代初,当时一种新型的、致命的耐药菌——金黄色葡萄球菌导致的疫情席卷了美国医院。疫情很快在新生儿科、妇科和外科的大量患者中迅猛蔓延,超过 25% 的新生儿感染了浅表脓皮病或者更严重的深部感染,约 1% 的围生期健康妇女死于由金黄色葡萄球菌感染引起的败血症[1]。

这种严重感染及其引起的发病率和死亡率,突显出当时护理条件的缺陷,引起医务人员对于医疗保健相关感染(HAI)领域[2]的关注。当时两个有影响力的国家机构——美国疾病控制中心和美国医院协会(AHA)协助医院控制相关感染并预防 HAI 的发生[3]。医学专家、公共卫生机构、政府部门以及之后专业部门联合建立了早期 IPC 计划的雏形,直至今日仍保持联系。

本章节描述了专家、政府、监管机构在流行病学、感染控制实践以及患者转归中的作用和影响。本章节还介绍了一个研究实例,通过在医疗中发展和实施流感免疫的实践来说明以上部门的相互作用。

早 期 历 史

美国疾病控制中心[即现在的美国疾病预防控制中心(CDC)]和美国医院协会是最早同医疗机构和专家合作从事 IPC 的机构。20 世纪五六十年代,CDC 为医院配备了一个小型流行病专家援助团队,调查和控制金黄色葡萄球菌疫情蔓延,1958 年 CDC 主持召开了第一次国家级会议,关于金黄色葡萄球菌感染的预防(即关于院内获得的金黄色葡萄球菌感染全国会议)[4]。会议通过并颁布了医院隔离技术指南[5]和针对医院感染控制

护士的工作指南[6]。1985 年社区医院早期的感染研究逐渐演变成为全国医院感染监测系统(NNIS),即今天的美国国家医疗安全网(NHSN),这是美国唯一的国家级 HAI 数据库[7-9]。对感控专业人员(IP)和医院流行病学家而言,美国 CDC 一直是政府公共卫生的主要合作者。

在 20 世纪 50 年代末 60 年代初,AHA 认为很有必要在成员医院中提出建议以控制医院感染传播。AHA 的建议是,医院成立医院感染委员会,设立医院感染监测报告系统,在手术中及产房、新生儿室实行严格的无菌操作,减少抗菌药物使用,以及区分医院感染和社区感染。这些建议成为医院中 IPC 计划的早期指导方针。在后续的研究报道和技术介绍中显示了 IPC 的发展,例如 HIV/AIDS 以及 HBV[12,13]的感染和预防。

时至今日,AHA 依然在其成员医院乃至全国倡导 IPC 计划。

在 IPC 出现的早期,CDC、AHA 以及其他类似机构会给予帮助。20 世纪 70 年代末,近 90% 的医院开展了 HAI 监测,成立了 IPC 委员会,近半数医院拥有了至少是兼职的感控护士[14]。值得一提的是,当时还没有 IPC 的法规或标准,早期医院开展的 IPC 均是自发自愿的。

对于 IPC 的有效性以及价值等问题,CDC 开展了为期 10 年的全国性研究。这项关于医院感染控制效果(SENIC)的研究用强有力的证据证明,包括目标监测、报告、人员编制在内的医院感染控制计划可以减少 HAI[15]。现在 CDC 主动引导 IPC 同专业协会以及其他政府机构合作(表 13.1),AHA 一直把 HAI 预防作为优先考虑,通过资助研究、教育计划、宣传方案、基于循证的指南来协助 IPC 研究 HAI 的流行病学,使用有效的科学手段减少 HAI 风险。

表 13.1 WHO 项目中的 HAI 举例

项 目	HAI 预防和控制条目	指南或文献选择
输血安全[1]	预防输血传播感染(包括 HIV、乙肝、丙肝、梅毒以及被细菌污染的血液和血液制品)	● 输血安全:建立信息档案 ● 预防 HIV 医疗保健相关感染:宣传资料 ● 来源于 WHO 的血液安全资料:光盘

续　表

项　　目	HAI 预防和控制条目	指南或文献选择
清洁卫生更安全[2]	HAI 预防和控制,尤其是通过关注手卫生、监测和预防 HAI 的疾病负担	• 医疗照护手卫生指南 • 关于实施 WHO 多元手卫生促进策略的指南 • 手卫生改进工具包(32 个工具) 　－ 系统改进工具 　－ 医疗机构安全氛围 　－ 手卫生自评框架 　《手卫生时刻 1——全球观察调查报告》:概要 　《拯救生命:清洁双手》宣传片
医务人员职业安全[3]	在医务人员中预防 HAI	• 职业健康:初级医疗保健工作者操作手册 • 保护医务人员:防止针刺伤工具包 • WHO/ILO 联合指南预防暴露后 HIV 感染
医疗机构感染预防控制[4]	HAI 的预防和控制,尤其是对可通过医疗行为传播甚至加重的传染病有准备、有控制、有响应	• 预防医院获得性感染 • 在医疗机构内遵照感染控制指南 • 院内急性呼吸系统疾病流行和大流行的预防控制;WHO 提供了临时指南以及可在社区和医疗机构实施指南的配套指导工具 • 感染预防和控制项目的核心以及国家和地区项目实施指引的补充
安全注射[5]	预防通过不安全注射行为造成的血源性病原体的传播	• 首先,减少伤害:在发展中国家免疫接种中引进自毁式注射器保障注射安全 • WHO 注射最佳实践和相关操作工具手册 • 修订注射安全评估工具
安全手术拯救生命[6]	减少包括手术部位感染在内的手术并发症	• WHO 外科手术安全核查表 • 手术器具检查单
水、卫生设施、卫生、健康[7]	在医疗机构内改善环境卫生,尤其是加强医疗废物管理	• 安全的医疗废物管理:政策文件 • WHO 实现医疗废物安全长效管理的核心原则 • 基层医疗机构固体医疗废物管理:决策指南

注:这些与 WHO 项目相关的文档(PDF 格式)均可以在下列网站查询。
[1] http://www.who.int/bloodsafety/en/
[2] http://www.who.int/gpsc/en/
[3] http://www.who.int/occupational_health/topics/hcworkers/en/index.html
[4] http://www.who.int/csr/bioriskreduction/infection_control/en/index.html
[5] http://www.who.int/injection_safety/en/
[6] http://www.who.int/patientsafety/safesurgery/en/index.html
[7] http://www.who.int/water_sanitation_health/hygiene/en/
改编自 Allegranzi B, Pessoa-Silva CL, Pittet D. The World Health Organization approach to Healthcare Associated Infection preventionand control. In: Soule B, Memish Z, Preeti M, eds. Best Practices in Infection Control: An International Perspective. 2nd ed. Oak Brook, IL: Joint Commission International; 2012: 11 - 18.

国际感染预防控制组织

　　世界上很多组织都致力于医院感染的预防。例如由 7 个中东国家组成的海湾合作委员会(GCC),它建立了可用于所有成员的 IPC 指南、报告机制、监测方法和预防策略[16]。拉丁美洲也很积极地致力于 IPC。泛美卫生组织(PAHO)是一个国际性的公共卫生机构,在促进健康和提高生活水平方面,他们有超过 100 年的经验[17]。PAHO 专注于美洲体系内的健康事业,作用类似于 WHO 在美洲的办事处。自 2008 年以来,这个组织为拉丁美洲的 IP 颁布并修订指南、手册以及教育材料,内容涉及监测策略[18]、消毒灭菌[19],并为 IPC 项目提供评估工具[20]。

世界卫生组织

　　世界卫生组织在国际社会的感染控制工作中起着举足轻重的作用。2007 年,第 55 届世界卫生大会决议(WHA 55.18)意识到提高患者安全的重要性,包括 IPC 项目[21]。从那时起,这一适用于全球 194 个成员国的国际卫生条例(修订版)确定了 WHO 在 IPC 方面的作用,并具有法律约束力[22]。由于其在国际卫生事业中的角色定位,WHO 在对预防和控制 HAI 的支持工作中,处于独特的地位。它通过国家和地区办公室、WHO 合作中心、卫生部以及其他机构进行 HAI 预防和控制。WHO 对于 IPC 的关键举措包括在 WHO 网站上提供改进策略的综合工具[23],通过国际化安全注射网络(成立于 1999 年)来保证在世界范围内采用安全合理的注射[24]。同时,聚焦于手卫生的"清洁卫生更安全"运动(始于 2009 年),得到了 124 个成员国的支持[25]。2011 年,WHO 发布了抗击抗菌药物耐药的一揽子政策[26],启动了全球感染预防控制网络[27]。在表 13.2 中详细列举了 WHO 针对 IPC 有代表性的网站。

表 13.2　组织机构参考网站举例

组织机构类型	网　　址	描　　述
质量		
美国医疗保健研究和质量机构(AHRQ)	http://www.ahrq.gov	质量及患者安全指南和文献
美国健康质量委员会	http://www.ahqa.org/pub/inside	质量方面的参考文献
美国质量协会(ASQ)	http://asq.org	质量方面的参考文献
CDC 医疗质量促进科(DHQP)	http://www.cdc.gov/ncezid/dhqp/index.html	指南以及推荐措施
美国医院比较(Hospital Compare)数据集	http://hospitalcompare.hhs.gov/	从管理数据得出不同情况下的死亡率的公开比较
美国医疗保健促进会(IHI)	http://www.ihi.org	以循证为基础的实践指导性文件
美国医学研究所(IOM)	http://www.iom.edu	卫生相关出版物,包括医疗过失以及国家质量进展
医院安全交互式团体(The Leapfrog Group)	http://www.leapfroggroup.org	质量以及患者安全措施的公开报告
国家医疗质量联盟(NAHQ)	http://www.nahq.org	质量相关文献
国家质量委员会(NCQA)	http://www.ncqa.org	卫生规划的质量标准
国家儿童医疗质量计划(NICHQ)	http://www.nichq.org	儿童医疗质量措施
国家质量论坛(NQF)	http://www.qualityforum.org	不同情况下国家自发的、公认的测量措施,包括 HAI
感染预防和控制		
美国感染控制与流行病学专业协会(APIC)	http://www.apic.org	感染预防控制(IPC)以及流行病(HE)资源和指南
明尼苏达大学传染病研究与政策中心	http://www.cidrap.umn.edu	感染预防控制(IPC)以及流行病(HE)资源和指南
美国疾病预防控制中心(CDC)	http://www.cdc.gov	感染预防控制(IPC)以及流行病(HE)资源和指南
美国感染病协会(IDSA)	http://www.idsociety.org	感染预防控制(IPC)以及流行病(HE)资源和指南
感染性疾病国家基金(NFID)	http://www.nfid.org	感染性疾病资源
美国医疗保健流行病学协会(SHEA)	http://www.shea-online.org	感染预防控制(IPC)以及流行病(HE)资源和指南
世界卫生组织(WHO)	http://www.who.int/en	感染预防控制(IPC)以及流行病(HE)资源、暴发的最新数据
患者安全		
美国医疗保健研究和质量机构(AHRQ)	http://www.ahrq.gov	质量以及患者安全信息和安全网络
美国医院协会(AHA)	http://www.aha.org	提供医院资源
美国医疗风险管理协会(ASH RM)	http://www.ashrm.org	提供风险管理资源
美国医院药剂师学会(ASHP)	http://www.ashp.org/patient-safety/index.cfm	提供患者医疗安全资源
麻醉患者安全基金(APSF)	http://www.apsf.org/	提供患者麻醉安全资源
急救研究所(ECRI)	http://www.ecri.org	提供患者安全资源
急救药物患者安全基金(EMPSF)	http://www.empsf.org	提供急救药品相关资源
美国国家卫生研究院、美国国立医学图书馆	http://www.nlm.nih.gov	PubMed、MeSH、美国 FDA 药品临床试验登记网(ClinicalTrials.gov)、美国国立医学图书馆网站(MedLinePlus)以及其他有关患者安全资料网站
英国国家患者安全中心(NPSA)	http://www.npsa.nhs.uk	提供患者安全国际信息
国家患者安全基金(NPSF)	http://www.npsf.org	提供患者安全资源
国家质量论坛(NQF)	http://www.qualityforum.org/Measures_List.aspx	多种医疗条件下的国家性自愿措施
患者安全合作组织	http://www.p4ps.org	提供患者安全资源
患者安全研究所	http://www.ptsafety.org	提供患者安全资源
总理医疗安全研究所	http://www.premierinc.com/safety/	患者和医疗人员安全主题的资源
美国国防部患者安全项目	http://health.mil/dodpatientsafety/ProductsandServices/Toolkits.aspx	提供患者安全资源
退伍军人管理局国家患者安全中心(NCPS)	http://www.patientsafety.gov	提供患者安全资源

组织机构类型	网　　　址	描　　　述
监管		
医疗保险与医疗补助服务中心（CMS）	http：//www.cms.gov	参加医疗救护和医疗补助、公布医院质量数据的公共网站
国家消防协会（NFPA）	http：//www.nfpa.org/index.asp	颁布减少火灾伤害的规定
CDC 国家职业安全卫生研究所（NIOSH）	http：//www.cdc.gov/niosh	针对医务人员自身伤害进行研究，提供建议
美国职业安全与健康管理局（OSHA）	http：//www.osha.gov	管理医务人员健康，包括接触血源性病原体、使用呼吸器
美国交通运输部	http：//www.dot.gov	管理包括医疗废物运输在内的美国交通事业
美国环境保护署	http：//www.epa.gov	管理气体和水排放，以及表面消毒剂
美国食品药品监督管理局（FDA）	http：//www.fda.gov	管理一次性使用的医疗设备，用于医疗设备的消毒剂、防腐剂
美国审计总署	http：//www.gao.gov	调查政府使用资金的情况
美国核管理委员会	http：//www.nrc.gov	管理用于实验室和患者治疗的核装置、核材料
美国法律网站（U. S. Regulation）	http：//www.regulations.gov	所有美国法规的检索网站
评审机构		
美国骨科协会	http：///www.osteopathic.org	骨科医生的专业组织，视同联合委员会
美国 DNV 认证	http：//www.dnvusa.com	制订国际化的标准
美国联合委员会（TJC）	http：//www.jointcommission.org	为医院、重症接诊医院（CAH）、长期照护、门诊、行为医疗、家庭照护、实验室、门诊手术以及其他机构提供标准
国际联合委员会（JCI）	http：//jointcommissioninternational.org	为国际照护组织提供标准，包括医院、门诊、持续保健服务、临床实验室、家庭照护、长期照护、医疗转运、初级保健中心
消费者		
美国之怒（Americans Mad and Angry）	http：//www.americansmadandangry.org	包括 HAI 在内的医疗过失的案例
减少感染死亡委员会（RID）	http：//www.hospitalinfection.org	关于 HAI 的案例
患者安全促进会（CAPS）	http：//patientsafety.org	对患者的建议
消费者联盟	http：//www.consumersunion.org	公开报道 HAI 事件
国家医学委员会联合会	http：//www.docinfo.org	医生医疗质量信息
健康分级（Healthgrades）	http：//www.healthgrades.com	医生、牙医以及医院的评定等级
公众	http：//www.citizen.org/Page.aspx?pid=524	医生、药品、设备、耗材以及提供医疗服务的信息
其他资源		
美国国会图书馆	http：//www.loc.gov	国会研究机构；世界最大的图书馆，包括美国各项法律法规
美国政府出版物及联邦注册办公室	http：//www.gpo.gov/fdsys/browse/collectionaction?colectionCode=FR	机构法规检索

国际医院感染控制联盟

国际医院感染控制联盟（INICC）诞生于 20 世纪 90 年代。在过去的 11 年中，通过对项目的过程和结果的监测，发现了拉丁美洲医疗机构中的感染危险因素，并且致力于对 IPC 的成本-效益进行评价[28]。世界上很多医院都致力于监测项目创新和维护。2012 年，1 000 名观察员参与并且报道了他们的观察数据，他们来自超过 1 000 家医疗中心，范围涵盖欧洲、亚洲、非洲、拉丁美洲的 39 个国家和 200 个城市[29,30]。

标准和性能的外部评价过程

外部标准评价过程的三个关键步骤为[31]：第一，确定标准，建立机构可用的正式标准，用于定义组织内的一系列执行期望值。第二，从外部对这些标准进行审议，确定执行依从性的等级。Cruse 承认评价外科手术部位感染（SSI）时利用外部观察员（通过一个感控专业人员和一个内科医生）取得了积极的效果，提供发病率和外科手术部位感染趋势的数据时也会有积极的效果[32]。医疗认证与监管机构亦通过不同等级的计划表和暗访等措施对指南执行的依从性实施监管，同时对投诉进行回应。第三，医疗机构获得的奖惩取决于他们执行标准的依从性，奖惩形式包括奖励、扣押或撤销资格认证/许可证、签发奖状或罚款、建议等，以达到让医疗机构提高其服务水平的目的。

很多标准制订机构也在影响着 IPC 的实践。尽管我们不能从细节讨论所有的机构，但是在本章中介绍了一定数量的具有影响力的机构,这些机构以及其他未提及的机构见表 13.2。

自发的监管标准制订机构:在感染预防控制中的影响

健康服务评价和控制包括了制订可以被机构使用和测量的项目标准。在 19 世纪中期的克里米亚战争中,弗洛伦斯·南丁格尔发展了早期 IPC 标准,用以控制患者环境、促进环境卫生,在战时的医院内减少病房内的感染[33]。

今天,诸如美国国家质量论坛(NQF)[34]以及美国医疗保健研究和质量机构(AHRQ)[35]等一些机构发布的 IPC 标准都是自发的,并经协商一致逐步达成共识。这些标准被专业机构用来自我检查,判断 IPC 项目实施中的能力和结果。在国际组织中,诸如爱尔兰健康信息和质量组织[36]以及加拿大标准协会[37]都自发建立了标准来推动 IPC 实践的持续改进。其他标准也被用来促进患者安全、确定医疗补偿。同美国医疗保险与医疗补助服务中心(CMS)标准中强制性[40]要求医疗许可和/或付费不同,这些由美国联合委员会(TJC)[38]和美国骨科协会(AOA)[39]发布的标准是自愿的。

以下机构也发布了监督标准:美国职业安全与健康管理局(OSHA)[41]、美国食品药品监督管理局(FDA)[42]以及美国环境保护署(EPA)[43]。这些机构通过制订和完善国会通过的法律法规、指导标准,监督联邦或州政府,从而保护环境,保障人类健康。例如,美国药典委员会是一家非营利性科学组织,为全世界生产、销售、使用的药品和食品配方及膳食补充剂的鉴定、效果、质量、纯度制订标准。其药品标准在联邦法律的要求下,由美国 FDA 强制执行。全世界超过 130 个国家都在使用这些标准[44]。美国药典委员会的重要出版物——美国药典(USP)第 797 条款中出现的 IP 以及其他内容,涵盖用于患者的复合无菌剂的安全制备、贮存及处理[45]。2012年,CMS 基于 USP 第 797 条款发布了一个函,其中规定了患者使用的重新包装单剂量小药瓶需要符合 CMS 的参与标准(CoP)[46]。

美国联合委员会与国际联合委员会

TJC 是几个重要医疗组织联盟建立的一个非官方、非营利的自发性组织。TJC 的标准来自美国外科医师学会(ACS)对医院的最低标准,而这一标准是基于 Ernest A. Codman 提出的基于结果的监控体系[47]。Codman 体系包括追踪患者信息、了解患者是否得到有效治疗、对未得到有效治疗的患者追踪原因,以使之后的患者得到更有效的治疗。ACS 从 1918 年起使用这些标准,建立医院现场检查制度。1953 年,TJC[当时还叫美国医疗机构评审联合委员会(JCAHO)]接管了这项调查。1965 年,国会通过社会保障修正案,规定凡是通过 TJC 认证的医疗机构,视同遵守医疗保险条例,可以接受来自医疗保险补助中心的拨款[48]。今天,TJC 依然通过他们的调查认证过程来"评价"医疗组织机构。

1976 年,TJC 首次颁布了 IPC 标准[49]。当这些标准颁布的时候,一些专家指出这些标准缺乏实质性的科学信息,质疑遵从该措施能否降低 HAI[3]。一项近期研究表明,16 项质量措施中的 13 项,认证医院的评分远高于非认证医院,其中包括预防肺炎相关的若干措施[50]。为了更好地进行风险评估、目标和策略评价、数据评估、促进和持续改进质量,加入了更多新的 IPC 标准[38]。2012年,TJC 增加了一个标准来鼓励机构以促进医疗保健人员(HCP)的流感疫苗接种率(感染控制标准 IC.02.04.01)[51]。这项标准的具体要求是,机构应该对有资质的独立行医人员建立年度流感疫苗接种计划,设定一个目标逐步增加疫苗接种率,到 2020 年接种率应达到 90%[基于美国卫生和公共服务部(HHS)关于预防医疗保健相关感染行动计划所设定的目标][52]。最新版本的 IC 标准自 2013 年 1 月 1 日起施行[38],定期对内容进行审查和修订。TJC 与 CMS 密切合作以保证大多数 IC 标准符合 CoP 和保险报销覆盖的要求(CfC),以便于医疗组织均能更容易地符合这两个组织的要求。TJC 还改进了国家患者安全目标(NPSG)。NPSG 第七条关注于减少 HAI,2013 年 NPSG 关注的项目包括手卫生、多重耐药菌、中央导管相关血流感染(CLA-BSI)、SSI、导管相关尿路感染(CA-UTI)。被调查的组织中,只有达到 NPSG 的组织才能够得到认证。另外,JCI 为了预防和控制感染所发布的标准以及国际患者安全目标(IPSG.5)均适用于国际社会中认可的组织[53]。

美国骨科协会(AOA)

AOA 成立于 1897 年,致力于提高骨科医疗技术,为骨科医生提供支持[54]。AOA 为美国超过 78 000 名骨科医生提供服务,促进公共卫生和学术科研,提供教育培训,提供成本-效益方面和伦理方面的指导。AOA 是所有骨科医学生和医疗机构的初级认证机构,采取自愿的原则。1966 年,HHS 承认 AOA 为可以授权骨科医院覆盖医疗保险的官方机构[55]。此外,CMS 旗下的医疗机构认证项目组还授予了 AOA 认证包括门诊手术中心在内的其他医疗机构的权力[56]。

美国 DNV 认证

DNV 1864 年建立于挪威奥斯陆,总部在瑞士日内瓦,包括美国在内的全球超过 100 个国家都有其办事处。DNV 使用国际标准化组织(ISO)标准(国际公认的国际质量管理体系)作为框架,对医疗组织进行认证的授权。2008 年 9 月,CMS 正式认可 DNV 可作为权威机构对医院进行认证,近期还批准了 DNV 可以对重症接诊医院(CAH)的认证。在进行认证时,DNV 医疗认证程序结合了 CMS 的参与标准并遵循 ISO 9001 的标准。DNV 的感染风险管理(MIR)标准能够满足医疗系统需求,为医疗机构提供了促进感染风险管理的框架。而且 MIR 标准同 WHO 和 CDC 的指南也是一致的[57]。

美国医疗保险与医疗补助服务中心(CMS)

能够接受急救以及重症接诊医院等医疗保险参与医院以及日间手术中心,该机构没有接受过 TJC、AOA 或者 DNV 的认证,所以必须接受来自国家卫生主管部门的调查,以确定(以及需要定期审核)该机构是否有获得医疗保险和医疗补助报销的资格。

CMS 推荐的 IPC 标准,与该机构 CoP 和 CfC 是一致的,适用于重症接诊医院、急症照护医院(ACH)、日间手术中心、专业护理机构、养老院、血液透析中心、收容所、家庭保健机构[58]。只有遵守 CMS 的标准,才能参与和得到来自医疗保险中心的保险补偿。这一规定要求医疗机构、护理机构、血液透析中心、家庭保健机构等用以促进和管理 IPC 计划,预防和控制 HAI[59]。TJC 标准以及 CMS 的 CoP 对于 IPC 的要求都是类似的,但不完全相同。因为 TJC、AOA、DNV 有各自的针对医院的标准,这些标准均经 CMS 同意通过,CMS 认为,遵从这些认证组织的标准等同于遵守联邦法规。

随着 2005 年赤字削减法案(DRA)的通过,美国国会计划有步骤地削减医院的医保支付。自 2008 年 10 月 1 日起,不再为患者在住院期间或住院后产生的可预防医院获得性并发症(HAC)治疗费用进行支付[60]。2013 年,在 CMS 认定的 11 个 HAC 中,HAI 占了其中 6 个。最后 DRA 的 5001(c)规定实施的首批 HAI 相关可预防的并发症,包括导管相关尿路感染、导管相关血流感染、冠状动脉旁路移植术后纵隔炎。2009~2013 年还增加了其他 HAI 项目:肥胖症患者实施的减肥手术 SSI(如腹腔镜胃流转术或胃限制性手术、胃肠造口吻合术)、某些矫形外科手术 SSI(如脊柱、颈、肩、肘)以及心脏植入式电子装置(CIED)引发的 SSI[61]。

2011 年 1 月 1 日起,参加 CMS 医院住院患者质量报告(IQR)项目的医疗机构必须使用 NHSN 来报告特定感染的 HAI 发病率,没有参加医院 IQR 项目的医疗机构市场成本更新指数(译者注:反映医院所购医疗用品和服务的通货膨胀增长率,以便更新医院因通胀带来的医院补偿比率)将会被削减 2%。医院 IQR 项目规定医院必须通过 NHSN 报告来自成人 ICU、儿童 ICU、神经外科 ICU 和新生儿 ICU 的 CLA - BSI 发病率,这些数据将与 CMS 共享。CA - UTI 和 SSI(如腹式子宫切除术和结肠手术)的上报工作需要在 2012 年初开始,以便于 2014 财年支付数据更新[62]。2013 年,CMS 又增加了 MRSA 引起的血液感染、艰难梭菌感染、医务人员流感疫苗接种情况[63]。另外,每个医疗机构的数据均被上传至 CMS 医院比较网站。未来,CMS 还将继续增加需要通过 NHSN 报告的 HAI,并参与到医院 IQR 计划中。

2011 年 4 月,CMS 的医疗保险和医疗补助创新中心(Center for Medicare and Medicaid Innovation)创建了一个国家性的、面向患者的、以公私合作模式运作的患者之友(the Partnership for Patients)组织,主要面向医院和其他医疗机构内的医生、护士以及其他医务工作者,给予一定的支持,旨在给患者提供更安全的医疗服务,为患者安全有效地转院提供支持。这个组织确定了 9 个重点关注的领域,其中有 4 个都同 HAI 相关:CA - UTI、CLA - BSI、SSI 以及呼吸机相关性肺炎(VAP)[64]。

这个组织制订了在美国减少 40% 可预防 HAC 的目标(包括 CLA - BSI、CA - UTI、SSI 以及 VAP);到 2013 年底,院内伤害人数减少 180 万例,由此导致的死亡人数减少 6 万例,患者再入院率减少 20%,即消除 160 万例需再入院的患者。若达到这些目标,美国的医疗系统中 3 年内可节约 350 亿美元,仅医疗保险一项就能节约 100 亿美元[63]。

美国职业安全与健康管理局(OSHA)

OSHA 是由美国劳工部组织的政府机构[41],通过制订强制标准、提供培训教育、成立工会、鼓励持续改进工作环境的健康和安全等措施,旨在确保美国劳工的安全和健康[41]。1991 年,OSHA 为预防 HCP 暴露和由之引发的感染发布了血源性病原体标准(BBP)[65]。根据 BBP 标准的一般责任条款要求,雇佣单位必须为雇员提供"无害"的工作环境,即工作场所中无可导致严重物理伤害或死亡的公认危害[64](第 5 章)。BBP 标准完整地贯穿于 IPC 项目、医疗保健组织中的政策要求、教育培训、管理控制以及安全实践的各个领域。2011 年 1 月,OSHA 按照 2000 年美国《针刺安全与预防法》[66]的要求修订了 BBP 标准,该法案要求医疗机构重新修订管理控制措施,其中包括安全的医疗设施和医疗系统以及一线医务人员应有资格对设备进行评估和选择。在某医院实施的一项研究表明,集合了安全装置的设备对预防包括血源性病原体暴露在内的经皮损伤具有明显效果,使锐器伤发生率显著降低[67]。在美国,OSHA 的标准和行动成功降低了感染在医务人员中发病率。美国的一些州在职业安全方面仍有自主权,这些州被称为自治州,他们的标准可以高于但不能低于 OSHA 所要求的标准。在美国 H1N1 流感暴发期间,OSHA 参与了 CDC 以及其他机构之间关于使用呼吸器还是使用医用口罩来保护医务人员的争论。目前,OSHA 还在颁布了关于 IPC 各方面的实用性文件和情况说明书,例如,季节性流感发生期间医务人员的预防、针对不同 IPC 目的选择呼吸器还是外科口罩等[69]。

美国卫生和公共服务部(DHHS)

DHHS 意识到 HAI 是一个涉及患者安全和公共健康的重要问题。因此,为了预防医疗保健相关感染,2009 年 DHHS 通过美国政府召集了联邦政府指导委员会(Federal Steering Committee)来协调以及最大限度地提高 IPC 的工作效率。联邦政府指导委员会的成员来源广泛,包括医务人员、科学家以及广大公共卫生组织[包括美国国立卫生研究院(NIH)、美国国家疫苗项目、CDC、CMS、AHRQ、美国劳工部、国防部和退伍军人事务部]的代表。

2009 年,卫生部副部长成立了医疗质量办公室(OHQ),旨在预防和消除 HAI,提高医疗质量[70]。OHQ 通过合作的模式,采用公共和私人机构的力量来寻找新的方式减少 HAI。OHQ 有助于促进预防医疗保健相关感染国家行动计划——消除路线图[52]。这项计划分为 3 个阶段,采取多种激励政策,如将支付同医疗质量挂钩、加强医院监管以提供支持来减少 HAI。本计划第一个阶段的目标是针对急症照护医院的 HAI。第二个阶段重点在日间手术中心、终末期肾脏疾病机构，以及增加医务人员中的流感疫苗接种率。第三个阶段的目标是长期照护机构内的 HAI。HAI 行动计划包括五年目标以及促进 HAI 预防的 9 个具体措施的指标，以解决设备相关感染和特殊病原体方面的问题[71]。2011 年，9 个目标中的 6 个朝着 2012 年的目标在一步步迈进。计划得到了来自美国政府和医疗服务提供者的广泛关注，如果计划可以成功，这将对减少 HAI 有重要贡献。

其他标准设置机构

很多其他的公共卫生机构颁布的标准影响着 IPC（表 13.1）。这些组织包括美国环境保护署（EPA），主要颁布治理和运输医疗废物的标准，管理登记用于医院表面消毒和灭菌的化学液体[72]。政府机构如 FDA，负责管理杀菌剂和医疗器械（通过《医疗器械安全法》）、一次性医疗设备复用、血制品供给安全和大多数食品安全[73]。还有一个政府机构就是美国审计总署（GAO），发布的标准涉及 IPC 项目很小的一部分，并且关注经济问题[74]。此外，美国国家消防协会（NFPA）还会参与感控人员同其他医务人员之间的辩论，例如关于医院疏散通道的走廊内酒精类手卫生产品的放置[74]。

建筑设施指南研究所（FGI）

非营利组织 FGI 创立于 1998 年，是为了保证机构指南修订过程中的连续性，起到合作协调的作用，改进指南的形式和内容，提高其应用价值。FGI 的《医疗保健机构的设计与施工指南》包含了关于医院临床和辅助用房、门诊、康复机构、护理机构和其他家庭护理机构的计划、空间和设备的最低需求[76]。在医院设置和医疗保健环境方面，它的很多要求同 IPC 是一致的。例如，指南详细列举了内镜治疗室、手术室、食品准备区，以及医院和门诊的其他区域的环境要求。指南还涉及设施的最低设计标准：电力系统、采暖系统、通风系统和空调系统，这些如果正确运行，都可以有助于预防感染的传播[76]。

美国供热、制冷与空调工程师学会

美国供热、制冷与空调工程师学会（ASHRAE）创建于 1894 年，是一个建筑技术学会。现在的 ASHRAE 在世界范围内拥有超过 5 万名会员。这个组织提供的指南和标准旨在提高室内空气质量和能源效率，其中也包括了绿色技术和医疗机构内的通风标准[77]。

美国医疗保健工程学会

美国医疗保健工程学会是一个拥有 11 000 名成员、致力于优化医疗物理环境的协会。这个协会提供众多的工具和指南，帮助其他组织达到 CMS 和 ASHRAE 的标准。工具包括检查洒水车和发电机的核查表、储存和移除的清单、建筑改造中的防范措施——感染控制风险评估表[78]以及医疗机构的灾后重建核查表[79]。

美国医疗器械促进协会

美国医疗器械促进协会（AAMI）是建于 1967 年的非营利基金组织，拥有 7 000 名医疗技术专业人员，主要指导医疗社区发展、管理、使用安全有效的医疗技术[80]等。另外，为了改进医疗器械和灭菌技术标准，AAMI 还开设了一个论坛，讨论关于无菌区的标杆管理。

预防和控制感染的卫生政策：科学与政治的作用

公共卫生政策形成的过程是复杂的。它反映了参与者的异质性，包括其多元化的利益以及不同的政策过程。政策制定和采用既无法脱离现实，也无法按部就班地进行[81]。当决定支持或反对哪一项政策时，民众、利益集团、政府机构和决策者会根据他们个人的政治、思想和文化价值观来判断[82]。并非所有的 HAI 问题都能入选公共的政策，入选的必须是那些使公众或政策制定者产生焦虑、不满意或被他们视为一个难题的议题[83]。使民众产生恐惧或紧迫感或威胁的议题，更容易被提上政策议程。一些问题反映实际的风险，而其他的问题则由于缺乏科学知识导致的轰动或误解，加大了公众的恐惧感。通常，公共政策制定的过程反映了这些因素的组合。

在 20 世纪 80 年代，由于公众的恐惧及其传播方式的不确定、个人身份受到影响以及缺乏足够的信息，HIV/AIDS 首先成为一个政策问题[84,85]。例如，医疗废物处置成为一个重要的政策问题。以规范合理的方式处置医疗废物将不会对人们造成危害[86]，然而，AIDS 的出现加剧了人们对通过医院、诊所或其他医疗机构的医疗设备及用品传播 AIDS 的恐惧，并在政策层面讨论这些问题[86]。由于焦虑、科学上的不确定性及患者潜在的发病率和死亡率所造成的恐慌使得禽流感大流行的可能性也被提上政策议程。另一方面，重大的 IPC（感染预防控制）问题（如不断增加的抗菌药物耐药性、缺乏免疫接种及设备相关感染）直到最近才大部分纳入到了医疗保健专业人士的管理范畴，而没有成为政治上的卫生政策议题。

要吸引政策制定者的注意，健康方面的议题必须表达明确。然而，有些问题由于他们"无形"的本质很难量化[82]。使这些问题受到关注的一个策略是收集和共享有关严重程度的数据，另一个则是公布不良事件。无家可归、移民或其他社会底层人群中的感染者大部分是留给医疗保健专业人员来管理。然而，HAI 数据有效性的日益增加，扩大了其知名度也提高了公众的认识和关注度。消费群体已经成功地阐述了需要强制性地公开报告 HAI 数据，游说州议会颁布了报告章程（有关这些团体的更多信息见表 13.2）。IPC 学会、政府机构和其他组织都加入了这一讨论，媒体将这些问题保持在公众意识的最前沿。

科学和政治都有助于卫生政策的制定。科学是必要的，但往往是不够的。它有助于政策制定的公正性和合理性，但政治因素，如经济学、社会价值观和公众的看法在政策的制定中往往起到更大作用[81]。例如，针对 2005

年更新的疾病预防控制中心结核病(TB)指南,感控专业人员和CDC、国家职业安全与健康研究所(NIOSH)等机构进行了广泛的协商和探讨,从科学的角度来确定结核病防护的呼吸系统方面的策略[87]。类似的讨论在甲型H1N1流感流行期间进行也有过。这些年,专业人士在探讨医疗保健机构多重耐药菌管理的科学、政治、成本以及各种消毒剂[90]问题的同时,消毒隔离[88]和灭菌[89]的标准也一直在不断修订中。IPC实施中各力量之间的平衡将是一个持续的挑战。

伙伴关系的时代:共识和协作

在过去的20年中IPC最主要的改变归功于政府机构、专业机构以及监督机构、各类组织的共同努力和精诚合作。这一努力最早开始于1991年,美国卫生和公共服务部部长邀请IPC的专家帮助CDC起草和修改HAI指南,并成立医院感染控制实践咨询委员会(HICPAC)。同年,美国医疗保健促进会(IHI)成立并开始与众多组织(如TJC)协作,实施和参与多项患者安全和IPC合作项目。其中一个合作的例子是:TJC在手卫生监测项目中与美国和海外大部分领导机构达成协议,确定符合医疗机构手卫生准则的手卫生监测最佳实践。参与机构包括WHO、IHI、APIC、CDC、SHEA、世界患者安全联盟。手卫生项目在2008年出版了免费的教育专著,推荐了手卫生依从性测量最佳实践[91]。

近年来,在地方、州和国家层面推动了众多的合作项目、伙伴关系以及达成共识的文件。通过《美国复苏与再投资法案》的资金支持,疾病预防控制中心资助HAI协调者的招聘与培训,这些协调者深入国家公共卫生部门来与他们国家所有类型的医疗服务提供者合作。在2008年,美国医疗保健流行病学协会(SHEA)、美国感染病协会(IDSA)、美国医院协会(AHA)以及感染控制与流行病学专业协会(APIC)共同合作,颁布了以科学为基础的实用性建议,在医院感染控制和流行病学方面对急症照护医疗机构内的常见医院感染进行防控。急症照护医院预防相关感染的战略纲要[92]在共同的指南中,综合了预防HAI的最佳证据,包括导管相关尿路感染、中央导管相关血流感染、艰难梭菌感染、耐甲氧西林金黄色葡萄球菌(MRSA)感染、手术部位感染、呼吸机相关性肺炎等。疾病预防控制中心还使用了一个协作模块,鼓励地区之间互相学习、分享各个的经验并向公共卫生机构和各类医疗机构包括血液透析、长期护理、急症照护和门诊护理等机构推广[93]。

如今,许多的公-私机构共同合作来降低HAI的方式正产生影响。一个值得注意的项目是密歇根ICU项目,由密歇根市卫生与医院协会与约翰·霍普金斯大学合作完成[94]。该项目通过创建一个跨越密歇根州的社交网络,解决了复杂的组织变革,该网络遍布密歇根各地医院的ICU并分享了一系列最佳实践:减少CLA-BSI,为临床医生制订一份中心静脉置管清单、制订监控措施监测CLA-BSI发病率等。这个项目非常成功,参与的医院发现CLA-BSI减少了66%,相当于该项目的前18个月内,拯救了1500人的生命并节省了2亿美元的费用。这些成就吸引了美国总统和美国卫生与公共服务部长的注意,他们将其放在了优先的等级,从而增加了IPC在美国的知名度[95]。

患者安全和质量组织

美国医学研究所

在1999年,美国医学研究所(IOM)做出了一项里程碑式的报道——《医疗错误:建立一个安全的医疗体系》激起了媒体、政府和医疗保健提供者关于美国医疗保健体系安全性的探讨,以及它对患者的发病率、死亡率的影响和医疗事故引起的成本问题[96]。IOM随后的一个报告发表于2001年——《跨越质量鸿沟:21世纪新的卫生体系》,讨论了医疗保健系统必须变革来提高患者的安全性[97]。最后,IOM的第三份报告——《以身作则的领导方式:协调政府在提高医疗质量中的作用》——发表于2003年,不仅讨论了免疫相关内容,而且估算了如果广泛地实施疾病预防控制中心的指导方针,每年将可挽救超过4万人的生命[98]。

类似的报道导致了更多的患者安全和质量组织的发展,并有助于激励各种绩效支付项目的发展以及地区和国家的协作设计来提高医疗质量,防止HAI。与监管机构一样,讨论所有患者安全和质量组织是不可能的,因此,将在下面的章节中着重讲述其中几个。

美国医疗保健研究和质量机构(AHRQ)

AHRQ前身为医疗政策研究机构,颁布了《医疗保健研究和质量法案(1999年)》,由美国卫生和公共服务部管理[35]。AHRQ是美国医疗照护质量研究的领先机构,负责协调所有质量改进工作和健康服务研究。通过12个循证医学中心,它支持科学的质量研究并维护国立指南库——一个专门收集和组织各种由外部机构和专业团体制订的循证实践指南的网站[99]。

AHRQ网站提供的住院质量指标可以从管理数据库中提取,以协助医院确定发生问题的领域,从而进一步改进[35]。此外,AHRQ患者安全指标包括术后败血症、伤口感染以及特定的感染[35]。AHRQ网站还包含了大量的免费资源,可以用于改善工作,包括消费者的信息。在2006年,AHRQ颁布了质量建议纲要,其中28%的内容是与IPC相关。11条"明确的改善时机"的建议中,有5条与IPC相关,包括中心静脉置管时最大屏障的使用与恰当的手术预防措施的采用[100]。此外,AHRQ资助了一个大规模的研究项目,研究预防HAI的对策。2001年,其中的一些项目涵盖了以综合性单位为基础的安全计划(CUSP),包括预防呼吸机相关性肺炎以及门诊、儿科门诊、手术后切口感染的电子监控和控制艰难梭菌的环境消毒干预措施等[101]。

国家质量论坛(NQF)

NQF成立于1999年,由170个组织组成的不以盈利为目的的公私合作组织,是消费者保护和医疗质量总统咨询委员会的一部分[34]。NQF 的目标是使卫生保健措施标准化,以便于对美国的医疗保健进行比较。NQF 围绕针对住院和门诊机构的保健措施凝聚共识,有利于患者安全分类标准化,并组合成基于循证的建议[34]。通过 NQF 认证的感染预防控制相关措施有:SSI 预防措施、在特定条件下的免疫接种和器械相关 HAI 预防。此外,2011 年 11 月,NQF 命名了一个指导团队,制订了报道HAI 非强制性标准[34]。这促成了国家报告 HAI 的七条非强制性标准,以及感染措施发展和研究的八条建议[102]。

随后许多 NQF 的措施被 CMS 和 TJC 采用,作为医院考核、付费报告和基于价值的采购措施。在其他测量组内,还有约 13 个 NQF 支持的 HAI 控制测量方法,比如护理干预措施和患者安全测定。

美国医疗保健促进会(IHI)

IHI 是成立于 1991 年的非营利组织,旨在全球范围内提高患者医疗服务质量[103]。2005 年 1 月,IHI 发起了全国性的自愿合作项目——拯救 10 万人生命运动——18 个月内减少 10 万个医疗相关死亡人数的目标并且以后每年如此[102]。6 个活动方案中,有 3 个涉及减少 HAI,包括 SSI、VAP、CLA-BSI。VAP 和 CLA-BSI 防控举措包括导管管理"集束化"的实施(组间的循证实践证明,实施综合措施较实施单独措施会产生更好的效果)[104]。这项运动在 2006 年随着"拯救 500 万人生命"的运动而壮大,该活动目标是在 2 年的时间内预防 500 万次医疗事故——HAI 相关方面的措施,包括减少 MRSA 感染和手术并发症[105]。这些运动让参与的医院分享最佳做法、经常参加电话会议进行交流,并且在 IHI 网站倒计时上查看进度[102,104]。除了宣传材料,IHI 网站提供了许多资源来提高患者的护理质量。例如,之前提到的患者之友已经确定了 9 个重点领域,其中 4 个与 HAI 相关,IHI 已为每一个领域提供了改进路线图。

另一个重要的 IHI 项目是"全球触发工具",这个项目由 IHI 设计,最初是用来检测和测量与药物相关的不良事件。如今,它提供了一个易于使用的方法,以准确识别任何类型的不良事件(或伤害),并随着时间的推移测量不良事件的发生率[106]。使用这个工具的目的是帮助医院有一个更有效的方式来识别造成患者伤害的事件,以确定造成危害的严重程度,选择并检测策略来减少伤害[105]。这个工具也可用于 HAI 的预防控制(如器械相关HAI、艰难梭菌感染和 MDRO 感染等)。

循 证 实 践

循证实践被定义为经一定程度科学评论支持的实践。评论的尺度很宽,可使用加权方案(例如,给 CDC 方法学中的随机化以最大的加权、临床对照试验),也可使用专家共识。AHRQ 的国家临床指南提供不同证据等级系统的描述[107]。

美国医院感染控制实践咨询委员会(HICPAC)

IPC 中最广泛使用的是疾病预防与控制中心的医院感染控制实践咨询委员会(HICPAC)[108](表 13.3)、APIC[109]、SHEA[110]等机构的循证指南,它们均使用加权刻度来对证据进行评价。

HICPAC 是一个美国联邦咨询委员会,它由 14 位IPC 专家组成。专家成员向 CDC 和美国卫生部部长提供有关 IPC 实践和策略方面的意见和指南,旨在控制HAI[107]。该委员会颁布的感染预防控制循证指南在美国和世界上其他许多国家广泛使用。大量来自政府机构(如 CMS、AHRQ、NIH)的在职人员和 APIC、SHEA、IDSA、美国围手术期注册护士协会(AORN)、TJC、AHA及其他专业组织和认证机构的联络员,提供这些指南和论文的附加评论和意见书。

最近的 HICPAC IPC 指南见表 13.3。所有HICPAC 的会议是向公众开放的,并且指南的草案公布于《联邦公报》(Federal Register)征求各方意见[111]。指南完成前的最后一步是通过美国管理和预算办公室的同行评审。

表 13.3 CDC 和 HICPAC 的指南、指导方针和建议
(http://www.cdc.gov/hicpac/pubs.html)

年 份	文 件
2011	医疗保健机构诺如病毒性胃肠炎疫情预防控制指南
2011	预防血管内导管相关感染指南
2009	预防导管相关尿路感染指南
2009	在急症护理医疗机构控制碳青霉烯类抗菌药物耐药或产碳青霉烯类肠杆菌的指南
2008	医疗保健机构的消毒和灭菌指南
2007	防止传染病在医疗保健机构传播的隔离预防措施指南
2006	多重耐药菌在医疗保健机构的管理
2006	医务人员流感疫苗接种指南
2005	医疗保健相关感染的公开报告指南:医疗保健感染控制措施咨询委员会的建议
2003	预防医疗保健相关性肺炎指南
2003	医疗环境的感染控制指南
2003	使用天花疫苗在疫苗接种前的建议
2002	预防血管内导管相关感染指南
2002	医疗保健机构的手卫生指南
1999	预防手术部位感染的指南(修订)
1998	医疗保健人员感染控制指南(修订版)
1997	医务人员的免疫接种指南
1995	防止万古霉素耐药性蔓延的建议

由专业协会所制订的指南,如 SHEA、APIC 和 IDSA也使用循证研究。这些指南是由 IPC 和医院流行病学方面的资深专业委员会制订,并由各自的董事会批准。IPC协作具有强大的、成功的 IPC 策略,如集束化,以及其他的在美国以及全球范围内组织实施的创新方法[93]。一致性文件的选择见表 13.4。

免疫实践咨询委员会(ACIP)

与 HICPAC 类似,ACIP 是由免疫相关领域的 15 位专家组成的美国联邦咨询委员会,这些专家由 DHHS 选出，为 DHHS 和主任、CDC 提供疫苗预防疾病方面的指导[112]。该委员会还包括代表着美国政府其他机构的 8 名常委，以及代表其他在 IPC 领域有专长的专业组织的无

表决权人员。ACIP 给疫苗的管理提出书面建议，包括年龄、给药间隔、注意事项、禁忌等。ACIP 建议的制订遵循 HICPAC 的建议。

表 13.4　预防和控制感染的共识文件（部分）

文件/指南	作者或出版方
2011 年版软式内镜处理指南	Petersen B, et al. *Infect Control Hosp Epidemiol*. 2011;32：527-537.
欧洲预防和控制医疗保健相关感染一致标准和指标	Cookson B, et al. *J Hosp Infect*. 2011;79：260-264.
预防急症护理医院导管相关尿路感染策略	Lo E, et al. *Infect Control Hosp Epidemiol*. 2008;29(suppl 1)：S41-S50.
预防急症护理医院中央导管相关血流感染策略	Marschall J, et al. *Infect Control Hosp Epidemiol*. 2008;29(suppl 1)：S22-S30.
急症护理医院防止传播耐甲氧西林金黄色葡萄球菌的策略	Calfee DP, et al. *Infect Control Hosp Epidemiol*. 2008;29(suppl 1)：S62-S80.
急症护理医院预防呼吸机相关性肺炎策略	Coffin SE, et al. *Infect Control Hosp Epidemiol*. 2008;29(suppl 1)：S31-S40.
急症护理医院预防艰难梭菌感染策略	Dubberke ER, et al. *Infect Control Hosp Epidemiol*. 2008;29(suppl 1)：S81-S90.
国家共识标准源自医疗保健相关感染数据报告	http：//www. qualityforum. org/Publications/2008/03/National_Voluntary_Consensus_Standards_for_the_Reporting_of_Healthcare-Associated_Infection_Data. aspx Accessed August 2012.
预防急症护理医院医疗保健相关感染策略汇编	Yokoe DS, et al. *Infect Control Hosp Epidemiol*. 2008;29(suppl 1)：S12-S21.
美国感染病协会和美国医疗保健流行病学协会制订的一项医疗机构项目计划以提高抗菌药物管理的指南	Dellit TH, et al. *Clin Infect Dis*. 2007;44：159-177.
新生儿 ICU 耐甲氧西林金黄色葡萄球菌感染暴发的疫情管理共识	Gerber SI, et al. *Infect Control Hosp Epidemiol*. 2006;27：139-145.
软式内镜处理指南	Nelson DB, et al. *Dis Colon Rectum*. 2004;47：413-420.
囊性纤维化患者的感染控制建议：实施微生物学、重要病原体和感染控制措施，以防止患者间的传播	Saiman L, Siegel J. Cystic Fibrosis Foundation. *Infect Control Hosp Epide-miol*. 2003;24：S6-S52.
炭疽作为一种生物武器（2002 年）：新的管理建议	Inglesby TV, et al. *JAMA*. 2002;287：2236-2252.
NIH 对丙型肝炎管理声明（2002 年）	NIH Consens State Sci Statements. 2002;19：1-46.
医院环境中的基础设施和必要活动的感染控制以及流行病学的要求：一个共识小组的报告	Friedman C, et al. *Am J Infect Control*. 1999;27：418-430.
全球共识会议：最后建议	*Am J Infect Control*. 1999;27：503-513.
医院感染控制和流行病学的基础设施和必要活动的要求：一个共识小组的报告。美国医疗保健流行病协会	Scheckler WE, et al. *Infect Control Hosp Epidemiol*. 1998;19：114-124.
耐甲氧西林金黄色葡萄球菌暴发：共识小组的定义和管理指南	Wenzel RP, et al. *Am J Infect Control*. 1998;26：102-110.
美国医疗保健流行病协会和感染病协会对预防耐药性的研究：预防医院抗菌药物耐药性的指南	Shlaes DM, et al. *Infect Control Hosp Epidemiol*. 1997;18：275-291.
输血相关感染性疾病检测。美国医疗保健研究所研究小组关于输血相关感染性疾病检测	*JAMA*. 1995;274：1374-1379.

专业机构对感染防控及医疗保健流行病学实践的影响

美国感染控制与流行病学专业协会（APIC）

APIC 成立于 1972 年，它是美国第一个感控专业人员的专业组织，致力于减少医院感染。APIC 是感染预防控制领域最大的专业组织，在全球有 14 000 多名成员[113]。APIC 的使命是通过预防感染创造一个更安全的世界。目标的达成需要通过以较低的成本提供更好的照护来促进患者身体健康[114]。早在 1978 年初，APIC 强调需要训练有素的感控专业人员[115]，并鼓励专业人士采用流行病学的原理和方法来解决感染、质量和危险因素方面的问题[116]，最近，又增加了患者安全策略。为了支持感控专业人员的专业发展，APIC 出版了一本综合教科书来指导实践[117]，并且最近又为感控专业人员颁布了新的

能力素质规律[118]。

感染控制与流行病学认证委员会（CBIC），1980 年由 APIC 建立，是一个自愿的、自主的、多学科的委员会。领导和管理感染控制专业人员的认证过程，并通过认证考试的形式对感控专业人员和流行病学家提供流行病学知识[119]。

美国医疗保健流行病学协会（SHEA）

在 1980 年，一群医生（主要是传染病领域的专家）创立了 SHEA，一个致力于发展、应用和传播科学的医疗保健流行病学知识来预防医院感染及其他不良后果的专业组织。SHEA 的目标之一是将知识转化为有效的政策和实践[109]。目前，SHEA 已有超过 2 000 名成员。自成立以来，该组织已扩大其成员数量，包括感控专业人员和较大比例的国际成员。

SHEA 为影响 IPC 所做的努力促进了教育科研基金

会的成立,以推进领域发展、教育和认识领导人、促进国际理念交流并树立科学研究程序[120]。此外,SHEA 创建了"SHEA 研究网络",联合近 200 家医院,就医疗保健流行病学的重要性项目进行合作研究[121]。SHEA 也开始计划与世界上流行病学方面的新兴领导人建立良好的关系。在第一年,"国际大使计划"在教育和支持 42 位医院流行病学专家和感控专业人员方面十分有价值——他们代表亚洲、非洲、拉丁美洲、中东和欧洲的 22 个国家——他们用有限的资源致力于提高护理质量和减少感染[122]。最后,SHEA 不断回顾医疗保健流行病学中挑战性的问题,并发表白皮书、相关论文和手册或指南,其中包括一些热点问题:抗菌药物管理、流感免疫、特殊病原体的管理和政策问题等。

SHEA 和 APIC 积极倡导理性和务实的 IPC 策略以及保障维持 IPC 活动所需要的资源并促进医院流行病学项目。这两个组织在同行评审期刊[《美国感染控制杂志》(AJIC)、《感染控制和医院流行病学》(ICHE)]发表立场文件、共识文件、指南和科学研究以及引人深思的关于国家和领域政策问题的文章。这些协会也认可其他组织(如 IDSA、IHI)的一些参考指南,以此来完善自己的一些建议,促进最佳实践。APIC 和 SHEA 还积极培训其成员、立法者、监管机构、CDC 和其他机构,内容包括 IPC 的法规、标准和对新出现问题的回应方面的发展。SHEA 和 APIC 对促进 HICPAC 中的一些指南的形成均有贡献。

感染预防专家和多家机构在实践中的相互作用和影响:在医务人员中接种流感疫苗(个案研究)

通过提高卫生保健人员(HCP)流感疫苗接种所做的努力可以说明不同的认证标准、专业机构和监管机构之间的相互作用。

自 1984 年以来,APIC 建议所有的 HCP 接种流感疫苗[123]。尽管有这一建议,但 HCP 流感疫苗接种率一直维持在较低水平。HCP 的流感免疫接种是一个患者安全问题,因为 HCP 可以在出现症状以前(至少一日前)传播流感病毒,许多患者也因此被传染而增加流感发病率和死亡率。

CMS 的 CoP 482.42 节中(a)(1)要求"感染控制医生或领导人必须有一整套系统来识别、上报、调查及控制病患及员工的感染以及传染病"[59]。根据指南说明,与 CDC 和 ACIP 建议的一样,这个 CoP 要求感染预防控制项目针对指定的传染病,对职工的接种状态有相应的衡量措施及负责部门[59]。

2006 年,TJC 采用了 IC.02.04.01 标准,要求认证医院、偏远地区定点医院和疗养机构有为 HCP 接种流感疫苗的项目,其中应包括持证独立执业的医务工作者和职员[124]。这个标准与为公众所熟知的 ACIP 建议一起,扩大免疫接种范围,包括对职工进行教育以及现场提供接种服务[125]。2012 年,TJC 修订了 IC.02.04.01 标准,要求医疗机构在感染预防控制计划中纳入提高流感接种率、逐渐提高机构疫苗接种率的目标,在 2020 年,达到 90% 的流感疫苗接种率。医疗机构应有书面的计划书来阐述他们提高流感疫苗接种率的决心和信心,分析疫苗接种率下降的原因并且向相关人员提供接种率数据。然而,强制 HCP 接种流感疫苗这一标准已经废止[51]。APIC[126] 和 SHEA[127] 也把每年的流感疫苗接种作为保护患者和 HCP 的一种措施。

尽管很多机构均有如此建议,但在 2010~2011 年流感流行季节[128],据报道只有 63.5% 的 HCP 接种了流感疫苗。另外,只有 13% 的 HCP 反映他们的医疗机构要求接种[127]。要求接种疫苗的机构与不要求接种疫苗的机构中,接种率相差巨大。强制要求接种的机构中,接种率达到 98.1%,而不强制要求的只有 58.3%[127]。

2012 年 5 月,NQF 通过了一项 HCP 流感疫苗接种的衡量方法,这已在 2015 年被纳入 CMS 医院 IQR 的测量项目。

面对公众的压力、政府关注度、推广度的增加以及逐渐对这些重要患者安全问题的承认,更多的医疗机构正在要求员工接种流感疫苗,这也得到了 HICPAC、ACIP、IDSA、APIC 和 AHA 的有力支持。这些努力都是为了减少医疗系统内的流感传播,从而提高 HCP 和患者的健康水平。

总　　结

为减少医院感染,很多专业的政府部门、监管部门、志愿服务、公共与授权机构和领导们,以及州立的、国家的和世界范围的非营利组织都在做出努力,这些机构和专业协会间的合作正在日益变得强大。感控专业人员、流行病学家以及标准制订和咨询小组前所未有地得到了来自各方的支持,以减少美国和全世界的 HAI。

第14章

抗菌药物管理：程序化管理优化抗菌药物使用

Robert C. Owens, Jr. and William R. Jarvis ■ 张丽伟 译 ■ 廖 丹 审校

引 言

微生物占了人体 10^{14} 个细胞的 90%[1]。因此，不足为奇的是，抗菌药物所带来众所周知的好处的同时也带来非预期效果，如对有益微生物群的影响以及对耐药性演变的影响。实际上，抗菌药物的使用是一把双刃剑。它们挽救生命所带来的益处及对病情的改善是一个奇迹，然而，剑的另外一缘也很锋利。比如，以药物不良反应的形式产生严重伤害（如肝毒性、尖端扭转型室性心动过速、过敏反应、肾衰竭等），发展为威胁生命的艰难梭菌相关疾病（CDAD），及出现抗菌药物耐药性[2-3]。前两者可在治疗期间出现，且对于医生来说较为直观，而耐药性出现经常较晚而且不太明显。

据说，那些只顾往前而不知回顾的人注定要让历史重演。1956 年，著名的微生物学家 Ernest Jawetz 曾经写道："大体上，抗菌药物在医学治疗中的地位是很令人满意的。大部分细菌感染可以简单、有效又便宜地得以治愈。由于细菌性疾病导致的死亡率和发病率降至很低，所以它们已不再是重要的医学难题。这些成就被人们广泛认可和赞赏。"[4]

他继续在论文中说道："作者希望唤起人们对于抗菌药物滥用的注意，以及它的起因和后果……"[4] 在这些早期的乐观评论过去 50 多年后，在目前的抗菌药物时代，很多感染已经不容易治愈，发病率和病死率也很高，而且许多感染性疾病已经成为现代医学难以解决的问题。Jawetz 呼吁的主题对于今天的许多传染病专家来说仍然是一个挑战，即呼吁大家关注抗菌药物的滥用及其起因和结果。

实际上，目前已发表的数据表明，许多开处方者并没有完全意识到保留这些治疗资源的重要性。人类每年消耗掉将近 2 500 万英镑的抗菌药物，用在 30%～50% 的住院患者身上，同时非住院的美国人接受了 1.6 亿个疗程的抗菌药物治疗[5]。而且，数据显示有 50% 的抗菌药物使用是不恰当的。管理这些珍贵的资源已经成为许多机构优先考虑的事情，这些机构包括美国感染病协会（IDSA）、美国医疗保健流行病学学会（SHEA）、传染病药剂师学会、谨慎使用抗菌药物联盟、疾病预防与控制中心（CDC）、世界卫生组织。实际上，最近已经发表了由许多学会支持的共同的指导方针，重申了在医疗保健机构中需要积极主动、程序化管理来优化抗菌药物使用[6]。

自从 Finland 和 McGowan 做了许多初始工作后，已证明很多措施可以减少非必要性的抗菌药物使用、优化剂量及持续时间以使副作用降至最低[7-9]。许多研究评估了干预措施对住院患者抗菌药物使用的影响，小部分研究也评估了干预措施对出院患者抗菌药物使用的影响。本章会强调为什么正确使用抗菌药物是有必要的，以及为什么制度的执行（包括潜在的阻力）对于最优化抗菌药物使用来说是很有必要的。同时也会讨论这一项目与感染预防与控制项目和微生物实验室之间的合作性质。

最优化抗菌药物使用的依据

抗菌药物耐药性

通过选择合适的品种、剂量及疗程来优化抗菌药物的使用，被认为是减少临床重要病原菌耐药性的一项重大策略[10]。耐药性产生的原因较多且复杂，抗菌药物使用范围并不仅限于人类。正因为如此，现在很难找到快速的解决方案[11]。尽管自原生浆液（译者注：构成地球上生命起源的化学混合物）出现开始就存在抗菌药物耐药性，但它真正开始于 20 世纪 20 年代，那时发现了费佛杆菌（现在称为流感嗜血杆菌），其表现出对青霉素的自然耐药性，此时青霉素还未被临床使用。随着 20 世纪 30 年代 Gerhard Domagk 引进磺胺类药物，人们注意到淋病奈瑟球菌和肺炎链球菌等菌株逐渐发展，部分对其"不敏感"[12]。20 世纪 40 年代，当青霉素开始用于人类感染的治疗后，观察性研究迅速由实验室转向了临床。1944 年 5 月 15 日，《时代周刊》报道，最初对金黄色葡萄球菌血液感染（BSI）有效的神奇药物——青霉素，已经开始无法治疗由带有青霉素酶的菌株引起的感染。

这一讨论的重要性在于，一些研究在抗菌药物使用与耐药性之间建立了强烈的关联性。Levy 等人开发了一个生物学模型，其展示了人类抗菌药物的使用和耐药性的选择之间的清晰关系[13]。另外，一些支持性的数据可以在各类研究中找到，比如体外研究、生态学研究（显示药物暴露与耐药性相关）、对照试验（显示使用过抗菌药物的患者更可能被耐药性细菌定植或感染）、前瞻性研究（显示抗菌药物的使用与耐药菌群的产生有关）[13-15]。随着许多制药公司不再支持抗感染药物的研发，且较少的新化学实体得到鉴定，我们现在应该前所未有地关注抗菌药物耐药带来的后果。

由监测研究得到的数据表明，肺炎链球菌和流感嗜

血杆菌中的耐药性已经阻碍了社区获得性呼吸道病原体感染治疗方案的选择和实施[17-18]。对于医疗保健相关感染（HAI），耐药性成为及时选用正确抗菌药物种类和剂量来治疗患者的一个重要障碍。几项最近的研究都表明，选择错误的抗菌药物和不恰当的剂量对患者的结局有巨大的影响[19-20]。因此，医疗系统内致力于制定抗菌药物使用监管的纲领性措施，其重要价值在于提供指导和实施，使抗菌药物的益处最大化。抗菌药物管理方案（ASP）不但能推动基于当地疾病或病原谱的指南、方案和命令所构成的多学科的发展，而且能保障随时可用的人力资源，方案中除了日常干预措施外，还可提供计算机决策支持。

患者安全

无论是否合理使用，抗菌药物对患者都有潜在的危害。比如，大环内酯类、酮内酯类或氟喹诺酮类都与 QT 间期延长有关；大环内酯类或酮内酯类通过抑制细胞色素 P450 3A4 的形式影响代谢能力；复方新诺明与史蒂文斯-强森（Stevens - Johnson）综合征有关；β-内酰胺类导致的过敏反应众所周知[3,21-22]；而所有的抗菌药物均与 CDAD 有关。令人不安的是，CDAD 的发病率与严重程度正在增加，而且传统的治疗似乎疗效甚微[24-25]。由抗菌药物引起的潜在伤害应当使得临床医生，即使最鲁莽的临床医生，不为非细菌感染患者开具抗菌药物，应该及时停止治疗并在停药后仔细监测患者情况[2]。另外，抗菌药物是独特的，不像任何其他种类的药物。某人可以由于一个耐某药物的病原菌引发感染，而他并没有接受过该种抗菌药物的治疗。因此，抗菌药物被认为是"社会药物"，因为其使用具有社会效应[26]。

优化抗菌药物使用的项目

基于医院的 ASP

许多研究已经评估了医疗系统中干预措施对抗菌药物使用的影响。利用广泛的资源、方法论、干预措施（经常为多重的）和结局测定（通常考虑成本、抗菌药物消耗、患者安全和较少的耐药性），许多研究已经开始实施。在认真思考了这些研究结果后，IDSA 和 SHEA 共同发布了一份指导性文件，可以为发展、实施和监测 ASP 的影响提供框架[6]。

IDSA/SHEA 指导原则：机构内加强抗菌药物管理项目

一个有效的 ASP 不仅反应在财政上可以自给自足，而且要以患者安全为宗旨[8,27-33]。因此，机构没有理由不成立一个正式的项目来提高抗菌药物使用质量。意识到一些机构在规模和可提供服务上的差异，ASP 应当相应地进行个性化定制。

干预策略

近几年逐步形成了两种主要的干预形式。第一个为处方审核和反馈（"事后"程序）。这需要获取每天（小医院可每隔一天）患者接受的抗菌药物清单并确定干预措施，比如调整药效剂量、根据培养和敏感性结果及时降阶梯治疗并识别多余治疗、肠外给药到经口给药的转换、鉴别药物间的交互作用、依从指南与方案，以及推荐更具有成本-效益的治疗（图 14.1）。建议主要通过口头或书面的形式给予开具药方者。书面形式的沟通常常临时放置在病历中，在出院的时候移除。这就可以灵活地决定哪些可以记录下来，并且 ASP 团队成员可以有效交流教育信息，在为何推荐该干预措施上提供引文或参考文献。这一项目的好处是：无论是规模大小[9,27]，医疗机构均可实现个性化定制[29]；保留了处方者的自主权，增加了"教育性"对话；同时由于抗菌药物已经开具好，从而避免了抗菌药物治疗不及时的可能性。不利的因素是建议具有可选择性[尽管有途径来更正多次被拒绝的建议，即通过与部门主管或机构委员会（如医疗执行委员会、药学和治疗学委员会、患者安全委员会）沟通]。医学中心（MMC）的项目已经使用该主要策略 5 年[8,27,33]，其他的机构则使用了更长的时间[28]。

第二个主要的策略是预授权或"事前"项目，它会限制大多数抗菌药物的审批。团队成员携带寻呼机或电话，用来接收限制性抗菌药物的审批申请。在互动的时候，要么抗菌药物合理通过审批，要么就会提出另外一种建议。宾夕法尼亚大学[34,35]、匹兹堡大学[36]及其他一些大学[37]几年来已经将"预授权"作为首要策略。这个策略的好处之一是可把所有最初的处方给精通抗菌药物治疗的专家过目，好处之二是这些项目直接且显著地节约了成本。这一策略潜在的缺点包括：抗菌药物处方自主权的丧失，这将会导致有些人"钻制度的空子"[38]，并且培养潜在的敌对关系（如果重要且固执己见的开药者不认同并妥善执行）；初始治疗有可能被延迟；既耗时又耗资源的方案（通常每周 7 天，包括夜晚时间的应急方案）；需要在只有少量实际感染情况的信息的情况下做出决定（2～3 天还无法提供培养和药敏结果，并且信息通过开药者传递给 ASP 团队成员时质量可能会有变化[39]）。

实际上，尽管 ASP 会倾向于这两个主要策略中的一个，但经常存在重叠使用的情况。比如，在 MMC 的项目中，尽管主要依赖于处方审核和反馈，但也会整合一小部分需要审批的抗菌药物[8]。ASP 最有价值的一点是负责监督整个机构抗菌药物的使用。尽管在中等规模或大规模医院都会设置提供感染性疾病（ID）咨询服务的内科医生、ID 药师及感染控制部门，其在某些相关的重点领域上是共存或协作关系，但是在制度的层面上并没有分配抗菌药物的管理责任。一个有行政支持的 ASP 将不同专业的资源集中起来，并将责任分配下去。

团队成员

制订机构内加强抗菌药物管理项目的 IDSA/SHEA 指南时要非常清楚以下问题：ASP 受两个核心团队成员的指导或配合指导———一个 ID 医生和一个经过培训的 ID 药师，两者均按时计酬。药剂师应当接受过 ID 方面的正规培训或者熟知抗菌药物合理使用的相关知识，并能不断学习以保持专业技能。其他团队成员最好包括专职的信息工程师、微生物学家和感染防控人员或医院流行病学家。图 14.2 举例说明了 MMC 正在使用的一个的最

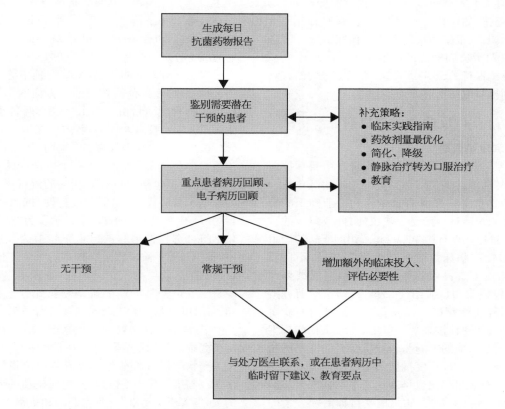

图 14.1 住院期间审查项目工作流程图

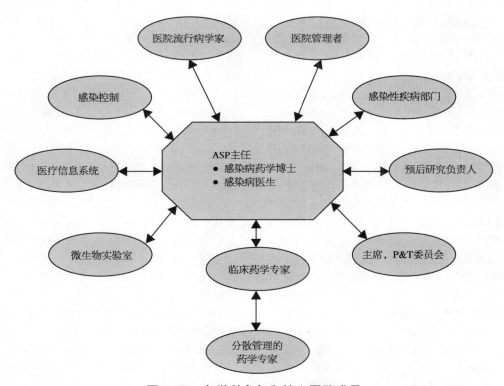

图 14.2 多学科参与和核心团队成员

优的合作和伙伴关系示意图,由之前的模型演变而来[40]。行政委员会的支持(如药物与治疗委员会)很有必要。干预措施的理念、职责、报酬和报告方法应该在实施之前进行讨论,以解决期望值和资源的问题。随着医疗环境不断改变,应该继续保持ASP与管理层、委员会之间的有效交流,并随时间推移继续推进。

处方预审、反馈及预授权研究

处方预审和反馈策略

Fraser[27]等人设计了一项针对住院患者中目标抗菌药物干预措施的前瞻性随机对照研究。这一团队包括一个ID兼职内科医师和一个具有抗菌药物专业知识的药学博士。干预组($N=114$)接受了建议(书面或口头的),而对照组($N=111$)并没有接受。校正了组间疾病的严重程度后,在对治疗的临床疗效和微生物学结果、不良反应、住院患者死亡率或再入院率等方面,两组的结果相似。干预措施包括改为口服给药(31%)、调整给药方案或剂量(42%)、停止治疗(10%)或者进行额外的实验室检测(18%);85%的建议被采纳。多元Logistic回归模型能确定随机干预组采取的措施为较低抗菌药物支出的独立预测因素。据保守估计年度抗菌药物支出减少97 500美元。干预组与对照组相比也呈现出了平均住院天数减少的趋势(20天 vs. 24天)。50%接受目标治疗方案的患者在他们接受治疗的第三天改进治疗方案,使治疗用药更窄谱,从而降低抗菌药物方面的花费。最重要的是,减少抗菌药物的使用没有对患者的结局产生负面影响。该研究随后被作为一个平台来实施了一项在活动类型和服务人群数量上更加庞大的ASP项目。该团队目前包括一个兼职的ID内科医师(每天2小时,每周5天)和一个全职的ID药学博士。他们与流行病学和感染防控部门、感染性疾病科、药剂科、行政部门、患者安全员、药物与治疗委员会之间有着紧密的合作。

Srinivasan等人研究了在约翰·霍普金斯医院中抗菌药物管理方案对抗菌药物支出的影响。在完善的ASP引入之前,医院使用的是一个封闭的药事系统,对部分抗菌药物采用事先审批程序。ASP包含一个医院资助的ID内科医师、ID药学博士和数据分析师。除了儿科和肿瘤科,该团队在医院的所有领域都进行了抗菌药物治疗方案的审查。团队的干预措施包括开展一项抗菌药物使用情况的调查、使用只针对具体医疗机构的指南、同步审查抗菌药物治疗方案以及进行宣传教育。一个有关"知识、态度和信念"的调查用于判断抗菌药物相关知识(包括抗菌药物的使用和耐药等)是否不足,以便对住院医师进行针对性的培训[41]。有趣的是,仅有18%的人将该项目看作患者治疗过程中的阻碍,70%的人希望得到额外的抗菌药物使用方面的反馈。医院指南每年都会出版并更新。抗菌药物治疗的干预措施要在细菌培养前实施,药敏结果只会在主动要求或者要用到需要预授权的抗菌药物时才会提供。而对于其他所有科室,在获得微生物学的数据后才提出干预措施。执行ASP提出的建议的依从

性达到79%。所覆盖区域的抗菌药物成本第一年下降了6.4%,第二年下降了2.2%。假设通货膨胀率稳定在4.5%,那么,对于2002年和2003年的财政年度来说,节约的成本分别为224 753美元和413 998美元。

Bantar等人证明了其ASP干预措施在抗菌药物使用、成本节约和抗菌药物耐药性方面的干预能力[42]。该抗菌药物管理项目由一名ID医师、两名药剂师、一名微生物及实验室技术人员、一名内科医生、一名计算机系统分析员组成。以6个月为一个周期,公布了4个连贯的干预策略。在前6个月,引入一个可选择的抗菌药物表格申请单(内容包括ID诊断、相关的流行病学数据等),同时收集了基线数据(如细菌耐药性、抗菌药物使用、处方行为、HAI及粗死亡率)。第二阶段为"初始干预"时期,包括将可选择性填写的申请单转换为强制性填写的表格,根据对第一阶段收集到数据的评估,向临床医生提出反馈。第三阶段为"教育"阶段,临床医生就多学科团队中每个成员开具的新的抗菌药物处方进行口头上的协商。第四阶段称为"主动控制"阶段,与第三阶段相似,但是ASP成员会在必要的时候修正处方。在这四个阶段,抗菌药物品种均不受限制。为了评估一种特定药物与其相关药物的使用率的关系,会计算一个指标[如头孢吡肟使用率与第三代头孢菌素(头孢曲松和头孢他啶)使用率的关系,等于头孢吡肟/头孢曲松和头孢他啶的使用量×100]。使用量的数据用限定日剂量(DDD)测量。随着项目周期的进行,所节约的成本有所下降(第2、3和4阶段分别减少261 955美元、57 245美元和12 881美元)。将来自第一阶段的抗菌药物申请单(干预前自愿填写,$N=450$)与第四阶段(主动干预强制填写,$N=349$)相比,ASP确认了以病原学为基础的治疗意愿正在增加(27% vs. 62.8%,$P<0.000\ 1$)。在第四阶段,该团队对27%的抗菌药物申请单提出改进建议。干预措施中,剂量或用药时间(不指定)减少11.5%,47%涉及降级治疗而选择窄谱抗菌药物,86.1%与降低成本有关。HAI的影响(如住院时间和死亡率),只有住院天数有统计学意义($P=0.04$)。相对于第三代头孢菌素,头孢吡肟的使用率有所增加,这与奇异变形杆菌、阴沟肠杆菌(而非大肠埃希菌或肺炎克雷伯菌)对第三代头孢菌素的耐药率下降有关。相对于第三代头孢菌素,氨基青霉素/舒巴坦使用率的增加、万古霉素使用率的持续性下降与耐甲氧西林金黄色葡萄球菌(MRSA)的下降有关。另外,铜绿假单胞菌对碳青霉烯类耐药率下降到0,这与碳青霉烯类抗菌药物消耗的减少密切相关。

Bantar等人的研究不同于之处在于,它使用了一个交错的方法。尽管随着阶段的进展,成本节约越来越少,但仍然不能忽略影响成本的所有影响因素的累积效应。此外,第四阶段为长期的成功提供了一个综合机制,且可作为一个模板,在有必要时引入其他方案。该项目指出,抗菌药物耐药性的降低部分归功于碳青霉烯类抗菌药物或头孢曲松钠的高使用率、很少开具头孢吡肟或氨基酸青霉素/舒巴坦、同时院内闻名的问题病原菌(如产AmpC

酶和耐碳青霉烯类抗菌药物的铜绿假单胞菌）减少等因素。相较于碳青霉烯类或第三代头孢菌素类的高使用率来说，人们注意到青霉素类复方制剂或头孢吡肟对环境的影响较小[9,43-44]。

另一项研究证明了多学科 ASP 的影响，该 ASP 使用综合的干预措施，包括药品供应目录的最小化、全方位教育（如直接沟通、抗菌谱、每 6 个月同伴互评）、与医疗团队紧密合作、引入指南（适当的初始经验性治疗、转换疗法、疗程）等[31]。对所有接受医学服务的成年患者（$N=500$）在项目引入前都进行了持续的评估和实施后回顾。通过 DDD 和医院支出数据分析，该项研究表明，整体抗菌药物使用率降低了 36%（$P<0.001$），静脉抗菌药物使用率降低 46%（$P<0.01$），总支出降低了 53%，（$P<0.001$）。但取得这些进步的前提是不损害患者照护质量（由患者住院存活率、临床改善及愈后情况、住院时间或小于 30 天内的再次入院率等因素决定）。4 年的评估期间，这些效益持续存在。

Carling 等人对其 ASP 评估了 7 年之久。该 ASP 由一个内科医师（1/4 时间兼职）和药学博士（全职）组成，两者都经过了 ID 的专业训练。抗菌药物消耗通过目标抗菌剂每日剂量（DDD）/1 000 患者住院天数计算。该项目每天执行 8 小时，每周 5 天，且在此期间，新申请单通常在发出的 4 小时内得到评估。8 小时之外的订单通常会在药学博士下次值班时被优先考虑。当团队发现了有问题的方案时，就生成非正式的书面记录并放在患者的病历中。在药学博士和处方医生之间也会产生"学术细节"，用于补充书面建议。通过内部标杆和外部标杆，将自身与美国 CDC 国家医院感染监测（NNIS）系统内的类似医院进行比较来评估其对耐万古霉素肠球菌（VRE）、MRSA 和艰难梭菌相关腹泻（CDAD）的影响。在过去的 7 年里，注射用广谱抗菌药物下降了 22%（$P<0.000 1$），在此期间，其所观察的患者人群中敏感性提高了 15%。艰难梭菌（$P=0.000 2$）或耐药的肠杆菌科病原菌（$P=0.02$）引起的 HAI 降低。MRSA 检出率不受影响。

一个小规模医院（120 张病床的社区医院）也使用处方预审和反馈策略成功地执行了一项 ASP[29]。该 ASP 包括一位 ID 医师、一位临床药师和一位来自感染控制与微生物实验室的人员。ID 医师每周工作 8～12 小时。对于接受目标药物或疗程较长的患者，每周有 3 天时间对其抗菌药物治疗进行评估。如果需要提出建议，他们会通过在患者病历中临时放置表单和打电话的方式告知。第一年共有 488 条建议，接受率为 69%；抗菌药物支出下降 19%，估计节约成本约 17.7 万美元。常见的干预为中断冗余的抗菌药物疗法、中断选药不合理或疗程不合理的治疗方法、将静脉给药改为口服给药或在方案中代替或添加一种抗菌药物。

预授权策略

White 等人基于抗菌药物成本和（或）抗菌谱执行了一项 ASP 来限制抗菌药物的使用[37]。通过专用寻呼机建立了一周 7 天、全天 24 h 待命系统，临床医生将通过呼叫此寻呼机来获得限制性抗菌药物的批复。在他们的准试验研究当中，患者执行前期与执行后期疾病严重程度相似。组间结局测量指标差异无统计学意义，这些指标包括生存期（$P=0.49$）、血流感染相关的住院天数（$P>0.05$）以及更重要的抗菌药物使用时间（$P>0.05$）。ASP 执行后，小组所取得的益处是许多病原菌对联合用药敏感性提高了，主要涉及非发酵革兰阴性杆菌或肠杆菌科，广谱抗菌药物使用量明显下降，每年抗菌药物成本减少（803 910 美元）和每个患者每天成本显著下降（从 18 美元降至 14.4 美元）。

我们当前的 ASP 的常识多来源于过去 20 年间宾夕法尼亚大学各种严谨的研究[40]。最初 Gross 等抗菌药物管理团队（AMT）成员（一个 ID 药学博士或 ID 医师）在工作日使用一个专用寻呼机来进行工作[34]。第二年工作时间覆盖到晚上和周末。根据手头的计划，受限的药品会在晚上发出，直至第二天早晨。该 AMT 对 ID 普通医师与 ID 药学博士和（或）ID 内科医师执行的干预措施进行评估。他们最终总结认为，相比于由 ID 普通医师执行的干预措施，由经验丰富的 ASP 团队成员[ID 药学博士和（或）ID 医师]执行的干预措施成本效益更高，且能使治疗用药更窄谱。在他们研究结果的基础上，ID 普通医师会更充分地融入 ASP 团队，而且与 ID 药学博士和 ID 医师之间的工作更为直接。AMT 也将其企业内部网及互联网上的限制性抗菌药物清单和指南等资源刊登在可以（至少部分人可以）访问的网址上（www. uphs. upenn. edu/bugdrug）。除了预授权方法之外，作为积极干预措施的补充，AMT 还与医院的流行病学专家紧密合作，共同制订抗菌药物选用及剂量的指南，积极参与抗菌药物的规定制订，与药物和治疗委员会紧密合作，提供教育培训，并连续评估抗菌药物的消耗趋势[40]。

潜在的阻碍

文献曾报道了一些 ASP 曾经历过的误区。对于在初期急需广谱抗菌药物治疗的危重患者来说，延迟批准某种必要的抗菌药物无疑是有害的。White 等人的研究显示，在项目引入前后，抗菌药物的管理并没有延迟的情况发生，然而，批准时间以及从批准到抗菌药物使用的时间必须作为监测过程中的一项指标[37]。医师意识到自主权受到威胁成为项目有效实施的重大障碍。根据 LaRocco[29] 等和 Owens[8] 等的经验，对处方进行前瞻性审核并采取含较少抗菌药物限制的反馈策略能提升干预时的培训效果，同时消除干预对象的负面抵触情绪。因此，无论采用何种方法，保持与一线医生密切的沟通和培训是至关重要的。钻制度空子的想法不能忽视，这是人类的本性使然。某项目报道了一起医院感染的暴发，随后介绍了他们的 ASP[38]。在医疗记录当中，医院感染的发生率上升了 30%（医院感染发生率从 11/1 000 患者住院日增加到 14.3/1 000 患者住院日，$P<0.05$）[38]。在对这一异常发现进行进一步调查后，证实这次医院感染暴发是一次"假暴发"。临床医生想要证明他们使用的抗菌药物合理，就必须要在病历中确证感染发生，因此，很多临

床医生为使用有特殊限制的抗菌药物而记录感染情况。

认为 ASP 仅仅被经济因素驱动的观念也会成为项目实施的阻力。然而，美国感染病协会（IDSA）、美国医疗保健流行病学学会（SHEA）以及一些其他部门的指南，认可这些项目时并非根据项目潜在的成本节约，而是将其作为提高患者安全的一种手段，以减少由于不必要的抗菌药物使用而带来的选择压力，从而遏制耐药性的演变。通常情况下，优化抗菌药物的使用以提高疗效、降低耐药性所带来的另一个作用就是成本节约，项目已经在财政上证明了这一点。ASP 的实施者在促进 ASP 时必须认识到这一点。项目资金投入可能在一些机构会成为障碍，但在 IDSA/SHEA 的指南中提到，很多 ASP 领域的研究中也指出，ASP 的不利之处是只能回本，不能赚钱。

主要 ASP 策略的补充项目

处方集制度

教学医院的调查表明，80% 的医院都会通过各种机制来限制开处方者使用抗菌药物[45]。限制处方是影响抗菌药物使用的最直接方式，也是 ASP 预授权策略的首要核心内容。大多数医院，不论是否有 ASP，都通过按类别限制抗菌药物的数量的方式来实行该策略。这种限制策略是被动的干预策略，然而，ASP 通过使用预授权或处方审核和反馈策略可将 ASP 策略转化为积极干预策略。

按类别仔细选择抗菌药物时不仅要深入分析药物的基本要素（有效性、安全性和成本），如果可能的话还要评价抗菌药物诱发耐药的可能性和该药的药代动力学。拥有 ASP 的一个好处就是使该评价过程更集中，而与药物和治疗学委员会密切合作可建立最优化的处方集，其中配备最佳药物供特定医疗机构使用。尽管杠杆合同是个有用的工具，但成本评估并不仅限于购买价格[46]。重要的一点是当评估抗菌药时应考虑到护理的总成本，但由于体系内成本划分的原因[也可称为"竖井心理"（注重规程而不注重功能——译者注）]，该评估并不总能进行。例如，对于感染 MRSA 的患者，尽管口服利奈唑胺比静脉注射万古霉素贵 8～10 倍甚至更多，但口服利奈唑胺可以缩短住院时间和提高出院周转[47-50]，这对医院来说会产生特别的经济吸引力，无论是在 MRSA 感染率高的大规模医院来看（因为住院的床费远高于药费），还是从缩短住院时间、减少传播来控制感染这一方面来说，更重要的是从患者方面来看，因为他可以在家服药治疗而不用住院。在 MMC 内，ASP 与护理协调和感染控制部门合作，利用了临床症状稳定后的患者从静脉注射转为 MRSA 口服治疗的有效过渡，如口服利奈唑胺（有些情况下也用米诺环素）。这种转换的目的就是减少在家里安装静脉注射设备和专业护理设施的麻烦[33]，如果这些设备仅用于万古霉素注射。

事实上，对目前有证据引起病原菌耐药性不断增加的药物（如头孢他啶），要优先替换为同种类别抗菌药物中的一种，但这些药品对耐药性的选择能力正在减弱（如头孢吡肟）[8,9,42,51]。以第三代头孢菌素高使用率为特征的医院，许多研究均表明第三代头孢菌素的替代品头孢吡肟或哌拉西林/他唑巴坦能有效减少选择性压力（与感染控制措施相一致），这种选择性压力会促使难治性 β-内酰胺酶（如 AmpC 酶、超广谱 β-内酰胺酶）或 VRE 的出现[9,52-54]。万古霉素与达托霉素相比的例子再次强调了对于抗菌药物的耐药性，不是所有的药物在选择潜能上都相同。关于耐万古霉素金黄色葡萄球菌菌株（VRSA）的高水准的报道较耐达托霉素金黄色葡萄球菌菌株少。它们之间的区别是，近 30 年来万古霉素都用于患有血流感染、心内膜炎或有脑膜炎的重症患者；而在单一临床试验的治疗期间[55]，会选择出许多达托霉素耐药菌株[6]。而且，据发现，相比于葡萄球菌，利奈唑胺更容易对肠球菌产生耐药性[56]，然而利奈唑胺在使用十多年以后对葡萄球菌的耐药性仍保持在较低的水平。医院内某一特殊人群中，目标病原菌对抗菌药物产生耐药性倾向的细微差别应该从处方集的角度来看，持续监测药物的敏感性是 ASP 与医院流行病学家和微生物实验室合作的一个重要组成部分。

最后，医疗机构内要完成最有效使用抗菌药物方法的综合评价，需要确定一种抗菌药物何时可以纳入处方集和指南以及如何监测其使用。抗菌药物在机构内后续的使用中，药物和治疗学委员会的支持也是至关重要的，因为其可以为药物不良使用的反馈报告提供机制，且有权使其成为纠正不良使用的有效对策（在很多机构内）。

ASP 参与抗菌药物处方集制定并不限于对药物的评估，也应该定期与药剂科一起评估复杂且波动的价格合同。如果具有抗菌药物专业知识的人与药房采购者一起合作，会大大改善公共机构的购买成本，还可以确保医院、医疗系统得到合理的价格。而且，前些年由于抗菌药物短缺，经常和药房采购者交流也是十分必要的。ASP 的优势在于：① 如果预先通知，ASP 更容易为药物短缺做准备；② 有助于保持必需药品供应的标准水平；③ 可提供机构内替代药品的深入解析；④ ASP 还可以与开处方医生交流这些替代药的不足。例如，全国范围的哌拉西林/他唑巴坦短缺会促使 MMC 开发一个易被代替的产品。组合产品（如在同一包装内组合头孢吡肟与甲硝唑）由于具有稳定性和兼容性的特点，可以作为单一产品进行销售，如此每天可以平均少服用两次药物（如对于大多数感染，可以每 12 个小时服用一次头孢吡肟与甲硝唑组合），且组合药比哌拉西林/他唑巴坦便宜近 30%[58]。由于 MMC 拥有在制度体系上均得到支持的 ASP，所以能够创造性地将资源投于既有利于患者又有利于成本效益的策略之中。

优化给药剂量

剂量优化干预是 ASP 最常见的干预措施之一。尽管其曾被视为是一种能有效减少过度药物暴露从而避免继发性肾功能障碍的手段，但药效动力学的现代应用在很多方面表现出重要性，这些方面包括药物对最小抑制浓度（MIC）逐渐提高的病原菌的暴露最大化、体质指数超标患者、手术期间再次给药，还有密闭部位或其他难以渗透部位的感染（如脑膜炎、心内膜炎、肺炎及股关节感染）。最近的一篇文章就该主题给出了更深入的回顾，整合了最优剂量的所有策略，可以作为 ASP 的入门读物[59]。尽管 MMC 在执行计划的过程中认为许多患者要接受剂量下调以避免肾损伤，但事实发现是相反的，很大一部分患者要求增加药物暴露[8,33]。药效学剂量优化的其他例子还包括旨在更有效地治疗高 MIC 病原体的方案，如连续或延长时间注入半衰期短的 β-内酰胺类抗菌药物（例如哌拉西林/他唑巴坦、头孢吡肟、美罗培南），还有延长氨基糖苷类剂量的间隔。正如前文所述，MMC 已经充分运用了一个事实：对于非艰难梭菌感染和非中枢神经系统感染，长半衰期（约 10 小时）的甲硝唑及其活性代谢产物可以每 12 小时给药一次，而不是每 6 小时或 8 小时。之前也提到过，MMC 已经创建了一个临床项目，其将头孢吡肟与甲硝唑整合在一个药物产品中，组合产品可以每日服用 2 次，模拟出哌拉西林/他唑巴坦可提供的抗菌谱范围。

教育

相关信息的产生和传播是引起变革的第一步。之前在很大程度上依靠教育去影响处方行为。过去人们简单地认为医生不恰当的使用抗菌药物是因为他们"学艺不精"[60]。他们认为滥用抗菌药物更多是因为信息不足，而不是因为行为不当。

多年来，MMC 在抗菌药物使用原则和具体治疗细节上进行了很多教育，发现医生和从业者对教育培训有强烈兴趣，乐意学习更多的抗菌药物知识。同样令人印象深刻的是，他们对如何持有并应用从教育课程中所学东西持放任和宿命论的态度。由于没有直接应用于当前的患者，开处方者经常将这些抗菌药物当作"字母组合"或认为"无法理解"。这些印象是有文献依据的。尽管教育是 ASP 的基本补充，但仅通过教育去改变开处方者的行为效率最低且影响时间最短。教育作为积极干预措施的补充，是一种可以改变行为的协同方法。

计算机辅助决策支持程序

计算机医嘱直接录入系统（CPOE）已经迅速成为护理的标准，并且被作为避免用药错误及提高医护质量的措施之一[33]。CPOE 与目前的电子病例完美匹配。目前已经设计出计算机辅助的决策支持程序，其可以用来提供关于患者和机构的整合实时数据，包括培养和药敏结果、器官功能的实验室检查结果、过敏史、药物相互作用、综合的或针对本地特点定制的药敏数据。这些程序为临床医生提供治疗上的选择，同时也考虑了根据最重要的意见进行的临床判断。当确保了抗菌药物治疗选择中重要变量都予以考虑后，自主权会予以保留。

几乎所有已发表的关于计算机辅助决策支持程序用于抗菌药物使用方面的数据都来自美国犹他州盐湖城末世圣徒医院（Latter Day Saints Hospital）的研究员。这些研究方法降低了以下几方面的指标：抗菌药物剂量、不恰当的医嘱、成本、治疗持续时间以及相关的药物不良事

件[61-63]。这种先进的计算机并未普遍推广，但是已经可以通过多种商业渠道购买[64,65]。MMC 已经使用自己的 CPOE 系统去设计基于逻辑的算法，用来优化肺炎的治疗（例如社区、医疗保健和医院获得性肺炎）。最近的一项关于"抗菌药物处方合理性的临床决策支持"的随机对照试验证明，治疗呼吸道感染时抗菌药物使用合理性增加，并且使用总量减少[66]。在农村门诊，掌上电子记事簿（PDA）和纸质形式的决策可对处方决策进行补充并增加了治疗方法的选择。必须将患者特有的信息输入 PDA 中，然后 PDA 会根据程序提供基于逻辑的建议，这对于处方的开具很有益处。

改编个性化的本地指南

IDSA 和 SHEA 发布的国家指南对本地的各种感染性疾病临床路径的建立有效。在一些情况下，在国家指南发布很长时间后，疾病进程发生了改变，此时需要建立机制以制定升级版的、基于循证的指南。CDAD 的管理就是一个很好的例子。作为北美第一个鉴定出艰难梭菌剧毒菌株（BI/NAP1）的机构，MMC 及时发现了临床和处方上的影响。此后不久，中心便予以及时干预，联合不同的专业领域达成共识，以恰当的方法来管理 CDAD，并且制定指南、临床路径及随后的处方集，以上所有都可以在其内部的网址和（或）COPE 系统中查到[23]。从鉴别到恰当管理艰难梭菌 BI/NAP1 菌株，ASP 联合 MMC 的流行病学和预防感染部门、环境服务部门和政府，从制度上牵头来管理这一具有高死亡率的感染。MMC 还评估并报道了 CDAD 指南的影响，该指南中补充了 ASP 制定的积极干预措施。该指南用于非循证支持的治疗方案，在变异性 CDAD 的治疗方面显示了显著的进步。

由于不充分治疗可能导致死亡率升高，美国胸科协会（ATS）和 IDSA 发布的关于医疗保健相关、呼吸机相关或者医院获得性肺炎的指南建议使用广谱的方法经验性地治疗这些感染。另外，这些指南推荐缩短治疗的持续时间。通过这些建议，MMC 达成共识并且制定出适用于当地的个性化指南（根据每个敏感性模式），并且每个月都会集中讨论处理措施的追踪情况。简单制定可用性指南给临床医生使用的困境之一是他们对指南的依从完全基于自愿；我们发现，如果没有积极的跟进，医生很容易重新回到旧习惯中。因此，使用 ASP 的优势在于在 ICU 里有资源可提供积极干预，当培养和敏感性结果发布时建议降级使用，或者在第 7 天或第 8 天停止抗菌药物的使用，以替代传统的 14 天甚至更多天的治疗。

过程和结局的测量指标

IDSA 和 SHEA 的指南提出：要对结局进行测量。这是一个能通过制度来加强抗菌药物管理的指南[6]。ASP 成员能拥有一个数据系统，并且有信息专家帮助量化其影响，该指南功不可没。如果没有这些支持，ASP 成员可能会花更多的时间用来证明其地位和测量结果，而没有用在每天的项目实际运作和评估抗菌药物治疗上，而这才是团队的初衷。抗菌药物的消耗量可以通过对目标（或所有）抗菌药物进行测量而实现。使用抗菌药物支

出数据有着明显的局限性,但是可以用来分析费用花在哪里。更有意义的抗菌药物消耗量的测量方法是采用DDD数据,其标准定义见 www. whocc. no/atcddd/。将抗菌药物使用的克数转化为 DDD/(1 000 住院患者·日)提供了一个有用的抗菌药物消耗量的内部和外部基准。另一种测量方法是计算使用抗菌药物治疗的天数。无论采取哪种方法,需要在项目实施前建立抗菌药物使用基准水平,以便团队及时跟踪干预的进展。这些测量方法还可以用来量化肠外给药转为口服给药的影响。另外,呈交给药物和治疗委员会或其他委员会的阶段性报告可以使得临床医师和管理者了解取得的成功和 ASP 所面临的挑战。

优化门诊患者抗菌药物的使用

虽然违背了住院机构内程序化地管理抗菌药物的原则,探讨在门诊中管理抗菌药物的重要性还是值得的。越来越多临时的抗菌药物处方、患者需求、管理式医疗(managed care)的局限性对这些区域的抗菌药物最优使用造成了困扰。抗菌药物处方常常在非科学的情况下开出,可用的信息也很少。不幸的是,Jawetz[4]在19世纪50年代的看法在今天看来依然是正确的。

医生的压力很大,因为不管任何疾病,他们都要开具"最新"、"最好"、"最广"的抗菌药物处方,而且需要在病原学诊断和用药适应证没出来之前快速开具。压力主要来自这些方面:很多患者所阅读的杂志和报纸会对某种新药进行夸张、未加验证甚至令人误解的描述。"科学家们宣告治疗感冒的有效新武器""抗菌药物可治疗和预防许多感染""新药物挽救生命",这些言论是相当没有意义的,但患者仍然会要求医生开具新的、神奇的药物。医生不好意思承认他完全不知道这些新品种(许多医生发现很有必要在《时代》、《读者文摘》等媒介上阅读医学新闻以迎合患者的这些伪知识),或者医生可能更倾向于不向患者解释为什么他不看重这些新药物。顺从患者迫切的需求并开具处方,往往简单并迅速。

所以我们取得什么进展了吗?

治疗还是不治疗

用于各种上呼吸道感染(URTI)管理的国家指南提供了何时使用抗菌药物的客观标准[68]。"患者需要抗菌药物吗?"——优化治疗从这个问题开始。在儿科和成人门诊中,临床医生由于时间紧张,常常为患者开具不必要的抗菌药物处方。此外,关于上呼吸道感染诊断和治疗的国家指南提供了治疗的基本宗旨,但不幸的是,临床医生似乎经常忽视这一点。两个对私人门诊的研究表明,71%的儿科医生指出,在过去的1个月父母曾至少4次要求开具不必要的抗菌药物[69]。在这些情况下,35%的儿科医生承认使用了抗菌药物。61%的家长要求选用不同种类的抗菌药物(与医师选用的药物不同)。

此外,仍有人对国家的诊断和治疗感染的指南持自由放任的态度。在由国家疾病预防控制中心进行的一项研究中,分别对儿科医生和家庭医生评估了关于上呼吸道感染的抗菌药物使用情况,采用自我报告和实际操作相比较的方法[70]。虽然97%的人认为抗菌药物的过度使用是导致耐药性的一个主要因素,83%的人相信他们应该在选择上呼吸道感染抗菌药物时考虑耐药性的选择压力,但是绝大部分的人都忽略了抗菌药物使用最基本的原则。比如,69%的人认为化脓性鼻炎可诊断为鼻窦炎;86%的人为支气管炎开具抗菌药物,而忽略了咳嗽的持续时间;42%的人为普通感冒开具抗菌药物处方[70]。此外,与儿科医生相比,家庭医生更容易忽略诊断和治疗鼻窦炎时需依据长期症状这个要求(4 天 vs. 10 天),更多的家庭医生忽略咽炎的实验室检查(27% vs. 14%)[70]。

通过门诊干预来提高抗菌药物使用

一些研究已经显示了在门诊取得的成功,包括整体抗菌药物使用减少、治疗恰当性提高。有几种方法已得到运用并产生了改变,这些方法包括教育、指南与共识、数据反馈、医疗信息系统提醒、财政约束和意见领袖的使用[71-73]。大多数文献中,评估干预措施对抗菌药物使用的影响都是在急症照护机构住院患者身上进行的,可能并不适用于门诊患者。也就是说,将会有越来越多的文献对多元教育策略(针对开处方者和患者)的影响进行评估。

Razon 等人[74]召开了为期1天的研讨会,主要针对儿童上呼吸道感染的诊断和在治疗中如何谨慎使用抗菌药物。使用类试验研究来确定教育干预的影响,研究人员判定中耳炎($OR=1.8$, $P<0.01$)和咽炎($OR=1.35$, $P<0.01$)治疗的恰当性得到提高。除此之外,总体上中耳炎和上呼吸道感染的抗菌药物的使用下降($P<0.05$)[74]。然而,对于鼻窦炎来说,治疗的恰当性和抗菌药物的使用并没有发生改变。

威斯康星州抗菌药物耐药网络(WARN)采用了双管齐下的方法在全州范围内开展了一项教育干预措施。一方面,在一些学术会议、会谈、病例研讨以及卫星会议上,对临床医生进行针对性教育,并向他们分发邮件、光盘和演示文稿。另一方面,通过多语言的宣传册和海报、可撕的宣传单、彩色宣传单和讲义的方式对公众进行教育。这些教育形式应用于全州范围内的诊所、药店、儿童保育所、管理式医疗组织和社会团体,还包括广播和电视广告等大众媒体宣传。以明尼苏达州作为对照,干预后(2002年),威斯康星州的临床医生认为患者对抗生素的需求数量显著下降(从1999年的50%下降到30%;$P<0.001$),并且父母要求对子女使用抗菌药物的数量也显著下降(从1999年的25%下降至20%;$P=0.004$)[75]。威斯康星州的临床医生使用抗菌药物治疗对临床症状的影响更少(流脓性鼻分泌物 $P=0.044$;排痰性咳嗽 $P=0.010$)[75]。在干预后期,这两个州,对包括成人病毒性呼吸道疾病在内的治疗方案中很少包含抗菌药物;然而,在儿科患者中,相同的情形只发生在威斯康星州。

Rubin 等人[76]在一个乡村社区进行了类似的干预研究,评估了他们在改善上呼吸道感染抗菌药物处方上的努力。他们使用了患者教育材料、媒体攻势、和医生进行小型分组会议及一个上呼吸道感染的治疗流程。尽管医疗补助索赔数据和社区药房数据显示抗菌药物处方率有所下降，但第三个数据来源（通过回顾病历）并不支持特定疾病的抗菌药物使用率有下降。然而，所有这三个数据来源均证明大环内酯类抗菌药物使用率有所下降。在一个类似的乡村社区，有人比较了两种干预策略：一种是对临床医师进行急性上呼吸道感染诊断和管理的临床决策支持（纸质以及手持电脑），再加上全社区的教育干预；另一种是单独的全社区教育干预[77]。结果表明，在全社区范围的教育干预加上临床决策支持策略下，整体的抗菌药物使用率下降，且治疗恰当性增加。

改变处方行为是一回事，维持这种改变是另一回事。为了维持过程改善的效果，需要有对住院部有效的机制（例如，抗菌药物使用时的信息提醒和像正规 ASP 一样进行计算机支持决策支持）来保持成果。正如 200 多年以前 Samuel Johnson 所说："人们更需要经常被提醒而不是被告知。"这一措施在医院的长期有效性已被证明[8,9]，但关于如何在社区保持长效机制的最佳方法仍不清楚。对于门诊策略的研究显示，临床决策支持工具与教育相结合，在可持续抗菌药物管理方面显示了光明的前景。也许是许多州和地方教育干预的结果，CDC 进行的一项研究调查显示，在 1989～1990 年和 1999～2000 年，儿科人群中抗菌药物使用大幅下降[78]。

ASP 影响的延伸：公共卫生的作用与日俱增

随着越来越多抗菌药物耐药性的出现，像最近 CDC 就耐碳青霉烯类肠杆菌（CRE）提出的警告所表明的那样[79]，CDC 和其他公共卫生机构在促进 ASP 方面更加活跃（http://www.cdc.gov/getsmart/index.html）；通过制定抗菌药物使用指南、宣传材料和其他教育材料。一些州的卫生行政部门已启动抗菌药物使用监测系统（主要是急症照护机构）[80]，甚至在急症照护机构中发起全州范围的 ASP[81]。在国际上，巴西已经评估了通过远程医疗来加强乡村医院的抗菌药物管理的效果[82]；印度全国范围内已经实施了提高抗菌药物的管理计划[83]；在英国，在国家医疗服务系统（NHS）的医院内，抗菌药物使用管理重点已经从耐药性监测转移到优化和评估 ASP[84]；在整个欧洲，2012 年 11 月 18 日，对抗菌药物使用和管理工作的评估已经成为第五个欧洲抗菌药物宣传日（EAAD）的一部分：这是一个使公众和专业人士认识到谨慎使用抗菌药物的重要性和抗菌药物耐药性威胁的重要机会[85]；在苏格兰，苏格兰抗菌处方协会为医院和基层机构制定了处方指标，且在英国 NHS 覆盖下的 14 个区域对其进行衡量和报告[86]。因此，我们看到 ASP 从单个医院到医院网络甚至全州或全国的不断扩展。

结　论

不断增加的抗菌药物耐药性问题，部分原因是不合理的抗菌药物的使用，以及越来越多的制药公司已经放弃了抗感染的研究和发展，从而导致不断增长的公共卫生危机。由于医院和社区机构抗菌药物的使用强度，使其成为积极干预抗菌药物管理的密集地带。各种研究显示，程序化地对抗菌药物使用进行管理有利于患者安全，解决抗菌药物耐药性，减少不必要的抗菌药物使用，同时有增值效应，使得医疗机构的直接或间接成本降至最低。IDSA 和 SHEA 的指南提出了开发制度性的计划以加强抗菌药物管理，这是医疗机构考虑采用 ASP 的起因。最后，Calvin Kunit 博士曾经说过："有太多医生随意开出抗菌药物处方，应将这个问题有力地向医疗界和公众提出来，第三方付款人必须明白，这些项目（抗菌药物管理方案）和金钱一样能够拯救生命。"[87]

第15章

多重耐药菌：流行病学与控制

Michael Y. Lin, Robert A. Weinstein and Mary K. Hayden ■ 徐 艳 韦艳妮 译 ■ 顾 兵 审校

概　述

　　20世纪40年代,青霉素的诞生开启了抗菌药物治疗的黄金时代,为医院内感染性疾病患者带来了福音。然而,每一种抗菌药物都将面临随之而来的耐药现象的考验。抗菌药物耐药现象并非是现在才出现的,早在3万年前地球永冻层的细菌中,就存在对β-内酰胺类、四环素和糖肽类等抗菌药物的耐药现象,这是由于高度多样化耐药基因编码所导致的[1]。然而,目前在医院内出现了对多数甚至全部抗菌药物耐药的病原体[2]。多重耐药菌感染增加了患者及医院的负担,如增加发病率、死亡率和延长住院天数导致经济损失等[3]。

　　医院是多重耐药菌定植及感染的高发地,主要归于以下三点因素[4]：第一,在治疗危重症患者时,医院常常采用高效能的抗菌药物,而这种"抗菌药物压力"容易导致抗菌药物附加损害,筛选出耐药菌或促使病原体产生获得性耐药。第二,住院患者往往有严重的基础疾病和免疫功能低下,是发生细菌定植或是感染的高危因素。第三,医院还是一个容易发生耐药病原微生物相互传播的场所,如患者之间的交叉感染、接触污染环境、共用设备或通过医护人员等传播。

　　在过去的50年里,各种耐药菌在医院环境中崭露头角(图15.1)。20世纪60年代初,耐青霉素的金黄色葡萄球菌流行,并迅速传播。在1960年代早期,金黄色葡萄球菌渐流行并迅速蔓延,随后尝试使用甲氧西林治疗耐青霉素的金黄色葡萄球菌感染者,但很快以出现耐甲氧西林的金黄色葡萄球菌而告终。20世纪70年代,随着万古霉素的使用成功控制了革兰阳性球菌感染,革兰阴性杆菌,如铜绿假单胞菌和肠杆菌科细菌,则成了医院获得性感染的主要病原体。到了20世纪80年代,广谱抗菌药物的使用,如新一代的头孢类抗菌药物治疗革兰阴性菌感染,出现了产β-内酰胺酶肠杆菌科细菌。同时,医院内耐甲氧西林金黄色葡萄球菌菌株比例不断增加,耐万古霉素肠球菌(VRE)渐渐浮出水面。其他致病力较弱的多重耐药菌(MDRO),如酵母菌、耐甲氧西林凝固酶阴性葡萄球菌、棒状杆菌也成为医院获得性感染的重要病原体。20世纪90年代,出现了耐氟喹诺酮类和万古霉素的金黄色葡萄球菌,而在耐碳青霉烯类抗菌药物的铜绿假单胞菌、鲍曼不动杆菌成为普遍流行之际,又出现了多种耐碳青霉烯类抗菌药物的肠杆菌科细菌。自2000年以来,一组多重耐药菌在医疗机构中已居主导地位,包括屎肠球菌、金黄色葡萄球菌、肺炎克雷伯菌、鲍曼不动杆菌、铜绿假单胞菌、肠杆菌科细菌,又统称为"ESKAPE耐药菌"[5]。

　　全耐药的"超级细菌"主要是由于不合理使用抗菌药物导致的,对于某些感染,人类已经进入了后抗生素时代[6]。了解抗菌药物耐药现象背后的机制与原因是医院感染控制(IC)所努力的方向。在本章中,我们将回顾医

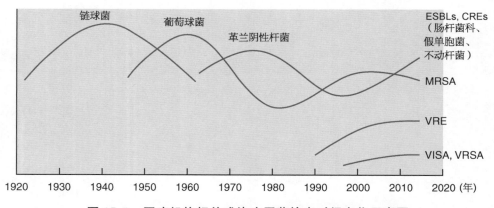

图15.1　医疗机构相关感染病原菌检出时间变化示意图

MRSA：耐甲氧西林金黄色葡萄球菌;VRE：耐万古霉素肠球菌;VISA：万古霉素中介的金黄色葡萄球菌;VRSA：耐万古霉素金黄色葡萄球菌;ESBL：产超广谱β-内酰胺酶肠杆菌科细菌;CRE：耐碳青霉烯类肠杆菌科细菌;不动杆菌：多重耐药的鲍曼不动杆菌;假单胞菌：多重耐药的铜绿假单胞菌。
　　来源于：Herwaldt LA, Wenzel RP. Dynamics of hospital-acquired infections.

院内多重耐药病原体的流行病学，并探讨预防及控制策略。

定　义

病原体被描述为"耐药"，通常是指在治疗过程中对常规使用的关键药物的敏感性丧失。基于药物治疗疗效的优越性或副作用低等因素，关键药物可以是治疗某特定微生物的某种一线抗菌药物（如苯唑西林用于金黄色葡萄球菌的治疗），也可以是对多种抗菌药物不敏感起标志性的某种物质[如肺炎克雷伯菌对头孢类抗菌药物耐药提示其产生超广谱 β-内酰胺酶（ESBL）]。

传统方法上，抗菌药物耐药表型通常使用培养技术界定，也即是说，通过测定微生物在含特定抗菌药物浓度的培养基中的生长能力来判定。另外，可以使用基因检测手段，采用分子技术如聚合酶链反应（PCR）直接检测耐药基因的存在（如 mecA 基因引起的金黄色葡萄球菌对甲氧西林的耐药性）。每种方法各有其优缺点，在实践中，可根据临床具体情况决定所采用的方法，表型和基因型的检测可选择其中一种或两种方法一起使用。一方面，表型检测使用较为普遍，有时还可检出 PCR 漏检的耐药性（如一些超广谱 β-内酰胺酶是由点突变或耐药基因微小变化引起的）。另外一方面，基因型检测能较快地从临床标本中检出某一种耐药基因（如从直肠拭子标本中筛选耐碳青霉烯类肺炎克雷伯菌基因）[7]。

从医院临床微生物学实验室的角度来看，对微生物耐药的诠释存在着一定的误区。新一代全自动药敏系统（如 VITEK® 2，bioMérieux，Durham，NC）具有通过荧光方法检测多种常见抗菌药物敏感性的能力，这种系统的局限性包括：不能检测某些类别抗菌药物的耐药性，特别是那些不均匀表达或需要优化诱导表达的抗菌药物，如 β-内酰胺类和万古霉素[8]。无论是全自动药敏系统还是手动的 KB 纸片检测方法，均会由于仪器设备或是操作人员的失误而导致不准确的结果，例如使用过期纸片或不正确放置抗菌药物纸片以及细菌接种量的变化、琼脂深度把握或在 pH 调控等操作方面出现问题（第 11 章）。

随着新耐药现象的出现，有时会存在对这一耐药性的认识和准确检测之间的滞后，例如肠球菌和葡萄球菌[11,12]对万古霉素耐药性检测[9,10]，肺炎克雷伯菌对碳青霉烯类抗菌药物耐药的检测，以及肠杆菌科细菌[15]产 ESBL 的检测。抗菌药物最低抑制浓度（MIC）定义了一个特定抗菌物种的耐药性（如"折点"），会被不断修订以提高抗菌药物耐药性灵敏度的检测，如降低第三代头孢菌素、碳青霉烯类药物等折点，以利于更好地检测这些药物在肠杆菌科细菌的耐药情况[16,17]。

对于"多重耐药"或"多药耐药"都没有标准的定义[18]。部分医院根据当地的政策或文书定义多重耐药，只要定义统一，随着时间的推移具有可比性便可；另外，医院也可以使用公共卫生机构的定义进行界定[19]。明确多重耐药的定义对于院内监测医院感染暴发调查、感染

控制督导及医疗机构间的交流是非常重要的。一般而言，革兰阳性细菌多重耐药相对好定义，通常使用一种关键抗菌药物耐药情况进行定义（如采用对甲氧西林或苯唑西林的耐药定义耐甲氧西林的金黄色葡萄球菌，采用对万古霉素的耐药定义 VRE）。但是对于革兰阴性菌而言，对多重耐药菌进行标准化定义则有些难度，部分原因是耐药机制的变异较大[20]。某些定义可参考一定的耐药阈值水平（如多重耐药铜绿假单胞菌定义对 3 类及 3 类以上抗菌药物耐药）或与某些特殊的耐药模式相关联（如多药耐药的肺炎克雷伯菌若对头孢曲松或头孢他啶耐药，则可以从耐药表型上初步鉴定为产超广谱 β-内酰胺酶）。目前在多药耐药菌暂行标准定义国际专家建议中界定了以下定义：多重耐药（MDR）、广泛耐药（XDR）及全耐药（PDR）细菌（表 15.1）[2]。

表 15.1 多药耐药菌暂行标准定义国际专家建议

分　类	定　义
MDR	对所选用的抗菌药物中 3 类或 3 类以上（每类中 1 种或 1 种以上）抗菌药物不敏感
XDR	对所选用的抗菌药物中除了 2 类及以下之外，其他类（每类中 1 种或 1 种以上）抗菌药物均不敏感
PDR	对所选用的代表性抗菌药物均不敏感

MDR：多重耐药；XDR：广泛耐药；PDR：全耐药。标准中对下列细菌分别进行定义：金黄色葡萄球菌、肠球菌、肠杆菌科（除外沙门菌和志贺菌）、铜绿假单胞菌和不动杆菌属。
来源于：Magiorakos AP, Srinivasan A, Carey RB, et al. Multidrug-resistant, extensively drug-resistant and pandrug-resistant bacteria: an international expert proposal for interim standard definitions for acquired resistance. *Clin Microbiol Infect*. 2012;18: 268 - 281.

多重耐药菌可分为感染（即患者出现感染的临床症状）及定植（即无症状携带者）两种类型。患者和医护人员若存在多重耐药菌的定植，对于 MDRO 的管理而言，将具有重要的流行病学意义，因为这会增加医院耐药菌的储菌库（图 15.2），并且往往是感染性疾病发生的先兆[21,22]。区别感染与定植有时是有一定难度的，积极送检标本进行培养有助于对其进行鉴别。来自无菌体液（如血液、脑脊液、胸腔积液、骨和关节滑膜液及腹腔液）的阳性标本通常提示感染，非无菌体液的阳性标本（如痰或伤口分泌物）有可能是定植，也有可能是感染的病原菌，还要依赖于临床症状或体征才能解释[23]。

在流行病学的分析方法中，关注感染发生时间，以此作为时间节点，区别是医院获得性还是社区获得性[18]。这种分类也受到了一定的挑战，因为患者在住院前有可能获得 MDRO 的定植，只是尚未引起感染症状，正处于潜伏期。例如 15%～25% 的患者定植或感染了耐氨基糖苷类抗菌药物的革兰阴性杆菌，以及多达 50% 的患者定植这些 MDRO，导致手术后出现耐头孢唑啉肠杆菌科细菌感染[24,25]。然而，通过追溯患者的病史和医疗设施暴露情况，感染可分为"医源性感染""医院感染"或"社区感染"（表 15.2）。"医源性感染"是指患者在医院内接受医疗设施操作引起病原体传播而导致的感染（如医院、门诊

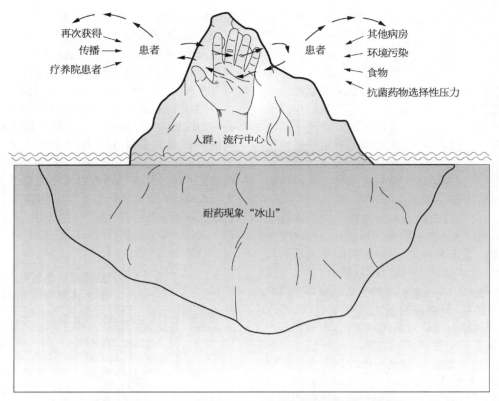

再次获得
传播 —— 患者
疗养院患者

人群，流行中心

其他病房
环境污染
食物
抗菌药物选择性压力
患者

耐药现象"冰山"

图 15.2　医疗机构感染耐药病原菌的动态传播：耐药菌冰山一角

来源于：Weinstein RA，Kabins SA. Strategies for prevention and control of multiple drug-resistant nosocomial infection. *Am J Med*. 1981；70：449.

表 15.2　多药耐药菌(MDRO)感染的流行病学分类定义

分　类	定　义
按时间节点区分	
医院感染	住院第三日(患者第一日为住院日)采集临床标本，被认为是医院卫生保健相关感染
社区感染	患者入院 3 日之内采集临床标本，被认为是社区感染
按临床诊断区分	
医源性感染	感染发生时患者(目前或近期)接受过医疗保健相关服务
医院感染	感染可能是住院期间获得的，没有任何证据表明是潜伏感染或入院前感染的
社区感染	感染发生时患者最近没有接触过医疗保健服务

注：按时间节点来定义仅需要了解临床标本采集的时间点，按临床诊断区分除了了解临床标本采集时间之外，还需要追溯患者的既往史。>3 个住院日被誉为"3 年夜规则"，例如，如果患者在周一某个时段入院，周三午夜送检标本检出 MDRO，则提示为医院感染(即在住院的第四日收集标本)。

来源于：Cohen AL, Calfee D, Fridkin SK, et al. Recommendations for metrics for multidrug-resistant organisms in healthcare settings：SHEA/HICPAC Position paper. *Infect Control Hosp Epidemiol*. 2008；29：901 – 913.

诊所、长期护理中心、康复中心、血液透析、手术)。"医院感染"特指在医院内获得的感染。"社区感染"是指感染发生与现在或之前的医疗保健无关联。在实践中，这种临床定义较为宽泛且缺乏特异性。作为一种替补方法，

可以简单用时间节点区分"医院感染"或"社区感染"(医院感染时间定义为患者第一日为住院日，住院第三日及其后出现感染症状并收集临床标本为节点)，以此标准进行判定，纳入常规监测范畴。

关于 MDRO 相关知识更详细的描述，美国医疗保健流行病学协会和医院感染控制咨询委员会公布的文件均有详细说明[18]。

耐药机制与遗传学

由于细菌遗传多样性及适应性，通常在抗菌药物应用于临床的 3 年内，细菌会对新抗菌药物产生耐药性[26,27]。细菌的获得性耐药有两种主要机制：染色体基因突变和基因水平转移。两种机制都非常重要且不互相干扰。此外，在选择压力下，细菌常出现多种耐药机制，表现出对多类抗菌药物耐药的现象。

耐药细菌发生染色体突变通常是在抗生素选择压力下基因突变和自然选择的结果，有利于染色体自发突变的条件包括一个绝大多数生物体的存在(有利于增加突变可能性的概率)、疗程不足或是抗生素治疗无效(突变体得以存活)，以及一个相对较少数量的耐药基因的突变。某些亚群细菌(如铜绿假单胞菌)因具有增加新的突变基因的可能性故被认定为高突变细菌[28]。

染色体介导的抗菌药物耐药的经典例子包括利福霉

素和氟喹诺酮类药物抗菌治疗后导致耐药性基因突变（前者通过 $rpoB$ 基因突变[29]，后者通过 DNA 拓扑异构酶突变）[30]。通过染色体突变改变基因表达的启动子，可改变抗菌药物钝化酶产量、抗菌药物作用靶位点或影响膜的通透性，从而导致耐药现象的产生。如启动子控制的铜绿假单胞菌膜孔蛋白（OprD2）表达的突变会阻碍碳青霉烯类抗生素的进入，使其治疗无效[31]。阻遏蛋白的基因突变可导致抗菌药物灭活酶的过度表达，如 β-内酰胺酶 $AmpC$ 基因产生，导致第三代头孢菌类抗菌药物耐药[32]。

基因水平转移是细菌群落中普遍存在的，它代表了细菌能够适应恶劣的自然环境和对抗抗菌药物的主要机制。细菌可通过转化 DNA 信息（从周围环境中外源DNA 掺入）、传导（通过噬菌体载体的遗传物质转移），或接合（直接在细胞间转移遗传物质）[26]。耐药基因的水平转移是在移动遗传元件的介导下实现的，主要包括整合子、转座子和质粒。移动元件的排列有多种可能性：单独的整合子或插入到转座子中；整合子和转座子均可以借助质粒或噬菌体进行转移[33]。如此的变化引起了基因重排，并提供细菌巨大的能力，以适应不断变化的环境或抗菌药物的压力，特别是在大量细菌生存集聚处（如胃肠道或环境储菌库）[34]。

肠杆菌科细菌超广谱 β-内酰胺酶在全球范围内迅速蔓延，是研究基因水平转移的一个非常好的模型。如CTX-M 型超广谱 β-内酰胺酶基因（blaCTX-M）被认为已经多次促使染色体 DNA 的质粒通过接合到其他肠杆菌科细菌而迅速蔓延；这样的接合现象在全球范围内发生[35,36]。不幸的是，移动元件经常同时携带多个突变，赋予其广泛的耐药性，快速从一个细菌种类传播到另一个。携带碳青霉烯酶（blaNDM-1）的质粒也被证实携带氨基糖苷类、大环内酯类、利福平、磺胺甲噁唑耐药基因，导致全耐药的肠杆菌科细菌的出现[37]。

耐药性概述

历年来对耐药菌发生趋势及耐药情况进行关注（图15.1，表 15.3）。在 19 世纪 70 年代和 80 年代，对氨基糖苷类抗菌药物耐药的细菌猛增成为人类关注的重点，特别是医院感染相关的肠杆菌科细菌和铜绿假单胞菌。随着对氨基糖苷类抗菌药物的关注，为降低其使用量，逐渐使用更安全的抗菌药物取而代之，如使用 β-内酰胺酶抑制剂和氟喹诺酮类抗菌药物，然而氨基糖苷类抗生素的耐药率一直居高不下[38]。文献报道，1999～2008 年，在美国，肠杆菌科细菌对妥布霉素的耐药率从 1.7% 增加到8.8%[39]。对氨基糖苷类抗菌药物持续高耐药性可能是由于其耐药性与其他抗菌药物耐药基因的共同选择相关，如氟喹诺酮类药物[40]。

表 15.3　医源性感染病原体耐药性判定时主要关注的抗菌药物

病原微生物	主要抗菌药物	次要关注抗菌药物
金黄色葡萄球菌	甲氧西林（所有 β-内酰胺酶），万古霉素	大环内酯类，四环素类，克林霉素，复方新诺明，氟喹诺酮类，达托霉素，利奈唑胺
屎肠球菌，粪肠球菌	氨苄西林（产 β-内酰胺酶），万古霉素，氨基糖苷类	达托霉素，替加环素，利奈唑胺
杰氏棒状杆菌	青霉素类，头孢菌素类，氟喹诺酮类	大环内酯类，四环素类
肠杆菌科细菌	头孢菌素类（所有 β-内酰胺酶），碳青霉烯类，氟喹诺酮类，复方新诺明	氨基糖苷类
铜绿假单胞菌	抗假单胞菌青霉素类，抗假单胞菌头孢菌素类，氨基糖苷类，氟喹诺酮类，碳青霉烯类抗生素	
鲍曼不动杆菌	舒巴坦，碳青霉烯类抗生素，氨基糖苷类	头孢菌素类，青霉素类，复方磺胺甲噁唑，氟喹诺酮类
嗜麦芽窄食单胞菌	复方新诺明，替卡西林-克拉维酸	碳青霉烯类，头孢菌素类，青霉素类，氨基糖苷类，氟喹诺酮类
洋葱伯克霍尔德菌	复方新诺明，碳青霉烯类，氟喹诺酮类	头孢菌素类，青霉素类，氨基糖苷类，四环素类

以下抗菌药物的附加损害与革兰阴性杆菌耐药的风险高度相关，如二代头孢菌素（如头孢西丁和头孢呋辛）、三代头孢菌素（如头孢曲松和头孢他啶），以及 β-内酰胺酶抑制剂的组合药物（如哌拉西林-他唑巴坦）。例如，肠杆菌属最初使用头孢菌素类抗菌药物治疗有效的，但是频繁用于治疗后容易产生耐药性，罪魁祸首是一个自发的去阻遏内在的染色体 $AmpC$ β-内酰胺酶[41]。进一步发现质粒介导的 β-内酰胺酶（如 ESBL）对各种青霉素类和头孢菌素类抗菌药物具有广泛的耐药性，导致很多革兰阴性细菌如大肠埃希菌和克雷伯菌难以控制，从而使用"抗菌药物的最后一道防线"如碳青霉烯类抗菌药物。早期公认的 ESBL 主要是由点突变引起，从 20 世纪 80 年代初到 90 年代末，发现医院内的革兰阴性菌的质粒携带酶基因，特别是肺炎克雷伯菌。然而，自 2000 年以来，β-内酰胺酶 CTX-M 型越来越占主导，取代了其他 β-内酰胺酶，通过大肠埃希菌和肺炎克雷伯菌侵入到社区和医院储菌库[42]。

由于碳青霉烯类抗生素是目前市售的最广谱的抗菌药物，他们是治疗产 ESBL 菌以及其他高耐药的革兰阴性菌如鲍曼不动杆菌至关重要的药物，对碳青霉烯类抗菌药物的耐药性上升趋势令人担忧，其耐药机制是多因素的，如外膜蛋白缺损和主动外排系统[43]的调控。在过去的十年中，许多不同的质粒介导的产广谱 β-内酰胺酶出现并蔓延全球，如能水解碳青霉烯类及 β-内酰胺酶抗菌药物的碳青霉烯酶，引发感染难以治愈的风险[37]。在多重耐药的革兰阴性菌株中，细菌及其携带的 $NDM-1$ 基因具有强大的传播能力,包括社区获得性细菌如大肠埃希菌、志贺菌、霍乱弧菌,这是迄今为止最大的挑战[44,45]。

关注门诊就诊患者中革兰阴性菌对甲氧苄啶和磺胺类抗菌药物的耐药情况,其中口服甲氧苄啶或甲氧苄啶-磺胺甲噁唑(TMP-SMX)常规用于经验治疗尿路感染(UTI)。细菌对甲氧苄啶耐药通过改变靶酶介导的二氢叶酸还原酶[46],而对磺胺类药物耐药则是通过其靶酶二氢叶酸合成酶的改变介导[47]。这些耐药基因通常与其他耐药基因一起,通过有效的传播和抗菌药物选择压力间接传播。在过去的几十年里,细菌对 TMP-SMX 耐药有增长的趋势;从2000~2010年美国监测数据显示,尿大肠埃希菌分离株从 17.9% 提高到 24.2%[48]。减少甲氧苄啶的单独使用似乎不足以降低大肠埃希菌对甲氧苄啶的耐药率,这可能是由于甲氧苄啶的耐药性与用量的相关性较小,或其他药物的使用导致了对甲氧苄啶的共同耐药性[49,50]。

自20世纪80年代以来,耐甲氧西林金黄色葡萄球菌受到世人关注。美国63所医院数据显示,1974年至1981年,耐甲氧西林金黄色葡萄球菌感染检出率从 2.4% 小幅增加到 5%,主要在四大教学医疗机构中流行[51],1992年已经急剧上升到 32.1%,而 2004 年增长至 53%[52,53]。耐甲氧西林金黄色葡萄球菌和医源性的耐甲氧西林凝固酶阴性葡萄球菌在大多数美国医疗机构内流行。

氟喹诺酮类药物通过抑制细菌 DNA 旋转酶和拓扑异构酶来阻止细菌 DNA 复制,赋予他们对许多革兰阴性杆菌及对一些革兰阳性细菌有较广谱的抗菌效果[54]。自 20 世纪 80 年代以来,其效力和口服生物利用度已经广泛应用于感染性疾病(尤其是肺部、泌尿、胃肠道感染)的治疗中,并运用在感染性疾病的预防过程中(如中性粒细胞减少的患者)。已有较多报道,细菌对氟喹诺酮类抗菌药物耐药性普遍增加,特别是肠杆菌科细菌、铜绿假单胞菌、肺炎链球菌及金黄色葡萄球菌[55-57]。在美国,从2000~2010年,尿标本分离的大肠埃希菌对环丙沙星的耐药性从 3% 增加到 17%[48]。虽然氟喹诺酮目标基因突变和外排机制可以解释耐药率增加的原因,但随着时间的推移也发现了两类质粒介导的氟喹诺酮类药物的耐药机制[Qnr 蛋白干扰了氟喹诺酮类药物对 DNA 旋转酶和氟喹诺酮类修饰酶——AAC(6')-IB-CR 的作用],这导致了细菌对氟喹诺酮类抗菌药物的耐药在全球广泛增加[58]。

宿主定植或感染耐药菌的风险因素

一些患者有获得耐药菌感染的危险因素(表15.4)。我们的流行病学对这些危险因素的了解仍然是有限的,因为大多数为回顾性研究,只能获取一些容易获取的数据,如近期的抗菌药物的使用。其中所确认大多数数据只是一些难以衡量参数的间接指标,如患者与医务人员接触频率。较重要的是风险因素可能会有所不同,取决于病原体是否流行或流行期间是否正在被研究,以及定植或感染的耐药病原体是否在流行期间被隔离。

特定方法学备受研究者的关注,可能会导致对抗菌药物耐药性危险因素出现偏倚[59]。首先,获得耐药菌风险研究中普遍使用病例对照研究方法,对照组的选取将会影响最终结果。在许多研究中,对照组既可以从未感染的患者人群中选择,也可以选择身上携带目标细菌的抗菌药物敏感型的患者[60]。对照组不同可能导致略有不同的风险评估值。当耐药病例组与未感染对照组相比时,可识别敏感和获得耐药表型的微生物的风险因素[60]。如果互换,对照组选择携带定植或感染的易感细菌患者,某些协变量和获得量之间关联的可能性会被高估[61]。一个替代研究设计,即病例对照研究,在单因素研究分析中采用两种类型的对照和两个独立的病例对照,以区分细菌获得敏感和抗性菌表型的风险因素[60]。

第二个重要的方法学原则是调整时间风险[59]。众所周知,住院时间(特别是“时间风险”之前的定植或感染)是患者感染细菌的一个常见的明确且重要的危险因素[62-64]。在病例对照研究中,确定抗生素耐药性的时间风险的危险因素,需要通过多变量分析或通过与对照组匹配的情况下进行分析[59]。

第三个方法学原则是调整并发症状况[59]。这样的调整非常重要,特别是当并发症需要抗菌药物治疗时。按照推论,为了使因果推理有效,应该在感染细菌前评估并发症状况和疾病的严重程度[65]。

最后一个方法学关注的是分析汇总抗菌药物的使用数据来估计获得耐药微生物患者的风险水平[66]。汇总的数据分析可能无法准确地反映暴露于一个单独患者的风险,因为人群研究不涉及个体暴露的研究[66]。人群研究主要用在评估总体风险暴露水平。

在患者定植或感染如下病原体如耐药金黄色葡萄球菌、肠球菌或革兰阴性杆菌时,存在着显著的共性的危险因素[67]。这些风险因素包括:高龄;基础疾病和疾病的严重程度;医疗机构周转的患者,特别是从疗养院转入者;住院时间延长;胃肠道手术或移植手术;接触各种侵入性有创操作,特别是中心静脉导管;暴露于抗菌药物中,特别是头孢类抗菌药物[67]。其他危险因素识别见表15.4。

表15.4 病例对照研究中医源性耐药菌定植或感染宿主危险因素识别

因　　素	参 考 文 献
发生频率较高	
医院或重症监护室的持续时间(在许多研究中调整或匹配)	63-65,430
优选抗菌药物	65,73,191,431-445
重症监护病房	65,433,443,445
侵入性操作及流程	433,438
中心静脉导管	191,434
气管插管	434,442

因　　素	参 考 文 献
泌尿系插管	436
鼻胃管	435,446
基础疾病,并发症	73,191,434,436
之前发生耐药菌的定植或感染	73,447
之前住院或者长期住在疗养院	63,64,444
发生频率较低	
年龄	64,443
性别	434,435,444
化疗	448
内镜检查	448
手术(或多次手术)	64
近距离接触其他患者	191

续 表

文献报道已证实：抗菌药物治疗的同时,会促进耐药菌的产生。尽管抗菌药物的使用会促进抗菌药物耐药性的上升已得到公认,但在患者及人群水平,抗菌药物使用与耐药两者间的关系仍不清晰。因此,对医院来说,推行抗菌药物管理策略仍然较为困难,如减少所有类别的抗菌药物的使用,对特定抗菌药物管理,以及对现有抗菌药物替换使用。

许多重要的耐药菌,如耐甲氧西林金黄色葡萄球菌(MRSA)和耐万古霉素肠球菌(VRE),其耐药性是由复杂的基因介导的,不可能自发地发生在每个个体。在这种情况下,细菌对抗菌药物耐药性的产生要么是细菌本身天然耐药,要么是通过遗传载体如质粒携带抗性基因传播所致。此外,许多重要的耐药菌,如定植于肠道或皮肤的肠球菌,通过间接地接触到用于其他病原体的抗菌药物,获得抗菌药物选择性压力的机会,从而筛选出耐药菌。

因此,抗菌药物在使用过程中将通过各种间接接触人群的机会,导致耐药菌在人群水平普遍增加[68]。以耐万古霉素的肠球菌为例,使用头孢菌素类抗菌药物杀灭正常肠道菌群,筛选出耐药菌并促进其生长的机会[69]。抗厌氧菌药物的使用可能会促进粪便排泄耐药肠球菌,增加其进一步传播的机会[70]。在人群水平上,可能是由于万古霉素近十年的使用加速了 20 世纪 80 年代 VRE 的出现[71]。然而,许多抗菌药物的使用与 VRE 的产生息息相关；一旦 VRE 在某一地区蔓延后,之前使用过万古霉素的患者发生 VRE 的风险将会增加[72,73]。

耐 药 菌 来 源

医院内大多数耐药菌株的来源是定植或感染的患者[77-74]。因为住院患者口咽部及肠道正常菌群可能被多重耐药菌定植,如多重耐药的铜绿假单胞菌有可能会定植在泌尿道、会阴、伤口,只看到感染患者,而对很多被细菌定植患者视而不见,这就是所谓的"冰山效应"(图15.2)[74]。这种菌群转移定植现象通常发生在住院一定时间、老年患者,以及基础病情严重或免疫力低下患者。正常菌群移位的原因还不清楚,可能涉及医院的相关多方面因素(如特殊治疗手段与用手护理相对比)和患者的

宿主因素(如细胞膜的受体或配体可能受到改变,抗菌药物抑制正常菌群,设备如鼻胃管和气管导管内部形成生物膜)[78-81]。一些流行菌株盛行可能是由于面对抗菌药物暴露下少量社区获得性菌群的转变,而非真正的医院感染。

重要的是要认识到多重耐药菌可以从健康人、患者完整的皮肤[76,84-86],以及从体液、分泌物及创面分离出来。而患者会阴或腹股沟区域通常是污染最严重的部位,腋下、躯干、手臂、手也常出现定植[87]。在这些部位最常发现的病原菌包括鲍曼不动杆菌、金黄色葡萄球菌、肠球菌,也许是因为这些病原体相比其他细菌更耐干燥[87-89]。研究报道,ICU 机械通气患者中 29% 肘窝部位培养出VRE[76]。研究结果对如何制订控制策略有效防控多重耐药菌有一定的提示,控制策略将在本章后叙。

革兰阳性菌多重耐药菌中通过接触传播比较常见,如耐甲氧西林金黄色葡萄球菌[90,91-93]和凝固酶阴性葡萄球菌[94]。然而,耐药革兰阳性杆菌通过个体直接接触传播(除了通过手传播之外)似乎是非常不常见的,例外情况包括据说可以追溯到不动杆菌属、柠檬酸菌属、变形杆菌、不动杆菌的暴发传染源及载体。在一次暴发报告中指出,个别革兰阴性杆菌,可能是正常皮肤菌群之一,多次在定期消毒的环境物表中检出。但最终暴发调查追踪到一位手部患有皮肤炎的呼吸治疗技术人员,他在组装仪器时通过手污染了呼吸治疗设备[95]。也有文献报道新生儿中枢神经系统发生枸橼酸杆菌属聚集性感染事件[96,97],追溯到通过护士手传播,一次新生儿暴发的奇异变形杆菌医院感染,追溯到的感染源是一位长期携带该菌的护士[98]。在另一项研究中,铜绿假单胞菌流行菌株在新生儿重症监护病房通过医务人员的手传播蔓延,在本次研究中,工作人员使用人工指甲或美甲是本次手部定植细菌的两个危险因素[99]。

食源性污染多重耐药的革兰阴性杆菌已在几个调查中提及[51,100,101],尤其是在肿瘤学领域中涉及相关内容[102]。尽管这些观点有着潜在重要性,然而在综合医院中是否能由食物链导致耐药菌株产生仍不清楚。

环境物表的储菌是耐药菌株产生来源,特别是污染了护理患者的设施设备时容易发生。大范围暴发泌尿系医院感染有可能是患者共用被肠道杆菌和铜绿假单胞菌(呼吸道、会阴或肠道定植)污染了的尿液测量装置所致[74,103]；头颈外科病房由于超声雾化吸入过滤器污染了定植或感染的 MRSA,从而导致医院感染暴发[104]；污染了耐万古霉素屎肠球菌的电子温度计作为一种传播媒介,导致综合 ICU 性医院感染暴发[105]。

最后,长期关注无生命的环境所引起污染的许多区域,患者并没有与这些区域定期接触,如花盆和水槽的坑[106-108]。这些地方,尽管有时污染严重,但与医院内细菌的传播并不相关。

医护人员接触污染的无生命的环境表面,可能是一个更重要的传染源,尤其是能存活在物品表面的多重耐药菌(如耐万古霉素的肠球菌和多重耐药的不动杆菌

属)[109-111]。在一份报告中显示,医护人员在患者房间接触污染 VRE 的物体,如血压袖带、床栏或皂液分配器等,在日常护理中约 10.6％ 的概率通过手或手套将污染物传播至其他患者皮肤,从而导致 VRE 传播[112]。同样,发现医护人员接触患者房间内的物体后手套污染 MRSA[113]。对于高风险的免疫功能低下的患者,特别是那些在环境暴露下有感染高风险的患者如衰弱的肿瘤患者,坐在水池里洗浴,水槽表面菌株会导致患者出现定植和感染[102]。

传 播 途 径

传统的教学提示耐药菌在医院从感染的患者到易受感染的患者,主要通过医护人员的手传播(表 15.5)。这种传播导致了定植患者的冰山现象,并大大增加了医院内耐药株的来源和储菌库(图 15.2)。而且在耐药菌定植或医护人员的手被耐药菌污染的基础上,大部分证据所涉及

的耐药菌携带人员是通过手间接接触造成传播。实验和数字模型以及在患者护理机构观察的研究表明,医护人员可以通过自己的手或手套将病原体转移到患者的皮肤或设备上[112,114-118]。此外,倡导手卫生作为较有力度的实践经验,可追溯至手卫生鼻祖匈牙利医生塞梅尔维斯所提出的观点。

通过医务人员的手将病原体从污染的环境表面转移到患者的途径受到新的关注[112]。鉴于环境物表中发现的菌落计数与患者相比通常较低[76],对于许多病原体而言,相对于患者与患者的传播,这一传播途径似乎不太重要(表 15.5)。

有耐药菌长期定植的医护人员,有可能会将病原体直接传播给患者(表 15.5)[99,119]。对于 MRSA 而言,这一点尤其重要,在 MRSA 流行和蔓延的医院可能未得到正确评估,携带者的因素和作用并不清晰[119]。

表 15.5　医院内某些多重耐药菌发生的相对重要性的选择因素[a]

多重耐药菌,用关键抗菌药物定义	通过医务人员污染的手导致患者与患者的传播	通过医务人员污染的手从环境到患者的传播	通过医务人员直接将自身定植菌传给患者	空气传播	通过抗菌药物压力内源性选择导致
耐甲氧西林 金黄色葡萄球菌	+++	+/++	+	+/-	+
耐万古霉素 肠球菌	+++	++	-	-	++
多重耐药 肠杆菌科细菌	+++	+	-	-	+++
亚胺培南耐药 铜绿假单胞菌	+	+	+	-	+++
亚胺培南耐药 鲍曼不动杆菌	+++	++	-	-	++

注：[a] 相对重要性表明为特定耐药病原体所需解决每个因素的控制措施。

在暴发流行定义中主要关注的是耐药菌同源性传播问题,由于引人关注,医学界(报纸和期刊编辑)常常关注医院感染的暴发,如较多患者感染耐药菌、技术或操作的失误或使用污染的产品。比起这样的“报道”,更常见的应该是由于耐药菌污染了患者共用设备而导致的交叉感染,这可能占感染蔓延的一大部分原因[120]。

耐药菌经空气传播的报道很罕见。有一所医院医院感染暴发中涉及金黄色葡萄球菌经飞沫传播的报道,MRSA 定植的医生与患者发生上呼吸道感染相关联[93],随后经实验室证实志愿者也受到 MRSA 的定植[121]。在收治呼吸道感染 MRSA 患者的房间内经空气检测,发现MRSA[122]。这些发现提示了对于 MRSA 的一般控制策略目前仍不清楚。

当今大多数医院因昆虫媒介如苍蝇和蟑螂所导致耐药菌的传播不是主要的原因。

流 行 病 学

导致任何医疗设施感染事件的因素是多方面的。在多数的多药耐药菌暴发的突发事件中没有得到很好的阐明。人传播途径增加的因素包括无菌操作不规范、床单元

拥挤或护士与患者的比例过低。环境传播途径主要因素是服务部门清洁工作不到位,导致耐药菌在院内储菌增多,如受感染的尿液污染了尿液测量或测试设备。抗菌药物的过度和过高的选择压力导致耐药菌株增多。

某种偶然的事件可能会导致感染暴发,如使用产品的污染,一位携带 MDRO 的较重感染患者[123],采集到某种抵挡消毒剂的定植菌。另外,随着医学技术的发展,如移植、透析和新的假肢设备等技术的引入,均造就了疾病额外流行的风险。

医院内的某些特定区域,尤其是 ICU、烧伤、创伤、移植、肿瘤和神经外科部门容易发生医院感染暴发现象。这些病区的患者病情较重,侵入性操作多且常暴露于多种抗菌药物的使用下。我们发现多重耐药菌在这样的病区或中心容易传播(图 15.2)[74]。当耐药菌定植的患者被转移到医院的其他病区时,定植的耐药菌也可以污染病区的环境。

由质粒和其他移动遗传元件引起的暴发

多数关于医源性感染的暴发是由单一菌株的流行蔓

延所致。在医院内使用新的分子实验室技术对耐药菌的研究发现主要是可移动遗传元件引起暴发流行，如整合子、质粒或转座子。这些元件在基因水平转移，对耐药的革兰阳性菌的传播是很重要的[124,125]，这种模式对于革兰阴性菌种发生耐药性快速蔓延得到了更多的认可。从几个质粒引起的暴发案例描述中可知，质粒以接合性耐药质粒或非接合性耐药质粒的传播形式在不同的物种或属间流行[126-128]。移动遗传耐药元件已被发现在一个城市、州，甚至整个国家蔓延[129-133]。

大多数暴发的流行病学的发生主要取决于耐药菌储菌库、时间和遗传物质移位点和压力[134,135]等因素，特别是耐药菌储菌库。在抗菌药物的治疗下，促进耐药菌在肠道、皮肤、泌尿道等部位中发生移位，并在环境中储存（如在尿容器内）[136,137]。此外，相对于无毒菌株可以作为"木马"存储耐药元素。例如，有着较大数量存在但相对无毒的肠道厌氧菌，可以将移动的耐药元素传递到其他更多的致病性细菌如大肠埃希菌中[138]。在暴发中识别到许多整合子和质粒介导的克隆传播或聚集，看来交叉传播在传播中起着重要的作用[129,139-141]。

由于质粒和整合子引起的暴发可能很难检测到[139]，所以应寻求通过监测多个物种的出现或属相同或非常相似的多种药物（甚至只是关键药物）的耐药模式。暴发同源性鉴定依赖于先进的技术，但在许多实验室没有此设备，如 PCR、限制性核酸内切酶分析或 DNA 测序[128]。尽管还需要更多的研究来确定最有效的控制措施，但一旦确认由于遗传元件的传递导致疫情蔓延，如单菌株引起暴发流行，必须采取控制措施（方法见本章"控制"标题）。

其他多种菌株的暴发

偶尔会出现来源于几种细菌种类共同污染物的感染暴发现象，导致另一种无关联菌株的暴发。例如，骨科伤口感染多菌株的暴发流行，追溯到一个共同的用于混合铸造材料的桶。桶没有常规消毒，并含有各种污染物，可能在使用灌铸塑性材料时被接种到伤口内。另外，一个不寻常的一系列的术后感染案例，在 7 家不同的医院由多个菌株引起暴发，追溯到一种麻醉剂异丙酚的暴露，基于其脂质载体，在室温下容易滋生各种微生物[142]。显然，麻醉人员在手术时无菌技术失误导致注射器或麻醉剂污染。这样的暴发难以识别，除非一个菌株占优势或流行病学情况很不寻常。

控　　制

遏制细菌耐药现象是很重要的事，因为耐药现象的存在，限制了有效的治疗方案，导致了治疗失败或产生更多的副作用。由于几种多重耐药菌的感染使得治疗延迟或无效，并报道增加了发病率和死亡率[143-148]。多重耐药菌的感染增加额外费用，延长了住院天数，这表明，控制多重耐药菌能够减少医院的损失[143,149-151]。

过去的十年中相继取得了大量关于医院多重耐药菌流行病学相关知识。对于那些主要由突变选择的患

者内源性菌群的传播途径（可能更好的控制方法为通过缓减抗生素压力）[152,153]，分子流行病学研究已经鉴别出这些病原体主要通过克隆繁殖（应通过切断传播途径，有效地消除病原体）[124]。使用传输的数学模型，预测各种干预措施的有效性，这在大型临床试验的研究中将是困难的或不切实际的[154-158]。研究设计和分析变得更加严谨，需要提供更好的关于感染控制（IC）策略效果方面的信息[59-61]。

尽管如此，很显然，我们仍然有很多未知的领域。许多关于有效控制医疗相关多重耐药细菌的报道有很大的局限性。首先，大多数在流行病期间进行，而医院所面对这些病原体具有当地耐药流行特点；流行病学的问题和控制措施的有效性在这两者可能是不同的。其次，大多数研究实施多个干预措施（也被称为"集束化"策略），无论是同时或按顺序列举，使其难以确定控制策略中的每个项目的作用。在控制地方性流行耐药菌时，这方面的信息是特别重要的，因为涉及长期投资的需要和存在潜在的不利于控制效果的一些干预措施[159-161]，至关重要的是，我们所实施的必须是必要的和足以有效控制多重耐药菌的措施。第三，尽管研究方法有所改善，但干预试验很少使用优化研究设计（如随机整群或交叉）。大多数提供给我们的信息来自准实验（前后对照）的研究，可能没有考虑到随机或长期的变化，没有充分控制偏倚或混淆，或后续调查的时间很短[162-164]。第四，在感染控制的干预措施研究中，需要临床医护人员积极参与，如很少有对定植的 MDRO 接触隔离的效果进行监控的研究。由于缺乏有效的对依从性监测的研究，故质疑者提出的有效干预措施。最后，隔离干预成功的原因是不明确的，也就是说，作为一种积极的预期效果，是否与手卫生改善相关，或是通过减少医护人员对定植或感染患者不必要的接触，如此一个额外的消极的措施却带来一个意想不到的效果[159-161]。

对于某些病原菌，如 MRSA，由于缺乏确切的信息，导致了对社区感染控制执行干预措施时产生意见分歧[165-167]。虽然我们坚信，为了解决争议，在这个领域需要进一步的研究，我们强烈地感受到必须立即行动起来，利用一切可以利用的信息，全力控制医院内多药耐药菌的发生。这是非常重要的，因为来自公众和立法机构越来越大的压力要求我们应对这一问题[168,169]。

各种组合的控制措施是有效的，这是很可能的现象，而成功或失败取决于流行病学问题（如单克隆与多克隆暴发流行，受人口的影响、护理的要求强度和个别措施干预依从性的程度）。根据我们的研究和文献的评论，我们提出了一个多方面的和灵活的方法，在急诊救治医院控制耐药菌，包括一些潜在的组合，将讨论如下。

培训

抗菌药物出现耐药现象是整个医疗界的问题，不只是为了预防感染。所有医务人员都应该接受教育，以认识到抗菌药物耐药性的有害影响，以及意识到在控制耐药现象中所履行的职责。一些研究已经表明，医生往往

认为即使他们获得的信息显示,当地的耐药率高[170,171],但比起国家而言,在自己的医疗机构,抗菌药物耐药性不是那么重要。强制性的教育课程应强调本地数据和响应,并应针对临床医生的兴趣领域;经常提醒,如用海报宣传简单的信息或教育警示,可能是有效的辅助教育措施[170]。

当地医院的领导

医院管理部门必须大力支持控制抗菌药物耐药性,通过提供足够的资金以及通过整合患者的感染控制计划和职业安全项目,实施有效的感染控制计划。此外,医院高层领导,包括部门领导和其他主要领导应该被招募进入活动中并积极促进这些目标和行为的良好实施,如严格遵守手卫生[87,172-175]。

在美国,在医院领导眼里有几种力量提高了感染控制的重要性,包括在为公众报告医院感染率[176]发挥更大作用和医院感染造成经济损失的增加(如 CMS 拒付几个医院感染的费用)[177]。

区域性的领导

由于患者在不同类型的医疗机构之间流动(如急症照护医院和长期护理机构),提出在地理区域内进行协调、区域控制工作的重要性。在一个地区产 KPC 型肠杆菌科细菌发生暴发,涉及感染患者转移救治,通过网络分配至 14 所急症照护医院、2 所长期急性护理医院和 10 所疗养院进行救治[178]。

有证据表明,在区域、国家几个层面上努力协调[179-183]可能会从实质上长久地减少抗菌药物的耐药性。当可行时应寻求多机构合作,例如,在综合医疗机构或地区进行有力的公共卫生协调。

预防感染

预防感染可以使耐药性降低,尤其是设备相关感染。尽管一些支持感染控制干预的证据存在争议,但预防、监测、反馈的综合运用可以减少甚至消除设备相关感染和手术部位感染已成为共识[184]。感染率的降低不仅可以减少个体抗生素耐药的风险,还可以减少抗生素处方的应用,从而减轻抗生素对生物耐药的选择性压力。

被动监测

临床实验室数据的监测可以发现耐药菌群(如 2 周内同一病房 3 名及 3 名以上患者出现类似的耐药菌),因此可进一步识别和控制交叉感染或不利的环境因素。联合计算机程序及微生物结果的新方法可以通过运用统计学数据提高识别医疗保健相关感染暴发的能力[185]。

运用分子流行病学方法有时可以提高标准的实验室监测结果和揭示不明显的分离株之间的关系[186,187],如脉冲场凝胶电泳(PFGE)、核糖分型,甚至全基因组测序。利用医院和实验室信息系统和电子警报系统可以及时地隔离患者,那么这种信息系统和警报系统就能够告知已经被耐药病原菌感染定植患者的管理人员。

指南的目的是为了更好地定义监测环境的概念[18]。这些微生物实验室的相关数据揭示了病原学监测的必要因素:① 重要病原菌携带患者;② 监测病原体的敏感性模式;③ 估计感染负担;④ 估计定植;⑤ 量化医疗物品。

详情请见以下文件[18]。

手卫生

在医院发生的交叉感染中,由于绝大部分的传播途径都是医务人员的手(图 15.1、表 15.5),因此手卫生是防止抗生素耐药菌扩散的重要组成部分。医疗机构中手卫生的宣传包括教育、观察和反馈、设施的跟进(额外的水槽以及充足的卫生用品)、海报、漫画、其他图片或影像、处罚或奖励,避免超额工作量和人员配备不足[87]。手消液是降低手部细菌最有效的方法,并且通过完善配套设施提高手卫生依从性[191](见第 3 章)。提高手卫生依从性的主要问题是如何来监测它,现阶段各类自动检测技术已经发展成熟,但对于医务人员的效果和接受程度还不能确定[192-194]。

手套

手套是标准预防中的关键因素,它已被证实在预防医务人员接触患者以及接触患者周围环境物品后的手污染中有很好的效果[117,118]。在外科 ICU 病房中,接触患者时戴手套(通用手套)已成为预防耐甲氧西林金黄色葡萄球菌感染的一个重要组成部分。在一些研究中证实,医务人员在接触患者时戴手套与不戴手套相比,梭状芽胞杆菌腹泻的发病率要低[195]。虽然手套不是手卫生的替代品,但它可以填补实际情况和最佳的手卫生之间的差距。手套也存在一定的限制,如小缺口或者是脱手套引起的手污染。此外,如果医务工作者在接触下一个患者时没有及时更换手套,交叉污染的发生率将会提高。

接触预防

接触预防主要用于在医疗机构中尽量减少患者之间的多重耐药菌的传播。普通的接触预防原则包括医务人员在接触多重耐药菌感染的患者时穿戴白大褂和手套。多重耐药菌感染的患者最好是单间隔离或者与同类患者在同一病房中。几项研究表明洁净的白大褂可以有效地阻断病原体的传播[196-200]。白大褂穿戴的要求对控制耐万古霉素肠球菌的暴发有很好的效果[201]。三项前瞻性研究表明白大褂和手套配套使用与手套单独使用在预防万古霉素肠球菌的传播中效果不同[197,199,200]。在一项研究中表明,尽管白大褂的使用没有其他的效果,但是使用白大褂与感染控制的依从性有一定的联系[200]。在接触到患者含有耐药菌的尿液、粪便、分泌物、引流,或者患者携带耐药鲍曼不动杆菌、耐万古霉素肠球菌、耐甲氧西林金黄色葡萄球菌等众所周知能在医院环境存活的耐药菌时,白大褂就能有效地隔离耐药菌的污染[110,112,202-204]。

主动监测

一个关于筛选无临床症状但特定药物耐药菌为定植患者的主动监测是针对性的感控工作的重要组成部分。在类似影响大于一种耐药菌的氯己定洗浴(下文讨论)这种水平或者是整体的干预措施中,主动监测是专注于一种耐药菌的垂直工具[205,206]。

从流行病学角度讲,积极的主动监测对于全部病原菌感染的患者鉴别是有利的,而不仅仅是鉴别从临床培养来的大多数感染的患者。主动监测比常规的临床培养能多发现 20%～60% 的耐甲氧西林金黄色葡萄球菌患者[63,207]，对于耐万古霉素肠球菌效益会更大。主动监测大约是常规临床检测检出量的 3 倍[208]。此外，常规的主动监测还能防止把一些有临床症状同时携带病原体的患者错误分类为个案。例如，如果单纯使用临床培养而没有录入检测试验，大约 17% 耐甲氧西林金黄色葡萄球菌和 43% 耐万古霉素肠球菌会被误认为是个案[207,208]。

当保守控制措施效果不好时，主动监测对于控制疫情效果更好。当涉及新发病原体（如碳青霉烯类抗生素耐药的肠杆菌）或者可能存在大量病原体寄生于胃肠道（粪肠球菌、肠杆菌）时主动监测尤其有用[209,210]。然而，在非暴发区域主动监测的作用还不清楚，特别是 MRSA（见 MRSA 部分具体讨论）。

在医院、暴发期或者流行期，主动监测预防 VRE 已成为一个重要组成部分[179,211,212]。虽然研究方法不是最优的，唯一的随机对照试验表明在非暴发期 ICU 患者中 VRE 的主动监测没有意义。因此在特有的时期 VRE 主动监测的重要性是值得商榷的[213]。

有时，尤其是对于 MRSA 和 A 组链球菌，医护人员是一群暴发或聚集性事件的感染源[91-93,214]，对医护人员和带菌者的监测对于病原体的防控可能是必要的。

依从性监测

坚持干预措施是感染控制成功的关键，如手卫生和接触预防措施。观察、干预研究和行为模型表明任何干预措施依从性都不能达到 100%，任何成功的干预措施（如手卫生）的阈值都是未知的。尽管如此，TJC 预计手卫生依从性应不超过一个“零星的遗漏发生”。监测和反馈结果中，几项研究表明直接监测有助于提高感染控制依从性[191,215-218]。由于霍桑效应，直接监测会使被观察者产生不准确结果。间接的依从性监测方法包括跟踪使用的物品（如手消液或白大褂）以及使用自动化（如电子或视频）依从性监测系统监测手卫生[192]。

环境的消毒和清洁

注意清洁和消毒患者的房间对于耐药菌的感染控制非常重要，这些耐药菌持续污染医院环境，如 VRE、耐药鲍曼不动杆菌、MRSA[204,219,220]。最近的证据表明被污染的物品表面是这些病原菌重要的生存库；反之，这些发现也使我们重新对环境“源头控制”产生了兴趣。

证据表明，通过提高环境的清洁效果，降低多重耐药菌的交叉感染的结果是喜忧参半。在我们进行的预实验研究中，在病原体流行的 ICU 中严格执行常规环境清洁可超过 11 个月有效控制 VRE。干预措施与减少 VRE 的环境污染、减少医护人员手污染和减少 3 倍以上 VRE 患者有关[221]。这些情况仍然改善着，尽管还有源源不断的 VRE 患者和医护人员执行中等水平的手卫生依从性。相反，在两家医院 ICU 病房的一项随机交叉研究中发现，增强环境的清洁和消毒及医护人员手卫生对患者 MRSA 的传染没有影响[223]。

虽然彻底清洗往往是不够的，但标准的清洁和消毒方法是保持环境净化的基础。教育、监测和反馈可以提高环境清洁人员的依从性[224]。一项对 27 个 ICU 的研究表明，经过系统培训，按操作标准行政干预包括用荧光笔标记监测物表面清洁情况等方法后，清洁程度由 49.5% 上升到 82%[225]。

虽然常规降低医院感染的效果尚不确定，但几项技术可用来减少环境中的耐药菌。过氧化氢蒸汽和气溶胶以及紫外线已经被用于净化环境[226-229]。自我消毒的应用，医院物品表面材质（如铜和银）也纳入了了研究[230,231]。这些技术在推广应用之前还需要进一步研究其降低医院感染的效果。

病原菌的去除或者去定植

通过提高患者皮肤清洁程度以减轻耐药微生物的负担，从而减少潜在的患者之间的传染以及中央导管相关的血流感染并发症，此方法已成为感染控制的重要工具。氯己定已被研究发现是一种具有广谱的局部抗菌剂（革兰阳性菌、革兰阴性菌以及真菌和一些病毒，但不包括孢子），而且具有良好的安全性[232]。与传统的肥皂洗浴相比，日常使用氯己定洗浴已被证实可减轻患者皮肤 VRE 的负担，同时可以减少医务人员手污染和环境污染 VRE 的概率，还可以减少 ICU 病房 VRE 的传染率[233]。在交叉对照临床试验中，每日氯己定洗浴也被证明能降低原发性 BSI[234,235]。在 ICU 病房中，氯己定洗浴已被证明减少 MRSA 和 VRE 的交叉传染率[236]。广泛使用氯己定是否会加速氯己定的耐药现成为大家关注的问题。在一项研究中发现，ICU 中使用氯己定可以显著减少 MRSA 的获得率，但是与氯己定 MIC 提高有关的 qacA/B 基因检出率也出现了增长[237]。到目前为止，还没有关于氯己定的随机对照试验的研究，而大部分的研究只限于 ICU 病房。

当感染控制措施的效果不理想时，去定植的患者就成为控制程序的一个组成部分[219,238]。肠道致病菌如 VRE 和肠杆菌等去定植一般是比较困难的。在一段时间内莫匹罗星、氯己定以及系统使用抗生素的组合运用于 MRSA 阳性的去定植患者是有效的[239-241]。一项整群随机试验研究部分去定植（仅 ICU 中 MRSA 阳性患者）和整群去定植（ICU 所有患者）对于 MRSA 患者感染控制结果的对比[242]。结果表明 ICU 中 MRSA 患者去定植有重要意义。

抗菌药物的管理

由于抗菌药物的使用促进了多重耐药菌的出现和传播，很多关于试图通过管理来限制抗菌药物选择的研究正在进行。在群体水平上，抗菌药物的使用与耐药有关[243,244]。然而在个体水平，抗菌药物使用前与后续的耐药或定植之间的关系复杂并且是非线性的。举例说明，很少有证据表明在非 VRE 患者中限制万古霉素的使用可以减少获得 VRE 的风险[73]。同时，一种抗菌药物的限制使用可能与另外一种抗菌药物的耐药的降低有关。在法国的一家医院，氟喹诺酮类药物的使用下降了 10 倍，与 MRSA 的发生率和流行率的差异被认为是有统计学意义[245]。不幸的是，一类抗生素的减少可能会引起另一类抗生素耐药性的增加。在 1995 年，产 ESBL 肺炎克雷伯菌发病率升高与一家医院通过限制处方和修改指南减少头孢菌素类抗生素的使用有关。在医院减少80%头孢菌素类抗生素的使用可以减少40%由头孢他啶耐药引起的肺炎克雷伯菌发生率，但是会增加69%亚胺培南耐药的铜绿假单胞菌的发生率[246]。

在一般情况下，抗生素控制方案应很好地促进抗生素管理，如限制整体抗菌药物的使用，适当增加或减少抗菌治疗[247]。医院应该有一个抗菌药物管理程序以监测抗菌治疗是否恰当，制订这样的规则指南已经出版[248]。减少抗菌药物使用应集中在三点：① 确定感染的性质，治疗真正感染的患者；② 适当减少抗菌药物使用；③ 只治疗需治疗的感染。疾病预防控制中心已经促进了"智能化"的运动以提高抗生素的管理[249]。

以下的抗菌药物使用策略被认为对控制细菌耐药无效：常规联合用药（2 种或 2 种以上）和更替用药（按计划改变首选抗菌药物）[247,250]。

基线调查和控制计划的制订

一些病原体因为耐药受到了人们的关注，如能减少对糖肽类易感性的 MRSA、VRE，对碳青霉烯类抗生素耐药的革兰阴性杆菌和产 ESBL 肠杆菌科细菌。由于对患者护理的不同，医院对于这些病原体的控制有所不同，如与在康复中心的患者相比，在 ICU 或者移植病房的患者更容易获得 VRE。另外，致病菌的潜在危险对医院来说也存在一定的影响，VRS 的隔离比 MRSA 的隔离产生反应更加积极。一旦暴发被确定后，在扩大之前尽快控制以及消除病原体是关键。

考虑到这些因素，医院应该针对这些或其他的多重耐药菌制订长远的控制计划。首先，医院要确定哪些病原体为控制的对象。接下来，医院要对是罕见的或偶然的 MDRO、一个或多个持续暴发、低或高的流行问题的严重程度进行评估。最后，医院应确定这个目标是否能消灭一个特定的病原体，控制疫情，或把感染的可能性减少到最低水平[165]。我们建议目标不要只放在单一的致病菌上，因为只关注一种致病菌可能会忽略掉其他的，从而引起不可控的传染[205,251]。

特 定 致 病 菌

金黄色葡萄球菌

MRSA 是引起医院感染中耐药最常见的原因。它受到了医护人员和患者的双重关注。MRSA 在 1961 年第一次被发现，仅仅 2 年后甲氧苯青霉素就被用于治疗耐青霉素金黄色葡萄球菌[252]。能产生的青霉素结合蛋白（PBP）2A 的 mecA 基因可引起耐甲氧西林。通过结合 PBP 改变了细菌细胞壁的耐药，从而使得 β-内酰胺类抗生素和碳青霉烯类抗生素几乎无效[253]。

到目前为止，MRSA 的基因序列主要有 8 种亚型，含有 mecA 基因的同种异型的基因组亚基被称为 SCCmec[254]。从 20 世纪 60 年代到 90 年代，绝大多数 MRSA（主要为 SCCmec Ⅰ～Ⅲ型）被发现于医院（医院相关，或 HA－MRSA）与患者之间的流行病学联系中。然而自 20 世纪 90 年代以来，在未接触过医院的社区人群（社区相关，或 CA－MRSA）中发现了包含 SCCmec Ⅳ 基因的不同菌株的 MRSA[254]。逐渐地，CA－MRSA 变得普遍存在，CA－MRSA 进入医院环境，与医院相关类型的菌株混合引起了医院感染[255-257]。

在美国，2006 年到 2007 年 CDC 的数据显示大约一半的医院存在医院相关的金黄色葡萄球菌耐甲氧西林[258]。在欧洲，各国报道的 2009 年医院相关的金黄色葡萄球菌耐甲氧西林的比率各不相同，其中 9 个国家数据表明 MRSA 的比率＜10%，有 9 个国家报道为 10%～25%，9 个国家数据表明为 25%～50%，还有 1 个国家大于 50%[259]。MRSA 的发生率呈现下降趋势：2005 年到 2008 年，CDC 观察到院内 MRSA 的感染率下降了 28%，2006 年到 2009 年 ECDC 的数据同样表明欧洲 8 个国家 MRSA 也在减少。

HA－MRSA（主要为 SCCmec Ⅰ～Ⅲ型）常常对除了 β-内酰胺氨基糖苷类以外的大环内酯类、林可酰胺类（如克林霉素）以及四环素广泛耐药[260]。CA－MRSA 菌株一般对非 β-内酰胺类抗生素更敏感，虽然在某些地区非 β-内酰胺耐药似乎在增加[261]。

由于万古霉素一直是治疗 MRSA 的主要一线药物，对万古霉素耐药趋势一直被密切监测。为了更好地预测治疗效果，2006 年 CLSI 建立了新的 MIC 断点定义万古霉素的敏感性：万古霉素敏感，≤2 mcg/ml；万古霉素临界（VISA），4～8 mcg/ml；耐万古霉素（VRSA）≥16 mcg/ml[262]。几乎所有的万古霉素中介金黄色葡萄球菌（VISA）和 VRSA 菌株报道表达包括耐甲氧西林的多重耐药[263]。

截至目前，VRSA 已经很少见（全世界大约 13 种已知的临床分离株[263]），并且存在自限性，没有患者与患者之间传播的报道。出于不明原因，美国大多数 VRSA 菌株已多数从密歇根分离[264]。回顾了美国 2000 年到 2006 年中 7 位已知的 VRSA 患者，发现所有患者的共同点，包括慢性基础疾病、MRSA 的接触史、VRE 感染或定植和早前接触万古霉素[265]。耐万古霉素金黄色葡萄球菌被认为具有传播来自 VRE 的 vanA 基因的性能[266]。

对万古霉素中介的金黄色葡萄球菌是通过异常增厚细胞壁来增加万古霉素结合靶点（D－Ala－D－Ala）的表达，从而抑制抗生素扩散到其靶细胞[267]。1997 年日本第一次报道了 VISA[268]，后续的报道发现 VISA 分离株在世界各地都存在。尽管 VISA 的数量相对要多于 VRSA，但它们还是比较罕见的。例如，2005 年美国监测数据显示万古霉素 MIC≥4 mcg/ml，金黄色葡萄球菌中分离溶液并不常见（0.2%，n=520）与万古霉素 MIC=2 mcg/ml（16.2%，n=39.223）[269]。

我们对 VISA 流行病学方面的了解受实验室的限制。VISA 的基因序列没有完全读取，其中涉及的部分基因可能会发生突变，到目前还没有任何关于 VISA 的分子学基础实验（PCR）。相反，上面提到的 CLSI 定义的药敏试验已被使用。目前药敏试验遇到的瓶颈是常规微生物检测如何在包含万古霉素 MIC 的且对万古霉素敏感的金黄色葡萄球菌中鉴别异质性万古霉素中介金黄色葡萄球菌（hVISA）[270]。因为对万古霉素不敏感，hVISA 患者的治疗效果一般不理想[271]。现已提出检测 hVISA 和 VISA 的实用方法，但大多数方法不能常规应用[267]。自动化的药敏系统对 VISA 敏感，对 hVISA 比较不敏感，这给临床诊断和流行病学研究造成了困难。

如果 MRSA 对利奈唑胺和达托霉素等其他药物耐药现象一旦被确定，将很罕见且有重大意义。耐利奈唑胺金黄色葡萄球菌发生率估计 <0.14%（美国以及其他国家 2002 年到 2010 年监测数据）[272]，但值得注意的是，耐利奈唑胺金黄色葡萄球菌已涉及克隆暴发和跨医疗机构传播[272,273]。偶尔有报道，当 MRSA 治疗效果不理想时体内会出现耐达托霉素[274,275]。尽管达托霉素的其他耐药机制对引起金黄色葡萄球菌（即细胞膜）耐药很重要[277]，但是万古霉素与达托霉素都对金黄色葡萄球菌不敏感表明他们的耐药机制都是细胞壁的增厚[276]。

医疗机构中对金黄色葡萄球菌容易耐药的敏感菌主要的繁殖区域为患者前鼻孔[278]。鼻外的部分可以被定植，包括皮肤伤口、喉、下消化道、会阴、腹股沟区、腋窝[279,280]。此外，医院环境（高触摸区域以及医疗设备如血压计袖带）是一个主要的贮存空间[204]。医务人员在接触 MRSA 定植的患者或者他们的周围环境物品后可能会在手部或者设备仪器上携带 MRSA，这可能会成为患者之间传播的一个载体[281]。

在医院中控制耐药金黄色葡萄球菌的最佳策略仍存在争议[281]。控制策略一般都集中在总体干预（如手卫生、改善环境卫生、用氯己定、组合干预降低医院感染）或有针对性的干预措施（MRSA 患者的干预措施实施主动监测，MRSA 定植患者去定植）[206]。值得注意的是，对控制 MRSA 的主动监测存在争议。主动监测的基本原理是在所有患者（有症状或无症状携带者）中识别 MRSA 患者：对这些鉴别出来的患者增强控制（如接触预防措施）或者去定植（降低传播的风险以及 MRSA 发生率）[282]。主动监测调查研究通过采用不同方法得到了有冲突的结果。由于各项研究所选用的干预措施研究设计和患者人群不同，有些结果显示 MRSA 的感染率降低[283-285]，而有些则没有[213,286]。我们认为，除了 MRSA 暴发，针对所有潜在致病菌（而不仅仅限于 MRSA）采取"全球"或"水平"策略的感染控制措施，效果更为明显，尽管目前没有随机对照实验数据证明并且现有的有效数据（前瞻性或回顾性研究）很有限，但我们还是认为感染控制措施应该强制执行。

肠球菌

20 世纪 80 年代以来，肠球菌已成为重要的 HAI 病原体，在美国已经成为第二常见的引起 BSI 的致病菌[258]，其中主要为粪肠球菌和大肠屎肠球菌。肠球菌是具有高毒素的生物，其主要的感染对象是那些与归因高发病率、死亡率、住院天数增加有关的体质较弱或者免疫力较低的患者[69,287-289]。

肠球菌对所有头孢菌素、耐青霉素酶青霉素以及克林霉素均有耐药机制。自 20 世纪 70 年代以来，随着几乎没有抗肠球菌活性的抗菌药物尤其是头孢类抗生素使用量的增加，肠球菌的获得率也逐渐呈上升趋势[69]。肠球菌感染的首选药物氨苄西林在低亲和力青霉素结合蛋白 PBP-5 的表面已表现出失去效力[290]。这种蛋白的变异和合成表现出对屎肠球菌的高度耐药[291]。氨苄西林耐药很少是由于 β-内酰胺酶的产生[292]。

耐万古霉素肠球菌的蔓延仍然是一个问题。这种耐药直到 20 世纪 80 年代才被人们发现，2003 年在美国耐万古霉素肠球菌以感染比例 29% 的速度在上升[294]。最新数据表明在美国（2006～2007 年为 20%）和欧洲（2010 年为 7.4%）万古霉素的耐药呈下降趋势[258,259]。万古霉素耐药主要与 vanA 或 vanB 基因组有关，这是时常出现在转移质粒中的复杂的遗传因素[295]。肠球菌对万古霉素的耐药不会在抗菌药物选择压力下产生新的基因突变[296]；因此，想要定植或者获得 VRE 首先必须暴露于耐药肠球菌中。这个类型的 VRE 大多是屎肠球菌，抗 vanB 时常被发现与氨苄西林高水平耐药有关[297]。

在美国作为治疗肠球菌感染重症患者的辅助用药氨基糖苷类，其耐药性从 30% 上升到 60%，更多的时候是与屎肠球菌有关[298]。作为治疗 VRE 的特效药，奎奴普丁-达福普汀、利奈唑胺或达托霉素在使用后很快出现耐药[299-302]。曾经出现耐利奈唑胺肠球菌的院内感染暴发[303,304]。无法治疗肠球菌感染的可能仍然存在。

在医疗机构中，抗菌药物的使用仍然是患者感染 VRE 的一个重要的危险因素。早期使用头孢菌素类以及抗厌氧菌类抗菌药物与 VRE 的定植存在密不可分的关系[62,72]。这些数据表明抗菌药物对抗内源性肠道菌群是有效的，对粪便中高水平脱落肠球菌是不敏感的[62,70]。相比之下，对于普遍存在的 VRE 来说，万古霉素并不是一个重要的危险因素[72]。

在医院，VRE 常常通过医务人员的手传染，转移的质粒或其他遗传因素传染的概率较低[124,305]。定植患者远远多于感染者，冰山效应（图 15.2）在医疗机构中病原体的传染也占了重要的组成部分。

用于流行性和地方性的多重耐药肠球菌（特别是 VRE）的控制策略，主要是基于一些观察研究。首先，肠球菌通常在完整的患者皮肤、环境物品表面和医护人员的手和衣服上生存，而且这些地方都可能会成为传染的媒介[86,112,117,306]。在流行病学研究中发现，患者之间的接触是获得肠球菌耐药的一个重要因素。在病房内，定植的负担或者 VRE 定植患者比例的升高是 VRE 传染的一个重要影响因素[188,307]。在美国，绝大部分的肠球菌耐药都发生于急性护理医院或者疗养院[308]。在欧洲，社区中 VRE 定植患者是很常见的，这可能与 20 世纪最后几十年在动物养殖场广泛使用糖肽阿伏霉素有关[309]。在欧洲，医院传染性细菌比社区中非传染性细菌更容易致病，这可能与影响其毒性的因子变异有关。第三，抗生素的使用至少在两方面影响 VRE 的流行病学发展：一是提高了人们感染 VRE 的机会,二是提高了 VRE 阳性患者粪便检测密度,进而提高了皮肤或环境污染的可能性,并加剧了交叉传染[73,310]。最后,由于 VRE 的流行,美国多家医院根据罕见或者散发病例的病情预估聚集暴发的情况[305]。根据抗菌药物的使用情况,对 VRE 实施早期干预控制比在晚期使用更容易。

VRE 的控制应着重于对确诊患者的解除隔离以及医院卫生上[221,311-313]。主动监测 VRE 定植可能在暴发或者局域范围内流行方面提高可控性[179,311,314,315],也可能给予如移植手术,为肿瘤患者或者 ICU 等对严重肠球菌感染高度危险的患者提供保障。与 MRSA 一样,准确的药敏试验以及在入院时鉴别定植患者菌是很重要的一步[316]。在数学模型中,适当地把人员集中起来可以有效地减少 VRE 的传播,但是这个策略在临床没有试验过[157]。在荷兰的医疗机构中,采用集中的策略是控制 esp 阳性 VRE 暴发的有效方法[315]。在另外一项研究中,ICU 的患者如果用 2% 的氯己定沐浴以及洗衣服,那么他们 VRE 的感染率会下降 3 倍(RR, 0.4),这与另外一项关于肿瘤患者需要采取至少 7 项措施来控制感染的研究所得到的结论类似[233,317]。目前没有对肠道菌去定植有效的治疗方案。

肠杆菌科细菌

肠杆菌科细菌是一大组需氧的革兰阴性菌,常引起住院患者的临床感染。在肠杆菌科细菌中,大肠埃希菌、肺炎克雷伯菌属、肠杆菌属由于可能会引起广泛耐药具有重要的流行病学意义。其他可能会发展成 MDR 的肠杆菌包括黏质沙雷菌、枸橼酸杆菌属、变形杆菌属、普罗威登斯菌属以及摩根菌属。

在过去的二十年里肠杆菌科细菌耐药性呈加速增长。虽然对革兰阴性菌存在很多耐药途径(包括氨基糖苷类、四环素、复方新诺明和多黏菌素)[318],但对肠杆菌耐药的研究主要针对氟喹诺酮类、头孢菌素类、碳青霉烯类抗生素,因为这些抗生素被认为是重症革兰阴性菌感

染者的首选药品,而且它们的出现被认为与其他的多重耐药有关。目前已知的耐药机制已经逐渐统一到泛耐药发展中,这已经在一些肠杆菌中得到确认[319]。这样的发展是受到极大关注的,因为泛耐药遗传因素(质粒和整合子)经常移动,并容易在革兰阴性菌之间转移,这使得对它们的识别和控制造成了困难[139]。

自 20 世纪 80 年代开始使用氟喹诺酮类药物以来,对其耐药的肠杆菌已显著增加。来自英格兰和威尔士医院的数据显示:在 1990 年到 1999 年期间,耐环丙沙星肠杆菌的发病率由 2.1% 上升到 10.9%,而耐环丙沙星克雷伯菌发病率由 3.5% 上升到 7.1%[55]。在美国,1992 年到 2004 年 ICU 病房中大肠埃希菌对氟喹诺酮类药物的耐药率报告为 7.3%[294],但该数据在 2006 年到 2007 年预计将达到 22.7%[258]。这其中最常见的是肠杆菌科细菌,特别是在医院感染中[320]。多染色体基因突变影响拓扑异构酶的作用点、细胞壁渗透性和耐药亚型的表现[321]。令人担忧的是,1998 年第一次发现的质粒介导的氟喹诺酮类药物的耐药现在已经遍布全世界[40,322]。在流行病学研究中,氟喹诺酮类药物的耐药性增加与其他耐药基因尤其是编码 ESBL 的基因相关联[40]。

对头孢菌素类和碳青霉烯类耐药的肠杆菌科细菌进化的主要驱动力是 β-内酰胺酶的兴起和传播[323]。β-内酰胺酶使部分或全部的 β-内酰胺类抗生素失活,它可以在治疗严重革兰阴性菌感染时广泛地绕过一线抗生素的阵列。有超过 1 000 种天然 β-内酰胺酶的存在,它们的蔓延已经可以通过移动遗传因子以及通过与非常成功的细菌克隆配对来促进。目前,最主要的 β-内酰胺酶在世界范围内都是广谱 β-内酰胺酶,或 ESBL 酶(尤其是 CTX-M-14 和 CTX-M-15)、产 AmpC 头孢菌素(CMY 家族)、丝氨酸碳青霉烯酶(KPC 酶)和金属 β-内酰胺酶(NDM-1、VIM 和 IMP)(表 15.6)。由于这涉及具体的耐药表型,我们将讨论 β-内酰胺酶。

表 15.6 临床上重要的 β-内酰胺酶肠杆菌

酶	安布勒类	可选用酶	备 注
产 AmpC 头孢菌素	C	CMY	比产 ESBL 少见。某些细菌(如肠杆菌属)自然携带诱导染色体的 AmpC。超产 AmpC 基因有很好的描述。此外,质粒介导的 AmpC 已自 1989 年首次被描述并迅速扩大
ESBL	A, D	CTX	*CTX-M-15* 基因(主要在大肠埃希菌中发现的)自 2000 年以来全球扩张,在医院和社区环境都能找到
丝氨酸碳青霉烯酶	A	KPC	20 世纪 90 年代末在美国东北部出现的 KPC 目前正作为主导的碳青霉烯酶在全球蔓延
金属 β-内酰胺酶	B	NDM-1, VIM, IMP	VIM-和 IMP-生产肠杆菌疫情地区的报道。NDM-1 已经迅速从南亚地区向全球蔓延,并与泛耐药相关

在肠杆菌科细菌中广谱头孢菌素类抗生素的耐药通常被赋予超广谱 β-内酰胺酶。虽然对超广谱 β-内酰胺酶的精确定义没有共识,一种常用的定义是 β-内酰胺酶使细菌获得耐药性,通过水解青霉素类,第一、二、三代头孢菌素和氨曲南(但不是头霉素类、碳青霉烯类),并可以

通过 β-内酰胺酶抑制剂如克拉维酸抑制[42]。超广谱 β-内酰胺酶已确定主要在大肠埃希菌和克雷伯杆菌中,但也在其他肠道菌种,如肠杆菌、沙雷菌、柠檬酸菌以及变形杆菌中被发现。对第三代头孢菌素具有的抗性作为超广谱 β-内酰胺酶表型标记功能存在于大肠埃希菌和克雷

伯杆菌中。在美国，从 2006 年到 2007 年，第三代头孢菌素耐药性在院内获得的大肠埃希菌株被发现的概率为 5%，在肺炎克雷伯菌被发现的概率为 14.8%[258]。在欧洲，第三代头孢菌素耐药性在大肠埃希菌株被发现的概率为 1.8%～19.2%，28 个国家中有 9 个国家报道耐药性概率大于 10%；耐药性在肺炎克雷伯菌被发现的概率为 0～69.5%，有 20 个国家报道耐药性概率大于 10%[259]。超广谱 β-内酰胺酶抗性在世界范围内迅速增长[323]。

感染流行病学由于超广谱 β-内酰胺酶类继续在发展。从 1983[324] 年对超广谱 β-内酰胺酶的第一次报道直到大约 2000 年，超广谱 β-内酰胺酶大多数属于 TEM 和 SHV 类，其主要存在于接受过诊治的患者中。自 2000 年，TEM 和 SHV 类的超广谱 β-内酰胺酶被 CTX-M 类取代，入侵到全世界的人类、动物及水库中[36]。特别的是，肠杆菌科超广谱 β-内酰胺酶，主要在大肠埃希菌株中携带 CTX-M 类基因在没有接受过医院治疗的患者中被发现[325,326]。在全球监测的范围内 CTX-M 肠杆菌科现在代表最流行的超广谱 β-内酰胺酶，同时也给医院及 IC 社区带来了挑战。

虽然没有超广谱 β-内酰胺酶的普遍性，AmpC β-内酰胺酶在肠杆菌科中的多重耐药性具有重大作用[32]。AmpC β-内酰胺酶灭活青霉素，第一、二、三代头孢菌素以及氨曲南（易变地）。许多肠杆菌科，尤其是肠杆菌属某些种、柠檬酸菌属某些种、沙雷菌属某些种、普罗威登斯菌属某些种及摩根菌属某些种均携带内在染色体 AmpC 酶，在 β-内酰胺酶治疗中去阻遏。值得关注的是，肠杆菌科的基因突变导致稳定高产 AmpC 酶；这些无性系可以从人到人的传播并且成为地方性的[327]。AmpC 酶转移到质粒已经被精确描述并且在世界范围内被找到。在美国，2007 年，稳定的脱阻抑 AmpC 介导的第三代头孢菌素耐药率在柠檬酸杆菌和肠杆菌属预计分别是 18.8% 和 21.2%[328]。

随着碳青霉烯类抗生素的使用，肠杆菌科细菌对 ESBL 和 AmpC 耐药反应增加，耐碳青霉烯类抗生素已成为对这些"最后的威胁。"在美国，肺炎克雷伯菌对美罗培南耐药性从 2004 年的 0.6% 增加到 2008 年的 5.6%[329]。在欧洲，2010 年，8% 的肺炎克雷伯菌表现为碳青霉烯类抗生素耐药，然而耐药率在希腊肺炎克雷伯菌 49.1% 株耐药，塞浦路斯为 16.4%，意大利为 15.2%[259]。碳青霉烯类抗生素的耐药主要是通过两类 β-内酰胺酶介导的：丝氨酸酶（如 KPC）和金属 β-内酰胺酶（如 NDM-1）。两者的作用机制和流行病学在这些碳青霉烯酶类之间都不同。

KPC 于 2001 年在美国被首先确定[330]。随后，KPC 在美国东北部地区、以色列和希腊流行，现在已经蔓延全球[37]。大部分 KPC 已经从肺炎克雷伯菌中发现并报道，主要是一个单一的克隆（多位点序列类型［ST］-258）[331]，然而其他肠杆菌科细菌如大肠埃希菌能产生 KPC。肠杆菌科细菌产 KPC 通常耐其他抗菌药物如喹诺酮类和氨基糖苷类[332]。一些产 KPC 菌株耐所有抗

生素[333]。

金属 β-内酰胺酶为碳青霉烯酶，历史上曾以 VIM（维罗纳整合编码金属 β-内酰胺酶）和 IMP（活性亚胺培南）家族酶为代表，主要在肺炎链球菌或铜绿假单胞菌鉴定出来的[209]。然而，一种新的金属 β-内酰胺酶在 2008 年被发现，命名为 NDM-1，已经成为威胁世界上主导的碳青霉烯类[44]。携带 blaNDM-1 基因的质粒多种多样，同时携带相当数量的伴随抗性基因，包括抗其他 β-内酰胺酶（其他碳青霉烯酶、头孢菌素酶、超广谱 β-内酰胺酶）、氨基糖苷类、大环内酯类、利福平以及磺胺甲噁唑[37]。大多数 NDM-1 的肠杆菌科细菌只易受几个抗生素如替加环素和多黏菌素的影响。与其他单一克隆的碳青霉烯类酶相比，NDM-1 碳青霉烯类酶在非克隆相关的种和属之间容易传播，主要是大肠埃希菌和肺炎克雷伯菌。大肠埃希菌在人类、动物和环境水库中无处不在，是一个重要的有传播性的人类病原体；它的 NDM-1 全球传播能力（因为它已具有 CTX-M）令人担忧。

对超广谱 β-内酰胺酶进行实验室检测具有挑战性，因为生产这些酶的菌株在常规检测中会出现虚假易感。这个问题已经通过降低对第三代头孢菌素和碳青霉烯类抗生素断点被部分解决，以提高超广谱 β-内酰胺酶和碳青霉烯酶检测灵敏度[334]。超光谱 β-内酰胺酶、AmpC 酶或是碳青霉烯酶的存在可通过一个或一个组合的表型检测肠杆菌科的一些属的方法确认[336]。一个超广谱 β-内酰胺酶、头孢菌素酶或一个碳青霉烯酶可以通过一个或组合表型测试，确定属于肠杆菌科中的一些属[336]。明确地鉴定 β-内酰胺酶只能通过分子检测多个靶基因或 DNA 序列分析进行。虽然商业分析正在开发[335]，但大多数医院临床微生物学实验室不提供这样的测试。对超广谱 β-内酰胺酶和碳青霉烯酶的临床实验室检测的建议已经公布[37,42,336]（第 11 章）。

耐药肠杆菌科细菌通常在胃肠道、泌尿和呼吸道中；长期定植患者往往是大量的交叉感染的来源[337,123]。在住院患者的皮肤上定植（特别是腹股沟皮肤）似乎是肠杆菌科细菌定植的常见位置，可以通过医护人员的手进行患者对患者传播[338,339]。一些细菌如沙雷菌属，在潮湿的无生命的环境中生存良好。有几次疫情是因耐黏质沙雷菌污染的装置或设备导致，特别是呼吸机和测量尿的量筒，导致泌尿道感染、腹膜炎或肺炎等流行病[123]。这些证据表明，接触预防和环境净化是很重要的流行病控制方式。

耐药肠杆菌科细菌的最优控制方式取决于菌属及耐药机制。克隆的暴发，如 KPC 肺炎克雷伯菌，也许可以通过中断患者接触传播，注重手卫生，甚至主动监测或用氯己定洗浴给患者皮肤消毒等很好地被控制[340,341]。染色体头孢菌素酶 β-内酰胺酶菌株，例如在阴沟肠杆菌中，通过降低头孢菌素耐药可能很好地被控制。在一般情况下，IC 人员应与微生物实验室密切合作，以鉴定多重耐药的肠杆菌科细菌。如果疫情出现，主动监测可以帮助识别携带耐药肠杆菌科细菌的患者，因为临床单独培养只能确定少数定植的患者[342]。对于碳青霉烯类抗生素耐

药肠杆菌科细菌,IC 的干预[341] 和协调公共卫生监测[180] 结合起来可以减少患病率。

铜绿假单胞菌

铜绿假单胞菌是一种非发酵葡萄糖革兰阴性杆菌,具有内在的抗生素耐药性,其会导致住院患者感染。其能够在不同的环境生存,可在医院内有生命和无生命的储液槽中繁殖,成为难以控制的有机体。铜绿假单胞菌已获得抗所有传统的有效药物的能力,如抗假单胞菌青霉素类,第三代、第四代头孢菌素,氨基糖苷类,氟喹诺酮类及碳青霉烯类抗生素。

尽管所有的革兰阴性菌有外膜,作为抗生素的渗透屏障,铜绿假单胞菌的外膜尤为不透水(渗透性为大肠埃希菌的 8%),创造天然抗生素耐药性[343]。铜绿假单胞菌通过充水通道的膜孔蛋白利用重要分子的流入和流出生存。抗生素,如 β-内酰胺类、氨基糖苷类、四环素类及氟喹诺酮类,通过膜孔蛋白通道穿过外膜;特定的膜孔蛋白通道(如外膜蛋白 OprD)的损失会导致抗生素如碳青霉烯类药物敏感性降低。

其他染色体介导的耐药因素是重要的。铜绿假单胞菌的外膜包含各种外排泵,包括 MexAB-OprM 外排泵和 MexXY-OprM 外排泵,其可删除一组异质性的分子,包括其细胞内抗菌药物。外排泵的上调可赋予细菌对 β-内酰胺类、氟喹诺酮类、美罗培南、氨基糖苷类等的抗性[31]。此外,铜绿假单胞菌携带一个诱导染色体头孢菌素酶(类似于在某些肠杆菌科细菌中发现的),在低水平的野生型铜绿假单胞菌下,不产生临床上明显的抗性,但如果持续通过突变,可导致抗所有假单胞菌 β-内酰胺类(含头孢吡肟,但不包括碳青霉烯类)[31]。通过氨基糖苷类修饰酶流出的增加和膜渗透性下降,泛氨基糖苷类产生耐药性[344]。氟喹诺酮类药物的耐药性是由对氟喹诺酮类药物的靶基因突变介导,DNA 拓扑异构酶 IV(gyrA 和 gyrB)和 DNA 旋转酶(parC 和 parE)[31]。突变序列的产生由铜绿假单胞菌的子集“超突变子”促使[345],在囊性纤维化患者中被发现,然而在 ICU 患者中或许更少见[346],有促使遗传变化的倾向,如虚拟泛抗性与一小群突变同时发生;外排增加,损失 OprD;氨基糖苷类的抗渗性。

相对于 β-内酰胺类及氨基糖苷类抗生素的耐药性,可转移抗性也为铜绿假单胞菌的耐药性提供了重要途径。虽然没有肠杆菌科普遍,但多种质粒编码的 β-内酰胺酶已经被发现,特别是金属 β-内酰胺酶(IMP、VIM)[327]。铜绿假单胞菌也能够通过克隆型传播 KPC,虽然目前数据显示传播局限于个体,而非全球传播[347,348]。

铜绿假单胞菌多重耐药率(定义为耐抗菌类别≥3 类)在美国估计为 10%[349,350],在欧洲估计为 15%[259]。这些人口的平均数据不包含高负担的抗性区域(如在欧洲的 4 个国家有 25%～50%的铜绿假单胞菌耐药率[259])或局部加护病房、烧伤或 CF 单位。

在医院环境中,铜绿假单胞菌在有生命和无生命的水槽中普遍存在[351]。铜绿假单胞菌可以从任何潮湿的表面繁殖,包括水龙头[352,353]、与患者相关的设备[354]、液体容器(如蒸馏水的容器[355])和透析液容器[356]。此外,患者的胃肠道定植是内源性感染的重要途径,同时是患者间横向传播的重要来源[357]。虽然流行病是二次污染环境的来源,但内在和外在培养环境间的活性是否有助于在医院环境中的区域定植或感染还不是很清楚。最近的证据表明,以多克隆感染为特征的区域性时期,是由那些被定植的临床患者入院时导致的。在这些患者中,接受抗生素的治疗,是后来成为明显定植和最终临床感染的一个危险因素。虽然一些研究表明胃肠道和呼吸道定植是区域性医院感染(HAI)的最重要来源[358],但其他研究表明,外部环境因素有更大影响[359,360]。控制 MDR 铜绿假单胞菌最终需要多方面的途径,如医院卫生防止外源的水平传播和控制抗菌的使用以防止内源性感染[351]。

不动杆菌属

不动杆菌属至少包括 17 个命名的种类,包括高度耐药鲍曼不动杆菌。因为单个不动杆菌属很难表型区分,临床上遇到的常见种类有时被分为鲍曼-醋酸钙不动杆菌复合体[361]。不动杆菌是重要的医院感染(HAI)病原菌,主要存在于宿主防御受损的患者中,它可以抵抗许多或所有可用的抗生素。鲍曼不动杆菌的多重耐药性(定义为抗≥3 类药物)是常见的,在美国医院感染(US HAI)隔离种中估计为 60%[350]。

多种耐药机制中,β-内酰胺酶是最常见的,已在不动杆菌属中得到证实[361]。染色体编码的 AmpC β-内酰胺酶,虽然不像肠杆菌科一样可诱导,但可以通过上游插入序列上调,如 ISAbal,导致临床相关的对头孢菌素抗性(头孢吡肟除外)[362]。广谱 β-内酰胺酶在不动杆菌属中是常见的,虽然它们的影响尚未清楚。更值得关注的是新兴的碳青霉烯类抗性,由丝氨酸酶(OXA)和金属 β-内酰胺酶(IMP、VIM)介导,常见于可传递的基因单元中[363]。

其他耐药机制也是重要的。孔蛋白的变化通常会影响 β-内酰胺酶,并与碳青霉烯类耐药性相关。多重药物外排泵从壁膜间隙中移除喹诺酮类、四环素类、杀菌剂和替加环素。HAI 菌株可以通过修改 DNA 促旋酶和拓扑异构酶 IV,以改进氟喹诺酮的耐药性并通过氨基糖苷类修饰酶产生氨基糖苷类的耐药性[364]。

在医院里,不动杆菌属是呼吸机相关性肺炎的常见原因(在美国,在所有病原体中排名第三,占所有呼吸机相关性肺炎 8.4%),与医疗相关的血流感染、尿路感染及手术部位感染一样[258]。不动杆菌感染的危险因素包括重症监护室停留时间、近期手术、微创设备(包括机械通气、血管内导管),以及广谱抗生素治疗如头孢类、氟喹诺酮类或碳青霉烯类抗生素[365]。

不动杆菌在干燥的无生命物体表面上长期生存的能力[89,366]表明,医院环境是多重耐药株(菌)的温床。虽然某些不动杆菌是健康人皮肤菌群的共同成分,在疫情期间,鲍曼不动杆菌除了在医院患者的皮肤中很少被发现,只瞬间停留在在这些环境中工作的医护人员手上或其他皮肤上[366,367]。有生命的和无生命的载体导致多家医院暴发疫情是可能的，这在本质上通常是克隆或寡克隆[368]。区域性医院间的多重耐药不动杆菌传播已经被报道[369]。

多重耐药不动杆菌的控制干预知识主要来自疫情的经验，并在其他地方被评估[365,370]。常用的策略包括识别和消除污染的常见来源（如污染的呼吸设备）；优化接触隔离和手卫生以减少交叉传染；加强环境清洁以减少污染和减少广谱抗生素的使用。在一般情况下，当一个共同的污染源被识别和消除时，控制是最成功的。积极的控制，如果在流行病早期实行，可防止多重耐药不动杆菌属作为一个区域性病原体。

凝固酶阴性葡萄球菌

多重耐药凝固酶阴性葡萄球菌已流行在世界各地的医院。多于 70% 的凝固酶阴性葡萄球菌株耐甲氧西林[371]。此外，尽管它们相对无毒，但凝固酶阴性葡萄球菌通常是医院血流感染的最常见原因之一，尤其是在有中央静脉导管的患者中[258]。凝固酶阴性葡萄球菌感染常与假体植入的装置相关，如关节、心脏瓣膜和神经外科分流[372]；这种疗法的广泛使用预示着凝固酶阴性葡萄球菌感染的风险增大。

糖肽类耐药性已在溶血性葡萄球菌和表皮葡萄球菌中被偶尔发现。在欧洲，替考拉宁被使用，使在中间和高抗范围的替考拉宁耐药性已经被发现[373]。然而，在同一时期，万古霉素仍然是有效的，只有少许的耐药性[374]。凝固酶阴性葡萄球菌对万古霉素耐药机制仍不明确，但可能与细胞壁的变化相关[375]。这个机制会在治疗过程中重新出现，与 *vanA*-或 *vanB*-介导的在抗万古霉素肠道球菌中无关。

耐甲氧西林凝固酶阴性葡萄球菌在医院患者中高度定植使控制措施无效。耐药的凝固酶阴性葡萄球菌在患者皮肤中存在较少，在医院成为优势菌群和潜在的病原体，特别是在抗菌药物的筛选下[376,377]。预防感染与导管和假体设备坚持无菌策略仍然显得很重要。定植的外科医生是葡萄球菌术后感染的来源，这意味着当术后感染率超过了预期的规范时有必要考虑这种传播方式[94]。

杰氏棒状杆菌

杰氏棒状杆菌，相比于其他棒状杆菌属，其以固有的耐多种抗菌药物而著名，包括 β-内酰胺类、氨基糖苷类、大环内酯类、四环素和氟喹诺酮类药物，经常用万古霉素来治疗[378]。杰氏棒状杆菌是医院感染（HAI）的一个原因，特别在恶性肿瘤、中性粒细胞减少症、静脉导管或暴露于广谱抗菌药物的患者中[379]。

如绝大多数白喉杆菌一样，杰氏棒状杆菌通常寄生在住院患者的皮肤上，其感染率与医院暴露程度相关[380-382]。此外，杰氏棒状杆菌寄生可能与睾酮水平有关（睾酮水平影响可促进棒状杆菌生长的皮肤皮脂量），后青春期男性和绝经后的女性被杰氏棒状杆菌寄生的风险更高[381]。杰氏棒状杆菌在医院是区域性的，不同的菌株可能在患者间水平转移[383]。控制杰氏棒状杆菌区域性感染，如同控制凝固酶阴性葡萄球菌一样，在很大程度上取决于良好的无菌技术，防止手术期间或器械相关的感染。

嗜麦芽窄食单胞菌

嗜麦芽窄食单胞菌是一种多重耐药菌，在免疫功能低下的危重患者中可引起的各种感染，尤其是肺炎和菌血症[384]。其在环境中无处不在，水、土壤和植物都有发现。在医院里，嗜麦芽窄食单胞菌已从各种水槽和设备中隔离，包括自来水[385]，氯己定消毒剂稀释被污染的去离子水[386] 以及机械通气组[387]。

嗜麦芽窄食单胞菌本身携带多种机制的广泛耐药性，包括多重耐药外排泵、相对不透水的外膜与选择性膜孔蛋白和 β-内酰胺酶（包括可诱导的超广谱 β-内酰胺酶和金属碳青霉烯类），它们提供对广谱青霉素、头孢菌素类、氨基糖苷类、碳青霉烯类及氟喹诺酮类药物的防护[388,389]。嗜麦芽窄食单胞菌在拓扑异构酶是否发生突变还不得而知，喹诺酮耐药性是通过流出介导的[390]；后代喹诺酮类如左氧氟沙星、莫西沙星可能是有效的[391]。

根据体外药敏试验的临床经验，甲氧苄啶-磺胺甲噁唑仍是治疗的首选。总的来说，耐甲氧苄啶-磺胺甲噁唑率仍然较低（4.7%）[392]，即使在当地的耐药率较高（如在一个西班牙的医院耐药率为 26%[393]）以及在特定人群中耐药率也较高（如在囊性纤维化患者中耐药率为 86%[394]）。耐替卡西林-克拉维酸，作为二线治疗，耐药率估计在 44%[392]。

鉴于医院感染（HAI）菌株的遗传多样性高，大多数嗜麦芽窄食单胞菌从住院患者恢复，虽然小部分在医院传播[395,396]。对嗜麦芽窄食单胞菌的控制，如其他常见的环境微生物一样，主要依赖于流行期间鉴定常见菌和维持最佳医院卫生。

洋葱伯克霍尔德菌

洋葱伯克霍尔德菌广泛分布于环境中，它特别适合于在储液器和潮湿表面生长[397,398]，可追溯到营养缺乏和对生物有伤害作用的环境中，包括自来水、去离子水、内在的和外在的污染稀释，苯扎氯铵水、聚维酮碘和呼吸设备的雾化溶液[399]。在社区和医院中，被洋葱伯克霍尔德菌感染的囊性纤维化患者已经得到证实，其中寄生和感染都与死亡率增加有关[400]。携带洋葱伯克霍尔德菌囊性纤维化患者造成的医院感染已被证实，通过人与人的接触[401] 以及通过共享呼吸设备传播[402]。除了感染囊性纤维化患者，洋葱伯克霍尔德菌是条件致病菌，在危重患者中引起呼吸道感染、尿路感染、血流感染。

洋葱伯克霍尔德菌在本质上具有对氨基糖苷类、抗假单胞菌青霉素和多黏菌素的抗性[403]。大部分的内在抗性可能归结于外膜通透性降低[404]、外排泵的存在[405] 和一经诱导便可产生 β-内酰胺酶的特性[406]。甲氧苄啶-磺胺甲噁唑是最活跃的抗生素（世界范围内 91% 易感率），其次是美罗培南（82%），再次是头孢他啶（81%）[392]。

控制洋葱伯克霍尔德菌疫情通常涉及识别一个可能存在的常见的传染源[399]。虽然这一策略主要从囊性纤维化患者中研究获得，但聚集被寄生患者和接触预防可以防止水平传播[407,408]。值得注意的是，虽然许多共同来源的疫情暴发已经导致了洋葱伯克霍尔德菌的真正临床感染，但同时伪暴发也是存在的。在这样的一个调查中发现，医院的多阳性血培养检验是放血过程中污染聚维酮碘的结果，而不是真正的菌血症的实例[409]。

未 来 挑 战

在广泛传播的多重耐药或泛耐药隐约出现的威胁下，现代医学对传染病的治疗能力正在进入新的篇章。在世界各地流动性人口的增多（因此他们携带微生物）以及医院病情严重的患者、医疗科学推动人类长寿和免疫抑制的情况下，几个趋势预示着耐药性在全球范围内增加，包括微生物对抗生素的必然适应、发展逐渐减少的新抗生素、抗菌生物在社会环境中的建立。

我们要战胜细菌病原体，需要更好地了解其在人体中、自然环境中、无生命物体如医疗器械中、正常和病理情况下的细菌生态学。在 17 世纪，安东尼·范·列文虎克，被称为"微生物之父"，率先使用显微镜来观察微生物。在 21 世纪，通过先进的基因组测序技术，我们对细菌生态学的认识有了一个质的飞跃，有效地作为一个新的"显微镜"来观察所有的微生物，如在人体胃肠道、皮肤和伤口的地方，包括可培养和不可培养的生物[410,411]。生物膜的研究也加深了我们对细菌如何成群和相互沟通的理解[412]。此外，基因组测序使流行病学家更自信地跟踪单个菌株或可移动遗传单元的复杂运动[413]。

为弥补人类的不足，新技术无疑对感染控制的支持是重要的。卫生信息交流可以促进对重要微生物的区域性监测，以及提高感染控制跨机构的沟通，需要患者移动在医疗设施的范围内[414]。感染控制软件可以更好地识别疫情暴发，简化常规的医院感染监视程序，并有可能潜在地规范和激励医疗工作者坚持用手卫生[192,415,185,416-417]。

对碳青霉烯类耐药的肠杆菌科细菌等病原体引起的全球公共卫生危机，通过各种不同类型的医疗单位（急性和长期护理单位），已在全社会迅速蔓延到全球，给感染控制社群带来新的挑战，这就要学习如何在区域乃至全球范围内协作控制[178,418]。历史告诉我们，多重耐药菌可以在世界任何一个地方大量繁殖，我们相互依存地努力控制耐药性和保护抗生素是成功的最薄弱的环节。感染控制的多重耐药性已经从当地医院问题上升到全球公共健康问题。

第16章

耐药分子生物学：耐药机制的简史和基因转移的发现

Gopi Patel and Robert A. Bonomo ■ 符文娟 译 ■ 顾 兵 审校

20世纪40年代，许多在"二战"中受伤的士兵得以存活归功于青霉素的广泛应用。这项功绩标志着抗菌药物时代的开启。在随后的几十年间，抗菌药物的进化为安全有效治疗各种各样的病原菌提供了机会。但是伴随着每一种新的抗菌药物的产生，细菌耐药的发生也不可避免。随着越来越多全新有效抗菌药物的开发，由自发的随机突变引起的频率很低的细菌耐药在最初并没有引起重视。青霉素酶（能破坏青霉素的酶）的发现，对于大肠埃希菌[1]和金黄色葡萄球菌[2]来说，提示耐药机制可能更复杂。抗菌药物的主动外排机制[3]、药物作用的靶位发生改变[4]以及耐药菌株合成的某种钝化酶[5]，共同组成了错综复杂的耐药性网络。20世纪80年代，如何治疗耐药革兰阴性菌感染引起的严重病症，深深困扰着患者与医生，碳青霉烯类抗菌药物的引进被寄予厚望。不幸的是，对于这些如救命稻草般的抗菌药物也出现细菌耐药的报道频频见诸报端，并且耐药报告与需临床隔离的多重耐药菌株不断增长，但是能保证原有作用机制的新抗菌药物的生产数量不容乐观，很多人预测抗菌药物时代即将结束[6]。

20世纪50年代末，敏感志贺菌属能够获得多重耐药性是一个重要发现[7]，因此提出了耐药基因水平传播的概念，意味着耐药性可以在不同菌属间传播。耐药质粒通过接合传递的方式在细菌之间进行传播。在今天看来，很多革兰阴性杆菌产生多重耐药，质粒介导的多耐药基因的转移似乎就是罪魁祸首。

随后，在20世纪60年代，噬菌体（或能够感染细菌的病毒）被发现可以通过转导方式在细菌之间传递耐药基因甚至小质粒[8]。在20世纪70年代，转座子被发现，染色体或质粒携带的转座子，来源于正常DNA，有自行转移位置的能力[9]。20世纪80年代，报道了整合子的基本结构。整合子是携带耐药基因的可移动遗传因子，同时也是能够为质粒或染色体DNA插入耐药基因的位点专一重组系统[10,11]。20世纪90年代后期发现的金黄色葡萄球菌染色体盒（SCC），负责安置和转移与耐甲氧西林金黄色葡萄球菌（MRSA）相关的基因[12]。最近，在鲍曼不动杆菌的流行耐药菌株中，发现了一个86 kb的"抵抗岛"，可容纳大量的抗菌药物，并且是重金属抗性的影响因素[13]。

了解日益复杂的耐药性，将有助于开发新的抗菌药物，做出快速、准确的诊断和提出感染控制建议。

耐 药 机 制

天然耐药

天然耐药[14]性取决于药物靶位的缺失、通透性下降、主动外排机制、将抗菌药物钝化或失活的酶的染色体表达。例如，支原体没有细胞壁肽聚糖，因此对青霉素类、头孢菌素类和其他β-内酰胺类抗菌药物天然耐药。大多数肠球菌的低水平耐氨基糖苷类是由于药物无法穿过细胞壁的肽聚糖层达到目标核糖体。然而，细胞壁合成的抑制剂，有利于氨苄西林或万古霉素、氨基糖苷类药物达到作用部位，提供协同杀菌作用[15]。万古霉素的大小和结构，致其无法通过革兰阴性菌的外膜，也限制了它对革兰阳性菌的活性。染色体编码能够钝化或破坏抗菌药物的酶也会导致细菌的天然耐药。例如，AmpC β-内酰胺酶能导致临床相关的一些革兰阴性菌天然耐药，包括肠杆菌属、枸橼酸杆菌、黏质沙雷菌、铜绿假单胞菌[16]。如果没有β-内酰胺暴露，这些酶可以低水平表达。在调控区域自然突变产生去阻遏作用，随后产生的酶菌株，致使细菌对最常用的青霉素类、头孢菌素类、头霉素、氨曲南，以及市售的β-内酰胺类/β-内酰胺酶抑制剂复方制剂产生耐药。

获得性耐药

更令人担忧的是，通过基因突变或获得新的遗传物质，敏感菌对抗菌药物的耐药性在进一步发展。遗传物质转移往往是通过整合子、转座子或质粒的介导。这些可移动的DNA分子，可以编码多个影响因子，从而对多种或多类抗菌药物产生耐药。由此产生的多重耐药严重影响医生对这些病原体感染患者的治疗。各类抗菌药物获得性耐药机制的实例将在以下部分进行描述，重点是常见临床相关耐药机制以及革兰阳性菌和革兰阴性菌耐药机制。

根据耐药机制选择抗菌药物

β-内酰胺类药物的耐药

β-内酰胺类药物包括青霉素类、头孢菌素类、单环β-内酰胺类、碳青霉烯类抗菌药物。这些药物与青霉素结合蛋白（PBP）相结合，PBP 是参与革兰阳性和革兰阴性细菌细胞壁肽聚糖合成和维护的酶（如转肽酶）。通过外排或外膜蛋白基因突变，降低 PBP 对 β-内酰胺类的亲和力以及 β-内酰胺酶的表达等方式，减少 PBP 的进入，从而产生 β-内酰胺类耐药。

正如先前所提及，葡萄球菌 β-内酰胺酶是窄谱青霉素酶，对抗半合成的抗葡萄球菌青霉素如甲氧西林和苯唑西林、头孢菌素类及碳青霉烯类抗菌药物时，活性相对较差。另一方面，与临床相关的革兰阳性菌（如链球菌、肠球菌和葡萄球菌）大多数 β-内酰胺类耐药是继发于低亲和力青霉素结合蛋白的表达（改变药物作用靶点）。

MRSA 的产生是由于 PBP2a 的表达[17]。这种低亲和力的 PBP 由 mecA 基因编码。该基因已被规划到金黄色葡萄球菌染色体盒（SCCmec）的移动染色体因子上[12,18]。该元素的 11 个变种均被发现[19-22]。这些染色体盒的尺寸大小不一，小的染色体盒（如 SCCmec Ⅳ 和 SCCmec Ⅴ）似乎携带更少伴随的耐药基因[23,24]。这些染色体盒包含基因复合体以及独特的盒式重组酶基因（CCR 基因复合体），负责切除和整合[18]。现在 SCCmec

分型是根据这些成分的变化而来[19]。

类似的，耐青霉素肺炎链球菌是由于马赛克基因产物表达低亲和力青霉素结合蛋白（基因改变的产物，PBP2b，2x 和 1a）而产生。马赛克基因来自染色体的 PBP 基因和毒性较弱的链球菌之间的 DNA 重组[25,26]。肠球菌的氨苄西林耐药性是由于 β-内酰胺酶的产生[27]，不过肠球菌对青霉素的高度耐药性是低亲和力目标 PBP5[28-30] 表达的结果。改变 PBP 的马赛克基因也会导致淋病奈瑟菌对青霉素和头孢菌素耐药[31-34]。

革兰阴性杆菌对 β-内酰胺类耐药，主要因为 β-内酰胺酶的表达（表 16.1）。这组异质性酶有效地水解 β-内酰胺环，从而抑制 β-内酰胺类。这些酶可以是固有的（如 AmpC β-内酰胺酶的阴沟肠杆菌和铜绿假单胞菌），也可以是获得性的（如质粒介导的），超过 1 000 种独特的 β-内酰胺酶被发现，它们拥有不同的结构和光谱活动（http://www.lahey.org/studies/）。这些酶根据两个不同的体系分类：基于氨基酸结构[35] 的 Ambler 分子分类和根据底物和（或）抑制剂谱的 Bush-Jacoby-Medeiros 功能分类体系[36]。为了简单起见，我们将参考 Ambler 分类方法。

表 16.1　具有流行病学意义的革兰阴性杆菌中的常见 β-内酰胺酶举例

Ambler 分类	Bush-Jacoby-Medeiros 分类	常见名	β-内酰胺类耐药种类	典型代表
A	2b	青霉素酶	青霉素类、第一代头孢菌素（窄谱）	SHV-1，TEM-1
A	2be	ESBL	青霉素类、头孢菌素类、氨曲南、临床可见的敏感 β-内酰胺抗菌药物①	SHV-2，CTX-M
A	2f	碳青霉烯类酶	青霉素类、头孢菌素类、氨曲南、β-内酰胺/β-内酰胺酶复方制剂、碳青霉烯类	KPC
B	3	产金属 β-内酰胺酶	除氨曲南外，包括碳青霉烯类在内的所有 β-内酰胺类，不受 β-内酰胺酶抑制剂抑制，但被 EDTA② 抑制	IMP，VIM，NDM-1
C	1	头孢菌素酶	青霉素类、头孢菌素类，不被 β-内酰胺酶抑制剂抑制	AmpC β-内酰胺酶
D	2df	碳青霉烯类酶	青霉素类、头孢菌素类、氨曲南、β-内酰胺/β-内酰胺酶复方制剂、碳青霉烯类	OXA-23，OXA-48，OXA-58

注：① 克拉维酸；② 乙二胺四乙酸。

大肠埃希菌和肺炎克雷伯菌的青霉素耐药由窄谱青霉素酶介导（如大肠埃希菌的 TEM-1 和肺炎克雷伯菌的 SHV-1）[37,38]。20 世纪 80 年代，临床广泛使用能稳定抗衡青霉素酶的第三代头孢菌素，不久能灭活这些广谱抗菌药物的 β-内酰胺酶被发现。值得注意的是，一个单点突变基因编码的窄谱青霉素便可扩大底物谱[39]。这组酶被命名为产超广谱 β-内酰胺酶或 ESBL[40]。ESBL 的表达具有抗青霉素类，第一、二、三代头孢菌素和氨曲南的作用。如果没有其他耐药机制，头孢菌素和碳青霉烯类抗菌药物保持活性。有趣的是，ESBL 被 β-内酰胺酶抑制剂轻而易举地抑制（如克拉维酸）。该属性成为一个重要的特征，被用于临床微生物实验室检测 ESBL 产生。然而在临床上，产 ESBL 肺炎克雷伯菌和大肠埃希菌逐渐对常见的 β-内酰胺类/β-内酰胺酶抑制剂复方制剂产生耐药[41,42]。

最近，出现了戏剧性的转变，符合流行病学以及不同

分型的 ESBL 在社区和许多卫生保健机构被发现。β-内酰胺酶的 CTX-M 家族，特别是 CTX-M-15，已经成为欧洲、北美和南美以及亚洲的主要 ESBL 分型[43-46]。不像 SHV 型（如 SHV-2）和 TEM 型 ESBL，进化主要靠质粒介导的青霉素酶的突变，CTX-M 型 ESBL 的进化似乎源于克吕沃尔菌属的染色体头孢菌素酶[47]。CTX-M-15 与大肠埃希菌的一个特异克隆型 ST-131 相关[44,48-51]，使得这一耐药特性成功在全球传播。CTX-M 型酶几年前在美国还被认为是罕见的，但当今调查表明，其流行程度正以惊人的速度增长[52,53]。许多携带 ESBL 的质粒同时带有氟喹诺酮类和（或）氨基糖苷类耐药基因[44,54]。

因为观察到替代疗法治疗失败，选择碳青霉烯类抗菌药物治疗已证实有产 ESBL 细菌引起的严重感染或有感染风险的患者，即使体外实验敏感[55]。

肠杆菌科细菌对碳青霉烯类抗菌药物的耐药最初认

为是散发的，但在过去的十年中已经愈发常见。碳青霉烯类抗菌药物耐药由以下一个或多个机制导致：AmpCβ-内酰胺酶的去阻遏和高产、外膜蛋白改变的 ESBL、药物外排的增强、PBP 的改变和（或）碳青霉烯酶的产生[56]。

目前在美国和以色列，大多数肠杆菌科细菌的碳青霉烯类抗菌药物耐药是由于质粒介导的 KPC 型表达（产碳青霉烯肺炎克雷伯菌）。类丝氨酸酶水解碳青霉烯类和青霉素类、头孢菌素类、氨曲南在体外不受临床使用的β-内酰胺酶抑制剂影响[57]。在多个肠杆菌属以及假单胞菌和鲍曼不动杆菌种[56]发现了 KPC，最常分离出的肠杆菌科亚型为 KPC-2 和 KPC-3。bla_KPC 基因被标记于基于 Tn3 的转座子，Tn4401[58]，说明β-内酰胺酶在菌株和菌种之间的高效转移。5 种不同的 Tn4401 被发现[59,60]。据报道，许多携带 bla_KPC 的质粒含有引起氟喹诺酮类、氨基糖苷类耐药的基因，这些报道令人不安但很常见[61,62]。

耐碳青霉烯类 KPC 产量对照变量级别，已报道的最低抑菌浓度（MIC）范围从敏感到≥16 μg/ml。据分析，携带 KPC 基因的 14 株肺炎克雷伯菌，MIC≥16 μg/ml，显示高水平耐药可能继发于增加的基因克隆数（即剂量反应）或功能外膜蛋白的缺失，OmpK35 和（或）OmpK36。最高水平耐药与缺乏膜孔蛋白的分离株和强化 KPC 酶的产生息息相关[59]。

革兰阴性杆菌对碳青霉烯类耐药也可由 B 类β-内酰胺酶介导，即金属β-内酰胺酶（MBL）[63]。该酶通常使用金属锌作为辅助因子，使β-内酰胺水解。除氨曲南外，MBL 能水解所有β-内酰胺类抗菌药物，并且不被市售的β-内酰胺酶抑制剂所抑制。产 ESBL MBL、AmpC β-内酰胺酶和（或）其他碳青霉烯类的协同作用可导致氨曲南耐药。

嗜麦芽窄食单胞菌对碳青霉烯类抗菌药物天然耐药是由于染色体的 MBL。MBL 最初是在假单胞菌属中被发现的，不过在肠杆菌科被发现的报道现在也十分常见。最常检测到的 MBL 包含 IMP 型（抗亚胺培南）和 VIM 型（维罗纳整合子编码 MBL），为最普遍的 VIM-2 型。截至 2009 年，国际注意力转向 NDM-1 的获得增加，即新德里 MBL。由于旅游和医疗旅游的便利，NDM-1 不仅仅是南亚次大陆特有，这种相对新颖的 MBL 在全球范围传播开来[64-68]。

NDM-1 的迅速蔓延举证了菌种之间基因转移的流动性。虽然 bla_NDM-1 基因最初反复标记在耐碳青霉烯类大肠埃希菌和肺炎克雷伯菌中分离到的质粒上，但是质粒和基因染色体表达却在其他菌种被发现报道，包括肠杆菌科、不动杆菌属和铜绿假单胞菌[56,66]。目前认为 bla_NDM-1 基因是一种从鲍曼不动杆菌进化而来的嵌合基因[69]。

有一小部分的 D 类β-内酰胺酶，通常为 OXA，对碳青霉烯类抗菌药物活性很低。这些酶通过染色体或质粒介导，有助于不动杆菌属对碳青霉烯类抗菌药物产生耐药。获得性 D 类碳青霉烯包括 OXA-23、OXA-24/40、OXA-58 及 OXA-48。在这些碳青霉烯水解酶中，

OXA-23（旧称 ARI-1）第一个被发现[70]。OXA-23 和 OXA-58 导致来自皮肤软组织感染的鲍曼不动杆菌分离株对碳青霉烯类抗菌药物产生耐药，感染来源于从中东和阿富汗军事行动中退役的军人或者文职人员[71]。OXA-48 对具有该酶的碳青霉烯类抗菌药物亲和力最高，在土耳其、中东和欧洲对其的报道频率越来越高[72]。高水平碳青霉烯类耐药性的赋予通常有其他耐药因素同时存在，包括膜孔蛋白的改变（如鲍曼不动杆菌中的 CarO）[73]、PBP 的修改、插入序列介导的转录增加、基因拷贝数的增多和强化的药物外排[74]。

铜绿假单胞菌对碳青霉烯类抗菌药物耐药通常由于各种机制，包括碳青霉烯类水解酶——β-内酰胺酶的表达。该菌种碳青霉烯类抗菌药物耐药表型形成的其他因素包括药物外排和外膜蛋白改变。一般情况下不同的酶不会区别碳青霉烯类药物，但在铜绿假单胞菌中发现某些药物主动外排泵（如 MexAB-OprM）表达上调，赋予美罗培南耐药性却把亚胺培南排斥在外[3,75]。外膜蛋白 OprD 的缺失或更改对亚胺培南耐药具有特异性，但排除其他β-内酰胺类[76]。

红霉素等大环内酯类的耐药

虽然大量细菌被报道存在大环内酯类抗菌药物耐药，但是这类抗生素对于治疗革兰阳性菌如肺炎链球菌和金黄色葡萄球菌相关的社区感染，仍有重要的临床意义。虽然流行区域不同，但是肺炎球菌的两种耐药表型比较常见[77]，一个是孤立的低耐大环内酯类抗菌药物，另一个是高耐大环内酯类、林可霉素衍生物（如克林霉素）和大环内酯-林可酰胺-链阳菌素 B（MLS_B）[78]。

低水平大环内酯类抗菌药物的耐药通过外排泵的表达介导（由 mefA 编码），从细胞质有效去除大环内酯类，从而预防药物与细菌核糖体相互作用[79,80]。高水平耐药继发于 erm 基因表达（红霉素 rRNA 甲基化酶）的 MLS_B 型，特别是 ermB，作用于核糖体 50S 亚基 23S rRNA 的二甲基腺嘌呤 2058，从而改变红霉素、链霉素、克林霉素、奎奴普丁的药物靶标。erm 基因的表达可以是固有的或诱导的。

不完全同源 erm 基因在金黄色葡萄球菌的表达（ermA 和 ermC）产生类似的现象，无论甲氧西林敏感与否[81,82]。体外实验表明，金黄色葡萄球菌菌株 erm 基因组成型的表达可引起红霉素和克林霉素的耐药。可诱导耐药性的菌株对红霉素耐药的同时也会对克林霉素敏感。基因的诱导性与临床效果不佳导致表型耐药性的发展[83,84]。大环内酯类药物外排泵（如 msrA）引起葡萄球菌属的大环内酯类抗菌药物耐药[85]。

氨基糖苷类抗菌药物的耐药

氨基糖苷类耐药在革兰阳性菌和革兰阴性菌都极为常见。耐药性的产生是由于靶向作用的修改，外膜蛋白的改变，导致细胞内药物浓度降低[86,87]，外排[88]以及酶制剂变性[5]。后者是最常见的，包括磷酸化、乙酰化、由质粒或转座子编码的酶引起的抗菌剂腺苷酰化。这组酶是非常多样化的，对其的详尽阐述将在最近出版[5]。

AAC(6′)-IB 是一种常见的氨基糖苷类 N-乙酰基转移酶,可导致不动杆菌属、弧菌属、假单胞菌属、肠杆菌科细菌对阿米卡星耐药。如其他的氨基糖苷类修饰酶一样,编码这些酶的基因通常可在整合子、转座子或质粒上被发现。变异酶降低了其他氨基糖苷类抗菌药物如庆大霉素的敏感性,并带有遗传因子,该遗传因子携有与耐氟喹诺酮[89]、产 β-内酰胺酶包括产碳青霉烯酶[90] 相关的附加基因。

除阿米卡星外,环丙沙星和诺氟沙星乙酰化时发生了双碱基对变化,导致 AAC(6′)-IB 的显著变异,即 AAC(6′)-IB-CR。这是第一次发现单一功能的药物修饰酶能灭活不相关的抗菌药物[91]。

另一个氨基糖苷类高耐药机制是 16S rRNA 甲基化酶的表达(如 rmt 基因和 armA)。甲基化的核糖体 RNA (rRNA)酶与 30S 核糖体亚基结合,以阻止氨基糖苷类的结合[92,93]。编码这些酶的基因也已经被标记在转座子和携带其他耐药因素的质粒上[92,94]。

四环素的耐药

四环素通过阻遏氨基酰 tRNA 与核糖体之间的关联,从而抑制蛋白质的合成。四环素耐药广泛存在于革兰阳性和革兰阴性细菌,基本上通过药物外排或核糖体保护介导[95]。外排机制介导的四环素获得性耐药基因大多数位于转座子、质粒或整合子上,达到高效的基因水平转移[96]。

外排有效降低细胞内药物浓度,从而阻遏蛋白质的合成。超过 30 种 Tet 外排基因均具有编码能量依赖膜相关蛋白的特征[95,96]。TetK 和 TetL 主要在包括金黄色葡萄球菌的革兰阳性菌种内被发现,赋予细菌除米诺环素外的四环素耐药性[97]。TetB 在革兰阴性杆菌界拥有最广泛的宿主范围,产生除甘氨酰环素、替加环素外的四环素和米诺环素耐药性[95]。

核糖体保护蛋白产生四环素、多西环素和米诺环素耐药性。TetM 广泛分布在葡萄球菌、粪肠球菌、淋病奈瑟菌、肺炎支原体和脆弱类杆菌上[95]。由于可传播遗传因子的共性,包括前述的 erm 基因在内的其他耐药因子被共同发现[96]。

替加环素耐药在肠杆菌科细菌和革兰阳性病原菌中虽然罕见,但相关报道却越来越多,该耐药性由多重耐药外排泵介导的药物外排引起(如鲍曼不动杆菌的主动外排)[98-102]。

糖肽类的耐药

1958 年,万古霉素用于 MRSA 的治疗,在对 MRSA 和其他耐或不耐 β-内酰胺类药物的革兰阳性菌(如耐氨苄西林肠球菌)所引起感染的治疗中维持着主要作用。与青霉素类和头孢菌素类抗菌药物耐药性的迅速发展不同,20 世纪 80 年代中期和 90 年代末首次报道了耐万古霉素肠球菌(VRE)[103] 和对万古霉素敏感性降低的金黄色葡萄球菌[104,105],几十年后才有万古霉素敏感性降低的相关阐述。

万古霉素与肽聚糖前体的 C-末端 D-丙氨酸-D-丙氨酸残基相结合,从而抑制前体细胞进入细胞壁的交联。金黄色葡萄球菌细胞壁的合成是一个动态的过程,新的细胞壁主要在隔膜合成。万古霉素通过细胞壁扩散以达到靶向作用。因为突变引起的细胞壁增厚,从而产生了对万古霉素敏感性降低或万古霉素中介的金黄色葡萄球菌(VISA)。细胞壁增厚导致或加快了肽聚糖的合成,伴或者不伴自溶性下降,同时引起肽前体的积聚[106]。药物靶浓度的增加从根本上限制了万古霉素的摄取(在增厚的细胞壁阻止药物向隔膜扩散的过程中[105,107])。

异质耐药性的发现成了万古霉素敏感的金黄色葡萄球菌和 VISA 的媒介[106]。异质耐药 VISA(hVISA)指的是万古霉素 MIC 逐渐升高(4~8 μg/ml)[108]的金黄色葡萄球菌亚型。这种小众的万古霉素不敏感金黄色葡萄球菌并不常见,临床微生物实验室用常规方法无法准确检测这一表型。提高 hVISA 实验室检出率的检测技术包括提高接种量,延长繁殖期,采用营养丰富的培养基,以及宏量 Etest 法(MET)或 GRD Etest 法。不过种群分析仍然是最准确的实验室方法,被认为是金标准[109]。

hVISA 和 VISA 的流行型多变,临床意义尚不明确。然而,不佳的临床疗效与逐渐升高的万古霉素 MIC 和万古霉素依赖疗法已密不可分[106,108,110]。

肠球菌的糖肽类耐药主要是因为 van 基因簇引发的肽前体变化所致。到目前为止已经发现了 8 种不同的基因型[111,112]。其中 vanA、vanB 与临床关系最为密切。vanC 引起鹑鸡肠球菌、铅黄肠球菌和(或)浅黄肠球菌对万古霉素天然低度耐药[113]。区分这八种不同基因型的特征最近被提出,但是表型万古霉素耐药水平的多变性需要引起重视[112-114]。

屎肠球菌的万古霉素耐药最常继发于 vanA,与万古霉素和替考拉宁的高度耐药性有关[115,116]。vanB 与 VRE 暴发和万古霉素耐药变量水平相关,而且经测试通常对替考拉宁敏感[115,117]。这两种耐药基因均被定位于遗传因子上,vanA 位于转座子 Tn1546 上,粪肠球菌中的 vanA 通过质粒介导的基因转移是产生高耐万古霉素金黄色葡萄球菌(VRSA)的原因[118]。

氟喹诺酮类药物的耐药

革兰阴性菌和革兰阳性菌的氟喹诺酮类耐药常由于 DNA 促旋酶和拓扑异构酶 IV 基因(如 gyrA、gyrB 和 parC)编码时积累的自身突变,从而改变氟喹诺酮类药物的作用靶点。单点突变赋予适中的耐药性,但突变数量的增多可赋予高度耐药性。这些突变可垂直传播,但不能水平传播[119]。突变导致的药物外排机制也已经被发现[3,120]。

1998 年,质粒介导的耐氟喹诺酮类基因——qnrA 首次被报道[121]。qnr 基因的各个变种特征不同。qnr 基因产物是一种五肽重复蛋白,可保护 DNA 促旋酶对抗氟喹诺酮类药物的作用[122]。其他质粒介导的氟喹诺酮类耐药性的决定因素包括先前描述的 AAC(6′)-IB-CR 以及外排泵 QepA[123] 和 OfxAB[124]。每个耐药因素对氟喹诺酮类药物都有低度耐药性。但是,一旦与其他质粒介导的耐药基因和(或)突变的 DNA 拓扑异构酶相结合,便可达到高耐药水平。质粒介导的氟喹诺酮类药物耐药毫无悬念地联合了具有其他耐药机制的大质粒,比如 ESBL[125]、KPC[126] 和 NDM-1[127]。

甲氧苄啶和磺胺类的耐药

磺胺类药物如复方新诺明,通过对二氢叶酸上对氨基苯甲酸的转化从而抑制二氢叶酸合成酶(DHPS)。甲氧苄啶抑制二氢叶酸还原酶(DHFR)合成,从而抑制二氢叶酸转变为四氢叶酸。这两个步骤都需要在大量细菌产生的叶酸中进行。对甲氧苄啶-磺胺甲噁唑复合制剂的一种或两种成分产生耐药在肠杆菌科、链球菌属以及葡萄球菌属均相当常见。

磺胺类药物耐药性取决于 DHPS 的变化[128]。肺炎球菌核苷酸重复序列引起的氨基酸变化使得酶结构也随之变化[129]。化脓性链球菌和脑膜炎奈瑟菌中的马赛克基因(如 folP)通过转型、转导或重组方式改变 DHPS,使其对磺胺类药物亲和力降低[128,130]。质粒介导的磺胺类药物耐药在肠杆菌科也有报道[7,131-133]。sul 基因编码耐磺胺类药物的变异 DHPS。sul Ⅰ 型基因通常与其他耐药基因一起定位于转座子 Tn21[10,134]。

甲氧苄啶耐药可能是由于渗透性的降低、靶酶量的增加,并通过靶酶 DHFR 的改变降低甲氧苄啶的亲和力[134]。染色体基因编码的二氢叶酸还原酶基因突变现象在金黄色葡萄球菌和肺炎链球菌中均被发现[134]。革兰阴性杆菌的质粒性耐药很常见,致甲氧苄啶亲和性降低的 DHFR 变异常在革兰阴性菌中被发现。dhfr1 是首个拥有超过 30 个 dhfr 基因特点的基因,也是最常见的[130,135]。

噁唑烷酮类和脂肽类的耐药

自 2000 年以来,极少数具有独特作用机制的抗菌药物可在药店购买。利奈唑胺和达托霉素也榜上有名,这些药物是治疗包括 MRSA 和 VRE 在内的耐药革兰阳性球菌感染的潜在选择。

利奈唑胺、噁唑烷酮耐药虽然罕见,但是在葡萄球菌和肠球菌中均有发现[136]。利奈唑胺耐药机制有两个[137]。第一,在 23S 核糖体 rRNA 上,单核苷酸多态性阻止了利奈唑胺成功结合,进而阻断蛋白质合成。质粒介导的 cfr (耐氟苯尼考氯霉素)基因转移与 rRNA 甲基转移酶的产生息息相关。23S RNA 的 A2503 甲基化作用引起氯霉素、克林霉素和利奈唑胺耐药[138,139]。

鉴于达托霉素的耐药性,脂肽类抗菌药物用于治疗金黄色葡萄球菌感染情况较罕见[140],但已经有相关报道。尽管没有官方版本,但民间传闻达托霉素可用于治疗肠球菌感染,特别是 VRE 的感染。随之而来的是对耐药性的描述。其中一份报告使用敏感和耐药粪肠球菌菌株进行基因组测序,细胞膜调节因子 liaF 和磷脂代谢 gdpD[141] 相继发生基因突变,导致耐药性产生。

金黄色葡萄球菌对达托霉素耐药与维持细胞表面电荷(如 mprF 和 dltABCD)[142,143] 和细胞膜(如 cls 和 pgsA 突变)的基因点突变有关。同时猜测在 VISA 和 hVISA

上也有该耐药基因,对达托霉素的敏感性降低可能是由于其无法穿过增厚的细胞壁达到细胞膜[144]。

多黏菌素的耐药

多黏菌素 E 等多黏菌素抗菌药物的使用,使得具有肾毒性和神经毒性的氨基糖苷类药物的使用大幅下降。多黏菌素在临床卷土重来,与耐碳青霉烯类革兰阴性杆菌的增加和可使用有效抗菌药物的缺乏密切相关。多黏菌素是一种阳离子抗菌肽,与脂多糖(LPS)的阴离子脂质 A 成分相互作用,起到破坏外膜的作用。合成脂质 A(如 lpxA)[145] 的基因突变或膜电荷的改变与多黏菌素耐药有关[146]。其他发现的耐药机制包括参与感知周围环境和调节脂质 A 表达的 PmrAB 双组分系统的改变[147]。

多重耐药

大量突变的积累、多质粒的同时传送以及不容小觑的携带多种耐药基因的遗传因子能赋予细菌多耐表型。然而,外排泵和外膜孔蛋白的改变同样能引起细菌多重耐药。外排泵有五大类:RND 家族、MF 家族、ABC 家族、SMR 家族和 MATE 家族[148]。RND 型外排泵最常见于革兰阴性菌,包括铜绿假单胞菌的 MexAB-OprM 和鲍曼不动杆菌的 AdeABC 主动外排泵[3]。

MexAB-OprM 是铜绿假单胞菌天然固有的,是该菌种几种外排机制之一[149]。外排系统过度表达和调控基因突变导致 β-内酰胺类(除亚胺培南)、氟喹诺酮类、四环素类、氯霉素和大环内酯类耐药。亚胺培南耐药随着 mexT 上 nfxC 基因突变而来,该突变为另一种外排泵 MexEF-OprN 表达的上调和 OprD[150] 表达的降低。鲍曼不动杆菌的 AdeABC 主动外排泵能从细胞质有效去除氨基糖苷类、头孢噻肟、替加环素、红霉素、氯霉素、甲氧苄啶和氟喹诺酮类药物,从而阻止药物对靶细胞起作用[88]。当过度表达与碳青霉烯 D 类水解 β-内酰胺酶相结合,便会产生碳青霉烯类高度耐药性[151]。

耐药基因的传播

菌株与菌种间耐药基因的有效转移和获得,对耐药性的传播具有决定性的作用(表 16.2)。细菌通过转化、转导和接合交换遗传信息。转移的遗传信息可来源于细菌的染色体、质粒、转座子或整合子。每一个遗传要素都有其独有的特征。

表 16.2 描述细菌耐药性传递的常用术语

术语	定义
结构	
质粒	染色体外 DNA,一般为环形,具有自我复制能力
接合性质粒	能进行基因传递
非接合性质粒	不能进行基因传递
转座子	不能自我复制的 DNA 片段,但能在可复制 DNA 菌种之间转移(即质粒和染色体)
插入序列	依靠自身运动编码基因的小转座子
整合子	含有位点特性重组系统的 DNA 片段,能插入质粒、转座子和(或)染色体

续 表

术 语	定 义
噬菌体	微生物性病毒
基因转移机制	
接合	革兰阴性菌细胞之间基因物质的转移通常由菌毛介导
转导	遗传物质在细胞之间的转移由感染的噬菌体介导
转型	从环境和宿主染色体重组基因中摄取遗传物质

质粒

质粒是染色体外的 DNA 片段,可以自主复制,在许多菌种内都能发现,质粒的存在与否对宿主细胞生存没有决定性的作用。质粒通常是环状构型,大小为 2～400 kb。质粒编码的蛋白质数量相当可观,大一些的质粒(～300 kb)可编码 50～75 个蛋白质。除了耐药基因外,质粒经常编码机体质粒转移和维护所需要的相关蛋白。质粒根据其自身转移能力不同进行分类。接合性质粒能自主在细胞间传递。革兰阴性细菌中,接合的实现是由于外部的蛋白质附属物即菌毛结构可在细胞之间形成通道,从而使质粒 DNA 转移。革兰阳性细菌的接合性质粒不通过菌毛实现接合,可进一步分为应答型接合性质粒和非应答型接合性质粒[152]。应答型接合性质粒主要在粪肠球菌中被发现[153-155]。在这一背景下,接合过程始于对短肽也就是信息素的响应,该信息素通过应答型质粒自由受体菌引发的细菌聚集和随后发生的 DNA 转移而产生。非应答型接合质粒的转移机制目前尚不清楚[156]。

非接合性质粒往往小于接合性质粒,而且缺乏编码细胞间转移功能的基因。该质粒会利用共有接合性质粒的质粒编码组织,可以被接合性质粒的受体细胞所调动。此外,不管是非接合性质粒还是接合性质粒,都可以通过转导方式传播。在这个过程中遗传物质转移通过病毒中介、噬菌体来实现。噬菌体是蛋白质外壳包裹的遗传物质。子代病毒感染一个合适的受体细胞,并将"异质"DNA 释放到新宿主细胞的细胞质中。此过程被认定为葡萄球菌属基因转移的重要机制,包括金黄色葡萄球菌在内[157-159]。

奈瑟菌属和链球菌属等能吸收和整合来自环境的外源遗传物质,从而产生马赛克基因和低亲和力的新药物靶点[4,26,31,32],谓之"自然"的转型。作为质粒获得的一种模式,转型并不常见。

转座子和插入序列

质粒的耐药基因经常由转座子携带。这些较小的 DNA 片段可以从一个位置移动到另一个,包括质粒之间的转移、质粒和噬菌体之间的转移、质粒和天然染色体之间的转移[160]。和质粒不同,转座子不能进行自我独立复制。转座子是通过编码转座酶——一种核酸内切酶,通过"复制粘贴"(复制)或"剪切粘贴"(保守)的方式,实现转座子从供体到受体的切除和插入[9]。插入序列(IS)是编码运动基因的小型转座子,包括转座酶,可促进基因重排。通过插入启动子到上游基因,IS 可以改变或诱导耐药基因的表达。复合转座子是一类不仅编码转座酶且至少含有一种基因的转座子,其两翼往往是两个相同或高度同源的 IS 序列。转座子编码的耐药基因已在多种抗菌药物中被发现。尤其是在革兰阳性菌中,如肠球菌和链球菌,部分转座子通过接合方式促使自身在供体染色体和受体细胞之间进行转移[152,161,162]。

整合子

整合子是一种运动性的 DNA 分子,利用特异性位点重组基因,促进耐药基因盒的获取和表达。整合子广泛分布在革兰阴性菌中,定位于质粒或转座子上。除了基因盒,整合子还拥有三个关键因素:编码整合酶的基因(intI)、特异重组位点(如 attI)和负责基因直接转录的启动子[10,163]。所有整合子基因盒都包括一个 3′端的 59 - be 片段和一个整合酶识别的 attC 位点——插入基因盒所需位点。已知的有五类运动整合子与可传播遗传因子相关,如 IS,转座子和质粒[164]。1 类整合子是最常见的,在 sul1 型[130] 和 VIM 型金属 β-内酰胺酶[165,166] 耐药基因的传递方面起着重要的作用。

多重耐药菌的传播和发展

在突变和耐药基因不断积聚的情况下,多重耐药性得到发展[61]。由于抗菌药物选择性压力的存在,自发突变有着生存优势,从而垂直传播给子代细菌。同样,抗菌药物选择压力会选择携带耐药性的病原体,耐药基因位于一种或多种遗传因子上(如整合子、转座子和质粒);或者在自发突变、有效转录启动子获取、IS 存在的情况下,选择耐药性表达上调的病原体[16,74]。认识到同一遗传因子上的耐药性有集束化倾向从而一起转移的特征,这有助于选择合适的经验性抗菌用药方案[152]。多重耐药表型的成功转移和长期存留严重威胁我们目前的抗菌药物供给,而可选用的抗菌药物很有限或仍在研发中,了解并控制多重耐药菌持续传播至关重要。

优势耐药菌的广泛传播逐渐得到密切关注。耐药菌的成功繁殖最初常常因为出现暴发或在重症监护病房(ICU)内而得到地方性的报道。然而,与产 CTX - M 大肠埃希菌[167-170] 相关的食源性传染病和溶血性尿毒症综合征新近大陆性暴发、特异性肺炎克雷伯菌株与 KPC 的地方乃至全球传播之间的联系,意味着耐药性的传播不仅会发生在医疗机构,而且会发生在社区以及长期照护机构[171]。

有利于耐药菌形成的条件——选择性压力

因为代谢成本,耐药菌,尤其是通过自然突变而形成的,往往不能存活,除非存在有利条件以维持耐药的显性性状。抗菌药物的使用以及它的"选择性压力"有助于耐药性的维持[172]。正因为如此,抗菌药物使用及其管理的合理准确在遏制多重耐药性流行趋势方面发挥着必不可少的作用[173-175],这也包括抗菌药在社区的谨慎使用。

医疗机构相关的选择性压力

医疗机构最常遇到的致病菌，如葡萄球菌、肠球菌以及革兰阴性菌，均已表现出成功获得以及散播耐药基因的能力[176]。而且，即使合理地使用广谱抗菌药，也同样存在形成利于耐药性增加的可能性。使用广谱抗菌药的一个非预期结果就是共生易感菌群的改变和消除，从而促使更多耐药菌株无症状的运输。相反的，这可能有助于增加机体之间的基因转移，尤其是在胃肠道[177]以及保健机构患者之间的水平传播。免疫功能低下的患者，如器官移植患者以及一些必须频繁接受抗菌药治疗的重症患者，通常就是耐药性水平传播的人群。耐药致病菌的暴发，比如产超广谱β-内酰胺酶的大肠埃希菌和耐万古霉素肠球菌，都和共用医疗设备以及被证实为耐药菌携带者的保健工作人员有关。

社区相关的选择性压力

对于非住院患者的抗菌药物选择性压力，包括抗菌药物在社区机构的使用。与存在耐青霉素肺炎链球菌流行的儿科门诊抗菌药物应用相联合，大量对门诊处方用法的监控研究持续进行[178]。相比之下，在美国，耐万古霉素肠球菌的获得似乎只与卫生保健暴露有关，20世纪90年代，在欧洲，耐万古霉素肠球菌引起胃肠道无临床症状感染均与历史上畜牧业使用糖肽类阿伏霉素作为促生长剂有关[179,180]。从长期护理机构的患者体内已分离出KPC和VIM型碳青霉烯酶，但社区获得性从未报道过[171,181]。不过在印度，NDM-1已从社区供水系统、污水处理系统以及该区域的致病肠杆菌中分离出来[182]。

细菌耐药性的流行病学研究

描述耐药细菌的分子流行病学特征需要既有特异性又具重现性的方法。当怀疑发生耐药暴发时，可使用一些技术来证实分离株是无性繁殖的（即源自一个共同的父母）。生化模式和常规药敏试验的结果可以提供耐药性鉴定的线索。不过更加确切的信息，就需要以下几种技术来提供了。

脉冲场凝胶电泳

20世纪80年代中期，首次提及脉冲场凝胶电泳（PFGE）[183]，并一直作为建立细菌菌株之间同源性的"金标准"，尤其是在医疗机构发生暴发的情况下。PFGE使用限制性核酸内切酶将染色体DNA消解成较小分子的片段。这些片段经过电流方向交替频繁的凝胶电泳，以便于这些DNA片段以特定时间间隔分解。通过切除染色体DNA，质粒也可被分离和排列。通过观察染色体分带有利于加强对此关联性的比较和理解。计算机辅助分析常被用于大量分离并可识别微妙的分带区别。分析和比较分带的判断标准已经出版[184]。此技术缺陷在于不适用于分子学分析，包括在区分和解决具有类似大小的分带方面以及不同实验室之间结果重现性方面存在困难。

重复序列聚合酶链反应

重复序列聚合酶链反应（REP-PCR）通过扩增细菌基因组中广泛分布的短重复序列，以类似于PFGE的方式通过电泳条带比较分析，揭示基因组间的差异[185,186]。此项技术的商业化引用允许其快速周转，从而提高重现性、电子化共享数据分析和报道[186]。

多位点可变数目串联重复序列分析

多位点可变数目串联重复序列分析（MLVA）利用DNA串联重复序列数[可变数目串联重复序列（VNTR）]上不同基因组中特定菌种的自然变异。通过多重PCR，MLVA可准确测定不同可变位点重复序列重复次数[187,188]。

MLVA已被用于高度单一微生物多样性组合的分型，包括金黄色葡萄球菌，潜在的生化危机，如炭疽杆菌、鼠疫耶尔森菌、野兔热弗朗西斯菌、结核分枝杆菌以及肠道致病菌，如能产生志贺毒素的大肠埃希菌和沙门菌[187,189]。

多位点序列分型

多位点序列分型（MLST）是一种DNA序列分型，利用同一物种的不同菌株间管家基因的变异[190]。该分型方法主要用于研究细菌种群生物学和物种的进化，不过也可用于鉴定能成功传播耐药基因（如大肠埃希菌的CTX M-15和肺炎克雷伯菌KPC型酶）的菌株。MLST的概念源于一项研究多种酶的电泳图谱变化、多位点酶电泳（MLEE）[191]的旧技术。不同电形态MLEE等同于等位基因。同样，在MLST，分离是根据DNA编码的不同代谢基因的序列多态性进行分类，每一个序列的核苷酸变异都被认为是一个独特的等位基因。一个等位基因型定义一个序列类型（ST）。ST是用来标记高毒性和多耐克隆因子的基础。举个例子，CTX-M-15全球传播要归功于大肠埃希菌ST131[49]，KPC在美国东北部流行归功于肺炎克雷伯菌ST258[192]。分离少量菌株时，MLST的鉴别能力通常不如PFGE。该分型方法更适用于发生区域性和（或）全球性传播情况时对大量菌株进行分析。

各种病原菌的综合MLST数据库已经建立（www.mlst.net，www.pasteur.fr/mlst，www.pubmlst.org），将有助于对一定数量菌种的序列数据开展分析。

SPA分型法

金黄色葡萄球菌蛋白A（SPA）基因多态性的变化是单位点序列分型技术的基础，被称为SPA分型[193]。SPA位点由许多核苷酸重复序列组成，其多样化来自缺失、重复和偶尔的点突变。SPA分型法的鉴别能力优于MLST，在发生医院感染暴发的情况下，其替代PFGE[194]。该方法快速和具有重现性，且共享数据库的存在实现了大量菌株的分析和比较[195]。

结　论

细菌的基因组是动态变化的，为了在环境挑战中存活下来而不断进化。耐药性往往形成于单个或组合机制：药物外排、渗透性变化、钝化或破坏药物的酶、药物-靶细胞的修改或保护。细菌在同一或不同菌种间通过转型、转导和接合方式转移耐药基因的能力得到越来越多的关注。整合子、转座子和质粒等特殊构型，使得细菌获得和失去遗传信息的方法不按常规，而是通过自发突变和广泛重组。在革兰阴性杆菌的现代史中，携带多重耐药基因和多质粒的细菌是永恒的主题。耐药性的影响超越了医疗机构，鉴于使用抗菌药物防止耐药菌的成效甚微，我们不得不改变焦点去关注抗菌药物管理和抗菌药物保护、诊断以及医院感染的预防和控制。

感　谢

Robert A. Bonomo，MD，由退伍军人事务委员会和国家卫生研究院共同支持。

第17章

卫生保健相关感染及感染控制、
抗菌药物管理干预的经济学评价

Eli N. Perencevich and Sara E. Cosgrove ■ 周艳芝 译 ■ 廖 丹 覃金爱 审校

简 介

最近,美国卫生部和预防医疗保健相关感染(HAI)人类服务国家行动计划部门估算,每年花费在 HAI 预防保健上的费用为 280 亿～330 亿美元[1]。目前制订并颁布的医疗改革制度,如责任医疗组织(ACO)、基于价值的财政激励、HAI 的公开报道等,可以为医院提供重要的经济和非经济激励,从而将卫生资源集中于预防 HAI 和其他方面。尽管有这些激励措施,但医院管理者普遍认为感染控制只有支出没有收入,所以要维持和推广感染控制(IC)和抗菌药物管理(AS)项目,是一个特别的挑战,经常需要一些经济学方面的合理化建议。医院流行病学专家及感控专业人员(IP)以及 AS 项目管理人员,需要一些工具来证明他们对医疗机构执行的相关监测及干预措施的价值所在。另外,一些预防感染的集束化控制措施,如预防中央导管相关血流感染(CLA - BSI)、控制耐甲氧西林金黄色葡萄球菌(MRSA)传播等,正不断被关注,而对于"哪些集束化干预措施或干预组件最有效,并最具有成本效益价值"的关注将会持续升温。

HAI 严重威胁着患者安全。虽然人类社会可能会随着 HAI 的减少而受益,但目前医院在 IC 或 AS 方面还没有直接受益。导致医院当前必须做出经济学决策,在私人机构基础上为 IC 和 AS 干预提供资金。这种情况也影响了文献描述,大多数研究(90% 的研究)从医院的角度描述了 HAI 的影响,从社会角度出发的只有 3%[2,3]。正如我们所强调的,从医院的角度完成商业成本分析以便于进行本地决策非常重要,尽管从公共卫生水平角度看这些分析并不一定有用,但在更广泛的层面,从社会的角度通过成本-效益分析证明投资 IC 和 AS 活动的重要性已变得越来越重要。例如,医院的疫苗接种程序,如出院时肺炎球菌疫苗接种,从医院方面来说就不划算,因其多数益处会在社区体现[4]。该问题也出现在评估 AS 程序中,例如预防艰难梭状芽胞杆菌感染的益处很难衡量,且益处常常出现在医院之外[5]。

本章将详细介绍经济学分析的几个重要概念,包括经济学分析的类型及优势、不同的分析视角、将货币价值以美元计算。然后,描述评估各类财务影响的方法,包括 HAI 的影响、控制及干预措施的影响,并在社会层面上提供一个可用于形成成本-效益分析的方法。完成卫生经济学的必要性评估之后,将描述个体机构内 IC 具体的干预案例分析所需要的基本步骤。当我们试图概述关于 HAI 和相关干预措施的经济学测量的一些重要问题时,在一些地方可以看到关于经济学研究的更详细的文字设计与分析[6-8]。虽然大多数案例关注的焦点在于感染防控的具体活动内容,但类似的分析方法可以在评估 AS 干预措施和项目时完成[9]。

基本的经济学概念

本节阐明了关于经济学分析的重要概念,包括成本分析的类型、分析的视角、贴现和成本货币的膨胀。

经济学分析的类型

用于卫生保健的经济学分析通常有 4 种基本类型:最小成本分析(CMA)、成本-效果分析(CEA)、成本-效用分析(CUA)、成本-效益分析(CBA)(表 17.1)。专家指出,不同类型的分析之间往往无明确的差别,重要的是在特定分析中考虑应该包含什么,不应该包含什么,从而做出明智的决定[6]。对 IC 的文献回顾发现,做了经济分析报告的论文有 30 篇,但只有 8 篇做了成本-效益或成本-效果分析。值得注意的是,在有关 IC 和质量改善的文献中,出现了越来越多的从医院或支付者角度进行的专业商业案例分析,他们从简单成本分析发展而来,而简单分析并不包括人类寿命和生病的美元价值估算[10,11]。

本章末尾将详细讨论一个商业案例分析过程。

表 17.1 经济学分析中产出的不同评估方法

分析类型	结局评估	最终结局报告构成
最小成本分析	无	节省的美元数
成本-效果分析	自然单位(如感染干预措施、节省的生命年)	预防每个感染或每节约一个生命年的成本
成本-效用分析	质量调整寿命年(QALY)	每节省一个 QALY 的成本
成本-效益分析	货币单位	按美元计算的净利润(或损失)
商业案例	货币单位	按美元计算的净利润(或损失)

最小成本分析

在最小成本分析中,假定两个干预措施或产出的效益等同(功效和副作用等同),则分析的目的旨在决定哪种干预的花费最小[12]。最小成本分析的一个例子为选择IC中两个品牌的非乳胶手套。该案例中,大多数人会选择价格低的品牌。注意,此类型的分析并不适用于乳胶或非乳胶手套的选择,因其关乎不同层面的医务人员(HCW)的满意度及过敏反应。

成本-效果分析

与最小成本分析相比,成本-效果分析则比较不同成本的干预措施及产品的不同效果。如果一个特定的新的干预措施较现有的干预成本大而效果小,或者成本少而效果好,则容易做出选择。然而,在快速发展的各类干预技术中,如果一个新的干预措施的实施成本不断增高,选择起来则相对困难。在成本-效果分析中,干预效果的比较以最常用的自然单位来衡量,如节省的生命年或控制的感染[6],不同的措施以每个生命年或感染控制的美元获益来比较。

成本-效用分析

成本-效用分析与成本-效果分析非常相似,除非健康偏好得分校正或效用加权了特定干预措施的收益[6]。因此,项目需通过获得的质量调整寿命年(QALY)来比较。这种方法的基本原理是纳入了"健康相关的生活质量(HRQOL)",如伤残、与治疗条件相关的副作用,或治疗的副作用等因素。例如在ICU的一年与完全健康的一年,价值完全不同。据估算,因呼吸衰竭从ICU出院一年后,HRQOL为0.68,也就是说预期寿命里的每一年,QALY只增加了0.68[13]。IC文献中成本-效用分析(及成本-效果分析)的一个很好的例子,是冠状动脉搭桥手术中围手术期预防性使用万古霉素的研究[14]。

成本-效益分析

相对于其他分析类型,成本-效益分析是一种完全不同的经济学评价形式,包括以美元或其他货币的形式来估算干预的结果。如果一个干预措施的收益,其估算的美元价值超过了其成本,那么可认为它就是值得做的[7]。在医疗保健中使用成本-效益分析的主要难度在于人类生命或健康效益的货币转换,如一个人类寿命年相当于20万美元。值得注意的是,大多数IC干预措施的经济学分析,均误以为是成本-效益分析,因为他们未对重要成果的利润做美元价值转换(如在分析中,他们未把人的生命或生活质量换算成美元价值,并且未包括通过节省的生命年或改善的生命质量所节省下来的美元价值)。

哪种分析类型比较好

在医疗服务中,成本-效果分析和与之密切相关的成本-效用分析,已成为首选的经济学评价方法[7,11]。重要的是,在任何情况下,只要条件允许,均推荐将新的干预措施与标准的参考案例比较,使用标准的单位如节约的每个生命年或QALY的成本[7]。如果一个机构想要在促进手卫生积极性和癌症筛查项目中投资,直接比较每预防一例感染和每发现一例癌症的成本可能会比较困难,但如果比较每个项目中节约的每个生命年或QALY所需要的成本,则不难做出正确的决定。

什么最具有成本效果

启动一个项目的成本效果标准阈值是干预的成本低于50 000美元/节省的QALY;但部分人建议增加到100 000美元/节省的QALY[15]。世界卫生组织建议的阈值是该国人均国内生产总值的3倍,即在美国为119 849美元[16]。研究人员常常声明,从医院的角度节省费用,只有IC干预是具有成本-效果或成本-效益的,这并不准确。绝大多数医疗保健干预措施并不节省成本。回顾所有的发表在1976～2002年的成本-效果分析文献发现,只有9%(130/1 433)的成本-效果比较显示真正节约了成本,这也意味着它们在挽救了生命的同时也节约了财产[17]。

展望

HAI及干预措施的经济影响可以从各个角度进行评估,如社会角度、医院角度、第三方[如健康维护组织或医疗保险与医疗补助服务中心(CMS)]支付角度、政府机构[如退伍军人健康管理局(VHA)]角度或患者角度。仅从一个角度评估感染或干预会低估其经济效应;因此,从效益的角度设计科研,并从适当的角度认识并解释研究成果显得尤为重要(表17.2)。例如,门诊医生治疗手术部位感染(SSI)在CMS的分析中很重要,但它不应包括在医院急症护理成本标准分析中。

表17.2 医疗保健相关感染预防干预措施成本和结局在不同的分析角度下举例

资源类型	社会角度	支付者角度	医院角度
医疗费用			
抗菌药物	X	X	X
额外的住院时间	X	X	X
重症监护	X	X	X
干预成本			
检测成本	X		X
外衣和手套	X		X
护士和医生的时间	X		X
隔离室	X		X
门诊费用			
门诊	X	X	
抗生素	X	X	
家庭保健	X	X	
康复中心	X	X	
患者花费及结局			
死亡	X		
发病	X		
感染	X		
工资损失	X		
差旅费	X		

从社会的角度,即包含所有成本和健康结局,而不管该成本由谁引起,该收益由谁获得[7]。通常,除非研究有特定机构的资金支持,否则研究者应从社会的角度进行分析,因其与不同的医疗干预措施比较,具有最广泛的实用性和可推广性。美国健康和医学成本-效益小组(Panel on Cost-Effectiveness in Health and Medicine)指出，即使要求从非社会学角度来分析，也应完成完整的社会角度分析[7]。重要的是，从社会的角度进行分析，可对项目进行更广泛的比较，使资源分配更公平，从而改善公共卫生服务状况。与限定的视角比较，从社会角度分析可能会提出不同的策略[7]。

例如，一个从医院的角度所做经济学分析可能不包括患者发病率（如功能灵活性的减退）和门诊药物成本（表 17.2）。因此，医院可能会拒绝投资 SSI 预防项目，因为与减少 SSI 成本（如缩短住院时间或减少抗菌药物使用的成本）所获得的回报相比，执行成本和设备成本会更高。然而，这些可预防的 SSI 所引起的额外的门诊诊疗费、药费和家庭保健回访费用，必须由保险公司支付。所以，保险公司希望投资相同的 SSI 预防项目。当然，无论是从医院还是从保险公司角度，均不包括患者发病率、死亡率和其他重要因素，如工资损失的机会成本（译者注：机会成本是指为了得到某种东西而所要放弃另一些东西的最大价值）。社会分析角度将包括上述所有因素。一个恰当的社会层面的 SSI 预防项目成本-效益分析，其所显示出所节约的大量成本和节省的寿命会吸引 CMS 或 VHA 投资，从而使整个社会受益。同理，因持续缺乏从社会角度进行的 IC 干预措施成本-效益分析，使得当下对 IC 项目投入不足，从而使原本可预防的 HAI 持续发生。

货币价值的美元定值估算

通货膨胀的校正

当成本经济分析中使用的价值数据来自不同的年份，他们均应该换算为成本年度货币价值。例如，如果你想在医院经营情况分析中加入耐甲氧西林金黄色葡萄球菌（MRSA）菌血症的成本，但只有 2006 年估算的价值，此时就需要将该价值抬高为当前的美元价值。典型的校正方法是用标准物价指数调整美元总数［如医疗用品消费者价格指数（CPI）］[7,18]。

贴现

在经济学分析中，人们普遍认为所有未来的成本和未来对健康的影响都应该按现值计算[6,7]。未来美元和健康结局转换为现值的过程称为现值贴现。美国健康和医学成本-效益小组推荐使用的折现率为 5% 和 3%[7]。例如，如果你认为明年通过对鼻内定植 MRSA 患者去定植，每预防一例 MRSA 感染将节省 10 000 美元，用 3% 的贴现率计算，则折现后节省 10 000 美元$/(1+0.03)^n$，即 9 709 美元，其中 n 是贴现年。

估算 HAI 或感染控制干预措施的经济影响

估算 HAI 或感染控制干预措施经济影响的重要性体现在如下两个方面：首先，这些数据在地方机构层面上有重要价值。获取关于 HAI 的发病率和可归属成本的数据，可方便个体机构了解 HAI 的经济负担，并评估干预的影响，这些对确定干预是否成功并是否值得推广应用至关重要。其次，与感染花费和干预措施所节约的成本相

关的结果为成本-效果、成本-效用和成本-效益分析提供原始数据。本节描述了研究的设计与分析如何量化 HAI 的影响、估量 IC 干预措施结果。

HAI 可归属成本的测定

目前已经出版了许多关于 HAI 的可归属成本的论文。一般来说，这些研究中的患者，分成目标感染组和对照组（非感染组）。在两组间作为比较的结局指标包括归因死亡率、住院时间和住院成本。因为目标结局（如发病率、死亡率和成本）发生于暴露因素之后（如 HAI），所以这些研究均定义为队列研究。例如考察死亡率与 CLA-BSI 或 MRSA-SSI 相关成本之间的关系的研究[19,20]。一个特别好的关于分析方法的例子是 Roberts 等最近发表的估算归因于 HAI 的成本研究[21]。

成本的界定

决定衡量哪部分"成本"是至关重要的。一个机构内部 HAI 经济负担的评估方法，包括衡量医院成本、医院收费、资源利用、实际报销的费用[22]。医院成本包括日常运营成本（有时称为固定成本），该成本不随患者人数、药物成本、检查及其他患者护理相关活动的变化而变化，而以上这些称为可变成本，取决于收治患者数或患者住院时间[23]。一个医院必须确保它所有的成本能有回报，因此，它的各项资源花费的分配体现在每个患者的账单中。保险公司、医疗保险和医疗补助不会为这些花费买单，因为其中包含贴现。因此，为了掩盖这类"损失"，所有患者账单中的收费均大于实际的医院成本[24]。对于医院来说，医院成本是一个有用的结局指标，因为他们最真实地反映了医院实际的经济负担。然而，尽管一些机构，比如 VHA[25]，采用了复杂的成本核算系统，跟踪资源流向并分配成本，而在大多数机构，成本难以追踪[26]。

相反，虽然医院收费反映不了实际成本，但通常很容易从管理数据库中检索，并且在患者间具有一致性。医院收费通常高于实际成本的 25%～67%，所以可利用成本-收费比率进行调整[26,27]。每年的医院和各部门成本-收费比率由提交给 CMS 的数据来确定。医院成本-收费比率对于一个有多个诊断相关分类（DRG）患者群体的成本估算可能更精确，而部门成本-收费比率对于同一 DRG 患者群体的成本估算可能更精确[26,28,29]。

使用微观成本可直接测量资源利用率，特别是评估一个患者使用的服务或操作。然而，出于比较的目的，使用的资源必须通过成本或收费乘以测试数目的方式转换成货币价值。尤其需要注意的是，仅评估医院成本或费用时，以误工费的形式存在的医生对患者的专业服务费和成本并不包含其中。此外，以市场为基础的定价体系进行的卫生保健经济学评估也不是非做不可。一个患者的护理成本经人为计算，在不同地点和不同时间段可有所不同。

根据研究的角度，研究者必须确定哪一部分医院费用可以报销。如果一部分感染的成本由保险公司报销，那么只有不报销的部分应该纳入到医院角度的成本分析中[30]。这也是特定的 HAI 比较恰当的成本估算方法，稍

后将在案例分析结局中讨论。基于不同的报销方法,医院可能千方百计缩小成本。例如,如果每日报销,医院将把重点放在缩短昂贵的多余的住院时间上,如 ICU 或手术天数,而不是住院的总天数;如果报销基于 DRG 或平均成本,总费用将集中在降低成本上。

一个机构相对较短时期内,HAI 患者与非 HAI 患者总成本或花费的比值,提供了最具普遍性的 HAI 经济影响的估算值。相比之下,研究中引用的成本或费用的绝对值,进行解释时应更加谨慎,因为他们可能不适用研究机构之外的其他机构。需要注意的是,如果成本数据不是从当地机构中获得,有些管理者可能对商业案例的分析结论表示怀疑,所以多中心研究必须报告经机构标化的测量法。

如果在你的机构中 HAI 的成本无法衡量,那么在完成一个干预的商业案例分析之前,就需要使用文献资源估算特定感染的经济影响。Stone 等人综合了已发表的 HAI 成本的文献进行研究,并于 1990～2000 年和2001～2004 年发表[2,31];另一个总结发表于 2009 年[32]。由于成本估算方法各有不同,所以这些成本估算分析的实用性很有限,但却提供了最常见 HAI 成本、结局最全面的数据(表 17.3)。

表 17.3 基于感染部位的卫生保健相关感染归因结局和成本[a]

HAI	每例感染的医院成本	美国总的医院成本(百万)	年死亡数(例)
CLA - BSI	36 411	9 062	30 665
SSI	25 546	7 421	13 088
呼吸机相关性肺炎	9 969	2 494	35 967
泌尿系统感染	1 006	565	8 205

注:[a] 美元。源自 AHRQ(美国医疗保健研究和质量机构),预防保健相关感染行动计划,美国卫生及公共服务部,2009 年。
http: //www. hhs. gov/ash/initiatives/hai/actionplan/hhs _ hai _ action_plan_final_06222009. pdf. Accessed July 18,2012.

成本效果研究中的方法学问题

在设计这些队列研究时有几个方法学问题值得讨论,包括控制感染发生之前的住院时间、调整疾病的严重程度、选择参照组等。

调整感染发生之前的住院时间

调整 HAI 患者感染前的住院时间与非 HAI 患者的总住院时间的差别很有意义,因为住院时间与 HAI 发生风险、成本、感染后的住院时间和死亡率有直接联系。研究中如果未涉及发展成为 HAI 的"处于风险的时间"调整,会导致测量结果的"时间偏倚",2 倍高估由 HAI 引起的住院时间和费用[33]。例如,最近的一项研究报道,在调整了发展成为 HAI 之前的住院时间后,归因于 HAI 的额外住院天数从 11.2 日下降到 1.4 日[34]。

目前已有好几个医院内由 HAI 导致的额外住院天数和相关的增加成本的精确估算方法。至少,没发展为 HAI 的参照组患者,其住院天数至少应该与 HAI 感染患者感染前的住院时间相等。这可以通过匹配病例组或

对照组的住院时长或通过更复杂的统计分析来实现[33,35]。

调整疾病的严重程度和并发症

必须注意控制 HAI 发生之前疾病的严重程度和并发症。在评估 HAI 影响的研究中,调整基础疾病严重程度和并发症至关重要,因为与对照组相比,发展成为 HAI 的患者往往伴随更严重的、可以独立导致不良结局的基础疾病。

有很多种方法可用来划分疾病严重性等级,包括主观评分法、ICU 数据推动法或严重程度管理评分。然而,目前还没有公认有效的可用于感染性疾病结局复合疾病严重程度的评分。McCabe 和 Jackson 使用了一个简单的三分类分数预测革兰阴性菌菌血症感染患者死亡率[36]。这个评分系统虽然被广泛使用,但是完全基于个人对病程记录的回顾性判断,主观性较强。没有客观的生理学数据,限制了其在不同研究间的普遍适用性。这个系统能更有效地预测死亡率,相对而言,预测发病率和成本的能力较弱。

其他评分方法也有很大的局限性。急性生理与慢性健康评分(APACHE Ⅱ)分数在很大程度上依赖于生理参数,其中大部分只能在 ICU 中收集,并且分数也只能预测 ICU 患者的死亡率[37]。包括医疗疾病严重程度分类系统(MedisGroup)、出于风险调整行政目的而开发的"精确的所有患者疾病诊断相关组别(APR - DRG)"等评分系统,在预测感染性疾病的结局时其效用仍有可疑,需要进一步评估[38]。

评估基础疾病严重程度的时机选择很重要。感染的存在可强烈影响基础疾病的严重程度,因此,当患者处于急性感染期进行评估时,应该在一连串事件中,提出暴露和目标结局之间的一个中间变量(如感染)。调整中间变量,通常会导致低估暴露结局的影响效果,所以在首次感染前(如 48 h)评估疾病的严重程度时必须小心谨慎[39]。在感染时对疾病的严重程度进行评分,在解释研究结果时应特别谨慎,因为他们可能低估了 HAI 对结果影响的量级[40]。

总并发症测量法如 Charlson 并发症指数[41]或慢性疾病评分[42],一般用来概述患者的基础并发症,旨在审查 HAI 患者的危险因素和结局的研究中作调整用[43-46]。特别是在小样本的研究分析中,当不能包含所有个人的并发症时,这些分数对于概括并发症的严重程度很有用。

Charlson 并发症指数最初是作为衡量前瞻性研究中住院患者归因于并发症的 1 年死亡率,经改良,现已可以使用管理数据库中的国际疾病分类第九版(ICD - 9)代码进行计算[47]。该方法虽然在 HAI 的风险因素和结局研究中不是很精确,但却普遍在使用。

慢性疾病评分的计算需基于当前的用药情况。它最初是根据门诊用药,用于预测医生评估的疾病状态、自我评价的健康状况、住院和死亡率。此后被调查人员修改,规定根据住院当日用药情况来预测发生 SSI 的风险和 SSI 的经济影响[44,48]。此外,其他研究人员在慢性疾病评分的基础上,已经开发和验证了新的并发症风险的测定

方法,用于 HAI 的风险因素研究以及 MRSA 或耐万古霉素肠球菌(VRE)引起的感染,尽管这些方法并未确定可用于感染结局的预测[46]。

对照组的选择

大多数评估 HAI 的研究,结果比较会在发生目标的感染患者与非感染患者间进行。这种设计可以评估获得性 HAI 的独立影响。然而,若要评估一个具体微生物(具有特定抗菌药物耐药模式)引起的 HAI 的影响,应该设两个参照组,一组是由敏感生物引起的感染组,另一组为非感染组。例如,由 MRSA 引起的 SSI 对患者的结局分析,其对照组可以选择由甲氧西林敏感金黄色葡萄球菌(MSSA)引起的 SSI,来确定其与耐甲氧西林相关的增量成本;或与非感染组比较,确定耐甲氧西林金黄色葡萄球菌引起的 SSI(MRSA - SSI)相关的成本。后者会高估由耐药引起的不良事件的结果[20]。

评估干预措施的经济影响以减少 HAI

关于 IC 项目的最优决策,必须包含干预措施的效果[49]及经济影响的比较。大部分 IC 领域的经济学效用分析,旨在说服医院管理者或公共卫生部门为特定的干预措施提供资助,但当前缺乏高质量的文献研究,比如可以支持既有效又划算的措施的随机对照试验。

关于 IC 的干预措施的决策需要可用的恰当的成本-效益分析作参考。对此,几个重要的文献列出了估算耐药菌经济影响的最优方法[22,27]。然而,2005 年发表的一项调查发现,所有已发表的 IC 干预措施研究中,有 69% 的研究采用了准实验设计(译者注:无须随机地安排被试时,运用原始群体,在较为自然的情况下进行实验处理的研究方法),只有 4% 做了成本分析[50]。从 2001 年 1 月到 2004 年 6 月,有 30 个研究称做了 IC 干预措施的经济学分析,但只有 5 项研究的成本-效益分析是恰当的[2]。鉴于发表的有关干预措施成本-效益分析的研究很少,所以目前很有必要对大多数 IC 干预措施做适当的经济学评价。更重要的是,即使在已经完成的少量研究中,由于许多方法学上固有的缺陷,并不倾向于把 ICU 干预措施报告为"具有成本效益"。以下是基础研究设计的优势和劣势,评估 IC 干预措施的效果和成本-效益时应做参考。

随机对照试验和整群随机对照试验

感染控制干预措施可分为两个基本类别。第一个是对患者实施干预,患者直接受益。如在最佳时机对患者进行抗菌药物预防用药以减少 SSI 的风险[51]。在这个例子中,患者在正确的时间接受正确的抗菌药物预防用药,SSI 的风险将会降低,而其他在院患者无法直接受益于该干预措施。因此,如果研究目的是评估恰当时间内抗菌药物使用的收益,那么"分析单位"是个体患者。在这个例子中,评价疗效和安全性的研究设计的金标准是随机对照试验。即使是观察性试验,如队列研究,仍然可以产生类似于随机对照试验的研究结果,所以,一个设计合理的随机对照试验是评估干预措施的有效性的金标准[52-54]。

第二类 IC 干预是将特定的 IC 项目直接用于患者个体或特定的患者群体,会有一群患者受益。例如在 ICU 对 MRSA 进行主动检测并对 MRSA 隔离定植患者。研究这些类型的项目,最适用的设计方法是整群随机试验,可以调整可传播感染性疾病控制项目中固有的整群效应[55,56]。受到这些类型的 IC 项目影响的患者代表着一群暴露于共同环境、护理措施和其他 MRSA 定植患者之中的群体(如一个 ICU)。研究因未能控制患者结局的非独立性,可能会高估干预措施的有效性。因此,如果其目的是试图估算为减少 MRSA 定植和感染所实施的主动检测的益处,那么该案例中的"分析单位"是整个 ICU。将 ICU 而不是患者个体随机分配,那么各类医院将要投入更大的经济和时间成本。这些类型的试验称为整群随机试验或组别随机试验,被公共卫生人员越来越多地应用于有群体效应的小组干预和个人干预的研究[57]。很多文章已经阐述了整群随机试验中的具体方法学和伦理学问题[56-60]。

在医院流行病学中,随机试验往往无法在伦理学上完成,例如,评估干预的成本和效益以阻止暴发[61,62]。准实验研究,也称为前后对照干预性研究、决策分析模型,可以用于无法实施随机设计的或整群随机控制的试验。

准实验研究

与随机对照试验一样,准实验研究的目的,也是要验证干预和结果之间的因果关系[63]。与随机对照试验不同的是,干预组和对照组的患者未随机化分配。因此,多种潜在的混杂因素和偏倚对其质量可能会产生影响,出现内部效度较低的情况[64]。即使存在这些缺陷,准实验研究也越来越频繁地被用于 IC 研究;一篇 2004 年发表的综述评估了降低 HAI 的干预措施,发现有 69% 的研究采用了准实验设计,23% 使用了随机试验[50]。

准实验最基本的设计是在同一群体中进行干预前后设计,将干预前与干预后两个阶段进行比较。这种研究类型的一个例子是在一个医疗 ICU 中研究 MRSA 感染率及相关治疗费用的关联。两个指标的测量分别在干预之前 1 个月和之后的 1 个月进行,干预措施为患者用氯己定沐浴。人们可能会认为干预实施后,MRSA 感染率和相关成本会下降,但是因为干预前、后只有一个测量指标,且没有对照组,所以对于 MRSA 感染率下降的原因存在多种解释。

对于改善基本的准实验设计的建议有很多种。其中包括:① 添加多个干预前、后的率与成本的测量(如增加干预前、后 MRSA 感染率及相关治疗费用的测定月数);② 非等值的对照人群(如比较内科 ICU 与外科 ICU 中 MRSA 感染率和成本的变化,外科 ICU 在同时间段内未实施干预);③ 撤销干预(如在干预之前、干预中和干预停止后比较 MRSA 感染率和成本)。其他地方可见更详细的准实验研究设计的解释[63-66]。

最近的一篇系统综述回顾了 2002～2003 年发表的有关 IC 和 AS 的文章,发现 53% 的研究(39/73)使用了最基本的准实验研究设计,干预前、后实施单一的测量,且未设对照组[65]。重要的是,使用基本的准实验设计评估特定 IC 干预措施的成本-效益,解释结果时应特别谨慎。

决策分析模型和数学模型

在干预措施实施之前,数学模型对于评估其在人群中的作用是非常有用的工具[67-73]。当可用的数据有限或缺乏普遍性时,模型被认为是完成虚拟效果比较分析的一种方法[49]。重要的是,临床试验比较昂贵,消耗人力,且没必要充分回答具有各种基线特征的人群中的所有问题。数学模型的创建和分析通常可以更快地完成,并且可以调查不同种类特征的人群。因此,当预防 MRSA 或 VRE 等传染性病原体的传播时,模型是确定哪些干预措施最具成本-效益的理想方法[73-75]。例如,在医院,积极检测和隔离患者以控制患者耐药菌的传播,已经使用多年,但由于存在感知成本(译者注:在消费产品或服务的整个过程中涉及的时间、金钱、体力、精力、心理等成本的总和)且缺乏明确的临床试验或其他数据支撑,所以在医院的 ICU 中未普遍实施[76]。许多因素或变量,如与人群相关的(ICU 的大小、出院率)、患者个体相关的(并发症、年龄)、被评估的传染性病原体相关的(如定植时间、感染的可能性)变量等,均可以通过建模评估他们独立或联合导致目标结局的重要性。这种评估被称为"敏感性分析",用于大多数数学和决策模型[73,77]。因此,数学模型可以聚焦于未来的临床试验,大大受益于患者,在微生物学和 IC 部门的有限的预算中优化开支。考虑到医院和其他医疗机构的数量庞大和种类繁多,所以采用临床试验来分析所有机构所有可能的 IC 干预措施的成本-效益,几乎是不可能的。

成本-效果分析演示

目前已有许多著作逐步描述了完成成本-效果分析的过程[6,8,77]。本节描述的并不完整,但是,回顾一下该类分析的经典步骤以便更好地对文献进行解读,并用于具体的科室或医院是很重要的。进行一次彻底的成本-效益分析非常复杂,通常需要在医疗保健经济学家的协助下完成。所以,将成本-效果分析的方法和结果与常用的商业案例成本分析进行对比也是很重要的,我们将在后面详细讨论。

成本-效果分析案例

完成一个成本-效果分析可以分为以下几个步骤:首先是明确问题和提出干预措施。例如,为了降低 CLA-BSI,你可能希望比较几种不同的干预措施或策略。这些策略可能包括一个针对提高置管技术的教育计划、使用抗菌导管或抗菌药物浸渍的导管、定期更换导管或拔除股静脉导管。该问题初始框架的固有性质决定了分析的角度,如医院或社会的角度。

第二步是针对目标感染和可能的干预措施形成并使用概念模型[8]。一个概念模型可让研究者全面描述目标条件下,受干预措施影响后可能出现的所有结局和成本。在我们的示例中,患者归因于 CLA-BSI 的结局,可包括额

外的住院时间、入住 ICU、抗菌药物使用增加和相关的死亡率。成本可能包括急症护理的医院成本、门诊治疗费用和误工费。在许多情况下,成本-效果分析的概念框架便是一个决策分析模型,即决策树(图 17.1)。因此,决策树的建立通常形成概念模型的框架并完成分析。决策树或 Markov 模型并不是完成一个成本-效果分析的唯一方法,但因为其包含了灵敏度分析,所以是目前的标准方法。

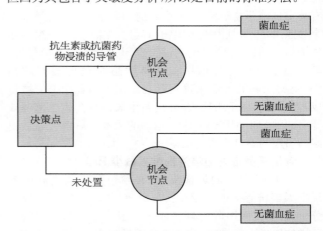

图 17.1 使用抗菌导管或抗菌药物浸渍的导管与未干预策略在控制 CLA-BSI 中的效果比较的假想决策树

待框架以决策树的形式完成以后,下一步便是收集必要的数据来完成分析,如每个结局发生的概率,在干预措施下每个结局预期减少(或增加)的幅度。在我们的例子中,只要置管,每天评估 CLA-BSI 的发生概率是非常重要的。此外,还需评估与 CLA-BSI 相关的额外住院时长(ICU 内和医院内)、死亡率的概率。最重要的是,需要知道在每个干预措施和干预成本下 CLA-BSI 的比例。

输入决策分析模型的数据可以来自现有发表的文献,或利用现有的医院管理或临床数据库收集的原始数据。为了分析需要,调查人员不可能完成每一个可能的临床试验来获得相关数据,所以使用现有的文献数据很重要。调查人员应该优先选用随机临床试验,其次是设计良好的高水准的准实验研究及和其他观察性研究[63]。估算偶尔来自专家意见,但通常不鼓励如此,且应该在灵敏度分析时仔细检查。

当完成所有的必要的结局概率和成本估算以后,决策树随即完成,每个干预措施的成本-效果估算也就完成了。基本上,一个干预措施与另一个干预措施对比,其完整的分析会得出净效益(干预 A 效益-干预 B 效益)和净成本(干预 A 成本-干预 B 成本)。成本-效果是净成本与净收益的比值(如每5 000美元预防一例感染,或15 000美元挽救一个生命)。成本-效用分析,结果体现在 QALY 中,所以结果会以"成本/节省的 QALY"(如2 000美元/QALY)的形式公布。

决策模型分析像所有类型的流行病学调查一样,存在结果的不确定性,尤其当许多数据来源于低质量的研

究时。模型中使用的一些输入参数很可能不准确或有很大的置信区间。重要的是应对不同模型的参数数据和模型结构,在预期范围做敏感性分析,以验证模型的预测情况,并评估在何种假设下(如与 CLA-BSI、抗菌导管或抗菌药物浸渍的导管成本相关的额外住院时间或死亡率),一种干预措施可最具有成本-效果地降低目标感染。敏感性分析使已发表的研究结果更具有普遍性,所以个别机构或系统可以决定在何种条件下,干预措施用在自己的医院或保健系统才更划算。

一个案例分析的演示

鉴于目前报销的方式,IC 和 AS 项目通常是成本的核心,而非带来收入,所以在预算中被削减可能性大[78]。事实上,近年来许多项目面临精简[79,80]。卫生管理人员正面临着越来越多的方案而预算正在缩减,所以向管理层展示项目的价值变得越来越重要[81]。在一个新方案的实施或想要继续一个正在进行的项目时,为避免被拒,在进行预算的协商时,项目组必须做出完整的经济学分析。

一个商业案例分析是从医院角度进行的成本分析,因为它通常不包含患者的转归。从医疗保健改善干预的广义上来说,一个商业案例"如果在合理的时间内,使用合理的折现率计算,对干预的投资能获得财政收益,那么它就可存在"[10]。合理的回报来源途径有利润、减少损失,或规避成本。在这种情况下,只需要关注 IC 干预或整个计划的经济负担和收益,以向医院管理者证明其存在价值。分析一个业务案例的困难不容小觑,因为许多 IC 项目组缺乏完成经济学分析所必要的专业知识。任何人想做业务案例分析,都应该联系本机构的财务管理员,以便获得当地可用的成本数据。

通常一个确定的干预项目已经存在了好几年,并且一直保持较低的感染率。如果这些感染类型现在比较少见,那么就不会再被视为一个问题,管理者可能就会想削减针对该感染的控制项目,而不会注意到该项目的高效低成本。当试图启动一个新的干预项目时同样的困难依然存在,因为作为新项目它的成本很容易量化,但效益往往难以估计,特别是当临床试验很少难以说服管理者,并且本机构内部资源非常有限难以完成研究的情况下。

为了使原有的干预方案继续实施,一个解决方案是检查未实施干预措施的部门,并比较两者感染率的差别。例如在实施 CLA-BSI 干预措施的内科 ICU,与未实施干预措施的外科 ICU 比较 CLA-BSI 率。或者,如果成本的降低迫使现存的特定项目的消除,那么在干预措施实施的病区中交错进行,如果某病区项目撤销后感染率上升,该证据对于重新进行该项目干预是很有帮助的。

当一个新问题、新要求或新技术使得新的 IC 干预项目迫切需要实施时,切记收集结局、成本以及实施数据非常重要,将来若机构撤销而面临淘汰时,这些数据将能很好地证明该措施有效。为此,从分析的角度更要从实施的角度逐步开展一项新的干预措施。该方法也允许使用更高级的准实验设计进行群体比较和控制(在未实施干预措施的病房或 ICU)[63]。

商业案例分析示例

商业案例分析的步骤与前面描述的成本-效果分析相同。第一步是发现问题,并针对该问题提出解决方案的假说。例如,你想在你的医院落实一项减少 SSI 的干预策略。为了实现该计划,可能需要在 IC 部门增加雇佣人员。因此,你的任务是说服医院的管理层,减少的感染病例(包括 SSI 在内)所节约的成本,可抵消一个专职人员(FTE)的成本。

第二步是确定该项目的年度成本,在这种情况下,FTE 的工资计算中要包括福利。该数据可以从多个渠道获得,包括自己的机构预算或网上调查结果。例如,一个 FTE 在一个 IP 中每年的成本可能为 75 000 美元。

现在必须确定的是通过减少感染可以避免哪种成本,从而确定招聘一个新的 IP 的预付成本是否可以在合理的时间(通常为一个财政年度)内收回。理想情况下,你可以根据本机构的数据,分析雇佣一个 IP 后 SSI 是否下降。或者,必须回顾医学文献,看其他人是否已经发表了类似问题的相关数据。例如,如果每年在本机构完成 4 000 次手术,当前 SSI 率是 2%,那么每年发生 80 例 SSI。如果你的经验或文献综述表明,雇佣一名 IP 将减少 25% 的 SSI,实现途径如下:额外的 SSI 监测,包括出院后监测、增加向外科医生公布 SSI 发生率、监控 SSI 的预防清单、改进围手术期抗菌药物预防用药的时机,在有效的情况下,一个 IP 可直接预防 20 例 SSI 的发生。

估算出可预防的 SSI 数量后,下一步是从医院的角度确定与 SSI 相关的成本。如果有现成的医院的管理数据,SSI 可归属成本的计算如前所述。另外,文献综述可能显示 SSI 的平均成本为 2.5 万美元[2]。所以,你可以把预期的预防 SSI 例数—20,乘以每例估算的 SSI 成本,并声明雇佣一个 IP 仅在 SSI 成本上就能节省 50 万美元。然而,目前这些成本中的一部分报销由第三方支付。也许在你的机构,75% 的成本费用可以报销,所以预防 20 例 SSI 节省的成本将降至 12.5 万美元。一项研究发现,手术患者没有并发症时利润为 3 288 美元,出现并发症的患者利润降至 755 美元[30]。因此,医院虽然在有并发症的情况下赚了钱,但失去了约为 2 500 美元(每例并发症的潜在的利润)。

完成这项商业案例需要估算节省的成本或额外利润,减去前期的预付成本支出——在这个例子中,即为一个 IP 的薪水和福利。在这个例子中,医院的总增益估计为 5 万美元。许多 IC 的干预措施均有很多益处。例如,手卫生教育正在不断用于预防鲍曼不动杆菌暴发,此外,还可减少 MRSA 和 VRE 感染[82]。为了进一步对增加一个 IP 做商业案例分析,你可以分析增加一个 IP 在降低其他可预防类型感染及其成本中的作用,如呼吸机相关性肺炎。在最近一篇文章中,示范了商业案例如何证明一个 AS 项目的有效性[83]。

　　即使一个商业案例分析未包括 HAI 的不良后果,如患者死亡率,医院管理者也要对这些问题有所回应。当患者安全不能作为全部论据的时候,应包括一些与干预措施相关的改善患者安全的计算。如果 SSI 的相关死亡率是 5%,那么预防 20 例 SSI 可以防止一例死亡。此外,预防如 SSI 的并发症,可能会降低法医方面的成本。这些也必须包含在一个恰当的业务案例中,因为可以影响医院管理层的决策。因此,医院风险管理小组应该尽早参与任何一个质量改进项目的经济学分析。

第18章

资源贫乏机构中医疗保健相关
感染的流行病学与控制

Victor D. Rosenthal ■ 廖 丹 冯诚怿 译 ■ 杨 乐 刘凤迎 审校

背 景

"第一,没有坏处"是医学伦理学主要戒律中一个老生常谈的训条。在18世纪上半叶,来自世界各地的医者都很关心患者的安全和医院获得性感染的风险,这是医源性后果的一部分。

从那时起,医疗保健相关感染(HAI)的概念已经被提出,这归功于专业人员的努力,比如在"细菌学时代"开端时的南丁格尔[1]、塞梅尔魏斯[2]、巴斯德[3]、科赫[4]和利斯特[5]。在医院改革和推行无菌规范后,对于医疗保健相关感染的胜利是短暂的,这是因为感染并不仅仅发生在产科和手术患者身上,还存在于内科患者中。感染的来源并不仅仅是细菌,病毒也通过空气传播感染。在20世纪的第一个十年,化脓性链球菌的传播提高了临床医务人员对感染传播的警觉,在引进磺胺类、青霉素以及改善医院卫生方法后其在感染传播中的重要性也随之降低了。随着血清学分型的出现,猩红热和产褥热交叉感染发生率高的原因被阐明了[6]。

但直到20世纪下半叶,医院感染预防的方案才结构化和系统化。金黄色葡萄球菌在19世纪50年代末成为医院交叉感染医学关注的焦点,但19世纪60年代"噬菌体80/81型葡萄球菌"的出现在世界范围内引起了影响巨大的流行[1]。医疗工具和程序日趋复杂,有证据表明HAI的风险有了更加明显的增加。

传染病已被确认为全球死亡的第二大原因[7]。广泛多样的因素严重影响传染病的发生和传播。许多公认的社会经济因素会扩大感染(包括HAI),如贫困、无家可归和高失业率;其他因素,如全球旅行、致病甚至致死疾病的出现和战争,也在传播病原体方面发挥了重要作用。面对这些超出直接医疗范围的威胁,感控专业人员可能会对减少和控制HAI这一挑战感到不知所措。HAI已被证明是全世界患者发病和死亡的主要原因之一。发达国家的研究已经充分证明,HAI也是增加医院成本的原因[8,9]。

由于危重患者抵抗力弱,HAI成为ICU患者的最大威胁。所以,中央导管相关血流感染(CLA-BSI)[10-13]、呼吸机相关性肺炎(VAP)[14-16]和尿管相关尿路感染(CA-UTD)[17]这些器械相关医疗保健相关感染(DA-HAI),代表了ICU患者安全和健康质量的最严峻的挑战。在一份罗森塔尔的

关于资源贫乏国家的CLA-BSI综述中,一些结构上和行为上的原因与CLA-BSI的高发生率有关,其中最常见的发生在人满为患的ICU,没有足够的空间进行单间隔离,洗手池不足,缺乏常规医疗用品(包括乙醇洗手液、消毒皂和纸巾)[18]。此外,文中还指出置管时缺乏最大防护屏障,缺乏用于手卫生和皮肤消毒的洗必泰(氯己定),缺乏针头连接器(以及后续使用的三通旋塞)。此外,还包括在感染控制上拙劣的表现,如使用污染容器中的消毒棉球,不用无菌敷料覆盖有插入物的地方,在一次性小瓶中储藏药品,复用一次性小瓶,把针尖插入并留置在多次使用的小瓶中,从一个1 000 ml的容器中取液体稀释注射液,使用黏垫[18]。

世界银行根据2011年人均国民收入把国家分为四个经济阶层:低收入、中等收入(再细分为中低收入和中高收入)、高收入。低收入国家、中低收入国家和中高收入国家经常一起被称为发展中经济体、发展中国家、资源贫乏国家或是新兴国家。在这个章节,它们被统称为资源贫乏国家。资源贫乏国家占据了世界上所有国家的68.8%(144/209),拥有>75%的世界人口数量。在高收入国家,如美国疾病预防控制中心(CDC)-美国国家医疗安全网[NHSN,前身是美国全国医院感染监测系统(NNIS)][20]对HAI提供了标准化的定义,允许对每1 000器械使用日的DA-HAI发生率进行前瞻性监测,从而确定世界范围内不同医疗机构的基准[21-23]。此外,使用CDC的方法,计算DA-HAI发生率的监测数据,包括具体的风险因素,这是医院内发现问题和改进问题的根本。

在HAI背景的一个扩展框架下,大多数ICU医院感染的相关研究已经在高收入国家进行[24]。在美国,HAI是死亡的十大原因之一,是主要的医疗并发症。据来自美国的报道,每年由于HAI导致的死亡人数有44 000~99 000[25]。在不同的研究中,来自发达国家的大多数已证明有效的HAI预防干预措施能挽救许多生命,节省额外费用。科学文献中的研究结果表明,原来的疾病预防控制计划,包括HAI监测,可以减少超过30%的发病率[26]。根据2002年美国CDC估计,美国为HAI支出的成本约为60亿美元[27]。实施有效的预防措施能减少32%的额外费用[28]。

各国纷纷举办全国性的会议以从更广的角度来审视HAI的负担。这个问题成了许多国家的首要重点,这些

国家的医疗机构成立委员会,开始任命卫生保健机构的感染控制协调员,实施感染控制项目,并且组织讲习班以响应培训感染控制内容的需要。

2003 年全世界暴发的 SARS 是个很好的全球计划例子,世界卫生组织(WHO)与全世界的专家、药物研究和国家实验室共同合作从而调动了很大资源。这种全球性的方法成功地跟踪并遏制了 SARS 蔓延。2005 年,WHO 发起了一项与预防 HAI 相关的全球卫生倡议——"清洁卫生更安全",旨在全球范围内促进手卫生(HH)[29]。随后在 2009 年,WHO 公布指导方针,包括了一个以往公布的数据的集合、一个新的关于乙醇洗手产品的构想和一些其他的建议[30]。

在资源贫乏的国家,随着 1998 年国际医院感染控制联盟(INICC)在阿根廷出现,2002 年 INICC 在国际上规模的扩大,HAI 监控和 HAI 防控措施也扩大到世界范围。INICC 开始用 CDC - NNIS 和 NHSN 的标准化定义来监管工作[20-23]。为了提高全球意识,减少 HAI 发生率,INICC 一直致力于提供免费的工具来衡量 HAI 及其不良后果,并衡量和提高感染控制措施的依从性。INICC 成为第一个通过全世界医院合作者收集的结果、过程监控数据的分析和反馈来测量、预防和控制 HAI 的国际医院感染监测系统网络;该系统目前存在于非洲、亚洲、欧洲和拉丁美洲的 46 个国家(阿根廷、玻利维亚、巴西、保加利亚、中国、哥伦比亚、哥斯达黎加、克罗地亚、古巴、捷克、多米尼加、厄瓜多尔、埃及、萨尔瓦多、希腊、印度、意大利、伊朗、约旦、科索沃、黎巴嫩、立陶宛、马其顿、马来西亚、墨西哥、摩洛哥、尼日利亚、巴基斯坦、巴拿马、秘鲁、菲律宾、波兰、波多黎各、罗马尼亚、沙特阿拉伯、塞尔维亚、新加坡、斯洛伐克、斯里兰卡、泰国、苏丹、突尼斯、土耳其、乌拉圭、委内瑞拉和越南)的医院中[31-35]。从这些医院获得的数据大大地扩展了在资源贫乏的国家中关于流行病学的知识和对于 HAI 的防控知识[36-53]。

资源贫乏的机构中感染控制的重点

国家资源配置属于政府的能力范围,根据不同的优先事项做出决定。因此,公共卫生需要与其他重要的国家事务争夺资助,这在很多情况下更明显,包括教育、环境、政治、社会、经济和其他基本问题。考虑到提升国家基础设施的高成效性,成效不明显的 HAI 防控计划可能会被国家计划制定者和管理者搁置。因此,在医院水平上的实施感染控制策略所需的资源往往是不够的。然而,即使被低估了,公共健康仍是其他国家成功运作优先级的主要方面,因为它影响了不同的社会方面,如工作和社会福利。促进全球健康,有利于人群的团结,应该被视为一个全球的优先而不是在疾病流行时才进行,理论上应该涵盖健康和感染防控的各个方面。

有一些因素可能会使感染控制的效率低下,如缺少关注与国家和国际级别对于健康的促进。贫穷,医院管理者、政府、卫生部部长的投入不足是其他的消极因素。此外,专业化的社会感染控制人员,如护士、医生和检验师(如果有的话),也没有致力于促进感染预防控制。

在感染控制的方面,一个主要限制在于,它在政策制定者的议事日程中一直缺乏优先权。幸运的是,在过去的十年中,资源贫乏的国家已经开始通过监控项目来预防感染和控制 HAI。现在仍然有许多问题未解决,比如如何实施监测计划来有效预防和控制 HAI。缺乏国际视野限制了组织策略和研究议程的范围,并围绕小问题和支离破碎的方法,浪费了大量的资源。

在过去的十年中,全球开始积极地关注 HAI 的预防和控制。目前,不同的全球卫生倡议得到了很好的协同,并为接受者和捐助者提供了巨大的利益。许多各种不同的独立国际组织,在资源贫乏国家,制订了解决这些问题优先顺序的清单,提供一个框架,从而找到解决这些需求的方法,包括 INICC、WHO、国际联合委员会(JCI)、国际感染控制联合会(IFIC)、国际卫生保健工作者安全中心、美国感染控制与流行病学专业协会(APSIC)、地中海东部地区传染病防治网络(EMR - NIC)、波罗的海感染控制和抗菌药物耐药性控制网络(BALTICCARE)、东南欧感染控制组织(SEEIC)、美国感染病协会、传染病防控网络(IPCAN)等。

这些组织优先关注提高意识、培养研究、发展指南、促进教育、监测及预防控制 HAI,可总结为以下几点。

1. 评估机构、基础设施、物资和致力于监测的人力资源、预防和控制 HAI。

2. 在 ICU 监控 DA - HAI(CLA - BSI、VAP 和 CA - UTI)及其结局,如死亡率、额外住院时间(LOS)和费用。

3. 监测外科手术部位感染(SSI)及其结局,如死亡率、额外住院时间和成本。

4. 评估对 CLA - BSI、VAP 和 CA - UTI 的预防策略。

5. 评估对 SSI 的预防策略。

6. 测量并发症的财务影响和干预措施的成本效益。

7. 提高抗菌药物使用率和抗菌药物耐药性的研究。

8. 通过发展,出版,促进,推广指南来预防和控制 HAI(DA - HAI 和 SSI)。

9. 已证明促进已知实践(特别是手卫生)的依从性是有益的,在医疗机构中适当地配备人员和其他方面来预防和控制 HAI。

10. 提高对每个特定的 DA - HAI 防控措施的依从性被证明是有效的。

11. 防止血源性病原体职业传播。

12. 建立全球、国家、区域和地方网络,提供支持和信息,促进实践,更有效、更经济地减少陡峭的学习曲线(译者注:入门难)。

13. 监控和降低流行性呼吸系统疾病在医院内的传播,如流感。

在资源贫乏国家监控、预防和控制医疗保健相关感染及安全——国际组织的使命、愿景和目标

国际医院感染控制联盟(INICC)

• 使命:作为一个国际科学共同体,通过网络互动,

以减少 HAI。

- 愿景：一个承认住院患者的合法权利的社会，以提供安全的医疗保健；一个为保障良好的传染病控制和监督行为，科学和医学共同合作的社会；一个 HAI 感染率最低的社会。

世界卫生组织第一次全球患者安全挑战：清洁卫生更安全

- "清洁卫生更安全"的目标是确保感染控制得到承认的一个必要基础，它是患者安全的、坚实和必要的基础，为减少 HAI 及其后果提供支持。
- 作为一个在医务人员（HCW）中提高手卫生的全球性活动，"拯救生命：清洁你的手"是"清洁卫生更安全"的一个重要组成部分。它主张医护人员需要在合适的时间以正确的方式来促进和维持手卫生实践，旨在减少医疗场所可能威胁生命的感染的传播。

国际联合委员会

- 使命：通过评估医疗机构，激励他们与其他利益相关者合作，从而提供高质量和有价值的、安全有效的护理进而促进公共医疗卫生。
- 愿景：在所有的地方都会体验到最安全、最优质、最有价值的医疗服务。
- 自 1994 年起作为 JCI 国际医疗组织的"左膀右臂"已经和超过 80 个国家的医疗组织、卫生部门和全球组织一起工作。
- 重点是通过提供认证和认证服务，提高患者的安全性；通过咨询和教育服务，旨在帮助组织实施可应用和可持续的解决方案。

国际医疗保健工作者安全中心

- 使命：保护医务人员。全球数以百万计的医务人员每日面临危及生命的职业感染的风险，如获得性免疫缺陷综合征（艾滋病）、乙型肝炎、丙型肝炎，以及患者的血液和体液的职业暴露。弗吉尼亚大学的国际医疗保健工作者安全中心致力于减少这种严重的风险。

国际感染防控联合会

- 愿景：通过网络推动组织和个人积极预防和控制 HAI，成为全球领先的网络推动者。
- 使命：通过推动国际联网来加强全球 HAI 预防控制。

INICC 项目

INICC（www. INICC. org）是一个以美国 CDC - NNIS/NHSN 系统为蓝本的一个非营利性、开放、多中心、国际、协作的项目。INICC 于 1998 年在阿根廷成立，这是第一个国际研究网络，包括前瞻性、针对性、结果与过程的监控，旨在成员机构中识别 HAI 和减少 HAI 发生率，使其造成的后果降低[31-35]。

其目标是：创建一个全球网络，使用 HAI 监控标准化的定义和方法来减少 HAI、归因死亡率、细菌耐药性、住院时间、额外费用。发展、适应、促进和出版各地指南，共同合作以预防和控制 HAI，提高每一个医疗机构医疗

保健的安全性和质量。优化抗菌药物预防或治疗的使用。激励、支持、指导和推荐研究项目的发展，旨在减少医院感染。培养医护人员从而提高他们的科研技能，为监测、预防和控制 HAI 发表相关的科学循证文献；对已证明的或者新的干预方法，设计、协调、发布关于它们的科学研究。

INICC 与资源贫乏国家的医院进行以下的活动：① 为监控医院感染结局提供工具和培训；② 为监控医院内感染过程提供工具和培训；③ 为医院感染率的反馈制订和提供图表；④ 制订并提供性能反馈的图表和表格；⑤ 提供有针对性的干预措施集束，包括以危险因素分析为指导的目标干预和以成本分析为指导的成本效益干预；⑥ 提供感染控制指南应用的教育和培训；⑦ 提供输入数据的日常工作支持和行政支持；⑧ 制订并发送图表，科学的数据分析和数据解释以指导行动；⑨ 在科学会议上编辑分析和分享数据并在同行评审期刊上发表；⑩ 与医院和世界性组织合作来改善医院感染的监控和控制。

INICC 发送了一个协议给 INICC 成员，这些成员与其研究委员会共同审查该协议并签署一份承诺函表示同意，寄给位于布宜诺斯艾利斯的 INICC 总部，然后导出数据，并提供月度报告分析，回答问题，当需要时增加个人说明。

记录数据和感染控制直接活动的表格和软件，用于无医院感染的患者（对照组）和有医院感染的患者。这些表格包括刚进 ICU 时的年龄、基础疾病、疾病的严重程度评分。每日，关于体温、血压、插管日数、培养、肺炎的存在、抗菌药物的使用等可表示感染情况的相关信息，都会以病例组和对照组收集。因此，它也可以验证所接收的数据，并对病例组和对照组的前瞻性队列研究进行研究分析[36-37,40,42-53]。

同时，过程监控和绩效反馈用于促进手卫生的依从性、血管和导尿管的护理、机械通气的护理以及预防 SSI 的措施。用于过程监控所收集的数据包括手卫生依从性和预防 CLA - BSI、CA - UTI、VAP 和 SSI 核心干预措施，如中心导管置管实践、皮肤消毒、在血管（IV）上放置纱布、标记好放置的时间、纱布的状态、定位好尿管和腿的关系以及尿袋与床的关系等。

在参与 INICC 并应用 INICC 方法学的医院中，INICC 以国家为单位上报并进行国际上的全球报告，包括报告医院感染率（表 18.1 和表 18.2）、死亡率（表 18.3～表 18.5）、额外住院时间（表 18.6～表 18.8）及额外成本（表 18.9 和表 18.10）[31]。

INICC 多维策略

INICC 多维策略不仅能减少医院感染率和死亡率、成本以及住院时间，也可以降低细菌耐药性，主要包括以下方法：① 感染控制干预集束；② 关于结果监测、过程监测和感染控制指南的教育；③ 对 HAI 发生率及结局进行监测；④ 过程监控的感染控制干预措施；⑤ 反馈 HAI 发生率和结局；⑥ 感染控制措施的效果反馈[54-64]。

表 18.1 据世界银行报告,以经济划分的低收入、中低收入和中高收入国家中,医疗机构整体医疗保健相关感染率:在病区住院患者或出院患者中感染的比例,以及 1 000 患者住院日的感染比例

国 家 或 地 区	研究/病区的类型	医院感染的类型	HAI 发生率(%)	年 份	参考文献
阿根廷(INICC 研究)	多中心成人 ICU	整体	27	2003	37
巴西	多中心新生儿 ICU	整体	28.1	2004	194
巴西(INICC 研究)	多中心成人 ICU	整体	29.6	2006	195
巴西	新生儿 ICU	整体	50.7	2002	79
智利	全院性	整体	14	2001	81
中国	全院性	整体	3.04	2005	80
哥伦比亚	新生儿 ICU	整体	5.3	2005	196
哥伦比亚(INICC 研究)	多中心成人 ICU	整体	12.2	2006	40
克罗地亚(INICC 研究)	成人 ICU	整体	7	2006	197
哥斯达黎加(INICC 研究)	成人 ICU	整体	4.8	2009	198
古巴(INICC 研究)	多中心成人 ICU	整体	22.4	2011	49
埃及	儿科 ICU	整体	23	2005	199
印度(INICC 研究)	多中心成人 ICU	整体	12.3	2005	200
墨西哥	全院性	整体	21	2002	201
墨西哥	多中心成人 ICU	整体	23.2	2000	82
墨西哥(INICC 研究)	多中心成人 ICU	整体	24.4	2006	42
摩洛哥(INICC 研究)	成人 ICU	整体	19.3	2005	202
秘鲁(INICC 研究)	多中心成人 ICU	整体	11.2	2005	203
菲律宾(INICC 研究)	成人 ICU	整体	19.1	2006	204
沙特阿拉伯	多中心 全院性	整体	2.8	2004	205
沙特阿拉伯	全院性,妇产医院	整体	4	2002	206
沙特阿拉伯	全院性	整体	8.5	2002	207
沙特阿拉伯	成人 ICU	整体	19.8	2002	207
沙特阿拉伯	新生儿 ICU	整体	35.8	2002	207
坦桑尼亚	多中心 全院性	整体	14.8	2003	208
坦桑尼亚	成人 ICU	整体	40	2003	208
土耳其	成人 ICU	整体	12.5	2000	84
土耳其	成人 ICU	整体	33	2003	209
土耳其	成人 ICU	整体	51.8	2003	210
土耳其(INICC 研究)	多中心 成人 ICU	整体	20.5	2005	211
土耳其	多中心 成人 ICU	整体	48.8	2004	212
土耳其	神经内科 ICU	整体	88.9	2005	213
INICC 8 个成员:阿根廷、巴西、哥伦比亚、印度、墨西哥、摩洛哥、秘鲁和土耳其(INICC 研究)	多中心 成人 ICU	整体	14.7	2005	32
科威特	多中心成人 ICU	整体	10.6	2008	214
中国	新生儿 ICU	整体	11.6	2007	215
土耳其	普通儿科病房	整体	3.02	2012	216
印度	儿科 ICU	整体	19.3	2011	217
土耳其	成人 ICU	整体	25.6	2011	218
土耳其	成人 ICU	整体	20.1	2011	219
土耳其	新生儿 ICU	整体	范围:14.1~29.7	2010	220
土耳其	成人 ICU	整体	16.6	2005	221
马其顿(INICC 研究)	成人 ICU	整体	2.1	2010	222
突尼斯(INICC 研究)	新生儿和儿科 ICU	整体	4.1	2010	223
孟加拉国	成人 ICU	整体	30	2011	224
阿尔巴尼亚	成人 ICU	整体	31.6	2008	225

国 家 或 地 区	研究/病区的类型	医院感染的类型	HAI发生率(%)	年　份	参考文献
阿尔巴尼亚	手术 ICU	整体	22	2008	225
巴基斯坦	成人 ICU	整体	39.7	2007	226
黎巴嫩（INICC 研究）	成人 ICU	整体	9.8	2012	52
波兰（INICC 研究）	成人 ICU	整体	24.3	2012	53
埃及（INICC 研究）	成人 ICU	整体	32.8	2012	227
埃及（INICC 研究）	儿科 ICU	整体	24.5	2012	227
巴拉圭	新生儿 ICU	整体	1.9	2011	228
科索沃	成人 ICU	整体	64.3	2008	229
科索沃	成人和新生儿 ICU	整体	17.4	2006	230
塞尔维亚	成人 ICU	整体	1.5～40.8	2006	231
阿根廷（INICC 研究）	多中心 成人 ICU	整体	90.0/1 000 住院日	2003	37
巴西	多中心 成人 ICU	整体	30.6/1 000 住院日	2006	195
巴西	多中心 新生儿 ICU	整体	24.9/1 000 住院日	2004	194
巴西	新生儿 ICU	整体	62.0/1 000 住院日	2002	79
哥伦比亚（INICC 研究）	新生儿 ICU	整体	6.2/1 000 住院日	2005	196
哥伦比亚（INICC 研究）	多中心 成人 ICU	整体	18.2/1 000 住院日	2006	40
克罗地亚（INICC 研究）	成人 ICU	整体	25.6/1 000 住院日	2006	297
哥斯达黎加（INICC 研究）	成人 ICU	整体	13.9/1 000 住院日	2009	232
埃及	小儿 ICU	整体	40.0/1 000 住院日	2005	199
印度（INICC 研究）	多中心 成人 ICU	整体	21.4/1 000 住院日	2005	200
印度	全院性	整体	36.2/1 000 住院日	2004	233
墨西哥（INICC 研究）	多中心 成人 ICU	整体	39.0/1 000 住院日	2006	42
摩洛哥（INICC 研究）	成人 ICU	整体	20.4/1 000 住院日	2005	202
秘鲁（INICC 研究）	多中心 成人 ICU	整体	25.3/1 000 住院日	2005	203
菲律宾（INICC 研究）	成人 ICU	整体	27.5/1 000 住院日	2006	204
土耳其（INICC 研究）	多中心 成人 ICU	整体	48.4/1 000 住院日	2005	43
土耳其（INICC 研究）	神经内科 ICU	整体	84.2/1 000 住院日	2005	211
古巴（INICC 研究）	多中心 成人 ICU	整体	30.6/1 000 住院日	2011	49
INICC（INICC 研究）	多中心 成人 ICU	整体	22.5/1 000 住院日	2005	32
土耳其	产科 ICU	整体	18.2/1 000 住院日	2009	234
立陶宛	5 个儿科 ICU	整体	24.5/1 000 住院日	2009	235
科威特	成人多发性硬化 ICU	整体	20.6/1 000 住院日	2008	214
中国	新生儿 ICU	整体	14.9/1 000 住院日	2007	215
土耳其	普通儿科病房	整体	3.17/1 000 住院日	2012	216
印度	儿科 ICU	整体	21/1 000 住院日	2011	217
土耳其	ICU	整体	21.6/1 000 住院日	2011	218
埃及	儿科 ICU	整体	8.6/1 000 住院日	2011	236
埃及	多中心 ICU	整体	20.5/1 000 住院日	2012	237
埃及（INICC 研究）	成人 ICU	整体	52.9/1 000 住院日	2012	227
埃及（INICC 研究）	儿科 ICU	整体	22.8/1 000 住院日	2012	227
土耳其	新生儿 ICU	整体	10.9～17.3/1 000 住院日	2010	220
黎巴嫩（INICC 研究）	成人 ICU	整体	11.85/1 000 住院日	2012	52
土耳其	成人 ICU	整体	30.2/1 000 住院日	2012	238
波兰（INICC 研究）	成人 ICU	整体	21.9/1 000 住院日	2012	53
塞尔维亚	成人 ICU	整体	1.5～65.6/1 000 住院日	2006	231
马其顿（INICC 研究）	成人 ICU	整体	4.5/1 000 住院日	2010	222
突尼斯（INICC 研究）	儿科和新生儿 ICU	整体	6.88/1 000 住院日	2010	223

INICC,国际医院感染控制联盟；ICU,重症监护病房。

表 18.2　世界银行定义的低收入、中低收入或中高收入国家的
医院每 1 000 器械使用日的器械相关感染

国 家 或 地 区	ICU 类型	患者数量	每 1 000 置管日 CLA BSI	每 1 000 通气日 VAP	每 1 000 留置尿管日 CA UTI	年份	参考文献
阿根廷(INICC 研究)	成人 ICU	3 319	30.3	46.3	18.5	2004	239
阿根廷(INICC 研究)	成人 ICU	2 525	2.7	—	—	2004	52
阿根廷	成人 ICU	—	11.4	—	—	2002	240
阿尔巴尼亚	成人 ICU、PICU、NICU	968	—	40	41		86
巴西(INICC 研究)	成人 ICU	1 031	9.1	20.9	9.6	2008	36
巴西	NICU	1 443	17.3	3.2	—	2010	87
巴西(INICC 研究)	成人 ICU、PICU	320	34	26	—	2003	57
巴西	PICU	515	10.2	18.7	1.8	2003	88
巴西(INICC 研究)	NICU	6 243	3.1	4.3	—	2007	195
中国(INICC 研究)	成人 ICU	391 527	3.1	20.8	6.4	2011	51
中国(INICC 研究)	成人 ICU	2 631	7.66	10.46	1.3	2012	146
哥伦比亚(INICC 研究)	成人 ICU	2 172	11.3	10.1	4.3	2006	40
古巴(INICC 研究)	成人 ICU	1 982	2	52.5	8.1	2011	49
埃及(INICC 研究)	成人 ICU	473	22.5	73.4	34.2	2011	227
埃及(INICC 研究)	PICU	143	18.8	31.8	—	2011	227
萨尔瓦多(INICC 研究)	PICU	1 145	10.1	12.1	5.8	2011	48
萨尔瓦多(INICC 研究)	NICU	1 270	16.1	9.9	—	2011	48
印度(INICC 研究)	成人 ICU	10 835	7.9	10.4	1.4	2007	44
印度	成人 ICU、PICU、NICU	—	0.48	21.9	0.6	2010	89
印度	NICU	—	27	—	—	2011	90
伊朗	成人 ICU	106	147.3	275	137.5	2004	91
墨西哥(INICC 研究)	成人 ICU	1 055	23.1	21.8	13.4	2006	42
摩洛哥(INICC 研究)	成人 ICU	1 731	15.7	43.2	11.7	2009	47
秘鲁(INICC 研究)	成人 ICU	1 920	7.7	31.3	5.1	2008	45
秘鲁	PICU	414	18.1	7.9	5.1	2010	92
菲律宾(INICC 研究)	成人 ICU	2 887	4.6	16.7	4.2	2011	50
菲律宾(INICC 研究)	PICU	252	8.23	12.8	0	2011	50
菲律宾(INICC 研究)	NICU	1 813	20.8	0.44	—	2011	50
波兰(INICC 研究)	成人 ICU	847	4.01	18.2	4.8	2011	53
沙特阿拉伯	NICU	—	8.2	—	—	2009	93
突尼斯	成人 ICU	340	15.3	4.4	—	2006	94
突尼斯	成人 ICU	647	14.8	—	—	2007	95
土耳其(INICC 研究)	成人 ICU	3 288	17.6	26.5	8.3	2007	43
土耳其	成人 ICU	509	11.8	27.1	9.6	2010	96
土耳其	成人 ICU	6 005	2.8	21.2	11.9	2011	97
黎巴嫩(INICC 研究)	成人 ICU	666	5.2	8.1	4.1	2011	52
科威特	成人 ICU	1 173	5.5	9.1	2.3	2008	214
中国	NICU	638	18/1 000 脐导管置管日	63.3	—	2007	215
土耳其	NICU	600	3.8	13.76	—	2012	241
土耳其	成人 ICU	204	—	—	19.02	2012	242
立陶宛	PICU	1 239	7.7	28.8	3.4	2009	235
克罗地亚(INICC 研究)	成人 ICU	369	8.3	47.8	6	2006	197
哥斯达黎加(INICC 研究)	成人 ICU	125	4.65	29.9	—	2009	198

国家或地区	ICU 类型	患者数量	每 1 000 置管日 CLA–BSI	每 1 000 通气日 VAP	每 1 000 留置尿管日 CA–UTI	年份	参考文献
马其顿(INICC 研究)	成人 ICU	1 558	1.47	6.58	0.45	2010	222
突尼斯(INICC 研究)	PICU、NICU	367	8.65	5.56	0	2010	223
INICC 8 个成员：阿根廷、巴西、哥伦比亚、印度、墨西哥、摩洛哥、秘鲁和土耳其(INICC 研究)	成人 ICU、PICU、NICU	21 069	18.5	24.1	8.9	2006	32
INICC 18 个成员：阿根廷、巴西、智利、哥伦比亚、哥斯达黎加、古巴、印度、科索沃、黎巴嫩、马其顿、墨西哥、摩洛哥、尼日利亚、秘鲁、菲律宾、萨尔瓦多、土耳其和乌拉圭(INICC 研究)	成人 ICU、PICU	43 114	9.2	19.5	6.5	2008	33
INICC 18 个成员：阿根廷、巴西、智利、哥伦比亚、哥斯达黎加、古巴、印度、科索沃、黎巴嫩、马其顿、墨西哥、摩洛哥、尼日利亚、秘鲁、菲律宾、萨尔瓦多、土耳其和乌拉圭(INICC 研究)	NICU	1 323	14.8	7.5		2008	33
INICC 25 个成员：阿根廷、巴西、中国、哥伦比亚、哥斯达黎加、古巴、希腊、印度、约旦、科索沃、黎巴嫩、立陶宛、马其顿、墨西哥、摩洛哥、巴基斯坦、巴拿马、秘鲁、菲律宾、萨尔瓦多、泰国、突尼斯、土耳其、委内瑞拉和越南(INICC 研究)	成人 ICU、PICU	144 323	7.6	13.6	6.3	2010	34
INICC 25 个成员：阿根廷、巴西、中国、哥伦比亚、哥斯达黎加、古巴、希腊、印度、约旦、科索沃、黎巴嫩、立陶宛、马其顿、墨西哥、摩洛哥、巴基斯坦、巴拿马、秘鲁、菲律宾、萨尔瓦多、泰国、突尼斯、土耳其、委内瑞拉和越南(INICC 研究)	NICU	9 156	13.9	9.5		2010	34
INICC 36 个成员：阿根廷、巴西、巴拉圭、中国、哥伦比亚、哥斯达黎加、古巴、多米尼加、厄瓜多尔、埃及、希腊、印度、约旦、科索沃、黎巴嫩、立陶宛、马其顿、马来西亚、墨西哥、摩洛哥、巴基斯坦、巴拿马、秘鲁、菲律宾、波多黎各、萨尔瓦多、沙特阿拉伯、新加坡、苏丹、斯里兰卡、泰国、突尼斯、土耳其、乌拉圭、委内瑞拉和越南(INICC 研究)	成人 ICU、PICU	295 264	6.8	15.8	6.3	2011	35
INICC 36 个成员：阿根廷、巴西、巴拉圭、中国、哥伦比亚、哥斯达黎加、古巴、多米尼加、厄瓜多尔、埃及、希腊、印度、约旦、科索沃、黎巴嫩、立陶宛、马其顿、马来西亚、墨西哥、摩洛哥、巴基斯坦、巴拿马、秘鲁、菲律宾、波多黎各、萨尔瓦多、沙特阿拉伯、新加坡、苏丹、斯里兰卡、泰国、突尼斯、土耳其、乌拉圭、委内瑞拉和越南(INICC 研究)	NICU	15 420	12.2	9		2011	35
INICC 15 个成员：阿根廷、巴西、哥伦比亚、多米尼加、印度、约旦、马来西亚、墨西哥、摩洛哥、秘鲁、菲律宾、萨尔瓦多、泰国、突尼斯和土耳其(INICC 研究)	NICU	13 251	13.7	9.7		2011	167

CLA–BSI,中央导管相关血流感染；VAP,呼吸机相关性肺炎；CA–UTI,导管相关尿路感染；ICU,重症监护病房；PICU,儿科重症监护病房；NICU,新生儿重症监护病房；INICC,国际医院感染控制联盟。

表 18.3　世界银行定义的低收入、中低收入或中高收入国家医院的 CLA–BSI 的额外死亡率

国家或地区	ICU 类型	不伴有 HAI 的死亡率	CLA–BSI 死亡率(%)	额外死亡率(%)	RR	95% CI	P	年份	参考文献
阿根廷(INICC 研究)	成人 ICU	29.6	54.2	24.6	—	—	—	2003	144
巴西(INICC 研究)	成人 ICU	19.2	47.1	27.8	2.44	1.46~4.09	0.000 1	2008	36
哥伦比亚(INICC 研究)	成人 ICU	18.1	36.6	18.5	2.02	1.42~2.87	0.000 1	2006	40
古巴(INICC 研究)	成人 ICU	33	50	17	1.52	0.4~6.1	0.555 2	2011	49

国家或地区	ICU 类型	不伴有 HAI 的死亡率	CLA-BSI 死亡率（%）	额外死亡率（%）	RR	95% CI	P	年份	参考文献
萨尔瓦多（INICC 研究）	PICU	13.6	25	11.4	1.84	0.97~3.50	0.058 6	2011	48
萨尔瓦多（INICC 研究）	NICU	12.3	38	25.7	3.09	2.17~4.42	0.001	2011	48
马其顿（INICC 研究）	成人 ICU	2.4	30	28	6.8	5.25~8.81	0.000 1	2010	222
突尼斯（INICC 研究）	PICU、NICU	8.2	14.7	6	1.79	0.69~4.62	0.222 6	2010	223
印度（INICC 研究）	成人 ICU	6.6	10.6	4	1.6	1.08~2.37	0.000 1	2007	44
墨西哥（INICC 研究）	成人 ICU	21.8	41.8	20	1.92	0.95~3.85	0.06	2007	150
摩洛哥（INICC 研究）	成人 ICU	24.9	100	75.1	4.02	1.50~0.77	0.002 7	2009	47
秘鲁（INICC 研究）	成人 ICU	14	29	15	2.07	1.07~4.04	0.028	2008	45
菲律宾（INICC 研究）	成人 ICU	6.8	10	3.2	1.48	0.21~10.56	0.695	2011	50
菲律宾（INICC 研究）	PICU	3.8	50	46.3	13.3	2.88~61.7	0.000 1	2011	50
菲律宾（INICC 研究）	NICU	5.6	25	19.4	4.46	0.62~32.3	0.103 3	2011	50
黎巴嫩（INICC 研究）	成人 ICU	19.1	60	40.9	3.14	1.38~7.13	0.003 9	2011	52
INICC 8 个成员：阿根廷、巴西、哥伦比亚、印度、墨西哥、摩洛哥、秘鲁和土耳其（INICC 研究）	成人 ICU、PICU、NICU	17.1	35.2	18				2006	243
INICC 18 个成员：阿根廷、巴西、智利、哥伦比亚、哥斯达黎加、古巴、印度、科索沃、黎巴嫩、马其顿、墨西哥、摩洛哥、尼日利亚、秘鲁、菲律宾、萨尔瓦多、土耳其和乌拉圭（INICC 研究）	成人 ICU、PICU	15.3	29.6	14.3				2008	33
INICC 18 个成员：阿根廷、巴西、智利、哥伦比亚、哥斯达黎加、古巴、印度、科索沃、黎巴嫩、马其顿、墨西哥、摩洛哥、尼日利亚、秘鲁、菲律宾、萨尔瓦多、土耳其和乌拉圭（INICC 研究）	NICU	14.3	39.7	25.4	—	—	—	2008	33
INICC 25 个成员：阿根廷、巴西、中国、哥伦比亚、哥斯达黎加、古巴、希腊、印度、约旦、科索沃、黎巴嫩、立陶宛、马其顿、墨西哥、摩洛哥、巴基斯坦、巴拿马、秘鲁、菲律宾、萨尔瓦多、泰国、突尼斯、土耳其、委内瑞拉和越南（INICC 研究）	成人 ICU、PICU	14.4	38.1	23.6	—	21.6~25.7	—	2009	34
INICC 25 个成员：阿根廷、巴西、中国、哥伦比亚、哥斯达黎加、古巴、希腊、印度、约旦、科索沃、黎巴嫩、立陶宛、马其顿、墨西哥、摩洛哥、巴基斯坦、巴拿马、秘鲁、菲律宾、萨尔瓦多、泰国、突尼斯、土耳其、委内瑞拉和越南（INICC 研究）	NICU	8.8	34.5	25.7	—	26.7~42.9	—	2010	34
INICC 36 个成员：阿根廷、巴西、巴拉圭、中国、哥伦比亚、哥斯达黎加、古巴、多米尼加、厄瓜多尔、埃及、希腊、印度、约旦、科索沃、黎巴嫩、立陶宛、马其顿、马来西亚、墨西哥、摩洛哥、巴基斯坦、巴拿马、秘鲁、菲律宾、波多黎各、萨尔瓦多、沙特阿拉伯、新加坡、苏丹、斯里兰卡、泰国、突尼斯、土耳其、乌拉圭、委内瑞拉和越南（INICC 研究）	成人 ICU、PICU	10	24.7	14.7		12.8~16.6	—	2010	35
INICC 36 个成员：阿根廷、巴西、巴拉圭、中国、哥伦比亚、哥斯达黎加、古巴、多米尼加、厄瓜多尔、埃及、希腊、印度、约旦、科索沃、黎巴嫩、立陶宛、马其顿、马来西亚、墨西哥、摩洛哥、巴基斯坦、巴拿马、秘鲁、菲律宾、波多黎各、萨尔瓦多、沙特阿拉伯、新加坡、苏丹、斯里兰卡、泰国、突尼斯、土耳其、乌拉圭、委内瑞拉和越南（INICC 研究）	NICU	9.1	35.3	26.2	—	20.3~32.4	—	2010	35

续　表

国家或地区	ICU 类型	不伴有 HAI 的死亡率	CLA BSI 死亡率(%)	额外死亡率(%)	RR	95% CI	P	年份	参考文献
INICC 15 个成员：阿根廷、巴西、哥伦比亚、多米尼加、印度、约旦、马来西亚、墨西哥、摩洛哥、秘鲁、菲律宾、萨尔瓦多、泰国、突尼斯和土耳其（INICC 研究）	NICU	9.4	37.1	27.7		21.1～34.5	—	2011	167

CLA-BSI，中央导管相关血流感染；ICU，重症监护病房；PICU，儿科重症监护病房；NICU，新生儿重症监护病房；RR，相对危险度；CI，可信区间；INICC，国际医院感染控制联盟。

表 18.4　世界银行定义的低收入、中低收入或中高收入国家医院的 VAP 的额外死亡率

国家或地区	ICU 类型	不伴有 HAI 的死亡率(%)	VAP 死亡率(%)	额外死亡率(%)	RR	95% CI	P	年份	参考文献
阿根廷（INICC 研究）	成人 ICU	37.2	71.4	34.2	—	—	—	2003	100
阿根廷（INICC 研究）	成人 ICU	33.2	63.5	30.3	—	—	0.000 1	2005	145
巴西（INICC 研究）	成人 ICU	19.2	34.5	15.3	2.91	2.72～3.13	0.000 1	2008	36
哥伦比亚（INICC 研究）	成人 ICU	18.1	35	16.9	1.93	1.24～3.00	0.003	2006	40
古巴（INICC 研究）	成人 ICU	33	80	47	2.42	0.9～6.5	0.069 3	2011	49
萨尔瓦多（INICC 研究）	PICU	13.6	19	5.5	1.4	0.78～2.53	0.259 2	2011	48
萨尔瓦多（INICC 研究）	NICU	12.3	23	10.7	1.88	1.20～2.93	0.005	2011	48
印度（INICC 研究）	成人 ICU	6.6	25.6	19	3.87	2.70～5.54	0.000 1	2007	44
马其顿（INICC 研究）	成人 ICU	2.4	45.5	43	19.05	5.25～8.81	0.000 1	2010	222
突尼斯（INICC 研究）	PICU、NICU	8.2	100	92	12.17	3.71～39.96	0.000 1	2010	223
哥斯达黎加（INICC 研究）	成人 ICU	5	20	15	3.97	0.45～32.95	0.167 8	2009	198
克罗地亚（INICC 研究）	成人 ICU	—	—	17.4	7.56	0.96～59.64	0.023 6	2006	244
摩洛哥（INICC 研究）	成人 ICU	24.9	81.6	56.7	3.28	2.51～4.29	0.000 1	2009	47
秘鲁（INICC 研究）	成人 ICU	14	38.5	24.5	2.75	2.00～3.78	0.000 1	2008	45
菲律宾（INICC 研究）	成人 ICU	6.8	9.7	3	1.44	0.67～3.06	0.345 4	2011	50
菲律宾（INICC 研究）	PICU	3.8	0	−3.8	不明确	不明确	0.737 3	2011	50
菲律宾（INICC 研究）	NICU	5.6	—	—				2011	50
黎巴嫩（INICC 研究）	成人 ICU	19.1	15		0.78	0.25～2.47	0.678	2011	52
INICC 10 个成员：阿根廷、巴西、哥伦比亚、希腊、印度、黎巴嫩、墨西哥、摩洛哥、秘鲁和土耳其（INICC 研究）	成人 ICU、PICU、NICU		14		42 427			2011	173
INICC 8 个成员：阿根廷、巴西、哥伦比亚、印度、墨西哥、摩洛哥、秘鲁和土耳其（INICC 研究）	成人 ICU、PICU、NICU	17.1	44.9	27.8				2006	243
INICC 18 个成员：阿根廷、巴西、智利、哥伦比亚、哥斯达黎加、古巴、印度、科索沃、黎巴嫩、马其顿、墨西哥、摩洛哥、尼日利亚、秘鲁、菲律宾、萨尔瓦多、土耳其和乌拉圭（INICC 研究）	成人 ICU、PICU、NICU	15.3	42.8	27.5				2008	33
INICC 18 个成员：阿根廷、巴西、智利、哥伦比亚、哥斯达黎加、古巴、印度、科索沃、黎巴嫩、马其顿、墨西哥、摩洛哥、尼日利亚、秘鲁、菲律宾、萨尔瓦多、土耳其和乌拉圭（INICC 研究）	NICU	14.3	46.5	32.2				2008	33
INICC 25 个成员：阿根廷、巴西、中国、哥伦比亚、哥斯达黎加、古巴、希腊、印度、约旦、科索沃、黎巴嫩、立陶宛、马其顿、墨西哥、摩洛哥、巴基斯坦、巴拿马、秘鲁、菲律宾、萨尔瓦多、泰国、突尼斯、土耳其、委内瑞拉和越南（INICC 研究）	成人 ICU、PICU	14.4	43.7	29.3		27.1～31.4		2009	34

续 表

国家或地区	ICU 类型	不伴有 HAI 的死亡率(%)	VAP 死亡率(%)	额外死亡率(%)	RR	95% CI	P	年份	参考文献
INICC 25 个成员：阿根廷、巴西、中国、哥伦比亚、哥斯达黎加、古巴、希腊、印度、约旦、科索沃、黎巴嫩、立陶宛、马其顿、墨西哥、摩洛哥、巴基斯坦、巴拿马、秘鲁、菲律宾、萨尔瓦多、泰国、突尼斯、土耳其、委内瑞拉和越南(INICC 研究)	NICU	9.4	27.3	17.9		11.0~25.8		2010	34
INICC 36 个成员：阿根廷、巴西、巴拉圭、中国、哥伦比亚、哥斯达黎加、古巴、多米尼加、厄瓜多尔、埃及、希腊、印度、约旦、科索沃、黎巴嫩、立陶宛、马其顿、马来西亚、墨西哥、摩洛哥、巴基斯坦、巴拿马、秘鲁、菲律宾、波多黎各、萨尔瓦多、沙特阿拉伯、新加坡、苏丹、斯里兰卡、泰国、突尼斯、土耳其、乌拉圭、委内瑞拉和越南(INICC 研究)	成人 ICU、PICU	10	25.2	15.2	—	—	—	2010	35
INICC 36 个成员：阿根廷、巴西、巴拉圭、中国、哥伦比亚、哥斯达黎加、古巴、多米尼加、厄瓜多尔、埃及、希腊、印度、约旦、科索沃、黎巴嫩、立陶宛、马其顿、马来西亚、墨西哥、摩洛哥、巴基斯坦、巴拿马、秘鲁、菲律宾、波多黎各、萨尔瓦多、沙特阿拉伯、新加坡、苏丹、斯里兰卡、泰国、突尼斯、土耳其、乌拉圭、委内瑞拉和越南(INICC 研究)	NICU	9.1	24	14.9	—	8.9~21.1	—	2010	35
INICC 15 个成员：阿根廷、巴西、哥伦比亚、多米尼加、印度、约旦、马来西亚、墨西哥、摩洛哥、秘鲁、菲律宾、萨尔瓦多、泰国、突尼斯和土耳其(INICC 研究)	NICU	9.4	27.3	17.9	—	—	—	2011	167

ICU，重症监护病房；PICU，儿科重症监护病房；NICU，新生儿重症监护病房；RR，相对危险度；CI，可信区间；INICC，国际医院感染控制联盟。

表 18.5　世界银行定义的低收入、中低收入或中高收入国家医院的 CA-UTI 的额外死亡率

国家或地区	ICU 类型	不伴有 HAI 的死亡率(%)	CA-UTI 死亡率(%)	额外死亡率(%)	RR	95% CI	P	年份	参考文献
阿根廷(INICC 研究)	成人 ICU	37.2	42.9	5.7	—	—	—	2003	100
巴西(INICC 研究)	成人 ICU	19.2	30	10.7	1.56	0.69~3.52	0.2875	2008	36
哥伦比亚(INICC 研究)	成人 ICU	18.1	28.6	10.5	1.58	0.78~3.18	0.199	2006	40
古巴(INICC 研究)	成人 ICU	40	50	10	1.25	0.40~3.93	0.7018	2008	49
萨尔瓦多(INICC 研究)	PICU	13.6	18.2	4.6	1.34	0.33~5.41	0.681	2011	48
印度(INICC 研究)	成人 ICU	6.6	18.2	11.6	2.83	2.57~3.12	0.0001	2007	44
摩洛哥(INICC 研究)	成人 ICU	24.9	43.6	18.7	1.75	1.08~2.85	0.0218	2009	47
秘鲁(INICC 研究)	成人 ICU	14	18.2	4.2	1.3	0.49~3.49	0.6028	2008	45
菲律宾(INICC 研究)	成人 ICU	6.8	3.8	-2.9	0.57	0.08~4.06	0.5683	2011	50
黎巴嫩(INICC 研究)	成人 ICU	19.1	12.5	—	0.65	0.16~2.65	0.5487	2011	52
INICC 10 个成员：阿根廷、巴西、哥伦比亚、希腊、印度、黎巴嫩、墨西哥、摩洛哥、秘鲁和土耳其(INICC 研究)	成人 ICU、PICU、NICU	—	15			42457		2011	151
INICC 8 个成员：阿根廷、巴西、哥伦比亚、印度、墨西哥、摩洛哥、秘鲁和土耳其(INICC 研究)	成人 ICU、PICU	17.1	38.4	21.3	—	—	—	2006	243
INICC 18 个成员：阿根廷、巴西、智利、哥伦比亚、哥斯达黎加、古巴、印度、科索沃、黎巴嫩、马其顿、墨西哥、摩洛哥、尼日利亚、秘鲁、菲律宾、萨尔瓦多、土耳其和乌拉圭(INICC 研究)	成人 ICU、PICU	15.3	35.8	20.5	—	—	—	2008	33

续　表

国家或地区	ICU 类型	不伴有 HAI 的死亡率(%)	CA-UTI 死亡率(%)	额外死亡率(%)	RR	95% CI	P	年份	参考文献
INICC 25 个成员：阿根廷、巴西、中国、哥伦比亚、哥斯达黎加、古巴、希腊、印度、约旦、科索沃、黎巴嫩、立陶宛、马其顿、墨西哥、摩洛哥、巴基斯坦、巴拿马、秘鲁、菲律宾、萨尔瓦多、泰国、突尼斯、土耳其、委内瑞拉和越南(INICC 研究)	成人 ICU、PICU	14.4	32.9	18.5	—	15.1~22.1	—	2009	34
INICC 36 个成员：阿根廷、巴西、巴拉圭、中国、哥伦比亚、哥斯达黎加、古巴、多米尼加、厄瓜多尔、埃及、希腊、印度、约旦、科索沃、黎巴嫩、立陶宛、马其顿、马来西亚、墨西哥、摩洛哥、巴基斯坦、巴拿马、秘鲁、菲律宾、波多黎各、萨尔瓦多、沙特阿拉伯、新加坡、苏丹、斯里兰卡、泰国、突尼斯、土耳其、乌拉圭、委内瑞拉和越南(INICC 研究)	成人 ICU、PICU	10	17.3	7.3	—	5.7~9.1	—	2010	35

CA-UTI,尿管相关尿路感染；ICU,重症监护病房；PICU,儿科重症监护病房；NICU,新生儿重症监护病房；RR,相对危险度；CI,可信区间；INICC,国际医院感染控制联盟。

表 18.6　世界银行定义的低收入、中低收入或中高收入国家的医院的 CLA-BSI 的额外住院时间

国家或地区	ICU 类型	不伴有 HAI 的住院时间	有 CLA-BSI 的住院时间	额外住院时间	RR	95% CI	P	年份	参考文献
阿根廷(INICC 研究)	成人 ICU	12.14	26.08	13.9	—	—	—	2003	100
阿根廷(INICC 研究)	成人 ICU	11.5	23.3	11.9	—	—	—	2003	144
巴西(INICC 研究)	成人 ICU	5.8	13	7.3	2.26	2.05~2.49	0.000 1	2008	36
古巴(INICC 研究)	成人 ICU	4.9	23.3	18.3	4.7	9.4~85.8	—	2011	48
萨尔瓦多(INICC 研究)	PICU	6.2	19.1	12.9	2.08	14.1~26.5	—	2011	48
萨尔瓦多(INICC 研究)	NICU	16.7	37.7	21	—	31.3~45.9	—	2011	48
印度(INICC 研究)	成人 ICU	4.4	9.4	5	2.15	2.06~2.24	0.000 1	2007	44
马其顿(INICC 研究)	成人 ICU	4.3	22.2	17.9	—	—	—	2010	222
突尼斯(INICC 研究)	PICU、NICU	5.5	6.8	1.3	—	—	—	2010	223
克罗地亚(INICC 研究)	成人 ICU	2.1	11	8.9	5.34	2.95~9.69	0.001	2006	244
墨西哥(INICC 研究)	成人 ICU	7.34	13.4	6.05	—	—	—	2007	150
摩洛哥(INICC 研究)	成人 ICU	5.3	10	4.7	—	—	0.000 4	2007	150
秘鲁(INICC 研究)	成人 ICU	4	13.1	9.1	3.27	2.96~3.61	0.000 1	2008	45
菲律宾(INICC 研究)	成人 ICU	4.3	16.2	11.9	3.79	9.0~33.5	—	2011	50
菲律宾(INICC 研究)	PICU	5.6	17	11.4	3.03	6.9~62.5	—	2011	50
菲律宾(INICC 研究)	NICU	12.6	28	15.4	2.21	11.2~104.2	—	2011	50
波兰(INICC 研究)	成人 ICU	6.9	10	3.1	1.4	3.2~87.7	—	2011	53
黎巴嫩(INICC 研究)	成人 ICU	7.3	13.8	6.5	1.88	7.7~28.4	—	2011	52
阿尔及利亚	NICU	15.1	24.3	9.2	—	—	—	2008	245
INICC 25 个成员：阿根廷、巴西、中国、哥伦比亚、哥斯达黎加、古巴、希腊、印度、约旦、科索沃、黎巴嫩、立陶宛、马其顿、墨西哥、摩洛哥、巴基斯坦、巴拿马、秘鲁、菲律宾、萨尔瓦多、泰国、突尼斯、土耳其、委内瑞拉和越南(INICC 研究)	成人 ICU、PICU	5	17.14	12.1	—	—	—	2009	34
INICC 25 个成员：阿根廷、巴西、中国、哥伦比亚、哥斯达黎加、古巴、希腊、印度、约旦、科索沃、黎巴嫩、立陶宛、马其顿、墨西哥、摩洛哥、巴基斯坦、巴拿马、秘鲁、菲律宾、萨尔瓦多、泰国、突尼斯、土耳其、委内瑞拉和越南(INICC 研究)	NICU	11.1	33.3	22.2	—	17.9~27.5	—	2009	34

国家或地区	ICU类型	不伴有HAI的住院时间	有CLA-BSI的住院时间	额外住院时间	RR	95% CI	P	年份	参考文献
INICC 36 个成员：阿根廷、巴西、巴拉圭、中国、哥伦比亚、哥斯达黎加、古巴、多米尼加、厄瓜多尔、埃及、希腊、印度、约旦、科索沃、黎巴嫩、立陶宛、马其顿、马来西亚、墨西哥、摩洛哥、巴基斯坦、巴拿马、秘鲁、菲律宾、波多黎各、萨尔瓦多、沙特阿拉伯、新加坡、苏丹、斯里兰卡、泰国、突尼斯、土耳其、乌拉圭、委内瑞拉和越南(INICC 研究)	成人 ICU、PICU	6.2	17.1	10.9	—	—	—	2011	35
INICC 36 个成员：阿根廷、巴西、巴拉圭、中国、哥伦比亚、哥斯达黎加、古巴、多米尼加、厄瓜多尔、埃及、希腊、印度、约旦、科索沃、黎巴嫩、立陶宛、马其顿、马来西亚、墨西哥、摩洛哥、巴基斯坦、巴拿马、秘鲁、菲律宾、波多黎各、萨尔瓦多、沙特阿拉伯、新加坡、苏丹、斯里兰卡、泰国、突尼斯、土耳其、乌拉圭、委内瑞拉和越南(INICC 研究)	NICU	9.1	35.3	26.2	—	20.3～32.4	—	2011	35
INICC 15 个成员：阿根廷、巴西、哥伦比亚、多米尼加、印度、约旦、马来西亚、墨西哥、摩洛哥、秘鲁、菲律宾、萨尔瓦多、泰国、突尼斯和土耳其(INICC 研究)	NICU	11.4	29.8	18.4	—	—	—	2011	167

CLA-BSI，中央导管相关血流感染；ICU，重症监护病房；PICU，儿科重症监护病房；NICU，新生儿重症监护病房；RR，相对危险度；CI，可信区间；INICC，国际医院感染控制联盟。

表 18.7　世界银行定义的低收入、中低收入或中高收入国家的医院的 VAP 的额外住院时间

国家或地区	ICU类型	不伴有HAI的住院时间	有VAP的住院时间	额外住院时间	RR	95% CI	P	年份	参考文献
阿根廷(INICC 研究)	成人 ICU	12.14	22.14	10	—	—	—	2003	100
阿根廷(INICC 研究)	成人 ICU	10.73	19.3	8.95	—	—	—	2005	145
巴西(INICC 研究)	成人 ICU	5.8	16.8	11	2.91	2.72～3.13	0.000 1	2008	36
古巴(INICC 研究)	成人 ICU	4.9	23.8	18.9	4.9	10.5～73.3	—	2011	49
萨尔瓦多(INICC 研究)	PICU	6.2	18.6	12.4	—	11.8～24.0	—	2011	48
萨尔瓦多(INICC 研究)	NICU	16.7	42.3	25.5	—	34.8～51.9	—	2011	48
印度(INICC 研究)	成人 ICU	4.4	15.3	11	3.5	3.34～3.67	0.000 1	2007	44
摩洛哥(INICC 研究)	成人 ICU	5.3	10.8	5.5	—	—	0.000 1	2007	150
马其顿(INICC 研究)	成人 ICU	4.3	23	4.1	—	—	—	2010	222
突尼斯(INICC 研究)	PICU、NICU	5.5	20	14.5	—	—	—	2010	223
克罗地亚(INICC 研究)	成人 ICU	2.1	14.2	12.1	6.9	5.40～8.80	0.001	2006	244
秘鲁(INICC 研究)	成人 ICU	4	13.4	9.4	3.35	3.17～3.54	0.000 1	2008	45
菲律宾(INICC 研究)	成人 ICU	4.3	12.4	8.2	2.91	9.9～15.8	—	2011	50
菲律宾(INICC 研究)	PICU	5.6	10.7	5.1	1.9	4.0～52.1	—	2011	50
波兰(INICC 研究)	NICU	6.9	15.5	8.6	2.2	6.4～56.9	—	2011	53
土耳其(INICC 研究)	成人 ICU	6.6	16.1	—	—	—	0.000 1	2007	
黎巴嫩(INICC 研究)	成人 ICU	7.3	18.8	11.4	2.56	12.3～30.5	—	2011	52
INICC 10 个成员：阿根廷、巴西、哥伦比亚、希腊、印度、黎巴嫩、墨西哥、摩洛哥、秘鲁和土耳其(INICC 研究)	成人 ICU、PICU、NICU	—	2.03		—	1.52～2.54	—	2011	173
INICC 25 个成员：阿根廷、巴西、中国、哥伦比亚、哥斯达黎加、古巴、希腊、印度、约旦、科索沃、黎巴嫩、立陶宛、马其顿、墨西哥、摩洛哥、巴基斯坦、巴拿马、秘鲁、菲律宾、萨尔瓦多、泰国、突尼斯、土耳其、委内瑞拉和越南(INICC 研究)	成人 ICU、PICU	5	15.58	10.58	—	—	—	2009	34

续　表

国家或地区	ICU 类型	不伴有 HAI 的 住院时间	有 VAP 的 住院 时间	额外 住院 时间	RR	95% CI	P	年份	参考 文献
INICC 25 个成员：阿根廷、巴西、中国、哥伦比亚、哥斯达黎加、古巴、希腊、印度、约旦、科索沃、黎巴嫩、立陶宛、马其顿、墨西哥、摩洛哥、巴基斯坦、巴拿马、秘鲁、菲律宾、萨尔瓦多、泰国、突尼斯、土耳其、委内瑞拉和越南（INICC 研究）	NICU	11.1	27.3	16.2	—	22.6~33.3	—	2009	34
INICC 36 个成员：阿根廷、巴西、巴拉圭、中国、哥伦比亚、哥斯达黎加、古巴、多米尼加、厄瓜多尔、埃及、希腊、印度、约旦、科索沃、黎巴嫩、立陶宛、马其顿、马来西亚、墨西哥、摩洛哥、巴基斯坦、巴拿马、秘鲁、菲律宾、波多黎各、萨尔瓦多、沙特阿拉伯、新加坡、苏丹、斯里兰卡、泰国、突尼斯、土耳其、乌拉圭、委内瑞拉和越南（INICC 研究）	成人 ICU、 PICU	6.2	18	11.7	—		—	2011	35
INICC 36 个成员：阿根廷、巴西、巴拉圭、中国、哥伦比亚、哥斯达黎加、古巴、多米尼加、厄瓜多尔、埃及、希腊、印度、约旦、科索沃、黎巴嫩、立陶宛、马其顿、马来西亚、墨西哥、摩洛哥、巴基斯坦、巴拿马、秘鲁、菲律宾、波多黎各、萨尔瓦多、沙特阿拉伯、新加坡、苏丹、斯里兰卡、泰国、突尼斯、土耳其、乌拉圭、委内瑞拉和越南（INICC 研究）	NICU	9.1	24	14.9	—	8.9~21.1	—	2011	35
INICC 15 个成员：阿根廷、巴西、哥伦比亚、多米尼加、印度、约旦、马来西亚、墨西哥、摩洛哥、秘鲁、菲律宾、萨尔瓦多、泰国、突尼斯和土耳其（INICC 研究）	NICU	11.4	37	25.6	—		—	2011	167

VAP，呼吸机相关性肺炎；ICU，重症监护病房；PICU，儿科重症监护病房；NICU，新生儿重症监护病房；RR，相对危险度；CI，可信区间；INICC，国际医院感染控制联盟。

表 18.8　世界银行定义的低收入、中低收入或中高收入国家的医院的 CA‑UTI 的额外住院时间

国家或地区	ICU 类型	不伴有 HAI 的 住院时间	有 CA‑ UTI 的住 院时间	额外 住院 时间	RR	95% CI	P	年份	参考 文献
阿根廷（INICC 研究）	成人 ICU	12.14	17.5	5.36	—	—	—	2003	100
巴西（INICC 研究）	成人 ICU	5.8	14.1	8.3	2.44	2.17~2.76	0.000 1	2008	36
萨尔瓦多（INICC 研究）	PICU	6.2	13.5	7.4	—	7.8~26.8	—	2011	48
印度（INICC 研究）	成人 ICU	4.4	12.4	8	2.83	2.57~3.12	0.001	2007	44
摩洛哥（INICC 研究）	成人 ICU	5.3	13.8	8.5	—		0.000 1	2007	150
秘鲁（INICC 研究）	成人 ICU	4	10.8	6.8	2.71	2.38~3.08	0.000 1	2008	45
菲律宾（INICC 研究）	成人 ICU	4.3	11.9	7.7	2.79	8.3~18.0	—	2011	50
克罗地亚（INICC 研究）	成人 ICU	2.1	7	4.9	3.4	2.00~5.77	0.001	2006	244
波兰（INICC 研究）	成人 ICU	6.9	15	8.1	2.2	4.5~132.6	—	2011	53
黎巴嫩（INICC 研究）	成人 ICU	7.3	15.8	8.5	2.16	9.9~27.4	—	2011	52
INICC 10 个成员：阿根廷、巴西、哥伦比亚、希腊、印度、黎巴嫩、墨西哥、摩洛哥、秘鲁和土耳其（INICC 研究）	成人 ICU、 PICU	—	1.59		—	0.58~2.59	—	2011	151
INICC 25 个成员：阿根廷、巴西、中国、哥伦比亚、哥斯达黎加、古巴、希腊、印度、约旦、科索沃、黎巴嫩、立陶宛、马其顿、墨西哥、摩洛哥、巴基斯坦、巴拿马、秘鲁、菲律宾、萨尔瓦多、泰国、突尼斯、土耳其、委内瑞拉和越南（INICC 研究）	成人 ICU、 PICU	5	14.51	9.51	—	—	—	2010	34

续 表

国家或地区	ICU 类型	不伴有 HAI 的住院时间	有 CA UTI 的住院时间	额外住院时间	RR	95% CI	P	年份	参考文献
INICC 36 个成员：阿根廷、巴西、巴拉圭、中国、哥伦比亚、哥斯达黎加、古巴、多米尼加、厄瓜多尔、埃及、希腊、印度、约旦、科索沃、黎巴嫩、立陶宛、马其顿、马来西亚、墨西哥、摩洛哥、巴基斯坦、巴拿马、秘鲁、菲律宾、波多黎各、萨尔瓦多、沙特阿拉伯、新加坡、苏丹、斯里兰卡、泰国、突尼斯、土耳其、乌拉圭、委内瑞拉和越南（INICC 研究）	成人 ICU、PICU	6.2	18.5	12.2	—	—	—	2011	35

CA－UTI，导管相关尿路感染；ICU，重症监护病房；PICU，儿科重症监护病房；NICU，新生儿重症监护病房；RR，相对危险度；CI，可信区间；INICC，国际医院感染控制联盟。

表 18.9 世界银行定义的低收入、中低收入或中高收入国家的医院的 VAP 的额外费用

国家或地区	住院费用（没有医院感染）(USD)	VAP 患者的费用(USD)	额外花费(USD)	年份	参考文献
阿根廷（INICC 研究）	4 946.46	2 693.58	2 252.88	2005	145

VAP，呼吸机相关性肺炎；INICC，国际医院感染控制联盟。

表 18.10 世界银行定义的低收入、中低收入或中高收入国家的医院的导管相关血流感染的额外费用

国家或地区	住院费用（没有 HAI）(USD)	CLA－BSI 患者的费用(USD)	额外花费(USD)	年份	参考文献
阿根廷（INICC 研究）	7 971.74	3 083.32	4 888.42	2003	144
墨西哥（INICC 研究）	28 966.34	17 375.41	11 590.93	2007	150
阿尔及利亚	—	—	1 315	2008	245

CLA－BSI，中央导管相关血流感染；INICC，国际医院感染控制联盟。

感染控制干预集束

一个感染控制集束是由一系列以科学证据和实践为基础的关键建议组成的。INICC 多维策略包括一个预防 HAI 的感染控制集束，基于实用和成本效益的衡量，在美国医疗保健流行病学协会（SHEA）的指南中被提出，在 2008 年由美国感染病协会（IDSA）出版[65-69]，在 2009 年的感染控制和流行病学专家协会上提到[70]，2009 年 WHO[30]、2011 年 CDC[68]、2012 年 JCI 的指南上也提到这一点[71]。

医院感染控制团队知道这些干预措施对于感染控制是最充分的措施；然而，在实际应用中，每一个集合元素可能在常规患者护理中会表现出不一致。因此，感染控制集束作为一种手段来确保所有的干预措施，无论何时对所有的患者均能同样进行。有效实施任何一种感染控制集束有赖于团队工作的全面发展，所以有必要增进可靠等级[72]。在 ICU 中应用 DA－HAI 控制集合，提供了特定的证据来支持额外改善患者安全的可能。一种感染控制集束实施的有效性是由记录到的所有措施的依从性情况来决定。如果任何一个元素没有被记录到，集束被认为是没有完全实施，除非这些疏漏的元素与特定的医学禁忌有关系。对集束措施中要素的关注，能使医务人员意识到把它作为一个整体来服从的重要性，而不是孤立地进行干预。另外，这种团队导向，所有的理论策略使

整个医疗保健系统的改善得到了一个基本的提升。

教育

有效实施任何感染控制计划的另一个关键因素是医务人员的教育，至关重要的是，手卫生实践应该根深蒂固地嵌入到医院的习惯、传统和文化中去。

教育的内容至少应包括基本的信息，当不充分履行医疗保健服务的时候，能提高对患者的安全风险意识。每一个医务人员需要立足于最新的感染控制指引、集束元素的实践和监控方法。这需要规范、恰当的感染控制和安全护理的培训。因此，需要通过清晰个性化的方法给医务人员提供指示，关注使用者和实际使用方法，以避免主观和模糊的解释。

一个培训的程序不应该仅仅把目标定于医务人员，观察者和培训师也是目标。必须给所有医务人员提供培训，无论是启动手卫生训练还是更新或检查学习技能。培训程序应该由一个协调人员、挑选训练师及观察者的助理协调员（管理者或委员会成员）来领导，不仅取决于他们在感染控制方面的知识储备和丰富经验，也需要领导能力。最后，培训计划必须得到支持，并进行定期评估，以提高教学和学习方法。

结果监测

结果监测是 HAI 发生率和结果的测量手段，包括但

不限于以下几个变量：HAI 发生率、死亡率、额外住院时间、花费、微生物和细菌耐药率。结果监测数据通过病例对照研究，确定风险因素，并确定额外的成本和死亡率。允许感染控制专业人员根据 HAI 结果监测的成果来定义问题的严重程度，确定风险最高的病区，并且提供计划框架来减少感染风险，包括特定人群感染控制干预措施的成本效益评价[26]。总而言之，结果监测是 HAI 管理的基础。

调整了器械使用风险和住院时间，提供了更精确的风险估计，DA－HAI 的结果监测已成为高收入国家感染控制和质量保障计划的一个组成要素[73,74]。美国[73]、英国[75]、澳大利亚[76]、加拿大[77] 和德国[78] 等国已采用了机构监测的标准，这些发达国家报道每 1 000 器械使用日 DA－HAI 的发生率，这使他们可以进一步分析特定风险因素的影响，并引导有针对性的干预措施。

在资源贫乏国家，一般认为是规范的感染控制伴随着 HAI 低发生率，如高度重视手卫生。然而，在医院里经常发生没有正式的结果和过程监控，因此不可能确认这些看法的科学有效性。资源贫乏国家对于 HAI 发生率的研究很稀缺，在大多数情况下，笔者报道的是 HAI 的百分比[79-83]（出院或住院的患者），或以每 1 000 患者住院日的感染来报道 HAI 的发生率[79]，而不是每 1 000 器械使用日的 DA－HAI。因为器械使用日数是未知的，这不能比较医院之间的率，并且报道的率在同一医院长期趋势的比较中缺乏意义。

自 2002 年以来，这种情况发生了明显的变化，这是由于大量的研究均用每 1 000 器械使用日对资源贫乏国家 DA－HAI 进行了描述。作为 INICC 的一部分，最近许多研究在国家[36,37,40,42-53] 和全球水平[32-35] 上报道了每 1 000 器械使用日的 DA－HAI 发生率。

正如最近 WHO 评论中所说的那样，应用 INICC 结果对资源贫乏国家和高收入国家监测理论使用 HAI 发生率进行比较[84,85]。接着，从 2003 年起，资源贫乏国家出现了更多的科学文献，用每 1 000 器械使用日来报道 HAI 的发生率[86-97]。

过程监测

过程监测由一系列的常规患者护理感染控制措施组成。与结果监测类似，过程监测是以一种标准化的数据进行收集，但是其重点是在医疗保健中感染控制措施的实际表现。这些措施包含手卫生依从性监测、血管导管护理、尿管护理、防止 VAP 的措施（如头部的位置和吸痰的方式）、防止 SSI 的措施（如术前沐浴、备皮、预防性抗菌药物的使用等）。

感染控制的监测是医院机构评估工作中最重要的指标之一。伴随着旨在降低 DA－HAI 的多维策略的其他组成部分，对于提供需要重点关注的领域，过程监控十分重要：第一，提出了感染控制措施的实际情况，提供了医务人员对知识感知的一般概述和 DA－HAI 知识的不足。第二，这种评价和测量使识别医疗保健服务中的问题领域成为可能，这对于实施本地化干预措施来说是必要的。

第三，其也可测量这些与多维策略其他部分相关的措施的结局，以及它们对感染控制实践和 DA－HAI 的降低所起到的作用。换句话说，整个多维方法的开始和结果是通过过程监测来评估的。

过程监测由一个观察者进行（通常是一个感染控制护士），其遵循一个标准化的协议通过定期监督的方式来直接检测医务人员的行为[31]。这些观察者是在特定的时间段悄悄地执行，分三个班次（早晨、中午和晚上）。医护人员并没有意识到实际监控，所以这不会导致或放大观察者效应。

过程监测数据包括控制和降低 HAI 发生率的关键措施，如规范手卫生、预防 VAP 的特定方法（如头部的位置、管路的清洁和抽吸的技术）、CLA－BSI（如导管置入点的护理措施、皮肤状况分析、置管部位的纱布放置、标注静脉给药的日期、纱布敷料的情况、评估是否渗血、渗液以及有污染物、置管部位的外观）、CA－UTI（如摆放好尿管相对于腿的位置以及尿袋相对于床的位置）、VAP（如头部摆放位置、评估患者脱机的时机）和 SSI（正确的备皮、适当的预防性使用抗菌药物）。

INICC 多维的方法包括血管导管、导尿管和呼吸机管路护理的过程监测，已在资源贫乏国家先前进行的研究中有效降低了 HAI，如 CLA－BSI[54-57]、VAP[58-61,98-99]、CA－UTI[62-64] 等。

医疗感染率的反馈

通过结局监测测量 HAI 的目的与将该结果传达给医务人员之间直接相关，因为我们期望对这些人带来有意义的改变。这一交流过程为医务人员提供了 HAI 发病率及其不良结果的反馈。使用结局监测反馈这一概念对那些资源贫乏国家的医院来说是一项强有力的控制措施，1999～2002 年的研究中都已报道了它的有效性，而这些研究主要是在 2002 年 INICC 启动之前的阿根廷医院中进行[54,100]。

作为 INICC 多维策略的一部分，包含在已完成的结局监测表格中的数据会提交给布宜诺斯艾利斯的 INICC 中央办公室，其会在每个月报道那些包含结局监测数据的分析结果，比如微生物概要和每个 DA－HAI 的月发病率。通过这一交流过程，可评估每个感染病例的有效性，因为数据包括体征记录和感染的症状及阳性培养的结果，这些数据将会与个体患者表格相匹配。感染控制专业人员回顾 ICU 的填写形式，并且可以证明每个病例感染诊断的标准是精确的。另外，在所报道的感染数据进入 INICC 中央办公室数据库之前，原始的患者数据表会再一次在 INICC 中央办公室得以验证。为了此目的，有问题的病例将会从布宜诺斯艾利斯的 INICC 办公室传至医院的调查者处，质疑那些疑似 VAP 的病例，而且在收到医院团队的回复后，数据才得以上传。最后，INICC 团队将会对数据库做一致性分析，如年龄、性别、日期及其他数据，并回顾医疗记录，将上报的数据与医疗记录中的数据进行比较。

为了改进有效实施多维策略的方法，并引入各个组成部分,工作间中结局监测的提醒扮演了重要的角色。这些信息主要用于指出关于 HAI 预防重要性的基本信息。这样的提醒包括那些图和表的海报,这些图表展示了每个月 HAI 发病率的变化和它们所带来的副作用,比如额外的死亡率和额外住院时间。提醒中所包含的信息必须进行常规更新。提醒事项必须被展示出来,并且散布于医院环境的每个角落,以此来提高意识。

绩效反馈

为医务人员提供反馈以评估绩效水平是 INICC 多维策略的激励方式之一。它能够测量他们的实践和 HAI 的发病情况,以此知晓他们努力的结果,对于保证多维发展策略的有效性来说,这是最能激励的因素或者说是最能够提升意识的因素。

以每个月为基础且从实施感染控制项目的第一个月起,INICC 总部团队就发送给每个参与的 ICU 一个最终符合医疗实践的月度报告,该医疗实践的数据是由每个参与项目的 ICU 所在医院的感染控制专业人员所提供的。这些图表包含医务人员感染控制实践方面依从性的运行记录,同时包含重点感染控制干预环节依从性是如何提高的信息及比较的几个变量,如性别、医务人员的身份、ICU 类型、接触形式和工作班次。这些图表会在每个月的员工会议上予以回顾,也会在 ICU 显眼的位置粘贴,为的就是反馈那些参与的 ICU 中医务人员的表现。

资源贫乏医疗机构的手卫生依从性

早期的研究表明,手卫生有利于降低医院感染发病率

早在 160 年前,塞麦尔韦斯(Semmelweis)就通过研究手消毒与产后脓毒症的关系论证了接触患者前洗手在预防感染上的积极影响[101]。从那时起,已明确了促进手卫生可降低医院感染发病率和细菌耐药率这一事实[102,105]。医务人员的手常常携带有病原菌[106,107]。而许多导致医院感染的病原菌,都被认为通过医务人员的手在患者间交叉传播[106,107],所以说手卫生是预防患者间交叉感染的根本。然而,在大多数医疗机构中,医务人员手卫生依从性偏低[104,108-111]。大多数成功的手卫生干预案例都发生在高收入国家[112-114],只有少数成功的报道来自资源贫乏地区,如阿根廷和马里[100,105,115]。

手卫生依从性——相关的危险因素

手卫生监控是过程监测中关键的一环,而要实现手卫生指南建议中的高依从性则相当困难,这在全球医疗保健机构中,仍是未解的难题[116]。以资源贫乏国家手卫生情况为例,见表 18.11。在这些国家医疗保健机构中手卫生依从率在 9%~75%,大部分研究均表明手卫生依从率偏低。一些国家无"国家强制性医院感染控制计划",无"国家医院感染监测系统",无"国家医疗保健机构认证过程",这很可能会降低手卫生依从性。

表 18.11　世界银行从经济学角度定义的低收入、中低收入和中高收入国家医院中,接触患者前手卫生依从率基线报告

国家或地区	研究类型/病区类别	观察数量	手卫生依从率(%)	年　份	参考文献
阿尔及利亚	全院多中心研究	—	18.6	2006	246
阿根廷(INICC 研究)	成人 ICU 多中心研究	15 531	17.0	2003	100
阿根廷(INICC 研究)	成人 ICU	1 160	23.1	2005	105
巴西	成人 ICU 多中心研究	3 407	71.5	2004	247
中国	NICU	—	40.0	2004	112
厄立特里亚(非洲)	全院	—	30.0	2005	248
南非	全院	—	65.2	2003	249
哥伦比亚(INICC 研究)	成人 ICU 多中心研究	1 692	48.9	2004	250
埃及	全院多中心研究	—	52.8	2006	246
印度(INICC 研究)	成人 ICU 多中心研究	588	74.8	2005	251
墨西哥(INICC 研究)	成人 ICU 多中心研究	6 861	35.8	2004	252
墨西哥(INICC 研究)	PICU	321	64.5	2004	253
墨西哥(INICC 研究)	NICU	1 070	46.3	2005	254
摩洛哥(INICC 研究)	成人 ICU	139	64.0	2005	255
摩洛哥	全院多中心研究	—	16.9	2006	246
秘鲁(INICC 研究)	成人 ICU 多中心研究	1 329	63.1	2004	256
俄罗斯	NICU	1 027	44.2	2003	257
泰国	全院	—	24.1	2003	258
突尼斯	全院多中心研究	—	32.3	2006	246
土耳其	成人 ICU	—	12.9	2002	249
土耳其(INICC 研究)	成人 ICU 多中心研究	4 657	28.8	2004	260
土耳其(INICC 研究)	全院	1 400	31.9	2005	261
土耳其	血液科病房	638	9.0	2005	262
INICC 8 个成员(INICC 研究)	成人 ICU 多中心研究	62 626	50.9	2006	263

国家或地区	研究类型/病区类别	观察数量	手卫生依从率(%)	年　份	参考文献
INICC 19 个成员 (INICC 研究)	成人 ICU、PICU、NICU 多中心研究	11 267	48.3	2012	131
马里	全院	—	8.0	2010	115
伊朗	全院	—	47.2	2008	264
巴基斯坦	全院	211	4.7(医生)	2009	265
加纳	NICU	97	14.1(护士)15.4(医生)	2009	266
巴西	3 个成人 ICU	—	46.7	2009	267
萨尔瓦多	5 个高风险儿科病房	—	33.8	2009	268
印度尼西亚	2 个医院,8 个诊所(私立和公立)	281	20	2010	269
加纳	全院	—	4.0	2010	270
巴西	内外科	2 249	62.3	2010	271
沙特阿拉伯	全院	1 023	50.3	2011	272
印度	内科 ICU	911	43.2	2011	273
沙特阿拉伯	5 个 ICU	3 940	42(有 58% 未遵从)	2012	274
巴西	内外科 ICU	3 895	36.9	2012	275
伊朗	全院	438	47.9	2012	276
厄立特里亚	全院	—	30	2005	248

ICU,重症监护病房;PICU,儿科重症监护病房;NICU,新生儿重症监护病房;INICC,国际医院感染控制联盟。

手卫生的执行受到不同的因素影响,在一些资源贫乏国家,由于资源受限和文化特异性等因素对行为的影响很大,想要改善其手卫生现状尤为困难[117]。

导致手卫生依从性低的因素,包括男性因素[100]、医务人员的岗位类别[100,118]、ICU 的类型[119,120]、操作类型[118,119]等。不同的研究结果显示,女性的手卫生依从性比男性高[121,122]。女性通常比男性洗手更频繁,而且许多国家中大部分的护士都是女性。Guinan 等发现,在初中或高中,女性的手卫生依从性较高[123],1996 年,沃斯林全球公司(Wirthlin Worldwide)在纽约的佩恩车站公厕中进行的一项研究也有同样的发现[124]。在资源贫乏的国家,至少在拉丁美洲,他们的文化结构中女性的传统地位仍受父权主义的支配。在这样的社会文化构建下,女性"自然"扮演着照顾儿童和病患的角色。总的来说,从性别对手卫生依从性的影响来看,可认为这是导致男性医务工作者在医疗行为中手卫生执行率低的内在动机(相对于女性),而这也无疑是导致护士等相关专业中女性占主导地位的因素。然而,人们没有广泛认识到,性别是手卫生项目研究设计中有效的参数[125]。

若按医务人员岗位分层分析,不同的研究均表明,护士的手卫生依从性较高[126,127]。Rosenthal 等 2005 年所做的一个研究表明,医师和医疗辅助人员的手卫生执行率低于护士[105]。职称也会影响到手卫生依从水平[118]。Watanakunakorn 等也发现,不同的工作类型,手卫生依从率不同:住院医师(59%)、内科医师(37%)、护士(33%)及其他人员(4%)[128]。Avila 等发现,护士和医疗辅助人员间手卫生依从率有轻微的差别(分别为 67% 和 62%),然而 Wurtz 发现,护士的手卫生依从率为 33%,医师为35%,理疗师为 25%,技师为 20%[126]。

有部分研究发现,手卫生依从性波动与工作班次有关。这一原因最可能的解释就是,在 ICU,白班相对于夜班来说患者较多,工作也较繁忙。1982 年,Haley 和Bregman[129]发现,过度拥挤和忙碌是导致医务人员未充分执行手卫生的原因,而手卫生频率不足就会导致交叉感染。同时,2001 年,O'Boyle[117]等宣称,医疗机构中的手卫生低依从性与高强度工作相关,这会使医务人员意识不到他们实际的手卫生执行情况,而不是缺乏洗手的内在动机。2003 年,Rosenthal 等[100]在一项评估行政支持与手卫生依从性关系的研究中发现,在人员配备不足的情况下,早班和下午班(相较于夜班)是手卫生依从性低的危险因素,这与行政支持不足有关,尤其是在资源贫乏的国家。在这方面,发达国家的许多研究已证明,有效的行政支持体系是提高手卫生依从性很重要的一环,不仅要通过完善医院的设施来使医务人员更方便、正确地进行手卫生,更要关注在医疗机构采取何种有效的系统社会营销方法来支持手卫生[130]。

尽管 Watanakunakorn 等[128]发现手卫生依从性在不同班次的医务人员中无差别,但是不同病区间,依从性仍有巨大差异,ICU 内为 56%,而非 ICU 病区为 23%。因此,病区不同也会影响手卫生依从性。Watanakunakorn 等还发现,在外科和内科 ICU,医务人员的手卫生依从性较高,分别为 56.4% 和 39.2%,而转诊 ICU(IICU)或综合 ICU 仅为 30.0% 和 22.8%。新生儿是最易感的人群,所以在这类ICU 内,医务人员的手卫生依从性较高[131]。医务人员接触患者的方式不同,也会影响手卫生的执行:如果仅是表面的接触,手卫生依从性较低。这与 Lipsett 的发现一致,他发现在低感染风险的情况下,护士的手卫生依从性明显降低[118]。

促进手卫生依从性的干预措施

从 20 世纪 80 年代开始,许多研究者已就不同干预措施对促进手卫生的效果进行研究并发表相关成果。

• Preston[108]、Mayer[132]和 Doebbeling[102]分别于 1981年、1986 年和 1992 年开展了配套设施的可及性对

手卫生影响的研究。

- Conly[110]、Graham 和 Simmons[104,111]、Lohr[133]、Dorsey[134] 及 Avila - Aguero[127] 分别于 1989 年、1990 年、1991 年、1996 年和 1998 年开展了手卫生提醒和宣传海报有效性的研究。
- Mayer[132]、Conly[110]、Graham 和 Dubbert[111,135]、Lohr[133]、Raju[136]、Berg[137]、Tibballs[138]、Larson[139]、Avila - Aguero[127]、Rosenthal 分别于 1986 年、1989 年、1990 年、1991 年、1995 年、1996 年、1997 年、1998 年、2003 年[100] 及 2005 年[105] 进行了医院感染监测和实践操作反馈的作用研究。
- Larson 等分别于 1997 年和 2000 年[139]，Rosenthal 分别于 2003 年[100] 和 2005 年[105] 进行了行政支持对手卫生作用的研究。
- Graham 在 1990 年引进了以乙醇为主要成分的速干手消毒剂[111]。
- Dubbert[135]、Tibballs[138]、Dorsey 于 1996 年[134]，Larson 于 1997 年[139]，Rosenthal 分别于 2003 年[100] 和 2005 年[105] 进行了关于培训对手卫生促进

效果的研究。

- 在 20 世纪 80 年代末，学者们设计并实施了结合不同类型干预措施的多维手卫生策略，效果显著。1989 年，Conly[110] 推断，教育实施方案可使手卫生依从性上升。Dubbert 等在 1991 年结合培训、监测和实践效果反馈的措施，得到了类似的结论[135]。但直到 1997 年，在美国的一项研究中，Larson 等才明确提出了结合多种干预措施的多维手卫生策略[139]。与之类似，1998 年，Won 等在台湾一所大学的医院发起了一项旨在促进手卫生的多种形式的活动，包括演说、书面指导、海报提醒、可及的手卫生设施、监测、财政激励以及实践效果反馈等[113]。Rosenthal 等在 2003 年和 2005 年发表了 1993 年在阿根廷实施的研究成果，在行政支持、物资供给、教育和培训、过程监控和实践效果反馈等措施的联合影响下，手卫生依从性得到了持续的改进[100]，且降低了 HAI 的发生率[105]。
- 表 18.12 为资源贫乏国家通过干预促进手卫生的一些例子。

表 18.12　来自世界银行从经济学角度定义的低收入、中低收入和中高收入国家医院的手卫生促进项目成果报告

国 家 或 地 区	研究类型/病区类别	手卫生依从性改进率(%)	年份	参考文献
阿根廷(INICC 研究)	成人 ICU 多中心研究	17.0～44.0	2003	100
阿根廷(INICC 研究)	成人 ICU	23.1～64.5	2005	105
中国	NICU	40.0～53.0	2004	112
墨西哥(INICC 研究)	成人 ICU 多中心研究	35.8～75.8	2004	277
墨西哥(INICC 研究)	NICU	46.3～67.7	2005	278
俄罗斯	NICU	44.2～48.0	2003	257
马里	全院	8.0～21.8	2010	115
土耳其(INICC 研究)	成人 ICU 多中心研究	11.9～43.9	2005	279
INICC 19 个成员(INICC 研究)	成人 ICU、PICU、NICU 多中心研究	48.3～68.0	2012	131
萨尔瓦多	5 个高风险儿科病房	33.8～40.5	2009	268
刚果	全院	9.0～45.0	2008	280

ICU，重症监护病房；PICU，儿科重症监护病房；NICU，新生儿重症监护病房；INCC，国际医院感染控制联盟。

　　INICC 于 1993 年为阿根廷提供了手卫生多维策略，到 2002 年此策略已在亚洲、欧洲和中东、拉丁美洲的部分资源贫乏国家(如阿根廷、巴西、中国、哥伦比亚、哥斯达黎加、古巴、希腊、萨尔瓦多、印度、黎巴嫩、立陶宛、马其顿、墨西哥、巴基斯坦、巴拿马、秘鲁、菲律宾、波兰和土耳其)开展。2002 年，美国 CDC 颁布了手卫生指南，其中就推荐了过去发表的策略[140,141]。2005 年，WHO 结合早前发表的数据，启动了一项计划，称为"清洁卫生更安全"，旨在全球范围内推进手卫生[29,142]。2009 年，WHO 颁布了指南，其中也综合了早期发表的数据，并介绍了手卫生的 5 个时机，以防止病原菌通过手传播而造成交叉感染。

世界卫生组织：清洁卫生更安全——全球患者安全挑战

　　"清洁卫生更安全"是 WHO 全球患者安全联盟提出

的首个全球性挑战[143]，这是促进手卫生的一个乐观信号。2004 年 10 月，全球患者安全联盟正式成立，首先聚焦于如何通过一系列的组合措施，如动员患者和患者安全组织参与、改进教学手段、指导并实施调查研究、修订医院感染诊断定义和改进数据管理方法、协调未来对策中的国际力量，以此来预防医院感染。最终目的在于全球参与，预防感染。

　　各国家的医疗系统要应对此项挑战，须遵循以下原则[143]。

- 正式评估本国医疗系统医院感染的性质和规模。
- 采用国际公认的感染监测方法，以确认医院感染的基线发病率，也便于监控感染波动情况。
- 特别强调使用"系统思考"法来进行感染的根本原因分析。
- 寻求促进安全和减少感染风险的解决方法，尤其集

中在 5 个行动领域：① 手卫生,特别是使用速干手消毒剂；② 输血安全；③ 安全注射和免疫接种；④ 水、基础公共卫生设施以及医疗废物的管理；⑤ 临床操作安全。

- 将以循证为基础的最佳实践应用于该挑战的所有方面。
- 让患者、医疗服务使用者以及医务人员充分参与改进和行动计划。
- 确保所有行动在挑战的最初 2 年后仍持续进行。

Pittet 和 Donaldson[143] 将世界患者安全联盟的愿景描述为：每一个参与者(包括政策制定者、一线工作者、患者和管理人员)均促进承诺的实现,使"清洁卫生更安全"成为每个国家、每个医疗机构的日常行为。

INICC：促进手卫生依从性多维策略的六个要素

INICC 执行的多维策略,包含以下六个要素：① 行政支持；② 供给可及；③ 培训；④ 在工作场所的提醒；⑤ 过程监测；⑥ 实践效果反馈。

虽说每个要素都是独立的,但是它们必须建立在互惠的基础上,被看作相互依存的交互元素。正如以下所说,一个要素是另一个要素的引申,所有的要素必须共同作用,才能使"多维"策略有效实施。手卫生多维策略的六个要素已在 INICC 成员的 ICU 实施,在实施前进行了为期 2 个月的手卫生依从率基线调查。

INICC 促进手卫生依从性多维策略的效果

1991 年,INICC 在成员医院进行了一项前瞻性研究(目前还在进行中),确定医务人员接触患者前手卫生依从性的基线数据,探讨低执行率的影响因素,实施"INICC 手卫生多维策略"并评价其影响,该多维策略包含了以上六个要素[131]。研究时间从 1991 年 4 月至 2011 年 12 月,包括 99 个 ICU,范围遍及四大洲,19 个国家(阿根廷、巴西、中国、哥伦比亚、哥斯达黎加、古巴、希腊、萨尔瓦多、印度、黎巴嫩、立陶宛、马其顿、墨西哥、巴基斯坦、巴拿马、秘鲁、菲律宾、波兰和土耳其)的 51 个城市。在研究期间,所有成员医院均能很好地参与进来。在接触患者前,研究人员记录了 149 727 个手卫生时机。在 INICC 的 ICU 内,手卫生依从性的基线数据为 48.3%。男性进行了 41 759 个操作,女性为 76 645 个。研究者发现,手卫生依从性与性别间的关系有显著差异。女性的依从性明显高于男性。护士手卫生次数总计为 97 450,医生为 28 609,医疗辅助人员为 23 668。研究者发现护士的手卫生依从性明显高于其他医务人员。在分班次进行统计时发现,早班记录了 68 584 个手卫生时机,下午下降至 46 741 个时机,夜晚为 34 402 个时机。结果表明,相较于晚班,早班和下午班往往伴随着低手卫生依从性(表 18.13)。研究者将手卫生时机按 ICU 类别分类,发现成人 ICU 为 131 822 次,儿科 ICU 为 9 081 次,新生儿 ICU 为 8 764 次。不同类别的 ICU 间,手卫生依从性亦有显著性差异,新生儿 ICU 中依从性最高(表 18.14)。

表 18.13 INICC 的 ICU 内每个变量的手卫生依从性：单变量和多变量分析

变量		手卫生执行数/时机数	对比	单变量分析			多变量分析		
				RR	95% CI	P	调整 OR	95% CI	P
性别	女性	70%	女 vs. 男	0.90	0.89~0.91	—	1.0	—	—
	男性	63%	—	—	—	0.000 1	0.91	0.89~0.93	<0.001
医务人员	护士	72%	护士 vs. 医师	0.86	0.85~0.88	0.000 1	1.0	—	—
	医师	62%	护士 vs. 辅助	0.78	0.77~0.80	0.000 1	0.68	0.66~0.70	<0.001
	医疗辅助人员	57%	医生 vs. 辅助	0.91	0.8~0.93	0.000 1	0.52	0.51~0.54	<0.001
操作	非侵袭性	68%	非侵袭性 vs. 侵袭性	0.98	0.97~0.99	0.003 7	0.95	0.93~0.98	<0.001
	侵袭性	69%	—	—	—		1.0		
病区	成人 ICU	67%	成人 ICU vs. 儿科 ICU	0.94	0.92~0.97	0.000 1	0.49	0.47~0.52	<0.001
	儿科 ICU	71%	成人 ICU vs. 新生儿 ICU	0.83	0.81~0.85	0.000 1	0.58	0.54~0.62	<0.001
	新生儿 ICU	81%	新生儿 ICU vs. 儿科 ICU	0.88	0.85~0.91	0.001	1.0		
班次	早晨	67%	早晨 vs. 下午	1.00	0.99~1.02	0.792 6	0.83	0.81~0.86	<0.001
	下午	67%	早晨 vs. 夜晚	0.92	0.91~0.94	0.000 1	0.79	0.76~0.81	<0.001
	夜晚	72%	下午 vs. 夜晚	0.92	0.91~0.94	0.000 1	1.0		

表 18.14 INICC 医院中不同类型 ICU 的手卫生依从率

	ICU 数(n)	手卫生时机(n)	手卫生依从性(n)	平均手卫生依从率(95% CI)
烧伤	1	1 324	1 176	89%(87~90.5)
心内科	7	16 067	10 729	64%(63.4~64.9)
心外科	3	4 975	3 943	79%(78.1~80.4)
内科	4	8 873	7 150	81%(79.7~81.4)
外科	48	74 683	46 547	62%(62.0~62.7)

	ICU 数 (n)	手卫生时机(n)	手卫生依从性(n)	平均手卫生依从率(95% CI)
新生儿科	9	8 764	7 101	81%(80.2～81.8)
神经外科	6	9 715	7 767	80%(79.1～80.7)
儿科	10	9 081	6 443	71%(70～71.9)
呼吸科	1	413	272	66%(61.1～70.4)
术后	8	8 299	4 963	60%(58.7～60.9)
创伤	1	6 671	5 449	82%(80.7～82.6)
普通病房	1	862	757	88%(85.4～89.9)
合计	99	149 727	101 877	68%(67.8～68.3)

　　研究人员将手卫生时机按医院类别分层分析发现，50 515 次发生在教学医院，40 530 次发生在公立医院，58 682次发生在私立医院。在观察到的手卫生时机中，70%(105 181 个时机)发生在仅接触患者表面之前，27%(40 548 个时机)发生在侵袭性操作前。研究结果表明，接触患者的方式会影响到手卫生的执行：如果仅接触患者表面，手卫生依从性非常低。参与 INICC 项目超过 3 个月的 ICU,医务人员的手卫生依从性得到显著的提升。该研究的平均基线期（观察期）为 3 个月，平均干预期为 23.9 个月。在基线期，接触患者前的手卫生依从率为 48.3%(95% CI=47.6～48.9),干预后，依从性上升至 71.4%(95% CI=71.2～71.6)(RR=1.47;95% CI= 1.45～1.51, P<0.01)。此外，自从开始监督手卫生，这些 ICU 的手卫生依从性逐渐发生了改变（表 18.15）。

表 18.15　INICC 的 ICU 1 年内手卫生依从率的改变情况

从参与 INICC 开始	观察到的手卫生次数	包含 ICU 数	手卫生依从率(95% CI)	调整 OR
前 3 个月（观察期）	11 267	99	48.3%(47.6～49.0)	1.0
第 4～6 个月	7 214	99	61.2%(60.5～61.9)	1.72(1.65～1.81)
第 7～9 个月	5 511	89	67.2%(66.4～67.8)	2.10(1.99～2.2)
第 10～12 个月	4 639	81	69.4%(68.6～70.1)	2.21(2.10～2.33)
第 2 年	8 190	69	71.4%(70.9～71.9)	3.07(2.92～3.23)
第 3 年	5 573	45	69.1%(68.4～69.7)	3.03(2.84～3.22)
第 4～5 年	4 278	32	81.2%(80.1～81.6)	3.3(3.07～3.52)
第 6～7 年	1 120	15	86.0%(85.2～86.8)	2.87(2.57～3.19)
可认为从干预开始，参与的每一年是连续的变量	149 727	99	68%(67.8～68.3)	1.27(1.25～1.28)

注：对比必须在有随访的 ICU 中进行，即由于进行手卫生依从性比较的基线数据为第 3 年的数据，因此仅包含有至少 3 年随访期的医院，此后的时间也继续进行随访。
P<0.001。
ICU,重症监护病房；INICC,国际医院感染控制联盟。

　　最后，在过去的几年里，手卫生相关产品的类型也发生了变化。早期的研究中，最常用的产品为氯己定，尤其在 1999～2002 年,该产品占有率几乎为 80%～100%。从 2002 年开始直到 2008 年,普通肥皂开始兴起，替代了氯己定。2007 年,乙醇手消毒剂只占 5%,而到了 2011 年,上升至 55%,氯己定随之从 2010 年 62% 的占有率下降至 2011 年的 20%（图 18.1）。

　　这个研究纳入的 ICU,患者人群广泛，病种多样，范围遍及三大洲的 19 个国家的 51 个城市，研究者表明，在 ICU 内提供行政支持、供给可及、培训、过程监测、持续的实践效果反馈，能使医务人员的手卫生依从性得到实质的改进[131]。在阿根廷，2 个早期发表的研究结果也表明，INICC 成员医院在应用多维手卫生策略后，有效促进了手卫生依从性[100,105]。

在资源贫乏的国家，ICU 内的器械相关医疗保健相关感染发病率

　　在 2002 年之前，医疗资源贫乏的国家对器械相关医疗保健相关感染（DA-HAI)的研究非常局限，大多数情况下，研究者只报告了入院或者出院者的 DA-HAI 或者他们的每 1 000 住院日感染发病率，而不是每 1 000 器械使用日的感染发病率。这就造成无法明确计算公式中的分母（即器械使用日），从而无法在医院间进行最基本的 DA-HAI 发病率的比较。此外，从长远来看，所报道的 DA-HAI 的发病率用于医院内部的比较，用处也不大（表18.1）。从 2002 年开始，资源贫乏的国家对于每 1 000 器械使用日 DA-HAI 的研究，在数量上有了明显变化。作为 INICC 多维策略的一部分，近期不同的研究中均在国

历年用于手卫生的产品

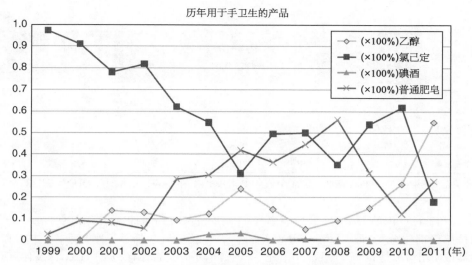

图 18.1　INICC 的 ICU 中历年来用于手卫生的产品

家或者全球的层面上报道了每 1 000 器械使用日 DA-HAI 的发病率。在最近两篇 WHO 的回顾[83,85]中，INICC 的监测方法使 DA-HAI 的发病率得以在资源贫乏国家与高收入国家间进行基准化比较。2002 年以来，资源贫乏国家中涌现了越来越多的包含每 1 000 器械使用日 DA-HAI 发病率的科技论文（表 18.2）。

从现有的文献来看，资源贫乏国家 DA-HAI 造成的明显不良后果包括致死[36,40,47,50,144-146]、住院时间延长[31,36,37,44,47-50,52,53,144-151]、额外住院费用增加[144,145,150]、细菌耐药性增加[44,47,50,52,53,147]等。这些不良后果对资源贫乏国家的影响远大于高收入国家。

DA-HAI 在 ICU 中有较高的发病率，因为重症患者常常同时使用数个侵入性器械，容易发生感染。在 INICC 有关 DA-HAI 的病例报告中，器械使用率与美国 CDC-NNNIS/NHSN 系统报告的 ICU 内的使用率[152,153]相似甚至更低。但是，INICC 研究以及其他研究均[32,153,154]表明，资源贫乏国家的 ICU 中累计平均使用率仍是欧洲 CDC 报道的[155] 2 倍甚至更多，是美国 CDC NHSN 报道[156]的 3 倍。

Allegranzi 等在资源贫乏国家中进行 HAI 地方负担的系统回顾和 meta 分析，得出结论：相对于高收入国家，在中低收入国家中医院感染更容易流行。在重症患者中，DA-HAI 的发病密度是发达国家的 2~19 倍[85]。

在一项有关资源贫乏国家的 CLA-BSI 发病率的综述中，成人和儿童 ICU 内的 CLA-BSI 发病率为 1.6~44.6/1 000 中央导管置管日，在 NICU 中为 2.6~60.0/1 000 中央导管置管日，并与额外死亡率显著相关[18]。

同样的，Arabi 等进行的一项针对 1996~2007 年资源贫乏国家的成人 VAP 的系统回顾发现，总的 VAP 发病率要高于美国 CDC-NHSN 基线发病率，达 10.0~41.7/1 000 机械通气日。研究还发现，VAP 归因死亡率为 16%~94%[157]。

INICC 在国际上有关 DA-HAI 的报道

本部分报道的是 INICC 一项监测研究的结果，时间从 2004 年 1 月至 2009 年 12 月，涵盖 36 个国家的 422 个 ICU，其中拉丁美洲 123 个，亚洲 241 个，非洲 6 个，欧洲 52 个。

为期 6 年的研究中，研究者利用美国 CDC-NHSN 对"DA-HAI"的定义，拿到了 INICC 成员医院 ICU 内 313 008 位住院患者的数据，ICU 床日数总计为 2 194 897 日。数据来源包括 94 所教学医院、75 所公立医院及 46 所私人医院。参与 INICC 项目的医院平均参与时长为 23.9±21.7 月（1~72 个月）。表 18.16 列出了报告中提供数据的 386 个（译者注：原著有误，译者更正）ICU 的情况。

表 18.16　ICU 数量、患者数、住院日数，累计 CLA-DSI 发病率平均值（每 1 000 中央导管日）、CA-UTI 发病率（每 1 000 导尿管留置日）、VAP 发病率（每 1 000 机械通气日）、中央导管使用率、导尿管使用率及呼吸机使用率（以 INICC 成员医院成人和儿科 ICU 类型分类来统计）

ICU 类型	ICU 数量	患者数	住院日数	CLA-BSI 累计平均发病率	CL-DUR 累计平均值	CA-UTI 累计平均发病率	UC-DUR 累计平均值	VAP 累计平均发病率	MV-DUR 累计平均值
内科	42	30 823	151 243	14.7	0.50	6.3	0.65	7.7	0.57
心内科	27	26 704	94 180	6.2	0.57	3.7	0.55	10.8	0.23
外科	138	109 237	944 836	6.8	0.53	7.1	0.56	18.4	0.38
神经内科	4	3 869	22 860	12.9	0.36	14.3	0.85	28.1	0.18
神经外科	25	8 109	47 019	4.6	0.43	6.2	0.75	20.9	0.31
儿科	45	20 905	165 046	10.7	0.38	4.7	0.24	6.5	0.53

ICU 类型	ICU 数量	患者数	住院日数	CLA-BSI 累计平均 发病率	CL-DUR 累计平均值	CA-UTI 累计 平均发病率	UC-DUR 累计平均值	VAP 累计 平均发病率	MV-DUR 累计平均值
呼吸科	18	2 710	39 942	4.9	0.62	9.8	0.53	27.7	0.46
术后监护	50	63 270	382 523	5.0	0.52	5.0	0.45	16.3	0.35
心胸科术后	28	25 130	97 426	1.5	0.69	1.6	0.58	14.9	0.33
创伤	9	4 507	26 201	2.5	0.56	7.2	0.71	40.0	0.47
总计	386	295 264	1 971 276	6.8	0.52	6.3	0.53	15.8	0.39

CLA-BSI,中央导管相关血流感染;CA-UTI,导管相关尿路感染;VAP,呼吸机相关性肺炎;CL,中央导管;UC,导尿管;MV,机械通气;DUR,器械使用率。

成人 ICU、PICU 和 NICU 内的 DA-HAI 发病率和器械使用率(DU)按感染部位分类,即 CLA-BSI、CA-UTI 以及 VAP 的器械使用情况是 DA-HAI 的一个外在危险因素[20,21],同时也是患者疾病严重程度的一个标志,反映了对 DA-HAI 的敏感性(表 18.16)。NICU 内的数据按出生体重分类(表 18.17)。

分析中包含了研究期间各种类型 ICU 内住院患者的粗死亡率,不管是否伴有 DA-HAI,以及伴有 CLA-BSI、CA-UTI 和 VAP 的成人及儿童(表 18.18)的粗额外死亡率,NICU 内的伴有 CLA-BSI 或者 VAP 的新生

儿(表 18.19)的粗额外死亡率。

分析还包括了各种类型 ICU 内住院患者的粗住院时间,不管是否伴有 DA-HAI,以及伴有 CLA-BSI、CA-UTI 和 VAP 的成人及儿童(表 18.18)的粗额外住院时间,NICU 内的伴有 CLA-BSI 或者 VAP 的新生儿(表 18.19)的粗额外住院时间。

2012 年 CLA-BSI、CA-UTI 和 VAP 发病率与 INICC 2006 年、2008 年、2010 年报道的相应数据相比较(表 18.20)。

表 18.17　INICC 成员医院三级 NICU 中 CLA-BSI 发病率(每 1 000 中央导管日)、VAP 发病率(每 1 000机械通气日)、中央导管使用率、呼吸机使用率累计平均值及 95% CI 分布情况

出生体重 分类(kg)	ICU 数量	患者数	住院日数	CLA-BSI 累计 平均发病率	CL-DUR 累计平均值	VAP 累计 平均发病率	MV-DUR 累计平均值
<0.750	9	73	2 716	10.9	0.41	3.1	0.47
0.750~1.000	27	1 163	22 796	13.5	0.40	7.2	0.31
1.001~1.500	30	1 916	40 875	13.7	0.29	8.8	0.13
1.501~2.500	32	5 598	65 358	11.9	0.22	10.1	0.11
>2.500	33	6 670	59 569	10.0	0.18	11.1	0.12
合计	36	15 420	191 314	12.2	0.25	9.0	0.14

NICU,新生儿重症监护病房;CLA-BSI,中央导管相关血流感染;VAP,呼吸机相关性肺炎;CL,中央导管;MV,机械通气;DUR,器械使用率。

表 18.18　成人及儿科 ICU 粗死亡率、住院时间、伴有 DA-HAI 的患者粗额外住院时间累计平均值及 95% CI 分布情况

	患者人数	住院总日数	累计平均住院日	死亡人数	累计粗死亡率(%)
不伴有 DA-HAI 患者	119 501	746 251	6.2	11 908	10.0
伴有 CLA-BSI 患者	1 679	28 709	17.1	414	24.7
伴有 CA-UTI 感染患者	1 677	30 982	18.5	290	17.3
伴有 VAP 患者	5 020	90 146	18.0	1 265	25.2

CI,置信区间;ICU,重症监护病房;DA-HAI,器械相关医疗保健相关感染;CA-UTI,导管相关尿路感染;CLA-BSI,中央导管相关血流感染;VAP,呼吸机相关性肺炎。

表 18.19　INICC 成员医院 NICU 中新生儿所有体重组总计粗死亡率、住院时间、伴有 DA-HAI 的患者粗额外住院时间分布情况

	患者人数	住院总日数	合并平均住院日	死亡人数	合并粗死亡率(%)
不伴有 DA-HAI 新生儿	5 910	537	9.1	537	9.1
伴有 CLA-BSI 新生儿	204	72	35.3	72	35.3
伴有 VAP 新生儿	175	42	24.0	42	24.0

CI,置信区间;NICU,新生儿重症监护病房;DA-HAI,器械相关医疗保健相关感染;CLA-BSI,中央导管相关血流感染;VAP,呼吸机相关性肺炎。

表 18.20　INICC 2006 年、2008 年、2010 年报道的 ICU 内每 1 000 器械使用日 DA‑HAI 的发病率

	INICC 2002～2005 年累计平均值(95% CI)(发表于 2006 年)[32]	INICC 2002～2007 年累计平均值(95% CI)(发表于 2008 年)[33]	INICC 2003～2008 年累计平均值(95% CI)(发表于 2010 年)[34]	INICC 2004～2009 年累计平均值(95% CI)(发表于 2012 年)[35]
国家数量	8	18	25	36
城市数量	28	48	75	113
ICU 数量	55	98	173	422
医院数量	46	71	114	215
患者数量	21 069	43 114	155 358	313 008
患者住院日数	137 740	272 279	923 624	2 194 897
DA‑HAI 发生人数	3 095	5 446	13 291	26 593
CLA‑BSI 发生人数	930	1 820	4 241	7 603
VAP 发生人数	1 277	2 314	5 660	12 395
CA‑UTI 发生人数	888	1 312	3 390	6 595
参与成员	阿根廷、巴西、哥伦比亚、印度、墨西哥、摩洛哥、秘鲁和土耳其	阿根廷、巴西、智利、哥伦比亚、哥斯达黎加、古巴、印度、科索沃、黎巴嫩、马其顿、墨西哥、摩洛哥、尼日利亚、秘鲁、菲律宾、萨尔瓦多、土耳其和乌拉圭	阿根廷、巴西、中国、哥伦比亚、哥斯达黎加、古巴、希腊、印度、约旦、科索沃、黎巴嫩、立陶宛、马其顿、墨西哥、摩洛哥、巴基斯坦、巴拿马、秘鲁、菲律宾、萨尔瓦多、泰国、突尼斯、土耳其、委内瑞拉和乌拉圭	阿根廷、巴西、保加利亚、中国、哥伦比亚、哥斯达黎加、古巴、多米尼加共和国、厄瓜多尔、埃及、希腊、印度、约旦、科索沃、黎巴嫩、立陶宛、马其顿、马来西亚、墨西哥、摩洛哥、巴基斯坦、巴拿马、秘鲁、菲律宾、波多黎各、萨尔瓦多、沙特阿拉伯、新加坡、斯里兰卡、苏丹、泰国、突尼斯、土耳其、委内瑞拉、越南和乌拉圭
CLA‑BSI 发病率				
累计	12.5(11.7～13.3)	9.2(8.8～9.7)	7.6(7.4～7.9)	6.8(6.7～7.0)
心内科 ICU	—	9.9(8.7～11.3)	8.5(7.5～9.7)	6.2(5.6～6.9)
外科 ICU	—	8.9(8.4～9.4)	7.4(7.2～7.7)	6.8(6.6～7.1)
儿科 ICU	—	6.9(5.6～8.3)	7.8(7.1～8.5)	4.6(3.7～5.6)
NICU(1 501～2 500 g)		15.2(10.3～21.5)	13.9(12.4～15.6)	11.9(10.2～13.9)
CA‑UTI 发病率				
累计	8.9(8.3～9.5)	6.5(6.1～6.9)	6.3(6.0～6.5)	6.3(6.2～6.5)
心内科 ICU	—	6.4(5.3～7.7)	4.4(3.5～5.3)	3.7(3.2～4.3)
外科 ICU	—	6.6(6.2～7.0)	6.1(5.9～6.4)	7.1(6.9～7.4)
儿科 ICU	—	4.0(2.4～6.2)	4.4(3.6～5.4)	4.7(4.1～5.5)
VAP 发病率				
累计	24.1(22.8～25.5)	19.5(18.7～20.3)	13.6(13.3～14.0)	15.8(15.5～16.1)
心内科 ICU		20.2(17.0～23.9)	14.9(12.4～17.9)	10.8(9.5～12.3)
外科 ICU		19.8(14.2～27.1)	14.7(14.2～15.2)	18.4(17.9～18.8)
儿科 ICU		7.9(6.0～10.1)	5.5(4.9～6.0)	6.5(5.9～7.1)
NICU(1 501～2 500 g)		6.68(3.0～12.7)	9.50(7.9～11.3)	10.1(7.9～12.8)

ICU,重症监护病房;DA‑HAI,器械相关医疗保健相关感染;INICC,国际医院感染控制联盟;CA‑UTI,导管相关尿路感染;CLA‑BSI,中央导管相关血流感染;VAP,呼吸机相关性肺炎。

2012 年 INICC 的 CLA‑BSI、CA‑UTI 以及 VAP 总发病率[164]与美国 CDC‑NHSH 的 ICU 感染发病率[158]进行了比较。尽管 INICC 与 CDC 的参与者中器械使用情况相似,但 INICC 医院的 ICU 中 DA‑HAI 发病率明显高于 CDC 相关报道:INICC 的 ICU 中 CLA‑BSI 发病率累计为 6.8/1 000 中央导管日,几乎是 CDC‑NHSN 报道的 3 倍(CDC 的 ICU 为 2.0/1 000 中央导管日)。同样,VAP 总的发病率也很高,为 15.8 vs. 3.3/1 000 器械通气日,CA‑UTI 发病率为 6.3 vs. 3.3/1 000 导尿管留置日,见表 18.21。

表 18.22 列出了成人 ICU、PICU 以及 NICU 内伴有 DA‑HAI 的患者所分离出的病原菌耐药情况。显然,INICC 成员的 ICU 中,所分离出的铜绿假单胞菌对亚胺培南的耐药率、肺炎克雷伯菌对头孢他啶的耐药率、大肠埃希菌对头孢他啶的耐药率、金黄色葡萄球菌对甲氧西林的耐药率仍然较美国 CDC 所报道的高,依次为 47.2% vs. 23.0%、76.3% vs. 27.1%、66.7% vs. 8.1%、84.4% vs. 56.8%。未调整的粗额外死亡率为 7.3%(CA‑UTI)～15.2%(VAP),见表 18.23。

表 18.21　INICC 与美国 NHSN 的 ICU 中 DA–HAI 发病率比较(每 1 000 器械使用日)

	2004~2009 年 INICC DA–HAI 发病率累计平均值(95% CI)	2006~2009 年美国 NHSN DA–HAI 发病率累计平均值(95% CI)
心内科 ICU		
CLA–BSI	6.2(5.6~6.9)	2.0(1.8~2.1)
CA–UTI	3.7(3.2~4.3)	4.8(4.6~5.1)
VAP	10.8(9.5~12.3)	2.1(1.9~2.3)
外科 ICU		
CLA–BSI	6.8(6.6~7.1)	1.5(1.4~1.6)
CA–UTI	7.1(6.9~7.4)	3.1(3.0~3.3)
VAP	18.4(17.9~18.8)	1.9(1.8~2.1)
儿科 ICU		
CLA–BSI	4.6(3.7~5.6)	3.0(2.7~3.1)
CA–UTI	4.7(4.1~5.5)	4.2(3.8~4.7)
VAP	6.5(5.9~7.1)	1.8(1.6~2.1)
NICU		
CLA–BSI	11.9(10.2~13.9)	1.5(1.2~1.9)
VAP	10.1(7.9~12.8)	0.8(0.04~1.5)

CI,置信区间;ICU,重症监护病房;DA–HAI,器械相关医疗保健相关感染;INICC,国际医院感染控制联盟;NHSN,国家医疗安全网;CA–UTI,导管相关尿路感染;CLA–BSI,中央导管相关血流感染;VAP,呼吸机相关性肺炎。

表 18.22　INICC 的 ICU 中抗菌药物耐药率

病原菌 抗菌药物	测试的病原 菌数累计 (CLA–BSI)	耐药率 (%) (CLA–BSI)	测试的病原 菌数累计 (VAP)	耐药率 (%) (VAP)	测试的病 原菌数累计 (CA–UTI)	耐药率 (%) (CA–UTI)
金黄色葡萄球菌						
苯唑西林	646	84.4	634	73.2	42	71.4
粪肠球菌						
万古霉素	98	5.1	18	11.1	59	5.1
铜绿假单胞菌						
氟喹诺酮类	285	42.1	997	46.2	148	50.7
哌拉西林/哌拉西林-他唑巴坦	589	36.2	1 789	40.2	254	41.7
阿米卡星	278	27.7	1 008	28.3	127	29.9
亚胺培南/美罗培南	517	47.2	1 777	42.7	255	36.5
头孢吡肟	2	100.0	8	37.5	2	50.0
肺炎克雷伯菌						
头孢曲松/头孢他啶	447	76.3	662	68.9	194	72.2
亚胺培南、美罗培南或厄他培南	508	7.9	688	7.0	237	7.2
鲍曼不动杆菌						
亚胺培南/美罗培南	667	55.3	1 466	66.3	113	52.2
大肠埃希菌						
头孢曲松/头孢他啶	171	66.7	323	67.5	320	49.7
亚胺培南、美罗培南或厄他培南	182	4.4	360	4.2	326	5.5
氟喹诺酮类	133	53.4	164	54.9	211	32.2

氟喹诺酮类,包括环丙沙星、左氧氟沙星、莫西沙星或氧氟沙星。

表 18.23　来自 INICC 和 NHSN 的 ICU 内病原菌耐药率比较

病原菌 抗菌药物	2004～2009 年 INICC 耐药率(%) (CLA‐BSI)	2006～2007 年 美国 NHSN 耐药率(%) (CLA‐BSI)
金黄色葡萄球菌		
苯唑西林	84.4	56.8
粪肠球菌		
万古霉素	5.1	78.9
铜绿假单胞菌		
氟喹诺酮类	42.1	30.5
哌拉西林/哌拉西林‐他唑巴坦	36.2	20.2
阿米卡星	27.7	4.3
亚胺培南/美罗培南	47.2	23.0
头孢吡肟	100.0	12.6
肺炎克雷伯菌		
头孢曲松/头孢他啶	76.3	27.1
亚胺培南、美罗培南或厄他培南	7.9	10.8
鲍曼不动杆菌		
亚胺培南/美罗培南	55.3	29.2
大肠埃希菌		
头孢曲松/头孢他啶	66.7	8.1
亚胺培南、美罗培南或厄他培南	4.4	0.9
氟喹诺酮类	53.4	30.8

氟喹诺酮类,包括环丙沙星、左氧氟沙星、莫西沙星或氧氟沙星。

新生儿重症监护病房内的 DA‐HAI

在发展中国家,大部分的新生儿会在家里接生[159],而大部分分娩的母亲并无分娩的相关技能。妊娠期有问题的女性,需要专业的产前检查。然而此类产检常常使孕妇暴露于不清洁的产前操作中,从而增加了新生儿以及母亲的院内感染风险。ICU 内有着比其他病区更好的设备和医务人员,所以在 ICU 内提供的照护是最好的。在资源贫乏国家,极少见有关新生儿重症监护病房(NICU)内患者 DA‐HAI 的发生率或相关死亡率的数据。

在资源贫乏国家,新生儿感染导致的死亡人数每年约为 160 万,占所有新生儿死亡人数的 40%[160]。新生儿死亡占到了全球儿童死亡率负担的 1/3[161]。在全球最贫困的国家中,新生儿死亡率(出生后 28 日内死亡)高达40～50/1 000 活产儿。感染是资源贫乏国家新生儿死亡的主要原因。每年有 400 万新生儿在出生 28 日内死亡。事实上,5 岁以下儿童的死亡,超过 1/3 发生在新生儿期,且大部分发生在出生后 5 日内[159]。据估计,约有 160 万的新生儿死于社区获得性感染或 HAI[162-164]。

从工业化国家和最贫困国家的最贫困阶层产妇和新生儿的死亡率差别可看出世界上健康方面的最大差异[165]。2000 年 9 月,几乎所有的国家都接受了致力于改善全球贫困状况和促进健康的"千年宣言"[166]。189 个国家签署了千年发展目标(MDG),承诺在 2015 年之前完成其所包含的 8 个项目,其中第四条指出 5 岁以下儿童死亡率下降 2/3[166]。

NICU 患者中 DA‐HAI 的发生率,到底与医院的类型(教学医院、公立医院或私人医院)相关还是与经济水平[根据世界银行从经济角度(低收入、中低收入、中高收入)的分类]相关,这一问题仍未得到解决[19]。最近的一项研究中,Rosenthal 等[167]研究了 15 个资源贫乏国家医院中 30 个 NICU 的患者,评估了经济水平对 DA‐HAI 的影响。

此研究中,利用美国 CDC‐NHSN 对 DA‐HAI 的定义,收集了从 2003 年 9 月到 2010 年 2 月参与医院所有 ICU 中 DA‐HAI 的发病率[20,23]。在每家医院均收集了分子数据(即 DA‐HAI 患者数)和分母数据(即器械使用日和患者住院日)。采用前瞻性的方法,收集了在 NICU 住院超过 24 h 的所有患者数据[32-35]。如前所述,对于上报的 HAI 患者,INICC 有一套判定和验证的程序[32-35]。器械使用率由器械使用日数除以总住院日数计算得出。根据 2011 年人均国民总收入,按照世界银行的四个经济收入等级确定国家的类型。利用世界银行图谱法计算出经济群体:低收入(≤1 025 美元)、中低收入(1 026～4 035 美元)、中高收入(4 036～12 475 美元)和高收入(高于 12 476 美元)[19,168]。而在这个研究中,使用的是国家社会经济学水平(如低收入国家、中低收入国家或中高收入国家)分类或医院类型分类。

研究期间,数据来自拉丁美洲、亚洲和欧洲的 15 个国家(即阿根廷、巴西、哥伦比亚、多米尼加共和国、印度、约旦、马来西亚、墨西哥、摩洛哥、秘鲁、菲律宾、萨尔瓦多、泰国、突尼斯和土耳其)的 30 个 NICU(30 所医院)。这些上报数据的国家已纳入 INICC 监测系统平均 12.9±13.0(范围:1～70)个月。30 个上报数据的 NICU,4 个(13%)来自低收入国家,14 个(47%)来自中低收入国家,12 个(40%)来自中高收入国家;14 个(47%)属于教学医院,11 个(37%)属于私人医院,5 个(17%)属于公立医院。4 所上报数据的低收入国家医院中 3 所(75%)属于私人医院。

INICC 数据与美国 CDC‐NHSN 的相比,INICC 中 VAP 占 DA‐HAI 的近 1/3,而 CDC‐NHSN 中占近 1/5;INICC 中 CLA‐BSI 占 DA‐HAI 的近 70%,NHSN 中占近 80%。在 INICC 中,置管日最长的属中央导管(61%),其次是机械通气(39.1%)。比较 INICC 和 CDC‐NHSN 的 NICU 中央导管 DUR(CL‐DUR),两者相近(0.25 vs. 0.24),而机械通气 DUR(MV‐DUR)前者比后者低(0.16 vs. 0.21)。尽管 INICC 医院中 NICU 的 DUR 与 CDC‐NHSN 的相近或略低,但是 CLA‐BSI 和 VAP 的发病率均显著高于后者(两种情况下,$P<0.001$)。

接下来,通过医院类型和社会经济学水平对 NICU 的 CLA‐BSI 发病率及 CL‐DUR 进行检验。根据美国 CDC 医院感染诊断标准,CLA‐BSI 病例会以实验室确诊的 BSI(LC‐BSI)或临床脓毒症(CSEP)两种诊断上报。教学医院或私人医院以 LC‐BSI 上报的情况比公立医院更普遍(56% vs. 73% vs. 26%)。虽然私人医院 NICU 的 CLA‐BSI 发病率比教学医院低[10.8 vs. 14.3 每

1 000 置管日（$P<0.03$）］，但公立医院与教学医院之间则无差别［14.6 vs. 14.3 例每 1 000 置管日（$P<0.86$）］。公立医院 CL－DUR 发病率比教学医院或私人医院都要高（0.50 vs. 0.28，$P<0.001$；或 0.50 vs. 0.15，$P<0.001$）。NICU CLA－BSI 发病率经社会经济学水平检验，低收入国家高于中低收入国家或中高收入国家［37.0 vs. 11.9 例每 1 000 置管日（$P<0.01$），vs. 17.6（$P<0.05$）］。CL－DUR 在低收入国家医院较低，在中低收入或中高收入国家则较高（0.11 vs. 0.26，$P<0.001$；vs. 0.25，$P<0.001$）。

通过医院类型和国家社会经济学水平对 VAP 发病率和 MV－DUR 进行检验后发现，公立医院 MV－DUR 高于私人或教学医院（0.33 vs. 0.14，$P<0.001$，或 0.33 vs. 0.16，$P<0.001$）。教学医院 NICU 的 VAP 发病率高于私人或公立医院［13.2 vs. 2.4 例每 1 000 机械通气日（$P<0.001$）；vs. 4.9（$P<0.001$）］。中高收入国家 NICU 的 MV－DUR 高于低收入或中低收入国家（0.21 vs. 0.14，$P<0.001$；或 0.21 vs. 0.14，$P<0.001$）。中低收入国家 NICU 的 VAP 发病率高于低收入国家［11.8 vs. 3.8 例每 1 000 机械通气日（$P<0.001$）］；低收入和中高收入国家间则无差别［3.8 vs. 6.7 例每 1 000 机械通气日（$P=0.57$）］。

进而，笔者将 CLA－BSI 和 VAP 发病率及 DUR 按新生儿出生体重进行分层分析。<750 g 出生体重组 CL－DUR 最高。750～1 000 g 出生体重组 CLA－BSI 发病率高于$>2 500$ g 出生体重组［17.4 vs. 10.2 每 1 000 置管日 CLA－BSI 发病例数（$P<0.001$）］。$>2 500$ g 出生体重组的 MV－DUR 高于<750 g 出生体重组［11.4 vs. 4.9 每 1 000 置管日 CLA－BSI 发病例数（$P=0.012 5$）］。

死亡率方面，不伴有 DA－HAI 患者的总体粗死亡率为 9.4%，不同类型医院 NICU 中不伴有 DA－HAI 患者的死亡率从 5.8%（私人医院）到 12.5%（教学和公立医院）不等（$P=0.001$）。因 CLA－BSI 造成的 DA－HAI 相关死亡率为 37.1%，额外粗死亡率为 27.7%。因 CLA－BSI 粗死亡率或额外死亡率在教学医院和公立医院有差别，所以计算的是累计发病率。教学医院和公立医院因 CLA－BSI 造成的粗额外死亡率与私立医院有差异（25.3 vs. 10.9，$P=0.148 7$）。因 VAP 造成的 DA－HAI 相关死亡率为 27.3%，额外粗死亡率为 17.9%。教学医院和公立医院因 VAP 造成的粗额外死亡率与私立医院亦有所差别（15.2 vs. 0，$P=0.456 4$）。

有趣的是，教学医院和公立医院不伴有 DA－HAI 患者的住院时间（日）与私立医院不同（11.4 vs. 11.8）。有 CLA－BSI 患者的额外住院时间（日）在教学医院和公立医院间也有区别（29.8 vs. 32.9），与它们相比，私立医院略低，为 21.1 日。教学医院和公立医院有 VAP 患者的额外住院时间（日）比私立医院要长（25.6 vs. 10.2，$P<0.01$）。

通过过程监测，笔者报道私人医院中医务人员手卫生依从率高于公立医院或教学医院［75.2% vs. 65.0%（$P<0.005$）；vs. 60.8%（$P<0.002$）］，三种类型医院中医务人员总体手卫生依从率为 65.7%。

儿科重症监护病房（PICU）的 DA－HAI 情况

与拥有 NICU 的医院情况相似，关于国家社会经济水平与 PICU 的 DA－HAI 发病率之间关系或医院类型（即公立医院、教学医院或私人医院）与其关系的数据有限。Rosenthal 等[169]在最近开展的一项研究中，评估了社会经济水平或医院类型是否会对经济资源贫乏医院 PICU 的 DA－HAI 发病率产生影响。该项研究在 16 个国家（即阿根廷、巴西、哥伦比亚、埃及、萨尔瓦多、印度、约旦、立陶宛、马来西亚、墨西哥、秘鲁、菲律宾、斯里兰卡、泰国、突尼斯和土耳其）的 32 所医院的 33 个 PICU 开展，时限为 2004 年 1 月至 2009 年 12 月。入选的 PICU 已纳入 INICC 监测系统平均 28.9 ± 24.7（范围：1～67）个月。32 所医院中的 16 所（50%）为教学医院，12 所（38%）为私人医院，4 所（13%）为公立医院。4 所上报数据的低收入国家医院中 3 所（75%）为私人医院。

研究期间，置管日最长的是机械通气日（46%），第二是中央导管置管日（36.7%），第三是导尿管留置日（17.2%）。在 INICC 研究的 PICU 中机械通气使用率为 0.58，CDC－NHSN 的为 0.42。INICC 的 PICU 中央导管使用率为 0.46，CDC 的则为 0.48。INICC 的 PICU 导尿管使用率为 0.22，低于 CDC 的 0.29。

CLA－BSI 是 DA－HAI 中构成比最高的，这一点在美国 CDC－NHSN 和 INICC 的监测数据上都是相似的（INICC 46.4% vs. NHSN 57.2%）。然而，在 NHSN 中，排名第二的是 CA－UTI（23.2%），INICC 中则是 VAP（42.8%），第三才是 CA－UTI（10.8%）。INICC 成员医院的 CLA－BSI 和 VAP 发病率显著高于 CDC－NHSN 医院，但 CA－UTI 的发病率两者相近。

笔者研究发现 PICU 总体 CLA－BSI 发病率为 8.1/1 000 中央导管日。公立医院 PICU 患者的 CLA－BSI 发病率与教学医院或私人医院的相近（8.4 vs. 8.2，$P=0.83$；8.4 vs. 7.3，$P=0.42$）。INICC 医院 PICU 患者总体置管累计平均 DUR 为 0.46，与美国 CDC－NHSN 的接近。其公立医院 PICU 的 CL－DUR 高于教学医院或私人医院（0.60 vs. 0.56，$P=0.001$；或 0.60 vs. 0.21，$P=0.001$），平均中央导管置管日在公立医院也同样比教学医院或私人医院高。INICC 医院 PICU 的 CLA－BSI 发病率经社会经济学水平调整后，笔者发现中低收入国家的发病率显著高于中高收入或低收入国家（12.2 vs. 7.0，$P=0.001$ 或 12.2 vs. 5.5，$P=0.023$）。低收入国家医院 PICU 的 CL－DUR 偏低，中低收入或中高收入国家的显著偏高（0.23 vs. 0.50，$P=0.001$，或 0.23 vs. 0.47，$P=0.001$）。

接下来，笔者评估了 INICC 医院 PICU 导尿管的使用率和 CA－UTI 发病率。他们发现尽管教学医院的导尿管 DUR 高于私人医院或公立医院（0.36 vs. 0.16，

$P=0.001$ 或 0.36 vs. 0.10，$P=0.001$），但是，公立医院 CA‐UTI 发病率与教学或私人医院的相似（5.2 vs. 4.2 例/1 000 导尿管留置日，$P=0.41$，或 5.2 vs. 3.0 例/1 000导尿管留置日，$P=0.19$）。公立医院 PICU 导尿管平均留置时间略长于其他两种类型的医院。三种社会经济水平国家的医院 PICU 导尿管 DUR 是相近的（范围：0.2～0.3），只是在中低收入国家的医院人均导尿管留置日要高于其他两种社会经济水平的国家。然而，中低收入国家医院 PICU 的 CA‐UTI 发病率却显著高于中高收入或低收入国家（5.9 vs. 3.7，$P=0.01$，或 5.9 vs. 0.6，$P=0.004$）。

接着，笔者检视了 INICC 医院 PICU 的 VAP 发病率和机械通气率，发现私人医院的机械通气 DUR 低于公立医院或教学医院（0.43 vs. 0.63，$P=0.001$，或 0.43 vs. 0.67，$P=0.001$），但是公立医院的平均呼吸机插管日却长于其他种类型的医院。教学医院 PICU 的 VAP 发病率高于公立医院或私人医院（8.3 vs. 4.7 /1 000 呼吸机插管日，$P=0.001$，或 8.3 vs. 3.5 /1 000 呼吸机插管日，$P=0.001$）。笔者将 VAP 通过社会经济学水平调整后发现，中低收入国家和中高收入国家医院中，DUR 和平均机械通气日高于低收入国家（0.59 vs. 0.60，$P=0.001$，或 0.59 vs. 0.31，$P=0.001$），且中低收入国家 VAP 发病率要高于其他两种社会经济水平的国家（9.0 vs. 5.4 /1 000 呼吸机插管日，$P=0.001$，或 9.0 vs. 0.5 /1 000 呼吸机插管日，$P=0.001$）。

笔者分析，低收入国家 PICU 的 VAP、CLA‐BSI 和 CA‐UTI 发病率在三种社会经济水平的国家中均最低的

原因，与一个不争的事实有关，即 4 个上报数据的低收入国家医院的 PICU 有 3 个来自私人医院，它们均有完善的 DA‐HAI 预防控制项目。

就死亡率而言，INICC 医院 PICU 不伴有 DA‐HAI 患者的总体粗死亡率为 9.3%。与 DA‐HAI 相关的死亡率具体为：VAP 32.3%，CLA‐BSI 25.0%，CA‐UTI 25.0%。额外粗死亡率则分别为：VAP 23.0%，CLA‐BSI 16.9%，CA‐UTI 15.7%。按医院类型检验，PICU 不伴有 DA‐HAI 患者的总体粗死亡率为 7.9%（私人医院或公立医院）～10.6%（教学医院）。教学医院 PICU 患者 CLA‐BSI 的粗死亡率与公立医院和私人医院间无差别（31.5% vs. 17.6%，$P=0.216$）。虽然公立医院和私人医院 PICU 患者 CA‐UTI 和 VAP 的粗额外死亡率比教学医院的高，但是笔者也强调，必须考虑到这两种类型的医院 PICU 罹患此两种 DA‐HAI 的患者数量也是较少的。

最后，通过过程监测，笔者发现公立医院的医务人员手卫生依从率高于教学医院或私人医院（65.2% vs. 54.8%，$P<0.01$；或 65.2% vs. 13.3%，$P<0.03$）。

资源贫乏医院手术部位感染(SSI)情况

WHO 最近的一篇系统回顾和 meta 分析显示资源贫乏国家的 SSI 发病率远高于发达国家，其手术操作感染发病率为 1.2%～23.6%（表 18.24）。然而，这些资源贫乏国家上报的数据并未按照手术操作类别进行分层分析，部分国家的统计数据中根据切口的污染程度进行了分层分析。

表 18.24 世界银行从经济学角度定义的低收入、中低收入和中高收入国家医院上报的手术部位感染率

国家或地区	患者数量	累计手术部位感染率(%)	清洁切口感染率(%)	清洁污染切口感染率(%)	污染切口感染率(%)	污秽切口感染率(%)	年份	参考文献
非洲(撒哈拉以南地区)	76	23.6	14.3	19.3	27.3	60	2009	281
巴西	332	23.6	—	—	—	—	2004	282
巴西	163	11	—	—	—	—	2006	283
巴西	609	24.5	—	—	—	—	2006	284
哥伦比亚	33 027	2.6	1.28	3.9	15.4	38.4	2003	285
格鲁吉亚(共和国)	872	14.6	—	—	—	—	2007	286
吉尔吉斯斯坦	—	20.2	—	—	—	—	1997	287
印度	615	18.86	—	—	—	—	2003	288
摩洛哥	310	5.2	—	—	—	—	2005	289
俄罗斯	1 453	9.5	—	—	—	—	2007	290
泰国	15 319	2.7	1.3	1.5	5.1	9.7	1995	291
泰国	18 456	9.1	—	—	—	—	2005	292
尼日利亚	144(腹部手术)	17.4(腹部手术)	—	—	—	—	2011	293
坦桑尼亚	—	26.0	—	—	—	—	2011	294
布基纳法索	681	23.4	—	—	—	—	2011	295
坦桑尼亚	—	19.4	—	—	—	—	2011	296

续 表

国家或地区	患者数量	累计手术部位感染率(%)	清洁切口感染率(%)	清洁污染切口感染率(%)	污染切口感染率(%)	污秽切口感染率(%)	年份	参考文献
巴西	—	10.3	8.3	—	—	—	2010	297
巴西	258	—	—	38.8 (头部和颈部手术)	—	—	2008	298
土耳其	503	6.2	—	—	—	—	2005	299
泰国	17 869	1.4	—	—	—	—	2009	300
泰国	2 139 (阑尾切除术)	1.2 (阑尾切除术)	—	—	—	—	2009	300
巴西	609 (消化道手术)	24.5 (消化道手术)	—	—	—	—	2006	284
埃塞俄比亚	770	11.4	—	—	—	—	2012	301
科特迪瓦	318	13.2	—	—	—	—	2009	302
尼泊尔	507	7.3	—	—	—	—	2008	303
坦桑尼亚	—	24.0	—	—	—	—	2006	304
玻利维亚	—	12	—	—	—	—	2003	305
巴基斯坦	460	13	5.3	12.4	36.3	40.0	2008	306
科索沃	253	12	—	—	—	—	2008	307

INICC 手术部位感染数据

最近 INICC 在来自亚洲、欧洲和拉丁美洲的 30 个国家开展了一项研究并公开发表,其 SSI 发病率按美国 CDC - NHSN 31 个手术操作类别进行了分层分析并提供了相应的百分比[170]。

INICC 报道的按手术操作分类的 SSI 发病率数据其收集期限为 2005 年 1 月至 2010 年 12 月(表 18.25)。来源于 30 个国家(即阿根廷、巴西、哥伦比亚、古巴、多米尼加共和国、埃及、希腊、印度、科索沃、黎巴嫩、立陶宛、马

其顿、马来西亚、墨西哥、摩洛哥、巴基斯坦、巴拿马、秘鲁、菲律宾、波兰、萨尔瓦多、沙特阿拉伯、塞尔维亚、新加坡、斯洛伐克、苏丹、泰国、土耳其、乌拉圭和越南)66 个城市的共计 82 所医院。这些医院类别构成比为:教学医院 55%,公立医院 20%,私人医院 21%。数据共计采集 260 973 例手术操作,其中包括 CDC - NHSN 医院感染诊断标准定义的 7 523 例手术部位感染病例,且通过手术操作类别(含 31 类操作)进行分层分析[20]。SSI 监测数据由医院感控专业人员在患者手术操作结束后追踪采集。

表 18.25 2005～2010 年 INICC 成员医院的手术部位感染情况。INICC 成员医院手术部位感染(SSI)发病率与美国 NHSN 医院的比较

手术类别代码缩写	手术操作名称	INICC 2005～2010 年 SSI 发病率	CDC - NHSN 2006～2008 年 SSI 发病率(累计风险分类)	相对危险度	95% CI	P
1. AAA	副主动脉瘤修复术	7.7%	3.2%	2.41	0.33～17.40	0.366 8
2. AMP	截肢术	2.7%	2.3%	1.18	0.80～1.74	0.409 9
3. APPY	阑尾手术	2.9%	1.4%	2.05	1.61～2.59	0.000 1
4. BILI	胆管、肝或胰腺手术	9.2%	9.9%	0.93	0.70～1.22	0.594 5
5. BRST	乳房手术	1.7%	2.3%	0.77	0.55～1.06	0.111 1
6. CBGB	冠状动脉旁路移植术	4.5%	2.9%	1.52	1.44～1.61	0.000 1
7. CARD	心脏手术	5.6%	1.3%	4.32	3.81～4.88	0.000 1
8. CHOL	胆囊手术	2.5%	0.6%	3.94	3.10～5.01	0.000 1
9. COLO	结肠手术	9.4%	5.6%	1.69	1.52～1.87	0.000 1
10. CRAN	开颅术	4.4%	2.6%	1.69	1.46～1.96	0.000 1
11. CSEC	剖宫产术	0.7%	1.8%	0.39	0.34～0.43	0.000 1
12. FUSN	脊柱融合术	3.2%	1.5%	2.10	1.48～3.00	0.000 1
13. FX	骨折切开复位术	4.2%	1.7%	2.44	2.02～2.93	0.000 1
14. GAST	胃手术	5.5%	2.3%	2.41	1.82～3.19	0.000 1
15. HER	疝修补术	1.8%	2.3%	0.78	0.63～0.96	0.019 7

手术类别 代码缩写	手术操作 名称	INICC 2005～2010 年 SSI 发病率	CDC－NHSN 2006～ 2008 年 SSI 发病率 （累计风险分类）	相对危险度	95% CI	P
16. HPRO	髋关节假体置换术	2.6%	1.3%	2.06	1.80～2.37	0.000 1
17. HYST	经腹子宫切除术	2.7%	1.6%	1.66	1.36～2.03	0.000 1
18. KPRO	膝关节置换术	1.6%	0.9%	1.84	1.56～2.18	0.000 1
19. LAM	椎板切除术	1.7%	1.0%	1.67	1.33～2.09	0.000 1
20. NECK	颈部手术	3.7%	3.5%	1.07	0.60～1.91	0.811 6
21. NEPH	肾脏手术	3.1%	1.5%	2.12	1.07～4.18	0.026 7
22. PRST	前列腺手术	2.1%	1.2%	1.82	0.97～3.43	0.059 8
23. PVBY	周围血管旁路手术	2.5%	6.7%	0.37	0.28～0.49	0.000 1
24. REC	直肠手术	2.3%	7.4%	0.32	0.16～0.63	0.000 5
25. SB	小肠手术	5.5%	6.1%	0.91	0.72～1.14	0.393 7
26. SPLE	脾脏手术	5.6%	2.3%	2.39	0.93～6.06	0.060 6
27. THOR	胸外科手术	6.1%	1.1%	5.50	3.59～8.44	0.000 1
28. THYR	甲状腺和/或甲状旁腺手术	0.3%	0.3%	1.27	0.13～12.19	0.836 6
29. VHYS	经阴道子宫切除术	2.0%	0.9%	2.24	1.52～3.28	0.000 2
30. VSHN	脑室分流术	12.9%	5.6%	2.30	1.96～2.69	0.000 1
31. XLAP	腹部探查术	4.1%	2.0%	2.05	1.64～2.55	0.000 1
ALL 总计		2.9%	2.0%	1.45		

CDC－NNISS 2014 年年报。

根据美国 CDC－NSHN 手术操作按类别分类，包含以下 31 个类别：副主动脉瘤修复术（AAA）；截肢术（AMP）；阑尾手术（APPY）；胆管、肝或胰腺手术（BILI）；乳房手术（BRST）；冠状动脉旁路移植术（CBGB）；心脏手术（CARD）；胆囊手术（CHOL）；结肠手术（COLO）；开颅术（CRAN）；剖宫产术（CSEC）；脊柱融合术（FUSN）；骨折切开复位术（FX）；胃手术（GAST）；疝修补术（HER）；髋关节假体置换术（HPRO）；经腹子宫切除术（HYST）；膝关节置换术（KPRO）；椎板切除术（LAM）；颈部手术（NECK）；肾脏手术（NEPH）；前列腺手术（PRST）；周围血管旁路手术（PVBY）；直肠手术（REC）；小肠手术（SB）；脾脏手术（SPLE）；胸外科手术（THOR）；甲状腺和/或甲状旁腺手术（THYR）；经阴道子宫切除术（VHYS）；脑室分流术（VSHN）；腹部探查术（XLAP）[20]。

按手术操作类别统计，SSI 发病率最高的三类是脑室分流术（12.9%），结肠手术（9.4%），胆管、肝或胰腺手术（9.2%）；最低的两类是剖宫产手术（0.7%）、甲状腺和/或甲状旁腺手术（0.3%）。

报道还将 2006～2008 年 WHO－INICC 和美国 CDC－NHSN 的 SSI 发病率数据进行了比较[171]。因美国 CDC－NHSN 数据未按风险类别进行分层分析，所以笔者为了获取平均 SSI 发病率并与 INICC 的比较，将其 2007～2009 年报道的数据按累计风险类别进行了计算。

比较发现，INICC 医院大部分（18/31，58%）的手术操作 SSI 发病率都显著高于美国 CDC－NHSN 医院。INICC 医院中只有 13%（4/31）的手术操作（CSEC、HER、PVBY、REC）SSI 发病率显著低于 NHSN 医院。两者有 29%（9/31）的手术操作 SSI 发病率相接近。

总而言之，通过将 WHO－INICC 医院报道的数据与一些发达国家对比后发现一个残酷的现实，即 HAI，特别是 SSI 在全球已成为不断威胁患者安全的隐匿性、严重性风险。

资源贫乏地区 HAI 造成的不良后果

资源贫乏地区 HAI 造成的额外住院时间和成本支出

HAI 造成的严重不良后果有住院时间的延长和相关的额外医院成本支出。归因于 HAI 的成本支出包括留院（食宿）、药物及治疗、诊断检测、医院感染暴发的调查及手术部位感染的干预；通常还有一些隐性成本，包括患者的误工、居家和门诊的照护以及社会生产力的丧失。虽然个别医院能"消化"某些成本支出，但是还是有很多不能充分地量化。

Stone 等对与 HAI 和感染控制干预相关的成本支出文献进行了系统回顾，这 55 篇发表于 1990～2000 年的文献来自北美洲、欧洲、大洋洲、亚洲和南美洲国家。他们发现在这十年间住院时间从 7.9 日降至 5.3 日，但是 HAI 的发病率从 7.2/1 000 患者日增至 9.0/1 000 患者日。归因于 HAI 的平均成本支出为 13 973 美元[172]。

为了评估 ICU 患者 CLA－BSI 的成本支出，INICC 成员阿根廷在其 3 所医院的 6 个成人 ICU 开展了一项为期 5 年的前瞻性巢式病例对照研究。142 例 CLA－BSI 患者（病例组）通过医院、ICU 类型、入院年份、住院时间、性别、年龄和疾病评分的平均严重程度与 142 例非 CLA－BSI 患者（对照组）进行 1∶1 匹配。结果显示，与对照组相比,病例组平均额外增加住院时间 11.90 日、使用抗菌药物每日剂量 22.6DDD、抗菌药物费用 1 913 美元、住院费用 4 888.42 美元,死亡率为 24.6%[144]。

为了评估 ICU 患者 CLA-BSI 的成本支出,INICC 成员墨西哥在其首都 3 所医院的 4 个 ICU 开展了一项为期 18 个月的前瞻性巢式病例对照研究。55 例 CLA-BSI 患者(病例组)通过医院、ICU 类型、入院年份、住院时间、性别、年龄和疾病评分的平均严重程度与 55 例非 CLA-BSI 患者(对照组)进行 1:1 匹配。结果显示,与对照组相比,病例组平均额外增加住院时间 6.05 日、抗菌药物费用 598 美元、其他药品费用 25.77 美元、住院费用 8 326 美元、总体成本 11 591 美元。最终,归因于 CLA-BSI 的患者额外死亡率为 20%[150]。

为了评估归因于 CLA-BSI 的额外成本支出,INICC 3 个拉丁美洲成员(阿根廷、巴西和墨西哥)医院开展了一项队列研究。11 个 ICU 的 3 560 例患者合计住院时间为 36 806 日。归因于 CLA-BSI 的平均额外住院时间为 1.23~4.69 日[149]。

为了评估 ICU 医院感染肺炎的成本支出,INICC 成员阿根廷在 3 家医院的 6 个 ICU 开展了一项为期 5 年的病例匹配队列研究。307 例 VAP 患者(暴露组)通过医院、ICU 类型、入院时期、住院时间>7 日、性别、年龄和疾病评分的平均严重程度(ASIS)与 307 例非 VAP 患者(非暴露组)进行 1:1 匹配。结果显示,与非暴露组相比,暴露组平均额外增加住院时间 8.95 日、抗菌药物每日剂量 15DDD、抗菌药物费用 996 美元、总体花费 2 255 美元、死亡率 30.3%[145]。

为了评估 ICU 归因于 VAP 的额外住院时间和死亡率,INICC 10 个资源贫乏成员医院开展一项队列研究。队列共纳入 69 248 例住院患者,ICU 累计住院 283 069 日。每个国家医院的额外住院时间和增加的死亡风险均独立评估,其结果进行随机效应 meta 分析。分析结果显示,ICU 罹患 VAP 的患者平均延长住院时间 2.03 日(95% CI=1.52~2.54 日),死亡风险增加 14%(95% CI=2,27%)[173]。

为了评估 ICU 归因于 CA-UTI 的额外住院时间和死亡率,在 INICC 10 个成员(即阿根廷、巴西、哥伦比亚、希腊、印度、黎巴嫩、墨西哥、摩洛哥、秘鲁和土耳其)医院的 29 个 ICU 建立一个用以计算感染时点的统计学模型。队列共纳入 69 248 例住院患者,ICU 累计住院 371 452 日。研究者应用多态模型评估归因于 CA-UTI 的额外住院时间,此模型包含特异度审查功能,确保能估算出泌尿道感染的独立效应,而不受到其他感染的影响。每个国家医院的额外住院时间和增加的死亡风险均独立评估,其结果进行随机效应 meta 分析。分析结果显示,ICU 患者罹患 CA-UTI 平均延长住院时间 1.59 日(95% CI=0.58~2.59 日),死亡风险增加 15%(95% CI=3,28%)[151]。

资源贫乏医院因 HAI 造成的额外死亡率

不同文献报道资源贫乏国家归因于 HAI 的死亡率为 3%~75.1%[5,9-14]。Rosentha 等报道归因于 CLA-BSI 的死亡率为 4%~75.1%(表 18.3)。2009 年,他还通过研究证实 CLA-BSI 的发病率与显著增加的死亡率有关联,比值比(RR)为 2.8~9.5[18]。同样,归因于 VAP 的死亡率也高达 56.7%(表 18.4)。归因于 CA-UTI 的死亡率鲜有报道,已有的发现的解释也多样化。在一些已出版的文献中,有报道 CA-UTI 与死亡率无关联,有的则认为归因死亡率高达 21.3%(表 18.5)。

抗菌药物耐药

众所周知,细菌会抵抗抗菌药物治疗并最终耐药。这就意味着,抗菌药物在其覆盖范围内效果是有限的。抗菌药物的耐药性(AMR)受到其不必要或不合理使用的影响。过去十年伴随着抗菌药物治疗不断增加及过度使用抗菌药物情况越演越烈,曾经普通易治的感染如今常变得难以处理,甚至威胁生命[174]。

AMR(包括多药耐药性)对患者安全构成极大威胁,对于越来越多的细菌、病毒、真菌、原虫或蠕虫造成的感染,曾经对其普遍有效的药物现在不再敏感。不论在资源贫乏还是高收入国家,AMR 均已威胁到绝大多数的临床治疗和公众健康,即普通感染性疾病从常规手段到综合治疗都变得捉襟见肘。

AMR 给医疗机构带来额外的经济负担,对资源贫乏国家影响严重。遏制 AMR 不仅对公众健康有益处,还对不同经济领域(如全球贸易和旅行行业)带来影响,因为耐药菌可跨境传播[174]。AMR 不但会造成生产力的损失(包括收入的减少和工人生产力的削弱),并可增加医疗机构用于诊断、检测、治疗的成本(包括与基础设施建设、病原体筛查、设备购置、请求专家会诊和用药有关的成本)。

来自欧洲的研究显示,每年归因于 AMR 的额外死亡成本超过 25 000 美元,额外的医疗照护成本和生产力损失预计达 15 亿欧元[174]。因许多国家 AMR 的健康和经济学负担数据稀缺,所以难以就此问题的实际规模做出正确的评价。此外,AMR 给患者身心造成的压力和痛苦更难以估算。再者,抗菌药物已广泛应用于畜牧业,此行业不恰当的控制感染传播的方法增加了 AMR 的复杂程度。所以,AMR 从不同层面影响不同的实体,包括众多领域、公众和个人,所有这些都必须在面对不断变化的 AMR 威胁面前许下自己庄严的承诺——遏制耐药!

通常情况下,AMR 报告由实验室发出。这些数据为顶层设计者制定政策和决定患者个体化治疗方案提供依据。AMR 报告如今对医院感染预防和控制的帮助越来越大,而且影响面一直扩大到社区。同时,近些年抗感染药物的研发为医学进步奠定了基础,如用于癌症治疗和器官移植的化疗就得益于这些药物的抗感染能力。

世界范围内的医疗机构中,AMR 模式和现况千差万别,但是有一条是相同的,它造成抗菌药物治疗失败、医疗成本的增加、发病率和死亡率的升高[175]。目前有一些可供选择的方法来应对 AMR 不断变化的特性,可以有效地延长抗菌药物的寿命。然而,这些可行的干预策略和措施只有全球国家共同实施才能使其正面效果最大化。在过去的 20 年中，人类已经意识到 AMR 对公众健康带来的危机，世界上许多国际机构和组织已经在不同领域和层面采取行动共同遏制 AMR[176]。

AMR 对公众健康的威胁不仅由用于人类、动物健康和食品制造中的抗感染药物（不论合理或不合理使用）所驱使，同时因不恰当的控制感染传播的方法所加剧[176]。

造成社区感染的病原菌 AMR 的负担难以估算。实验室药敏试验报告显示，导致肺炎的致病菌的耐药性一直呈现上升趋势，由此每年造成近 180 万儿童死亡[174]。

对于人类，约 90% 的抗菌药物治疗处方的开展属于一般医疗行为的一部分，这导致了医师们根据各国的治疗指南广泛使用抗菌药物，但他们不会考虑到全球 AMR 的严峻形势。第二代、第三代抗菌药物的使用不仅增加了治疗成本，给治疗普通感染指南的更新也带来极大困难[174]。

耐药菌同时在医院和社区传播。许多耐药菌不但使碳青霉烯类抗菌药物失活，且对第三代头孢菌素耐药，从而导致大量 HAI 和社区感染[174]。最近，主要的菌种类别（从革兰阳性菌到革兰阴性菌）的 AMR 均显著增加，这可能因为控制革兰阳性菌或微生物 AMR 上取得的新进展已被高度耐药革兰阴性菌的出现所抵消[174]。目前认为因缺乏新一代抗菌药物导致一些多药耐药感染无药可医。虽然诸多遏制 AMR 和管理抗菌药物的项目正在实施，但是 AMR 的脚步却没有放缓，甚至不可逆转[174]。综上所述，在制定公共卫生政策时必须优先考虑 AMR，并采取积极的干预措施来把传播扼杀在萌芽状态。

从全面的角度看，要解决 AMR 问题，环境方面也不可忽视[174]。水、空气和土壤中都可能存在耐药菌，并成为传播媒介[174]。污染的工业废水和废料中抗菌药物含量极其可观。所以建立完善的卫生系统和清洁水供给服务至关重要，这些举措可以阻止或减少病原菌包括 AMR 的传播。

减少 AMR 的一般干预措施包括对抗菌药物的耐药性和使用情况进行监控，即使不同地区的耐药菌的构成千差万别，甚至许多医院和医学中心都没有自己的耐药模式数据。据以往的报道，与抗菌药物使用和 AMR 有关的监测数据对临床治疗方案的选择有积极指导作用。经验告诉我们，了解并掌握 AMR 趋势，为制定公共卫生政策公开 AMR 信息，寻找需要优先干预的领域，监测评估干预效果才能遏制 AMR。

遏制 AMR 的另一个重要的方面是严格管制并合理使用抗菌药物。众所周知，任何细菌在受到抗菌药物威胁时都会很自然地予以抵抗，这造就了细菌耐药性的变迁。抗菌药物的擅自使用、过度使用及不恰当使用均会对 AMR 的演变产生推波助澜的作用。所以，任何遏制 AMR 的策略中都必须包含合理使用抗菌药物的管制政策[177]。

在资源贫乏国家，社会经济学和行为学因素可致 AMR 加剧[178]。特别在农村地区，当地的医师由于缺乏足够的实验室数据支持和抗菌药物耐药模式的流行病学知识，不得不经验性地使用多种广谱抗菌药物[179]。同时，他们还得面对另外一个困境，这就是劣质或假冒抗菌药物[180-182]。不幸的是，由于当地持续的药品黑市交易和国际、国家、地区性私人利益的存在，WHO 基本药品项目在上述大部分国家没有收到满意效果[183]。

但是，在最新的调查研究中显示[184]，即便是高收入国家也同样受到假冒抗菌药物问题的困扰。在这些国家互联网发挥了重要的作用，即使是取得了合法经营执照的网上药店，为了满足国内的购买需求，也源源不断地从外国卖家手中购进假冒抗菌药物[185]。

感染的预防与控制对限制 AMR 的传播同等重要，因为个体感染耐药菌后会传播给其他个体，或者传播至环境当中，然后通过环境媒介再传播给个体，如此恶性循环。HAI 防控得力将会降低 AMR 带来的负面影响（防控举措见表 18.26）。

表 18.26　WHO 推荐的遏制抗菌药物耐药全球战略的核心举措

1. 教育所有的医师和药剂师（包括药品经销商），告诉他们合理使用抗菌药物和遏制抗菌药物耐药的重要性
2. 针对所有医疗机构工作人员、兽医、医师和药剂师推进本科及研究生定向教育项目，目的在于培训他们如何正确地诊断和治疗普通感染
3. 鼓励医师和药剂师对患者进行抗菌药物使用及遵从医嘱重要性的宣教
4. 通过行政监管及临床实践，特别是诊断及治疗策略的实施，来进一步提高抗菌药物合理使用的水平
5. 对处方和配药过程进行监控，并与优秀团队或外部标准进行对比，以提供合理开具抗菌药物处方的反馈与保障
6. 鼓励遵循和优化用药指南和治疗法则以促进抗菌药物的合理使用
7. 授权药品管理者在可选抗菌药物的适当范围内对抗菌药物的使用加以限制
8. 医师和药剂师的专业注册条件须与培训及继续教育挂钩
9. 组建名副其实的医院治疗委员会并肩负起监管全院抗菌药物使用的职责
10. 定期修订、更新抗菌药物治疗、预防性用药和医院抗菌药物处方方面的指南
11. 对抗菌药物的使用进行监测，包括给药剂量及方式，并将监测结果反馈给医师
12. 确保医院建有与其规模（如二级、三级医院）相匹配的微生物实验室并能发挥作用
13. 确保微生物实验室对医院主要致病菌的诊断测试、细菌鉴定、抗菌药物敏感试验的恰当性和正确性，并及时报告结果
14. 确保记录下各项微生物实验室数据（最好录入数据库中），并及时生成有临床和流行病学价值的监测报告，并将这些与常见病原菌耐药模式和感染有关的报告及时反馈给医师和感染控制项目组
15. 确保遏制抗菌药物耐药纳入国家优先发展战略，可通过组建国家级多部门联合项目任务来唤醒民众意识，并组织收集相关数据，合理分配资源来促进各项干预措施（包括合理使用抗菌药物、预防和控制感染及开展科研活动）的落地，从而遏制抗菌药物耐药

1992 年，Alexander 项目在欧洲 7 个国家启动以应对日趋严峻的抗菌药物耐药问题[175]。WHO 也召集其成员和国际机构共同采取行动阻止 AMR 的传播，为此还于 2001 年出版了《遏制 AMR 的全球战略》一书。

一些世界范围内的健康立法机构已将遏制 AMR 的决心转化为某些特定领域的实际行动，如 WHO 于 2001 年出版了专著《遏制 AMR 的全球战略》，并在十年后的 2011 年的世界健康日（WHD）向全球国家印发了以下六点一揽子政策：① 制定一个有问责制、有民间社会参与、有资金保障的全面国家计划；② 加强各国 AMR 监测和实验室能力建设；③ 确保质量合格的基本药物持续可及；④ 管制、督促畜牧业的合理用药，同时确保医疗机构给予患者恰当的照护；⑤ 增强医院感染的预防与控制；⑥ 支持创新研究，研发新工具[174]。

INICC 在低收入和中低收入国家的医院积极推进循证感控，通过对自愿上报的监测数据的分析和反馈后发现，他们缺乏 HAI 监测、预防和控制经验[31,35]。常规更新 HAI 监测数据对掌控与特定 HAI 相关的细菌耐药模式的变迁显得尤为重要。INICC 成员医院的成人、儿科及新生儿 ICU 中 DA‐HAI 患者分离到的致病菌耐药性数据见表 18.22。

在抗菌药物发展过程中，政策保证和鼓励创新，都是遏制 AMR 的关键举措。在过去的十年中，抗菌药物的有效性逐步降低，对于 MDR 感染尤为明显。这种变化是制药公司不愿意看到的，这样他们就无利可图。未来，亟须其他领域的技术革新，如快速诊断技术和感控，来遏制 AMR，这一点非常重要而且有效。因此，政府在此扮演的角色就显得极其关键，因为它可以从政策层面采取必要的措施来实现对 AMR 的有效管控。

资源贫乏医院 DA‐HAI 发病率的降低情况

背景

让我们先从 1998 年 INICC 成立之初说起，那时已开始运用 HAI 监测数据反馈将医疗质量提升到新的高度。INICC 的 HAI 监测不仅仅是提供一个发病率那么简单，它们会反馈整个过程监测的结果，包括手卫生的依从率，其他简单、高效、以循证为基础的感染控制措施的执行率，反馈这些与培训相结合可以大幅度降低 ICU 患者罹患致命 HAI 的风险。在过去的 13 年，INICC 号召在美洲、亚洲、非洲和欧洲的成员共同采取行动来减轻 HAI 造成的负担和不良后果，比如死亡率。全球齐心协力终获丰厚回报，感染控制措施的执行率提高了，从而带来了 HAI 的发病率和死亡率大幅度地下降。在 INICC 成员医院成人 ICU，CLA‐BSI 的发病率降低了 54%[56]，CA‐UTI 的发病率降低了 37%[64]，VAP 的发病率降低了 56%[101]。相似的情况也出现在 PICU，三种 DA‐HAI 的发病率分别下降了 52%[57]、57%[63]、31%[60]。在 NICU，CLA‐BSI 和 VAP 的发病率分别下降了 55%[186] 和 33%[61]。

中央导管相关血流感染（CLA‐BSI）的发病率降低情况：INICC 开展的研究及其他研究

INICC 成员阿根廷的一家医院开展了一项前瞻性前/后对照试验。首先进行积极的监测但无培训或实践反馈（第一阶段）；再连续实施一项感染控制方案其中包括培训（第二阶段）并进行实践反馈（第三阶段）。比较干预前后总体 CLA‐BSI 的发病率下降了 75%（46.63～11.10/1 000 静脉导管日）（RR=0.25；95% CI=0.17～0.36，$P<0.000\ 1$）[54]。阿根廷一家医院为研究开放-密闭输液系统对 CLA‐BSI 发病率的影响在 4 个Ⅲ级成人 ICU 开展了一项前瞻性时间序列病例对照研究。首先进行积极的监测，使用开放输液系统（基线期：外部排气，半刚性，非折叠式，单输液港塑料瓶），接下来转换成使用密闭输液系统（干预期：无排气，折叠式，双输液港袋），然后比较两个时期 CLA‐BSI 的发病率，结果显示，使用密闭输液系统阶段的发病率显著低于使用开放输液系统阶段（2.36 vs. 6.52/1 000 中央导管日，RR=0.36；95% CI=0.14～0.94，$P=0.02$）[187]。

INICC 成员墨西哥的一所公立大学在其Ⅲ级成人 ICU 开展了一项前瞻性前/后对照试验。首先对无过程控制阶段进行积极监测，计算 CLA‐BSI 的发病率（第一阶段）；接下来实施了一项感染控制方案，采用了过程监测，进行了实践反馈（第二阶段）。比较了两个阶段的 CLA‐BSI 的发病率，结果发现，研究时期 CL 部位维护操作和手卫生依从性均比基线调查期显著提高，具体为：深静脉穿刺点覆盖无菌纱布的依从性从 86.69% 提升至 99.24%（RR=1.14；95% CI=1.07～1.22，$P<0.001$），中央静脉穿刺点使用合适的无菌纱布覆盖执行率从 84.21% 增长到 97.87%（RR=1.16；95% CI=1.09～1.24，$P<0.001$），静脉导管输液接头在位的日期记录率从 40.69% 提升至 93.85%（RR=2.34；95% CI=2.14～2.56，$P<0.001$），接触患者之前医务人员手卫生依从性从 62% 增长到 84.9%（RR=1.37；95% CI=1.21～1.51，$P<0.001$）。实施了这一过程控制方案后 ICU 总体 CLA‐BSI 发病率大幅下降了 58%（46.3 vs. 19.5 CLA‐BSI/1 000 中央导管日）（RR=0.42；95% CI=0.27～0.66，$P<0.000\ 1$）。最终，总体未调整整体死亡率也明显下降，从基线期的 48.5% 降至 32.8%（RR=0.68；95% CI=0.31～0.50，$P<0.01$）[55]。

在巴西，一个多学科任务小组为加强 CL 维护操作的正确性开展了一项培训干预研究。干预前，CLA‐BSI 的发病率为 20/1 000 中央导管日，干预和政策调整（如更换 CL 敷料时穿刺点周围皮肤的消毒均标准化采用聚维酮碘消毒液）后，CLA‐BSI 的发病率降至 11/1 000 中央导管日[188]。

在突尼斯，246 例带有非隧道式 CL 的患者被纳入一项随机病例对照研究当中。使用肝素涂层导管并每日用 50 ml 的生理盐水持续输注的患者作为病例组（肝素涂覆组），使用无涂覆层管道并用低剂量非分级普通肝素持续输注的患者作为对照组（对照组：普通肝素持续输注的剂量为每日每千克体重 100 U)。结果显示,肝素涂覆组CLA－BSI 的发病率为 0.9/1 000 中央静脉插管日,而对照组则为 3.5/1 000 中央导管日(P＝0.027)。该研究得到的结论是,使用肝素涂覆管道是预防患有血液-肿瘤疾病患者发生 CLA－BSI 的安全有效方法[189]。

在土耳其,开展了一项用以分析培训对 CLA－BSI 发病率影响的研究。在培训前,CLA－BSI 的发病率是 8.3/1 000 中央导管日,在培训后,CLA－BSI 的发病率是 4.7/1 000 中央导管日[190]。另外一项研究,133 例患者被要求随机使用有抗菌药物涂覆的三通管路(N＝64)或标准的三通管路(N＝69)。抗菌药物涂覆管路组的 CLA－BSI 发病率为 5.3/1 000 中央导管日,标准管路组 CLA－BSI 发病率为 1.6/1 000 中央导管日(P＝0.452)。该研究结果显示,使用涂覆抗菌药物的中央导管既对危重患者导管细菌定植无影响,也对预防 CLA－BSI 无效,即使该项研究的效力尚不充分[191]。

INICC 15 个资源贫乏国家开展了一项时间序列分析研究,目的为了评价多元化干预手段对降低 CLA－BSI 发病率的效果,其结论是,在实施了一项感染控制方案后,感染控制措施的执行率有了显著提升,进而使 CLA－BSI 的发病率降低了 54%(16.0 vs.7.4 /1 000 中央导管日;RR＝0.46;95% CI＝0.33～0.63,P<0.001),此外归因于 CLA－BSI 的死亡人数也随之降低了 58%[56]。

最近在 6 个资源贫乏国家医院 PICU 开展的一项研究,旨在分析多维化感染控制方法对 CLA－BSI 发病率的影响。这些方法包括:① 集束化感染控制干预措施。② 培训。③ 结果监测。④ 过程监测。⑤ CLA－BSI 发病率的反馈。⑥ 感染控制实践的反馈。干预后,PICU CLA－BSI 的发病率较基线期降低了 47%(13.0 vs.6.9 /1 000 中央导管日;RR＝0.53;95% CI＝0.29～0.94,P<0.027 1)[57]。另外一项在 INICC 四个资源贫乏成员医院 NICU 开展的研究,也采用了类似的多维化方法来降低 CLA－BSI 的发病率,这四个国家分别是萨尔瓦多、墨西哥、菲律宾和突尼斯。在基线期,NICU CLA－BSI 的发病率为 21.4/1 000 中央导管日,干预后,CLA－BSI 的发病率降至 9.7/1 000 中央导管日,下降幅度为 55%(RR＝0.45;95% CI＝0.33～0.63)[186]。

呼吸机相关性肺炎(VAP)的发病率降低情况: INICC 开展的研究及其他研究

INICC 成员阿根廷在 ICU 开展了一项皆在评估针对 VAP 发病率而采取的感染控制方案效果的研究。此研究的对象是阿根廷 2 所医院 4 个Ⅲ级成人 ICU 的所有接受机械通气≥24 h 的患者。首先采取积极的监测,并无感染控制方案(第一阶段),然后在实施了包括培训和监测反馈的感染控制方案后(第二阶段),将两个阶段 VAP 的发病率进行比较。第一阶段患者累计机械通气 1 638 日,第二阶段累计机械通气 1 520 日。研究结果显示,第二阶段 VAP 的发病率显著低于第一阶段(51.28 vs.35.50 /1 000机械通气日;RR＝0.69;95% CI＝0.49～0.98,P<0.003)[58]。

中国的一所医院的 ICU 开展了一项前瞻性前/后对比试验,旨在分析多维度感染控制手段是否可以降低 VAP 的发病率。研究时间为 2005 年 1 月至 2009 年 7 月,共分为两个阶段,即基线期(第一阶段)和干预期(第二阶段)。第一阶段,开展积极的前瞻性 VAP 结果监测,VAP 的定义采用美国 CDC－NHSN 的诊断标准,方法学采用 INICC 的。第二阶段,实施多维感染控制手段。笔者们报道,ICU 共计 16 429 例患者,共住院 74 116 ICU 床日。比较年度第一、二阶段 VAP 的发病率,基线期 VAP 的发病率为 24.1/1 000 机械通气日,2009 年干预期 VAP 的发病率显著降低至 5.7/1 000 机械通气日(2009 vs. 2005 RR＝0.31;95% CI＝0.16～0.36,P＝0.000 1),ICU 累计 VAP 的发病率下降 79%[59]。

古巴在一个成人 ICU 开展了一项旨在评估 INICC 多维度方法预防 VAP 效果的观察性前瞻性研究。这一多维度方法包括如下具体措施:① 集束化感染控制干预措施。② 培训。③ 结果监测。④ 过程监测。⑤ VAP 发病率的反馈。⑥ 感染控制实践的执行效果反馈。基线期 VAP 的发病率与干预后的进行比较。采用泊松回归分析干预措施的效果。基线期,笔者记录下 114 个机械通气日,干预期为 2 350 个机械通气日。基线期 VAP 的发病率为 52.63/1 000 机械通气日,干预期则为 15.32/1 000 机械通气日,VAP 的发病率降低了 70%(RR＝0.3;95% CI＝0.12～0.7,P<0.003)[99]。

巴基斯坦开展了一项观察性前/后对照干预研究,用以评估预防 VAP 措施中的一个培训项目是否能降低 VAP 的发病率。研究人员将一份旨在预防 VAP 的循证指南下发给 ICU 工作人员,并在床边执行。结果,ICU 中 VAP 的发病率下降了 51%,干预前平均为 13.2/1 000 机械通气日,干预后平均为 6.5/1 000 机械通气日(平均差:6.7;95% CI＝2.9～10.4,P＝0.02)[192]。

泰国在一个 MICU 开展了一项研究以检验培训项目对预防 VAP 的长远效果。参与培训项目人员包括了呼吸科治疗师和护士,项目内容包括干预前仅仅让大家自学,干预措施则包括效果评价、举办讲座、分发手册和张贴海报。干预前 MICU 中 VAP 的发病率为 20.6/1 000 机械通气日,干预后则下降了 59%,低至 8.5/1 000 机械通气日(P＝0.001)[193]。

INICC 在其 16 个资源贫乏成员的成人 ICU 开展另外一项多中心研究,其目的是采用多维度手段降低 ICU 中 VAP 的发病率。基线期 VAP 的发病率为 20.8/1 000 机械通气日,干预后则为 16.5/1 000 机械通气日(RR＝0.79;95% CI＝0.70～0.90,P<0.000 3),下降幅度为 21%[64]。INICC 以同样的方法,在其 5 个资源贫乏的成员的 PICU 开展了一项多中心研究,结果显示基线期 VAP 的发病率为 11.7/1 000 机械通气日,干预期则降至 8.1/1 000 机械通气日(RR＝0.69;95% CI＝0.5～0.96,P<0.02),下降幅度为 31%[60]。

INICC 于 2003 年 10 月至 2010 年 10 月在其 10 个发展中国家成员的 15 个城市的医院 NICU 开展了一项前瞻性队列研究,这些国家包括:阿根廷、哥伦比亚、萨尔瓦多、印度、墨西哥、摩洛哥、秘鲁、菲律宾、突尼斯和土耳其。研究分为两个阶段,首先开展积极的监测,不实施多维度干预方法(第一阶段),接着实施 INICC 多维度感染控制方案,具体包含以下措施:① 集束化感染控制干预措施。② 培训。③ 结果监测。④ 过程监测。⑤ VAP 发病率的反馈。⑥ 感染控制实践的执行效果反馈(第二阶段),然后比较两个阶段的 VAP 发病率。该研究由感染控制专业人员负责实施,他们的监测定义采用 CDC - NHSN 的 HAI 诊断标准,方法学采用 INICC 制定的监测方法。在第一阶段,笔者记录到 3 153 个机械通气日,第二阶段为 15 981 个机械通气日。研究结果显示,第一阶段 VAP 的发病率为 17.8/1 000 机械通气日,第二阶段则为 12.0/1 000 机械通气日(RR＝0.67;95% CI＝0.50～0.91,P<0.001),下降幅度为 33%[61]。

导管相关尿路感染(CA - UTI)的发病率降低情况:INICC 开展的研究及其他研究

阿根廷一所 INICC 成员医院开展了一项公开的前/后干预对比试验,基线期针对 CA - UTI 只开展积极的监测,但无培训和实践反馈,干预期有培训、有过程监测和与导尿管照护方法及手卫生依从性有关的实践操作反馈。试验结果显示,CA - UTI 的发病率从 21.3/1 000 导尿管留置日降至 12.39/1 000 导尿管留置日,下降幅度高达 42%(RR＝0.58;95% CI＝0.39～0.86,P＝0.006)[63]。

1999 年 4 月至 2011 年 2 月 INICC 在其 15 个发展中国家成员(阿根廷、巴西、中国、哥伦比亚、哥斯达黎加、古巴、印度、黎巴嫩、马其顿、墨西哥、摩洛哥、巴拿马、秘鲁、菲律宾和土耳其)的 40 个城市的医院 57 个成人 ICU 中开展了一项前瞻性前/后对比监测研究,共有 56 429 例住院患者纳入此研究队列,累计住院 360 667 床日,目的是评价 INICC 多维度感染控制方法在降低 CA - UTI 发病率上的效果。研究共分为基线期(第一阶段)和干预期(第二阶段)。在第一阶段,只针对 CA - UTI 开展积极的监测;在第二阶段,笔者则实施一项多维度感染控制方案,具体措施包括:① 集束化感染预防措施。② 培训。③ 结果监测。④ 过程监测。⑤ CA - UTI 发病率的反馈。⑥ 感染预防措施的执行效果反馈。第一阶段获取的 CA -UTI 发病率数据与第二阶段(实施了多维度感染控制方法之后)进行比较。在研究期间,笔者记录到了 253 122 导尿管留置日:30 390 日在第一阶段,222 732 日在第二阶段。第一阶段,干预前,CA - UTI 的发病率为 7.86/1 000 导尿管留置日;第二阶段,干预后,发病率降至 4.95/1 000 导尿管留置日(RR＝0.63;95% CI＝0.55～0.72),下降幅度达 37%[64]。

INICC 在其 6 个资源贫乏的成员医院 PICU 开展了一项研究,用于分析多维度方法在降低 CA - UTI 发病率上的效果。第一阶段,CA - UTI 的发病率为 5.9/1 000 导尿管留置日;第二阶段,实施了多维度感染控制方法预防 CA - UTI 后,CA - UTI 的发病率降至 2.6/1 000 导尿管留置日(RR＝0.43;95% CI＝0.21～1.0),下降幅度达 57%[62]。

INICC 成员医院整体 HAI 的发病率降低情况

说起手卫生依从率,它与 HAI 发病率的降低息息相关,INICC 成员阿根廷的 3 所医院就开展了一项针对工作人员手卫生协议执行情况的研究,共观察 15 531 次接触患者时刻。基线期,未触碰患者工作人员手卫生依从率为 17%。实施了一项多维度措施,如集束化干预、培训、过程监测、提高供给能力和取得管理上的支持所构成的干预项目后,工作人员手卫生触碰患者前手卫生依从率提高至 44%(RR＝2.65;95% CI＝2.33～3.02,P<0.001),当增加了干预措施执行率反馈后,手卫生依从率继续提升至 58%(RR＝1.86;95% CI＝1.38～2.51,P<0.001)[100]。其他文献报道,这种多维度干预措施与 ICU 的 HAI 发病率的降低有关,并声称手卫生的依从率已从基线期的 23.1(258/1 160)增至干预期的 64.5%(2 056/3 187)(RR＝2.79;95% CI＝2.46～3.17,P<0.000 1)。同时,ICU 总体 HAI 的发病率也从 47.55/1 000住院患者日降至 27.93/1 000 住院患者日(RR＝0.59;95% CI＝0.46～0.74,P<0.000 1)[105]。

结论

如本章所述,不论来自资源贫乏国家还是发达国家的数据都说明一个问题,实施一个多维度感染控制项目是极其重要的,这其中包括有针对性的集束化感染控制措施、培训、结果和过程监测、HAI 发病率的反馈及干预措施执行情况的反馈,这些都与 DA - HAI 的发病率及由此带来的不良后果的降低显著相关。代表性和一致性的证据都表明,多维度感染控制策略可以降低资源贫乏国家 HAI 的发病率[54-64]。这些事实告诉我们降低 DA - HAI 的发病率不但可行,且能获得成本效益,即使在资源贫乏的国家。所以,有确凿的证据支持多维度感染控制项目在所有国家医疗机构中实施,不论发达或资源贫乏国家都可以从政策层面组织实施。本章的数据来源于 2002～2011 年已出版发行的研究文献,具体见表 18.27 和表 18.28。

资源贫乏国家的其他事宜

流行性呼吸道感染

流行性呼吸道感染(如 SARS)的传播概率在医疗机构中只会被扩大,而不会降低。约 40% 的 SARS 病例是在医院内获得的,然而在这样惨痛的教训下,HAI 防控问题仍没有引起足够的重视,即便在高收入国家。原因是人们被一种可能的假设所蒙骗,即 SARS 的感染率是呼吸道病原菌感染率的典型代表,就跟 H5N1(禽)流感差不多。目前有大量的项目用于预防、控制和减少 H5N1 流感的流行,但是没有人考虑其感染的传播与医疗保健活动之间的基本关系。

不安全注射及输血操作

在 WHO 全球疾病负担报告中,不同领域的专家学者都已算出因乙型肝炎病毒(HBV)、丙型肝炎病毒(HCV)和 HIV 造成的注射相关感染而死亡和残疾的庞大人群数量[18]。2000 年医疗保健相关注射的构成基本来源于以下变量:年度注射的数量、经皮暴露导致疾病传播的可能性、阳性感染的现患水平、免疫水平、使用可重复使用设备进行注射的构成比和总体感染发病率。2000 年在研究开展地区,包括那些在最低 80％经济阶层的国家,平均每年只有 3.4 例注射,39.3％是使用可重复使用设备完成的。污染注射是感染控制中最重要

的环节,因其当年就造成 2 100 万人感染 HBV(32％是新发感染),200 万人感染 HCV(40％是新发感染),26 万人感染 HIV(5％是新发感染)。

结 论

虽然我们常常认识不到,但是必须强调的是,HAI 造成的负担在资源贫乏国家比在高收入国家给患者安全带来的威胁更大。最重要的是,得在资源贫乏国家积极推进卓有成效的感染控制项目,所取得的研究进展,让全球 HAI 防控策略中最经济、最简单、最循证的手段在上述国家持续贯彻落实。

表 18.27 世界银行从经济学角度定义的低收入、中低收入和中高收入国家医院以降低 DA‐HAI 发病率为目的进行的干预性研究结果

国家或地区	纳入研究的 DAI 类型	纳入研究的 ICU 类型	研究设计	干预措施	结果计算方法	干预前后 DAI 发病率(%)	P	年份	参考文献
阿根廷(INICC 研究)	CLA‐BSI	内科、外科和冠心病 ICU	前/后干预研究	手卫生,导管维护,宣教,实践反馈	每 1 000 中央导管日 CLA‐BSI 发生例数	45.94 11.10	0.001	2003	54
阿根廷(INICC 研究)	CLA‐BSI	内科、外科和冠心病 ICU	前/后干预研究	密闭输液系统	每 1 000 中央导管日 CLA‐BSI 发生例数	6.52 2.36	0.02	2004	187
巴西	CLA‐BSI	内科 ICU	前/后干预研究	手卫生,宣教,实践反馈	每 1 000 中央导管日 CLA‐BSI 发生例数	20 16	NA	2005	188
巴西(INICC 研究)	CLA‐BSI	ICU	前/后干预研究	密闭输液系统	每 1 000 中央导管日 CLA‐BSI 发生例数	6.5 3.2	0.03	2009	308
墨西哥(INICC 研究)	CLA‐BSI	ICU	前/后干预研究	手卫生,宣教,实践反馈	每 1 000 中央导管日 CLA‐BSI 发生例数	46.3 19.5	0.001	2007	55
墨西哥(INICC 研究)	CLA‐BSI	ICU	前/后干预研究	密闭输液系统	每 1 000 中央导管日 CLA‐BSI 发生例数	16.1 3.2	<0.000 1	2010	148
塞内加尔	CLA‐BSI	NICU	前/后干预研究	多维化手段	每 1 000 住院日 CLA‐BSI 发生例数	10.9 2.9	0.03	2011	309
突尼斯	CLA‐BSI	全院成人 ICU 和 PICU	随机对照研究	肝素涂层输液管每日 50 ml 持续生理盐水滴注 vs. 无涂层输液管持续肝素滴注	每 1 000 中央导管日 CLA‐BSI 发生例数	3.5 0.9	NA	2007	189
土耳其	CLA‐BSI	内科、外科 ICU	随机对照研究	使用含有氯己定和磺胺嘧啶银涂层的中心静脉导管	每 1 000 中央导管日 CLA‐BSI 发生例数	5.3 1.6	0.452	2006	191
土耳其	CLA‐BSI	全院范围内的 ICU	前/后干预研究	宣教,实践反馈	每 1 000 中央导管日 CLA‐BSI 发生例数	13.04 7.6	0.004	2007	190
INICC 15 个成员(INICC 研究)	CLA‐BSI	成人 ICU、PICU、NICU	前/后干预研究	多维化手段	每 1 000 中央导管日 CLA‐BSI 发生例数	16.0 7.4	<0.001	2010	56
INICC 6 个成员:哥伦比亚、印度、马来西亚、墨西哥、菲律宾和土耳其(INICC 研究)	CLA‐BSI	PICU	前/后干预研究	多维化手段	每 1 000 中央导管日 CLA‐BSI 发生例数	13.0 6.9	<0.001	2011	57
INICC 4 个成员:萨尔瓦多、墨西哥、菲律宾和突尼斯(INICC 研究)	CLA‐BSI	NICU	前/后干预研究	多维化手段	每 1 000 中央导管日 CLA‐BSI 发生例数	21.4 9.7	<0.001	2012	186

国家或地区	纳入研究的DAI 类型	纳入研究的ICU 类型	研究设计	干预措施	结果计算方法	干预前后 DAI 发病率(%)	P	年份	参考文献
阿根廷(INICC 研究)	VAP	成人 ICU	前/后干预研究	宣教,实践反馈	每1 000 机械通气日VAP 发生例数	51.28 35.50	<0.003	2006	310
中国(INICC 研究)	VAP	成人 ICU	前/后干预研究	宣教,实践反馈	每1 000 机械通气日VAP 发生例数	24.1 5.7	<0.001	2012	59
古巴(INICC 研究)	VAP	成人 ICU	前/后干预研究	多维化手段	每1 000 机械通气日VAP 发生例数	52.63 15.32	0.003	2012	99
巴基斯坦	VAP	全院范围内的 ICU	前/后干预研究	宣教,实践反馈	每1 000 机械通气日VAP 发生例数	13.2 6.5	0.02	2004	192
泰国	VAP	内科 ICU	前/后干预研究	宣教,实践反馈	每1 000 机械通气日VAP 发生例数	20.6 8.5	0.001	2007	311
泰国	VAP	心内科 ICU	前/后干预研究	宣教,实践反馈	每100 例患者中 VAP 发生例数	40.5 24	<0.001	2005	312
土耳其	CA-UTI	成人 ICU	前/后干预研究	全国医院感染控制项目	每1 000 导尿管留置日CA-UTI 发生例数	10.2 5.7	<0.001	2012	238
土耳其	CLA-BSI	成人 ICU	前/后干预研究	全国医院感染控制项目	每1 000 中央导管日CLA-BSI 发生例数	5.3 2.1	<0.001	2012	238
阿根廷(INICC 研究)	所有DAI	成人 ICU	前/后干预研究	多维化手段	每1 000住院日DAI 发病率	47.56 27.9	<0.000 1	2005	105
巴西(INICC 研究)	IVD-BSI	成人 ICU	前/后干预研究	多维化手段	每1 000 中央导管日CLA-BSI 发生例数	14.0 7.1	0.002	2005	313
巴西(INICC 研究)	IVD-BSI	成人 ICU	前/后干预研究	多维化手段	每1 000 中央导管日CLA-BSI 发生例数	7.1 3.2	0.02	2006	314
哥伦比亚(INICC 研究)	IVD-BSI	NICU	前/后干预研究	多维化手段	每1 000 中央导管日CLA-BSI 发生例数	54.8 6.0	0.01	2005	315
印度(INICC 研究)	所有DAI	成人 ICU	前/后干预研究	多维化手段	每1 000住院日DAI 发病率	12.0 5.3	0.020	2007	316
印度(INICC 研究)	所有DAI	成人 ICU	前/后干预研究	多维化手段	每1 000住院日DAI 发病率	3.89 0.3	0.001	2006	243
印度(INICC 研究)	死亡率	成人 ICU	前/后干预研究	多维化手段	每100 例患者的死亡率	1.7 0.5	0.001	2007	317
印度(INICC 研究)	IVD-BSI	成人 ICU	前/后干预研究	多维化手段	每1 000 中央导管日CLA-BSI 发生例数	12.0 5.05	0.001 3	2007	318
印度(INICC 研究)	VAP	成人 ICU	前/后干预研究	多维化手段	每1 000 机械通气日VAP 发生例数	26.3 10.9	0.005	2007	317
印度(INICC 研究)	CA-UTI	成人 ICU	前/后干预研究	多维化手段	每1 000导尿管留置日CA-UTI 发生例数	7.4 2.2	0.048	2007	316
墨西哥(INICC 研究)	所有 DAI	NICU	前/后干预研究	多维化手段	每1 000住院日DAI 发病率	13.0 5.0	0.0	2005	319
墨西哥(INICC 研究)	死亡率	成人 ICU	前/后干预研究	多维化手段	每100 例患者的死亡率	48.5 32.8	0.01	2005	55
墨西哥(INICC 研究)	IVD-BSI	成人 ICU	前/后干预研究	多维化手段	每1 000 中央导管日CLA-BSI 发生例数	17.0 3.0	0.001	2004	320
墨西哥(INICC 研究)	IVD-BSI	NICU	前/后干预研究	多维化手段	每1 000 中央导管日CLA-BSI 发生例数	40.7 10.3	0.01	2005	319
墨西哥(INICC 研究)	VAP	成人 ICU	前/后干预研究	多维化手段	每1 000 机械通气日VAP 发生例数	17.6 8.3	0.026	2010	321

续 表

国家或地区	纳入研究的DAI类型	纳入研究的ICU类型	研究设计	干预措施	结果计算方法	干预前后DAI发病率(%)	P	年份	参考文献
土耳其(INICC研究)	所有DAI	成人ICU	前/后干预研究	多维化手段	每100例患者DAI发病率	55.0 18.8	0.014	2007	322
土耳其(INICC研究)	IVD-BSI	成人ICU	前/后干预研究	多维化手段		10.0 1.8	0.001	2006	323
土耳其(INICC研究)	IVD-BSI	成人ICU	前/后干预研究	多维化手段	每1 000中央导管日CLA-BSI发生例数	29.1 13.0	0.007	2006	324
土耳其(INICC研究)	IVD-BSI	成人ICU	前/后干预研究	多维化手段	每1 000中央导管日CLA-BSI发生例数	23.1 15.5	0.001	2009	325
古巴(INICC研究)	VAP	成人ICU	前/后干预研究	多维化手段	每1 000机械通气日VAP发生例数	43.5 9.2	0.009	2008	326
摩洛哥(INICC研究)	死亡率	成人ICU	前/后干预研究	多维化手段	每100例患者的死亡率	35.7 26.5	0.001	2008	327
菲律宾(INICC研究)	CA-UTI	成人ICU	前/后干预研究	多维化手段	每1 000导尿管留置日CA-UTI发生例数	7.92 2.66	0.010	2010	328
INICC 16个成员:阿根廷、巴西、中国、哥伦比亚、哥斯达黎加、古巴、印度、黎巴嫩、马其顿、马来西亚、墨西哥、摩洛哥、巴拿马、秘鲁、菲律宾和土耳其(INICC研究)	VAP	成人ICU	前/后干预研究	多维化手段	每1 000机械通气日VAP发生例数	20.8 16.5	0.000 2	2011	98
INICC 5个成员:哥伦比亚、萨尔瓦多、印度、菲律宾和土耳其(INICC研究)	VAP	PICU	前/后干预研究	多维化手段	每1 000机械通气日VAP发生例数	11.7 8.1	0.02	2011	60
INICC 11个成员:阿根廷、哥伦比亚、印度、马来西亚、墨西哥、摩洛哥、秘鲁、菲律宾、萨尔瓦多、突尼斯和土耳其(INICC研究)	VAP	NICU	前/后干预研究	多维化手段	每1 000机械通气日VAP发生例数	17.0 12.1	0.02	2011	61
阿根廷(INICC研究)	CA-UTI	内科、外科和冠心病ICU	前/后干预研究	宣教,实践反馈	每1 000导尿管留置日CA-UTI发生例数	21.3 12.39	0.006	2004	63
INICC 15个成员:阿根廷、巴西、中国、哥伦比亚、哥斯达黎加、古巴、印度、黎巴嫩、马其顿、墨西哥、摩洛哥、巴拿马、秘鲁、菲律宾和土耳其(INICC研究)	CA-UTI	成人ICU	前/后干预研究	多维化手段	每1 000导尿管留置日CA-UTI发生例数	7.86 4.95	0.001	2012	64
INICC 7个成员:哥伦比亚、萨尔瓦多、印度、马来西亚、墨西哥、菲律宾和土耳其(INICC研究)	CA-UTI	PICU	前/后干预研究	多维化手段	每1 000导尿管留置日CA-UTI发生例数	5.9 2.7	<0.01	2011	62

CLA-BSI,中央导管相关血流感染;IVD-BSI,导管相关血流感染;VAP,呼吸机相关性肺炎;DAI,器械相关感染;DA-HAI,器械相关医疗保健相关感染;CA-UTI,尿管相关尿路感染;ICU,重症监护病房;PICU,儿科重症监护病房;NICU,新生儿重症监护病房。

表 18.28 世界银行从经济学角度定义的低收入、中低收入和中高收入国家
医院以降低手术部位感染(SSI)发病率为目的进行的干预性研究结果

国家或地区	纳入研究的重症监护病房类型	研究设计	干预措施	干预前后 SSI 发病率(%)	P	年份	参考文献
泰国	多中心,全院范围内的重症监护病房	前/后干预研究	医院感染监测系统启用后对 SSI 发病率进行监控	1.8 1.2	—	2009	300
阿根廷	全院范围内的重症监护病房	前/后干预研究	培训并启动一项协议,其中包括自动停止预防性使用抗生素	3.2 1.9	<0.01	2006	329
沙特阿拉伯	全院范围内的重症监护病房	前/后干预研究	更好地执行感染控制措施	4.34 0.88	0.049	2009	330

第 2 篇

重点部门和重点环节

第 19 章

无生命的环境

John M. Boyce ■ 徐 虹 译 ■ 乔 甫 倪晓平 王广芬 审校

简 介

医疗保健相关感染（HAI）常常通过工作人员污染的手瞬间转移给患者，但是人们也早已意识到，无生命的医院环境也可能是病原体的来源，并引起 HAI。医疗机构中无生命的环境一般指环境表面（包括地面、墙面、医疗仪器和器械表面、家具以及其他基础设施）、空气和水。术语"污染物"是指能变成污染的无生命物体，在病原体传播中起到作用。

被广泛接受的 Spaulding 分类法基于使用前（或使用中）的物品被微生物污染而引起感染传播的可能性大小，将医疗器械和患者诊疗用品分为三大类[1]。它们分别是高度危险性物品、中度危险性物品和低度危险性物品。接触无菌组织或血管系统的高度危险性物品和直接接触黏膜组织或非完整皮肤的中度危险性物品将在第 20 章中讨论。低度危险性物品是指接触完整皮肤而非黏膜的物品。低度危险性物品可以分为两类：低度危险性患者诊疗用品和低度危险性环境表面[2]。低度危险性患者诊疗用品包括血压计袖带、便盆、血氧浓度计和拐杖等。低度危险性环境表面包括床栏、床头柜、餐具、家具和地面等[3]。

环境表面可被进一步分为医疗仪器表面（如血透仪、X 线机、仪器推车和牙椅上的按钮或把手等）和家政卫生表面（如地面、墙面和桌面）[1]。2003 年美国疾病预防控制中心（CDC）的环境指南介绍了"高频接触家政卫生表面"的概念（如门把手、床栏、灯开关、病房内厕所周围的墙面和隐私帘边缘），是指被医务人员频繁接触且更易引起病原体传播的表面[1]。该指南也深入地讨论了空气和水。最近，Huslage 等进行了一个针对医务人员的观察性研究以更明确地定义高频接触表面[4]。五类表面被定义为高频接触表面：床栏、床表面、治疗车、床上桌和输液泵。本章将讨论与完整皮肤（而非黏膜）接触的低度危险性物品、空气和水。

历 史 回 顾

在过去的几十年间，对于无生命的环境是 HAI 来源的关注发生了巨大转变。例如，20 世纪 50 年代和 60 年代，大多数医院都对呼吸机、购买的无菌物品、医院准备的婴儿配方食品、床单、厨房用具、环境表面和空气进行采样与常规培养，那时认为在这些物品上发现污染物对病原体的传播很重要[5-8]。尽管缺乏可接受的微生物污染

限度标准和这些污染对 HAI 影响的证据，常规培养一直在持续。部分医院在患者出院后用季铵盐类和其他消毒剂喷雾消毒以降低空气传播和表面污染[9]。尽管 20 世纪 70 年代早期，美国 CDC 建议医院停止进行此类常规环境培养和病房喷雾消毒，强调将更多的精力用于 HAI 监测和循证控制措施，但是直到 70 年代中期仍有大量的医院实施不必要的环境培养[5,10]。随后几个研究支持这个观点：无生命的环境对 HAI 没有影响[11,12]。接下来几年，常规环境培养被逐渐淘汰，污染的环境表面在 HAI 病原体传播中的作用微乎其微。因此，20 世纪 80 年代和 90 年代早期，医疗机构几乎不重视环境表面的清洁与消毒，国家指南也没有章节涉及环境表面的清洁与消毒[6,13]。

对无生命的环境的重新认识源于以下几个因素，包括军团菌和多重耐药结核杆菌的医院感染暴发、对空气传播病原体（如曲霉）易感的免疫功能低下患者人数增多，以及诸如耐甲氧西林金黄色葡萄球菌（MRSA）、耐万古霉素肠球菌（VRE）和艰难梭菌等在环境表面生存良好的病原菌报道的不断增多[14-20]。因此，美国 CDC 在 2003 年出版了一个全面的医疗机构环境控制指南[1]。指南出版后，支持无生命的环境对病原体传播有作用的观点的循证证据大量增加。

环境表面在病原体传播中的作用

无生命的环境表面的病原微生物能引起 HAI，必须有大量的因素存在：① 足够数量的病原微生物存在于环境表面；② 微生物必须有毒力和在环境表面生存的能力；③ 易感宿主暴露；④ 足够数量的病原微生物从感染源转移到宿主的适合传播模式；⑤ 进入宿主的合适门户[1,21-23]。本章的目的是回顾支持环境表面、接触完整皮肤的污染器械、水和空气在将病原体传播给患者中的作用的循证证据。污染的透析仪器、药物和接触无菌组织或黏膜的器械的传播作用将在其他章节中讲述。

环境表面被病原体污染的频率。环境表面被污染的频率取决于很多因素，包括感染源排出病原体的数量、病原体在环境中的生存能力、采样和微生物培养方法、微生物对标准清洁剂和消毒剂的易感性、污染物品被消毒的难易程度、常规环境清洁措施的执行力度、采样时是否出现感染暴发[23]。许多研究表明，患者诊疗区域内，患者是环境污染的主要来源[17-20,24,25]。医务人员虽然也能污染环境，但是不及患者污染的程度[26-28]。患者排出病原体污染

环境的频率和数量部分取决于体内病原体定植或感染部位的类型和数量,也可能跟患者或患者陪护人员的活动范围有关[7,17-19,25,29-31]。例如,20 世纪 50 年代和 60 年代早期的研究表明,葡萄球菌痈患者污染了床单、地面和病房内与患者邻近的仪器[7]。Rutala 等证明,感染的烧伤患者房间内环境表面被 MRSA 污染[32]。有关 MRSA 鼻腔定植患者的研究中,15% 的患者在入院 25 h 内污染环境表面,25% 的患者在入院 33 h 内污染环境表面[33]。MRSA 定植或感染患者能污染少量到 74% 的病房环境表面,尿路、伤口感染或重度胃肠道定植 MRSA 伴腹泻的患者污染环境的程度和频率更高[17,31,34]。VRE 定植的患者能污染病房 7%～71% 的环境表面,几个特定部位的定植或腹泻患者污染环境程度最严重[18,19,29,30]。革兰阳性细菌中,不动杆菌最容易在环境表面存活,甚至在干燥的环境表面存活[35-37]。不动杆菌长期定植或感染患者更容易污染环境[37]。艰难梭菌的环境污染率从症状携带者病房的 29% 到艰难梭菌相关性腹泻患者(CDAD)病房的 49%～100%[20,30,38,39]。CDAD 患者虽然腹泻症状消失,但是仍会持续皮肤定植和污染环境[25]。急性诺如病毒或星状病毒感染的患者排出大量的病毒颗粒到环境中[40,41]。

微生物必须有生存于环境表面的毒力和能力。 医疗机构的环境表面通常被低毒力或非致病性的病原体污染,如类白喉杆菌和凝固酶阴性的葡萄球菌。大多数情况下,环境表面的这些细菌没有临床意义。但是,很多病原体能在干燥表面存活数日、数周甚至数月[42-44]。革兰阳性细菌如肠球菌、金黄色葡萄球菌、化脓性链球菌、艰难梭菌能在无生命的环境表面存活数周至数月[42,43]。艰难梭菌芽胞在干燥表面能存活达 5 个月之久[45]。革兰阴性细菌在干燥表面的存活能力不及革兰阳性细菌强[43]。但是,不动杆菌属细菌比其他革兰阴性细菌存活时间更长,可能是由于其独特的结构特点能抵抗干燥[46,47]。

在环境中病原体的存活并不一定意味着其有毒力且能引起人类疾病。例如,Perry 等发现化脓性葡萄球菌受干燥影响不可能引起咽喉炎[48]。有关金黄色葡萄球菌和艰难梭菌的研究为证明来自无生命表面的病原体能引起疾病提供了强有力的证据。Colbeck 发现污染了金黄色葡萄球菌的缝线干燥达 10～14 日后仍然能引起脓肿[49]。艰难梭菌芽胞常规能引起仓鼠小肠结肠炎,并且一致公认,人类 CDAD 与芽胞摄入有关,因为艰难梭菌的繁殖体在干燥表面迅速死亡[50,51]。

易感宿主暴露。 近期,由于住院时间的减少及在门诊和家庭保健场所提供医疗服务的增多,其结果已经在住院患者中引起了更严重的疾病[52]。肿瘤化疗方法和器官移植所取得的进展、侵入性诊断和治疗操作的种类与数目不断增多,使得医院感染易感患者的数量不断增加。医疗机构广泛使用广谱抗菌药物使得患者感染多重耐药菌(MDRO),包括存在于无生命的环境中的耐药菌的风险增加[53-56]。

足够数量的病原微生物从感染源转移到宿主的适合传播模式。 病原微生物可以直接从环境转移到患者,或者更多的是间接从环境转移到患者。例如,Bonten 等发现少量患者感染来自床栏的同株 VRE,表明病原体直接从环境转移到患者[19]。Hardy 等发现患者直接从污染的环境表面感染 MRSA,但是没有完全包括来自医务人员的传播[57]。Weist 等报道了新生儿暴露于污染的超声波胶,引起了 MRSA 感染暴发[58]。一起暴发提供了重要证据,表明污染的超声波喷雾器通过空气或气溶胶传播引起 MRSA 感染[59]。其他的调查研究也表明,污染的通风设备通过空气将 MRSA 传播给患者[60,61]。直接接触患者的污染的体温计被认为是 VRE 和艰难梭菌的感染来源[62-64]。有报道不动杆菌属细菌直接或间接从各种环境表面传播给患者,包括来自床垫、枕头、窗帘、水龙头开关、加热腹膜透析溶液用的水浴箱、床栏、加湿器、电子血压计、呼吸机和水疗仪、脉动创伤治疗仪和其他环境表面[35,36,65-71]。

越来越多的证据表明,尽管没有直接接触感染患者,医护人员可以通过触摸污染的环境表面而污染他们的手或手套[17,20,23,72-74]。接触污染环境的频率越高,医务人员污染手或手套的可能性越大[20,75]。以上的研究表明,医务人员的手接触无生命的环境可瞬间被污染,可能代表了病原体从环境转移给易感患者的一种常见传播模式。一个研究发现,VRE 有 10.6% 的机会通过医务人员的手或手套从污染的环境或患者完整皮肤转移到清洁部位[76]。触摸污染的物品(如血压计袖带)就和触摸定植患者一样,能将 VRE 传播到无菌表面。Hayden 等的研究显示,50% 的医务人员同时触摸患者和患者周围环境,没有医务人员仅是触摸了患者[74]。103 名医务人员进入病房前手部采样,VRE 检测是阴性的,触摸环境后,52% 的医务人员的手或手套 VRE 阳性,触摸患者和环境后,70% 的手或手套阳性(P=0.001)。没戴手套的医务人员中 37% 的手被污染,而戴手套的医务人员中 5% 的手被污染。最后笔者总结出,医务人员触摸 VRE 定植患者的病房环境与触摸定植患者、患者周围环境一样,均可能污染他们的手或手套[74]。

进入宿主的合适门户。 侵入性的操作如中央或周围静脉置管、膀胱留置管、气管插管,外科切口破坏皮肤完整性,皮肤溃疡可以作为病原体进入易感宿主的门户。

除了上述原因,还有其他的证据支持环境在 HAI 病原体传播中的作用。近几年出现的与病原体感染风险增高有关的间接证据是,患者出院后,低质量的病房清洁/消毒措施(终末清洁)。

病房前任患者是病原体感染的危险因素。 一个病例对照研究和五个队列研究发现,房间内的前任患者是耐药菌患者(如 VRE、MRSA、艰难梭菌),是后来居住此房间患者感染这些细菌的一个独立的危险因素[77-83](表 19.1)。例如,一个病例对照研究指出,在一个内科 ICU 内用多元分析得出,虽然经过终末清洁,VRE 患者的病房环境仍更易保持污染状态[77]。Huang 等估计,这种暴露引起了 7% 的 VRE 感染和 5% 的 MRSA 感染[78]。随后,Drees 等发现,前任居住者为 VRE 定植患者、2 周前有

VRE 定植患者居住、以前房间 VRE 培养阳性是感染 VRE 的独立预警因子[79]。最近,Passaretti 等报道了前任居住者为多重耐药菌患者,房间使用标准清洁加过氧化氢消毒,可以降低多重耐药菌的感染率[83]。因为很多研究已经指出,患者出院后病房没有经过充分的消毒,所以病原体可能从环境表面直接传播给新进来的病房患者。

表 19.1 病房前任感染者对后来居住者感染或定植风险增加的研究

作 者	研究设计和人群	研究时间	危 险 因 素	调整比例
Martinez	回顾性病例对照研究,30 个病例和 60 个对照,多因素分析	9 个月	病房持续 VRE 污染	OR:81.7
Huang	回顾性队列研究,10 151 个患者有感染 MRSA 风险,10 349 个患者有感染 VRE 风险	20 个月	病房先前是 MRSA 感染者居住 病房先前是 VRE 感染者居住	OR:1.4 OR:1.4
Drees	前瞻性的队列研究,10 349 个患者有感染 VRE 风险,COX 比例风险模型	14 个月	病房先前是 VRE 感染者居住 病房环境培养阳性	HR:3.8 HR:4.3
Shaughnessy	回顾性队列研究,1 770 个患者有感染 CDI 风险,COX 比例风险模型	20 个月	病房先前是 CDI 感染者居住	HR:2.3
Nseir	前瞻性队列研究,511 个患者有感染风险,多因素分析	12 个月	病房先前是假单胞菌感染者居住 病房先前是不动杆菌感染者居住	OR:2.3 OR:4.2
Passaretti	前瞻性队列研究,6 350 个住院患者,泊松广义线性模型	30 个月	入住用过氧化氢蒸气消毒后的 MDRO 患者房间 入住用过氧化氢蒸气消毒后的 VRE 患者房间	IRR:0.36 IRR:0.20

VRE,耐万古霉素肠球菌;OR,比值比;MRSA,耐甲氧西林金黄色葡萄球菌;HR,比例风险;CDI,艰难梭菌感染;MDRO,多重耐药菌;IRR,发生率比值。

另外,残留的环境污染可以引起照看新患者的医务人员的手或手套污染。与上述六个研究形成对照,一个小研究没能得出先前是 MRSA 阳性患者与后来居住者感染之间的关联,可能由于样本量太小[84]。

对相关污染源进行去污可以消除感染传播。大量的研究表明,环境污染源的去除,如手术室中可折叠的患者转移板、枕头或床垫、衣服、外用乳膏制剂、润肤水、超声导电胶和肥皂,减少了病原体传播[65,66,69,85-93]。

提高清洁和消毒的质量可以降低感染。大量的研究显示,对于可能受艰难梭菌或 VRE 污染的环境表面进行消毒,可以降低这些病原菌的感染[82,83,94-100]。例如,使用含氯消毒剂或含氯消毒湿巾可以降低艰难梭菌的传播,尤其在一些高阳性率的病房[94,95,97,100]。作为此类研究中最好的研究之一,Hayden 等人提供了令人信服的证据,降低环境 VRE 污染可以降低易感患者的感染率[98]。在 Perugini 等的干预研究中,医务人员教育培训和降低环境与仪器表面 VRE 的污染对降低 VRE 感染率有意义[99]。

在一个前后干预研究中,Boyce 等发现,使用过氧化氢蒸气(HPV)对病房消毒可以显著降低艰难梭菌的医院感染率[96]。在少量的病房中,这个研究显示 HPV 能消除艰难梭菌,但是笔者没有最终下定论,CDAD 的降低是否伴随由全院环境中艰难梭菌污染降低引起。Datta 等的研究显示,对病房清洁的关注度升高,显著降低入住 MRSA 阳性患者病房的患者 MRSA 感染率,同时也降低入住 VRE 患者病房的感染风险[82]。最近,Passaretti 等引用上述研究,调整潜在混杂因素如病区、年龄、死亡风险评分、是否感染 HIV、晚期肾病状态、MDRO 监测程序依从性和总有效时间,发现患者入住经 HPV 消毒后的病房,感染 MDRO 的风险降低 64%[发生率比值(IRR)=0.36,$P<0.001$],感染 VRE 的风险降低 80%(IRR=0.20,$P<0.001$)[83]。MRSA、多重耐药革兰阴性杆菌

(MDR-GNR)、艰难梭菌的感染风险也降低,但是没有统计学意义。另一个有意思的研究发现,尽管不知道病房以前的患者是否是 MDRO 定植或感染者,但是病房采用 HPV 消毒降低了 MDRO 感染率。这个研究结果表明,先前病房内的一位或多位居住者可能是未被发现的 MDRO 携带者。

支持环境表面在病原体传播中作用的证据力度。大部分支持环境表面在医院感染病原体传播中有作用的研究是在急诊医院中完成,少量是在血液透析病房或长期照护机构中完成。支持的研究分为几类,其中一些研究提供了更有力的证据。

几乎没有关于环境表面在医院感染病原体传播中有作用的随机对照研究。最近,一个随机对照研究对抗菌性隐私帘与普通隐私帘进行了比较发现,抗菌性隐私帘延长了首次污染的时间[101]。近期,另一个有关病房高频接触表面日常清洁效果的随机、前瞻性非盲研究显示,医务人员手的艰难梭菌和 MRSA 污染率[102]降低了。

另一类有关环境的回顾性病例对照研究,提供了合理的、强有力的证据证明环境暴露和感染(定植或感染)有关联。这些研究分为两类不同证据级别。一些病例对照研究提供了最佳的证据,发现污染环境表面与易感患者之间有关系,揭示了患者株和环境株为同一菌株(通常采用分子分型方法)。在这类研究中有确凿的证据表明,患者从脉动洗胃仪、手术室可折叠的患者转移板、洗澡玩具、制冰机、水疗仪和病房淋浴间感染病原体[69,85,103-109]。

一些病例对照研究提供了有微弱说服力的证据,发现污染环境表面与易感患者之间有关系,揭示了患者株和环境株为同一种属,但是不同的菌株没有进行分子分型鉴定[77,79,110,111]。

队列研究也用于环境污染可能或肯定增加感染风险研究。例如,几个队列研究发现,病房被特殊感染(VRE、

MRSA、艰难梭菌)患者居住后,增加了这个病房中后续入住患者感染病原体的风险[78,80-82]。有的队列研究也指出,医务人员使用的护手霜也增加感染风险[112]。

另一类证据由一组观察性研究组成,描述了被污染环境影响的感染患者的暴露程度、移除或修正了感染源后病原体传播的降低或消除,但是病例对照研究中没有涉及相关的感染源。早期的研究认为,床垫、床单和枕头是可疑感染源,但是没有证实环境菌株和感染患者菌株之间的遗传关联[65,66,86-88]。后续的观察性研究没有包含任何一个病例对照研究,但是却证明了被污染环境影响的感染患者的暴露程度,用分子分型方法证实了环境菌株和感染患者菌株是同一菌株。在这些研究中,环境感染源包括预先包装好的抹布、泌尿外科钳、治疗车、氧饱和度监测仪、抗菌肥皂和超声电导胶[69,89,90,92,93,113-120]。

水在 HAI 传播中的作用

长久以来,医院水路系统被认为是 HAI 潜在的感染源,与很多感染暴发有关[121]。病例对照研究为水在 HAI 病原体传播中的作用提供了最佳证据,找到了易感患者暴露与污染水源之间的关系,证实了患者株和可疑水源株为同一菌株(通过分子分型鉴定)。这些感染暴发中的水源来自澡盆玩具、水疗仪器、淋浴设备和制冰机[105-109]。尽管 Wisplinghoff 等通过一个病例对照研究指出水疗仪是感染来源,但是这个调查中没有进行环境培养[122]。队列研究也指出器械漂洗水是感染源[123]。其他很多的病例对照研究和队列研究没有明确水源感染,但是运用分子分型方法证实患者株和水源株(来自水池、水龙头、淋浴设备或水疗池)有关联[124-128]。

没有包含病例对照研究的调查也证实了易感患者暴露与污染的水源有关联,通过分子分型的方法鉴定患者株和水源株(来自水池、水龙头、淋浴设备、水疗仪器或装饰性的喷泉水)都是同一个菌株[35,129-136]。

将污染的水疗浴缸和其他患者洗澡用具撤除,对暴发和假暴发中相关的污染的制冰机、淋浴设备、水池和理疗水池进行消毒,阻止了病原菌的传播[105,108,109,127,130,133,135,137]。

医疗机构中水源性感染暴发最常见的病原菌是铜绿假单胞菌,其次是革兰阴性杆菌,如军团菌、不动杆菌、寡养单胞菌属和分枝杆菌属。虽然很多医疗机构内从水池中检出了假单胞菌,大部分的研究还是没有提供确凿的证据证实水池是患者感染病原菌的来源。但是,发现感染患者之前,Doring 等在水池中分离到假单胞菌,说明有可能通过医务人员的手传播[129]。水池中高浓度的假单胞菌能污染医务人员的手和水池上方的空气。近期,Hota 等使用荧光标记证实,当在水池中洗手时,水池下水管道的污物喷溅到水池外 1 m 以上[133]。水池被认为是 ICU 患者中由同株假单胞菌引起的感染暴发的来源。对水池进行整修,预防污水喷溅到四周,最终终止了暴发。

移动式的水塔和冷却塔被认为是医院内军团菌感染的来源[14,15,138,139]。病例对照研究运用菌株分型技术证实了冷却塔和移动水是军团菌感染的来源[140-142]。在食用或吸入移动水时发生感染,冷却塔或淋浴喷头发生气溶胶感染[15,138,140-142]。尽管从水路系统中很难分离到军团菌,但是水系统中高浓度的定植(30%或更高的末梢出口军团菌)被证实与医院内军团菌数次暴发有关[143]。

最近有关自动感应式水龙头是医疗机构内军团菌感染源的研究得到了高度关注[144]。调查者发现,在几个装有感应式水龙头的病区更容易被军团菌和其他细菌污染。与传统的水龙头相比,感应式水龙头在二氧化氯消毒水路系统后持续产出大量军团菌和其他细菌。尽管军团菌感染与感应式水龙头无关,这个研究支持先前的研究,认为感应式水龙头比传统水龙头污染更严重,且更难消毒[144]。也有人对龙头稳流器的使用提出担忧,认为会被革兰阴性细菌污染,引起患者定植或感染[132]。未来的研究需要证实感应式水龙头和龙头稳流器是否是军团菌和其他 HAI 感染的来源。

装饰性的喷雾墙最近被证实是医院内军团菌的可疑来源。Palamore 等报道了医院内由喷泉墙被污染而引起的军团菌感染事件[136]。来自患者和喷泉的军团菌菌株用凝胶电泳法分型鉴定。喷泉水培养后也发现大量细菌生长,包括分枝杆菌和假单胞菌,喷泉附近的空气采样也发现大量的细菌生长。尽管对喷泉进行标准维护和消毒工作,喷泉仍然被认为是感染源。最近一家医院发生由喷泉墙引起的感染暴发,从喷泉水槽上的泡沫材料中分离到大量的血清 1 型嗜肺军团菌,8 个感染患者中有 6 个明确暴露于医院入口附近的喷泉墙[146]。常规清洁和维护后,喷泉墙的部件里仍能分离到军团菌。这个研究建议,喷泉墙不应该安装在医院内密封环境中(尤其是经常有高感染风险患者出入的场所),应该对喷泉墙进行常规培养,以提高环境卫生清洁有效性[1,147]。

医院内军团菌的预防措施要将能产生军团菌的末梢出水口数量最小化[143]。有效的策略包括使用铜银离子消毒和使用点过滤器[148]。其他的策略包括用有效氯、二氧化氯、氯胺消毒。

空气作为 HAI 传播的途径

长久以来,空气就被认为是感染性疾病的可能传播途径。早期一些提供确信病原体空气传播证据的研究包括将豚鼠暴露于开放性肺结核患者病房内[149]。最近的一个研究将豚鼠封藏在活动性肺结核患者的机械通风房间上面,也提供了空气传播感染性病原菌的确凿证据[150]。

除了肺结核分枝杆菌,能引起医院内空气传播的其他病原体包括水痘-带状疱疹病毒(VZV)、流感病毒、麻疹病毒、天花病毒、金黄色葡萄球菌、化脓性葡萄球菌和曲霉等真菌[28,151-153],有大量实例存在。下面简单举一部分例子。

Josephson 等调查了医院内 VZV 的感染暴发,感染的护士从未直接接触过带状疱疹患者[152]。空气气流研究表明,患者病房的空气聚集到了病房外的走廊和护士站,支持此次感染暴发中空气传播的作用。流感病毒最常见的是由大颗粒的飞沫传播,较少由手部接触传播[154]。然而,最近的一些研究提供了证据,支持流感病毒可能通过相当短距离的空气传播[155,156]。但是,有关流感的空气传播仍有相当大的争议。

一些病例对照研究发现易感患者的暴露和来自呼吸仪污染的气溶胶有关联,证明患者菌株和可疑来源菌株是同一菌株(常用分子分型方法)[103,104]。一些其他的病例对照研究表明,易感患者暴露和被污染的呼吸治疗仪中气溶胶之间有关系,并证明患者菌株和环境菌株是同一种属,但是没有对菌株进行分子分型鉴定[47,110]。上述的研究最可能表示,病原体通过大颗粒气溶胶传播而不是真正意义上的空气传播。

Beck - Sague 等对一个医院内多重耐药结核杆菌暴发开展病例对照研究,发现获得结核杆菌的一个危险因素是暴露于喷他脒(戊烷脒)治疗室,该治疗室处于活动性肺结核患者正压病房之下[16]。队列研究也指出污染的空气是传播途径[157]。几个没有包含病例对照研究的调查提供了证据,表明通过超声雾化器中的气溶胶传播或来自污染的通风栅栏的空气传播[59,61,158]。

患者和医务人员每日均可排放高达 10^7 个皮肤碎屑进入环境中,那些金黄色葡萄球菌和 A 群链球菌定植的患者可以将这些病原体排放到它们周围的空气中和环境表面[26-28,159]。大量的调查研究没有使用病例对照研究方法,却发现患者没有直接接触定植或感染的携带相同菌株的医务人员而发生感染。早期研究表明,手术患者发生同一噬菌体型金黄色葡萄球菌伤口感染,该葡萄球菌由停留在手术室周围的一名携带者所传播[160]。Sherertz 等证实一个医师发生病毒性呼吸道感染时鼻前庭定植有金黄色葡萄球菌,可将葡萄球菌排放入周围 6 ft 范围内的空气中[26]。空气动力采样表明,该医师周围至少 4 ft 范围内的空气中 <0.5 μm 的微粒能培养出细菌。大量暴露于该医师的患者发生感染,表明金黄色葡萄球菌可能通过空气和大颗粒的气溶胶途径传播。患者病房内的一些活动如铺床等动作可以增加空气中金黄色葡萄球菌的浓度,表明鼻腔定植的医务人员可能是感染源[7]。

也有确切的证据表明,化脓性链球菌可以通过空气传播,由定植或感染的医务人员传给患者。Kolmos 等人综述了 15 个暴发事件,涉及 136 个手术患者伤口感染链球菌[28]。那些咽喉、肛门、阴道或皮肤定植的医务人员虽然没有直接接触易感患者,但是被认为是感染源。其中的部分医务人员在手术室工作,但是其他医务人员在手术过程中根本没有在手术室出现,或患者到达前没有离开过手术室,或者在隔壁房间[28,161]。

几乎所有医院相关的曲霉暴发都是空气传播[153]引起的。大量应用分子分型技术的研究证实,患者分离到的曲霉与易感患者暴露的空气或通风设施中的菌株有遗传关联[153,162,163]。感染暴发最常由烟曲霉或黄曲霉引起,常常与医院内或医院周围的建造、拆除、翻新等活动有关。免疫功能不全患者暴露于有少量孢子的空气中即可引起曲霉感染发作,没有人可以确认孢子浓度低到多少可以认为不会发生感染[153]。艰难梭菌患者上方的空气也被证实有芽胞污染,但是这些空气源性的芽胞在艰难梭菌中的作用还不清楚[164,165]。

将涉及的呼吸仪器如呼吸机、Ambu 气袋或加湿器进行去污或移除也终止了感染暴发[104,111,166]。

病原体的其他环境来源

地毯和织物

地毯常常被细菌或真菌污染。对地毯吸尘和清洗可以暂时降低污染程度,但是细菌数量会快速恢复到清洁前水平[1]。仅有非常有限的资料表明地毯影响 HAI 的感染率,因此美国 CDC 的《医疗机构环境感染控制指南》推荐措施中不包括禁止在免疫功能低下患者的病区使用地毯[1]。一起干细胞移植病房内的曲霉暴发归因于地毯污染和一种特殊的清洁方法[1]。CDC 指南也推荐在容易发生喷溅的场所(如实验室、水池周围)、对空气病原体有高度感染风险的患者病区(如干细胞移植病区、ICU 和手术室)避免使用地毯。

在一家医院中,羽毛枕被认为是不动杆菌污染的来源,用人造材料枕替代羽毛枕和改变洗衣程序显著降低了不动杆菌分离到的频率[66]。一个家庭护理机构内洗衣工人中沙门菌胃肠炎的暴发由处理污染的床单引起[167]。因为患者床单常常被潜在病原体严重污染,清洗床单和其他布类家具时遵循指南非常重要[1]。

大量的研究表明,病房内的隐私帘通常会被潜在病原体(如不动杆菌、MRSA 或 VRE)污染[67,168-170]。有关隐私帘在 HAI 病原体传播中的作用几乎没有资料。但是,近期的研究表明隐私帘的污染可能是医务人员手污染的来源[168]。还没证实抗菌隐私帘能否降低病原体传播[101]。上述研究建议,未来的研究要说明隐私帘在病原体传播中的重要性和应该清洁的频率。

肥皂

几个医院感染暴发归因于污染的液体皂。两个沙雷菌感染暴发与污染的非医用肥皂有关[92,171]。其他两个暴发明显由以氯二甲苯酚为基础含三氯生的肥皂引起[117,119]。含低浓度氯己定的抗菌溶剂用于清洁皮肤和静脉插管部位,是引起伯克菌属感染的来源[93,118]。避免使用重复罐装的液体皂分配器。

鲜花

鲜花和干花常常被各种细菌污染,已经明确花瓶中的水频繁被革兰阴性菌包括假单胞菌污染。鲜花和观赏植物可能含有曲霉孢子,能释放到空气中[1]。某个研究中运用分子分型技术,对来自盆栽植物、环境和血液恶性肿瘤感染患者的临床标本中的曲霉种类进行鉴定[172]。

CDC 指南建议,不允许鲜花、干花或盆栽植物出现在免疫功能低下患者的病区内[1]。免疫功能正常的患者区域不限制存在鲜花和盆栽植物。不直接进行患者照护的工作人员负责鲜花和盆栽植物的保养。如果必须由进行患者照护的工作人员照料鲜花和植物,这些工作人员处理鲜花和植物时必须戴手套,且完成后注意手卫生[1]。

环 境 采 样

环境表面、空气或水的常规微生物采样是昂贵和费事的,不推荐常规开展,除了以下两种情况:使用生物芽胞进行灭菌过程的生物监测和血液透析中心每月一次水培养监测[1]。目前指南提到在以下四种情况可直接进行环境微生物采样:① 环境宿主或污染物有流行病学指征,环境采样能支持疾病感染暴发调查;② 研究目的;③ 监测可能的环境有害状况,帮助有效消除危害;④ 评估感染控制措施实施的有效性,或确保仪器、系统按照预期要求正常运行[1]。使用环境培养技术支持感染暴发调查的例子在"支持环境表面在病原体传播中的作用证据"部分中引用(见前面)。在各种场合中,环境培养被用于研究目的,如在不同的临床场所建立环境污染状况水平、研究环境污染作为医务人员手污染来源的作用、评估新的液体消毒剂和非触式区域消毒系统、评估清洁和消毒措施的有效性、评估环境卫生清洁措施改变的影响等。使用环境培养技术来消除可能的环境危害状况的例子包括医院内被军团菌污染的水路系统培养监测和医院感染相关曲霉来源监测。

环境表面微生物采样方法

医疗机构内无生命的环境表面、空气和水的采样方法有很多种,对可用方法的完整描述超出了本讨论范围。这些方法的综述已经发表在其他地方[1,173-175]。但是,下面还是要对这些常用的方法进行简要描述。

环境表面采样方法最常用的是拭子法、平皿直接接触法或 Dipslides 法(水中微生物检测的方法)。环境表面采样用的拭子必须预湿润以提高干燥表面微生物的检出率[176,177]。拭子可由棉花、人造纤维、植绒尼龙或泡沫头等材料制成[174,175]。近期研究显示,植绒尼龙拭子可以提高高达 60% 的环境表面细菌的检出率[178]。拭子标本可以直接在营养琼脂或特殊选择培养基上划线接种(直接平皿接种),或在肉汤培养后平皿接种(肉汤增菌后固体培养基划线接种)[17,25,179-182]。使用肉汤增菌培养常常提高环境表面的检出率,因为其会让细菌大量生长,但是仅用于定性结果。相反,直接平皿接触法提供半定量结果。在对难触摸的物品、不规则表面或弯曲表面采样时,拭子采样有优势,比平皿接触法采样更容易检测到革兰阴性细菌[183]。

最近,开发了特殊的纤维海绵并用于医疗机构环境表面采样[39,96,184]。表面采样后,海绵放入含有中和剂的 Stomacher 仪器中,使其均匀浸润[39]。浸出液用离心机进行浓缩,然后接种于固体培养基上培养与计数。用纤维海绵代替拭子采样的优点是更容易采集、采样面积更大,结果获得更多数量的菌落集成单位(CFU)。海绵的主要缺点是需要特殊仪器,技师需要一定时间去处理海绵。小包装纱布也被用于环境表面采样[25]。

平皿接触法[通常也称为 RODAC 法(微生物直接接触平皿复制)]和 Dipslides 法提供了定量结果,因为需氧菌落从特定表面复苏,允许结果表达为 CFU/cm²[185-191]。Dipslides 法是两面都带有培养基的一次性小塑料片,它们可以用于环境表面和液体采样。有报道平皿接触法比标准拭子采样能检测到更多的环境表面革兰阳性菌[183]

使用非选择培养基可以获得标准需氧菌落计数(如果表面有消毒剂残留可以使用中和剂)。Dey - Engley (D/E) 中和剂平皿就是一个例子,可以用于表面消毒剂残留采样时的灭活消毒剂[186,187,192]。选择培养基可以用于鉴定病原菌如革兰阴性杆菌、MRSA、VRE 或艰难梭菌[175,193-196]

影响环境表面培养结果的其他因素包括采样时期和时间、采集部位和采样频率[175]。如果采样目的是检测环境卫生清洁操作的有效性,了解环境采样是在病房保洁员日常或终末清洁之前还是之后非常重要。当进行有关清洁和消毒实践的研究时,立即采集清洁前后相同部位的标本较为合适。如果没有考虑到清洁前环境表面污染程度,就会高估清洁和消毒措施的有效性[188,197]。当评估清洁措施时,定期改变监测的表面较为合适,因为保洁员不会改变自己的行为,一般只清洁她们知道会被监测的表面。

可以用拭子浸入样本采集液体标本,然后将拭子接种到固体培养基上。另一种方法是用 Dipslide 法采集液体标本。当大量液体需要采集时,较为合适的是用膜滤法过滤液体(如 0.22 μm Millipore 过滤泵),然后将过滤膜直接放在平皿上培养。

影响环境培养结果的重要问题包括没有获得或处理环境培养的标准方法,还没有建立环境表面细菌计数的理想方法[176,178,198]。这使得不同研究和不同研究机构之间的结果不具有可比性。在未来的工作中,需要明确在研究中是否有一种或多种实用的环境表面微生物培养标准方法和评估医疗机构的常规清洁工作的有效性。

空气采样方法

医疗机构内室内空气采样一般用于某研究目的或作为流行病学调查的一部分。当关注空气采样的流行病学目的时,首先考虑在这个机构内实施空气采样的资源和技术是否可行或者在空气采样时获得有经验的环境微生物学家的帮助是非常重要的[1]。CDC《医疗机构环境感染控制指南》对空气采样需要考虑的问题和方法等问题进行了更深入的探讨。下面仅仅讨论医疗机构内最常见的空气采样方法。

医疗机构内最常见的空气采样方法包括液体中空气冲击法、固体培养基表面撞击法和沉降法(使用一组平皿)。采用的方法部分取决于医疗机构可用的资源和关注的微生物种类(细菌、真菌孢子或病毒)。液体中空气冲击法需要特殊仪器,因为空气被抽出小股,直接被液体表面阻隔。固体培养基表面撞击法需要抽吸空气进入采样器,然后在采样器内撞击到平皿表面。借助使用的仪器,可以获得悬浮在空气中微粒大小的资料。在呼吸系统疾病的流行病学调查中实施空气采样非常重要,因为直径 5 μm 的微粒最有可能达到肺部。大量的液体尘埃粒子测定仪和固体尘埃粒子测定仪都能提供有关微粒大小的信息,并且允许微生物或微粒的数量用 CFU/m³ 表达。

使用一组平皿(将打开的平皿放在房间内不同点)不需要特殊仪器,是目前空气采样最常用的方法。当采集真菌孢子时不推荐用此方法[1]。一组平皿空气采样的结果可以表达为暴露时间内每单位面积平皿上可见微粒数或可见细菌数[CFU/(皿·时间)]。与液体尘埃粒子测定仪或固体尘埃粒子测定仪不同,这种方法不能提供每升空气中微粒或微生物的数目。

当关注空气采样时,要时刻注意,医疗机构内目前还没有统一的空气质量标准。同样,有必要考虑在特殊时间和特定地点进行空气采样时所有采样代表的空气质量。空气中微生物的数目可能会随着人员数量、人员活动、温度、相对湿度、日期或年份和是否使用空调系统而改变[1,199-201]。

水采样方法

医疗机构内常规水标本采样限定在透析病房内监测水的质量[1]。但是,当指示水为可疑感染源时,对医疗机构内水路系统采样有助于流行病学调查。最常见的水源性病原菌包括假单胞菌、气单胞菌、军团菌、不动杆菌和分枝杆菌。应该用无菌采样容器采集水样,在冷藏条件下转运至实验室(−4℃),尽可能立即检测,因为经过一段时间后,悬浮在水中的微生物种类和数量将会改变[1]。如果水路系统中的水被怀疑为感染源,应该拿掉水龙头稳压器和快速放水后再进行标本采集。如果怀疑稳压器是感染源,则可以不拿掉稳压器采水样或直接培养稳压器。

如果预计细菌污染达到一个很高水平,完全可以将少量水样直接接种在培养基上。但是,在很多医院内,怀疑的病原体数量很少,应该使用膜滤法采集 100 ml 的水样[1]。水样通过膜过滤后,将膜直接放在平皿上培养。根据怀疑的微生物种类,选用特殊或选择培养基,尤其是一些革兰阴性细菌或军团菌。为了便于解释水样培养结果,应该采集没有污染的水路系统作为对照样本。美国 CDC《医疗机构环境感染控制指南》中详细讨论了医疗机构内水样本采集的问题[1]。

环境表面清洁与消毒

环境表面可以被分为两大类:低危患者诊疗设备(如血压计袖带)和家政卫生表面[3]。家政卫生表面可以进一步分为两组:手低频接触表面(如地面和天花板)和手频繁接触表面(高频接触表面)[1]。读者可以参考美国 CDC《医疗机构环境感染控制指南》,见第 20 章(译者注:原著有误,译者更正),里面有对方法、清洁频率和推荐产品的详细讨论[3]。简要地说,低危患者诊疗设备应该用美国环境保护署(EPA)注册过的医用消毒剂进行消毒,遵照标注的安全预防措施和使用说明。尽管很多产品标注的推荐接触时间是 10 min,但是众多研究表明医用消毒剂常常是 1 min 的接触时间就有效了[3]。清洁卫生表面如地板、桌面,应该定期清洁或者当表面有可见污染时及时清洁。环境表面应该定期消毒(如每日、每周 3 次)或当表面有可见污染时及时清洁。患者诊疗区域的高频接触家政卫生表面(如门把手、床栏、灯开关、病房内厕所周围的墙面、隐私帘边缘)应该比低频接触表面清洁和/

或消毒更频繁[1]。

尽管已经明确编制了医疗机构环境清洁和消毒指南,但是很多医院对于遵照推荐的方法进行病房日常和终末清洁有困难[202-205]。医务人员常常都不明确区分各种不同的物品由谁负责清洁与消毒。因此,非常有必要制订一个书面的指南,分派护士和清洁员,明确负责各种仪器和环境表面的清洁[206]。

将环境表面的日常污染最小化的新策略

最近,建立了很多新的策略来将患者病房环境表面的细菌数量控制在最低水平。这些方法包括在环境表面应用具有杀菌功能的金属(如铜或银)、将抗菌物质如三氯生加入产品中和在环境表面使用能延长抗菌活性的液体(如含有机硅烷的产品)[207-210]。其他的方法包括使用特殊设计的微貌(具有类似鲨鱼皮形貌的物品)或光激活抗菌涂层。Weber 和 Rutala 最近总结了这些方法的优点和缺点[207],其中一些方法显著降低了环境表面累积的微生物数量。但是,有关这些方法还有大量未解决的问题需要回答,包括它们的成本、效果持久性、常规清洁和消毒措施对方法的影响程度和它们对 HAI 的影响。未来对这些方法的研究需要明确说明。

新的病房去污"非触式"方法

20 世纪 60 年代和 70 年代,一些医院在感染性患者出院后用喷雾的方法对病房消毒[10]。喷雾就是在密封的病房内将消毒剂喷洒在环境表面直到表面湿润,然后由戴口罩和穿白大褂的工作人员将环境表面残留的消毒剂擦掉。使用的消毒剂包括季铵盐类、酚类、次氯酸盐溶液或甲醛。CDC 的研究总结出这种喷雾消毒是无效的,并建议医院放弃使用这种喷雾消毒对病房的终末消毒[10]。后来的 CDC 指南,包括 2008 年发布的医疗机构消毒和灭菌指南,也建议喷雾消毒不应该作为患者诊疗区域的常规消毒实施[3]。

最近,开发了一些较新的方法用于"非触式"病房或区域消毒。以汽化或气溶胶为基础的技术使用过氧化氢、气态二氧化氯、气态臭氧、乙醇或过氧乙酸雾化和饱和蒸汽设备。以汽化为基础的过氧化氢、二氧化氯和臭氧不是喷雾技术,因为消毒剂是气体形式,不是较大的(通常可见的)颗粒。其他的技术包括移动式紫外线(UV)装置、脉冲氙 UV 光装置和高强度窄谱光。Otter 等详细综述了上述大部分"非触式"自动消毒系统[211]。

两种以汽化为基础的过氧化氢技术和一种雾化或"干雾"为基础的过氧化氢系统对降低环境表面污染有效,在美国已经商业化,至少还有一种"干喷雾"系统在其他地区可买到(表 19.2)[211-213]。Bioquell 公司的 HPV 系统和 Steris 公司的汽化过氧化氢(VHP)都能降低大于 6 个对数值的嗜热脂肪杆菌芽胞,降低大于 6 个对数值的艰难梭菌、芽胞病毒(如诺如病毒)和细菌繁殖体(如 MRSA、VRE 和鲍曼不动杆菌)[211]。Bioquell 公司的 HPV 系统在一个前后对照研究中能显著降低艰难梭菌的感染率,在感染暴发中用于去除环境宿主,且能显著降低患者入住之前有 VRE 定植或感染者居住病房的 VRE

感染风险[83,96,211]。Steris 公司的 VHP 系统在一个长期急救医院中控制了鲍曼不动杆菌的感染暴发[114]。HPV 系统的使用时间为 1.5～2.5 h,VHP 系统的使用时间为 8 h。雾化过氧化氢系统能显著降低环境表面的细菌污染,但是芽胞降低的对数值少于 HPV 系统[214,215]。雾化过氧

化氢的使用时间为 2～4 h[212,215]。"干喷"或"干雾"过氧化氢系统比其他过氧化氢系统降低生长旺盛的细菌对数值要低,且没有任何关于杀芽胞活性的资料(表 19.2)[213]。所有过氧化氢系统在使用时均需密闭房间,在消毒过程中监测房间内过氧化氢的泄露情况。

表 19.2　非触式过氧化氢消毒系统的相对有效性

细菌降低水平	Bioquell 公司的 微冷凝 HPV	Steris 公司的 干气 VHP	Steris 公司的 干雾 HP(ASP)	NocoSpray 公司的 干雾 AHP
细菌繁殖体降低对数值	10^6	10^6	$10^3 \sim 10^{4.5}$	$10^1 \sim 10^{1.7}$
细菌芽胞降低对数值	10^6	10^6	$\sim 10^1 - <10^4$	??
艰难梭菌芽胞降低对数值	10^6	10^6	10^4	??

HPV,过氧化氢蒸气;HP,过氧化氢。

Lumalier 的三个研究评估了自动的移动式紫外线灯系统(Tru - D)[187,188,211,216]。Tru - DUV 系统也能显著降低环境表面各种 HAI 病原体的污染。在一个对比研究中,UV 系统没有能降低环境表面的细菌数量到与 HPV 系统相同程度,且在某些光没有直接照射到的部位没有杀菌效果[217]。然而,UV 系统使用方便,操作者不需要过多培训,使用时间从 15 min 到 1.5 h。以摘要形式发表的一个短期研究中,艰难梭菌感染率降低与自动的 UV 系统使用有关[211]。一个 Tru - DUV 系统对 HAI 效果的多中心研究正在进行中。

在一个小样本研究中,脉冲氙 UV 光装置显著降低了环境表面 VRE 的污染,使用时间为 12 min[218]。另外,近期的一个会议摘要也报道了脉冲氙 UV 光装置与艰难梭菌感染的降低有关[211]。Otter 等简要综述了气态臭氧、气态二氧化氯和多种雾化装置的特点与有效性[211]。

清洁和消毒效果的监测方法

推荐对家政卫生表面进行定期清洁,喷溅发生时或表面有明显污染时及时清洁[3]。近几年,常常见到病房的日常清洁或病房终末清洁(患者出院后)没有遵循医疗机构的政策和程序。因此,不断地强调发展清洁和消毒有效性的监测方法,并对清洁员不断进行培训和反馈[219,220]。下面罗列了清洁和消毒措施的监测方法。

目测检查。 多年来,家政卫生经理目测检查是医疗机构中环境表面清洁效果监测最常用的方法。但是,近期的研究显示,在医院中评估高频接触表面的清洁效果,使用目测检查是不可靠的[190,221-224]。更有用的方法包括用拭子、直接接触平皿或 Dipslides 法采集环境样本,计算需氧菌落总数(ACC),使用 ATP 生物荧光法和荧光标记法。每一种方法都有其优点和缺点。

荧光标记法。 2006 年,Carling 等描述了患者出院后一种新的监测和提高清洁与消毒措施的方法[225]。一种新型的荧光胶,在干燥时不可见,在三家医院终末清洁后的高频接触表面标记。荧光标记很容易在 5 s 内被一块湿抹布擦掉。在另两个患者用完病房后,进行终末清洁,用黑色的光线来检验荧光标记是否被擦掉,是完整被擦掉还是大部分被擦掉。这个研究显示,目标部位的清洁

有效性从干预前的 47% 上升到干预期间(包括对清洁工进行教育和反馈)的 76%～92%。在后续的大量研究中也运用了这种方法:一个研究在 23 家医院中进行,另一个研究在 36 家急救医院中进行,另外两个研究在 16 家医院和 27 家医院的 ICU 中进行[203,204,220,226,227]。类似的研究也在其他很多医院内进行,目前还没有发表论文。Blue 等描述了一个使用不同荧光溶剂的短期研究,表明环境表面清洁的有效性从基线阶段的 23% 提高到 80% 以上[228]。

荧光标记的优点包括仪器小巧、使用方便。同样,与清洁员的教育和反馈结合,荧光标记法在众多医院中改善了表面清洁的频率[203,204,220,226,227]。荧光标记的缺点包括它们仅仅提供了表面清洁的频率,不能提供细菌污染程度的信息或总的表面清洁度。此外,有证据表明,当荧光标记的高频接触表面改变时,没有通知清洁员,清洁有效性会大幅度下降[212]。

监测清洁措施的表面培养。 使用拭子可以获得定量培养,定量培养的结果表达为 ACC,广泛应用于清洁和消毒措施的效果监测。大量研究者直接使用湿润拭子接种于培养基上,或放入肉汤中再接种于固体培养基[29,97,205,223,229-231]。另一种定性研究方法使用无菌抹布采集表面标本,放入肉汤中增菌后在固体培养基上接种[232]。

在英国常常用 Dipslides 法评估清洁度,而美国常常用平皿直接接触法监测[186,189-192,219,221,222,224,233,234]。ACC 计数方法的优点是它们提供环境表面被需氧菌污染的定量资料,可以检测目标病原菌或未知的表面污染。

目前,医疗机构内使用 ACC 作为清洁效果评估,还没有有效、广泛可接受的标准。早期的标准来自食品加工行业,认为 ACC 在 5 个 CFU 以下为清洁[219]。相反地,几个调查者使用 2.5 CFU/cm² 为清洁界限[189,191,192,222]。也有提议一些指示病原菌(如 MRSA)应限定在 1 CFU/cm²[219,233]。但是,必须指出,目前阶段还没有确信的资料表明环境表面污染程度在多少以下,HAI 病原体传播较少。未来研究明确需要建立以循证为基础的标准值,来定义医疗机构环境表面的清洁度。

ACC 计数方法的缺点包括培养过程耗时、培养基成

本高、需要微生物实验室支持和实验结果要等到采样后48 h才能得到。

腺苷三磷酸(ATP)生物荧光法。 ATP在所有有机物质内都能找到，包括微生物、食物和人类排泄物、分泌物。ATP生物荧光法已经在食品和饮料行业作为表面清洁评估的方法使用多年。特殊拭子采集表面样本，然后拭子放入手持的光度计中，结果表达为相对光单位(RLU)。表面有机物质越多，ATP和RLU数值越高。2000年，Griffith等建议使用ATP生物荧光法来检测医院内的清洁效果[189]。早期的研究中，表面清洁被定义为ATP读数在500 RLU以下[189,222,223]。近期，几个研究者定义医院的表面清洁为ATP读数在250 RLU以下[192,197,230,233]。但是，与清洁度的微生物指标一样，ATP数值在多少以下病原体的传播能显著降低还没有明确。以后的研究有必要确定，250 RLU作为医院环境表面的清洁度标准是否合适。事实上，医院内各种不同的表面用同一个清洁度标准可能不是很合适。例如，根据ATP的读数，床栏被发现是最难清洁的表面之一[192,230,235]。此外，如床栏之类的表面可能由很多不同的材料制成，物品表面越粗糙，清洁难度越高，ATP降低的水平也越少[236]。并且，不同生产商的ATP生物荧光系统和光度计也有不同的敏感度[199]。使用3M公司Clean-Trace system的清洁阈值是250 RLU，而Hygiena公司产品的清洁阈值是100 RLU[224]。

当使用ATP生物荧光法监测清洁措施的有效性时必须注意，ATP的读数与环境表面生物采样的结果(ACC)相关性很低[224,230,233,237,238]。因为生物荧光法检测来自需氧菌、厌氧菌和可能不可培养的微生物中的ATP，以及分泌物、排泄物、食品和其他存在于表面的有机物质的ATP[239]。一个研究显示，医院表面仅仅33%的ATP来自细菌[190]。另一个影响ATP结果的因素是残留于环境表面的消毒剂类型。特定消毒剂(以漂白粉或铜为基础的产品)在表面残留可以部分淬灭ATP反应，引起ATP值低下的假象[197,239]。

ATP生物荧光法的优点包括表面采样容易操作、采样后结果立即获得。这就能及时反馈给清洁员。同样，与荧光标记不同，不需要事先标记表面，可以随机选择不同的表面进行监测，因此清洁员也不知道哪天哪些表面会被监测。ATP生物荧光法也提供了定量结果可以进行趋势分析。ATP生物荧光法的缺点是特殊的拭子和光度计成本较高。

Boyce等的研究比较了100间病房500个高频接触表面的荧光标记、ACC和ATP结果[192]。调查者发现76%的荧光标记的表面部分或完全擦拭干净，用ACC标准评价为清洁。但是，用ATP标准评价，仅45%的表面被认为是清洁的。

这四种清洁监测方法都有其优点和缺点(表19.3)。一些医疗机构可以选择一种监测方法用于所有的临床场所，而另外的医疗机构发现可以使用一种监测方法作为常规，另外一种方法作为补充，这取决于医院希望得到的信息类型和手中可利用的资源。

表19.3　评估清洁措施有效性的方法特征

	目 测 检 查	荧 光 标 记	拭子或平皿接触培养	ATP生物荧光法
使用方便	好	好	一般，需要实验室支持	好
结果快速	好	好	结果48 h后	好
评估清洁措施的精确性	差	好	好	好
细菌污染的特定测量	无	无	有	无
教育和反馈的有用性	差	好	好	好
提供定量结果	差	差	好	好

第 20 章

医疗机构消毒与灭菌

William A. Rutala and David J. Weber ■ 付婷婷 李若洁 译 ■ 倪晓平 徐 虹 王广芬 审校

简 介

2009 年美国开展的外科手术大约有 4 800 万台,进行的侵入性操作的数目更加庞大[1],如每年大约有 1 100 万次内镜检查[2]。进行这些操作时,医疗设备或手术器械都会直接接触到患者的黏膜或无菌组织。这些操作的主要风险是可能将病原菌带入患者体内引起感染。例如,仪器设备消毒或灭菌不当可导致病原菌传播(如结核分枝杆菌污染支气管镜)。

通过使用消毒剂或灭菌操作实现消毒或灭菌是防止感染性病原体通过医疗设备或手术器械传播给患者的重要保障措施。不必对所有的患者诊疗用品均进行灭菌处理,因此医院政策必须明确是否主要根据用品的使用目的来清洗、消毒或灭菌。

既有的消毒灭菌指南缺乏依从性,在许多国家的多项研究中均有记录[3,4]。不遵从科学的指南已导致众多医院感染暴发事件[4-9]。此最新章节主要介绍了一些关于消毒灭菌种类选择的实用方法和操作规程,在设计良好的研究中评估了消毒灭菌方法的理论效力(实验研究)和实际效能(临床研究)。

术 语 定 义

灭菌是指在医疗机构中使用物理或化学方法杀灭或消除一切微生物的过程。医疗机构使用的灭菌方法主要有压力蒸汽、干热、环氧乙烷(ETO)气体、过氧化氢气体、等离子体、过氧化氢蒸气、臭氧和液体化学制剂。灭菌用于杀灭一切微生物(包括真菌和细菌芽胞)的化学制剂称为化学灭菌剂。短时间暴露于这些化学灭菌剂也可用于消毒(即高水平消毒)。

消毒是指消除非生命物体上的除细菌芽胞以外的一切病原微生物。医疗机构通常采用液体化学制剂或湿式巴氏消毒法进行消毒。消毒效力受多种因素的影响,任何一种都可能使消毒效力降低或消毒失败。影响消毒或灭菌的因素包括物品预清洗、有机物或无机物载量、微生物污染种类、消毒剂浓度和作用时间、消毒物品的属性(如含腔隙、带转轴、管腔类器械)、生物膜的形成、消毒过程中的温度和 pH,有时消毒过程中的相对湿度(如环氧乙烷)也可以影响消毒效力。

消毒与灭菌在定义上的区别在于消毒不具备杀灭芽胞的能力,但这种区别实际过于简化。一些化学消毒剂在延长作用时间后(3~12 h)则可将芽胞杀灭,被称为化学灭菌剂。但在同样的浓度下缩短暴露时间(如 2% 戊二醛作用 20 min),同样的消毒剂仅能杀灭除大量细菌芽胞以外的所有微生物,这些消毒被称为高水平消毒剂。低水平消毒剂在特定作用时间内(≤10 min)能杀死大多数细菌繁殖体、某些真菌和病毒,而中水平消毒剂可以杀灭分枝杆菌繁殖体、大多数病毒和真菌,但不一定能杀死细菌芽胞。不同杀菌剂在抗菌谱和反应速度(表 20.1)方面存在明显不同。

表 20.1 消毒灭菌方法

灭 菌			消 毒		
			高水平 [中度危险性物品(口腔器械除外),与黏膜或非完整皮肤接触]	中水平 (某些中度危险性物品[1]及低度危险性物品)	低水平 (低度危险性物品,与完整皮肤接触)
高度危险性物品 (进入组织、脉管系统或有血流从中通过)					
物品	程序	暴露时间	程序(≥20℃暴露 12~30 min)[2,3]	程序 (暴露≥1 min)[9]	程序 (暴露≥1 min)[9]
平滑坚固的表面[1,4]	A	MR	D		
	B	MR	E	L[5]	L
	C	MR	F	M	M
	D	20~25℃ 10 h	H	N	N
	F	6 h	I[6]	P	O
	G[10]	50~56℃ 12 min	J	Q	P
	H	3~8 h	K		Q

— 213 —

续 表

灭 菌			消 毒		
高度危险性物品 (进入组织、脉管系统或有血流从中通过)			高水平 [中度危险性物品(口腔器械除外),与黏膜或非完整皮肤接触]	中水平 (某些中度危险性物品[1]及低度危险性物品)	低水平 (低度危险性物品,与完整皮肤接触)
物 品	程 序	暴露时间	程序(≥20℃暴露 12～30 min)[2,3]	程序 (暴露≥1 min)[9]	程序 (暴露≥1 min)[9]
橡胶管和导管[3,4]	A	MR	D		
	B	MR	E		
	C	MR	F		
	D	20～25℃ 10 h	H		
	F	6 h	I[6]		
	G	50～56℃ 12 min	J		
	H	3～8 h	K		
聚乙烯管和导管[3,4,7]	A	MR	D		
	B	MR	E		
	C	MR	F		
	D	20～25℃ 10 h	H		
	F	6 h	I[6]		
	G	50～56℃ 12 min	J		
	H	3～8 h	K		
带透镜的仪器[4]	A	MR	D		
	B	MR	E		
	C	MR	F		
	D	20～25℃ 10 h	H		
	F	6 h	J		
	G	50～56℃ 12 min	K		
	H	3～8 h			
口温计和肛温计[8]				P[8]	
带转轴的仪器[4]	A	MR	D		
	B	MR	E		
	C	MR	F		
	D	20～25℃ 10 h	H		
	F	6 h	I[6]		
	G	50～56℃ 12 min	J		
	H	3～8 h	K		

在医疗领域可以动态选择和使用消毒剂,撰写本章时可能已有新产品出现。随着消毒剂新产品的出现,负责选用消毒灭菌产品的责任人或委员会应当以美国食品药品监督管理局(FDA)及美国环境保护署(EPA)批准的产品及科学文献中的相关信息为参照。

A 热力灭菌,包括湿热及干热灭菌(详见制造商产品说明,蒸汽灭菌过程所需时间为 3～30 min)。

B 环氧乙烷气体(详见制造商产品说明,通常 50～60℃灭菌 1～6 h 后,通风 8～12 h)。

C 过氧化氢等离子体(内径及长度限制参见制造商产品说明,灭菌时间为 28～72 min)。

D 以戊二醛为基础的消毒制剂(当戊二醛浓度≥2%时,临用前应注意按预期所需的使用浓度对所有戊二醛制剂进行进一步稀释);戊二醛(1.12%)配1.93%苯酚/酚盐,戊二醛(3.4%)配异丙醇(26%)。某种以戊二醛为基础的消毒产品声称,能在 35℃作用 5 min 达到高水平消毒效果。

E 0.55%邻苯二甲醛(OPA)。

F 7.5%标准过氧化氢(会腐蚀铜、锌和黄铜)。

G 过氧乙酸,浓度可变,但 0.2%或更高能够杀灭芽胞。0.2%过氧乙酸浸泡消毒器的运行温度为 50～56℃。根据 FDA 相关指南,大多数医院使用过氧乙酸消毒器对需要高水平消毒的中度危险性物品进行消毒。因此,作为一般规则,高度危险性物品不宜使用过氧乙酸消毒器进行灭菌,因为高度危险性物品应当达到灭菌水平,但使用 0.2%过氧乙酸消毒器无法保证最后被处理的物品是无菌的。因此,不耐热的高度危险性物品应当另选其他经 FDA 批准的产品进行灭菌,如过氧化氢等离子体、ETO、过氧化氢气体或臭氧。若某不耐热高度危险性物品的确不能用其他任何除 0.2%过氧乙酸消毒器以外的方式进行灭菌,则应当考虑要么直接放弃使用该物品,要么选择用 0.2%过氧乙酸进行处理(在 50～

56℃条件下）。对无法用其他替代灭菌方法灭菌的不耐热高度危险性物品,应当根据实际情况决定是否采用 0.2% 过氧乙酸消毒器在 50～56℃条件下进行灭菌。

H 过氧化氢(7.35%)加 0.23% 过氧乙酸;1% 过氧化氢加 0.08% 过氧乙酸;8.3% 过氧化氢加 7.0% 过氧乙酸(对金属器械有腐蚀性)。

I 经洗涤剂清洗后,于 70℃ 下行湿式巴氏消毒 30 min。

J 次氯酸盐,通过电解含有 400～675 个及以上活性氯离子的盐水生成的一次性使用氯(对金属器械有腐蚀性)。

K ≥2% 强化型过氧化氢。

L 次氯酸钠(5.25%～6.15%)家用漂白剂以 1∶500 稀释能够提供 >100 ppm 的有效氯。

M 酚醛消毒剂溶液(使用前遵循产品标签进行相应稀释)。

N 碘伏消毒剂溶液(使用前遵循产品标签进行相应稀释)。

O 季铵盐类消毒剂溶液(遵循使用稀释产品标签)。

P 乙醇和异丙醇。

Q 0.5% 和 1.4% 强化型过氧化氢。

MR,制造商产品说明;NA,不适用。

[1] 见水疗法讨论部分。

[2] 暴露于消毒剂的时间越长,彻底杀灭一切微生物的可能性越大。使用 2% 戊二醛可靠杀灭结核分枝杆菌与非结核性分枝杆菌所需的最短时间是在 20℃ 下暴露 20 min。但按照 FDA 批准的高水平消毒要求,不适用 ≥2% 戊二醛。某些高水平消毒剂所需暴露时间短(如邻苯二甲醛在 20℃ 下仅需 12 min),可能是因为其抗分枝杆菌活性强、作用速度快,或是由于高温下分枝杆菌活性增强(如 2.5% 戊二醛在 35℃ 下作用 5 min,0.55% OPA 在 25℃ 下的自动化内镜消毒器中作用 5 min)。

[3] 管腔必须完全充满高水平消毒和液体化学灭菌剂,在浸没过程中应当注意避免气泡滞留。

[4] 应当适时调查材料兼容性。

[5] 培养基或微生物浓缩制剂溢洒时应当考虑使用浓度为 1 000 ppm 的有效氯进行处理(5.25%～6.15% 家用漂白剂以 1∶50 稀释能够提供 >1 000 ppm 的有效氯)。此方法可能腐蚀物体表面。

[6] 将巴氏消毒法(清洗消毒器)用于呼吸机或麻醉设备是一种公认的高水平消毒替代方法。但有数据质疑巴氏消毒单元的功效。

[7] 应适时调查热稳定性。

[8] 在处理或重复处置过程中应避免混淆直肠和口腔温度计。

[9] 根据相关法律,必须遵循 EPA 注册产品的一切应用标签说明。如果使用者选择的暴露条件不同于 EPA 注册产品标签上的指示,则由使用者自行承担不按标签指示使用造成的任何伤害责任,并且根据联邦杀虫剂、杀真菌剂和灭鼠剂条例(FIFRA)可能被要求强制执行。

经允许改编自 Simmons BP. CDC guidelines for the prevention and control of nosocomial infections. Guideline for hospital environmental control. *Am J Infect Control*. 1983;11:97-120.

经允许改编自 Rutala WA, APIC Guidelines Committee. APIC guideline for selection and use of disinfectants. Association for Professionals in Infection Control and Epidemiology, Inc. *Am J Infect Control*. 1996;24:313-342.

经允许改编自 Rutala WA. Disinfection, sterilization and waste disposal. In: Wenzel RP, ed. *Prevention and Control of Nosocomial Infections*. 3rd ed. Baltimore, MD: Williams and Wilkins; 1997:539-593.

经允许改编自 Rutala WA, Weber DJ, Healthcare Infection Control Practices Advisory Committee. *Guideline for disinfection and sterilization in healthcare facilities*, 2008. cdc.gov/ncidod/dhqp/pdf/guidelines/Disinfection_Nov_2008.pdf.

经允许改编自 Rutala WA. Selection and use of disinfectants in healthcare. In: Mayhall CG, ed. *Hospital Epidemiology and Infection Control*. 4th ed. Philadelphia, PA: Lippincott Williams & Wilkins; 2012:1180-1212.

[10] 根据 FDA 指南,大多数医院使用 0.2% 过氧乙酸消毒器处理需要进行高水平消毒的中度危险性物品(参见以上 G 相关内容)。

另外,清洗是指去除物体表面的可见污物(有机物或无机物),通常通过使用清洁剂或含酶制剂进行人工水洗或机械水洗。高水平消毒或灭菌前进行彻底清洗非常重要,因为附着在器械表面的有机物或无机物会干扰消毒过程的有效性。去污是为了去除物体表面的病原微生物以保证其在转运、使用或丢弃时的安全性。

后缀带"cide"或"cidal"意为"杀灭"的名词使用也较普遍。例如,杀菌剂能够杀灭微生物,特别是病原微生物("germs")。杀菌剂既包括皮肤消毒剂又包括物体表面消毒剂。皮肤消毒剂用于活组织和皮肤,而物体表面消毒剂只适用于无生命的物体。总之,皮肤消毒剂仅用于皮肤,而不适用于物体表面消毒,而物体表面消毒剂不适用于皮肤消毒,因其可能损伤皮肤或其他组织。名词后缀带有"cide"的杀菌剂(如杀病毒剂、杀真菌剂、杀细菌剂、杀芽胞剂及杀结核分枝杆菌剂)可杀灭名词前缀所指的微生物。例如,杀细菌剂是指能够杀灭细菌的制剂[14-20]。

消毒灭菌的合理方法

45 年前,Earle H. Spaulding[15] 设计了一套合理的方法对患者的诊疗用品或器械进行消毒灭菌。这种分类方式因层次清晰、逻辑性强而被保留、精练,并且成功地被感控人员及其他人员应用于消毒灭菌方法设计[14,16,18,20-23]。Spaulding 认为根据患者使用的诊疗器械或物品与感染相关的风险程度可将这些物品分为三类,即高度危险性物品、中度危险性物品和低度危险性物品,这样更容易让人们理解消毒的本质。虽然这种分类方式仍然有效,但是关于病毒、分枝杆菌和原虫的消毒研究案例质疑现有定义和高水平消毒与低水平消毒的期望值[24,25]。尽管如此,Spaulding 分类法已被美国疾病控制预防中心(CDC)的《医疗机构环境感染控制指南》[26] 和《医疗机构消毒灭菌指南》[20] 收纳采用。

高度危险性物品

高度危险性物品之所以被这样称呼,是因为其一旦被微生物(包括细菌芽胞)污染,将具有极高的感染风险。因此进入无菌组织或脉管系统的物品应当无菌,这非常关键,因为一旦其被任何微生物污染均可能导致疾病的传播。这类物品包括手术器械、心脏导管、血管内导管、导尿管、植入物及体内使用的无菌超声波探头。在购买此类物品时应确认无菌,或在有条件的情况下进行蒸汽灭菌。不耐热物品,在其他方法不适合的情况下,可使用ETO、过氧化氢等离子体、过氧化氢气体、臭氧或液体化学灭菌剂。表 20.1 和表 20.2 列出了几种化学灭菌剂。这些制剂包括：以 ≥2.4% 戊二醛为基础的消毒剂、1.12% 戊二醛加 1.93% 苯酚/酚盐、3.4% 戊二醛加 26% 异丙醇、0.55% 邻苯二醛、7.5% 标准过氧化氢、2% 强化型过氧化氢、400～675 ppm 的次氯酸盐/次氯酸、7.35% 过氧化氢加 0.23% 过氧乙酸、0.2% 过氧乙酸、8.3% 过氧化氢加 7.0% 过氧乙酸、1.0% 过氧化氢加 0.08% 过乙酸。除 0.2% 过氧乙酸（50～56℃作用 12 min），杀菌所需暴露时间为 3～12 h[27]。在使用液体化学灭菌剂时必须满足以下条件方可实现灭菌：清洗（去除有机物或无机物）、预处理、达到指南所指示的浓度、作用时间、温度及 pH。使用化学灭菌剂进行器械消毒的另一个限制条件是，在进行消毒的过程中无法对器械进行包裹，因此消毒后在储存过程中无法维持其无菌状态。此外，经化学消毒剂灭菌后的器械可能需用水进行冲洗，而用于冲洗的水通常都不是无菌的。因此，在非自动化处理设备中使用液体化学消毒剂的固有局限性使其仅限于处理不耐热或不适于用其他灭菌方法的高度危险性器械。

中度危险性物品

中度危险性物品是与黏膜或非完整皮肤接触的物品。这类物品包括呼吸治疗和全麻设备、内镜、喉镜、食管测压探头、肛门直肠测压导管和隔膜拟合环等。这类医疗设备应去除所有微生物（如分枝杆菌、真菌、病毒、细菌），但可有少量细菌芽胞存在。肺或胃肠道等完整黏膜一般对普通细菌芽胞感染具有抵抗力，但易被其他生物体如细菌、分枝杆菌和病毒感染。中度危险性物品至少需使用化学消毒剂进行高水平消毒。经 FDA[27] 批准的高水平消毒剂有戊二醛（有或无其他活性成分）、标准过氧化氢、邻苯二甲醛、过氧乙酸加过氧化氢的复方制剂、强化型过氧化氢、含氯制剂，这些高水平消毒剂具有较高的可靠性，但前提是影响杀菌过程的因素得到满足。大多数高水平消毒剂的暴露时间为在 20～25℃条件下 8～45 min。若使用碘伏、乙醇或过度稀释的戊二醛[5] 等非高水平消毒剂进行高水平消毒时将引起感染暴发。当选择某种消毒剂对患者的诊疗用品进行消毒时，必须考虑长期使用该消毒剂进行消毒是否存在化学兼容性问题。例如，美国奥林巴斯公司对 7.5% 过氧化氢的兼容性测试发现被测内镜在外观及功能方面均发生了改变（Olympus，1999 年 10 月 15 日，学术论文交流）。同样，奥林巴斯公司也不支持使用过氧乙酸类产品进行内镜消毒，因其对外观和功能均有损害（Olympus America，1998 年 4 月 15 日和 2000 年 9 月 13 日，学术论文交流）。

呼吸道或胃肠道黏膜接触的中度危险性物品应用无菌水、过滤水或用自来水冲洗后，再使用乙醇漂洗[20,28,29]。乙醇漂洗及高压空气干燥能显著降低仪器（如内镜）被污染的可能性，可能与去除细菌适宜生长的潮湿环境相关[29]。冲洗后的仪器应当立即干燥储存，避免受到损坏或污染。漂洗与直肠（如直肠镜、肛肠镜）或阴道（如阴道镜）接触的中度危险性物品，尚无相关建议指出"使用无菌水或过滤水而不能使用自来水进行漂洗"[20]。

低度危险性物品

低度危险性物品指仅与完整皮肤接触、不与黏膜接触的物品。完整的皮肤对大多数微生物起到有效的屏障作用，因此与完整皮肤接触的物品的无菌性为"低危险性"，如便盆、血压计袖带、拐杖、床栏、床单、床头柜、病房家具和地面等均属低度危险性物品。与高度或中度危险性物品相反，大多数低度危险性物品可以就地去污，无须送至消毒供应中心集中处置。当低度危险性物品仅接触完整皮肤、不接触非完整皮肤或黏膜时，事实上尚无由低度危险性物品将感染性病原体传播给患者的风险记录[30]。然而，通过污染医护人员的手或通过污染即将接触患者的医疗设备时，这些低度危险性物品（如床旁桌、床栏）起到了二次传播的作用[31,32]。表 20.1 列出了可用于低度危险性物品的低水平消毒剂。表 20.1 列出的消毒剂所需暴露时间至少为 60 s。

清洗

清洗是指去除物体表面的外来物质（如污泥和/或有机物），通常将清洁剂或含酶制剂加入水中用于清洗。高水平消毒或灭菌前必须进行彻底清洁，因为仪器表面残留的有机物或无机物会影响消毒或灭菌过程的有效性。此外，如果污渍变干或被烘到仪器表面，则很难被清除，消毒或灭菌效果将降低甚至无效。手术器械应预浸泡或冲洗以防止血液干燥、使血渍软化或清除仪器上的血液。

当医疗器具的使用区域没有清洗机时，或是医疗器具易碎、清洗困难，只能进行人工清洗。人工清洗的两个重要元素是擦洗和冲洗。擦洗（如用刷子擦洗或刷洗污渍区域）是一种传统而可靠的方法。冲洗（即高压水流）一般用于刷洗后冲净内部通道中的污渍及碎屑，或当刷子无法进入通道时采用冲洗[33]。当使用清洗消毒机时，应注意装载器械的方法；应当充分打开带铰链/转轴的仪器，使其能与洗涤剂充分接触；应避免将仪器堆叠在清洗机中；应当尽量将仪器拆卸到最小部件。

最常见的机械或自动清洗机包括超声波清洗仪、清洗去污机、清洗消毒机和清洗灭菌器。超声清洗去除污渍的过程被称为空化作用及内爆炸，在此过程中超声波能量传播到溶液中破坏颗粒物与物体表面的连接。已使用过的超声清洗溶液（及其他使用后的清洗剂）中可能存在细菌污染，因此这些清洗剂通常不会声称具有抗菌功能[34]。虽然超声不能灭活细菌，但它可以协同增加消毒剂的消毒效率[35]。超声清洗机使用者应当注意，清洗液可能导致手术器械污染内毒素而引起严重的炎症反应[36]。清洗灭菌器由压力蒸汽灭菌器改造而成，清洗时器腔内充满水和清洁剂，同时有蒸汽通过起到搅拌作用。清洗后的仪器将进行漂洗，随后进入短时间的蒸汽灭菌循环。一些其他的清洗灭菌器在清洗周期时采用旋转喷臂，随后进入 285°F 的蒸汽灭菌周期[37,38]。清洗去污/消毒机的工作原理类似于洗碗机，其将水与清洁剂混合来去除污渍。这些工作模块中有时会设置一个加热周期对器械进行加热（如 93℃ 10 min）[39]。清洗消毒机对实心或管腔类手术医疗器械进行清洗、消毒及干燥的模块通常由计算机控制。在某个研究中,物体表面与机器中的水流充分接触后达到了清洗效果(经测量下降了5~6个对数值)[40]。一些专业的组织机构或书籍对清洁及终末消毒所需准备的相关内容做了详细介绍[43]。有研究表明内镜经人工或机械清洗后,污染的微生物减少了4~6个对数值[44-47]。因此,单纯清洗就能够有效减少污染设备上的微生物数量。清洗复用的微创手术器械时,人工清洗与机器清洗比较,无论是有气门还是无气门的腹腔镜,自动清洗方法效率均更高,污物参数(如蛋白质、糖类、血红蛋白)清除率>99%[48]。

器械清洗首选中性或近中性pH的清洁剂,因为这类清洁剂的材料兼容性最好且去污能力强。通常将蛋白酶等酶制剂加入到pH中性的溶液中以助于去除材料中的有机物。这些配方溶液中的酶制剂能够作用于大部分由蛋白质组成的常见污渍(如血液、脓液),也可将脂酶(作用于脂肪)和淀粉酶(作用于淀粉)添加到清洁剂中。酶类清洁剂并不是消毒剂,其中的蛋白酶反而可能被消毒剂灭活。同其他化学消毒剂一样,仪器上残留的酶制剂也应当进行漂洗,否则可能会引起不良反应(如发热)[49]。含酶清洗剂应当按照制造商的说明使用。含酶清洗剂可能导致使用者发生哮喘或其他过敏性反应。含酶的中性清洁剂与金属及其他医用仪器材料的兼容性较好,是清洁精密医疗仪器的最佳选择,尤其是清洁软式内镜[46]。碱性清洁剂因能有效溶解残留蛋白质及脂肪而被用于清洗医疗器械[50],但其可能有腐蚀性[46]。一些数据表明,含酶清洗剂比中性清洗剂能更有效地清除物体表面的微生物,但有两项研究在比较含酶清洗剂同碱性清洗剂的清洁效率时未发现差异[50,53]。一种新型不含酶、以过氧化氢为基础的配方(未经FDA批准)同含酶清洗剂一样能够有效地去除测试载体表面的蛋白质、血液、糖类及内毒素[54]。除此之外,在室温下暴露3 min,这种新型制剂能够减少5个对数值的细菌负载[54]。虽然有效的高水平消毒及灭菌要求先进行有效清洁,但临床中尚无用于验证清洁有效的"实时"试验。如果有商业化的试验方法,则可用于确保完成了充分清洁[55-58]。确保充分清洁的唯一方法是进行二次验证测试(如微生物采样),但不推荐进行常规微生物采样[59]。在实验室检验项目中可以通过微

生物检测法、有机污染物化学检测法、放射性核素标记法、特定离子的化学检测法来验证清洁过程的有效性[57,60]。有研究数据显示,可使用人造污垢、蛋白质、内毒素、X线造影剂或血液来验证人工或自动清洗过程的有效性[40,61-65],也可采用ATP生物发光法、荧光法和微生物采样法来评估环境表面的清洁效果[66-68]。虽然ATP被建议用于器械清洁度的评价,但此用法的效果没有得到验证。至少,每个器械都应单独检查,目测是清洁的。

眼前节毒性综合征(TASS)是白内障术后眼前房或眼前节的一种急性炎症反应。多种导致TASS的物质包括高压蒸汽中的污染杂质、耐热的内毒素和眼科手术器械表面的刺激物。眼科手术器械清洁灭菌的一般原则已经发表[69]。

消毒

大量消毒剂在医疗环境中单独或以复方制剂的形式使用(如过氧化氢加过氧乙酸的复方制剂)。这些消毒剂包括醇类、氯和氯化物、甲醛、戊二醛、邻苯二甲醛、过氧化氢(标准)、强化型过氧化氢、碘类、过氧乙酸、酚类和季铵盐类化合物(QUAT)。配方中含有这些化学物质的商品为特殊制剂,必须在EPA注册或经FDA批准。多数情况下,每种产品都有特定的使用目的和固定的使用方式。因此,使用时应当仔细阅读商品标签,确保正确选择既定用途的产品且使用方式正确有效。

消毒剂之间不能相互替换使用,表20.2提供了消毒剂的消毒特性概览,使用者可利用这些充足的信息为某物品选择合适的消毒剂并以高效的方式使用。不正确的消毒剂浓度或不恰当的消毒剂可能会增加成本消耗。最后,保洁人员的职业病与多种消毒剂(如甲醛、戊二醛、含氯制剂等)的使用相关,应当采取防护措施(如手套、适当的通风设备)尽量减少暴露[70-72]。易感人群暴露于挥发在空气中的杀菌剂等任何化学消毒剂后均可能引发哮喘或反应性气道疾病。接触低于美国职业安全与健康管理局(OSHA)规定或CDC国家职业安全卫生研究所(NIOSH)建议的上限后也可能发生有重要临床意义的哮喘。控制的首选方法是从根源上消除该化学消毒剂(通过工程控制或使用替代产品)或进行岗位调动。

表20.2 用于化学灭菌剂a或高水平消毒剂(HLD)的化学物质优缺点总结

灭菌剂/HLD	优　　点	缺　　点
过氧乙酸/过氧化氢	● 不需要被活化 ● 气味及刺激性不强	● 在外观及功能方面存在材料兼容性问题(铅、黄铜、铜、锌) ● 临床使用经验有限 ● 可能损伤眼睛和皮肤
戊二醛	● 大量的应用研究发表 ● 相对便宜 ● 良好的材料兼容性	● 戊二醛蒸气刺激呼吸道 ● 有刺激性气味 ● 杀灭分枝杆菌速度相对缓慢(除非添加其他消毒剂,如酚类、醇类) ● 会使血液或组织凝结固定于物体表面 ● 可致过敏性接触性皮炎

续 表

灭菌剂/HLD	优 点	缺 点
过氧化氢(标准型)	• 不需要被活化 • 可增强有机物或无机物的去除能力 • 不存在后续处理问题 • 无气味及刺激性问题 • 不会使血液或组织凝结固定于物体表面 • 能灭活隐孢子虫 • 应用研究发表	• 在外观及功能方面存在材料兼容性问题(黄铜、锌、铜及镀镍/银) • 接触后导致严重眼损伤
邻苯二甲醛	• 反应速度快的高水平消毒剂 • 不需要被活化 • 气味不刺激 • 具有极好的材料兼容性 • 消毒有效性数据已经发表 • 不会使血液或组织凝结固定于物体表面	• 使蛋白质被染成灰色(如皮肤、黏膜、织物及环境表面) • 价格较戊二醛昂贵 • 接触后对眼有刺激性 • 芽胞作用速度缓慢 • 据报道其曾导致反复接受膀胱镜检的膀胱癌患者出现过敏反应
过氧乙酸	• 灭菌时间快(30～45 min) • 低温(50～55℃)液体浸泡 • 对环境友好(乙酸、氧气和水) • 完全自动化 • 为一次性处理系统而无须进行浓度测试 • 标准化运行周期 • 可增强有机物及内毒素的去除效果 • 在常规操作条件下对操作人员无健康危害 • 与多种材料及器械兼容 • 不会使血液或组织凝结固定于物品表面 • 能快速杀灭芽胞 • 提供标准化程序(持续稀释、通道灌注、温度、暴露)	• 可能与材料不兼容(如钝化氧化铝电镀涂层) • 仅适用于可浸泡的器械 • 生物指示物可能不适合用于日常监测 • 一个运行周期内仅能处理一批或少量器械 • 比高水平消毒剂更贵(内镜维修、运行成本、购买成本) • 接触后(浓溶液)导致严重的眼睛及皮肤损害 • 立即使用,不能长期储存
强化型过氧化氢(≥2.0%)	• 不需要被活化 • 无气味 • 不着色 • 没有特殊通风要求 • 人工或自动化方式均可 • 保质期 12 个月,持续使用 14 日 • 20℃作用 8 min 可达高水平消毒	• 由于缺乏临床使用经验而存在材料兼容性问题 • 由于数据有限而可能存在有机材料抗性问题 • 临床使用及比较杀菌效果的数据有限

[a]有机污渍的存在时,产品的有效性不受影响,且相对容易使用,并具有广谱抗微生物活性(细菌、真菌、病毒、芽胞和分枝杆菌)。以上特征均有相关文献记载,更多详情请联系器械及消毒剂制造商。

经允许改编自 Rutala WA, Weber DJ. Sterilization, high-level disinfection, and environmental cleaning. *Infect Dis Clin North Am*. 2011;25:45 - 76.

经允许改编自 Rutala WA, Weber DJ. *Sterilization and disinfection*. In: Jarvis WR, ed. *Bennett and Brachman's Hospital Infections*. 5th ed. Philadelphia, PA: Wolter Kluwer/Lippincott Williams & Wilkins; 2007:303 - 318.

经允许改编自 Rutala WA, Weber DJ. Disinfection of endoscopes: review of new chemical sterilants used for high-level disinfection. *Infect Control Hosp Epidemiol*. 1999; 20: 69 - 76.

灭菌

大多数医疗机构中使用的医疗手术器械由耐热材料制作而成,因而常采用热力灭菌,首选蒸汽灭菌。从 1950 年开始,需要采用低温灭菌方法进行灭菌的材料(如塑料)制作而成的医疗设备和器械日益增多。自 20 世纪 50 年代开始,ETO 逐渐被用于对湿热敏感的医疗器械的灭菌。在过去的 25 年里,新型低温灭菌系统(如过氧化氢等离子、过氧化氢蒸气、臭氧)被大量研发并用于医疗器械灭菌。表 20.3 对用于医疗领域的灭菌技术做了总结,为器械重复处置的最佳操作提供了建议[20,73]。

灭菌能够杀灭物体表面或液体中的一切微生物,以防止病原体在该物品被使用时进行传播。虽然未经充分灭菌的高度危险性物品具有传播病原体的高风险性,但鲜有由于高度危险性物品灭菌不充分导致病原体传播的案例记载[74-76]。这可能归因于医疗机构中存在大面积关于灭菌过程的安全性空白。"无菌"这个概念由每个待灭菌物品的灭菌成功率来衡量。这个概率通常指物品的无菌保证水平(SAL),定义为灭菌处理后一个物品上存活一个微生物的概率。SAL 通常表示为 10^{-n}。例如，如果 100 万件物品中可能有 1 个芽胞存活，SAL 则为 10^{-6}[77,78]。简言之，SAL 是整个灭菌处理过程失败率的估计，是一种保守计算。多年来，美国常用的 SAL 有两种（如血培养管和引流袋采用 10^{-3} SAL，手术刀和植入物采用 10^{-6} SAL），而选择 10^{-6} SAL 作为标准是经过严格考虑的，不会导致任何不良后果（如患者感染）[77]。

与机体无菌组织或体液接触的医疗器械为高度危险性物品。对于这些物品，任何微生物污染均可导致疾病的传播，因此在使用时应当灭菌。高度危险性物品包括手术器械、活检钳和医疗植入物。如果这些物品耐热，则推荐采用压力蒸汽灭菌，因其可靠性好、一致性高、杀伤力强而具有最大的安全性。但对于重复使用的、不耐湿热的物品需要采用低温灭菌技术（如 ETO、过氧化氢等离子体、过氧乙酸）[79]。表 20.3 列出了常用灭菌技术的优缺点总结。

表 20.3　常用灭菌技术的优缺点总结

灭菌方法	优　点	缺　点
蒸汽	• 对患者、医护人员及环境无毒 • 运行周期容易操纵及监控 • 快速杀灭微生物 • 在已列出的灭菌方式中受有机污染物/无机污染物影响最小 • 运转周期快 • 对医疗包装及管腔设备穿透力强	• 对不耐热器械有损害 • 重复暴露损害微创手术器械 • 可使器械潮湿而易生锈 • 可能发生烫伤
过氧化氢等离子体	• 对环境安全 • 无毒性残留物 • 运行周期 ≥28 min，不需要通风 • 由于处理温度<50℃而用于不耐湿热的物品 • 操作简便，容易安装（208 V 电压）及监控 • 与大多数医疗设备兼容 • 仅需电源插座	• 无法处理植物纤维（纸张）、尼龙或液体 • 根据管腔内部直径和长度不同而对内镜或医疗设备有限制（见制造商建议） • 需要合成包装（聚丙烯包装、聚烯烃袋）和特殊容器托盘 • 当 TWA 浓度水平高于 1 ppm 时，过氧化氢可产生毒性
100%环氧乙烷（ETO）	• 对医疗包装及照明设备穿透力强 • 单剂盒及气室负压使气体泄漏及暴露的可能性最小化 • 操作及监控简便 • 与大多数医疗设备兼容	• 需耗时通风以去除 ETO 残留 • ETO 有毒、致癌、易燃 • 美国各州的 ETO 排放均有规定，但催化剂可将 99.9% 的 ETO 转化成 CO_2 和 H_2O • ETO 卡盒应当储存于易燃液体存储室内 • 运行周期及通风时间长
ETO 混合气体 8.6% ETO/91.4% HCFC 10% ETO/90% HCFC 8.5% ETO/91.5% CO_2	• 对医疗包装及多种塑料制品穿透力强 • 与大多数医疗设备兼容 • 运行周期容易操纵及监控	• 某些州（如 CA、NY、MI）需要减排 90%～99.9% • CFC（去除爆炸危害的惰性气体）于 1995 年被禁止 • 对医护人员及患者有潜在危害 • 运行周期及通风时间长 • ETO 有毒、致癌、易燃
过氧化氢蒸气	• 对环境及医护人员安全 • 无毒性残留物；不需要通风 • 运行周期短，55 min • 用于不耐湿热物品（金属或非金属制品）	• 管腔内部直径和长度均有限制，参考制造商建议，如直径 1 mm、长度 125 mm 的不锈钢管腔 • 不适用于液体、织物、粉剂或任何植物纤维材料 • 需要合成包装（聚丙烯） • 材料兼容性数据有限 • 临床使用及比较杀菌效果的数据有限
臭氧	• 用于不耐湿热物品 • 臭氧由氧气和水生成（无毒） • 没有毒性副产品，因此不需要进行通风 • FDA 对金属及塑料器械经过认证（包括带腔器械）	• 临床使用（材料兼容性/穿透力/有机材料抗性）及杀菌效果数据有限

ETO，环氧乙烷；CFC，氯氟烃；HCFC，含氢氯氟烃；TWA，时间加权平均值。

经允许改编自 Rutala WA，Weber DJ. Sterilization, high-level disinfection, and environmental cleaning. *Infect Dis Clin N Am.* 2011；25：45-76.

经允许改编自 Rutala WA，Weber DJ. Clinical effectiveness of low-temperature sterilization technologies. *Infect Control Hosp Epidemiol.* 1998；19：798-804.

经允许改编自 Rutala WA，Weber DJ. Clinical effectiveness of low-temperature sterilization technologies. *Infect Control Hosp Epidemiol.* 1998；19：798-804.

灭菌和高水平消毒新技术

过氧化氢低温等离子灭菌

一个新的低温灭菌系统(V-Pro)采用过氧化氢蒸气灭菌可重复使用的金属器械和非金属医疗器械。该系统适用于广泛的医疗器械和材料(如聚丙烯、黄铜、聚乙烯),没有毒性副产品,因为只有水蒸气和氧气产生。该系统不能用于液体、棉布、粉剂或任何纤维材料。可以灭菌小体积器械(如剪刀)和有严格的管腔长度与内径的不锈钢单管腔器械(如内径 1 mm 及以上、长度不超过 125 mm,具体详见产品说明书)。因此,这个系统还不能用于胃肠道(GI)内镜和支气管镜的灭菌。虽然这个系统还没有与其他灭菌方法进行比较,但过氧化氢蒸气已被证明可有效杀死芽胞、病毒、真菌、分枝杆菌和细菌(技术资料专著,Steris 公司,2008)。表 20.3 列出了这个系统与其他灭菌方法的优点和缺点。

臭氧灭菌

臭氧作为饮用水消毒剂已经被使用了很多年。氧气(O_2)通电时分裂成 2 个氧原子(O_1),O_1 与 O_2 碰撞后就形成臭氧,即 O_3。因此,臭氧由 O_2 和第三个氧原子松散的结合而成,很容易依附、氧化其他分子。这个额外的氧原子能使臭氧成为一个强大的氧化剂去破坏微生物,但极不稳定(即室温下半衰期为 22 min)。

2003 年 8 月 FDA 批准了一种新的臭氧作为灭菌剂的灭菌方法,用于重复使用的医疗器械灭菌。通过符合美国药典(USP)标准的氧气、蒸馏水和电,这个灭菌器内部产生臭氧;周期结束后臭氧气体再通过催化剂转换为氧气和水蒸气排出。灭菌周期时间约为 4 小时 15 分钟,温度在 $30\sim35℃$。针对各种微生物的功效已达到 10^{-6} SAL,包括耐受性最强的微生物嗜热脂肪芽胞杆菌[80]。表 20.3 列出了臭氧与其他灭菌方法的优点和缺点。

快速压力蒸汽灭菌

"快速"压力蒸汽灭菌最初由 Underwood 和 Perkins 定义,$132℃$ 3 min,压力 $27\sim28$ 磅灭菌裸露物品[81]。包裹的器械需要长时间灭菌,这种灭菌方法的本意就是用于没有足够时间消毒的器械(如意外掉落的手术器械)。"快速"是指裸露器械灭菌暴露时间缩短。"立即使用"是指灭菌完物品从灭菌器无菌转移至无菌区的最短时间。这意味着物品是已经灭菌的且最少时间地暴露于空气和其他环境污染物。同样关键的处理步骤,如清洗、消毒、冲洗,并从灭菌器无菌转移到使用区,也必须遵循。快速压力蒸汽灭菌不应该是因为方便才用,而是为了补偿器械库存的不足或节省时间[82,83]。

全自动内镜清洗消毒机

在内镜检查中病原体潜在的感染风险仍然是医疗工作者和患者的关注焦点[84]。全自动内镜清洗消毒机(AER)有许多潜在优势,如自动化和标准化处理程序、减少人员暴露于化学消毒剂、有效减少微生物[85]、清除已建立的生物膜和阻止生物膜再生[86]、过滤自来水;也有一些缺点,如可能无法清洗、AER 设计不良引起的故障)[8,87]。正确建立 AER 与设备之间的连接是保证消毒剂和冲洗水完全流过的关键[88,89]。

现有的 AER 包含各种各样的功能,而这些功能已被一一罗列[90]。所有型号都有消毒和漂洗周期,有些包含清洁剂清洗、乙醇冲洗和/或延长鼓风干燥周期。附加的功能包括可变循环时间、打印运行记录、低强度超声波、高水平消毒剂蒸气回收系统、加热优化高水平消毒剂效果、每次处理的内镜数量可变、自动泄漏测试、通道障碍物自动检测,其有台式、立式和车载式等型号[91]。并不是所有的高水平消毒剂或不同厂家的内镜都适用于所有的内镜清洗消毒机。一种新的 AER 加入了清洗模式,并达到了 FDA 的清洁标准(Evo-Tech 公司)[92]。使用者需要继续做床旁清洗(擦拭外表面和用清洗液冲洗各管腔)然后立即(1 h 内)将内镜放置于 Evo-Tech 机里。这减少了高强度的手工清洗。它也可以自动测漏、消毒循环结束前乙醇冲洗管道以促进干燥、最低有效浓度(MEC)监测功能。此外,打印机提供了完整的关键循环参数监测,包括高水平消毒剂(邻苯二甲醛)的 MEC、消毒时间、通道堵塞检测、温度、压力和时间,确保整个过程的规范性。生产商的残留试验结果显示,内部管腔和外部插入管表面的残留均小于 $8.5\ \mu g/cm^2$ 的限值。

内镜清洗消毒

医师用内镜诊断和治疗许多疾病。而内镜在现代医学中已是一个有价值的诊断和治疗工具,目前报道的与内镜使用有关的感染率非常低(约 $1/180$ 万)[93],但相对于其他医疗设备,内镜污染更易引起医院感染暴发[4,5,8,89]。为了防止医院感染蔓延,所有热敏感的内镜(如胃肠道内镜、气管镜、鼻咽镜)必须清洁并且至少在进行高水平消毒后使用。高水平消毒可以破坏所有的微生物,即便大量细菌芽胞存在,也仅有几个可以存活。

内镜清洗消毒流程已经发表并应该严格遵循[20,28,94,95]。不幸的是,调查显示清洗消毒人员在操作时并未遵循标准流程[96-98],医院感染暴发持续发生[99,100]。为了确保清洗消毒人员能胜任此工作,每人都需要在上岗时进行技能考核,并每年继续进行技能考核[20,29,94,101]。

总的来说,测漏试验后内镜使用液体化学灭菌剂或高水平消毒剂进行消毒或灭菌包括五个步骤:① 清洁——机械冲洗内、外表面,包括擦拭和用水、酶洗液冲洗每个管腔内部;② 消毒——将内镜浸泡在高水平消毒剂(或化学灭菌剂)、灌注(消除气泡,并保证消毒剂与管腔通道完全接触)消毒剂融入所有可进入的管腔,如吸引/活检钳通道和空气/水通道,某些特定产品需要暴露一段时间;③ 漂洗——冲洗内镜所有通道,用无菌水、过滤水(常与 AER 一起使用)或自来水;④ 干燥——用乙醇冲洗插入管和管腔通道后,先鼓风干燥再进行储存;⑤ 储存——存放内镜应防止再污染,促进干燥(如垂直悬挂)。

不幸的是,对内镜清洗消毒标准化流程操作的执行力低可能会导致血源性感染[102]。此外,科学文献或专业机构提出的建议与制造商的产品说明书对于消毒剂和灭菌剂的使用方法还存在细微的差别,比如关于2%戊二醛浸泡多长时间可以达到高水平消毒。根据FDA的要求(规定用于高度或中度危险性医疗器械的液体灭菌剂和高水平消毒剂),厂家在最坏的情况下(如活性成分的最小推荐浓度)并加入有机干扰物(通常为5%血清)测试其杀菌效果。干扰物是指在实际使用过程中因为没有清洗器械而留在上面的有机物。这些严格的试验条件是为了确保如果消毒剂进入最困难的区域或器械在没有清洗的情况下,灭菌剂还能够完全杀死测试菌的有效剂量(如有机物质和干燥情况下$10^5 \sim 10^6$的人结核分枝杆菌)。然而,科学数据表明,消毒后结核分枝杆菌至少可以降低8个对数值,清洗降低4个对数值,化学消毒剂20℃浸泡20 min减低4~6个对数值[20,28,47]。因为这些数据,专业机构(至少14个国际专业组织)建议内镜用2%戊二醛20℃浸泡20 min(美国以外的国家≤20 min)可以达到高水平消毒,这与厂家说明书标准不同[28,103-105]。值得注意的是,FDA所做的测试是在没有清洗的情况下直接消毒。因此,测试时如果先清洗器械,2%戊二醛浸泡20 min肯定能杀灭所有的细菌。

灭活克雅病病原体

克雅病(CJD)是一种退行性神经系统疾病,在美国每年发病率约为1/100万[106,107]。CJD被认为是由感染性的蛋白质或朊病毒引起的。CJD与人类传染性海绵状脑病(TSES)相关,包括库鲁病(发病率为0,已绝迹)、格斯特曼综合征(GSS,1/4000万)和家族遗传性失眠症(FFI,≤1/4000万)。CJD和其他TSES朊病毒可耐受常规的化学和物理消毒方法。由于常规消毒和灭菌程序不容易灭活CJD朊病毒,并且总是导致致命性结果,因此其消毒和灭菌程序已经保守和争议多年。

目前推荐的措施不仅参考了灭活数据,也参考了朊病毒传播流行病学研究、人体组织的易患性和清除病毒的有效性等研究[106,108,109]。基于科学数据,只有高度危险性器械(如手术器械)和接触了高危患者(如已知或疑似CJD感染者或其他朊病毒疾病患者)的高危组织(如脑、脊髓、眼)的中度危险器械需要特殊的消毒处理。潮湿的环境下可以减少污染器械上蛋白质和朊病毒黏附于不锈钢表面,因此要保持器械湿润[110]。对于高风险组织、高危患者、高度和中度危险性器械,应该使用以下几种方法:先清洗器械,用氢氧化钠消毒兼压力蒸汽灭菌[111][如1 mol NaOH浸泡1 h后取出,用清水冲洗,然后转移到一个敞口锅内压力蒸汽灭菌(121℃重力置换或134℃预真空灭菌器)1 h];也可使用预真空灭菌器内134℃灭菌18 min或重力置换灭菌器内132℃灭菌1 h[20,106,112]。温度不应超过134℃,因为压力蒸汽灭菌的有效性可能会随着温度的升高而下降(如136℃,138℃)[113]。被朊病毒污染的医疗器械,如果难以或无法清洗应丢弃。快速灭菌(如裸露物品在132℃时灭菌3 min)不能用于处理被朊病毒污染的器械。为了尽量减少对环境的污染,低度危险性环境表面应覆盖一次性塑料薄膜,当被高风险组织污染后及时丢弃。低度危险性环境表面(如实验室表面)如果被高风险组织污染,应先清洗然后用1∶10稀释的次氯酸钠溶液消毒[106]。

新出现的病原体、耐药细菌和生物战剂

新兴病原体受到越来越多的公众和感染控制专业人士的关注。相关的病原体包括隐孢子虫、幽门螺杆菌、大肠杆菌O157∶H7、人类免疫缺陷病毒(HIV)、丙型肝炎病毒(HCV)、轮状病毒、多重耐药结核杆菌、人乳头状瘤病毒、诺如病毒和非结核分枝杆菌(如龟分枝杆菌)。同样,公众也越来越关注潜在的生物恐怖主义[114]。CDC将多个病原体归类为"高优先级",因为它们很容易在人与人之间传播感染,死亡率高,并且很容易引起公众恐慌和社会混乱[115]。这些病原体包括炭疽杆菌(炭疽)、鼠疫耶尔森菌(鼠疫)、天花病毒(天花)、土拉弗朗西斯菌(兔热病)、丝状病毒(埃博拉出血热、马尔堡出血热)和沙粒病毒[拉沙病毒(拉沙热)、朱宁病毒(阿根廷出血热)]等有关病毒[115]。

除了极少数以外,这些病原体对化学消毒剂/灭菌剂的敏感性都有研究,所有病原体[或替代病原体,如猫杯状病毒替代诺如病毒、牛痘病毒替代天花病毒[116]、萎缩芽胞杆菌(原为枯草芽胞杆菌)替代炭疽杆菌]对现有的化学消毒剂/灭菌剂敏感[117]。医疗器械被带有血源性传播的病原体、新兴病原体或生物制剂的血液与体液污染时,标准消毒灭菌流程已足够能杀灭这些病原体,朊病毒(见上文)除外。清洗、消毒、灭菌程序不变[20]。

此外,没有数据表明,敏感菌比耐药菌[耐甲氧西林金黄色葡萄球菌(MRSA)、耐万古霉素肠球菌(VRE)、多重耐药结核杆菌]在目前的接触时间和浓度下对液体化学杀菌剂更灵敏[118,119]。

低水平消毒和环境清洁的现状

艰难梭菌的灭活

在非流行区域艰难梭菌的医院感染的来源尚未确定。环境和医务人员的手已被视为可能的感染源[120,121]。患者在使用地毯的房间比非地毯房间更容易感染艰难梭菌[122]。艰难梭菌在不含氯的消毒液中能够产生大量芽胞,且这些芽胞比一般营养细胞更耐受普通表面消毒剂[123],研究者推荐对于艰难梭菌相关性腹泻或结肠炎的患者房间使用次氯酸盐的稀释溶液(5 000 ppm有效氯)进行常规环境消毒[124],以降低艰难梭菌相关性腹泻的发生率[125]或科室艰难梭菌感染率[126]。艰难梭菌结肠炎患者粪便样本中存在细菌芽胞,在实验室用乙醇处理标本分离艰难梭菌,可以减少粪便中其他菌群的繁殖[127,128]。Mayfield和同事们发现,在骨髓移植病房使用漂白粉消毒(1∶10稀释)与季铵盐类消毒剂相比,能有效减少艰难梭菌相关性腹泻的发病率[从8.6/(1 000人·日)下降到3.3/(1 000人·日)]。最近,Orenstein和同事们也发现,在艰难梭菌感染高发的科室用漂白粉进行日常消毒能降低85%的艰难梭菌感染(CDI)的发病率[从24.2/(1 000人·日)下降至3.6/(1 000人·日)]和延长CDI患者中位时间8~80日[129]。目前,我们对所有CDI患者病房使用

含氯消毒液(≥5 000 ppm 有效氯)进行日常和终末消毒(之前散发 CDI 用季铵盐类消毒剂)。含氯消毒液覆盖所有表面,在足够湿润的条件下接触时间≥1 min,通常需要 1～3 min 的时间干燥。EPA 注册的多种消毒剂可用于消毒被艰难梭菌污染的无孔硬质表面。酸性漂白剂和常规漂白剂(5 000 ppm 有效氯)在 10 min 之内可以灭活 10^6 个艰难梭菌芽胞[130]。邻苯二甲醛与≥0.2%过氧乙酸(WA rutala,2006 年 4 月,论文交流)在 20℃条件下 10～12 min 即可灭活≥10^4 个艰难梭菌芽胞[131]。研究表明,在医疗区域无症状的患者成为人与人之间的主要传染来源。因此,洗手/手卫生、隔离防护措施、使用 EPA 注册的消毒剂严格进行环境消毒是防止艰难梭菌传播的有效手段[132]。

污染的医疗器械如结肠镜、温度计[133] 可能成为传播艰难梭菌芽胞的途径。为了这个原因,研究人员通过研究常用的消毒剂和浸泡时间,以评估目前的做法对患者是否存在风险。数据表明,2%戊二醛[134-137]和过氧乙酸[131,137] 浸泡 5～20 min 可有效杀死艰难梭菌芽胞。1 000 ppm 有效氯的二氯异氰尿酸钠浸泡 10 min,艰难梭菌芽胞对数降低值从 0.7 到 1.5 不等,比 0.26%过氧乙酸的下降对数值(从 2.7 到 6 不等)小[131]。

强化型过氧化氢

一种改良的过氧化氢技术用于医院内低度危险性环境表面和仪器消毒[138],用于内镜等中度危险性器械的高水平消毒[139-141]。强化型过氧化氢(HP)在酸性制剂中含较低水平的阴离子和/或非离子表面活性剂溶解,它们与 HP 作用产生杀菌活性。这种方法提高了过氧化氢的抗菌活性和清洁效率[140,141]。强化型过氧化氢对人和仪器设备都是安全的。事实上,它属于 FDA 毒性分类的最低级别(即第四类),这意味着它经口服、吸入和皮肤都是无毒、无刺激的[138,140,142]。许多公司制备和销售不同浓度的产品(如 0.5%～7%),这些不同的产品可能使用不同的称呼,如"加速"或"激活"。低浓度(如 0.5%、1.4%)是专为低度危险性环境表面和器械设计的低水平消毒,而高浓度(如 Resert 系列的≥2%)可用于中度危险性医疗器械(如内镜)的高水平消毒。

最近一项研究比较了季铵盐类消毒剂与两个强化型 HP 产品的杀菌活性。新改良 HP 消毒效果似乎优于或类似于季铵盐类消毒剂。这两个新强化型 HP 与市面上销售的配方浓度为 0.5%、1.4%、3%的 HP 相比,强化型 HP 在干扰物(模拟体液的存在)下对于环境表面消毒更有效(减少>6 个对数值)且更快速(30～60 s)。研究中仅选用了 30 s 和 60 s 的接触时间,因为在临床实践中难以获得更长的接触时间(如 10 min)。看来,表面活性剂能够显著增加 HP 的杀菌能力。此外,EPA 批准的强化型 HP 消毒时间小于 EPA 批准的大多数低水平消毒剂[143]。最近的研究显示,1.4%的活化过氧化氢能非常有效地减少医院窗帘上的微生物(Rutala 等,2012,未发表的数据)。在我们的研究中,活化的过氧化氢能完全杀灭 MRSA 和 VRE,且杀灭 98.5%的微生物(除芽胞杆菌)。

因此,在北卡罗来纳大学(UNC)医院的终末清洁中,窗帘用活化过氧化氢喷洒进行消毒。

物体表面消毒新技术

科学文献中已经提出了一些新的物表消毒方法,但在临床工作中并没有常规使用。例如,一个便携式蒸汽系统能够杀灭 90%的细菌,让大多数表面的细菌水平降低到检测限以下[144]。一种手持灭菌器,利用远紫外辐射(180～230 nm)迅速杀死艰难梭菌芽胞和医疗器械上的其他病原菌(5 s 内对数值下降 4.4～6.9)。然而,有机物质的存在下,远紫外辐射的效果降低[145]。此外,在过去几年中,出现了许多新的能够自我消毒的病房表面材料,包括含金属表面(如铜)、含消毒成分的表面(如氯)和其他方法(如改变地形和光活性抗菌涂料)[146]。

低度危险性物品的表面消毒、接触时间、擦拭频率及方法

低度危险性环境和物品消毒一般采用含有消毒液的抹布、湿巾或拖把擦拭。低度危险性医疗器械使用 EPA 认证的消毒剂按照标签的注意事项和使用说明严格消毒(表 20.1)[18,31,147-156]。大多数 EPA 认证的消毒剂规定消毒时间为 10 min。然而,多个研究表明,消毒剂作用 1 min 以上即可有效杀灭病原菌[18,31,147,150,152-154,157-167]。医院应当规定低度危险性环境和物品在有污染情况下的消毒频次和日常定期消毒频次(如每人、每日或每周)[147,168,169]。例如,医院规定病房使用的血压计袖带在有明显污染时和患者出院时常规清洁。同样,流动使用的血压计袖带应每日清洁,当有明显污染时、接触隔离患者使用后、皮肤破损患者使用后及时清洁。如果专人专用,没必要使用一次性物品,接触隔离患者使用后的医疗器械进行低水平消毒后即可用于下一位患者[31,156,170,171]。

用于表面消毒的湿巾一般是棉的、一次性的或超细纤维。湿巾应足够湿润以达到消毒的接触时间。如果不能保持物体表面湿润 1 min 以上,湿巾就不能再使用了。操作时的其他注意点包括:当湿巾明显污染后,翻转到一个干净的/未使用的面并继续直到四面均被使用(或换另一张湿巾);正确丢弃湿巾或抹布;不要将使用后的抹布放回消毒液中清洗;不要将使用后的湿巾再放回干净容器中浸润。如果使用一次性湿巾,应该保持湿润,遵循 EPA 规定的接触时间(如细菌 1 min)。一次性湿巾擦拭后物体表面应保持湿润 1～2 min,覆盖的表面将取决于湿巾大小(如 12 ft×12 ft 的湿巾保持 55.5 ft^2 面积湿润 2 min;6 ft×5 ft 的湿巾保持 6.7 ft^2 面积湿润 2 min)。一次性湿巾尺寸应根据物品大小(小面积物品如血压计、大面积物品如床垫)选择。此外,一次性湿巾的材质应该耐用,使它不容易撕破或脱落,并保存在密闭的容器中保持湿润。如果使用可重复的抹布,擦拭每个房间都必须更换,且每个房间至少使用 3 块抹布,通常为 5～7 块。Boyce 等还发现,光滑的表面(如床上桌)比粗糙表面或不规则表面的清洁更彻底(ATP 方法测试)[172]。如果擦拭

时不更换可重复使用的抹布,细菌就会积累从而增加交叉感染的机会。

最近有研究利用艰难梭菌芽胞评价擦拭方法的效果。几种擦拭方法[如湿抹布;喷洒(作用 10 s)擦拭;喷洒后擦拭,再喷洒(作用 1 min)擦拭;一次性湿巾;喷洒后擦拭,再喷洒后自然晾干]对艰难梭菌芽胞的杀灭效果相同[173]。

电子媒体反复关注的问题是针对不同的细菌、真菌和分枝杆菌,一次性湿巾的接触时间也不相同。有些人认为,医院应该基于产品的湿度/接触杀灭时间使用最长的杀菌时间(如牛分枝杆菌需要 5 min)。CDC《医疗机构消毒灭菌指南》规定的是足够杀灭表面细菌时间(即 1 min),不是杀灭抵抗力较强的病原菌如结核分枝杆菌(或牛分枝杆菌)的时间,因为这些病原菌并不能通过环境表面传播。因为几乎所有的 HAI 都与细菌(艰难梭菌芽胞除外)有关,包括多重耐药菌(如 MRSA、VRE),去除或灭活物体表面的细菌能有效阻止环境介导的 HAI,因此灭菌时间应该基于湿度/接触杀灭时间。因此,对于强化型过氧化氢产品,推荐的湿度/接触杀灭时间是 30 s 到 1 min。

血液污染后的消毒

血液和其他潜在感染性物质污染后应立即清洁和消毒。联邦机构要求抛弃被血液污染的物品[174]。污染区域消毒应使用 EPA 认证的杀结核消毒剂,或 5.25～6.15%次氯酸钠(家用漂白剂)按 1:10 和 1:100 比例稀释,或 EPA 认证的 D 列表和 E 列表中的灭菌剂[如产品有特殊标签说明针对 HIV 或乙型肝炎病毒(HBV)][174-177]。对于血液和其他潜在感染性物质(OPIM)污染后,应进行如下操作:使用防护手套和其他个人防护用品(PPE),如用镊子拿取锐器,使用后丢弃在锐器盒或耐穿刺的容器中,来防止职业暴露。如果选择次氯酸钠溶液,用 1:100 稀释(如 1:100 稀释 5.25%～6.15%次氯酸钠,含 525～615 ppm 有效氯)可以消毒被血液或 OPIM 少量污染(<10 ml)的无孔表面。如果是大量(>10 ml)血液、OPIM 或实验室的培养皿,应先用1:10稀释的次氯酸钠溶液消毒后再清洁,以降低清洁过程中的感染风险。遵循这个清洁过程,用 1:100 稀释的次氯酸钠进行终末消毒[165,175,177]。如果暴露于大量的血液或体液,先用一次性的吸水性强的材料清洁,用后立即丢弃并标记[26,174]。处理时戴防护手套和合适的 PPE[26,174]。

环境表面在病原菌传播中的作用

科学文献中已经证明,环境污染在很多重要的医院内感染病原菌(如 MRSA、VRE、不动杆菌、诸如病毒和艰难梭菌等)的传播中扮演着重要的角色[13,32,178,179]。这些病原菌已被证明在环境中存活数小时或数日(在某些情况下达到数月),在定植或感染患者的房间里频繁污染环境表面,瞬间即可传播到医务人员的手中,通过医务人员的手引起暴发流行,因此环境传播起着重要作用。重要的是,Steifel 等人最近的研究发现,接触周围环境与直接接

触患者一样,可以污染医务人员的手[180]。此外,MRSA、VRE 或艰难梭菌等定植或感染的患者居住的房间,对下一位入住的患者存在感染风险[181,182]。

病房彻底清洁,使用化学消毒剂消毒

长期以来,美国一直建议对病房的环境表面定期进行清洁和消毒(如每日或每周 3 次),当有明显污染和患者出院时(终末消毒)及时消毒[20]。消毒一般使用 EPA 认证的医用消毒剂,如季铵盐类化合物。最近研究表明,医院环境的清洁经常不够彻底。例如,Carling 和同事们对 23 家急诊医院(1 119 个病房)的患者床单元周围环境的彻底清洁效果进行调查,他们使用一种透明的、易清洁的、稳定的含有荧光的液体,用手持式紫外线(UV)照射才能看见[183]。彻底清洁的环境,占所有检测环境的 49%(所有调查医院合格率为 35%～81%)。使用同样的设计,Carling 和同事们又对 16 家医院的 2 320 个重症监护病房(ICU)进行检测,只有 57.1%的病房在患者转出后进行彻底的终末消毒[184]。最新的研究利用 ATP 生物荧光法、需氧菌培养法提示医疗仪器没有经常按照标准流程清洗消毒[185]。

改善病房清洁与消毒效果,减少医院感染

研究者指出,针对环境清洁人员的干预措施能有效改善清洁效果[68,186]。干预措施包括:培训,监测清洁效果(如使用 ATP 检测或荧光染料)并及时反馈,以及清洁效果检查单。我们发现,任务分配(如护士负责清洁医疗设备、保洁人员负责清洁周围环境)对保证所有物体彻底消毒至关重要,尤其是医疗设备(如心脏监护器)。改善环境清洁效果已被证明能减少 VRE[187,188]、MRSA[188]和艰难梭菌[189]等的环境污染。重要的是,没有研究报道干预后期的情况,是否有超过 85%的病房环境得到彻底清洁。此外,所有的研究都集中在改善少数的"高风险"表面的清洁效果。因此,这些研究只针对有限的"高风险"物体表面(或特定物体表面)改善,并不能证明所有病房的彻底清洁效果。

病房消毒的"非触式"方法

如上所述,多个研究已经表明,病房内的环境表面和物体常常没有被充分清洁,这些表面在医院感染病原体的传播中起到重要作用。此外,虽然仅仅针对清洁质量的干预,目前被证实有效,但许多表面仍没有得到充分清洁,还有潜在污染。为此,一些商家制造出病房消毒的机器来消毒环境和物体表面。这些系统使用紫外线(UV)和过氧化氢(HP)两种方法[13]。这些补充的技术并不能取代传统的清洁消毒流程,因为污垢和残留必须通过物理方法去除。

病房的紫外线消毒

紫外线已被用于多种情况下杀灭病原微生物,如控制军团杆菌病,以及用于空气、物体表面和仪器的消毒[10,190]。在某些波长下,紫外线会破坏 DNA 的分子键,从而破坏微生物。UV-C 具有 200～270 nm 的特征波长(如 254 nm),正好位于电磁波谱的 200～320 nm 杀菌活

性范围。紫外线照射的功效受强度、照射时间、灯管位置和空气运动模式等参数的影响。

一个自动化的移动 UV-C 机器(TRU-D,lumalier 公司)已通过实验证明,能消除病房塑料物体表面 3 个对数值以上细菌(MRSA、VRE、鲍曼不动杆菌)和 2.4 个对数值以上艰难梭菌[191]。Boyce 和同事们评估了同样型号的 UV-D 机器(TRU-D)对于不锈钢表面细菌繁殖体(用菌落计数)和艰难梭菌的消毒效果[192]。紫外线系统的消毒能够显著减少 5 个高频接触面上的有氧细菌。暴露 34.2~100.1 min 即可减少艰难梭菌 1.8~2.9 个对数值。对于直接视线范围内的物体表面消毒,紫外线照射后比照射前更容易产生阴性结果。Nerandzic 和同事们发现,TRU-D 以 22 000 mW/cm² 照射剂量持续消毒 45 min 可持续减少艰难梭菌芽胞的复苏,MRSA 降低 2~3 个对数值 CFU/cm²,VRE 降低 3~4 个对数值 CFU/cm²[193]。因此,现在有三项研究表明,UV-C 机器照射 10~15 min 能够减少载体上的细菌繁殖体 3~4 个及以上对数值,照射 35~100 min 能够减少艰难梭菌 1.7~4 个及以上对数值。研究还表明,对于不在视线范围内的物体表面消毒的有效性降低[191-193]。

病房的过氧化氢(HP)消毒

研究表明多种 HP 灭菌系统(如 HP 蒸汽、HP 气溶胶干雾、汽化 HP)可以用于病房环境和物体表面消毒。越来越多的医院病房选用过氧化氢蒸气(HPV)进行消毒[194-203]。这些研究还发现,HP 灭菌系统对去除病房内各种病原菌(如 MRSA、结核杆菌、沙雷菌属、艰难梭菌芽胞、肉毒杆菌芽胞)效果显著。重要的是,使用前后对照设计,Boyce 和同事们发现在 5 个高发生率的病房内使用 HP 灭菌系统消毒能有效降低艰难梭菌感染的发生率[194]。

紫外线辐照与过氧化氢消毒比较

UV-C 机器和 HP 灭菌系统有各自的优缺点(表 20.4),但大量研究表明这些"非触式"系统可以减少 HAI 病原菌的环境污染。然而,每个灭菌系统在推荐给医疗机构使用前都必须进行研究,对有效性进行检测。就如前面所说,人工清洁执行力差,不能完全杀灭物体表面的细菌。这两个系统的最大优点就是能彻底有效地杀灭细菌。另一个优点就是有效杀灭艰难梭菌,因为低水平消毒剂(如季铵盐类)对形成芽胞的细菌杀灭能力有限甚至没有[10]。这两个系统都没有残留,它们可以用于病房所有无覆盖表面和仪器。

这两个系统最大的缺点是昂贵的设备成本,使用时需要患者和工作人员离开,因此只能用于终末消毒(必须防止/减少在 UV 和 HP 中的暴露);需要工作人员将机器移到房间并监控;需要人工先清洁房间的灰尘和碎屑;使用参数的敏感度问题。两者之间有几个重要的区别:UV-C 机器消毒速率更快,可以减少下一位入住患者的等待时间。HP 灭菌系统则对杀灭形成芽胞的细菌更加有效。这种改良的杀芽胞活性是否有重要的临床意义还不能确定,因为有研究表明尽管艰难梭菌患者房间的污染较为常见,但污染水平相对较低(同样适用于 MRSA 和

VRE)。总之,临床研究中已经证明 HP 灭菌系统能有效减少艰难梭菌的发病率,但 UV-C 机器还未见报道。如果未来的研究能继续证明它们的优势,可以考虑将这些系统广泛应用于医疗机构的终末消毒。

表 20.4 紫外线(UV)照射与过氧化氢(HP) 消毒的优缺点比较

紫外线照射

优点
- 有效针对医院感染相关病原体的广谱杀菌
- 用于消毒房间表面和仪器设备
- 对房间内细菌繁殖体消毒快速(15 min)
- 延长照射时间(>50 min)可有效杀灭艰难梭菌
- 无须关闭空调系统(HVAC),房间不需要密闭
- 紫外线无残留,无健康或安全隐患
- 无耗材成本,只需投入设备成本和工作人员时间
- 通过自动监测系统监测能让房间内的紫外线照射强度较均匀分布

缺点
- 所有患者和工作人员必须离开房间
- 只能用于终末消毒(即不能用于日常消毒),因为房间必须清空
- 设备成本较高
- 紫外线照射前需要先清洁,因为清除灰尘和污渍对患者和访客控制感染很重要
- 使用参数的敏感度问题(如波长、紫外线照射剂量)
- 设备和家具必须远离墙壁
- 目前没有研究表明紫外线照射消毒房间与降低医院感染发生率有关

过氧化氢消毒

优点
- 有效针对医院感染相关病原体的广谱杀菌
- 用于消毒房间表面和仪器设备
- 有效杀灭艰难梭菌
- 用于复杂设备和家具的消毒
- 不要求家具和设备远离墙壁
- HP 无残留,无健康或安全隐患(通气装置将 HP 分解成氧气和水)
- 通过自动化分散系统让气体在房间均匀分布
- 已证明与降低医院感染发生率有关(如艰难梭菌)

缺点
- 消毒前所有患者和工作人员必须离开房间
- 使用时必须停用 HVAC(温度、净化以及空气循环)系统来防止不必要的稀释,并用胶带密封封闭保持房间密闭
- 只能用于终末消毒(即不能用于日常消毒),因为房间必须清空
- 设备成本较高
- 消毒时间需要 2~5 h
- HP 消毒前需要先清洁,因为清除灰尘和污渍对患者和访客控制感染很重要
- 使用参数的敏感度问题(如 HP 浓度)

结　论

选用合适的消毒灭菌方法可以保证侵入性和非侵入性医疗器械的安全使用。消毒方法的选择主要取决于医疗器械的使用目的:高度危险性物品(接触无菌组织)在使用前都必须灭菌;中度危险性物品(接触黏膜或非完整皮肤)必须高水平消毒;低度危险性物品(接触完整皮肤)应该接受低水平消毒。高水平消毒和灭菌前必须清洁。

严格按照现行的消毒和灭菌指南执行。

中度危险性器械处理错误会导致"患者回诊"和"患者告知",因此使用有效的控制措施来防止患者暴露是必不可少的[102]。新器械(尤其是对中度危险性器械的安全要求是灭菌水平以下)[77]重复用于患者时,应该有一个成熟的消毒流程。工作人员应接受关于安全使用和器械处理等相关知识的培训,并考核。每年对全院中度危险性器械重复处置的科室进行感染控制巡回和督查,以确保按照流程要求执行。将感控巡查结果反馈给科室负责人,发现问题及时予以纠正,提出改进措施并记录。

第 21 章

医疗机构中食源性疾病的预防

Syed A. Sattar and Susan Springthorpe ■ 乔 甫 译 ■ 江佳佳 王广芬 审校

背 景

医疗机构包括各种不同规模及提供不同诊疗服务的机构。在这些机构中,患者可能只住一日,也可能长期居住。同样,提供食物的机构也包括了大型餐饮服务企业和小型餐馆,饮食的种类和营养品质也参差不齐。另外,食物的来源(产自当地还是源自远方)、运输过程中储存/处理的条件和时间等地域性因素都会影响食物的质量和安全性。

食源性感染和中毒是急性的或长期性的疾病,是由摄入被细菌或其毒素污染的食物而引起的。比如,海鲜在养殖过程中会累积肠道致病菌,蔬菜和水果在接触了被粪便污染的泥土或水源后会获得此类病原体。另外,被污染的厨师的手、食物准备区的设备和环境表面,以及昆虫和寄生虫,都是微生物污染食物的源头。食用未加工的或不恰当烹饪和/或储存的食物会引起感染,其有害的病原体也会通过运送和加工过程污染其他食物。虽然每个人都有暴露的风险,但小孩、老年人、免疫缺陷者和孕妇更容易发病,这与医疗机构内的食物安全关系密切[1, 2]。

目前,由于食品的全球贸易[3]、人口的增加和拥挤、人口结构和预期寿命的改变、城市化、生活和饮食习惯的改变、更快更频繁的国际旅行[4, 5]、气候改变[6, 7],以及故意或偶然污染的可能性增加[8],食品安全遇到了前所未有的挑战。削减成本、给地域相近的多家机构送餐的趋势,也会增加食品储存和运送的周期,从而增加出现各种问题的风险。

据估计,全球每年因食源性和水源性(WHO 将"水"归入"食品")腹泻死亡 220 万人[9]。即使在诸如美国等工业化国家,每年都至少有 4 800 万例食源性疾病发生,导致了 500 亿~780 亿美元的经济负担[10]。据估计,加拿大每年有 1 100 万例食源性疾病[11],虽然不清楚相应的经济负担,但估计每年急性胃肠炎导致的经济损失约为 340 万加拿大元[12]。

不断有"新"的病原体引起食源性疾病[13, 14],耐药率的增加也不断挑战我们对常见的和以前能治愈的食源性病原体的处理能力[15]。这些因素促使国家[16-18]和国际社会[19]努力去有效地处理越来越多的食品安全事件。

在北美,进口食品的数量和种类日益增加,伴随而来的难题是在原产地以及包装、储藏和运输环节的质量控制。比如,美国 15% 的食物供给是外来的,75% 的海产品靠进口[20]。最近公布的食品安全现代化法案(FSMA)赋予了美国食品药品监督管理局(FDA)更大的权力,包括现场检查,查证国外的供应商是否遵守安全系统以确定其是否有资格成为美国食品的出口商。同样的,加拿大食品安全法(2012)授权加拿大政府确保更大的食品安全,一旦发现违规将实施严重的罚款。

尽管食物会传播有害的化学物、天然毒素和寄生虫[17, 18, 21],但本章仅关注北美的食源性感染性病原体及其毒素(表 21.1)。

表 21.1 美国和加拿大常见食源性疾病名单及其基本特征

病原体种类	病原体名称	基本生物学特性	潜伏期	临 床 特 性	常见的污染食物	备 注
细菌[a]	蜡样芽胞杆菌	需氧菌,革兰阳性,产芽胞杆菌	30 min 至 15 h	腹泻,腹部绞痛,呕吐,由储存不当的食物含有的孢子产生的热稳定毒素导致的毒血症引起	肉类、牛奶、蔬菜(如番茄)、鱼、米饭、奶酪	当摄入含有毒素的食物时,该病原体能引起催吐性毒血症与腹泻。当摄入大量的该菌时,也可以在肠道繁殖和产生毒素后引起感染。嗜冷菌株,能在冷藏中繁殖,在奶粉中可能死亡,但婴儿配方奶粉的不适当储存可能导致细菌繁殖至有害水平
	弯曲菌属(空肠弯曲菌占人类弯曲菌病的 80%)	微需氧,革兰阴性,能动,螺旋菌	2~5 日	恶心,腹部绞痛,腹泻和呕吐	家禽和家禽类产品、未经巴氏消毒的牛奶和由其制成的奶酪、鸡蛋、生牛肉、蛋糕淋面	对热和干燥相对敏感。在美国国内获得性细菌性食源性疾病中居第三位,每年大约有 900 000 例。由于质量和消费者意识的提高,在过去十年该菌引起的感染下降了 1/3。少见并发症包括格林巴利综合征和流产。HIV/AIDS 患者发生感染的风险升高 40 倍

病原体种类	病原体名称	基本生物学特性	潜伏期	临 床 特 性	常见的污染食物	备 注
细菌[a]	幽门螺杆菌	微需氧,革兰阴性杆菌	3～7日	上腹部疼痛,恶心,呕吐		常见肠道正常菌群。已知会引起消化道溃疡和胃癌。但是通过食物传播的潜在风险仍不清楚
	肉毒杆菌	厌氧,革兰阳性芽胞杆菌	12～36 h	恶心,呕吐,腹泻,疲乏,口干,复视,无力,由易被热分解的神经毒素导致的毒血症引起呼吸衰竭	低酸性罐头食品、肉类、香肠、鱼	罐头食品的相关处理方法变好,已很少见
	产气荚膜杆菌	厌氧,革兰阳性芽胞杆菌	8～22 h	腹部绞痛,腹泻,脱水,由易被热分解的肠毒素导致的菌血症引起	未煮熟的肉类和肉汁	也可引起伤口感染和气性坏疽
	致病性大肠埃希菌(产毒型、侵袭型、致病型、肠出血性、肠集聚型和弥散黏附型)	兼性厌氧,革兰阴性杆菌	8 h至4日	致病型通过热稳定和热不稳定的毒素引起损害,贫血,出血性肠炎,O157：H7等会引起伴随溶血性尿毒综合征的肾衰竭	碎牛肉、生牛奶	引起严重食源性和水源性感染的致病性大肠埃希菌的种类不断增多,比如近期德国发生了O104：H4血清型引起的食源性感染暴发。其中一些菌种与旅行者腹泻相关。这些病原体也是这些食源性感染导致肾衰竭等长期损害的经典范例
	单核细胞增多性李斯特菌	兼性厌氧,革兰阳性杆菌	2～3周	脑膜炎,败血症,流产	生蔬菜、牛奶、奶酪、肉类、海产	能在冰冻食物中生长。孕妇、老年和免疫功能不全者易感,后果严重
	沙门菌属(几个伤寒型和非伤寒型菌种)	兼性厌氧,革兰阴性杆菌	12～72 h	恶心,腹泻,腹痛,发热,头痛,寒战,虚脱	肉类、家禽、鸡蛋或牛奶制品	每年美国国内获得性非伤寒型沙门菌感染超过100万例。易感人群中暴发的病死率高达4%
	金黄色葡萄球菌	兼性厌氧,革兰阳性球菌	1～6 h	严重呕吐,腹泻,由某些菌种的耐热性肠毒素引起的腹部绞痛	奶油冻或奶油烘焙食品、火腿、家禽、调味品、肉汁、鸡蛋、番茄沙拉、奶油酱、三明治涂抹酱	常见的食物中毒类型。美国每年大约有25万例,死亡6例
	志贺菌属(宋内、鲍氏、福氏和痢疾志贺菌)	兼性厌氧,不运动,革兰阴性杆菌	12 h至3日	腹痛,严重腹部绞痛,发热,呕吐,腹泻,便中带血/黏液	新鲜生蔬菜、奶制品、家禽	高传染性产毒者。人类是唯一宿主。罕见的后遗症包括黏膜溃疡、直肠出血、反应性关节炎、溶血性尿毒症综合征。美国每年发病37.5万例,31%是食源性的
	霍乱弧菌		6 h至3日	肠毒素引起严重的腹泻(米泔水样)和呕吐,导致致命性脱水	贝类、蟹类、龙虾、虾、鱿鱼和有鳍鱼	如果不治疗病死率为50%。曾经是严重的肠道致病菌,现在在美国和加拿大已经很罕见,美国每年不超过100例,但是在发展中国家每年都有成千上万人感染,说明通过感染的人群和进口食品输入的风险很大
	弧菌属(副溶血弧菌和创伤弧菌)	兼性厌氧,革兰阴性弯曲状	4 h至4日	腹部绞痛,寒战,恶心,呕吐,发热,血性便。感染的鱼和贝类排出毒素	鱼和贝类	副溶血弧菌和创伤弧菌是嗜盐菌,能感染暴露于海水的开放性伤口或加工海鲜时受伤的伤口。美国每年大约报告有4.5万例副溶血弧菌感染,其中86%是食源性的。创伤弧菌感染可能更重,但在美国和加拿大很少见
	小肠结肠炎耶尔森菌和假结核耶尔森菌	兼性厌氧,革兰阴性杆菌	1日至2周	高热,胃痛,腹泻(便中可能带血)和呕吐	肉类(猪肉、牛肉、羔羊肉等)、牡蛎、鱼、蟹类、生牛奶	可在冰冻食物中生长。少见的后遗症包括反应性关节炎。可能误诊为阑尾炎
	流产布鲁菌	微需氧,革兰阴性杆菌	3周或更长	间歇热,寒战,发汗,无力,乏力,头痛,关节/肌肉痛	生牛奶、未经巴氏消毒的牛奶制成的软奶酪	高度传染性的白细胞内寄生物。除了家畜,散放的麋鹿和北美野牛也可以是宿主。并发症包括心内膜炎和心肌炎。除了摄食,也可通过气溶胶和破损的皮肤发生暴露。美国每年大概有800例食源性感染病例。动物接种疫苗可以大幅度降低人类感染的风险

续 表

病原体种类	病原体名称	基本生物学特性	潜伏期	临 床 特 性	常见的污染食物	备 注
细菌[a]	阪崎肠杆菌(以前为肠杆菌属)	兼性厌氧,革兰阴性杆菌	1 日至3 周	拒食,烦躁,黄疸,呼吸有咕噜声,体温波动,惊厥,脑脓肿,脑积水,发育迟缓	主要是婴儿配方奶粉	能在诸如婴儿配方奶粉等干燥食物中存活,并能在补液时快速繁殖。80%以上受影响的新生儿可能死于全身感染,存活者也可能受到脑损害。在美国和加拿大其他方面严重的感染很罕见
	土拉弗朗西斯菌(兔热病)	兼性厌氧,革兰阴性球杆菌	3～6 日	突然出现寒战,发热和头痛,侵入部位出现溃疡。轻度腹泻到严重肠道损害	生牛奶、未煮熟的肉(如兔子或兔类)、被啮齿动物粪便污染的食物	能通过食物、水、空气、伤口和蚊虫叮咬传播的繁殖能力强的病原体。20世纪 50 年代以来,美国每年的发病例数从大约 900 例降至小于 100 例
病毒[b]	甲型肝炎病毒	小(～30 nm),球形颗粒,无包膜,单股正链 RNA病毒	15～45 日	发热,萎靡,恶心,腹部不适导致的黄疸	新鲜水果、蔬菜、冰饮、生贝类	已知只有一个血清型。成人多是亚临床感染。应该给处理食品者接种疫苗
	诺如病毒	小(～30 nm),球形颗粒,无包膜,单链 RNA病毒	12～48 h	恶心,喷射性呕吐,水样泻,腹部绞痛,脱水	生蚝、贝类、冰、沙拉、淋面	现在被认为是食源性和水源性病毒急性胃肠炎的最常见原因。该病毒的潜伏期最短。针对该病毒的疫苗可能很快出现
	轮状病毒	大(～70 nm),球形,无包膜,分段式 双链 RNA病毒	大约 48 h	恶心,低热,水样泻,呕吐,脱水	新鲜蔬菜	美国每年超过 300 万的病例中,只有大约 1.5 万例考虑为食源性感染。在小孩中,不及时口服或静脉补液可能引起死亡。在小孩中接种疫苗可以明显降低该病毒带来的健康问题
	戊型肝炎病毒	小(～30 nm),无包膜,单股正链RNA病毒	3～8 周	恶心,发热,全身疲乏,食欲不振,胃痛,关节痛,肝大,黄疸	生的或未煮熟的肉类、贝类、生蔬菜	孕妇易出现肝衰竭,病死率高达25%。猪可能是人类感染该病毒的来源。免疫抑制患者会发生慢性肝炎。许多发达国家本国的戊型肝炎正在增加
原虫	微小隐孢子虫		2～10 日	水样泻,腹部绞痛,恶心,食欲不振	生的或未煮熟的蔬菜、果汁	卵囊对干燥和热敏感,但对许多消毒剂和抗菌剂耐药
	蓝伯贾第虫		1～2 周	水样泻,腹部绞痛,乳糖不耐受	新鲜的蔬菜和水果	囊孢对干燥和热敏感,但对许多消毒剂和抗菌剂耐药
	刚地弓形虫		5～23 日	正常健康成人的轻度感染无症状。早期妊娠感染后,可能感染胎儿并导致死胎或各种畸形	任何食物,污染了含有活性卵囊的泥土	猫科动物粪便中的卵囊在环境中经过几日的成熟后才具有感染性
	环孢子虫	原虫可形成对环境耐受的卵囊	7～10 日	恶心,疲乏,腹胀,腹部绞痛,长期复发性胃肠炎,体重降低	新鲜的蔬菜(莴苣、罗勒)和水果(浆果类)	粪便排出的卵囊在环境中需要 1～2 周成熟,才具有感染性。人类可能是唯一宿主,可能于 20 年前通过从中美洲进口的浆果传入北美。散发病例和暴发在美国和加拿大都很少发生
	溶组织阿米巴(阿米巴痢疾)		2～4 周	严重者引起肝脓肿	新鲜蔬菜和水果	包囊对干和热敏感。在发展中国家是常见的感染,美国和加拿大都很少见

注:该表格的信息来源甚广,包括 CDC[2011]、FDA[2012]、加拿大卫生部[2012]、世界卫生组织(WHO)[2007]、Lund and Hunter[2008]。
[a]诸如嗜水气单胞菌、类志贺邻单胞菌等细菌也会引起食源性感染,但是更少见。
[b]其他一些肠道病毒,如腺病毒、星状病毒、爱知病毒、细小病毒、札如病毒(Sapoviruses)等,也可引起食源性感染,但是其对人类健康影响的真实程度以及通过食源性传播的潜在风险,我们仍不甚了解。

医疗机构中的食品

医疗机构中餐饮服务与餐馆和餐饮公司有许多相通的地方,但是更复杂。大型医疗机构通常会每日提供餐饮服务,并且每日持续 12～18 h,每周 7 日。与大型餐馆一样,这些机构购买和加工大量的食物,需要巨大的工作空间、各种各样的餐具和设备,要有许多工作人员。他们的工作时间紧凑,快速准备和储存大量的食物。与餐馆不同,医疗机构的餐饮服务还要应对种类广泛的特殊膳食,包括肠内喂养。这些特殊的膳食和补充喂养物可能来自一个中心设备,某些情况下可能来自病房的厨房。这些食物在食用前延迟运送、不恰当的储存和处理会增加食源性病原体滋生的风险。

尽管记录显示,在美国仅5‰的食源性疾病的暴发与医疗机构有关[22],医疗机构中的餐饮服务有其独特的挑战,见表21.2。因此,由于医疗机构服务于更加易感的人群,他们应该更加努力地预防此类疾病。

表 21.2　医疗机构内引起食源性感染和中毒传播的因素

相关因素		
食物	• 考虑到每日供给的食物种类和类型繁多,恰当的选择和监督生的食材是至关重要的	• 食物种类庞大,并继续扩大,其可能源于本土也可能是进口的
	• 在源头发生了病原体污染,能轻而易举地影响多种食物,也会在内部准备食物时发生交叉污染	• 复杂的供应链导致追踪疑似感染源困难
食品加工和服务者	• 在准备和供给新鲜沙拉以及处理其他即食食品时不谨慎,可能引起病原体污染或交叉感染	• 较好的意识到正确处理食物的重要性 • 接种疫苗,如甲型肝炎和伤寒疫苗
	• 过度延迟送餐,可能导致金黄色葡萄球菌等病原体的生长以及食物中毒	
	• 食品加工者无症状的病毒感染和不良卫生习惯	
机构	• 设计并保持食品储存、膳食准备/供给部门必须排除病原体的污染和繁殖	
病原体	• 食源性病原体的来源、在食物中存活的时间、最小感染剂量以及引起继发感染的能力各不相同	
患者	• 许多潜在性的因素会增加患者对食源性疾病的易患性 • 医源性因素	恶性肿瘤、胃酸缺乏、高龄、糖尿病、AIDS、炎症性肠病、肝硬化 化疗、免疫抑制、胃部手术
	• 先天因素	髓过氧化物酶缺乏症、Wiskott-Aldrich 综合征、慢性肉芽肿、高 IgM 综合征、白细胞黏附缺陷症、Chediak-Higashi 综合征、严重的联合免疫缺陷
	• 饮食限制	过敏、食物不耐症、个人偏好、糖尿病、特别疗法、外科、宗教信仰
访客	• 劝阻带家里煮的食物和外边购买的食物 • 给患者处理医疗机构准备的食物时,建议小心操作	

医疗机构不管是现场准备食物[23]还是外购食品[24],都可能影响患者、员工和访客。

一个患者或员工得了食源性疾病后都可能传染给邻近的其他人(二次传播)。机构内有大便失禁的患者将大幅提高二次传播的风险[25]。通过可疑的食物引起的急性胃肠炎的暴发,有时可能会妨碍正常的治疗,甚至必须关闭医院或部分地方[26]。无症状的食物处理者成为食源性疾病的源头也并非罕见[27]。这些因素加在一起使预防食源性疾病成为一个挑战,医疗机构应该优先考虑这个事情。

食源性病原体和易感人群

一般来说,患者更容易被某些经典的和条件性食源性病原体攻击,也容易引起严重的后果,特别是老年患者、免疫抑制患者、慢性基础疾病患者[2,28-30]。而且,许多此类患者无法自行进食,致使其与喂食者及其双手额外的接触。食源性病原体的最小感染剂量(MID)对此类易感者可能更低。这种增加的易患性主要是年龄相关的生理改变(包括胃酸度降低、肠道蠕动受损)、黏膜减少、体液和细胞免疫降低、放化疗等的综合表现。

消化道功能性重病患者通常会被给予肠内营养。营养液被微生物污染会引起严重的感染,因此在其调配、储存、运送和给药这些环节时应更加小心。比如,婴幼儿配方奶粉发生外源性和内源性污染,导致新生儿中阪崎肠杆菌的暴发[31]。肠内营养液的微生物污染可能来自其材料,喂食过程中的多个环节,以及给药的模式和持续时间;一种混合的营养化合物、缺乏防腐剂也会导致由于不恰当运输和储存引起的微生物繁殖。

显然,在准备食物时,污染的容器和餐具容易引起食物污染。包装好的食物其储存时间延长也可能导致病原体的滋生。

医疗机构内预防食源性病原体的传播

WHO、医疗机构评审联合委员会(TJC)、美国感染控制和流行病学协会(APIC)等组织都给医院及其他医疗机构提供了餐饮安全的建议。但是并不一定要开展常规的餐饮服务检查或食品处理者的培训。在美国和加拿大,各省或州有责任检查和认证其辖区内卫生保健相关的餐饮服务。医疗机构的感染控制委员会应负责其食品安全,通过制定制度和标准程序来降低食源性疾病感染的风险,并每年至少修订一次。

目前食品企业内的危害分析和关键控制点(HACCP)系统已经被广泛使用,尽管其用于医疗机构的餐饮服务参差不齐,并且可能限于一些大型的餐饮机构。

常规预防措施

食品安全的基本原则是:① 确保所有处理食品的人都意识到个人卫生,并得到适当的培训;② 所有食品从安全、可靠的地方获取;③ 安全地储存食物,使用干净的餐具、台面和设备加工食物;④ 对于生吃食物,用流动水彻底清洗掉上面的可见污物或泥土,防止任何形式的交叉污染,并在合适的地方干燥;⑤ 烹饪食物时使用合适的温度和持续时间,确保所有的食物煮熟;⑥ 生食和熟食在正确的温度下分开放置以预防微生物的污染和滋生。

1. 食物处理者要记住,任何地方的食物处理者对食品安全都是至关重要的,在医疗机构中尤其如此。因此,给这些员工提供必要的培训,并留下能够安全处理食物的员工[32]。

2. 由于食物处理者的健康进行常规监测会产生模棱两可的结果,因此鼓励这些员工自行报告健康问题,并建立自由的病假政策。确保所有的员工,不管其是否当班,都能及时得到良好的食品加工处理操作方面的培训。可通过周期性的在职培训强化,采用简单、直接、针对性的语言制作海报和告示并策略地张贴,提醒员工注意食品安全。应确保员工在开始准备食物前接受培训,并对早期变化进行密切监督,以此来避免大量员工的失误。还应该注意的是,烹饪和处理食物的地方应具备安全性[33]。

3. 标准操作程序(SOP):制订并根据需要更新加工食物各方面的 SOP。使用 SOP 培训所有新员工,并在现场放置一份标准以便查阅。

4. 机构管理和感染控制委员会:通过建立和实施食品安全体系进行主动管理控制,对持续保持餐饮服务各方面的质量是至关重要的。因此,鼓励医疗机构的管理部门和感染控制委员会与餐饮服务者直接交流,从各自的角度表达食品安全的重要性,并找到各自在确保患者、员工和访客安全方面的关键点。

5. 一个基于 HACCP 原则的管理系统是有效降低食源性疾病的综合框架[21]:该系统要求员工分析和理解在食物准备过程中,污染怎么发生,在何时最容易发生,以及在这些关键操作中需要特别注意什么。实施 HACCP 要求管理人员完全理解纷繁的食物准备过程中的潜在风险。HACCP 的要素在老年人的食物安全中已显示有效[34]。

6. 法规:咨询省/州等当地卫生行政部门关于食品供应人员、食品卫生和废物处理的法规和标准,并遵照执行。

7. 食品的质量和种类:从已经建立安全和可靠性记录的可信的地方购买食品。不应给粒细胞减少症患者供给新鲜沙拉,因为由铜绿假单胞菌等机会致病菌引起的污染风险较高。不要将可能被产单核细胞李斯特菌污染的肉类供应给老年人、孕妇和免疫缺陷患者,如 HIV 患者、移植患者或是癌症治疗期患者,这些易感者对该机会致病菌的易患性增加 7～700 倍[29]。不要供应未经巴氏消毒的牛奶、生鸡蛋或包含它们的生食。

8. 设备和器材:购买和使用接触食品的设备时,尽可能选择易于拆卸的,以便于清洗和去污染。比如,很难清洗的切肉机可能成为食源性病原体的源头[35]。

9. 开展在食品储存、处理和供应过程中避免交叉污染的特别照护训练。

10. 手卫生:如果把多次重复的手卫生重要性的相关信息当作"唠叨因素",这会导致手卫生被忽视的风险。然而,就"持续提醒"而言,没有比医疗机构更重要的地方。所有处理食物的工作人员同其他医务人员一样,接受正确进行手卫生的培训,用皂液和水洗手,以及使用速干手消毒液。定期提醒所有人手卫生在保护自己及其他人避免感染食源性病原体中的重要性。在整个机构内配置合适的、便利的、充足的洗手点,并鼓励所有的员工执行手卫生。在洗手设备之间的关键位置配置速干手消毒液做手卫生。禁止共用干手毛巾。制订在食品准备区正确使用用手套的制度并实施。要意识到,戴手套并不能代替良好的手卫生。

11. 机构设计:整个食品处理机构的流程布局应该是优化的单向流动,通过避免发生气溶胶、喷溅物、水滴、昆虫、害虫等暴露,以及废水回流等措施,在食物储存和处理过程中减小交叉污染。

如果可能的话,安装水龙头、皂液和干手纸,干手器不能接触洗后的手。尽可能将到洗手间的大门安装为感应门或选择其他外出时不需要触碰门把手的装置。其他食物准备区域的出入口也应安装类似装置。

12. 上餐:将准备好的膳食从准备间转运至进食点时,应保持热食是热的,冷食是冷的。尽量不在进食点处理食物,不鼓励在送餐后延迟进食。

13. 控制害虫和寄生虫:有恰当的监督和预防方案来降低老鼠、蟑螂、苍蝇等害虫的侵扰。

结　　论

尽管食品处理技术、监测和治疗食源性感染的技术在不断发展,但是通过食物传播感染性病原体及其毒素对公共健康仍然是一个挑战[36]。以前未知的或怀疑为食源性的病原体已经被证实[37],包括其与长期健康后果的相关性[38]。同时,越来越多的侵入性操作和外科手术增加了医疗照护中的总体易患性。人均预期寿命的增加也会导致其对病原体的抵抗能力降低。食品进口增加、越来越大的耕种和动物饲养,以及饮食偏好的改变将不断拓宽食源性病原体的范围。此外,越来越多的医疗机构有快餐出租地[39],并从外边购买准备好的饭菜,也对食物源性病原体传播提供了条件。

因此，对于医疗机构内已经存在的和新发的食源性感染的威胁，采取任何有效的打击措施时都需要更加强调食品质量控制，为食品的储存、准备、分装和质量监督提供更好的设施，以及更加精细和严格的员工培训，加强其健康检查。在对其他医疗保健人员、患者和访客进行更好的食品安全教育和培训的同时，这些措施必须开展或强化。接受医疗照护的人本身就有许多健康问题，极有可能成为食源性感染的受害者。

综上所述，日常生活中，特别是在医疗机构内，食源性感染的许多方面仍然是公共健康的主要挑战。然而，已经有许多改变在进行中，这些改变使食品安全趋于改善，并使人免于感染食源性病原体。通过一些组合干预措施，诸如沙门菌病[40]、弯曲菌病[41]等重要食源性感染的数量已经大量减少了。现在已经有疫苗对抗甲型肝炎[42]，最近也有了对抗诺如病毒的疫苗[43]。对食物处理者进行免疫接种可以大幅降低这些常见食源性病毒传播的风险。许多医院已经发起了改善"医院食物"卖相和质量的倡议，其他人也在其经营场所逐步淘汰"快餐"和可能不健康的膳食[44]。

最近我们注意到，与餐饮设备相比，医疗机构的决策者更关注知名的医疗设备，尽管事实上对患者的康复和总体幸福感来说，可口的、安全的、营养的饭菜与适当的治疗和手术干预同样至关重要[45]。这种观点需要改变。

致　谢

感谢我们的同事 Jason Tetro 帮助更新本章的参考文献。

第 22 章

临床实验室获得性感染

Michael L. Wilson and L. Barth Reller ■ 江佳佳 译 ■ 乔 甫 审校

临床实验室是医院感染控制特别关注的领域之一。实验室工作人员可能会在收集、运送、处理和分析患者标本等所有操作时暴露于感染性病原体。特别是临床微生物工作人员，由于进行培养的临床标本可能含有感染性病原体并在分离培养的过程中产生大量的病原微生物，从而处于职业相关感染的风险中。

本章旨在提供实验室获得性感染（LAI）的流行病学概况，强调特别关注那些实验室感染事件，并提出预防和控制 LAI 的具体建议。本章不讨论临床病毒学、科研、病理解剖、营利性参比实验室以及对病原微生物进行大量生产或处理的实验室的个体性问题。读者可参阅 Collins 的专著深入广泛了解实验室获得性感染的内容[1]。临床微生物实验室在感染监测、医院感染的地方性与流行性调查、医院获得性感染控制中的角色分别在第 5、6、9 章中讨论。

发病率、病原体和成本

LAI 的真实发病率尚不清楚。早期数据来源于调查、个人交流和文献报道，这些信息无法用于计算发病率[2-5]。更近的一些调查数据同样不能用来计算真正的发病率。一项调查[6]报道每年 LAI 发病率为 3/1 000，另一项调查[7]则报道医院实验室和公共卫生实验室每年发病率分别为 1.4/1 000 和 3.5/1 000。一项来自英国实验室的调查显示，1994～1995 年发病率为 16.2 /（10 万人·年），而 1988～1989 年发病率则为 82.7/（10 万人·年）[8]。尽管公布的数据存在局限性，但 LAI 的发病率处于 1～5/（1 000 人·年）是合理的。另一项来自美国的调查指出，高达 1/3 的临床实验室报告在 3 年间至少发生 1 例 LAI[9]。该调查还指出了与一般人群相比的感染相对危险性，强调在临床微生物实验室工作发生获得性特异性感染的风险显著增高[9,10]。

确定 LAI 最常见病原体存在几个混杂因素。首先，尽管大多数病原体感染是报告至公共卫生部门的，但其感染是否为获得性未必明确。其次，一些病原体，如沙门菌和大肠杆菌 O157 是相当常见的引起感染的病原体，正因为如此，实验室人员发生感染可能被认定是在社区或暴发过程中获得的。最后，感染了诸如结核分枝杆菌这样的病原体，可能不会很快发生临床感染症状和暴露现象，从而可能无法发现。

历史上，最常见的 LAI 是布鲁菌病、Q 热、伤寒、乙型肝炎和肺结核[3,4]。最近的数据显示，临床实验室现在最常获得的感染是由志贺菌、布鲁菌、沙门菌、金黄色葡萄球菌、脑膜炎奈瑟球菌和大肠杆菌 O157 引起的[9-26]。

LAI 产生的医保费用尚不清楚。据报道[7]，每 1 例 LAI 可导致医院实验室平均离岗日为 1.2 日，公共卫生实验室平均离岗日为 1.3 日。但是，除了生产力损失以外，还有诊断、治疗和同事筛查的费用。所在机构还要承担调查费用，并向监督部门和公共卫生机构报告。如果没有额外的数据或进一步研究，准确估计医保成本是不可能的。发生感染的个人花费可能会很高；许多 LAI 是由能够导致严重的和/或慢性疾病的病原体引起的。致命的 LAI 需持续报道[27]。虽然严重或致命感染的发生率低于其他社会风险，但这些感染可以很容易地预防，或者一旦发生大多可以得到有效治疗。我们的目标应该是零感染。

感 染 源

Pike[2,3]和其他研究人员[6,7,28,29]曾试图确定哪些实验室操作、事故或其他感染性病原体暴露引起 LAI（表 22.1）。这些数据表明，20% 以内的 LAI 感染源是未知的，而另外 21% 的 LAI 中被感染者仅知道曾经操作的病原体[3]。因此，一半以上的 LAI 可以确定感染源、操作或违规操作。可认定来源的感染病例有 18%。导致 LAI 的事故种类见表 22.2。

表 22.1 美国及国外的 LAI 感染源

已证实或可能的感染源	感染例数	构成比（%）
操作病原体	827	21.1
不明原因和其他	783	20.0
已知事故	703	17.9
动物或节肢动物	659	16.8
气溶胶	522	13.3
患者标本	287	7.3
人体尸检	75	1.9
废弃的玻璃器皿	46	1.2
意识到的感染	19	0.5
总计	3 921	100.00

摘自 Pike RM. Laboratory-associated infections: summary and analysis of 3 921 cases. *Health Lab Sci*. 1976; 13: 105–114.

表 22.2 导致感染的实验室事故类型

已 知 事 故	感染例数	构成比（%）
溢出或喷溅	188	26.7
针刺伤	177	25.2
碎玻璃划伤	112	15.9
咬伤或抓伤	95	13.5
用口移液	92	13.1
其他	39	5.5
总计	703	99.9

摘自 Pike RM. Laboratory-associated infections: summary and analysis of 3 921 cases. *Health Lab Sci*. 1976；13：105 – 114.

发生感染性物质暴露的实验室事故包括飞溅或泄漏产生气溶胶，破损皮肤（即割伤、擦伤、溃疡、皮炎等）、结膜或黏膜表面的暴露，意外吸入或摄入，以及创伤性植入[3]。针刺伤和碎玻璃等锐器割伤所致感染占 LAI 的一半[30,31]。近期回顾了针刺伤和锐器伤相关的微生物危害[30,31]。所有的实验室应尽可能避免使用针头和锐器，并且对处理或使用"锐器"提供必要的操作流程和培训[32-34]。

气溶胶液滴大小不等，较大的飞沫迅速沉降到暴露的表面。这些液滴可能携带感染性病原体，因此会污染环境表面。液滴越小在空气中悬浮的时间越长，当环境适宜时可以长期保持悬浮状态。经测量，直径 5 mm 的气溶胶可以被直接吸入肺泡；那些约 1 mm 的气溶胶最有可能停留在肺泡内[35]。已发现实验室很多常见的操作可以产生这个直径范围内的气溶胶[36-39]。结核分枝杆菌和与肺部感染有关的非结核分枝杆菌均可通过气溶胶传播[40]。

实验室人员是医护人员中针刺伤发生率最高的[31,41]。大多数针刺伤发生在处置使用过的针头、组装和拆卸静脉输液器、胃肠外注射给药或输液、抽血、针尖回套或处置损伤性废物的过程中[31,41-43]。针尖回套尤其危险，导致 12%～30% 的针刺伤[31,41]。但应注意的是，针尖不回套也可能是危险的[44]。实验室人员针刺伤的流行病学尚未有研究，但由于如静脉输液和处理输液器等操作不是在实验室中进行的，针尖回套和处理废物可能是实验室人员发生针刺伤的最常见原因。

特别关注临床实验室的感染性病原体

在临床实验室获得感染的风险取决于多个因素，其中最重要的是暴露于感染源的可能性[45]。这种导致感染的暴露概率取决于接种量、感染性病原体的存活力、暴露个体的免疫状态，以及暴露后预防性治疗的有效性。

致病菌

特别关注实验室人员发生感染的细菌，主要是那些毒力高的病原体，如布鲁菌、脑膜炎奈瑟球菌和土拉弗朗西斯菌[3,5,12-16,24-26]，以及肠道病原体志贺菌、沙门菌和大肠杆菌 O157：H7[5,17-23,27]。这些细菌除了是 LAI 最

常见的因素以外，大多数可能导致严重的感染。在某些情况下，一些细菌的无毒或减毒株也会产生严重感染的风险[27]。由于大多数实验室并不常规对这些细菌进行分离，因此对这些细菌缺乏了解，可能会导致员工暴露的风险增加，因为他们可能没有意识到正在接触这些病原体。

人类免疫缺陷病毒（HIV）

暴露于 HIV 标本的可能性大小取决于实验室服务的患者群体（HIV 的流行情况）。在大多数医疗机构中，相当少的临床标本来自 HIV 感染患者，特别是在为更多高危人群提供的医院和诊所中。很多医院也会向来自 HIV 高发地区的移民提供服务，以及来自这些地区的游客。因此，所有的临床实验人员都可能最终接触到 HIV 感染患者的标本。HIV 职业暴露的发生是由于感染性病原体接触到破损皮肤或黏膜表面，或进入伤口。幸运的是，因针刺伤感染 HIV 的风险为 0.3%～0.5%[45-47]，而与皮肤黏膜暴露相关的风险则较少。实验室人员之间的暴露频率尚未见报道，但根据实验室人员乙型肝炎病毒（HBV）感染的流行病学[46]情况，实验室人员很可能是医护人员中最常发生 HIV 标本暴露的。

虽然暴露后的治疗方案有效，但医护人员预防 HIV 感染的主要措施还是防止暴露的发生。已出版的工作场所预防 HIV 暴露的指南，均基于标准预防的原则（见第 13 章）。这些指南也适用于其他血源性病原体的职业暴露预防。在这些指南中都采用常识性的方法来控制感染，并有循证证据显示，采用标准预防措施可减少职业暴露的发生[45-47]。

乙型肝炎病毒（HBV）和丙型肝炎病毒（HCV）

由于特定患者人群中 HBV 感染的发病率可能会很高，并且隔离预防措施的依从性往往不一致，因此最简单的预防 HBV 职业暴露的方法是疫苗接种（见第 3 章）。自 1982 年推出疫苗以来，虽然实验室获得性 HBV 感染的发病率有所下降，但并不是所有的医务人员都完成了疫苗接种[6,48,49]。管理人员应重点为那些最有可能发生暴露的员工进行接种，因为为职业暴露少或根本没有风险的员工接种疫苗意义不大[49]。同样，常规疫苗接种后进行测试或提供助力剂也没有令人信服的证据，用人单位不能出于任何目的转移资源[49]。要求接种乙肝疫苗作为就业的条件可能是确保依从性的最简单方法。

HCV（参见第 42 章）的传播途径与 HBV 相同。但与 HBV 不同的是，HCV 不易通过针刺伤传播；据评估，针刺伤传播风险为 0～3%[46,50-52]。然而，还是要避免发生暴露，因为超过 50% 的 HCV 感染者会进展为慢性肝病，其中大多数人会进展为肝硬化、肝癌或两者均有。与 HBV 和 HIV 一样，在某些人群中 HCV 感染非常普遍，如注射吸毒者[53]。

结核分枝杆菌

处理肺结核标本或进行培养的员工（见第 33 章）发生结核分枝杆菌感染的风险比一般人群更大[11,54]。风险

最高的是微生物实验室工作人员,尤其是那些在现场进行分枝杆菌培养的人员,而不是转送标本到参考实验室的人员。但是其他实验室人员也存在风险,包括处理呼吸道标本进行组织病理学检查、肉眼检查组织标本、进行冰冻切片,以及参与尸体解剖的人员。

降低实验室感染结核分枝杆菌风险的方法包括执行标准预防措施、穿戴合适的呼吸防护装置(N95口罩),必要时在生物安全柜(BSC)内处理标本、充分消毒设备,如低温恒温器。发生结核分枝杆菌培养物泄漏需要特殊处理(见下文)。所有的医疗机构应有全面的预防控制和治疗结核分枝杆菌感染的方案[55]。

致病真菌

对实验室员工来说,有意义的病原真菌包括粗球孢子菌、皮炎芽生菌和组织胞浆菌[9,10]。与前面提及的细菌相比,实验室获得性真菌感染的风险可能较低,但不会是零。本文在后面会对临床标本和对疑似含有病原体进行培养的安全操作提出建议[56,57]。

预防实验室获得性感染

每一个临床实验室必须制订制度和流程来预防、记录及处理LAI。实验室主任应与指定的实验室安全员共同来负责制订并落实这些制度,这些制度也应纳入实验室程序手册中[1,32-34]。所有员工应接受必要的适当的教育和培训,安全履行工作,应认识到各种感染性病原体存在的危害,以及发生暴露时应该如何处理。应要求所有的实验室工作人员对HBV免疫。根据近期指南应进行首次和持续的结核菌素试验。最后,应采取措施来保持这些制度和流程的依从性,以及相应的记录和咨询,如有必要,对不合理行为予以处分以确保员工安全工作[58,59]。

生物安全防护等级

美国疾病预防控制中心(CDC)和美国国立卫生研究院(NIH)发布的文件中根据"病原体的危害与实验室功能或活动"将生物安全防护分为四个等级[32],并在该文件中详细说明了每个生物安全防护等级必需的实验室设计、设备及流程。最常见的病原菌可在2级生物安全条件下进行处理。对疑似布鲁菌、土拉弗朗西斯菌、结核分枝杆菌、粗球孢子菌、皮炎芽生菌或组织胞浆菌的培养应该只在3级生物安全条件下进行处理。一般临床微生物实验室不需要达到4级生物安全。

标准预防措施

安全处理和处置某些高致病性病原体必须要有特殊的制度和流程。严格遵守标准预防措施足以减轻或消除临床实验室内在处理大多数患者标本时感染的风险。如果实验室管理人员和员工将CDC的建议纳入常规实验室操作中,并尽一切努力保持和执行这些制度,那么标准预防措施的实施将会成功。已证明标准预防措施可以减少医疗保健工作者发生血液体液的职业暴露[10,48]。CDC对所有医护人员和临床实验室给出了标准预防的建议,分别见表22.3和表22.4。

表22.3 医疗机构中预防HIV、HBV和其他血源性病原体传播的标准预防措施

1. 可能发生血液、体液皮肤和黏膜暴露时,医务人员应常规执行适当的隔离防护措施。接触所有患者的血液、体液、黏膜或破损皮肤时,处理血液或体液污染的物品或表面时,以及进行静脉和其他血管通路的穿刺操作时应戴手套。接触每个患者后应更换手套。进行可能产生血液、体液飞溅的操作时应戴口罩和防护眼镜或防护面罩,避免口、鼻、眼的黏膜暴露。进行可能发生血液、体液喷溅的操作时,应穿隔离衣或围裙

2. 手和皮肤被血液、体液污染时应立即彻底冲洗。脱手套后应立即洗手

3. 所有医务人员在操作、清洁使用后的仪器、处置使用后的针头、处置使用后的锐器时均应采取预防措施,避免因针头、手术刀和其他锐器或设备引起的刺伤。为预防针刺伤,针头不应回套、有意弯曲或用手折断、从一次性注射器移除或手工处置。一次性注射器和针头、手术刀片和其他锐器使用后置入耐穿刺容器中;耐穿刺的容器应尽可能放置在实际操作区域。可重复使用的大口径穿刺针应该被放置在耐穿刺容器中转运至重复处理区域

4. 尽管唾液与HIV传播无关,但在可能进行心肺复苏的区域应配备喉镜、复苏球及其他通气设备以尽量减少急救时口对口人工呼吸

5. 医务人员患有渗出性损伤或湿疹且未治愈前,不应直接为患者进行诊疗,不参与处置诊疗过程中使用过的仪器

6. 妊娠的医务人员是否比非妊娠人员感染HIV风险更高尚未可知,但如果医务人员妊娠期间发生HIV感染,则婴儿存在经围生期传播感染的风险。因此基于这个风险,妊娠的医务人员应特别熟知并严格遵守预防措施,以减少HIV传播的风险

表22.4 病理诊断实验室内工作人员标准预防措施

1. 所有血液、体液标本置于一个带盖、密闭、完好的容器中,以避免在运输过程中泄漏。采集标本时应小心,避免污染容器外部和实验室环境

2. 所有人处理血液、体液标本时(如去除真空管帽)应戴手套。如果可能会发生血液、体液、黏膜暴露时应戴口罩和防护眼镜。处理完标本后应更换手套并洗手

3. 一些常规操作,如组织学和病理学的研究或微生物培养,不必使用生物安全柜(BSC)。但操作中产生大量飞沫时应使用BSC(I或II级),包括混合、超声处理、剧烈混合等操作

4. 实验室应使用机械移液设备操作各种液体。禁止用口移液

5. 针头和注射器应仅限于在没有其他选择的情况下使用,并应遵照执行医疗机构标准预防措施(表22.3)中的建议预防针刺伤

6. 发生血液、体液喷溅以及工作结束时应采用适当的消毒剂清洁实验室工作台面

7. 实验中使用的污染材料应在重复处理前去污染或根据医疗机构感染性废物处置制度将其置入垃圾袋中处置

8. 被血液、体液污染的科学仪器应在就地维修或运送至厂家之前进行清洁消毒

9. 所有人员应在完成实验室工作后洗手,并在离开实验室之前脱去防护服

标准微生物操作

下列操作与标准预防结合使用可有效预防大多数LAI。这些流程或类似流程应作为所有临床实验室的常规操作[33,34,60-65]。

实验室准入

一般情况下只有经过培训的人员才允许进入实验室。维修人员、送货人员及参观人员等有正当原因进入实验室时应有陪同或被密切监督,以避免发生不必要的感染性病原体暴露。实验室学员、内部员工和其他学生

也应被密切监督。禁止儿童进入实验室。

人事政策

所有人员应接受与其专业水平相应的培训,使之能安全完成所有必要操作。此类培训相关内容见表22.5[34]。所有人员均应接受必要的继续教育和培训以保证工作安全。员工职业评估应记录其可能导致感染性病原体职业暴露的安全、技能或其他行为方面的失误。具有这种行为的人应对其进行劝告和/或重新培训。

实验室设施

实验室在设计上应尽量减少交通和不必要的进入工作区域。实验室家具应坚固、易于清洁,并且实验室本身应整洁、易于清洁;应配备脚踏式、膝式或肘式洗水池,并安置在实验室出口附近。实验室设施的设计和建造应符合适当的生物安全等级推荐标准[32]。

员工卫生

严格禁止在实验室内饮食、吸烟、化妆[32]。所有人员在实验室内应穿白色长实验服并扣好纽扣。工作人员和参观人员离开实验室前应洗手。食品和其他个人物品不应放入存储临床标本和培养物的冰箱或冰柜中。用于存储或准备食物的冰箱、冰柜以及微波炉应放在实验室外。

临床标本

标本应贴标签,注明患者全名、住院 ID 号以及采集日期。标本发生破损、泄漏或污染容器时不应接收,应告知标本采集人员拒收原因并重新采集标本。

微生物学技术

严格禁止用口移液,应采用机械移液装置进行移液。所有操作均应以此类方式以减少或避免产生气溶胶。产生气溶胶的操作应在BSC内进行。使用圆柱形电灼烧器优于火焰灼烧来灭菌接种环、接种针及其他小用具尖端。如果采用火焰灼烧应小心避免飞溅。可以将接种环或接种针缓慢通过火焰直至接种环进入外焰。接种环和接种针接触平板、菌落或肉汤培养基前应冷却。应使用适当的消毒剂清洁消毒工作台面,每日至少一次。工作台面发生溢出时也应立即消毒(稍后讨论)。感染性废物及患者标本应该在丢弃前进行消毒(参见后文)。针头、刀片等锐器应置入硬质、耐损伤、防穿刺、有标志的容器中。从实验室移出的材料应无感染性危害。临床标本、培养基或其他潜在感染性材料应根据联邦法规进行包装、贴标签和运输[34]。

安全操作手册

每个实验室的安全手册应具备下列内容并及时更新。

1. 一名指定的实验室安全管理员,以及发生事故或暴露时如何与其联系的明确说明。该管理员应负责生物安全的教育计划(表 22.5)。

2. 实验室最佳实践与医院感染控制制度的安全要素简介,包括标准预防措施。

3. 根据当前建议制订一份预防实验室工作人员结核分枝杆菌传播的方案。

4. 必要位置配备应急器材及泄漏清理装备。

5. 详细的泄露清理操作流程。

6. 有效使用生物安全柜的说明书。

7. 安全使用离心机和高压灭菌器的操作流程。

8. 疫苗接种制度。

9. 暴露后治疗、预防和咨询操作流程。

表 22.5　实验室工作人员生物安全培训十步计划

1. 处理血液和体液标准预防措施
2. 无菌技术和操作流程
3. 个人卫生和防护装备
4. 生物安全 1～4 级标准
5. 有效使用Ⅰ～Ⅲ级生物安全柜
6. 安全使用离心机和高压灭菌器
7. 去污、消毒、灭菌
8. 生物危害废物的处置、包装及清理
9. 生物危害废物的包装、转运和运输
10. 事故报告

事故处理、仪器使用及废物处置的安全

溢出事故的操作

由于实验室中标本和培养基中的微生物浓度高,因此发生溢出或其他实验室事故时必须遵照特殊流程进行消毒[34]。可能发生结核分枝杆菌泄漏时,应使用推荐浓度的专用杀菌剂[32]。本建议适用于所有泄漏或其他实验室事故。

实验室安全手册应有书面流程。应培训员工当实验室内培养或研究的微生物溢出时安全地清洁与消毒。所有必需的消毒剂和清洁用品须在实验室内易于拿到。在转运、接种、处理或储存微生物培养基的任何阶段中均可能发生溢出,因此在每个阶段发生溢出时应有适用的特殊处理方案,并且在中度风险微生物溢出和高风险微生物溢出(如结核分枝杆菌)的普通区域中也应有适用的特殊处理方案。

溢出事故相关危害取决于溢出物的性质、数量或喷溅的设备、设备内溢出物浓度以及溢出发生的地点。诸如结核分枝杆菌、土拉弗朗西斯菌、布鲁菌、粗球孢子菌或荚膜组织胞浆菌发生溢出时可能对实验室工作人员造成重大危害。大量中等风险的微生物溢出或以气溶胶形式发生的溢出也应视为对实验室员工的主要危害。

中等风险微生物少量常规溢出的操作流程

1. 应立即用适当的消毒剂和纸巾完全覆盖污染区域。

2. 应警示其他人员避免接触污染区域。

3. 应戴手套并使用可高压灭菌的簸箕、扫帚或镊子清理固体物品。

4. 应用纸巾擦拭余液或其他物品。

5. 受污染的物品应作为感染性废物处置。

6. 除非实验室工作人员受伤或在溢出或清理过程中发生暴露,否则不必采取特殊措施。

生物安全柜外中度风险微生物或高致病性微生物大量溢出的操作流程

1. 员工应屏住呼吸,马上撤离房间,并关上门。

2. 员工应根据需要协助他人避免潜在的暴露。

3. 应警告其他人员避免接触污染区域,警告邻近区域的人员安全相关潜在危害。

4. 应脱去被污染的衣物和防护用品,并作为生物危害废物丢弃。

5. 员工应彻底清洗裸露的皮肤。

6. 应立即报告实验室安全管理员和主任。

7. BSC应保持运行,有助于减少被污染的房间内气溶胶浓度。

8. 如果在负压房间内发生溢出,人员至少在30 min后方可重新进入污染房间。

9. 如果在非负压房间内发生溢出,应立即进行清理。

10. 应穿戴好防护用品,包括帽子、N95口罩、长袖隔离衣、鞋套和手套。

11. 应从溢出物侧面倒入适当的消毒剂。消毒剂直接倒在溢出物上可能会产生气溶胶。

12. 应用纸巾覆盖溢出区域,并静置20 min。

13. 应使用可高压灭菌的簸箕、扫帚或镊子清理碎玻璃及其他锐器物。

14. 应用纸巾擦拭余液。

15. 所有物品,包括防护服,均应作为生物危害废物丢弃。

生物安全柜内溢出的操作流程

1. 生物安全柜应保持运行,以尽量减少对实验室员工的进一步风险。

2. 应立即清理。

3. 清理过程中应戴手套、N95口罩,穿隔离衣。

4. 应用适量的消毒剂覆盖工作台面和所有水池。

5. 应静置覆盖20 min。

6. 同时,BSC内壁、工作台面、BSC内所有设备均应使用杀菌消毒剂(如酚醛树脂或碘伏化合物)进行清洁。不应使用易燃的有机溶剂,如醇类,因为这些化合物在BSC内可达到一定的危险浓度。

7. 所有污染的物品和液体应作为生物危害废物处置。

8. 应按照制造商的建议对水池进行清洁。

9. 不应由实验室工作人员对高效空气过滤器(HEPA)和BSC的其他组件进行清洁消毒。这对大量溢出没有必要,并且只应由经厂家培训和认证的人员来完成。重大溢出或涉及高危微生物时可能必须用甲醛来净化BSC。这种去污操作只能由有资质的专业人员进行。

实验室设备

实验室安全和诊断设备必须是适当的,并应根据制造商的建议进行测试和维护。同样重要的是实验室人员正确使用仪器设备。应要求所有人员正确使用、保养和维护实验室设备。

生物安全柜

BSC是安全处理感染性病原体所必需的。可根据主要处理的感染性病原体选择不同的生物安全柜[66]。Ⅰ级

BSC(图22.1)有一个开放的前室,允许空气流动。所有的排气都是通过HEPA过滤器排到外部环境。虽然Ⅰ级BSC保护使用者避免在柜内发生暴露,但不预防柜内物品被污染;Ⅰ级BSC不适于在临床微生物实验室中使用[34]。

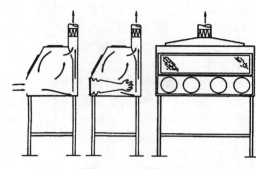

图22.1　Ⅰ级BSC

Ⅱ级BSC(图22.2)也有一个开放的前室,有空气流动。不同于Ⅰ级BSC的是,它所排出的空气经过HEPA过滤后,一部分再循环进入柜内。过滤后的空气被用于防止临床标本或培养物被污染;Ⅱ级BSC有两种基本类型可供选择:临床实验室中最常用的是BSC Ⅱ A型,足以符合生物安全2级或3级的标准;BSC Ⅱ B型也可使用,但通常购买和操作更昂贵[34,66]。Ⅲ级BSC(图22.3)为实验室人员提供最大的保障,但它们的使用通常仅限于生物安全4级实验室内对高毒性病原体的工作。

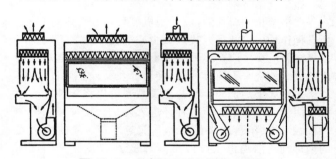

图22.2　Ⅱ级BSC(A型和B型)

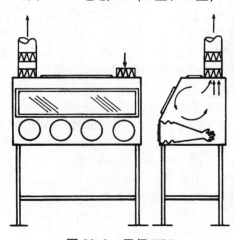

图22.3　Ⅲ级BSC

实验室工作人员必须记住,生物安全柜不是化学通风柜。有毒、有害或易燃化学品不得在BSC内使用,因为

排出空气的再循环可使得这些化学品在柜内达到高危水平。生物安全柜只能由专业人员安装、测试、维护。生物安全柜必须定期检测和认证以确保用户安全。实验室人员应在指导下正确使用生物安全柜，并应了解其控制气溶胶的局限性。工作人员在生物安全柜内的操作可能会对 BSC 控制感染性气溶胶的能力产生不利影响[65]。用户应在使用 BSC 之前向制造商咨询这个问题和其他因素（如生物安全柜中使用的设备）的潜在影响。最后，工作人员应知道 BSC 的功能取决于正确的气流模式，当空气供应或排气发生变化、因维修临时关闭以及施工时会引起气流模式的改变。

离心机

用于处理临床标本或培养物的离心机应配备可密封的、高压灭菌的、耐破损的离心杯，以防止离心期间离心管碎裂导致离心机污染和气溶胶的释放。这些离心杯必须可从离心机转子上拆卸，以便可以进行清洗和灭菌。

高压灭菌器

高压灭菌器应该是临床实验室易于获得的。日常维护、检测和清洁必不可少。高压灭菌器应进行杀灭标准细菌孢子的能力测试[34]。应当强调的是，高压灭菌指示带显示物品已灭菌，但不一定是无菌的。

实验室和防护用品

其他实验室用品的类型与设计应该是容易清洗和消毒的。用于实验室溢出清理和消毒的安全设备应易于获得。合适的手套、隔离衣、N95 口罩和鞋套应便于使用。

乳胶和乙烯一次性手套的渗透性有很大的不同[58,63]。业已发现，不建议清洗和重复使用手套，并且摘除手套后的手部污染试验检出微生物的概率为 5%～50%[62]。因此，医护人员脱手套后应洗手。至于戴两副手套（"双层手套"）则较具争议性。虽然逻辑上来说两层隔离比一层更具保护性，但考虑到触觉和灵敏性的缺失，不建议在常规实验室操作中戴双层手套[63]。建议进行尸体解剖，以及其他有大量血液的情景时戴两副手套[33]。

感染性物品的处置

被感染性病原体污染的物品必须妥善处理，以保护医务人员和普通公众[34]。感染性物品的无害化处理应在这些物品产生的源头处就开始进行。安全处理感染性物品和废物的建议如下[34]。

1. 垃圾桶和锐器盒必须充足且易于获得。

2. 垃圾桶内应套两个可高压灭菌的袋子。

3. 所有容器应明确标识。

4. 实验室和维护人员应避免与这些物品发生身体接触，泄漏的容器应被视为溢出。

5. 感染性物品应用易于清洗消毒的车进行转运。

6. 感染性物品应在处置前进行高压灭菌；避免双套袋和满溢，因为这些做法限制了高压灭菌的有效性。

7. 定期监测高压灭菌的充分性应作为常规实验室质量控制程序的一部分。

预防、暴露后处理和随访

疫苗接种

实验室工作人员可能与患者接触，也可能不接触，应遵循针对所有医护人员的有关疫苗接种的建议。所有医护人员应对 HBV 具备免疫力，如果他们没有，应在上岗前接种乙肝疫苗。此外，所有医院员工应在上岗前提供抗风疹的证明，缺乏风疹病毒保护性抗体的人都应接种疫苗。流行性感冒、麻疹、腮腺炎和脊髓灰质炎疫苗以及破伤风-白喉类毒素免疫应遵循目前由美国公共卫生服务部咨询委员会制订的免疫实践咨询委员会（ACIP）指南（见第 3 章）。

暴露后治疗和预防

所有医务人员发生感染性病原体暴露后应能获得特殊的治疗、预防和咨询。对临床实验室工作人员来说特别重要的是，发生 HBV、HCV 或 HIV 标本暴露后的预防或治疗建议。在分枝杆菌实验室工作的人员，以及参与处理或处置可能被分枝杆菌污染物品的人员，应在上岗前接受结核分枝杆菌感染筛查并在疑似暴露后进行相应的检测（见第 3 章）。

暴露后调查

员工发生病原体实验室暴露后应立即调查原因。调查应包括回顾相关的微生物操作、实验室的制度和流程、设备和设施。例如，当从事分枝杆菌相关工作的人员结核菌素皮肤试验结果改变或发生活动性肺结核时，则需有资质的人员对 BSC 和空气处理系统进行检查、维修和协调。如果调查对暴露源无法提供令人满意的解释，那么可能有必要扩大调查。采用相同的例子，在分枝杆菌实验室工作的人员，但在实验室之外有其他职责（如采血），可能被认为暴露于活动性肺结核患者。如果没有发现暴露源，调查应酌情扩大范围，包括医疗机构以外的潜在暴露源（如家庭成员）。

结　　论

虽然 LAI 的发生率有下降趋势，但低感染率仍然存在，并且有显著的发病率和死亡率。实验室人员应遵循推荐的指南、政策和流程，旨在最大限度地减少感染性物品相关的风险。实验室必须以此类方式设计、建造和维护，以最大限度地减少事故并易于清洁。实验室必须包含必要的安全和诊断设备。最重要的是，实验室主任和监督者必须为实验室人员提供适当的培训和监督，以提供一个安全的工作环境。

第 23 章
透析相关并发症及其控制

Matthew J. Arduino and Priti R. Patel　■ 万艳春　吴春霖 译　■ 乔　甫 审校

简　介

在过去 40 年里,终末期肾病(ESRD)患者的数量显著增加。目前主要有三个肾脏替代疗法(即血液透析、腹膜透析和肾移植)来治疗终末期肾病。来自美国肾病信息系统(USRDS)的数据表明,到 2010 年年底大约有 593 086 名终末期肾病患者,其中约有 65%(383 992 名)的患者进行维持性血液透析治疗,约有 5%(29 733 名)的患者进行腹膜透析治疗[1]。

在 1967 年,大约有 1 000 名患者进行维持或慢性血液透析。到 1973 年,完整的医疗保险覆盖范围扩大到了终末期肾病患者,大约有 11 000 名患者接受透析治疗。到 2010 年年底,医疗保险方案逐步显效,接近 400 000 名患者在 5 760 个透析中心(除医院透析单元外,有独立的营利性与非营利性诊所)和家里进行治疗。大多数患者(63.4%)是在隶属于三个大型透析机构之一的透析中心治疗(即费森尤斯医疗、德维特或 DCI),11.6% 的患者在小型透析机构治疗,10% 在医院的透析单元,15% 由独立供应商治疗。还有 81 076 名全职和兼职工作人员(如护士、技术人员、营养师、社会工作者等)受雇于这些机构。家庭血液透析的患者在美国血液透析患者中只占很小一部分[1]。终末期肾病患者的医疗由美国卫生和公众服务部中的医疗保险与医疗补助服务中心(CMS)管理,是唯一一个基于医疗诊断的医疗保障。因此,参与的医疗机构必须符合 CMS 公布的为终末期肾病(ESRD)患者提供医疗保障机构的规定[2]。

在过去这些年中,透析的技术及潜在的并发症发生了明显变化。20 世纪 60 年代早期,血液透析几乎全部用于治疗急性肾衰竭。随后,动静脉分流的发展和其他一些辅助技术的进步扩展了血液透析设备的用途,维持性血液透析疗法被用于终末期肾病。在 20 世纪 70 年代,透析治疗的主要模式是应用各种类型的透析机和人工肾脏进行血液透析。

腹膜透析的应用也增加了,可通过机器自动(循环)或手动完成。腹膜透析有三种模式,包括持续性非卧床腹膜透析(CAPD)、自动腹膜透析(APD)和间歇性腹膜透析(IPD)。小儿肾病比成人更倾向于使用腹膜透析治疗(大约占儿科透析患者的 40%)[1]。还必须认识到,患者可能会由于血管穿刺失败或腹膜透析不充分导致的失败(如复发性腹膜炎或腹膜转运问题)而改变透析模式。

所有慢性肾脏疾病患者,包括透析患者,他们会因为免疫系统缺陷及其他并发症导致感染风险增加。维持性血液透析患者面临的风险更高。血液透析中心的血液透析患者的感染风险较高,并有与透析过程相关的其他不良事件的风险。在这种环境中,多个患者通常同时接受血液透析,并直接或间接地通过被污染的设施、设备和用品(包括药物)、环境表面或未执行推荐感控措施的医务人员的手,造成感染病原体人际传播的多次机会。此外,透析过程也是有风险的,有可能出现人员失误、设备故障,也可能是血管通路并发症。

美国疾病预防控制中心(CDC)从 2 个途径收集透析患者的不良事件信息。第一类包括透析机构报告 CDC 的疫情和国家监测的信息。国家监测信息是从 20 世纪 70 年代初开始,由 CDC 收集以研究人群中乙型肝炎的发病率和患病率。这些调查后来演变成 CDC 在 1976 年、1980 年、1982~1997 年和 1999~2002 年与 CMS 合作的对透析相关疾病的国家监测[3-16]。未来的监测信息将通过美国国家医疗安全网(NHSN)监测系统从机构和供应商收集[17]。

在过去 40 年里,CDC 还调查了透析机构的疫情:24 例为感染(细菌或真菌)或热原反应,28 例是由于病毒感染,11 例因接触化学污染物,2 例为血液透析中的过敏并发症(表 23.1)。此外,该中心还研究了一组血管通路缺陷[18]、由于暴露于钆引起的肾源性系统性纤维化病例组[19]、多年透析后的神经系统症状[20]、多硫酸软骨素污染的肝素引起的相关不良反应和死亡[21]、使用被全氟化碳性能流体污染的透析器之后的死亡[22,23]、由于缺陷管路引起的溶血[24]。本章介绍的是具有重要流行病学和环境微生物学方面意义的主要传染病和其他不良反应,这些病例及其预防感染控制策略可以在透析中心机构获取。

表 23.1　CDC 和国家/地方卫生部门调查的透析机构的暴发事件和不良事件

事件描述(参考文献)	事件原因	纠正措施/建议
透析液的化学污染		
7 例铝中毒与癫痫发作(281)	失活的去离子罐无法清除进水中的铝	日常监控去离子罐,安装反渗装置

事件描述(参考文献)	事 件 原 因	纠正措施/建议
64 例铝中毒、神经系统症状、痴呆和血清铝水平升高,死亡 3 例(174)	用铝泵转运酸性浓缩液至治疗区域	使用与构件相兼容的液体分配系统,不渗入透析液
10 例患者在常规筛查中发现血清铝水平升高(176)	用于泵酸的 55 加仑的输送泵桶被换成了机器中含铝成分的泵壶	联系酸浓缩液生产厂家,获取兼容的泵;使用与构件相兼容的液体分配系统,使铝不渗入透析液
16 例患者出现恶心、呕吐、寒战,部分患者发热,死亡 2 例(282)	用于制备透析液的水含有挥发性有机化合物(二硫化碳、甲基硫等);多种原因,如用来调节进水 pH,有助于碳罐脱氯的柠檬酸,水处理系统运行不正常;水的微生物质量超过美国医疗器械促进协会(AAMI)的限值	停止柠檬酸注射(使用另一种酸碱添加剂),重新设计和更换水处理系统
41 例溶血性贫血(177)	机构增加了水处理系统的容量而没有调整预处理活性炭床的型号;饮用水供应商使用氯胺作为消毒剂残留,不能完全被碳罐去除	使用较大的碳床提供足够的空床接触时间以去除氯胺,监测第一次碳罐去除后的总氯
8 例氟中毒,死亡 1 例(46)	饮用水中氟硅酸意外泄漏导致过量的氟化物进入透析单元;透析设备水处理只有软化处理	安装反渗透装置
9 例氟中毒,死亡 3 例(45 283)	失活的去离子罐排出一次氟化剂	去离子罐应监测温度,与包括视觉和听觉报警的电阻率报警互补
5 例甲醛中毒,死亡 1 例(178)	分配系统中的消毒剂清洗不当	消除滞留区,进行残留消毒剂测试
3 例儿童透析患者血红蛋白下降(284)	用于消毒的过氧化氢没有从系统中充分的冲洗掉,设备采用平底储罐无法排水	彻底冲洗系统中消毒剂,使用合适的残留消毒剂检测试剂,安装一个锥形底储槽,有允许储罐完全排空、流出的最低点
在巴西的一个透析中心,130 例患者中 116 例(占 89%)有与血液透析相关的视觉障碍、恶心、呕吐,死亡 50 例;初步调查后报道,另外有 26 例患者死于肝功能衰竭(285 286)	通过水处理系统不能清除蓝藻毒素污染的水,患者暴露于含有微囊藻毒素——LR 的透析液	有完善的饮用水供应设施;水处理系统合适的设计(基于系统给水)、安装、监测和维护是重要的
9 例严重低血压(287)	透析液被作为新超滤防腐剂的叠氮化钠污染(过滤器被标志为"非医疗用途")	改造或安装新部件后冲洗系统

与透析器复用不相关的菌血症、真菌血症或热原反应

49 例热原反应(31)	未经处理的自来水中含有高水平的内毒素	安装反渗水处理系统
45 例热原反应(30)	液体分配系统消毒不充分	增加消毒频率和消毒剂接触时间
热原反应和菌血症共 5 例,2 例菌血症(1 例肺炎克雷伯菌感染,另 1 例有肺炎克雷伯菌和铜绿假单胞菌)(288)	暴发前 2 周,一个将次氯酸钠泵入分配系统和机器内的泵故障;分配系统及机器消毒不充分;铜绿假单胞菌、肺炎克雷伯菌和泛菌属(肠杆菌属)从水、透析液以及其他环境源中增殖	维修泵后,常规消毒液体分配系统和透析机,之后疫情结束
14 例发热反应,2 例菌血症,死亡 1 例(29)	反渗水的储水箱被细菌污染	清除或妥善处理及消毒储水罐
35 例(占 51.5%)安置中心静脉导管(CVC)的患者出现菌血症(142)	中心静脉导管作为主要的血管通道;受侵袭的患者持续使用导管时间中位数为 311 日;不正确的无菌技术	只有在必要的时候使用中心静脉导管(即连接至成熟瘘管或移植或作为最后一个血管通路方式),当穿刺 CVC 和进行导管护理时使用正确的无菌技术
3 例热原反应,7 例阴沟肠杆菌血流感染(111)	一种透析机在废液处理端口(简称 WHO 端口)应用了不合格的止回阀,导致在启动回路和透析开始过的透析液回流至患者血液;机器和端口被阴沟肠杆菌污染	应进行日常保养、消毒和阀门功能测试
10 例(译者注:原著有误,译者更正)革兰阴性菌血症(6 例阴沟肠杆菌,4 例铜绿假单胞菌,2 例大肠埃希菌,2 例是由多种微生物引起的菌血症)(112)	一种透析机在废液处理端口(简称 WHO 端口)应用了不合格的止回阀,导致在启动回路和透析开始时用过的透析液回流至患者血液;机器和端口被阴沟肠杆菌和铜绿假单胞菌污染	应进行日常保养、消毒和阀门功能测试
11 例热原反应和革兰阴性菌血症暴发(4 例菌血症)(28)	供水系统没有定期消毒,机器没有按照制造商的说明消毒;水和透析液培养均使用 10^{-3} 的标准环接种血琼脂平板,其结果经常被报道没有细菌生长	根据制造商的说明书消毒机器,每周消毒供水系统和反渗透系统。不要使用该标准环。当敏感性没有达到 AAMI 的要求时,使用扩散板或膜过滤技术和胰酶大豆琼脂(TSA)进行检测(94)

事件描述(参考文献)	事 件 原 因	纠正措施/建议
弯曲单胞瓶霉菌感染的血液透析患者4例,2例死于全身性疾病(289 290)	从提供透析中心的空调系统风机下冷凝滴水盘中获取单胞瓶霉属菌种。在血透机构内观察时注意到,在穿刺插入位点的准备工作中存在一些违规行为,所有受感染的患者有合成移植物	检查感染控制措施,清理和消毒空调系统积水处;监测血透机构的患者。插管过程中遵守正确的无菌操作技术
2例维持性血液透析患者感染弯曲单胞瓶霉菌引起的真菌血症(291)	2例患者在同一台机器进行透析。机构内使用的机器有废液处理端口(简称WHO端口),从反渗透装置分离出弯曲单胞瓶霉菌(WHO端口和阀门不可进行培养)	已经证实WHO端口与菌血症病例相关;修复供水系统并维护和停止WHO端口后,疫情结束

与透析器复用相关的不良事件

事件描述(参考文献)	事 件 原 因	纠正措施/建议
27例结核分枝杆菌感染(292)	透析器消毒剂浓度不足	用于消毒透析器的甲醛浓度增加至4%
5例应用高通量透析器治疗的患者感染分枝杆菌性脓肿(38)	消毒剂过度稀释导致透析器消毒不充分,供水系统消毒不充分	使用较高浓度的消毒剂消毒透析器,遵循制造商的说明书,加强水处理系统的消毒频次
6例菌血症及热原反应(293)	透析器消毒剂稀释浓度不当	使用推荐方法稀释消毒剂并查验浓度
6例菌血症(CDC未发表的数据)	透析器消毒剂浓度不足,再生水不符合AAMI标准	使用符合AAMI质量标准的水处理血液透析器,确保处理透析器的消毒剂浓度适当
11例透析患者中有9例热原反应和5例革兰阴性菌血症(67)	透析器消毒剂混合不充分	充分混合透析器消毒剂和查验正确的浓度
2个透析诊所内33例菌血症(104 294)	新的透析器消毒剂造成透析膜漏	更换消毒剂(制造商从市场召回产品)
6例慢性血液透析患者出现血流感染(BSI),引起感染的肺炎克雷伯菌有相同血清型和相似的质粒图谱(72)	使用普通的纱布垫去除和清洁接头时污染透析器,工作人员不按常规更换手套,透析器拆卸清洗后数小时不予处理	不要用纱布或类似的材料从接头部清除血凝块;重新组装之前,使用处理过的水冲洗接头和消毒接头零件;经常更换手套;复用透析器后立即冲洗和清洁
3例高通量透析患者的发热反应(295)	使用两种不同的消毒剂处理血液透析器,用于处理血液透析器的水不符合AAMI标准	不使用多种消毒剂消毒透析器;加大水处理系统的消毒频次
14例高通量透析患者的发热反应,死亡1例(296)	使用自来水冲洗血液透析器,再生水不符合AAMI标准	不要用城市自来水冲洗或清洗透析器,使用处理过的一直符合AAMI标准的水
18例热原反应(69)	使用含有高浓度内毒素的城市自来水处理血液透析器;水不符合AAMI标准	不要用城市自来水冲洗或清洗透析器,使用处理过的一直符合AAMI标准的水
22例热原反应(71)	再生水不符合AAMI标准,监测透析液微生物的检测方法不当	使用正确的微生物检测方法,消毒水处理系统,使处理过的水的微生物质量符合AAMI标准
13例革兰阴性菌菌血症(297)	供水系统存在流量和压力问题;水和透析液中分离出洋葱伯克霍尔德菌和罗尔斯顿菌属。水有时高于AAMI的限值;暂停复用时没有再发生菌血症	证实系统中有生物膜存在,更换回路的建议被认为有助于解决流量和压力的问题。从管路中刮除的部分碎屑证实有生物膜存在

急性超敏/过敏反应

事件描述(参考文献)	事 件 原 因	纠正措施/建议
至少31个透析中心中,有应用复用血液透析器的数百例患者发生急性过敏反应(70 170)	与血管紧张素转换酶(ACE)抑制剂的使用有关,还可能与用于清洗透析器的化学药品或消毒剂冲洗不彻底有关	没有具体的建议
首先在一个血液透析机构中检测到的严重过敏反应引起的全国性暴发。确诊152例(21)	使用百特医疗生产的肝素与过敏反应密切相关,肝素含有过硫酸化硫酸软骨素(OSCS)	制造商召回所有涉及的产品

溶血及其他多项调查结果

事件描述(参考文献)	事 件 原 因	纠正措施/建议
5个州的透析机构患者发生严重的溶血事件,至少3例死亡(24)	三批血管通路制造有缺陷,可能导致约10%的血管通路闭塞,这些堵塞占血管通路内部直径的20%~80%	制造商召回了几个批次的血管通路
州法医办公室通报CDC一组由于血管通路出血死亡的患者(18)	回顾CMS和法医办公室的通报,确诊88例,危险因素包括存在动静脉移植物、死亡6个月内发生过通道相关并发症、高血压	肾脏科医师应检查患者的一级和二级预防措施,特别是那些有血管通路并发症的患者
CDC通报一个医疗中心的28例肾源性系统性纤维化患者(NSF)(19)	19例确诊病例中有14例在发病前1年接受过含钆造影剂,钆造影剂的暴露与肾源性系统性纤维化(NSF)之间有剂量相关性	当患者可能是终末期肾脏病时,特别是接受腹膜透析时,应避免使用含钆造影剂

事件描述(参考文献)	事 件 原 因	纠正措施/建议
病毒传播事件		
26例患者血清检测HBsAg转阳(185)	在透析器线圈里有血液泄露,循环使用血液透析机	将HBsAg阳性患者及其设备与易感患者分开,复用透析器的压力泄漏测试是不足的
14个月内19例患者和1名工作人员HBsAg转阳(182)	没有确定的原因;假阳性的HBsAg检测结果造成一些敏感患者与感染患者一起透析	实验室确认HBsAg阳性结果,严格遵守使用手套、单独(专用)设备的规定
10个月内40例患者(血液透析中心24例、家庭透析12例和家庭试验4例)和10名工作人员HBsAg转阳(186)	由于缺乏信息,调查时排除家庭透析患者;工作人员不戴手套;环境表面不常规清洁/消毒;锐器处理不当	易感患者与HBsAg阳性患者及其专用设备分开;工作人员采取适当的预防措施(如戴手套、正确处理针头和锐器、消毒环境表面)
1个月内13例患者和1名工作人员HBsAg转阳(180)	制备静脉注射用高渗葡萄糖的区域与处理血液工作的区域相邻,造成了外源性污染	将药物制剂区和用于诊断试验的血液处理区分开
1个月内10例患者血清检测HBsAg转阳(179)	HBsAg阳性患者和敏感患者之间共用布比卡因,造成了外源性污染	在患者之间不共用设备、用品和药物
5个多月内8例患者血清检测HBsAg转阳(CDC,未发表的数据)	零星筛查HBsAg;未隔离HBsAg阳性患者;大出血导致环境污染	每月筛查患者HBsAg;隔离HBsAg阳性患者,使用专用设备和工作人员;所有敏感患者进行预防接种
3个月内7例患者血清检测HBsAg转阳(184)	同一工作人员照料HBsAg阳性和阴性患者	分开HBsAg阳性和HBsAg阴性患者,同一工作人员不应该在同一班次同时照顾HBsAg阳性和阴性的患者
在1个月内8例患者血清检测HBsAg转阳(187)	未持续使用压力传感保护器;同一班次的工作人员同时照料HBsAg阳性和阴性患者	应用压力传感保护器并在每个患者使用后更换,同一工作人员不应该在同一班次同时照顾HBsAg阳性和阴性的患者
6周内14例患者血清检测HBsAg转阳(188)	未执行入住时复查实验室结果和每月HBsAg检测制度;未坚持手卫生和使用手套;清洁区和污染区相邻;只有20%的患者接种疫苗	透析单元应执行合适的感染预防控制措施;常规审查实验室检测结果;所有透析患者接种乙肝疫苗
2个月内7例患者血清检测HBsAg转阳(188)	同一工作人员在同一班次同时照顾HBsAg阳性和阴性患者;常用药物和供应车在不同区域间移动,共用多剂量药瓶;患者均未接种疫苗	专职工作人员照料HBsAg阳性患者;患者之间不共用药物或用品;集中处理药物和供应区域;所有患者接种乙肝疫苗
3个月内4例患者血清检测HBsAg转阳(188)	传播似乎是在急性护理机构住院期间发生的	所有患者接种乙肝疫苗
3个月内11例患者血清检测HBsAg阳性(188)	HBsAg阳性和阴性患者之间共享人员、设备和物资	专职工作人员照料HBsAg阳性患者,患者之间不共用物品或药物,所有患者接种乙肝疫苗
4个月内2例患者血清检测HBsAg转阳(181)	同一工作人员照顾HBsAg阳性和阴性患者;患者均未接种疫苗	专人照料HBsAg阳性患者,所有患者接种乙肝疫苗
36例患者肝酶升高,并伴有非甲非乙型肝炎(298)	血液污染环境	每月筛查肝酶,采用适当的感染控制措施(如戴手套、清洁环境)
22个月内35例患者肝酶升高,其中82%的病例是抗HCV阳性	未规范使用感染控制措施,特别是手卫生和手套的使用	对所有透析患者严格遵守无菌技术和感染控制措施
51例患者中7例血清学HCV抗体转阳(239 242)	慢性HCV感染患者透析后立即使用同一台机器给其他患者透析;在透析工作站制备多剂量静脉给药;未能定期清洁透析机或不同透析患者之间的透析工作站物体表面	对所有透析患者严格遵守无菌技术和感染控制措施,定期检查HCV抗体
95例患者中5例感染HCV(239 242)	慢性HCV感染患者透析后立即使用同一台机器给其他患者透析;在透析工作站制备多剂量静脉给药;未能定期清洁透析机或不同患者之间的透析工作站物体表面;在透析工作站间,使用同一个药物移动车或供给车	对所有透析患者严格遵守无菌技术和感染控制措施,包括环境清洁、透析机与工作站的消毒,在单独的清洁区域准备药物;停止使用移动车在透析工作站间传送日用品和药物
24例患者中3例感染HCV(239 242)	普通患者与慢性HCV感染患者在相邻工作站透析,使用同一个药物移动车或供给车在透析工作站间传送	不要使用移动车在透析工作站间传送日用品和药物;每一个透析工作站单独传送清洁的日用品和药物;对所有透析患者遵守推荐的感染控制措施
64例患者中7例感染HCV(239 242)	普通患者与慢性HCV感染患者在相邻工作站透析;从用于小于1例患者的小瓶(包括单剂量小瓶)中取用静脉用药;慢性HCV感染患者在透析过程中移位,而不是用同一台机器透析;未执行环境表面的日常清洁和消毒;使用移动车用于药物和物资的运送	不要使用移动车在透析工作站间传送日用品和药物;单剂量小瓶不应该共享;在患者之间清洁和消毒透析机表面(包括准备的桶具);安装和启动下一个患者的透析器和循环管路之前清洁和消毒工作区域;对所有透析患者遵守感染控制措施

事件描述(参考文献)	事 件 原 因	纠正措施/建议
75 例患者中 11 例感染 HCV(239)	在污染环境中配制注射剂;清洁和污染区域未分开;在处理污染的透析设备后,没有更换手套和执行手卫生	对所有透析患者遵守推荐的感染控制预防措施、手卫生和环境感染控制
183 例患者中 7 例感染 HCV(239)	使用移动车运送多个患者的注射药物;在多个患者间复用促红细胞生成素的单剂量小瓶;患者之间未清洁透析设备	不要使用移动车运送注射药物或日用品;在每名患者之间清洁和消毒透析机及患者居处的外表面;对所有透析患者遵循推荐的感染控制预防措施
9 例患者感染 HCV(191)	多处违反感染控制要求,包括不充分清洁和消毒机器及工作站(透析椅、机器和地板上存在可见血液);不恰当地使用手套,不规范的手卫生;培训中的不足	经过多次尝试纠正感染控制的不足之处后,国家监管部门关闭了透析中心,患者转移到其他机构
8 例患者感染 HCV(240)	发现新感染的患者与一个慢性 HCV 感染患者在同一台机器上透析。在药物处理方面感染控制有失误;缺乏对中心静脉导管接入端口的清洁;在透析站配制肝素生理盐水;用移动车制备和运送药物。患者的 WHO 端口有血液,并且患者之间没有消毒 WHO 端口。环境清洁和消毒未达要求,患者仍在透析椅上就进行常规机器消毒	在透析机构执行推荐的感染控制措施;正确使用手套;执行手卫生,在护理血管通路前使用新的手套;用消毒剂消毒 CVC 枢纽和注射接入前端口;在一个专用的"清洁"区域准备药物;肠外药物不应该在透析站准备;如果机构选择使用药物和供应车,这些应该固定在指定的清洁区;使用美国环境保护署(EPA)注册的消毒剂清洗血污
在医院的门诊透析病房有 21 例患者感染 HCV(192)	违反当地卫生部门确定的感染控制措施,包括药物制备和运送;不合要求的环境清洁和消毒	对所有透析患者严格遵守无菌技术和感染控制措施,包括透析机和工作站的环境清洁和消毒,在一个单独的清洁区制备药物,并停止使用移动车在透析工作站间传送日用品和药物
在一个门诊血液透析机构有 2 例患者感染 HCV(193)	在感染控制方面没有明确的违规,但流行病学和实验室的证据显示存在内部传播	遵循预防感染的建议
6 例透析患者感染 HCV(194)	"清洁区"和"污染区"之间分离未全面到位;在药物制备的相同位置处理实验室标本;过度拥挤;观察到清洁和消毒方面有值得关注的失误;患者之间使用的血糖仪及夹具未进行常规消毒;工作人员戴污染手套取用清洁用品;将使用后的血糖仪放置回"清洁"的供应桌;进入血管和导管前没有常规消毒端口	机构应确定一名工作人员负责感染控制;定期开会讨论感染控制问题;确保每月的血清学结果检查及时;分离清洁区和污染区;考虑机构的设计和工作流程;考虑治疗区域的再设计以提供工作站之间、清洁和污染区之间足够的空间;确保正确使用手套和手卫生;用于一名以上患者的物品应在每个患者之间进行清洁和消毒;患者工作站(椅子和机器)应清洁并用美国环境保护署(EPA)注册的消毒剂消毒
12 个月内,在哥伦比亚的一个透析中心有 13 例患者的 HIV 检测呈阳性;这期间 13 例患者中 9 例由阴性转阳性,9 例患者中 2 例有其他危险因素(195)	机构内的复用血管通路针浸泡在同一个容器中,内含低水平的苯扎氯铵消毒剂;患者之间可能共用针	只能使用一次性针头,如果要重复使用,则应在使用时进行清洗和消毒
在埃及的 2 个血液透析中心,有 39 例患者感染 HIV(196)	在这 2 个中心观察到存在患者之间共用注射器的情况	不共用注射器。遵循感染控制的建议,防止透析患者间交叉感染

血液透析系统中的细菌和化学污染物

一个典型的血液透析系统由供水系统、水与透析液的混合浓缩系统和通过人造肾脏(通常称为人工肾或透析器)输送透析液的机器组成。透析器连接到患者的血液循环系统,作为体外循环的部分。血液通过透析器输送,透析器是完成透析的场所,它通过透析膜的扩散和对流方式从患者的血液中排出废物。

水的微生物污染

在 20 世纪 60 年代末和 70 年代初,血液透析系统的技术发展和临床使用得到了显著改善。然而,一些微生物指标没有纳入许多血液透析机和它们各自供水系统的设计。在许多情况下,如革兰阴性菌、分枝杆菌和真菌的某些类型,在一定的条件下能在血液透析设备的多水环境中生存和繁殖。这些微生物可以附着于表面并形成生物膜,从而很难消灭[25-28],这会导致大量微生物污染的产生,可直接或间接引起患者败血症或内毒素血症[29-31]。

许多因素可以影响血液透析系统的微生物污染(表 23.2)[29,32,33]。在血液透析系统中,水生微生物是重要的污染物(表 23.3),而且事实上,几乎所有有水分布管路和透析机的消毒策略都是针对这一组的细菌。革兰阴性菌能够在所有类型的水域中甚至在那些有机物含量相对较小的水(如蒸馏水、软化水、去离子水或反渗透水)中迅速繁殖[34]。这些细菌水平可以达到 $10^5 \sim 10^7$ 菌落形成单位

(CFU/ml),而水并不浑浊,在某些条件下这可能危害患者的健康。

表 23.2 血液透析系统中微生物污染的影响因素

影响因素	说　　明
供水	
社区水来源	
地面	含有内毒素和细菌
地表水	含有内毒素和细菌,也可能含有蓝藻
透析中心的水处理	
无	不推荐
预处理	用于清除残留的饮用水消毒剂、一些有机物,并去除下游水处理设备的污垢、结垢和氧化剂
多种深层过滤	清除微粒下降到 $15\ \mu m$ 以下,被清除的微粒可能是细菌的重要储存库;这些会被反冲洗
软化水	离子交换去除与硬水相关的离子,防止水垢在反渗透(RO)装置的膜上积累,是形成细菌和内毒素的重要原因
颗粒活性炭 (GAC)	总空床接触时间为 12 min 的串联床/罐;必须消除氯和氯胺;同时也清除了一些有机物;如果仅用去离子作用来净化水,则是强制性的;是细菌和内毒素的重要来源
滤芯过滤器	置入水预处理设备如反渗透(RO)装置中,以防护装置被预处理水中的碳粉和其他微粒污染;可以去除细菌(根据过滤器的孔径大小),根据反渗透装置生产商的推荐选择过滤器
处理	
反渗透	减少无机化学污染物、细菌和内毒素到安全水平,必须维护膜(清洗和消毒)
去离子(DI)	从水中消除阳离子和阴离子以生产高离子质量的水;不能去除细菌或内毒素;会大幅增殖细菌和产生内毒素;如果作为唯一的水处理装置(通常作为应急备用),应始终将颗粒活性炭(GAC)作为预过滤器;去离子(DI)罐通常用于改进反渗透(RO)水;当其失活时高度危险
紫外线(UV)照射器	杀死细菌,但可能在灯输出能量降低时产生紫外线耐受
超滤器	清除细菌和内毒素;最后的水处理装置,通常放置在储存罐之后,应在有紫外线(UV)辐照或去离子(DI)罐的系统中使用
水和透析液分配系统	
分配管	
大小	超大的直径和长度会降低液体流速,并增加已处理水和准备好的透析液中细菌的蓄积
建造	管道材料、粗糙的接头、盲端和闲置分支会造成微生物的定植和生物膜的形成
标高	出口龙头应位于最高处,以防消毒剂丢失
储存罐	可以作为细菌储存库;如果存在,必须妥善设计(包括牢固的合适的盖子)和通风,并定期清洗和消毒
透析机	
单通	消毒剂应消毒到所有接触水或透析液的机器部件,应常规消毒
循环机/批处理机器	如果没有正确保养和消毒,循环泵和机械设计可能出现大规模的污染;如果发生血液泄漏必须冲洗和消毒;查看制造商的说明

表 23.3 与血液透析系统相关的微生物类型

革兰阴性菌	革兰阳性菌	真　菌
非发酵菌/氧化	革兰阳性杆菌属	黄曲霉属
缺陷短波单胞菌	短杆菌属	青霉菌属
洋葱伯克霍尔德菌复合体	芽胞杆菌属	弯曲单胞瓶霉菌
黄杆菌	水生雷弗森菌	单端孢属
草螺菌属	非结核分枝杆菌	白念珠菌
甲基杆菌属	脓肿分枝杆菌	近平滑念珠菌
铜绿假单胞菌	龟分枝杆菌	念珠菌属
荧光假单胞菌	偶发分枝杆菌	红酵母菌属
恶臭假单胞菌	戈登分枝杆菌	毛孢子菌属
假单胞菌属	产黏液分枝杆菌	
皮氏罗尔斯顿菌	瘰疬分枝杆菌	
少见罗尔斯顿菌		
少动鞘氨醇单胞菌		
嗜麦芽窄食单胞菌		
肠杆菌科细菌		
阴沟肠杆菌		
肺炎克雷伯菌		
液化沙雷菌		
黏质沙雷菌		

非结核分枝杆菌或环境分枝杆菌也能在水中繁殖(表23.3)。尽管它们不含有细菌内毒素,但它们比较耐化学消毒剂,正如稍后将讨论的,这被认为会造成复用透析器和腹膜透析机消毒不当而导致患者感染[35-38]。

为控制透析系统中革兰阴性细菌或非结核分枝杆菌的大量积聚,主要策略是阻止其增长。这可以通过适当的水处理系统和血液透析机消毒来完成。革兰阴性细菌及其相关的脂多糖(细菌内毒素)、非结核分枝杆菌最终来自饮用水供应,而这些细菌水平能否增高取决于水处理系统、透析液分配系统、透析机的类型和消毒方法(表23.2)[25,27,29,30,32]。我们会很详细地单独讨论每一个部分。

供水

大多数透析中心使用的水来自公共供给,它可能源于地表、地下或者是地表水和地下水的混合。水的来源可能是影响其化学物、细菌和内毒素含量的重要原因。地表水通常包含革兰阴性细菌和某些类型蓝藻(蓝藻细菌)生成的内毒素。通过传统的市政水处理工艺流程不能大幅度降低内毒素,它可能高到足以引起透析患者发生热原反应[31]。

基本上所有的公共供水被水生细菌污染,因此透析中心的水处理分配系统和透析机经常会面对这些普遍存在的细菌的挑战。即使是充分氯化后的水通常也含有低污染水平的微生物。氯和其他饮用水添加剂加入到城市用水中可以预防高污染水平,但透析液中存在这些化学物质是不利的,因为它们会对透析患者造成不良影响[39-46]。此外,在下面章节中描述的血液透析水处理系统,能有效地去除化学污染物(包括饮用水的消毒剂)及无限生长的水生微生物。

水处理系统

用于生产透析液的水必须经过处理，以清除化学污染物。自 1981 年以来，美国医疗器械促进协会（AAMI）已为制备透析液的水的化学物和细菌学质量标准发表了指南。最近这些指南和推荐的做法已在国际上达成共识[47-49]。然而，CMS 还是采用以前的 AAMI 标准，作为监管水处理、透析液质量和透析器复用的规定，参与医疗保险方案[2,50-52]。

水处理系统从功能上分为三类组件：预处理、处理和修正。基于美国和地方不同地区的水质要求，一些预处理组件可能会有所不同。预处理有几个用途，最重要的是保护下游水的处理成分。各种不同的水处理系统组件被使用，但它们大部分与水生菌的繁殖有关（表 23.2）。最常见的处理组件是离子交换设备，包括水软化剂（预处理）和离子交换装置[去离子（DI）、处理或后期处理]。然而，这些离子交换组件不能去除内毒素或细菌，而且软化和去离子（DI）罐含有很大的表面积，这能给细菌提供大面积繁殖的场所[53,54]。一种有效的透析水处理方法是反渗透。到 1997 年，反渗透（RO）或去离子（DI）水处理系统在美国血液透析中心的使用率达 99%[13]。反渗透（RO）具有这样突出的优势是因为它能够从供应水中清除内毒素和细菌。然而，低数量的革兰阴性菌或非结核分枝杆菌可以通过其他方式透过这个屏障或移居到反渗透装置的下游部分。因此，反渗透系统必须定期监测和消毒。

各种过滤器是以控制水和透析液中的细菌污染为目的销售的，但这些是不够的，特别是当它们不常规消毒或经常改进时。微粒过滤器，通常称为预过滤器，通过深层过滤并不能消除细菌或内毒素。这些过滤器可能定植革兰阴性菌，导致过滤后的水流中细菌和内毒素的水平增高。绝对过滤器，包括多种膜型，能暂时消除从水中通过的细菌。但是这些过滤器容易堵塞，革兰阴性细菌能"生长"在过滤器基质并在几日内移居到过滤器下游的表面。此外，绝对过滤器不能降低流过水中的内毒素水平。这些过滤器的类型应根据制造商的说明调整，并与透析系统以相同的方式在同一时间消毒。

颗粒活性炭（GAC）罐通过吸附方式从水中清除某些有机化合物和有效氯（游离和结合氯），但过滤器也显著增加了水生细菌水平且不能消除内毒素。颗粒活性炭（GAC）能迅速去除游离氯，但不能同样有效地去除结合氯（氯胺），其受供水 pH 的影响很大。随着 pH 的增加，颗粒活性炭（GAC）去除氯胺效率变差。去除游离氯的空床接触时间（EBCT）[碳体积（ft^3）=（每分钟加仑×EBCT）/ 7.48]至少需要 6 min，而去除氯胺至少需要 10 min[55]。

紫外线灭菌照射（UVGI）灯有时被用来降低水中的细菌污染。这些灯应在波长为 254 nm 时使用并提供 30 mW/（cm^2·s）的辐照剂量。一些研究已经论证，在一个导流装置中，30 mW/（cm^2·s）的剂量可以杀死

>99.99% 的细菌，包括假单胞菌属[56,57]。然而，某些革兰阴性细菌似乎比其他细菌更耐受紫外线，并且使用亚致死剂量的紫外线或暴露接触时间的不足还可能导致这些耐药菌在水系统中增殖[33,58]。紫外线剂量原本应该保证充分消毒，但如果透析系统反复暴露于亚致死剂量的紫外线，那么这个问题可能会循环恶化。这些在最初暴露中存活下来的微生物的增殖，提高了其对紫外线的耐受力。此外，紫外线不能影响细菌内毒素。在预处理阶段，高强度紫外线也可以用来破坏游离氯和结合氯[59]。

如上所述，一个反渗透装置的正确使用是有效的透析水处理方法。我们建议使用这样一个水处理系统，以化学工艺产生适当低水平微生物污染的水。这样的系统也非常适用于恰当的预处理硬水（例如，使用软化剂来防止反渗透膜结垢）。反渗透是一种膜分离工艺，通过半透膜从溶液中除去溶剂。在这种情况下，水强制性从膜渗过（克服渗透压），这对水是高渗透性的，而相反对水中溶解的污染物则是不可渗透的。因此，纯净水通过形成最终水。没有通过膜的水和污染物（浓缩物）或"废水"可以循环并被饮用水稀释或排入下水道。反渗透可去除多种污染物（到原子核的尺寸），将排除 95%~98% 的阳离子和 85%~90% 的阴离子，这取决于所使用的 RO 膜[55,60]。细菌总是会从供给水中进入并污染最终水，这就是 RO 膜应该根据制造商的指示进行清洁和消毒的原因。

反渗透（RO）水可能进一步应用一个附加的水处理步骤：去离子（DI），以化学工艺净化水进行后期处理。对反渗透装置来说，去离子装置也可以作为一个紧急备用以防反渗透失败。然而，由于去离子装置可能被微生物定植并增殖，超滤器应该放在处理的最后一步以去除细菌和内毒素[49,50,53,54,61]。超滤由反渗透（RO）装置内相似类型的膜组成，但它可以在普通的水线压力时运转。根据系统设计，超滤应该在以下任何一个或多个水处理装置（去离子、紫外线）使用后，在水到储罐之后应用，以消除细菌和内毒素。

分配系统

透析中心使用两种通用的系统之一为单个透析机器提供水或透析液。一种系统是处理进水并分配到各个独立的透析站，直接或间接供给系统（循环系统），在每个工作站，水和透析浓缩物混合生成透析机的透析液。另一种系统通常在一些大的透析中心应用，在一个中心位置将处理后的水和透析浓缩物自动混合，然后通过管道将加热的透析液分布到各个透析站。在某些机构中，透析浓缩物是用粉末成分制备，并通过管道系统集中输送到各站。在这些系统的设计中，分配系统主要包括塑料管道[如聚氯乙烯（PVC）、交联聚乙烯（PEX）、聚偏氟乙烯（PVDF）、聚丙烯（PP）]和阀门，不过也有一些机构使用 316 L 不锈钢或玻璃的分配系统[49,50]。

这些分配系统从两个方面促进了微生物污染：① 有时使用的管道比处理所需液体流动需要的直径和长度大。这减缓了流速，同时增大了液体总体积和系统潮湿的表面积。② 液体中的革兰阴性细菌会迅速繁殖，并定

居在这些管道的湿润表面,生成细菌和内毒素的量与这些体积和表面积成比例[62]。这样的定植导致细菌形成保护性生物膜,这是很难清除的,并能在消毒时保护细菌[62]。

在一个分配系统中,因为管道能构成水生细菌的来源,所以常规消毒应该至少每周进行一次。为确保消毒液在充分接触之前不因重力从管道中排出,分配系统应设计所有的出口龙头在相同高度,并应位于系统的最高处。此外,该系统应该避免粗糙的接头、盲端和闲置分支、水龙头。液体停滞在这些地方,将提供可持续蔓延整个系统的细菌储存库[30,32,33,61]。

在一个分配系统中加入一个储存罐,将极大地增加液体的体积,有利于水生细菌增殖的表面积。除非正确地设计、经常排水并充分消毒,否则不应该在透析系统中使用储存罐。这还包括刷洗洗涤槽内部以物理清除细菌生物膜。超滤应用于储存罐的末端也是一个推荐的做法[61,63]。

血液透析机

目前在美国,几乎所有的中心都使用单通血液透析机。在 20 世纪 70 年代,大多数机器都是循环型或循环的单通型。其设计导致在透析液中革兰阴性细菌污染水平相对较高[25-27,29]。单通型透析机往往需要充分的清洁和消毒程序,而且在一般情况下,它比循环型透析机的透析液中细菌污染水平低一些。单通型透析机的污染水平主要取决于进水的细菌学质量和对机器的消毒方法[29,32,33]。

在消毒单通系统时,会发生一个常见的错误,消毒剂的进入和透析液浓缩一样,以相同的方式通过同一个端口。这样做的话,水管和进水管不能接触消毒剂,因此这样的环境使细菌能够容易地定植和增殖,成为一个持续的污染储存库。要充分消毒一个单通系统,消毒剂必须达到系统内液体通路的所有部分[61,63]。

透析器

透析器(人工肾)通常不会导致透析液明显的细菌污染。血液透析患者治疗使用的是中空纤维透析器。这些透析器基于膜特性被归类为低通量或高通量的[64,65]。据报道,1976~1997 年,透析中心对同一患者复用透析器的百分比从 18% 增加到 82%,但接下来 5 年里,由于一个大型透析器供应商从复用式转向了非复用式,因此至 2002 年时复用比例已下降至 63%[3,13,16,66]。已经证实,不当的处理技术与透析患者菌血症和热原暴发有相关性[38,67-73]。

血液透析系统的消毒

一个透析系统消毒程序的目的主要是抑制与透析系统相关的液体通路中的细菌和真菌,防止这些微生物繁殖到系统运行时有危害的水平。常规消毒透析系统的单个部件经常不够充分,导致对患者的危险持续存在。因此,总的透析系统(水处理系统、分配系统和透析机)选择和应用消毒程序需要深思熟虑。

对大多数透析系统的部件来说,使用制造商推荐浓度的含氯消毒剂(如次氯酸钠溶液)是方便和有效的。此外,确认是否充分漂洗的残余氯测试是简单和灵敏的。

然而,由于氯的腐蚀性,消毒剂通常与系统接触时间很短(20~30 min),然后就被冲洗出系统。这种做法通常使消毒程序无效,因为冲洗水不是无菌的,总是含有繁殖迅速的水生微生物。如果准许放置过夜,水的微生物污染水平可能很高。因此,含氯消毒剂最有效的应用是在透析系统启动前而不是在日常操作结束时[74,75]。在一些大的多班次的血透中心,在班次之间使用次氯酸钠消毒或许是合理的(假如细菌污染水平低于 AAMI 的活动限值,这对一些单通机来说不是必要的)[2,47,48,50,51],也可以在每日结束的时候使用过氧乙酸、过氧化氢、臭氧或热力消毒[75-77]。

使用过氧化氢、臭氧、次氯酸盐溶液、热、柠檬酸和过氧乙酸能产生好的消毒效果[27,74,77-84]。它们没有次氯酸盐溶液的腐蚀性,并且当透析系统不运作时,可以长时间留在透析系统里,从而防止细菌在系统中生长。由于具有良好的穿透性,甲醛过去常被用来作为透析装置的消毒剂。然而,它被认为是一种有环境危害和潜在致癌性的物质,而且它的刺激性使员工们反感。由于 EPA 的废水排放法规及其潜在的职业危害,目前很少使用甲醛。

一些透析系统使用热水消毒(巴氏杀菌法)控制微生物污染。在这种类型的系统中,在使用前将加热到 80℃(176°F)的水通过所有配件、分布系统和患者监护设备。该系统控制细菌污染的效果良好[27,84]。作为一种消毒水处理分配和中央碳酸氢盐传输系统的方法,臭氧消毒的使用也一直在增加[77]。

监测水和透析液

水和透析液的细菌学检测应至少每月一次。用于透析的水应在系统设计之前进行化学分析,然后至少每季度检测一次(因为给水质量不是静态的,可能发生变化),以确保用于血液透析的水质量达标[48]。目前推荐用于血液透析的水和标准透析液的微生物污染最高程度是 100 CFU/ml[47-49]。这些特定数据是有根据的,越来越多的证据表明透析液可能是导致透析患者慢性炎症状态的部分原因[85-90]。在这些新的 AAMI 推荐中,水和传统的透析液执行相同的微生物最高污染水平(MCL),但是,透析液最高的内毒素水平是 0.5 EU/ml,而水是 0.25 EU/ml[47-49]。活动水平也已列入并设置为 50% MCL。推荐中还包括超纯透析液和透析液输注的标准(表 23.4)[47]。但是在美国,CMS[2]采用水和透析液的 AAMI 限值还是基于旧的标准:200 CFU/ml 和 2 EU/ml 的 MCL[50-52]。

微生物分析法是定量而非定性,并应使用计数的标准技术;标准推荐的方法是膜过滤[47-49,51,91]。水样本的采集应尽可能地接近进水进入透析液浓缩配制装置处。样品在已建装置应至少每月采集,在新建装置应每周采集直到既定模式被确立。当微生物计数超过活动水平(表 23.4)和消毒方式发生改变时,应重新采集样本。透析液样品应在透析的起始点或终止处采集,接近透析液进入或离开透析器之处。这类样品也应至少每月采集一次,并在疑似热原反应时,或者是当水处理系统或消毒方案改变时采集。

表 23.4 透析液的微生物质量标准

液 体 类 型	微生物污染水平(CFU/ml)		内毒素(EU/ml)	
	最高限值	活动限值	最高限值	活动水平
美国国家标准协会(ANSI)/ AAMI[48,50,51]				
所有用途的水	200	50	2	1
常规透析液	200	50	2	1
超纯透析液	0.1	—b	0.03	0.03
输注的透析液	10−6a	—b	0.03	0.03
美国国家标准协会(ANSI)/美国医疗器械促进协会(AAMI)/国际标准化组织(ISO)[47,49]				
血液透析用水	100	50	0.25	0.125
常规透析液	100	50	0.5	—b
超纯透析液	0.1	—b	0.03	—b

a合规性不是由培养结果论证,而是由设备制造商开发的工程程序论证(如连续超滤)。
b没有规定。

样品应在 30 min 内检测,或冷藏(4℃)在 24 h 内检测。总活菌计数(标准板计数)是检测的目标,可以使用传统的实验室程序,如膜过滤技术或扩散板;不应该使用带刻度的标准环,因为它们的样本量小而且不准确。目前的监测方法包括使用低营养培养基[胰蛋白胨葡萄糖琼脂(TGEA)、R2A 琼脂(R2A)、标准营养琼脂或其他产生类似结果的培养基]、较低的培养温度(17～23℃)和 7 日的培养期[47,49,91]。这些不同于 AAMI RD52 - 2004 推荐的标准,它是根据胰酪胨大豆琼脂使用的旧标准:在 35～37℃培养 48 h[51]。之前在透析社区已经有很多这方面的讨论,这些旧的方法其实低估了透析液的实际污染[92-96]。

在暴发事件里,检测可能需要定性和定量,当有非结核分枝杆菌和真菌病例时,样品可能不得不使用额外的微生物培养基和培养方法。在这种情况下,平板应该被培养 14 日或根据想培养的细菌而延长时间。

中心处理复用于同一患者的透析器时,还应以先前描述的方式至少每月检测一次冲洗透析器的用水和制备的透析器消毒剂。建议微生物或内毒素的浓度不超过公布的"透析和相关治疗用水"的数据(表 23.4)[49]。

高热反应与感染

高热反应与败血症/真菌血症

高热反应与革兰阴性菌败血症是透析液被高水平革兰阴性菌污染引起的最常见并发症。高热反应可由透析液中的细菌内毒素(脂多糖)穿过透析膜造成,也可通过透析液中的内毒素在患者血液中发生的细胞因子跨膜刺激所产生,或在复用过程中直接污染透析器的血腔而产生[67,71,97-104]。另外,内毒素或细菌可随受革兰阴性菌污染的液体直接进入血流[105]。菌血症亦可由以下因素导致,包括血管通路维护期间不规范的无菌技术、使用受污染的消毒剂或医务人员的手、预注桶或医疗废物处理终端对血流的污染。研究表明,长期血液透析患者与非血液透析患者相比,细胞因子反应有所增强,这也许可以解释尿毒症患者为何高发致命性败血症[106-108]。

透析液污染越严重,细菌或内毒素穿过透析膜的概率越大。早期透析患者的发热反应暴发中,罹患率直接与透析液细菌污染水平成比例[33]。前瞻性研究显示,与透析液高污染(平均 19 000 CFU/ml)的透析患者相比,透析液经过滤除去大多数细菌的透析患者具有较低的高热反应发生率[109]。

1997 年,在缺失败血症资料的情况下,美国 21% 的血液透析中心报告了至少 1 例透析患者的高热反应[13]。该报告率(19%～22%)自 1989 年到 1997 年都相当稳定。为了早期发现并控制这些并发症,积极的监测系统很有必要。当发生临床反应时,应及时进行事件定义,因为这可能是发现问题的第一线索。此外,应采用前文描述的方法定期对透析系统进行微生物学监测。

经 CDC 调查,10 例菌血症和高热反应的暴发均与透析器复用无关,其中 9 例与配水系统或机器消毒不严格有关(表 23.1)。发生这些暴发的单位中,有 4 家血液透析中心采用的是有端口处理透析器启动液(废水处理选项)的透析机[110-114]。废水处理终端的单程止回阀未被维护、检测或按要求消毒,这使得废水从排水口(透析器后、机器废水侧)回流、污染端口,以及液体回流进入患者血管。

高热反应与感染的监测

透析患者的高热反应与寒战、发热、低血压相关。根据透析系统的类型以及初始污染的程度,体温升高和寒战的症状会在开始透析后 1～5 h 发生,并常伴收缩压下降至少 30 mmHg。其他少见但典型的症状可能包括头痛、肌痛、恶心和呕吐。定义 1 例高热反应有如下症状:寒战(严格可见)、发热(口腔温度≥37.8℃),或两者都有,同时该患者在透析前无发热(口腔温度≤37.0℃)及其他感染的症状和体征。

区分革兰阴性菌败血症与高热反应比较困难,因为两者始发症状和体征相同。最可靠的检测方法是在反应时做血培养。然而,由于培养需要 18～24 h 或更长才能获取结果,而治疗败血症不应等待如此长的时间,故必须采用其他可靠性偏低的标准。许多高热反应与菌血症无关,在停止透析后的数小时内,前期症状和体征通常将减轻。革兰阴性菌败血症患者的高热和寒战将持续,低血压更难以治疗[31,105]。

早期发现高热反应或革兰阴性菌败血症依赖于透析工作人员对患者症状和体征的全面把握,以及仔细描绘患者的症状及其血压和体温的变化。以下诊断流程推荐用于符合高热反应标准的患者:仔细查体以排除其他原因引起的寒战和发热(如肺炎、血管感染、尿路感染);血培养,其他诊断试验(如胸片),以及根据临床症状的培养;从透析器(下游一侧)采集透析液做定量和定性的细菌学试验;以及在日志或其他永久记录设备上记录发生的事件。确定这些事件的原因很重要,因为这些可能是解决问题的首要指示。

透析器复用及其不良事件

透析器复用

20 世纪 60 年代早期,透析中心最常用的透析器是平板型透析器,每个患者用后清洁消毒并安置新的铜纺过滤膜。然而,透析器外壳被多次复用。随着可抛型线圈和中空纤维膜透析器的发展,平板型透析器不再继续使用。制造商起初提供无菌包装的可抛型透析器的目的是做一次性使用的,自 1995 年起需要贴上标签指明是一次使用还是多次使用[116]。

近年来,为节省成本,很多透析中心针对同一患者,在采取合适的消毒程序后复用透析器。尽管存在一些争议,这却是当前透析界的标准做法。1997 年一个透析中心中,一般平均复用透析器 17 次(1~65),平均最多复用透析器 38 次(1~179)。患者数量大(>40)、位于独立机构并以营利为目的的透析中心,与患者数量小、位于医院的非营利透析中心相比,前者更可能报道复用透析器[4-16]。然而,美国一家大型透析供应组织决定不再复用,这导致了到 2002 年复用的机构下降至 63%,并可能最终导致该供应商的市场份额下降[16,66]。

CDC 的监测结果未显示,乙型肝炎或丙型肝炎的发病率与透析器复用存在关联。一项有争议的研究显示,复用透析器采用戊二醛或过氧乙酸/过氧化氢消毒,与血液透析中心的死亡率上升存在统计学关联。然而,其他因素亦可导致表象上的复用与高死亡率之间存在因果关系,或者这种联系是由不可测的混杂因素引起[118-121]。

1986 年美国公共卫生署(PHS)纳入了 AAMI 的血液透析器复用指南,并推荐作为 PHS 的指南给 CMS,后者使其纳入医疗保险条款。实际上,成为 PHS 指引的 AAMI 指南,已成为 CMS 的章程。总之,如果涉及血液透析器回收的程序,遵从规定并严格执行,则未显示对患者有有害影响。然而,实践中复用可抛型血液透析器不应被视为是无害的。与用户操作失误有关的患者感染和高热反应的暴发时有发生(表 23.1)。这些事件许多是由复用操作程序不当所致,比如误用化学灭菌剂的浓度或未能把握水质标准。此外,1986 年 6 所透析中心报道的高热反应和败血症暴发,与使用有效成分为二氧化氯的

新型灭菌剂有关。尽管对透析器消毒有效,但该灭菌剂可能减弱了纤维性透析膜的完整性,以至于发展为破膜。报道使用这种灭菌剂的透析中心通常采用手工处理,其中大多数复用透析器超过 20 次。

手工处理系统回收透析器与报道的高频高热反应有显著关联,但其未必与复用绝对数有关。采用手工回收系统时,有些透析膜的缺陷未能被发现,因为用于检测透析器完整性的空气压力测漏试验常常未能在该系统中执行。需要强调的是,在那些供水系统存在某些问题的透析中心,不良反应与复用透析器之间的关联性在增加。在多数情况下,仅有少量复用透析器超过 20 次或采用手工再处理系统的透析中心风险增加。1993 年美国的血液透析中心所报道的高热反应与复用透析器之间仅有较低且并不显著的关联。

透析中心对于血液透析器再处理的过程未被定义为灭菌,而是高水平消毒。1983 年大多数美国的透析中心(94%)采用 2% 含水甲醛浸泡约 36 h 对可抛型透析器进行高水平消毒[73]。尽管该消毒过程可能满足来自水中的革兰阴性细菌的微生物挑战,但其不适合于对杀菌剂抵抗力强的非结核分枝杆菌。

CDC 调查了一项由非结核分枝杆菌引起的感染暴发,在 140 例患者中 27 例发生感染。这些非结核分枝杆菌的来源看起来像是处理透析器过程中的用水。

显然用 2% 甲醛处理 36 h 并不能有效灭活这些分枝杆菌。随后显示用 4% 甲醛至少处理 24 h 可灭活大量非结核分枝杆菌,因此,4% 甲醛被推荐为透析器消毒处理的最低甲醛浓度[35,123,124]。

一项类似的全身性分枝杆菌感染暴发,涉及 5 例透析患者,其中 2 例死亡。当时高通量透析器在手工再处理过程中被分枝杆菌污染,随后采用商用透析器消毒剂消毒,但其浓度不能确保完全可灭活分枝杆菌[38]。这两项暴发强调,使用透析器消毒剂需要达到一定浓度,使其能有效作用于更耐化学消毒剂的微生物,如非结核分枝杆菌。

美国 CDC 的流行病学调查多次揭示,透析患者的高热反应是由透析器再处理用水不符合美国医疗器械促进协会的标准而引起的(表 23.4)。在多数暴发中,用于冲洗透析器或透析器消毒的水的微生物或内毒素均超过了 AAMI 所允许的标准,这是因配水系统未定期消毒、消毒剂准备不当或常规微生物学试验执行不当所致。

2001~2002 年,一个大型透析机构报道了散发的与复用有关联的聚集性病例,包括近平滑假丝酵母菌感染的真菌血症,以及洋葱伯克霍尔德菌、皮氏罗尔斯顿菌和嗜麦芽窄食单胞菌引起的血流感染(BSI)(CDC 未公开发布数据,2002 年)。这些设备处于加利福尼亚州,并由加利福尼亚州卫生署调查。应对这些暴发病例,他们针对加利福尼亚州所有透析设备实施了一项有关透析器复用过程的调查。调查发现,因嗜麦芽窄食单胞菌、洋葱伯克霍尔德菌复合体、皮氏罗尔斯顿菌或近平滑假丝酵母菌

引起的 BSI 聚集,更可能发生于透析器再处理前被冷藏过的透析机构[125]。这些机构不是使用后立即进行再处理,而是将透析器冷藏保存稍后再处理。

其他感染

血管穿刺部位感染

血液透析过程依赖于直接并重复接入大血管,这可以提供快速的体外血流。Scribner 研制出了一种用于血管通路的方法,通过介入塑料导管,一端插入动脉,另一端插入静脉。治疗后,该循环通路将在体外采用一个小 U 形设备连接两导管以保持开放,这将从动脉导管分流血液回到静脉导管[126,127]。尽管外部的动静脉分流术是现代透析发展的基础,但是近年来该技术已被限制用于需要搭建临时血管通路治疗的患者。应用于该分流术的材料可以是生物的或人工合成的。外部分流术主要用于当导管(中心静脉或股静脉)不能被放置时,急需做连续性肾脏替代治疗(CRRT)的情况[128]。三种主要的血管通路被用于血液透析治疗:自体动静脉瘘、动静脉嫁接及中心血液透析导管[129]。

动静脉瘘被认为提供了最佳的长期血液循环通路,其并发症的发生率最低。然而,2002 年美国血液透析患者中仅有 33% 采用动静脉瘘,42% 采用动静脉嫁接,26% 采用中心导管。从 1995 年到 2002 年,透析患者采用中心静脉导管(CVC)用于血管通路的数量翻倍,而动静脉嫁接的使用率从 65% 下降到 42%。患者的动静脉瘘使用率从 1995 年的 22% 上升到 2002 年的 33%。2003 年,CMS 启动了首选计划(Fistula First Breakthrough Initiative),并报道全国造瘘率攀升到了 2011 年的近 60%,并于 2012 年 4 月上升达到 60.6%(http://www.fistulafirst.org/)。然而,多数患者(63.2%)透析开始并未保持某一持久通路,他们起初采用中心静脉导管作为唯一血管通路,另外 23.3% 的患者开始透析时采用中心静脉导管并保持适当部位的成熟通路(嫁接或造瘘)。

导管穿刺点的感染尤其要重视,因为这可引起菌血症/真菌血症的播散或血管通路的损失。血管通路感染的局部特征包括红斑、发热、硬结、肿胀、压痛、皮损、小室积液或脓性渗出[132-136]。血管穿刺点感染可解释 15%～20% 的穿刺相关并发症。一般来说,导管保留在原位的时间及其导管植入术的持续时间可能是导致感染的重要影响因素。同样重要的是导管护理、置管技术及穿刺置管的操作。此外,瘘管种类(桡动脉-头静脉瘘、头臂动脉、移位的头臂动脉、LSV 股动脉环、前臂-头臂动脉环、前臂-LSV 瘘环)、导管出口敷料的性质、置管数量、置管位置的轮换,以及患者的个人卫生可能在获得感染中伴有重要角色。

2008 年,估计中心静脉置管的门诊血液透析患者中有 37 000 例发生 BSI[137]。超过 80% 的晚期肾病患者采用 CVC 开始血液透析,并且使用 CVC 仍是这类患者最大的 BSI 危险因素。在透析期间,细菌可能沿血液透析导管(隧道)的外表面向下移行,也可能在附着或拆分导管期间污染其内壁(通过中心),这都可导致 BSI 的发生。与血管通路位点相关的 BSI 可导致败血症、血性肺栓塞、心内膜炎或脑膜炎。血液透析患者中报道的 BSI 感染率与穿刺位点感染率不尽相同。最常见的病原体是金黄色葡萄球菌和表皮葡萄球菌,革兰阴性菌在某些情况下也可导致 BSI,尤其是血管通路位于患者下肢静脉。在血液透析中心,这类细菌感染可在患者中传播,也可由工作人员传给患者,主要归因于交叉污染,其结果是导致部分患者的细菌定植或随后的感染。通过手卫生、戴手套及血管通路护理期间的无菌操作技术可以控制传播[134,136-141]。

多年以来,CVC(锁骨下动脉和颈静脉)被用作血液透析的暂时性静脉通路。技术的进步使得使用这些导管做长期通路可行,通常用于无其他通路可获取的患者[17,140,141]。然而,由于血栓和感染,CVC 有较高的失败率[17]。一项完全植入皮下的导管嫁接混合设备,当前已可用于除了 CVC 外无其他血管通路选择的患者(www.herograft.com)。针对与该设备相关感染率的数据报道有限。

1991 年 CDC 调查了通过 CVC 接受血液透析的 68 名患者中的 35 例 BSI。其中 1 例死亡,1 例发展为心内膜炎而需要主动脉瓣置管[142]。改进 CVC 护理的措施被推荐用于控制暴发。预防措施包括:① 无菌接触 CVC 导丝和管道。② 连接与拆分患者的血管和导管时遵守无菌操作规程。③ 适合的穿刺点护理。CDC 开发了一系列核心干预措施以预防血液透析患者中的 BSI [http://www.cdc.gov/dialysis/collaborative/in terventions/index.html]。它们包括基于证据的实践,如实施感染监测(以及用这些数据影响实践)、执行工作人员应用推荐操作的依从性调查并反馈、工作人员和患者的教育、促进手卫生、应用含乙醇的氯己定做 CVC 穿刺点的护理、穿刺前擦拭导管中心以及应用抗菌药物或氯己定浸染过的敷料敷贴 CVC 穿刺点。早先的数据说明在透析中心实施这些干预措施可以成功降低 BSI [http://www.cdc.gov/dialysis/collaborative/ news-reports/index.html],并且在网站上可获取工具以帮助实施[http://www.cdc.gov/dialysis/prevention-tools/ index.html]。

腹膜透析相关感染

如先前提及的,到 2010 年年底,美国近 5% 的终末期肾病患者通过腹膜透析治疗[1]。在腹膜透析中,患者的腹膜用于透析患者血液中的废物。在 20 世纪 70 年代中期,自动化腹膜透析系统的发展,使得间歇腹膜透析(IPD)用于替换血液透析做终末期肾病患者的长期管理成为可能。当前,这种方法已被连续性可动性腹膜透析(CAPD)和连续循环腹膜透析[CCPD,又称自动化腹膜透析(APD)]所替代,产品化的经预灭菌处理的透析液可以通过重力或泵的作用循环进入人体的腹膜腔。使用 CAPD 时,透析液由经手术植入导管的患者自我管理。透析每次持续 4 h,期间患者可以活动。在管理腹膜透析患者的治疗中,顽症是腹膜炎[143-146]。

过去,自动化腹膜透析机被用于从自来水中制造透析液。为了预防那些可引起感染的致病微生物的生长,需要适当清洁和维护 APD 机器。理论上,腹膜炎的发病率应该较低,因为该机器是作为一套封闭系统运行的。然而,这些较老的 APD 机械本身可能作为储菌库而引起腹膜炎。在接受 IPD 的患者中有几个细菌性腹膜炎的暴发报道,其病原体包括龟型分枝杆菌和洋葱伯克霍尔德菌,这两种生物均可在水中生长。这些暴发的调查结果揭示,机器未被充分清洁和消毒,其产出的水和透析液中含有的微生物引起了腹膜炎。此外,有一组微生物,如龟型分枝杆菌等非结核分枝杆菌,对常规消毒剂耐受性格外高[149]。Berkelman 等人推荐了一系列指南,用于确保使用 APD 机器的透析中心生产无菌透析液,并降低腹膜炎暴发的可能性。应该注意的是,实际上,这些早期的 APD 机器已在美国被终止使用,前面的信息被引用于完整性和历史性的考量。当前采用的腹膜透析机器或循环设备采用一次性用品(即预装无菌透析液、导管),以使机器和液体免于接触。

CAPD 或 CCPD 的导管相关感染与腹膜炎仍是腹膜透析患者最常见的并发症,这对治疗费用的影响是显著的,并且是患者放弃腹膜透析的首要原因。总的来说,自腹膜透析开始以来腹膜炎的发病率已大幅下降。报道的这类感染的发生率从 0.56~1.58 次/(人·年)下降到了 0.23~0.29 次/(人·年)[145,151-156]。

腹膜感染的临床症状通常在细菌污染腹膜腔后 12~36 h 出现。症状包括恶心、呕吐和腹痛。随后,隐约的腹部压痛可能进行性加重、扩散或局部痛,并伴有发热、腹胀和胃肠功能紊乱。临床诊断应通过对腹水的细菌学分析予以证实。腹水浑浊常是发生感染的第一信号。

腹膜炎典型的病原体有表皮葡萄球菌(30%~40%)、金黄色葡萄球菌(10%~20%)、链球菌属(5%~10%)、分枝杆菌(<1%)、大肠埃希菌(5%~10%)、铜绿假单胞菌(5%)、其他革兰阴性菌(5%)、真菌(5%~10%)及其他(<5%)。5%~20%的感染培养阴性。

控制腹膜炎的主要策略是,预防污染的透析液进入腹膜腔,并预防隧道和出口的感染。与血液透析患者的通道相关感染防控方法类似,对这类人群的预防措施包括:① 传递透析液进腹膜腔的腹部导管的一次性无菌塑料线保持无菌。② 盛装无菌透析液的导管与患者导管的链接系统保持无菌。③ 穿刺部位要适当护理[146,154,155]。

非感染性并发症

首次使用及过敏反应

透析期间可能发生各种各样的过敏症状。报道的各类症状包括血压升高或下降、呼吸困难、咳嗽、结膜充血、面部潮红、荨麻疹、头痛、胸背和四肢疼痛。这些症状在首次使用透析器期间更常见,被称为"首次使用综合征"[157-159]。这些反应多见于纤维性透析器,有些可能是透析器中的环氧乙烷残留造成的。报道首次使用综合征的透析中心从 1984 年的 43%下降至 1997 年的 23%。

1990 年有几例与血管紧张素转换酶(ACE)抑制剂相关的过敏反应暴发的报道。反应发生于开始透析的 10 min 内,包括恶心、腹绞痛、灼烧感、脸红、面舌肿胀、神经性水肿、呼吸急促及低血压。1 例暴发与透析器复用有关,但其他报道指出聚丙烯腈(PAN)透析器与这类反应有关。1992 年美国食品药品监督管理局(FDA)发布了一项关于患者对 ACE 抑制剂过敏反应的安全警戒,尤其针对那些使用 PAN 透析器的情况。

透析性痴呆

透析性脑病或透析性痴呆是一种影响透析患者的疾病,大多数原因是遭受铝含量相对高的水,比如社区采用明矾处理的供水。1972 年透析性脑病首次由 Alfrey 等命名[173]。Schreeder 等首次在一项流行病学研究中指出,铝是导致该脑病的显著影响因素。透析性脑病的定义包括三种不同种类的客观结果:语言障碍、癫痫和运动障碍。患者暴露于含高浓度铝(>100 ng/L)的透析液中,增加了患痴呆症的风险。报告给 CDC 的透析性痴呆的发病数量从 1980 年和 1983~1985 年的 0.4%下降到 1990 年的 0.1%(129 例,病死率为 21%)[7]。尽管不知因何导致了其下降,我们相信这可能与透析界对需要好的水处理系统的意识提高有关联。

1980 年,美国仅 26%的透析中心报告了其水处理系统采用了反渗透系统,有单独或联合去离子功能。到 1988 年,91%的透析中心采用单独的反渗透或联合去离子功能作为其水处理系统不可分割的一部分。对透析性痴呆的控制以适当的水处理系统为中心,需要采用单独的反渗透或联合去离子功能。

确保水处理和准备透析液的全部组件及其传送系统与所有液体相匹配,确保其接触液体无有害物质浸入。一次暴发中,一个透析中心 68%(58/85)的患者被诊断患有急性或慢性铝中毒,还导致了 3 例死亡[174]。调查揭示,以溶入透析液中的碳酸氢盐为基础的酸性溶液(pH=2.7)通过铝制泵,将铝从泵中滤出并溶入透析液,导致当前透析液铝浓度超过 200 mg/L[174]。

最近,在荷兰安地列斯有一起导致 10 例患者死亡的铝中毒,这主要归咎于从引入的饮用水水管中解离出的铝。配水管道排有水泥砂浆,后者可能不适用于运输饮用水[175]。在美国怀俄明州,有 10 例透析患者在常规筛查中被检出血液中铝水平升高。经调查确定,其使用的酸性浓缩液通过两个用于非透析目的的电动泵导致了铝污染[176]。

毒性反应

水中的化学物质或透析液的残留物同样可以影响透析患者。水中某些化学物质被人体摄入后可能不会有毒,但血液透析患者每次治疗时将直接暴露于 150 L 的水。以下用两个例子来说明这个问题。

社区供水商偶尔会改变他们的水消毒方式,如增加氯浓度或来回切换游离氯和氯胺。这些改变通常在透析工作人员不知晓的情况下发生。为准备透析液,水中的氯胺(结合氯)必须被除去,否则将导致患者发生溶血反应。如果透析中心无或未使用正确的水处理系统组件(活性炭),患者将暴露于这些化学物。在一个例子中,一个透析中心将乙酸盐透析液改为碳酸盐透析液,同时额外增加反渗透单元,以及用于准备和稀释透析液的储水箱。他们没有做出增加碳过滤器能力的改变,在短短几周的时间里,当小容量的碳过滤器无效时,透析中心的近100名患者被暴露于氯胺污染的透析液。共有41名患者需要输血以治疗因氯胺暴露所致的溶血性贫血[177]。

另外一例化学物质中毒事件是,当时某城市的水处理厂意外地将过量的氯化物放入社区供水系统,导致了一名透析患者的死亡,并导致其他几名患者病情紧急。这些患者接受治疗的透析中心采用了该供水系统,透析中心的水处理系统未从水中适当地去除氯化物[46]。

在前面的两个例子中,如果进行一项经合适设计的水处理系统应该会预防毒性反应。合适的水处理系统应含有针对水流和体积足够的碳过滤器,并应用反渗透、去离子和超过滤。

还有一些例子,消毒剂(如甲醛)未被充分从透析系统中去除,患者暴露于这些化学物质。若其采用恰当的对消毒剂敏感的试验系统,通过彻底清洗的监控系统可预防患者暴露于消毒剂。

由CDC所调查的血液透析患者的毒性反应总结见表23.1。

血源性病毒:病毒性肝炎和获得性免疫缺陷综合征

在血液透析常态化后不久,人们意识到患者和员工都处于获得病毒性肝炎的危险当中。特殊的血清学测试方法的发展和使用,鉴别出透析的环境内最容易传播HBV和HCV。其他的血源性病原体在血透中心具有潜在的传染性,包括丁型肝炎病毒和人类免疫缺陷病毒(HIV)。美国CDC已经开展了26起血源性病原体引起的传播(表23.1)[179-196]。

在血液透析机构中,HBV是最具传染性的血源性病毒,在某种程度上,针对预防HBV传播的长期预防措施,被作为预防其他血源性病毒传播的模板。能有效控制HBV传播的感控措施对其他的血源性病毒仍然有效,比如HCV和HIV,因为它们的传播效率比HBV要低得多。

病毒性肝炎

乙型肝炎

流行病学:HBV经皮肤或黏膜暴露于传染性的血液、体液而传播。乙肝表面抗原(HBsAg)阳性者伴e抗原(HBeAg)阳性者,其血液中有特别高水平的病毒载量,大约10^8病毒粒子/ml。有如此高的病毒载量时,含有血清或血液的体液同样可能含有可测量水平的HBV。

HBV在缺少任何可见血液的情况下,可存在于环境表面,并仍然含有$10^2 \sim 10^3$病毒粒子/ml。此外,HBV在环境中相对稳定,在室温条件下仍可在环境表面存活至少7日。这样,只要有大量的血液暴露,如果合适的控制措施未被执行,则HBV传播的风险可能较大。这点在血液透析机构中尤其真实。

过去,透析患者可能通过输入受污染的血液或血液制品获得HBV感染。目前所有血液都要经过HBsAg、乙肝DNA及乙肝核心抗体(HBcAb)的筛查,现在不太可能出现这种情况。透析患者红细胞生成素的使用同样可以降低输血的需要。透析患者一旦感染常常发展为无症状的慢性感染,而成为许多环境表面HBV污染的源头。

考虑到血液中存在高水平HBV,基于其传播效能的各类传播模式被进行如下分类。

1. 通过受血液、血清或血浆污染的针头,直接经皮肤穿刺感染HBV。

2. 血液、血清或血浆穿过皮肤而感染,比如可以发生于切口、抓伤、擦伤或其他皮肤破损处。

3. 感染性血液、血清或血浆经黏膜表面而感染,比如可能通过意外导致这些液体进入口腔或眼睛。

4. 由其他已知的感染性分泌物污染到黏膜表面,比如唾液和腹水。

5. 血液、血清或血浆污染环境表面,间接传播HBV。

没有流行病学和实验室证据说明HBV可经空气传播,也没有该疾病经肠道传播的发生[197,199,200]。感染性血液喷溅入口腔可导致HBV的感染,这是因为病毒经口腔前庭进入血管系统,而非经肠道。

在血液透析中心,HBV可经许多途径发生传播。通过意外的锐器伤或血液接触破损的皮肤或黏膜,工作人员亦可感染HBV。这些工作人员频繁且连续地接触血液及血液污染的表面。透析患者可通过几种途径感染HBV,包括:① 内部受污染的透析设备(如静脉压力计或用于预防血液回流进量表的静脉传感保护器)未按例在每次用后更换。② 注射,通过污染的注射位点或注射材料。③ 破损的皮肤或黏膜接触了受血液污染的物品。因为这些原因,透析中心的患者常规复用透析器并未增加HBV感染的风险[201]。

没有资料显示HBV可由血液透析的工作人员传播给透析患者。因为透析工作者个人的感染性血液、体液并不容易接近患者,所以这条传播途径可能性不大。然而,透析工作人员可能通过其手、手套或其他物体将HBV从感染患者转运给其他易感患者。

血液透析中心的环境表面可以在HBV的传播中扮演重要角色。已经证明,被认为是HBV感染"足迹"的HBsAg,可以在透析中心的环境表面(尤其是与感染者频繁接触之处)上检测到。例如,可以在夹子、剪刀、透析机控制按钮、门把手以及其他表面检测到HBsAg。如果这些表面未被时常地清洁和消毒,并在患者间共享相同或邻近的机器,则一个隐形的传播途径即被创建。

尽管透析工作人员在每次照护患者后常规更换手套，当工作人员接触了已被 HBsAg 阳性患者的血液污染的表面时，一双新的手套已被污染。在置管前，当工作人员所戴手套已被污染，以指压寻找最佳穿刺位点或以其他方式污染穿刺位点时，HBV 可从一位患者传播给另一位患者。在戴上一副新手套后，工作人员在接触患者血管通路（瘘管、嫁接或导管）前应避免触摸其他任何环境表面。其他环境来源的污染包括共享物品（如连续给药的药瓶、设备和供应品），它们可以被血液污染而成为 HBV 传播的来源。这个由环境介导的潜在的病毒传播模式，而非任何处理透析机内部污染的现象，是推荐透析中心预防 HBV 传播的基础感控策略。

CDC 的监测数据显示，1972～1974 年，患者和工作人员中的 HBsAg 阳性发病率的增幅超过 100%，分别达到 6.2% 和 5.2%[202,203]。在一项关于 15 个血液透析中心的同期 2 年的独立调查中，Szmuness 等揭示患者 HBsAg 阳性的时点患病率为 16.8%，而工作人员为 2.4%。在这期间，透析单位的 HBV 感染高度流行，并因为无症状慢性感染患者的存在，且有血清学监测系统发现这些慢性感染，同时缺乏控制措施来预防传播，以至于暴发变得较为常见[185,186]。

随后，发展了一些额外的预防措施来预防患者和工作人员发生血液、体液暴露[205]。如同即将被讨论的一样，这些额外的防控措施包括 HBsAg 阳性患者在透析中心被给予独立的区域或空间，安排单独的透析机和工作人员，但不包括对 HBsAg 阳性患者复用透析器。

CDC 对全国性持续的监测显示，到 1983 年，患者和工作人员中的 HBV 感染发病率已降低至 0.5%[206]。同期，透析中心采用隔离透析的比例从 75% 上升至 86%，每月筛查患者 HBsAg 的比例从 57% 上升至 84%。此外，那些给 HBsAg 阳性患者提供透析但未隔离房间和机器的透析中心，其呈现最高的获得 HBV 感染的风险。其他调查者也指出隔离 HBsAg 阳性的患者及其透析机，降低了血液透析单位的 HBV 感染发病率[207,208]。隔离透析对 HBV 传播的成功预防与其他控制措施有关，包括规律地血清学监测。例行血清学监测促进了对 HBsAg 阳性患者的快速识别，这保证了在交叉感染发生前可迅速实施隔离措施。

2002 年患者中的 HBsAg 阳性的患病率为 1.0%，这一数字从 1992～2002 年未有实质性改变。同期血液透析患者中的 HBV 感染的发病率为 0.12%[16]，未有实质性改变。1994 年，3 个州的 5 个透析中心向 CDC 报告了跨越 5 个月的 HBV 传播的发生[188]。在每项调查中发现的结果是，暴发是未遵从超过一项推荐的预防 HBV 传播的感染控制措施所导致的，这些措施包括：① 未例行筛查患者的 HBsAg，或未例行查看检查结果以发现受感染的患者；② 指派工作人员同时护理感染者和易感患者；③ 患者中共用供应物资，尤其是多剂量药瓶。对于既往所报道的大多数血液透析相关 HBV 暴发，这些相同的因

素已被作为典型原因[179,184-186,209]。此外，这些透析中心极少有患者接种了乙肝疫苗。从 1982 年乙肝疫苗可获取以来，其被推荐给所有血液透析患者，但这项措施被 ESRD 社群所采纳的速度较慢，即使使用它能降低对血清学筛查的费用。从 1983 年到 2002 年，患者接受至少三个剂量的乙肝疫苗的覆盖率从 5.4% 上升到 56%，工作人员的覆盖率从 26.1% 上升到 90%。如同这些暴发显示的，通常低 HBV 感染发病率的透析患者不会妨碍保持感控措施的需要，包括遵从推荐而注射疫苗，这是专门制定的用于在这类环境中预防血源性病原体的传播。近年来，没有关于美国血透中心 HBV 传播的记录报道，这很可能归功于较好的感控实践依从率以及提高的疫苗接种率。2008 年起，CMS 要求所有新建的门诊血透机构均需设置隔离间用于 HBsAg 阳性患者的治疗，并强制执行其他由 CDC 所推荐的预防 HBV 传播的措施。

筛查及诊断试验： 几个定义明确的抗原-抗体系统与 HBV 感染相关，包括 HBsAg 和 HBsAb、HBcAg 和 HBcAb、HBeAg 和 HBeAb。因血液循环中无 HBcAg 而除外，商品化的血清学试验可检测其余所有标志物。一项或多项血清学标志物阳性可出现在 HBV 感染的不同阶段[211]。

HBsAg 的出现说明持续的 HBV 感染并存在传播的潜在可能。在新近感染者中，HBsAg 可在暴露于 HBV 后 30～60 日出现于血清中，并持续存在于变化周期中。一些患者在接种疫苗期间可被检测到短暂的 HBsAg 阳性（典型的持续时间低于 18 日）[212-215]。C 抗体在全部 HBV 感染者中均有，在急性 HBV 感染出现症状或肝功能异常时出现，迅速上升至高水平并持续存在。急性或近期感染可用是否存在 IgM（C 抗体的一种）抗体予以区别，该抗体持续约 6 个月[216]。

在 HBV 感染康复的患者中，HBsAg 将于 2～3 个月从血液中消失，并且 HBsAb 在康复期中增加。HBsAb 的存在表明有预防 HBV 感染的免疫力。从自然感染恢复后，多数人的 HBsAb 和 HBcAb 将均为阳性，然而仅 HBsAb 阳性者才成功获取了 HBV 免疫。未从 HBV 感染中康复的患者将发展成为慢性感染，其 HBsAg（及 HBcAb）将仍为阳性，尽管一小部分（每年 0.3%）最终将清除 HBsAg 并可能产生 HBsAb[217]。

在某些人中，被检测出 HBV 血清学标志物仅为 HBcAb（例如，单独的 HBcAb）。在美国检测的大多数无症状 HBV 感染者中，平均 2%（低于 0.1%～6%）仅为 HBcAb 阳性；而这一数字在静脉注射毒品者中为 24%[218-219]。总之，人群中单独 HBcAb 阳性的频率直接与前期感染 HBV 的频率有关，并可能还有一些其他解释。这种情况可以发生于 HBV 感染后处于康复期但 HBsAb 水平开始衰减的患者或未能成功产生 HBsAb 的患者。后一种患者包括那些循环系统中 HBsAg 水平偏低者，以至于不能被当前的商品化试验所检出。然而，HBV DNA 在单独 HBcAb 阳性的患者中被检出的比例低于 10%，这些患者不太可能感染其他患者，除非通过直

接刺穿皮肤暴露于大量血液的特殊情况（如输血）[220]。在一般人群中，多数的单独 HBcAb 阳性看起来像是假阳性。几个研究数据揭示，在大多数人群中 HBsAb 反应发生于其接种三次剂量的 HBV 疫苗后[220,221]。没有已发布的数据显示，血液透析患者接种 HBV 疫苗后会呈现这种血清学改变。

在急性或慢性 HBV 感染者的血清中可检出第三种抗原——HBeAg。HBeAg 的存在与病毒的复制及高水平的病毒载量相关（即传染性强）。HBeAb 与病毒减少复制及低水平病毒载量相关。然而，所有的 HBsAg 阳性者均应该被认为是潜在的感染，不管其 HBeAg 或 HBeAb 是否阳性。

丙型肝炎

流行病学：在维持性血液透析的患者中，当前 HCV 感染的发病率和患病率数据还比较有限。

2002 年，63% 的透析中心为患者检测了 HCV 抗体，其中 11.5% 报道了在 2002 年超过一名患者的 HCV 抗体变为阳性。

2002 年 HCV 感染的发病率为 0.34%，在检测 HCV 抗体的透析中心里，患者的 HCV 抗体阳性率为 7.8%，自 1995 年以来下降了 25.7%[16]。

一些队列研究报道了更高的发病率，包括美国（1%～3% 及以下）、日本（低于 2%）和欧洲（3%～10%）的血液透析患者[190,222-228]。

个别机构也报道了更高的患病率（10%～76%）[190,220,229-233]。

最近的一项涉及 3 000 名美国血液透析患者的研究发现，HCV 感染率为 10%[234]。

与 HBV 相同，HCV 最有效的传播方式是直接经皮肤穿刺暴露于血液，慢性感染者对于 HCV 的传播具有重要的流行病学意义。

血液透析工作人员的 HCV 抗体阳性率（1%～2%）与其他医务工作者及一般人群相差无几。

血液透析患者 HCV 感染的相关危险因素包括输入未经筛查的献血员的血及透析时间（年）[190,230,236,237]。

透析时间（年）是与更高 HCV 感染率相关的独立的主要危险因素。

随着患者的透析时间增长，其 HCV 感染率从透析时间低于 5 年患者的平均 12% 上升为高于 5 年患者的 37%[190,230,238,239]。

这些透析相关的 HCV 感染暴发调查和研究揭示，HCV 传播最可能的原因是感染控制措施执行不恰当。1998～2012 年，CDC 调查了 11 例在慢性血液透析中心的患者中 HCV 感染的暴发。所有这些暴发都涉及未能执行已建立的感染控制实践，并且在每个暴发中都存在多个患者间交叉污染的机会。

最常见的失误包括不正确的药物处理及准备，以及患者治疗之间不恰当的清洁和消毒。

一些被观察到的违规行为包括：① 在不同患者之间，使用未消毒设备和用品。② 在患者工作站，共用治疗车以准备和分发药物。③ 共享多剂量药瓶，该药瓶被放置于患者工作站的血液透析机顶部。④ 受污染的预注桶在患者之间未被常规更换或清洁消毒。⑤ 不同患者间未常规清洁和消毒机器表面。⑥ 未及时清理溅出的血液[191,194,241,242]。

获取 HCV 感染的其他危险因素还包括注射毒品、暴露于 HCV 感染的性伴侣或日常接触、多性伴及围生期暴露[235,243]。性传播或日常接触环境中的感染暴露传播效能较低，风险的量级及其在何种情况下暴露导致传播尚无较好的定义。

筛查与诊断试验：由 FDA 授权批准在美国使用的 HCV 抗体筛查试验由三种免疫分析法组成，包括酶联免疫法（EIA）、强化化学发光免疫分析法（CIA）及微粒免疫分析法（MEIA）[参见 http://www.cdc.gov/hepatitis/HCV/LabTesting.htm]。尽管尚未发展出真正的确诊试验，补充试验的特异性还是可用的。由 FDA 授权批准的补充试验包括血清 HCV 抗体试验、重组免疫印迹试验（RIBA）、HCV 核酸试验[NAT，包括反转录酶链反应（RT‐PCR）和转录介导的扩增技术（TMA）][244]。

HCV 抗体检测包括用 EIA 免疫分析法进行初筛。然而，对于用 EIA 检测的 HCV 抗体筛查结果的解释受限于几个因素：① 大约 10% 的 HCV 感染者将不能被这些试验检出。② 这些试验不能区别急性、慢性或既往感染。③ 在低感染流行的人群中，HCV 抗体的假阳性率偏高。如果筛查试验阳性，则需要较高特异度的补充试验来核检结果。在血液透析患者中，筛检试验结果假阳性的比例平均约为 15%[246]。为此，不能仅靠一次 HCV 抗体筛查试验结果来确定某人是否感染 HCV。

自 2001 年始，推荐血液透析患者开始透析时及其后每 6 个月均常规检测 HCV 抗体[247]。对于血液透析患者的 HCV 检测，推荐采用免疫分析法进行 HCV 抗体筛检，如果阳性则采用 RIBA 进行补充 HCV 抗体检测（表 23.5）。推荐采用 RIBA 而非 NAT 的原因是，收集的 HCV 抗体筛查试验的血清或血浆样本同样可用于血清学试验。此外，在一定的条件下，某些活动性感染者的 HCV RNA 结果可能为阴性。在急性感染期间，随着 HCV 抗体滴度的上升，HCV RNA 滴度降低[248]。这样，在某些患者的急性感染期间 HCV RNA 不能被检出，但这种现象是短暂的，并在慢性感染期又能检出[249]。另外，在慢性 HCV 感染者中，可能检测到间歇性的 HCV 阳性。因此，单独 HCV RNA 阳性结果的意义不明，是否需要做进一步的调查和随访由核检 HCV 抗体的结果决定。检测 HCV RNA 也同样需要收集血清或血浆样本，且以某种程度上适合 NAT 的方式处理，并应该在具有 NAT 试验条件的实验室开展检测[244]。然而在极少的例子中，检出 HCV RNA 可能是唯一的 HCV 感染证据，最近的一项涉及近 3 000 名美国血液透析患者的研究发现，仅 0.07% 的患者为 HCV RNA 阳性而其抗体阴性[241]。

表 23.5 报告 HCV 抗体筛查及其补充检测结果的建议

HCV 抗体筛查试验结果	补充试验结果	解 释	注 解
阴性	无须	HCV 抗体阴性	未感染 HCV,除非怀疑近期感染或其他证据提示 HCV 感染
阳性	未做	未知	需要做 RIBA 或 HCV RNA 任一补充试验以确诊
阳性	RIBA 未做,HCV RNA 阴性	未知	补充 RIBA
阳性(高效应值/临界值)	未做	阳性	可能为既往或现症感染,评估慢性感染与肝病
阳性	RIBA 阴性,HCV RNA 无须	阴性	未感染 HCV
阳性	RIBA 阳性,HCV RNA 未做	阳性	可能为既往或现症感染,评估慢性感染与肝病
阳性	RIBA 阳性,HCV RNA 阴性	阳性	可能为既往或现症感染,HCV RNA 复制,评估慢性感染与肝病
阳性	RIBA 阳性或未做,HCV RNA 阳性	阳性	现症 HCV 感染,评估慢性感染和肝病
阳性	RIBA 不确定,HCV RNA 未做	不确定	HCV 感染状态未知,检测 HCV RNA 或复查 HCV 抗体
阳性	RIBA 不确定,HCV RNA 阴性	不确定,未知	HCV 感染状态未知,检测 HCV RNA 或复查 HCV 抗体
阳性	RIBA 不确定,HCV RNA 阳性	阳性	现症 HCV 感染,评估慢性感染和肝病

丁型肝炎

丁型肝炎是由丁型肝炎病毒(HDV)所致,这是一种相对较小的缺陷病毒,其只能在 HBV 感染者中引起感染。在美国 HDV 感染的患病率偏低,在普通的 HBsAg 阳性者中小于 1%,而在反复暴露于皮肤穿刺(如注射吸毒者、血友病患者)的 HBsAg 阳性者中超过 10%[253]。世界上 HDV 感染率高并呈地方性流行的地区包括意大利南部、部分非洲地区及亚马孙盆地。

慢性血液透析患者中 HDV 感染的患病率的数据还比较缺乏。少量研究报道血液透析患者不存在 HDV 感染或感染率较低[253,255]。在流行地区,HBsAg 阳性的血液透析患者中存在相对较高的 HDV 感染率[256]。美国仅报道了 1 例 HDV 传播[183]。在这次事件中,传播发生于一次大出血后,从 1 例慢性 HBV 及 HDV 感染者传染给 1 例 HBsAg 阳性患者,这 2 例患者共用透析站。

HDV 可与 HBV 同时发生感染,也可以在慢性 HBV 感染者中发生双重感染。HDV 合并感染通常易解决,但双重感染常导致慢性 HDV 感染及重病症。高死亡率与此两类感染相关。有商品化的血清学试验用于检测总 HDV 抗体。

人类免疫缺陷病毒感染

1985～2002 年,在美国报道为 HIV 感染者提供长期血液透析的透析中心从 11% 上升至 39%,已知 HIV 感染者的比例从 0.3% 上升至 1.5%[16]。在此期间,HIV 感染者的比例仍保持相对稳定,即使感染者人数随着接受 HIV 感染者透析治疗的透析中心数量的增加而增加。HIV 通过血液和其他体液传播。在美国无血液透析中心报道有患者到患者的 HIV 传播。然而,在其他国家有患者之间 HIV 传播的报道。所有这些暴发都被归咎于未落实以下几项感染控制措施:① 重复使用穿刺针具,设备消毒不严格;② 患者间共用注射器;③ 患者间共用透析器[195,196,257]。HIV 感染通常采用检测 HIV 抗体的试验来诊断,重复 EIA 试验阳性者应该采用免疫印迹法或其他确诊试验进行确诊检测。

预防长期血液透析患者中的感染

预防长期血液透析患者来自可知或未知的感染源的血源性病毒或致病菌的传播,这需要实行全面的感染控制项目。该项目的内容包括针对血液透析机构专门设计的感染控制实践,包括例行血清学检测和免疫、监测、培训和教育。CDC 已发布了详细描述这些内容的推荐规范[247,258]。

这些推荐给血液透析单位的感控实践(表 23.6)将减少感染源从患者传播给患者的机会,这些传播机会包括直接或间接通过污染的设施、设备和物质、环境表面、个人的手。这些实践应该对所有在长期血液透析环境中的患者常规执行,这是由于在血液透析期间有潜在的血液污染,有许多患者被致病菌定植或感染。

表 23.6 血液透析患者预防感染的建议

所有患者的感染控制措施

- 当在透析站照护患者或接触其设备时戴一次性手套,在每一个患者或透析站之间脱去手套并执行手卫生
- 进入透析站的物品应该被处理
- 当使用多剂量药瓶时,在远离透析站的清洁区域(集中)准备个人剂量的药物并单独发给每个患者。不要将药瓶从一个透析站携带至另一个站
- 不推荐用一般的治疗车来给患者发药。不要通过口袋携带药瓶、注射器、酒精棉签或其他物资。如果采用托盘传递药物给每个患者,必须在接触不同患者前清洁它们
- 清洁区应被清楚地划分,用于准备、处理及存储药品和未用过的物资和设备。清洁区应与污染区清楚地分开,后者用于处理使用过的物资和设备。不要在处理使用过的设备或血样的同一区域及其邻近区域内,处理和存储药品或清洁物资
- 为每位治疗患者使用外部动静脉压力传感器保护器,以预防血液污染透析机的压力监视器。为每位患者治疗时均更换外部传感器保护器,并不再复用。内部传感器保护器不需要在患者之间常规更换
- 清洁、消毒透析站,需特别注意所有频繁接触的表面,丢弃透析液并清洁、消毒所有表面和与初次产生废物有关的容器(包括椅子、床、桌子、机器、连接到机器的桶)。不要启动机器表面和其他环境表面的例行消毒,除非患者已离开透析站

续 表

- 对于那些将要再处理的透析器和血液管道,要在透析器端口加盖并夹紧管道。将所有用过的透析器和管道放入防漏容器,从透析站运送至再处理区域或者医废区
- 每位易感患者均接种乙肝疫苗,接种后每 1~2 个月检测其表面抗体。如果<10 mIU/ml 则认为患者易感,再接种额外三剂并再检测其表面抗体。如果≥10 mIU/ml 则认为患者具有免疫力,以后每年复查。如果其表面抗体低至<10 mIU/ml 则加强接种一剂疫苗,并继续每年复查

HBsAg 阳性者的附加预防措施

- HBsAg 阳性患者在隔离病房透析,使用单独的机器、设备、仪器和物资
- 工作人员不能同时照护 HBsAg 阳性患者和 HBV 易感者(如同一班次或更换患者时)

这些实践包括附加预防 HBV 传播的措施,因为 HBV 的高滴度及其可在环境表面保持长久感染的能力(表 23.6)。HBV 经环境媒介的潜在传播才是预防透析中心 HBV 传播策略的关键所在,而非透析机内部的污染。考虑到患者致病菌传播风险的增加,包括对抗菌药物耐药的细菌,在某些环境中也可能需要附加的预防措施。此外,需要有对感染和其他不良事件的监测,以监控感染控制措施的效果,并且对工作人员和患者的培训和教育都至关重要,以确保合适的感染控制行为和技术被充分执行。

在每个长期血液透析单位中,策略和措施应被修订和升级以确保推荐的感染控制措施被执行和严格遵守。必须努力教育新员工并再教育老员工留心这些措施。读者应参阅美国 CDC 的推荐规范以获取这些措施的详细情况[247,258]。

例行检测

所有长期血液透析患者均应给予例行 HBV 和 HCV 的检测,其结果应迅速反馈以确保患者基于其检测结果被恰当地管理(表 23.5 和表 23.7)。当转移患者时,应告知其他单位或医院其检测结果(阳性或阴性)。常规的感染控制并未推荐 HDV 和 HIV 的例行检测。

表 23.7　HBV 和 HCV 常规检测安排建议

患 者 状 态	入 院 时	每 月	每 半 年	每 年
所有患者	HBsAg[a]、HBcAb[a]（总和）、HBsAb[a]、HCV 抗体及 ALT[b]	—	—	—
HBV 易感者,包括无免疫应答者	—	HBsAg	—	—
HBsAb 阳性（≥10 mIU/ml）、HBcAb 阴性	—	—	—	HBsAb
HBsAb 与 HBcAb 阳性	—	无须附加 HBV 检测		
HCV 抗体阴性	—	ALT	HCV 抗体	—

[a] 患者入院时应知晓其 HBV 检测结果。
[b] HBsAg,乙肝表面抗原;HBcAb (total),总的乙肝核心抗体;HBsAb,乙肝表面抗体;anti - HCV,丙肝抗体;ALT,丙氨酸氨基转移酶。

在许可患者进入血液透析机构前,应知晓所有患者的 HBV 血清学状态(即 HBsAg、HBcAb 和 HBsAb)。应事先知晓从其他单位转移而来的患者的血清学检测结果。如果在患者入科时不知道其血清学状态,则应该在 7 日内完成检测。血液透析单位应确保其实验室能进行 HBsAb 的定量检测,以确定其保护性抗体的水平,因为某些实验室采用了不同的临界值。

HCV 的常规检测应该包括 HCV 抗体的免疫分析筛查试验、更精确的附加补充或确诊试验。不推荐采用 NAT 做 HCV RNA 的常规初筛试验,因为极少的 HCV 感染者被识别为 HCV 抗体阴性。然而,如果 HCV 抗体阴性患者的丙氨酸氨基转移酶(ALT)水平持续异常,又缺乏其他病因学依据,则应考虑检测 HCV RNA。采集用于 NAT 的血样不应含有肝素,因为肝素会干扰试验的准确性。

在血液透析环境中,接种乙肝疫苗是一项必不可少的预防措施。所有易感患者和工作人员均应接种乙肝疫苗。未接种过乙肝疫苗的易感患者在接种期间,以及未能有效免疫应答的患者,仍应定期检测 HBsAg。血液透析患者接种疫苗及其随访的详细建议已被发布在别处[247]。

感染者的管理

乙型肝炎

HBsAg 阳性患者应在指定的隔离病房中进行透析。他们应该采用专用机器、设备和物资,最重要的是,工作人员不应该同时照护 HBsAg 阳性患者和易感患者(HBsAg 阴性),或将 HBsAg 阴性与阳性患者安置在同一治疗区域[188,205,247]。HBsAg 阳性患者不应复用透析器[52,259-261]。因为 HBV 可通过血源性职业暴露而高效地传播,故再处理 HBsAg 阳性患者的透析器可能将 HBV 易感的工作人员置于感染的高风险中。

HBV 慢性感染者(即 HBsAg 阳性者、总 HBcAb 阳性及 HBcAb 的 IgM 阴性)是对其他人具有传染性的,并具有发展为慢性肝病的风险。应告知这些患者如何预防疾病传染给其他人,他们的家人和性伴侣应接种乙肝疫苗。也应该依据当前的医疗实践指南,评估这些患者(如果可能,通过会诊或转诊)慢性肝病的现状或进展。慢性肝病患者如果易感则应接种疫苗以预防甲型肝炎[247]。

不需要以感染控制为目的对 HBV 慢性感染者进行任何常规的随访检测。然而,每年检测 HBsAg 是合乎情理的,这是为了检出可能转阴的少部分 HBV 感染者。

丙型肝炎

HCV 阳性患者无须与其他患者相隔离,或分开专用机器透析。常规检测的目的在于,促进早期发现并干预以阻断 HCV 在血液透析中心的传播,并确保合适的感控措施被合理而连续地执行;也能在 HCV 感染管理需要时用筛查发现患者。此外,HCV 阳性者可参与透析器复用计划。与 HBV 不同,HCV 不会通过职业暴露高效地传播。这样,HCV 阳性患者的透析器复用应该不会增加工作人员的感染风险。

依据当前的医疗实践指南,评估 HCV 阳性患者(如果可能,通过会诊或转诊)治疗的可能性及慢性肝病的现状或进展。他们也应该获取关于如何预防进一步肝脏损害,以及预防将 HCV 传染给其他人的信息[262,263]。慢性肝病患者如果易感则应接种疫苗以预防甲型肝炎。

丁型肝炎

因为 HDV 依赖于 HBV 感染者作为复制的宿主,预防 HBV 感染的同时也预防易感者感染 HDV。HDV 感染者应与其他透析患者隔离,尤其是 HBsAg 阳性患者。

人类免疫缺陷病毒

对于所有血液透析患者的感染防控建议,已经足够用于预防患者之间的 HIV 传播。HIV 感染者无须与其他患者隔离或单独专用机器透析。此外,HIV 感染者可以参与透析器复用项目。因为 HIV 并不通过职业暴露高效地传播,HIV 阳性患者的透析器复用不会增加工作人员的感染风险。

细菌/真菌感染

接触传播可通过手卫生、使用手套及清洁消毒频繁接触的环境表面来预防[264,265]。对于所有血液透析患者的感染防控建议,已足够预防大部分患者感染或定植的致病菌的传播,包括对抗菌药物耐药的致病菌。然而,额外的预防措施应为患者的治疗作考虑,这些患者可能增加了传播致病菌的风险。这类患者包括:① 皮肤创口感染伴有分泌物但未被敷料包裹的患者,分泌物不一定必须为培养阳性的耐甲氧西林金黄色葡萄球菌(MRSA)、耐万古霉素肠球菌(VRE)或其他任何特殊病原体。② 大便失禁或未采取个人卫生措施控制腹泻的患者。对于这些患者,考虑采用以下额外预防措施:① 工作人员处理患者前应该穿隔离衣覆盖其便装,并在完成照护后脱去隔离衣。② 透析患者应在尽可能少的相邻站点透析(如病房的终端或角落)[247]。

万古霉素常用于透析患者,在某种程度上是因为对于做血液透析治疗的患者应用万古霉素便于管理。谨慎使用抗菌药物是预防万古霉素耐药传播的重要手段[266,267]。CDC 发布的建议声明,不建议用万古霉素治疗(为便于定量选择)肾衰竭患者由 β-内酰胺酶敏感的革兰阳性微生物引起的感染[266]。依据具体情况,选择给药时间间隔>48 h 的抗菌药物(如头孢菌素),这样可以容许使用透析后的剂量。近期一项研究建议,在透析机构给予每周 3 次头孢唑林可提供充足的血药浓度,并可用于治疗许多血液透析患者的感染[268,269]。

消毒、灭菌及环境卫生

良好的清洁、消毒和灭菌程序是血液透析中心重要的感染控制措施。该程序与其他医疗保健环境的建议并无区别,但是其血液污染的高风险性使得血液透析环境情况独特[247,270-273]。此外,日常需要对患者血管系统进行无菌穿刺,使得血液透析单元更类似于手术间,而非标准的医院病房。医疗用品被分为几个类别:① 关键类(如针和导管),其直接接触血液或身体的正常无菌组织;② 半关键类(如光纤内镜),其接触黏膜;③ 非关键类(如血压计袖套),仅接触完整皮肤[271]。

清洁和管理透析中心有两个目的:定期除尘和垃圾,从而防止潜在的传染性物质累积,以及维护环境以有利于患者的照护。拥挤的患者和过劳的工作人员会增加微生物传播的可能性。每一个患者透析站周围都应该有足够的可完全移动的空间,不干涉邻近的透析站,同时为了例行消毒,要求在无患者的情况下,有足够的时间对透析站表面进行消毒。当空间有限时,以下几点可促进清洁可及性:移除透析站不需要的物品,以及让前面已完成治疗的患者离开透析站。

在每个患者治疗后,频繁接触的环境表面,包括透析机的外表面,都应该清洁(用好的清洁剂)、消毒(用清洁杀菌剂)。在无可见尘土时,可以采用一步式消毒程序。如果有可见有机物尘土,则单独的清洁步骤是必需的,这对于阻断交叉污染的传播路径很重要。应使用一个在环保局注册的医院级的消毒剂[197,266-272]。不应使用如聚维酮、六氯酚、氯己定等配方的抗菌剂,因为它们的配方设计是用于皮肤的(即抗菌),而不是用于物体表面的(即消毒)。

没有证据表明在社区医疗废物比生活垃圾更能导致感染或疾病[266,274]。血液透析中心的医疗废物是实际或潜在受血液污染的,应该被当作有感染性的而做相应处理。最后,这些固体医疗废物应该被适当地处理,如焚化炉焚化或垃圾场填埋,这取决于州或当地的法律。

灭菌和消毒准则适用于任何被血液污染的物品或设备的消毒程序。历史上,对仪器灭菌或消毒以及作为病房管理准则,有倾向于使用"过度"策略。这没有必要。透析中心的地板经常被血液污染,但地板清洁准则与其他医疗保健环境相同。通常,这涉及使用良好的清洁杀菌剂,其配方可以包含低或中效消毒剂。

血源性病毒如 HBV、HCV 和 HIV,都将失活于任何合格的消毒灭菌系统,比如 121℃(249.8°F)标准蒸汽高压循环 15 min,环氧乙烷或低温过氧化氢等离子体[271-273]。大量的血液溅出应被清洁以去除可见污染,然后应依据消毒剂厂家的说明对该区域采用中低水平消毒。

来自所有患者的血液和其他样本,如腹水,都应该被小心处理。腹水可含有较高的 HBV 水平,应该与患者的血液一样处理。用后的腹膜透析液应该倒入专用的下水道,并以合适的化学消毒剂对其喷溅处进行消毒。

HBV 不能在组织培养基中生长,亦无病毒分析系统,关于这种病毒对于各种化学消毒剂和热力的精确抵抗力的研究尚未开展。然而,HBV 对热力和化学消毒剂的抵抗力可以通过其他病毒和细菌(但不是细菌芽胞或结核杆菌)获取。此外,研究显示 HBV 对常规的中高水平消毒无抵抗性[276,277]。

被血液污染的静脉压力监视器可导致 HBV 的传播[187,278-280]。因此,静脉压力传感器过滤器不应被复用。

单程人工肾里的内部血流通道不会发生血液污染。尽管从透析器排出透析液的液体通道,可能在发生透析器泄漏时被血液污染,但这污染不见得会接触到随后的患者。因此,消毒和冲洗程序被设计用于控制细菌污染,而非血源性病原体。

对于使用透析液循环系统的透析机(如一些超滤控制器和再生的透析液),血液漏入透析器,尤其是大量泄漏,可导致一些表面的污染,这些表面将接触后面患者的透析液。然而,在每次使用再循环机器后的常规实践程序——排尽透析液,接着冲洗,以及消毒——则会将污染水平降低至可感染水平以下。此外,完整的透析膜将不会容许细菌或病毒穿过。因此,如果确实发生血液泄漏,无论何种类型的透析机,对其采用标准的消毒程序可以控制细菌污染,也同样可以起到预防血源性病原体传播的目的。

第 24 章

重症监护病房 A 部分：
医疗保健相关感染的流行病学、危险因素、
监测、感染控制实践设计和管理及其影响

Didier Pittet, Caroline Landelle, and Stephan A. Harbarth　■ 李婧闻　雷晓婷 译　■ 江佳佳　刘　滨 审校

就所有的医疗现状条件来说,重症监护的有效性和远期效益尚未确定,但在特定的高端技术的病房中,危重症患者的诊疗仍是现代医学的一个主要组成部分[1]。侵入性诊断和治疗方法对于危重症患者的诊断和治疗至关重要。然而,生命支持系统破坏了正常的宿主防御机制,并对患者已经受损的免疫应答产生影响。鉴于其疾病严重程度对重症监护病房(ICU)中患者的影响,死亡率超过25%也就不足为奇了[2,3]。另外,入住 ICU 的患者超过1/3会经历无法预计的并发症[4]。医疗保健相关感染(HAI)是影响 ICU 患者最常见的并发症之一。尽管 ICU的床位数只占医院床位数的 5%～10%,但在 ICU 发生的 HAI 占所有 HAI 的 20% 以上[5]。幸运的是,对 HAI决定因素的系统性研究、感染监测及遵循感染预防措施,已经有效降低了患者入住 ICU 的风险。

ICU 获得性医院感染

发病机制

ICU 获得性医院感染的形成机制复杂,取决于宿主的基本疾病状况、感染的病原体及 ICU 的独特环境。接下来将讨论每一个环节在 HAI 发展中的作用。

宿主防御

在 ICU 中的患者,其抵御感染的能力严重受损。天然宿主防御机制可能因患者的基础疾病或因医疗措施和手术的干预而受损。入住 ICU 的所有患者,至少有一个(通常会有好几个)留置体内的医疗器械,这些导管都会破坏正常的皮肤屏障,在外部环境和正常无菌部位之间建立直接的通路。胃部的天然化学屏障被 H_2 受体阻滞剂或者抑酸剂所中和,从而减少了胃酸分泌,使肠道菌群增生。置入的气管导管、鼻饲管和导尿管破坏了机体内部空腔脏器的排泄和清理的生理机制。

患者的基础疾病同样可能损伤机体特定的宿主防御机制。罹患恶性疾病的患者因其疾病本身或者采用了降低有效吞噬细胞数量并致使正常免疫应答不敏感的治疗方法,使得这些患者可能存在异常的免疫应答。ICU 的高龄患者,其天然免疫应答和特异性免疫应答的作用过程表现出一定的障碍,从而增加了医院感染的风险[6,7]。但比利时的一个回顾性队列研究发现,相比较于中老年患者,极高龄的 ICU 患者发生医院内血流感染

(BSI)的概率更低。然而,这种 HAI 对极高龄患者的危害性更大[8]。

因为 ICU 的患者基础情况极差,通常无法正常进食,会导致患者营养不良或恶病质[9]。组织损伤、灌注不足、感染通过激素和细胞因子介导机制(比如内毒素)引起患者发热和心率增快。耗氧量随着机体代谢需求的增加而增加,从而引发机体生理变化。上述反应导致肌肉的分解以满足机体的能量需求。患者体重下降,机体康复所必需的营养更加缺失[10]。

营养不足与并发症发生率的增高和伤口愈合延迟有关[11,12]。一些研究表明,患者营养状况差是 HAI 的一个诱发因素[13-15]。关于使用肠内营养与全肠外营养(TPN)的最新研究证实,早期开始肠内营养以及使用肠内、肠外谷氨酰胺都与降低危重症患者的感染发生率密切相关[16-18]。例如,有报道称对重症患者进行早期或者富含谷氨酰胺的肠内营养均可降低医院感染发生率和其他并发症[19,20]。相反地,一项包含 26 项研究的 meta 分析验证了重症患者的死亡率和 TPN 之间的关系,即 TPN 对死亡率并无影响,仅仅会降低营养不良患者的并发症发生率[21]。Simpson 等对 ICU 患者肠内与肠外营养的对比试验进行 meta 分析,发现全肠外营养甚至与感染性并发症的增加有关系(OR=1.47;95%CI=0.90～2.38)[22]。另外两个近期的 meta 分析得出的是阴性结果。Peter 等通过系统综述发现,尽管早期肠内营养可显著降低并发症的发生率,但营养支持的类型对死亡率并没有影响[23]。Ho 等则采用了 meta 分析对危重症患者的早期胃管营养和鼻空肠营养进行比较,结论为 ICU 患者早期使用鼻空肠营养代替胃管营养,未发现胃排空受损的证据,两者无明显的临床差异[24]。

T 细胞和 B 细胞功能的重要改变影响着危重症患者以及创伤性患者的宿主防御功能和抗感染的能力[25]。T细胞活化和细胞因子产生的变化常常与创伤和出血相关。损伤和失血导致 CD8 T 细胞群激活,可改变细菌的抗原特异性 B 细胞功能并抑制其他 T 细胞的功能。

全身缺血、缺氧同样是导致感染发展的重要因素。然而,围手术期护理的重大改变已在近年来被推广[26,27]。术后维持或者恢复机体正常的生理特性成为预防并发症的关键环节[28]。

医疗器械的使用

第一次欧洲重症监护病房感染流行病学(EPIC)的研究发现,同其他危险因素相比较,使用医疗器械是一个具有重要相关性的感染危险因素。此研究纳入了10 000多名 ICU 患者,其中 2 064 人发生 ICU 获得性医院感染。在确定的 7 个独立危险因素中,有 4 个与重症监护中常用的医疗器械有关:中心静脉导管(CVC)(OR=1.35;95%CI=1.60~1.57)、肺动脉导管(OR=1.20;95%CI=1.01~1.43)、导尿管(OR=1.41;95%CI=1.19~1.69)及机械通气(OR=1.75;95%CI=1.51~2.03)。ICU 获得性医院感染的其他独立危险因素有预防治疗应激性溃疡(OR=1.38;95%CI=1.20~1.60)、外伤入院(OR=2.07;95%CI=1.75~2.44)及在 ICU 的住院时间。ICU

内住院时间成为预测感染发生的最强指标,并与感染发生率呈线性增长关系[29]。关于 ICU 感染流行病学及其结局的第二次国际研究结果发表于 2009 年,也同样证实了上述结论[2]。

在另一个有趣的队列研究中[30],McLaws 和 Berry 监测了留置 CVC 7 467 日的 1 375 名患者,分析其中心静脉置管相关血流感染(CVC‐BSI)的发生率。他们发现血流感染(BSI)发生率的显著差异取决于导管置入时间的长短(图24.1)。CVC‐BSI 的发生率在置管 15 日后为 6%,置管第 25 日为 14%,置管第 30 日为 21%,置管第 320 日为 53%。因此,尽管患者发生感染的风险不尽相同,但是中心静脉置管时间的延长(置管>2 周)可明显增加感染的发生率。

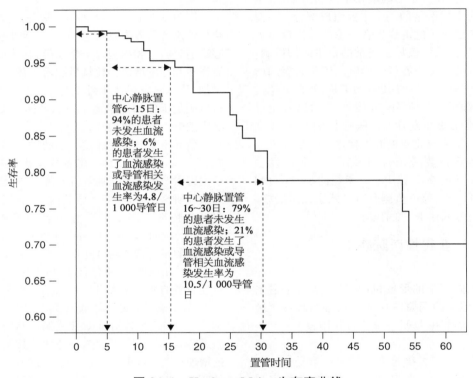

图 24.1 Kaplan‐Meier 生存率曲线

从未发生 BSI 的所有患者(生存率,1.00)开始观察 BSI 发展过程中的非均匀风险分布。到第 5 日,99%的患者仍未发生 BSI。到第 16 日,94%的患者未发生 CVC‐BSI
经许可,改编自 McLaws ML, Berry G. Nonuniform risk of bloodstream infection with increasingcentral venous catheter-days. *Infect Control Hospital pidemiol*. 2005; 26: 715‐719.

基础疾病

在 ICU,重症患者本就患有严重疾病以致其宿主防御机制减弱。每个患者应被个体化评估,以明确其基础疾病可能会如何干扰宿主防御机制。McCabe 和 Jackson 于 50 年前研制出一套可简单评估患者基础疾病严重程度的方法[31]:根据基础疾病是否致命、致命根因或者非致命对患者进行分层。Britt 及其同事[32]在随后的研究中证实了这种方法用于简单评估医院内 BSI 风险的实用性。其他很多研究发现,感染发生率随疾病的严重程度增加[33,34]。

虽然 McCabe 的分类方法确实有用,但是它并非为入

住 ICU 的患者量身定做的。因此,已经提出好几个关于疾病严重程度的评分系统,旨在客观评估 ICU 患者的死亡风险。在过去 10 年中,评估危重症患者并预测其存活率的统计模型在精准性方面已经有了巨大的进步[35,36]。最常使用的评分系统(比如简化急性生理评分 SAPS Ⅲ;急性生理与慢性健康评分 APACHE Ⅲ)的原始或修订版本对评估 ICU 患者的死亡率可获得满意的结果,这个评分取决于患者疾病的严重程度、发生急性器官衰竭的数量及基础疾病的特点[37-40]。然而,这些评分系统在对总体医疗质量的差异性整合上仍有局限性[41]。20 世纪 90 年代初期研发的老版本评分系统,随着模型的使用时间增加

其预测的准确性有所下降。所以，当老版本应用于处理现在的数据时，死亡率往往会被过度预测，而这反过来导致不同 ICU 病区的基准数据出现偏倚[42]。因此，当把陈旧的病情评分方法使用于现代患者人群时应当慎之又慎。

一群重症医学医师于 1994 年达成共识，针对败血症患者制订了一套病情严重程度评分系统，命名为"败血症相关的器官衰竭评估"(SOFA)[43]。由于该评分系统并非仅适用于败血症，故后期更名为"序贯器官衰竭评估"。SOFA 评分方法包含六大器官系统，根据器官功能障碍的程度分为 0～4 级。虽然主要用于描述发病率，但几项分析研究都显示 SOFA 评分和发病率之间存在关联，并且在不同的分值区间也具有良好的患者分布[44]。

抗菌药物的使用和选择压力

不同类型的流行病学研究已经证实了危重患者的抗生素使用和耐药率之间的关系[45-49]。这些研究包括有暴发报告、基于实验室的调查、随机试验，以及患者个体层面或者群体数据的前瞻性或回顾性队列研究。不同的研究方法不可相互转换，并且缺乏一致性，使得不同研究之间的对比很困难。例如，群体数据的分析可能受限于生态学偏差，组群层面效应不能估计出患者个体层面抗生素使用的生物效应[45]。出现这种偏差的原因是生态学研究不同于个体层面的研究，它不能将个体结局和个体的抗生素使用情况关联起来。尽管存在这些困难，大多数研究依然证实了在不同的医院和 ICU 之间，抗菌药物的使用及其耐药性存在极大差异。在同样面临着高度耐药细菌流行的医院中，其抗菌药物的使用会呈现出重要的变化，证实了要想努力控制好耐药应该同时致力于抗菌药物的使用和感染控制措施[50-52]。

同医院的其他病区相比，在 ICU 中抗菌药物的使用更频繁，使用量也更大，细菌耐药确保了一些医院内病原体的存活[53]。患者之间距离过近，使得耐药菌容易在患者和患者之间传播[54]。然而，在相关的医疗机构中多重耐药菌的高携带率并不能转变为更高的医院感染率[55,56]。

值得关注的是，在 ICU 中 HAI 相关病原体的演变趋势表现为多重耐药的革兰阴性菌（如肠杆菌属、鲍曼不动杆菌）和真菌（如念珠菌属）所致的感染增加[2]。在某种程度上，这些病原体的出现是由于抗生素的使用及其选择压力，以及这些菌株耐药性的发展[57]。2001～2008年，Meyer 等[48]在德国 53 个 ICU 进行了一项多中心的研究，尽管限定日剂量（DDD）/1 000 患者日显示总体抗生素使用并没有明显变化，但这些 ICU 中碳青霉烯类药物的使用量几乎增加了一倍。这项研究报道了第三代头孢菌素在大肠埃希菌和其他肠杆菌科中耐药性增加，导致经验治疗方案改换碳青霉烯类药物抗感染，其直接后果就是随之出现了耐碳青霉烯的肺炎克雷伯菌、产碳青霉烯酶的革兰阴性菌和耐亚胺培南的鲍曼不动杆菌。虽然耐药性的变化趋势和抗生素的消耗率仍取决于不同的决定因素，如 ICU 的特征（内科 ICU、外科 ICU 及综合 ICU）、当地的抗生素使用政策和医师的教育水平，但前文

所述在不久的将来这会对世界各地的许多 ICU 产生影响。Meyer 和他的同事记录了在 ICU 中抗生素处方的多样性，似乎表明在不影响患者预后的情况下，通过缩短治疗或预防性使用抗生素的时间也可以改善 ICU 中抗生素的使用情况[58]。

在一些高收入国家的 ICU 中，相较于多重耐药的革兰阴性菌，多重耐药的革兰阳性菌的感染率似乎趋于稳定甚至有所下降［如耐甲氧西林金黄色葡萄球菌（MRSA）、耐万古霉素肠球菌（VRE）][59-62]。举例来说，Jain 等[60]对包括美国 196 个 ICU 在内的近 200 万名住院患者进行研究，评估质量改进计划在预防 MRSA 感染和传播上的有效性。在整个干预阶段——增加对入院患者进行 MRSA 主动筛查、接触隔离和手卫生的关注，强调医务工作者在防控过程中的责任——不但有效减少了MRSA 导致的感染，而且也减少了其他病原体导致的感染[60]。但是，有人对干预措施的有效性提出了质疑，认为在参与调查的 ICU 中，其他未被记录的因素也可能降低MRSA 的感染率[63]。尽管这场争论仍在继续，降低MRSA 感染率的积极意义可能会减少很多 ICU 中对革兰阳性菌的经验性覆盖治疗的必要性，但是临床医师似乎不愿意调整治疗方案以降低 MRSA 的感染率[64]。

定植的来源

宿主定植通常是感染发展的先决条件。这个过程包括微生物对上皮或者黏膜细胞的黏附、增殖以及持续附着。尽管促使定植发展为感染的因素并没有完全得到明确，但约半数 ICU 获得性感染的病原体与之前定植于宿主的微生物相同。细菌定植相关的因素和那些感染发展的相关因素类似。这些危险因素包括住院时间和住在ICU 内的时间、侵入性器械、长期抗生素治疗，以及因使用广谱抗菌药物消除了正常咽部菌群或肠道菌群[65]。促使 ICU 患者发生细菌定植的其他因素还包括因药物和气管插管破坏了正常的结构防御机制（如支气管黏膜纤毛"自动清除机制"）、在应激和治疗性药物刺激下保护性抑菌分泌物的改变（如溶菌酶、乳铁蛋白、唾液和胃酸）以及对"抗定植"的破坏。

现有大量关于定植发展和继发感染的文献[66]，对一些重要的研究做了概括。Johanson 等[67]在 1969 年发表的经典文章表明，危重疾病患者咽部易定植革兰阴性杆菌。1974 年，Schimpff 等[68]发现危重患者的感染源通常为内源性菌群。一些研究随后确证了患者在进入 ICU 之后，很快出现革兰阴性杆菌的定植，然后导致 HAI[69-73]。

在 Grundmann 等[54]进行的具有里程碑意义的研究中，对德国的五个 ICU 中危重患者的交叉感染做了前瞻性研究。在 28 498 个患者住院日中，发现 431 例 ICU 获得性感染和 141 例医院内传播事件。总计 278 例感染是由 10 种基因分型的细菌引起，其中只有 41 例（14.5%）可能与患者之间的交叉感染有关。因此，现代分型方法证实患者的内源性菌群是导致医院感染最为重要的来源。

最近发布的一项队列研究证实了现代分子基因分型和基因组测序方法的价值，可用于阐明在英国新生儿

ICU 中 MRSA 暴发的外源性传播途径,这与泰国一家高级照护中心的地方性 MRSA 传播途径的调查相似[74.75]。因此,越来越多地使用抗菌剂全身擦浴来减少多重耐药的革兰阳性菌的外源性传播和获得。几个精心设计的干预性研究表明,这种方法在短期内对减少 MRSA 和 VRE 的传播和感染率是有益的。尤其是使用氯己定全身擦浴,很多 ICU 现将这项措施作为减少患者皮肤上细菌载量的护理标准。英国的一个调查团队验证了一些旨在减少 MRSA 交叉感染的干预措施的影响[76]。培训活动与集中安置对 MRSA 的传播几乎没有影响。ICU 内采用氯己定作为皮肤抗菌剂可减少几乎所有 MRSA 菌株的传播,但对一种流行菌株无效外:携带耐氯己定的 qacA/B 基因的"TW"菌株[76]。由于"TW"耐氯己定,这种 MRSA 菌株在这项间断的时间序列研究期间戏剧性地增加了。在其他外用清洁方法中同样有耐消毒液的现象被发现,因此在普遍使用氯己定的病房中主动寻找耐氯己定新发现象十分重要[77,78]。

在 HAI 和肺炎的发病机制中,胃部定植菌的核心作用遭到了质疑。基于对 ICU 患者定植菌序列的研究,Bonten 等[79]推断胃部不太可能是导致医疗保健相关性肺炎的病原体的重要来源,这些肺炎通过支气管肺泡灌洗(BAL)和保护性样本刷(PSB)来确诊。此外,对所有的微生物来说,定植的最初部位和途径也许并不同[79]。在两个内科 ICU 中进行的一项大型观察性队列研究证实了上述结果,这项研究从患者入院开始到医院相关性肺炎的第一个症状出现,这期间每日在患者鼻腔、口咽部、气管和胃部取标本进行培养[80]。胃部是一个不常见的引起机械通气患者感染肺炎的微生物的来源。因此,制订预防方案应主要针对口咽部和气管的定植菌[81,82]。

流行病学描述

ICU 的感染率和类型

最近有报道关于 ICU 感染的流行病学的新见解。2007 年 5 月,在 75 个国家的 1 265 个 ICU 进行了一项关于患病率和感染结果的全球化观察性研究(EPIC Ⅱ)。在 13 796 名患者之中,有 9 084 名患者(66%)行抗菌药物治疗,有 7 087 名患者(51%)在数据采集时存在感染[2]。遗憾的是,由于方法的局限性,未能清楚地区分社区获得性感染和医院获得性感染。然而,那些在研究开始之前就住在 ICU 超过 7 日的患者之中,有超过 70% 存在感染且主要是多重耐药菌感染。在感染发生率和医院死亡率之间有着明确的相关性:希腊和土耳其的死亡率最高,瑞士的死亡率最低(图 24.2)。这些差异可能反映了不同国家之间重症监护措施的差异,并且强调了当解释和比较医院或国家之间医院感染率时病例组合对照的重要性[5]。

不仅仅在国内和国际上有不同,而且在 ICU 和医院里的不同位置,感染发生的概率也都不相同。每年来自 CDC 的美国全国医院感染监测系统(NNIS)——现在被称为美国国家医疗安全网(NHSN)的报告以及来自德国 ICU 监测系统 KISS 的数据说明,不同类型的病房和 ICU

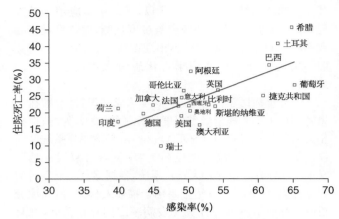

图 24.2 按国家进行分层统计危重症患者发生感染相关的住院死亡率

经许可,摘自 Vincent JL, Rello J, Marshall J, et al. International study of the prevalence and outcomes of infection in intensive care units. *JAMA*. 2009；302：2323 - 2329.

中医院感染的发生率存在差异[83,84]。首先,不同的病房最常发生的 HAI 也不同。普通病房中主要是尿路感染,而 ICU 中最常见的医院感染是下呼吸道感染。其次,ICU 类型不同则 HAI 的发生率也不同。外科 ICU 的感染率高于内科 ICU,成人 ICU 的感染率普遍高于儿科 ICU(新生儿 ICU 除外)[85]。最后,在所有类型的 ICU 中,下呼吸道感染是最常见的感染部位(表24.1)。成人 ICU 通常收治的患者因呼吸窘迫而需要机械通气,相对于其他感染部位来说,这种病房的肺部感染高发生率是其独有的特点。尽管原发的败血症及置入导管相关感染并没有下呼吸道感染常见,但是这些感染相关的发病率和死亡率却非常高[86,87]。

美国 CDC 于 2000 年报道了在 1990～1999 年参与 NNIS 的医院其 ICU 中 HAI 发生率首次下降[88]。三个部位(呼吸道、泌尿道和血流)的风险调整后感染率有所降低。下降幅度最大的是血流感染(BSI),其感染率在内科 ICU 降低 44%,在心脏 ICU 减低 43%,在儿科 ICU 降低 32%,在外科 ICU 降低 31%。然而,从整体上来看,由于过去 20 年中逐步缩短的 ICU 住院时间,全院的医院感染千日感染率实际升高了 36%,从 1975 年的7.2 升高到 1995 年的 9.8[89]。不同标准的变量使用也可能对趋势分析造成重要的影响,可能使判断基准出现偏差[90]。

当使用较短的时间增量(如月份)来对比 HAI 发生率的时候会出现大幅的变化。关于患者调查,不同 ICU 的观察结果显示专业护理水平可能是引起变化的重要决定因素[91,92]。事实上,很多研究表明病房过度拥挤、人员配备不足或工作量与资源配备失衡都是 ICU 中发生医院感染和微生物交叉感染的重要决定因素[93-95]。重要的是,不仅是工作人员的数量,还有他们的培训水平都会影响结果。人员配备不足和感染之间的因果关系错综复杂,其影响因素可能包括缺少时间来执行感染控制措施、工作满意度低、职业倦怠、旷工和员工的高流动性[92]。

总之，医院内 ICU 类型不同其 HAI 的发生率不同。CCU 感染率普遍偏低，新生儿 ICU、外科 ICU、创伤 ICU 和烧伤病区 ICU 的感染率则偏高，表明患者入住后面这几种类型的病房有更大的感染风险[83]。

表 24.1　德国 ICU 的 HAI 发生率：数据来自 2005～2009 年德国 KISS 监测系统，根据 ICU 的类型和感染类型统计数据（最新版本下载网址：http://www.nrz-hygiene.de）

ICU 类型及规模	导管相关尿路感染	中心静脉导管相关血流感染	呼吸机相关性肺炎
	1/1 000 导管日	1/1 000 导管日	1/1 000 机械通气日
综合性 ICU＜400 张床位	1.05	0.89	5.73
综合性 ICU≥400 张床位	1.87	1.36	6.79
内科 ICU	1.93	1.33	4.70
外科 ICU	2.52	1.32	7.44
神经外科 ICU	5.09	1.90	9.59
儿科 ICU	1.57	1.75	2.08
神经 ICU	3.54	1.26	6.58
心脏外科 ICU	1.34	1.40	9.29

ICU 获得性医院感染的影响

ICU 获得性医院感染不仅对患者有害，还会给社会造成负担。一些研究表明对危重患者来说，医疗保健相关性肺炎和血流感染通常会增加 2～3 倍的死亡风险[96,97]。ICU 获得性医院感染患者的死亡率粗略估计在 10%～80%。"归因（或额外）死亡率"的定义为与感染直接相关的死亡率，不包括与患者基础情况相关的死亡率。在 ICU 患者中，除 HAI 外可能会影响预后的患者基础病情主要包括已存在的并发症、严重的急性生理功能紊乱或严重疾病以及由这些情况所致的并发症[98]。

要评估 ICU 中由医院感染引起的死亡率非常困难且无法直接判断，因为医院感染与其他原因导致的死亡有着共同的危险因素，它们或许会混淆因果关系。因此，有的时候很难评估不存在医院感染的危重患者能否存活。最常用于评估 ICU 患者 HAI 归因死亡率的方法是进行配对队列研究。此类研究设计中，试验组的定义为在 ICU 住院期间发生医院感染的患者，再将这些病例与未发生感染的对照组进行比较。试验组和对照组的患者常规配对项为年龄、患病时间、基础疾病和额外变量，这些额外变量与感染无关，但可能导致 ICU 住院期间出现过高的死亡率。简而言之，医院感染的归因死亡率的定义为因感染所致的额外死亡率。举例来说，近期法国的一项基于 ICU 的病例对照研究将 1 725 个已故患者和 1 725 个存活的对照组患者进行配对，来判断 ICU 获得性医院感染相关的额外死亡率[3]。在 ICU 住院期间由于 ICU 获得性感染死亡的患者，其调整后的归因死亡率为 14.6%（95%CI＝14.4～14.8）。呼吸机相关性肺炎（VAP）的归因死亡率为 6.1%（95%CI＝5.7～6.5），另一个队列研究中的多态模型将 VAP 当作一个时间依赖性的事件进行适当处理，其归因死亡率估计接近 8.1%（95%CI＝3.1%～13.1%）[36]。一项包含 10 个欧洲国家和 537 家 ICU 的大规模队列研究明确了患者临床预后和 ICU 院内感染的关系。他们发现患者额外死亡率高与血流感染以及肺炎相关，肺炎显著增加了患者的住院时间，但血流感染并不会。让人惊讶的是，就 HAI 引起的总体负担来说，抗菌药物耐药只占小部分，而铜绿假单胞菌所致的 HAI 产生的负担则最大（并非 MRSA）。

不应推荐将配对队列研究用于评估 ICU 中 HAI 与经济负担、死亡率之间的相关性。本研究设计由于暴露因素随时间变化的特性存在一些局限性，当对感染患者和非感染患者进行总住院花费或者总住院时间的比较时会产生偏差。对于感染患者，HAI 发生之后导致的那些费用很可能是与继发感染相关的。在感染发生之前，患者并未发生暴露。从感染所致的额外经济负担的评价角度来看，感染前的结果和感染之间完全没有关联。因此，将感染前后的结果联合起来，会急剧放大混淆作用[100]。

近期的一些研究已证实了这种偏差的影响。在感染发生前未进行结局分析与那些做了结局分析的研究相比，有不同的结果。Schulgen 等[101] 测试了不同的方法，对不同状态的结构模式转变后进行分析比较，指出对非感染患者和感染患者采用或不采用配对方法进行比较均会高估因医疗保健相关性肺炎延长的住院时间。Beyersmann 等在其最近发布的研究中已证实这种统计方法的有效性[102]。他们指出医院相关感染显著降低患者转出风险［风险比（HR）＝0.72；95%CI＝0.63～0.82］，即延长了在 ICU 的住院时间。因 HAI 导致 ICU 住院时间延长估计 5.3 日（±1.6）。另一个方法是应用生存模型估计不良事件对住院花费和住院时间的影响，在这种方法中，不良事件被看作是一种时间变量。此方法既可应用于分析住院花费也可用于分析住院时间[100]。

综上所述，危重症患者发生 HAI 无疑对发病率和死亡率都存在着显著影响。然而，配对队列研究设计在评估 HAI 对住院花费和住院时间的影响方面可能产生偏差。如果在研究设计或者分析中不能正确估计 HAI 出现的时间段，有可能会高估住院花费或额外增加的住院时间[100]。因为简单的流行调查或配对队列研究不允许描述因 ICU 获得性医院感染导致的感染率和额外发病率（归因死亡率）之间任何的密切因果联系，所以必须采用更复杂的分析方法：纵向队列研究。

病原体

细菌、真菌和病毒是危重症患者发生 HAI 的病原体，很多细菌感染是多重细菌感染。2002 年开展了一次危重患者发生败血症(SOAP)的研究[103]，该研究调查了 24 个欧洲国家的 198 个 ICU 中大量的败血症患者。在 279 例发生 ICU 获得性败血症的患者中，包括 MRSA 在内的葡萄球菌是最常见的病原体(占 40%)，其次分别是假单胞菌(21%)、链球菌(19%)、大肠埃希菌(17%)和白念珠菌(16%)。ICU 获得性败血症患者混合性感染的发病率高于未发生 ICU 获得性败血症感染的患者(23% vs. 16%)[103]。

虽然 SOAP 研究报道称病原体中革兰阳性菌和革兰阴性菌无明显差异，但是最近的 EPIC II 研究通过对 75 个国家 1 265 个 ICU 内感染(社区获得性和医院获得性)患病率和结果的发现，革兰阴性菌相较于革兰阳性菌来说是更常见的独立因素(62% vs. 47%)[2]。微生物培养阳性的患者中，最常见的革兰阳性菌为金黄色葡萄球菌

(20.5%)，其中 MRSA 占 12%；最常见的革兰阴性菌有假单胞菌(19.9%)、大肠埃希菌(16.0%)、克雷伯菌(12.7%)；念珠菌占 17.0%。研究者称进行微生物培养之前的 ICU 住院时间和感染发展之间呈显著相关性，尤其是因 MRSA、不动杆菌属、假单胞菌和念珠菌所致的感染。微生物培养出的病原体同样存在明显的地区差异，尤其是不动杆菌的流行情况存在明显地区差异(从北美的 3.7% 到亚洲的 19.2%)[2]。

为了说明器械相关感染的微生物分布趋势，我们在表 24.2 中展示了来自美国 NHSN 和德国 ICU 监测系统 KISS 的数据[84,104]。在工业化国家的 ICU 中采集的这些数据相似且具有代表性。在 ICU 病区，中央导管相关血流感染(CLA-BSI)和手术部位感染(SSI)的最主要病原体是葡萄球菌和肠球菌，VAP 最常见的病原体是金黄色葡萄球菌和铜绿假单胞菌，尿管相关尿路感染(CA-UTI)最常见的病原体是大肠埃希菌。

表 24.2 医疗器械相关感染所致的院内感染的病原体及概率

感 染 类 型	病 原 体	NHSN[a] 2006～2007 (%)	KISS[b] 2005～2009 (%)
CLA-BSI	凝固酶阴性葡萄球菌	34.1	32.1
	肠球菌属	16.0	18.5
	念珠菌属	11.8	NR
	金黄色葡萄球菌	9.9	8.7
	肺炎克雷伯菌	4.9	5.2
	肠杆菌属	3.9	4.2
	铜绿假单胞菌	3.1	4.2
	大肠埃希菌	2.7	4.7
	鲍曼不动杆菌	2.2	NR
CA-UTI	大肠埃希菌	21.4	27.8
	念珠菌属	21.0	NR
	肠球菌属	14.9	26.5
	铜绿假单胞菌	10.0	14.2
	肺炎克雷伯菌	7.7	8.1
	肠杆菌属	4.1	5.0
	凝固酶阴性葡萄球菌	2.5	NR
	金黄色葡萄球菌	2.2	1.4
VAP	金黄色葡萄球菌	24.4	20.6
	铜绿假单胞菌	16.3	17.7
	肠杆菌属	8.4	5.8
	不动杆菌属	8.4	NR
	肺炎克雷伯菌	7.5	12.3
	大肠埃希菌	4.6	12.2
	念珠菌	2.7	NR
SSI	金黄色葡萄球菌	30.0	—
	凝固酶阴性葡萄球菌	13.7	—
	肠球菌	11.2	—
	大肠埃希菌	9.6	—
	铜绿假单胞菌	5.6	—
	肠杆菌属	4.2	—
	肺炎克雷伯菌	3.0	—
	念珠菌	2.0	—

CLA-BSI,中央导管相关血流感染；CA-UTI,导管相关尿路感染；VAP,呼吸机相关性肺炎；SSI,手术部位感染。
NR,未报道。
[a]88%的医疗器械相关感染的报道来自 ICU,其余 12%源自特护病房和其他的非重症监护病区[104]。
[b]参考文献(84)和 http://www.nrz-hygiene.de。

Marriott 及其同事开展了一项全国范围的临床和微生物学的前瞻性队列研究，纳入了 2001~2004 年在澳大利亚的 ICU 中所有发生 ICU 获得性念珠菌血症的非中性粒细胞缺乏成人患者[105,106]。总体来说，183 例 ICU 获得性念珠菌血症患者的 30 日病死率为 56%。多因素分析发现宿主因素（如高龄、机械通气和入 ICU 的诊断）及未能进行系统性抗真菌治疗与死亡率显著相关。最新指南中推荐的诊疗措施在实施过程中存在不一致：68% 的患者复查血培养，80% 在 5 日内拔除了中心静脉导管，36% 进行了眼科检查。本研究显示感染念珠菌血症的 ICU 患者总死亡率仍然很高，且绝大多数与宿主因素有关，但未发现与治疗相关的影响因素（比如开始抗真菌治疗的时间、氟康唑的药代动力学和药效动力学等因素）。

总之，与 2000 年之前对比，近十年来 HAI 的病因学已经发生重大变化。美国的一些大规模流行病学调查研究显示，包括 MRSA 在内的革兰阳性菌感染已得到有效的控制[60,107]。反之，革兰阴性菌感染和真菌感染却更为常见，革兰阴性菌如克雷伯菌对抗菌药物的耐药性也日益严重。从总体变化趋势来看，目前已从过去的易治疗的病原体向供选用药更少的多重耐药菌转变[108]。

ICU 的感染聚集

虽然入住 ICU 治疗的住院患者不到 10%，但有不少 HAI 暴发事件发生在这些病房，其原因往往与技术薄弱或不够重视感染控制指南有关。其他的暴发流行与特殊菌株有关，这通常与被污染的蓄水池有关，这些蓄水池中的微生物可能被传播给患者。

在网络暴发数据库 http://www.outbreak-database.com 中检索文献，查找点击量超过 1 200 的 ICU 内暴发。表 24.3 总结了这些暴发的主要特征。导致 ICU 暴发的重要病原菌有 MRSA 和革兰阴性菌。

表 24.3　部分文献报道的不同 ICU 内的暴发情况

病 区	病 原 菌	感染或定植部位	传 播 方 式	患者数	时长	参考文献
新生儿 ICU	MRSA	粪便、鼻咽拭子	交叉感染	27	11 个月	207
新生儿 ICU	铜绿假单胞菌	血流感染及定植	用污染的矿泉水准备奶瓶	42	3 个月	208
综合 ICU	多重耐药鲍曼不动杆菌	多部位	整个地面排水系统	11	10 个月	209
新生儿 ICU	3 型副流感病毒	呼吸道感染	人与人直接接触传播	7	1 个月	210
新生儿 ICU	近平滑念珠菌	真菌血症	交叉感染	3	18 天	211
综合 ICU	耐利奈唑胺金黄色葡萄球菌	多部位	水平传播	15	3 个月	212
新生儿 ICU	产 ESBL 大肠杆菌	脑膜炎及其定植	交叉感染	26	1 个月	213
新生儿 ICU	黏质沙雷菌	呼吸道感染	污染的非医用皂液	3	3 个月	214
综合 ICU	耐万古霉素屎肠球菌	多部位	交叉感染	14	1 年	215
新生儿 ICU	田纳西州血清型沙门菌	沙门菌病	交叉感染	10	1 个月	216
儿科 ICU	蜡样芽胞杆菌	肺炎和痰标本	可重复使用的机械通气设备	25	6 个月	217
综合 ICU	洋葱伯克霍尔德菌	多部位	润肤乳	5	18 天	218
新生儿 ICU	头葡萄球菌	多部位	杏仁油	33	3 年	219
新生儿 ICU	百日咳博德特菌	百日咳	交叉感染	4	6 周	220
儿科 ICU	卡氏肺孢子虫	肺炎	患者之间直接传播	4	9 个月	221
综合 ICU	SARS	肺炎	吸入	51	3 个月	222
综合 ICU	液化沙雷菌	血流感染	血压监测设备	16	3 个月	223
新生儿 ICU	铜绿假单胞菌	多部位	人工指甲	46	15 个月	224
新生儿 ICU	阴沟肠杆菌	多部位	交叉污染和多剂量瓶	8	2 个月	93
新生儿 ICU	厚皮马拉色菌	多部位	医务人员的宠物狗	15	15 个月	225
普通 ICU	屎肠球菌	血流感染	电子温度计	9	3 个月	226

尽管每一次暴发流行都有其独特因素，但仍可就其共性做一归纳。发生流行的病原菌，常常是抗菌药物耐药，与正常环境菌群或内源性菌群相比有一定的毒力，可耐受各种环境变化，并能通过医务人员的手在患者之间传播[109]。具备此类特点的病原菌有金黄色葡萄球菌、沙雷菌、克雷伯菌及肠杆菌。非常见病原菌如不动杆菌引起的暴发流行，常与器械污染或环境变化有关[110]。新生儿 ICU 的医院感染暴发报道比其他类型 ICU 多[72,111,112]。

必须记住，新设备或新流程可能在 ICU 内产生新的储菌库或新的病原体传播模式[113]。最后，来自感染供体的捐献器官也会是危重病房中发生罕见医院感染的源头[114]。

预防和控制医院感染

监测

控制医院感染有两类方式：① 工程控制，纳入病房设计或设施布局中，人力控制有限（参见第 19 章）。② 管理性控制，主要是一些医务人员必须熟知和执行的指南(参见第 13 章),只有当正确的行为改变融入医务人员的日常工作中时,管理性控制才有效。例如,曾因更换房间空气过滤器,造成免疫功能正常患者群发侵袭性肺曲霉病[115]。如果制订了这一操作流程并执行,就能避免发生这种致命性的感染。

工程控制

ICU 病房设计对于控制医院感染的作用还难以评估,但是,在改建或设计新病房时,有些问题可能需要谨慎考虑[116]。

1. 床旁一定要预留出足够空间放置生命支持和监护设备,使医务人员便于接触到患者和设备。

2. 患者入住单间对于减少病房内的病原菌传播可能是重要的,但护患比不能受到空间划分的影响。

3. 手消毒剂应放置在便利的位置,以利于医护人员在接近患者时进行手卫生,并阻断 ICU 内最重要的微生物传播模式——通过医护人员的手传播。

4. 要用独立、专用水槽来清洗器械。

5. 所有 ICU 都应配备一个及以上 A 级隔离病房。A 级隔离病房包括缓冲间用于更衣和手卫生,要有正负压。患者住大开间的 ICU,要有备用房间用于隔离[117]。

6. 病区内的功能活动也应考虑。物流交通路线合理,洁污物品放置正确,门口衣橱管理妥当都能减少交叉感染的机会。清洁操作和储藏应与污染操作和污物处置完全分开。整理房间的用具与设备应专室专用,与清洁或污染物品分开储存。

医疗设备的行政管控

医疗技术飞速更新,不断有新的诊断和治疗设施被引进 ICU。很多情况下,这些设施的有效性并未得到充分评估,对于引起医院感染的影响也未可知。例如,如果供应商要新引进号称有抗菌活性的导尿管时,应要求他们提供反映产品效果的数据[118]。侵入性装置的清洗方案应由厂商提供,并经感染预防控制人员或医院流行病学专家审阅来确保此推荐方案适用。对频繁使用的器械,要准备足够的数量以保证足够的清洗、消毒或灭菌的时间。长期来看,购置设备时增加投入能降低医院感染发病率和相关费用。常规遵循指南正确使用医疗器械显著控制 HAI。CDC 已出版了使用和维护导尿管(见第 31 章)、血管内装置(见第 25 章)、辅助呼吸装置(见第 32 章)以及其他装置的指南。

环境的作用

20 多年来,感染控制工作将患者,而非患者环境,作为医院内病原菌和 HAI 的最主要来源。这种观点源于一些研究结果:病房迁至新的清洁环境后 HAI 的情况未改善[119,120]。但是,现在更多文献强调,患者周围环境中某些 HAI 病原菌无处不在,等待着被传播到医务人员手上[121,122]。因此,在环境中长期存活的耐药菌(VRE、MRSA、鲍曼不动杆菌、艰难梭菌)广泛传播,加之近来我们对院内病原菌传播认知的提升,都希望改变医院环境卫生措施[123,124]。正确的清洁消毒程序能有效降低密闭环境中的细菌负荷,也能减低这一高危区域内多重耐药菌交叉感染的可能性[125]。

研究最多的病原菌是 MRSA,它能在环境中存活相当长的时间。观察性研究表明,环境污染利于 MRSA 传播[126]。也有人观察到,入住先前定植患者住过的病房增加了获得 MRSA 的机会[127]。MRSA 环境分离株和患者分离株的分子分型也有关联。但是,文献中没有充分证据表明 MRSA 医院感染率与环境中 MRSA 直接相关。例如,近期发表的在两个 ICU 内开展的前瞻性随机交叉对照研究,对 1 252 名患者环境实施强化清洁方案,对 1 331 名患者环境实施标准清洁,比较两者的效果。强化清洁能减轻 MRSA 环境污染和手携带,但患者获得或感染 MRSA 的发生率并无显著改变[128]。尽管缺乏足够证据,但患者周围环境表面的清洁仍应提倡,以降低 MRSA 的环境污染。

Oelberg 等发表了一项引人注意的实验性研究,他们用取自花椰菜花叶病毒设计的非感染性 DNA 标志物作为替代标志物,观察微生物传播途径[129]。研究者展示了 DNA 标志物通过医务人员的手在新生儿 ICU 内快速传播。所有标记点中,出现阳性最多的位置包括血气分析仪、计算机鼠标、电话手柄、医用图表、呼吸机旋钮和门把手、辐射取暖器的按钮、患者监视器,当然也包括医务人员的手[129]。这些实验结果被 Foca 等进一步证实[130],他们用流行病学和分子学方法调查了新生儿 ICU 患儿间传播的特殊铜绿假单胞菌,它与广泛环境污染以及医务人员手携带有关。戴人工指甲或甲套史是其手部定植的额外危险因素。加强做好手卫生、加强设备和物体表面的有效清洁、禁止医务人员进行诊疗操作时佩戴珠宝及美甲、停止婴儿水浴以及清理患者床旁杂物后,铜绿假单胞菌的传播停止了[130]。最近 Carling 等在 27 个 ICU 开展了一项调查,证明了在大多数重症监护病房中保持患者周围环境清洁是预防感染的不错选择,因为在院内病原菌传播过程中,患者周围的环境可能起到储菌库的作用[131]。

医务人员的行政管控

人员配备和培训:为使患者从医疗技术进步中获益,医务人员必须在一流的监护病房经过培训。研究表明监护病房工作人员协作程度情况直接影响治疗结果,使用侵入性技术是重要的,但对患者的良好照护尚不足够[132]。因此,ICU 医务人员在毕业后仍应不断接受医学继续教育,学习新技术和正确使用新设备、新操作[133,134]。他们也需要定期学习 ICU 患者特有的新发疾病,包括入住 ICU 有关的心理问题和临终关怀。最后,ICU 专科人员面临的压力比医院内大多数科室都高,所以人员轮换的比例也高。技能熟练的医务人员流失要求加强培训新进人员,包括深入培训感染控制流程。人员变动以及新入职工无意中违反感染控制程序都可能导致医院感染暴发流行。

ICU 患者受危重症折磨,需要高水平的护理,而 ICU 院内感染发生率高,必须严格落实严格的隔离及护理操作方法以控制感染传播(见第 13 章)。在人员不足或人员过多时,这些工作完成不利,将引起医院感染暴发[92]。为减少护理操作失误导致的 ICU 内病原菌在人与人之间传播,推荐护患比为 1∶1。一项日内瓦大学医院的研究强调了护患比合理的重要性[93]。这项研究发现,护患比

过低是阴沟肠杆菌在新生儿之间定植和传播的一个独立危险因素(图 24.3)。因此,护理人员数量减低到一定水平时可能难以充分护理患者,可引起 ICU 内医院感染增加。

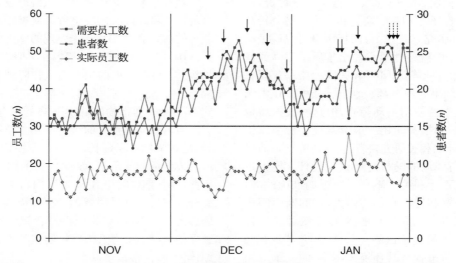

图 24.3　**1996 年 12 月到 1997 年 1 月,阴沟肠杆菌在日内瓦大学医院新生儿 ICU 内暴发流行:新生儿 ICU 内的每日员工数(实际员工数与需要员工数)与每日住院婴儿数(患者数)的比较。箭头示阴沟肠杆菌分离数。水平线表示建议的病区最大收治容量(15 个婴儿)**

经许可,摘自 Harbarth S, Sudre P, Dharan S, et al. Outbreak of Enterobacter cloacae related to understaffing, overcrowding, and poorhygiene practices. *Infect Control Hosp Epidemiol*. 1999; 20：598 – 603.

让 ICU 工作人员理解他们在阻止感染病原菌传播上的责任是必要的,既要阻止病原菌从患者向患者传播,也要阻止从医务人员向患者传播。因此,医院应提供足够的人员以满足医疗需求,并当患病的员工出于责任心暂停本职工作时其个人不会因此受到利益的处罚,这一点很重要。

监测照护质量:行政控制的质量取决于对已有制度的依从性。因此,医务人员的表现和行为应受到监督[135,136]。无论是医生、护士或其他辅助人员,不按制度行事,应及时处理,以防养成不良习惯,给患者增加不必要的风险[137,138]。尽管存在争议,但考虑到这些病区患者病情、治疗以及工作流程的复杂性,监控 ICU 的医疗质量还是很重要的[139,140]。

患者的行政管理

由于 ICU 内有罹患感染和其他并发症的风险,只有能从高强度、高风险的诊疗过程中受益的患者才宜入住 ICU,并且患者也宜尽早离开 ICU,以降低 HAI 的风险。遗憾的是,医生做这一重要决定时能够参考的文献很少。监控医院感染及其发生率,向临床报告监控结果,才能保证 ICU 的医疗质量[141]。正确实施监控能识别行为因素、环境因素或治疗因素,并纠正这些危险因素,将降低 ICU 的感染率[142]。实时监测还能早期识别感染流行[72,112]。

ICU 感染控制的实践问题

控制医院感染的方法众多。全院采用统一的基本原则,这些在本书他处已做讨论,本部分仅就 ICU 最重要的措施进行讨论。

患者筛查

患者在不同病区之间、不同诊疗等级之间频繁转诊,增加了耐药病原体在医院内传播的风险[143]。在不同的医院或国家之间转诊时,定植患者是耐药病原体重要的活储存库,多重耐药菌的传播可能也归功于此[144]。为控制耐药菌传播,在患者的病历中记录相关耐药菌携带情况,并报告给接收患者的病区或医院,是很重要的。所有来自少见多重耐药菌(如 KPC 或 NDM – 1)高发医院的患者在转入时宜考虑进行筛查。

为控制本地流行并高度传播的医院内病原体,ICU 入住筛查也应考虑,因为定植有多重耐药菌(如 MRSA 或 VRE)的患者起到了储菌库的作用,可以让病原体通过医务人员的手在医院环境中传播[145]。遗憾的是,政府、公共卫生机构及专业社团,尤其是美国医疗保健流行病学协会(SHEA)和 CDC,推荐的指南各不相同。这些指南大部分相似,但在常规主动筛查 MRSA 定植上存在差异(例如,用培养法还是 PCR 法)。SHEA 的第一个指南推荐对所有高危患者都要主动筛查 MRSA[146]。CDC 指南采用分级策略,只在基础干预无法控制病原体传播时,推荐进行主动筛查[147]。新近的 SHEA 指南强调,不推荐普遍筛查 MRSA,因为近期来自不同医院和患者群的研究结果各异且相互矛盾[148]。总之,伴随各类观点支持者之

间的争论,这一问题已经引起感染控制专业人员的意见分歧。

尽管很多研究已经对 ICU 内主动监测 MRSA 做了评估,但证据质量并不高[148]。McGinigle 等[149] 对成人 ICU 内主动监测和控制 MRSA 的文献做了系统评价,未发现随机对照试验。16 个回顾性研究和 4 个经济分析被纳入,仅两个观察性研究有对照组,而且所有研究质量都不高。5 个质量较好的观察性研究提出了质量或高或低的证据,证明主动筛查能降低 MRSA 医院感染率。现有研究在试验设计和结果处理上都表现出异质性。作者结论称现有证据可能支持使用主动筛查,但这些证据质量不高,目前还不能明确推荐使用。这份系统评价引发了一些批评:有些重要的相关研究缺省,有些研究被歪曲引用,还有些质疑它所强调的随机对照试验设计。能力不足的随机试验进展不顺利可能不利于数据的准确性,但其他研究设计如果顺利进行则相当强大,如间断时间序列研究和前后对照研究。重要的是,对该系统评价的批评集中在成人 ICU 内研究结论的一致性上,尤其是有些研究是将主动检测与患者及其环境去污染和/或手卫生结合在一起。

尽管对人体几个部位进行采样培养筛查 MRSA 是经济又敏感的,但时间仍是最主要的问题。鉴定和药敏结果一般在采样后 48～96 h 后才能得到,如果未能根据推测对患者采取接触隔离,时间的延迟将使得 MRSA 交叉传播。这也许能作为一个原因来解释 Cepeda 等和 Huskins 等人近期的研究结论(除了手卫生依从性低以外),他们发现对 ICU 内用传统方法筛出的 MRSA 携带者采取接触隔离没有显著效果[150,151]。

常规使用分子学方法可能便于快速检出 MRSA 携带者[152]。我们对入院时快速筛查 MRSA 的临床实用性做过调查[153]。入院时快速筛查 MRSA 并根据结果尽早隔离 MRSA 患者,随着这一措施的依从性增加,ICU 中 MRSA 感染也显著减少。虽然 MRSA 快速检测法缩减了大量不必要的提前隔离床日数,但在外科 ICU 中并未观察到对 MRSA 感染率的效果[153]。

Wassenberg 等计算了 ICU 内快速筛检 MRSA 携带者的成本与效益[154,155]。在荷兰这项多中心研究中,将 BD 公司的 GeneOhm™ MRSA‐PCR 法、GeneXpert‐MRSA 法与培养法进行比较。在 163 名有携带风险的患者中,MRSA 流行率为 3.1%。笔者报道,两种 PCR 法的阴性预测值均为 100%,使用 GeneOhm 法的患者隔离时间为 27.6 h,使用 GeneXpert 法为 21.4 h,而使用培养法则需要隔离 96 h。使用 PCR 法筛查,隔离时间缩短了 44.3%,每个患者额外增加筛查花费 327.84 欧元(GeneOhm 法)或 252.14 欧元(GeneXpert 法)。每减少一个隔离日净节省 136.04 欧元(GeneOhm 法)和 121.76 欧元(GeneXpert 法)。隔离费用不如先前报道的普通病房降低明显(前者为 54%,后者为 60%),也许反映了 ICU 患者的复杂性,有多个部位(如静脉通道、多处创伤和导管)需要监测。此外,目前多数分子生物学平台难以短期

内完成多重检测。因此,需要改善分子学诊断技术和策略,如汇集样本以完成大量检测,缩短 ICU 高危患者昂贵又麻烦的提前隔离时间。

患者隔离

超过一半的 ICU 患者在入院时就定植有引发后续感染的病原菌。再次入院患者可能携带和传播上次住院时获得的耐药菌[156]。由于未发现的感染而入住 ICU 并不罕见。作为 ICU 医师,应该警惕和早期诊断潜在的可传播的疾病。有可疑感染的患者在入住时就宜予以适当筛查和隔离[157]。隔离级别应由以下因素决定:感染部位、传播方式、分泌物或排泄物的量、病原体的毒力及其耐药性。

对具体隔离技术的讨论不在本章范围内。要注意的是,随着留院时间延长,耐药菌定植的机会也随之增加。患者成为活的储菌库,有利于病原菌传播给易感人群[54]。因此,将长期住院患者与 ICU 内占大多数的短期住院患者分开安置也许是明智的。这种隔离可能包括:将慢性病患者置于单间,或将同类患者调整安置于病房内相对独立的区域。由专人护理长期住院患者能更好地阻止病原体传播,但常常难以实现。

手卫生

接触患者前及接触不同患者之间常规执行手卫生是最重要的感染控制措施。几乎所有医务人员都能意识到并认可这一理念[158]。因此,当反复报道医务人员对这个简单又经济的方法依从性很低时,不免令人沮丧。ICU 内的手卫生依从率通常不超过 40%[159]。造成依从性低的可能原因有:与其他措施相比缺乏优先性,没时间做手卫生,手卫生物品放置不便取用,对手消毒液或洗手液过敏或不耐受,缺乏高年资医师的带头示范以及个人不遵守手卫生准则。

20 世纪,人们对含乙醇的手消毒剂产生的严重误解广泛而牢固[160]。医务人员所用的乙醇型手消毒剂很少得到系统推广,因而在大多数 ICU 里,为减少医务人员手携带 HAI 病原体,使用肥皂和水洗手成为手卫生的主要方式。

最近 10 年,才有有力证据支持乙醇型擦手剂具有的独特优势,使得全世界的感染控制专家,包括 CDC 和 WHO 重新修订了医疗机构手卫生指南[159,161]。

这一进展是基于以下重要见解。

1. 使用肥皂和水彻底洗手所需时间过长,因此医务人员完全遵守洗手要求是不现实的,尤其在 ICU。

2. 如果积极推广使用乙醇型手消毒剂,可以提高医务人员手卫生依从性,降低医院感染的发生率[162]。在手卫生要求高的病区如 ICU,使用乙醇型手消毒剂可能是获得良好依从性的唯一方法[163]。

3. 多个研究明确显示,乙醇型产品与含氯己定或其他消毒剂的抗菌型肥皂相比,抗菌效果更好[164]。有几个研究甚至对用肥皂和水洗手在预防多重耐药菌和革兰阳性菌传播的效果提出质疑[165]。

4. 与常规使用肥皂和水洗手相比,乙醇型手消毒剂含润肤凝胶等成分,对皮肤的损害更小[166]。

5. 先前推广使用抗菌肥皂和水洗手的研究,没有正确评估乙醇型手消毒剂本身的作用[167]。

隔离预防

当前只有很少证据表明,在 ICU 内提高手套的使用,在控制病原菌传播上效果比常规做手卫生更好。反对在 ICU 内常规使用手套的主要论点缘于医务人员从一个患者转向另一个患者时常常不脱手套,以及摘手套后忘记执行手卫生。这也许是能说明最近发表的整群随机临床研究失败的一个主要原因[151]。Huskins 及其同事对 18 个 ICU 内超过 9 000 名患者进行干预并评估,包括落实隔离预防措施(如普遍使用手套直至明确患者未定植 VRE 或 MRSA)、主动监测培养、结果通告医师。尽管医务人员的隔离措施和操作的依从性有所提高,但是最终未观察到干预后患者 VRE 和 MRSA 获得率有所改善。

然而,有很多研究调查了复杂类型的保护性隔离对于降低严重粒细胞减少症患者或深度烧伤患者 HAI 发生率的作用,仅有几个研究评估了单纯保护性隔离是否有益于 ICU 患者。Klein 等[168]在一个儿童 ICU 开展了前瞻性随机研究。在这一设计颇佳的研究中,笔者检测了单纯隔离预防措施(如一次性隔离衣和手套)对定植和后续感染的作用。隔离患者出现 ICU 菌群定植的时间平均在 5 日后。隔离患者的日感染率比常规护理患者低 2.2 倍。

尽管先前研究中对 ICU 患者保护性隔离的价值存在争论,但处置特殊的高危患者时穿戴隔离衣和手套可能仍然有利于控制感染。严重急性呼吸综合征(SARS)的流行表明,隔离预防措施依从性好的医院比依从性低的医院受到的影响更低,病毒的传播更少[170]。有必要进一步研究这一措施在普通 ICU 内的成本-效益。为明确隔离预防措施有效性的结论,对它的依从性也应做出评价。只有一些研究对隔离预防措施依从性进行分析,并且大多报道了医务人员依从性低,对病原体的预防缺乏足够认知[171,172]。

重症监护病房相关的有争议的预防措施

选择性消化道去污染

很多 HAI 源于口咽部消化道的内源性菌群,预防措施的创新点在于口服抗菌药物控制(去除)潜在的病原体。选择性消化道脱污染(SDD)的目的是抑制致病性革兰阴性需氧杆菌和酵母菌的过度生长。它包括外用口服和肠道内使用抗生素,通常该方案的前几日全身性使用抗生素,目的是消除胃肠道的潜在致病菌。根除了内源性细菌后,就可能避免感染[173,174]。

SDD 在降低 ICU 内获得性感染死亡率上的作用仍是重症监护医学一个最有争议的问题[175,176]。迄今已经发表了超过 30 个随机对照试验,它们评价了 SDD 在预防 VAP 和降低死亡率上的疗效。只考虑高质量研究的话,效果看起来有些削弱,但这些研究中几个 meta 分析显示出积极的治疗效果[177,178]。使用 SDD 涉及的关键问题是抗生素耐药性的发展和蔓延;SDD 降低 HAI 发生率的结果是促进了还是降低了抗生素的选择压力,仍然悬而未决。然而,有些证据支持,对于特殊的危重患者来说,如

果所住病区内的首要问题不是多重耐药菌(如 MRSA 或不动杆菌属)的交叉传播,那么 SDD 是一种有效的策略,可以减少医院感染的发病率和死亡率[179,180]。

最近,De Smet 等展示了 SDD 或选择性口咽部去污染(SOD)在整群随机临床试验中降低 ICU 患者死亡率的作用[82]。然而,SDD 和 SOD 均显著影响微生态,干预期间呼吸道内菌群对头孢他啶的耐药率上升,终止 SDD 后肠道菌群对头孢他啶的耐药性明显回升[73]。

SDD 可能还有控制医院感染暴发的作用。Brun-Buisson 及其同事[181]报道,口服非吸收性抗菌药物进行肠道内去污染,对于预防内科 ICU 内多重耐药肠杆菌感染暴发有重要意义。在那些常规感染控制措施不能控制感染暴发的 ICU,谨慎使用 SDD 包括选择恰当的口服抗菌药物,密切监测新发耐药菌株,也许是传统感染控制措施的重要补充。

总之,尽管有很多临床试验和系统评价的数据,但确定推荐在全球 ICU 内放弃还是常规进行 SDD 似乎都是很难的。忽视 SDD 的潜在益处可能也不妥,因为大多临床试验的结果对 SDD 在降低医院感染率上还是支持的。因此,采用 SDD 更像是一个哲学和艺术问题,而不是纯粹的科学。我们相信,SDD 应被限制用于某类患者,其具有医院内肺炎的高风险或处于已确定的疗效与成本-效益的状态。任何一种情况下都必须开展耐药性监测[73]。

降钙素原改善抗生素合理使用,减少耐药性产生

当前降钙素原(PCT)是研究最多、能指导住院患者抗菌药物治疗的生物标志物[182,183]。几项调查 PCT 诊断过程和临床疗效的高质量临床试验已经发表[58,184-186]。两个大规模研究明确了 PCT 在指导抗菌药物治疗危重患者上的实用性[58,185]。但在 Bouadma 及其同事的研究中[58],超过一半的(53%)PCT 指导组患者并未遵从最初制订的抗菌药物治疗方案,因此抗菌药物使用并未如推荐的那样完全取决于 PCT 水平。在最近的多中心 RCT 研究中,Jensen 等随机将 1 200 个危重患者分入标准临床治疗组(PCT 水平未知)或 PCT 指导治疗组,指导组使用一种强制性抗菌药物升级法,并根据每日 PCT 检测结果指导抗菌药物使用[187]。在 28 日全因死亡率上,PCT 组(31.5%,190/604)较对照组没有任何优势(32.0%,191/596)。更令人失望的是,PCT 组患者滞留 ICU 的时间增加了 1 日($P=0.004$),还表现出脏器伤(肾损伤)。机械通气率也增加了 4.9%(95%CI=3.0%～6.7%)。除明确的血流感染者外,PCT 组患者没有提早恰当地选择抗菌药物治疗,而广谱抗菌药物的使用大幅增加。更因增多的呼吸道标本、尿液、血液等培养检测,PCT 组微生物采样频率增加。上述结果与新近发表的系统评价稍有矛盾,尽管未发现改善死亡率,但呼吸道感染和败血症患者能显著减少抗生素使用,并呈现节省患者费用和缩短入住 ICU 时间的趋势[188-190]。

总之,对于危重患者发生可能威胁生命的感染时,PCT 可能不是一个理想的标志物用于强烈影响初始治疗方案的决定甚或阻止经验性治疗。但是,PCT 检测可能

增加临床医师的信心,为大多数患者早期撤下抗菌药物治疗。

日常工作中的多模式干预与集束化预防措施

尚不清楚日常工作中可预防的 HAI 是多少。我们对多模式干预研究进行系统评价,以粗略估计潜在的可预防的 HAI 的比例[191]。对 30 篇文献的评估发现降低 HAI 发生率还有很大空间,最少降低 10%,最多 70%,取决于实施机构、研究设计、基线感染率及感染类型。改善最明显的是导管相关菌血症,而其他类型的 HAI 降低效果较小,但仍有相当的下降空间。

尽管降低危重患者 HAI 的最佳方法还不清楚,近期研究和大量质量改进行动已经表明,以培训为基础的多重干预措施能降低不同 ICU 和医院内 HAI 的发生率[192]。

这种集束化措施(以下均简称 BUNDLE)概念的首次实施是通过提高手卫生依从率来预防 HAI[162,193]。2001年,美国医疗保健促进会(IHI)提出了集束概念并将其定义为:"一组适用于特定患者人群和医疗机构的循证干预措施,当联合实施时其控制感染的效果明显优于单一实施[194]。"IHI 的集束化措施设计指南内容如下。

• BUNDLE 包括 3～5 种干预措施(元素),临床认可度高。

• 每种干预措施相对独立。

• BUNDLE 用于某一场所的特定患者人群。

• 由多学科的诊疗团队制订该 BUNDLE。

• BUNDLE 应该是描述性的,而不是规定性的,允许因地制宜地做出恰当的临床决定。

• 监测 BUNDLE 依从性应使用"全有或全无"的方式,目标值应在 95% 或以上。

IHI 的机械通气 BUNDLE 及中心静脉导管 BUNDLE 是最早制订的。这两个最早的 BUNDLE 所包括的措施见表 24.4。随后,2002 年 7 月,机械通气 BUNDLE 被 IHI 用于 IMPACT 网的危重病倡议上。IMPACT 网中来自 35 个 ICU 的数据显示,随着机械通气 BUNDLE 依从率升高(>95%),呼吸机相关肺炎的发生率降低了 44.5%[195]。在分析这些改进成果时,笔者认为,不仅仅是衡量这些照护因素作为 BUNDLE 带来的成功。在如何完成工作和团队内部如何高水平协作上,也发生了变化(BUNDLE 的依从率>95%)。这种改变包括:使用核查表、修订多学科协作的日常方式和流程,以及每日目标表。

很多医院 ICU 已经坚持使用这两个 BUNDLE,并报告了其改进成果,改进大多与持续遵守 BUNDLE 有关[196]。另一些结合自身情况对 BUNDLE 做了修改,也报告了成功的结果[197,198]。例如,法国一项多层面的预防项目中,在 30 个月的干预期内实施了 8 个针对呼吸机相关性肺炎的预防措施,ICU 接受机械通气患者呼吸机相关性肺炎的发生率下降了 43%[199,200]。但是没有大规模的随机研究证明,使用任一呼吸机相关性肺炎的预防措施,包括 IHI 的 BUNDLE,能减少呼吸机相关性肺炎,改善临床结局如死亡率等。O'Grady 及其同事称,临床医师对患者广泛应用机械通气 BUNDLE 前,应有临床预后改善的循证依据[201]。

类似的有关中心静脉导管 BUNDLE 的改进结果也有发表,美国一个 ICU 的研究称,在 BUNDLE 依从性高时,CLABSI 降低[202]。"Keystone ICU"计划已经阐明,多方面的综合措施能使 CLABSI 持续降低多达 66%,主要包括遵守中心静脉导管 BUNDLE 中的 5 项循证措施、结合日常目标核查、团队培训和交流、单元病房内安全文化改善项目以及其他措施[134]。

BUNDLE 概念也被应用于包括败血症在内的其他临床问题,也取得了改善。2004 年,"拯救败血症运动"提出了预防严重败血症的两个 BUNDLE(一个关于抢救,另一个关于管理);有两篇文献称,实施这一到两个策略能降低败血症患者的死亡率和住院时间[203,204]。然而,对预防手术切口感染 BUNDLE 似乎效果欠佳[205],这一主题超出本章范围,将在本书其他章节深入讨论(见第 36 章)。

有各种实施 BUNDLE 的方法,包括培训会议、反馈、提醒、经济激励和专业职责的修订。遗憾的是,没有最佳策略或所谓的"灵丹妙药"对所有情况完全改进。挑战在于要在审慎地评估利弊和连贯的理论基础上建立一套策略。为了对制订完善的集束预防实践策略的实施有效性进行评估和量化,设计了一个名为 IMPLEMENT 的前瞻性临床有效性试验,以推广和检测欧洲各级医院如何实施感染预防管理 BUNDLE 的知识。这个项目的总目标是为减少 HAI 发生率以及常规合理使用抗菌药物提供证据[206]。

结　论

为危重患者提供重症监护和生命支持已取得很大进展。然而,对患者来说,每项技术新进展都伴随着潜在的风险,包括 HAI 风险。临床研究有必要论述这些新进展带来的利弊。为此,需要重症监护医师、流行病学家、感染控制专家协作,设计恰当的研究方案、干预措施和控制策略。由于小样本量和个体机构的局限性,催生有效证据更有赖于评价利弊的多中心研究进展。挑战在于减少并发症风险的时候避免抵消重症监护的益处。

表 24.4　IHI 重症监护病房(ICU)感染预防 BUNDLE

IHI 机械通气 BUNDLE
1. 床头抬高 30°～45°
2. 每日镇静暂停,做预备拔管评估
3. 预防消化性溃疡
4. 预防深静脉血栓
(2010 年新增第 5 项干预措施"每日氯己定口腔护理")

IHI 中心静脉导管 BUNDLE
1. 手卫生
2. 最大无菌屏障
3. 氯己定皮肤消毒
4. 选择最佳置管位置,成人患者避免使用股静脉作为中心静脉通路
5. 每日评价置管的必要性,及时拔出不必要的置管

第 25 章

重症监护病房 B 部分：
细菌耐药及预防中央导管相关血流感染、
导管相关尿路感染和艰难梭菌感染

Nasia Safdar and Dennis G Maki ■ 赵丽华 闫小娟 译 ■ 徐 虹 刘 滨 审校

简 介

重症监护病房(ICU)彻底改变了对外伤、休克状态和其他威胁生命情形的危重患者的照护方式,大大改善了其预后[1,2]。然而,ICU 获得性的医疗保健相关感染(HAI)仍是对 ICU 患者的重要挑战。ICU 医院感染率比其他住院病房高 3～5 倍[3,4]。在美国医院中,虽然 ICU 患者只占了全部住院患者的 10%,但是发生的感染占所有医院感染的 50%。在过去的 20 年中,我们对 ICU 获得性感染的流行病学和发病机制的了解有了很大进步,制订了措施,极大地预防了这些 HAI。

流 行 病 学

目前,在美国的医院,每年有超过 200 万的患者发生医院感染,大约 9 万人因此死亡[5]。

医院感染的监测,尤其是对高感染风险科室(如 ICU)的监测,已经成为美国所有医院控制感染和品质保证的整体特征。美国疾病预防控制中心(CDC)的医院感染控制成效(SENIC)项目研究显示,监测可以帮助预防 HAI[6]。

为了测量 HAI 造成的影响,在 20 世纪 70 年代早期就建立了美国全国医院感染监测系统(NNIS),以便更好地了解相关的感染因素,进而发展有效策略控制这些感染[7]。NNIS 系统现在称为美国国家医疗安全网(NHSN),包括了大约 5 000 家医院。NNIS/NHSN 系统通过提供定义,尤其是器械相关感染(DAI)[8]来标准化 HAI 的监测。为了提高 DAI 监测的特异性和精确度,这些定义,尤其是呼吸机相关性肺炎(VAP),最近被更新了。DAI 目标性监测和每 1 000 器械使用日的率计算允许相似的医院进行标杆管理,发现那些需要纠正的独特体制问题,并建立机制评估医院的发展趋势甚至 HAI 暴发。

因为住院时间严重影响 HAI 的感染风险,感染率应该表达成每 1 000 住院日的形式。器械使用影响器械相关感染率,CDC 推荐 DAI 监测和计算 1 000 器械使用日感染率。不同类型的 ICU 内 HAI 率是不同的,感染率最高的是新生儿、外科和烧伤病房的 ICU,其次是内科 ICU。冠心病监护病房患者的感染率很低(表 25.1)[9-11]。

表 25.1 CDC - NHSN 医院各类型 ICU 的器械相关感染率(1/1 000 器械使用日,2010 年 1～12 月)

感　　染	ICU 类型			
	内科 ICU 感染率,中位数(25%,75%)	内科-外科 ICU 感染率,中位数(25%,75%)	外科 ICU 感染率,中位数(25%,75%)	冠心病 ICU 感染率,中位数(25%,75%)
导管相关尿路感染	2.4 (0.9, 3.7)	2.2 (0.6, 3.4)	3.0 (1.0, 4.4)	1.9 (0.3, 3.1)
中央导管相关血流感染	1.8 (0.8, 2.3)	1.4 (0.0, 2.1)	1.4 (0.4, 1.9)	1.3 (0.0, 1.8)
呼吸机相关性肺炎	1.4 (0.1, 2.2)	1.8 (0.0, 2.5)	3.5 (0.4, 4.8)	1.3 (0.0, 2.1)

Dudeck MA, Horan TC, Peterson KD, et al. National Healthcare Safety Network (NHSN) Report, data summary for 2010, device-associated module. *Am J Infect Control*. 2011; 39: 798 - 816.

最近,根据 NNIS/NHSN 的 HAI 定义,利用发展中国家(中南美洲、亚洲、非洲和中东地区)新的大型跨国监测系统把发展中国家 ICU 内获得性感染的流行病学进行了总结。在最近的报告中,联盟中 55 家 ICU 的 DAI 总率是 22.5/1 000 ICU 日;41% 的感染是 VAP,其次是中央导管相关血流感染(CLA - BSI,12.5/1 000 导管日)和导管相关尿路感染(CA - UTI,8.9/1 000 导尿管日)[12]。这些均比北美 ICU 报道的高 2～3 倍,并强调全世界 ICU 的医院感染极其脆弱。

需氧的革兰阴性杆菌,尤其是铜绿假单胞菌,占 ICU 感染的 50%;革兰阳性球菌(20%)、假丝酵母菌(10%)构成了剩余的部分[3,4]。图 25.1～图 25.4 显示了 ICU 的总感染、VAP、CLA - BSI 和 CA - UTI 的微生物构成情况[4]。

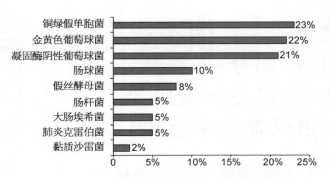

图 25.1　引起 ICU 感染的微生物构成情况

Richards M，Thursky K，Buising K. Epidemiology，prevalence，and sites of infections in intensive care units. *Semin Respir Crit Care Med*．2003；24：3－22.

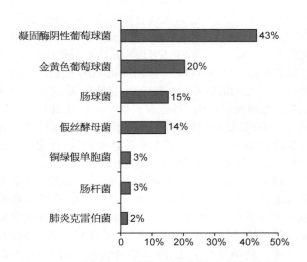

图 25.2　引起 ICU 血流感染的微生物构成情况

Richards M，Thursky K，Buising K. Epidemiology，prevalence，and sites of infections in intensive care units. *Semin Respir Crit Care Med*．2003；24：3－22.

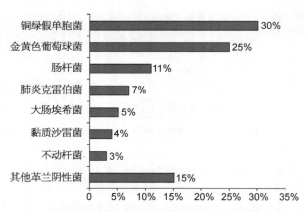

图 25.3　引起 ICU 呼吸机相关性肺炎的微生物构成情况

Richards M，Thursky K，Buising K. Epidemiology，prevalence，and sites of infections in intensive care units. *Semin Respir Crit Care Med*．2003；24：3－22.

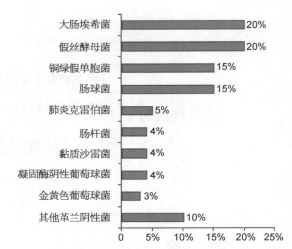

图 25.4　引起 ICU 导管相关性尿路感染的微生物构成情况

Richards M，Thursky K，Buising K. Epidemiology，prevalence，and sites of infections in intensive care units. *Semin Respir Crit Care Med*．2003；24：3－22.

感染控制的一般状况

　　美国联合委员会(TJC)，即以前的医疗机构联合认证委员会(JCAHO)，和许多其他国家类似的管理机构要求每家医院都要有监测、预防和控制 HAI 的主动行动[13]。监测是有效的控制行动的基础。在大多数医院中，监测重点关注由耐药细菌引起的感染和发病率及死亡率都显著增加的感染[如手术部位感染(SSI)、BSI 和 VAP]。

　　虽然现在不清楚多重耐药菌造成的环境污染是否会转化成患者更大的感染，但是无生命的环境是耐药的 HAI 病原体的储菌库。一些研究显示，耐甲氧西林的金黄色葡萄球菌(MRSA)、耐万古霉素肠球菌(VRE)、艰难梭菌和革兰阴性菌可以在各种医疗表面被检出。虽然 ICU 的环境无法做到无微生物，但是某些建筑和环境的问题仍然值得关注。ICU 应设置在限制人员的区域，仅限 ICU 的基本人员。足够数量的水槽、含醇手消毒剂或抗菌肥皂必须到处都有，随时满足所有进入 ICU 并跟患者或环境直接接触的人员需求。应具备独立的区域和水槽用于清洗、储存和回收被污染的器械。所有 ICU 应具备收治肺结核或其他空气传播患者的隔离病房。因为 ICU 涉及照护骨髓移植患者或恶性血液病患者，所以 ICU 应具备使用高效空气微粒(HEPA)过滤器的正压隔离病房。所有与 ICU 患者接触的表面应使用医院常规消毒剂自上而下擦拭干净，至少每日一次。尿液测量工具常常被革兰阴性杆菌污染，每次用完必须用消毒剂冲洗。ICU 的每位患者应配备专用的听诊器和血压计。

手卫生

　　感染或定植患者是 ICU 内 HAI 的主要储菌库，ICU 内感染性病原体的主要传播机制是通过医务人员(HCW)的手、衣服和仪器进行传播的。这在感染暴发和新制剂应用(如含醇手消毒剂用于手卫生)前的革兰阳性菌的研究中更显而易见；而没有含醇手消毒剂时，ICU 内医务人员对革兰阴性菌的水平传播作用也说明了问题。在最近一个组织良好的队列研究中，Waters 等试图确定新生儿科护士手携带革兰阴性杆菌是否与这些护士照护的新生儿发生的革兰阴性杆菌引起的 HAI 有关联[14]。研究者发现，2 935 名新生儿中发生了 192 例由革兰阴性杆菌引起的获得性感染，70％分离株可以进行分子分型，引起感染的 9％（11/119）的菌株从新生儿 ICU 护士的手上检出。另外 33％（39/119）的菌株在婴儿中流行，这为医务人员的手携带病原菌提供了间接的证据。在这项研究中，医务人员的手每季度采样一次，都是在含醇手消毒剂擦拭进行手卫生后立即采样，因为携带是典型的转移，所以很可能培养的次数越频繁，就越可能获得大量的流行菌株。值得注意的是，环境作为 HAI 革兰阴性病原菌储菌库的作用并没有在这次研究中进行评估。

考虑到手作为水平传播的主要工具的重要性，手卫生仍然是我们倡导的预防 HAI 的基本措施[15-20]。尽管普遍认为洗手/手卫生是 HAI 控制程序的基础，但是手卫生依从性＞50％很难实现，在对医务人员的研究中发现，洗手/手卫生的依从性在 9％～50％[21,22]。

面对洗手/手卫生对预防 HAI 非常重要这样的强有力证据，最近的研究试图更好地了解洗手/手卫生依从性差的原因[21]，找出皮肤刺激、水槽的位置不方便、时间约束、工作负荷大、人员配备不足这几个原因。值得关注的是，手卫生依从性差的危险因素包括内科医师（而不是护士）、ICU 工作，还有一条是从事具有交叉感染高风险的医护行为[21]。纠正这些不足的干预措施包括：针对性教育，反馈，改变水槽位置和手卫生产品，改成可替代的、刺激性小的手卫生产品和患者教育[17]。表 25.2 概括了增强手卫生依从性的策略。

表 25.2　改善手卫生依从性的策略

- 医务人员教育
- 日常观察和反馈
- 工程控制
- 容易、方便获得的含醇手消毒剂
- 患者教育
- 工作场所的提示
- 行政处罚或奖励
- 改善医务人员的皮肤护理
- 个人层面和医院层面上的主动参与

Pittet D. Improving adherence to hand hygiene practice: a multidisciplinary approach. *Emerg Infect Dis*. 2001; 7: 234 - 240.

含有抗菌成分的卫生手部护理明显比常规用肥皂和水洗手更有效。污染严重时，优势最明显[24,25]。与洗手前细菌数相比，常规使用普通肥皂和水洗手导致细菌数量较少减少，甚至，反而会增加细菌数（图 25.5）[18,26]。这种增加可能是由于通过皮肤碎屑增殖的脱落促进细菌的释放和传播造成的[27,28]。除了优异的抗菌活性，某些抗菌剂，如氯己定，结合于角质层上，使皮肤表面产生长期的抗菌活性[29]。

美国市售的抗菌手卫生用品的主要成分包括氯己

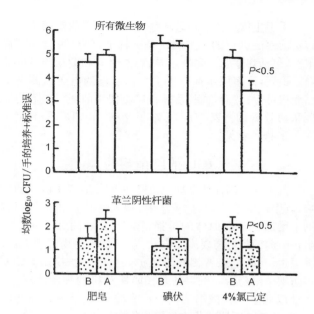

图 25.5　3 种洗手产品的快速除菌情况

用每种洗手产品对 10 个人进行 1 周的研究。用产品洗手前（A）和后（B）立即进行培养。仅用肥皂洗手，洗手后的细菌数增加了 Maki DG. The use of antiseptics for handwashing by medical personnel. *J Chemother*. 1989; 1(suppl 1): 3 - 11.

定、碘伏、三氯生、对氯间二甲苯酚和乙醇[17]。一些前后对照研究使用时间序列分析，HAI 是 ICU 内研究的主要结局指标[15,16,30-34]，该研究表明含醇手消毒剂可显著减少HAI。三个大型的、实施良好的随机试验评估了含氯己定手卫生产品的有效性，试验显示 HAI 相对降低了27％～47％[30,33,34]。CDC 推荐的手卫生措施规范已公布[35]，强调用含抗菌成分的肥皂、清洁剂或含醇手消毒剂进行手部消毒的情况有：① 直接接触患者、患者紧邻的环境和设备前后。② 进行侵入性操作前，如插入血管内装置或导尿管。由于其便利性和广谱活性，含醇手消毒剂在医院内得到广泛应用[17]。然后，这对有明显污染的手部作用有限，因此明显污染时应使用抗菌肥皂和水洗手[36]。

在过去，影响大家接受醇类产品作为消毒剂的主要限制因素是干燥和皮肤刺激。现在通过将润肤剂整合到含醇手消毒剂中来解决该问题，这增强了医务人员的接受度，还可通过减慢醇的挥发来增强抗菌活性[37]。在最近一项对 50 家 ICU 医务人员的随机临床试验中，比较了 2％氯己定和水洗手与含醇手消毒剂（61％乙醇和润肤剂）的作用，结果显示使用含醇手消毒剂可显著减少皮肤脱屑和刺激[38]，遗憾的是，这项试验没有评估除菌效果。

最近，CDC 指南得到了美国医学协会[39]和美国微生物学会[40]的支持，这两个协会在医学的各个领域强调手卫生的重要性中发挥了积极的作用。医院的承诺对促进手卫生实践、改善依从性非常重要。CDC 指南推荐：医院应该分病房或服务区域监视和记录手卫生的依从性，向医务人员反馈他们手卫生的执行情况，监测含醇手消毒剂的使用量，以 1 000 住院日为单位。

手卫生依从性监测通常是由训练有素的观察员采用直接观察法进行的。虽然这是金标准，但这种方法有局限性，包括观察者之间的差异、观察时间和劳动强度的差异。最近，许多用于捕获手卫生依从性的电子监测系统已变得可行；然而，这些系统在广泛使用前还需要进行验证和功效测试。表 25.3 总结了 2002 年 CDC 手卫生指南[35] 的推荐意见。

ICU 的细菌耐药

抗生素耐药性的全球危机已在 ICU 造成了巨大的影响，其中抗生素压力、危重患者、侵入性装置和操作都有助于增加耐药病原体的传播（图 25.6 和图 25.7）[41-43]。阻止耐药的趋势需要多元方法，包括抗菌药物管理工作、手卫生、与高危患者接触时医护人员的防护措施。CDC 预防细菌耐药活动的目的是预防医疗机构细菌耐药[44]。活动以四个主要战略为中心：预防感染、感染诊断与治疗、明智地使用抗菌药物和预防传播。

控制细菌耐药：优化抗菌药物的使用

抗菌药物的使用促进了耐药性的产生[45,46]。有研究表明，不适当的抗菌药物使用在医疗机构是很常见的[47,48]。抗菌药物管理对限制不必要的使用抗生素、优化患者的预后、减少耐药性[49] 的问题很有必要。已经提出了各种策略以改善抗菌药物的使用状况和限制细菌耐药[42] 的出现。这些策略包括使用协议或准则、关键药物的处方限制、传染病会诊、计算机医嘱录入，并增加诊断手段以确认感染（表 25.4）。

表 25.3 CDC‑HICPAC 手卫生指南对洗手和手消毒的推荐意见

推荐	推荐强度[a]
当手有明显的脏污、被蛋白质样物质污染、有明显的血液或其他体液污染时，采用非抗菌/抗菌肥皂和水洗手	ⅠA
以下情形，当手部无明显污染时，使用含醇手消毒剂或抗菌肥皂和水洗手： 直接接触患者前 中心静脉导管时戴无菌手套前 导尿管、外周静脉置管或其他不需要外科手术的侵入性操作前 接触患者的完整皮肤之后 接触患者的体液、黏膜或伤口辅料之后，手部没有明显污染时 在照护患者时，从污染部位移至清洁部位时 接触患者周围环境后 摘手套后	ⅠB
饭前和如厕后，使用非抗菌/抗菌肥皂和水洗手	ⅠB
含抗菌成分的湿巾不能代替乙醇性擦手液或抗菌肥皂	ⅠB
如果暴露于芽胞杆菌，使用非抗菌/抗菌肥皂和水洗手	Ⅱ

ⅠA 大力支持实施，有设计良好的试验的、临床的、流行病学的研究大力支持。

ⅠB 大力推荐实施，某一临床或流行病研究支持或理论依据强烈支持。

Ⅱ 建议实施，有提示性的临床或流行病学研究或理论依据支持。

[a]推荐意见的分类。

Boyce JM, Pittet D. Guideline for hand hygiene in health-care settings. Recommendations of the Healthcare Infection Control Practices Advisory Committee and the HICPAC/SHEA/APIC/IDSA Hand Hygiene Task Force. *MMWR Recomm Rep*. 2002；51；1‑45.

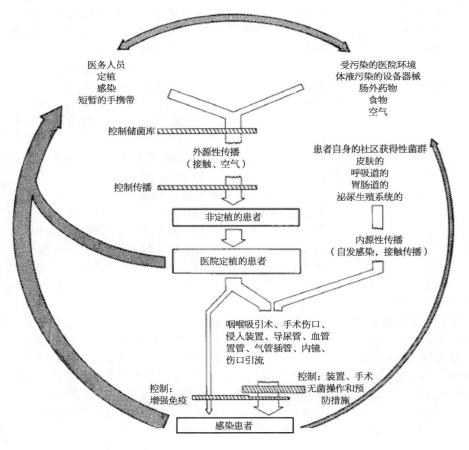

图 25.6 医院感染的流行病学

主要通过接触进行传播，空气传播较少。吸引术、手术伤口、侵入性装置和抗菌药物使用增强了传播、定植和感染的敏感性

Maki DG. Control of colonization and transmission of pathogenic bacteria in the hospital. *Ann Intern Med*. 1978；89；777‑780，with permission.

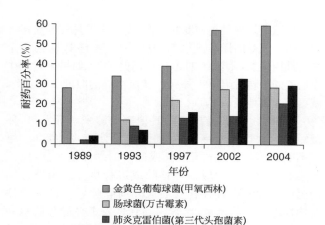

**图 25.7　1989 年、1993 年、1997 年和 2004 年
ICU 医院感染的主要耐药菌**

参考 2004 年发布的美国全国医院感染监测系统（NNIS）报告中 1992 年 1 月至 2004 年 6 月的数据摘要和 Richards M，Thursky K，Buising K. Epidemiology, prevalence, and sites of infections in intensive care units. *Semin Respir Crit Care Med*. 2003；24：3 - 22.

**表 25.4　降低 ICU 内细菌耐药出现的
抗菌药物使用策略**

推　　　荐	推荐强度[a]
限制不必要的抗菌药物使用	Ⅱ
完善医院层面抗菌药物使用的指导方针	
成立抗菌药物使用质量改进小组	Ⅱ
为医师提供有关抗菌药物使用的专业教育和细节	Ⅱ
规范医院处方	Ⅰ
对医院感染肺炎进行定量培养	
优化抗菌药物效力	
避免机械化的使用指南进行不充分的治疗	Ⅱ
联合使用抗菌药物进行治疗	Ⅱ
与患感染性疾病的员工商议	
循环使用抗菌药物	
自动停止手术预防用药的医嘱	Ⅰ
避免常规进行消化道去污	Ⅰ
计算机协助医嘱录入	

[a] Ⅰ 表示随机对照试验支持，Ⅱ 表示有随机试验和观察研究支持。
Kollef MH, Fraser VJ. Antibiotic resistance in the intensive care unit. *Ann Intern Med*. 2001；134：298 - 314.

预防耐药菌的医院内传播

感染或定植患者的隔离被广泛视为预防耐药菌医院内传播最重要的措施[50]。最近的 CDC 指南将隔离措施分成标准预防措施和以传播途径为基础的预防措施[51]。标准预防措施指预期可能接触血液、任何体液、分泌物或排泄物（汗液除外）、破损皮肤和黏膜时使用手套。如果患者的医护活动可能产生血液飞溅物、体液和分泌物，建议使用隔离衣。脱手套后，接触不同患者之间应进行手卫生。标准预防措施适用于所有患者，而不考虑临床诊断。

以传播途径为基础的预防措施包括接触隔离、飞沫

隔离和空气隔离，每一类预防措施都是基于感染性病原体在医疗机构内的传播方式。多重耐药 HAI 病原体，特别是 MRSA 或 VRE，主要通过医务人员的直接接触（间接）传播，因此指南规定需要一个单间，将已知定植或感染的耐药菌患者实施接触隔离（或将定植或感染相同病原体的患者进行队列管理，安置在同一房间内）。如果预期可能与患者或环境有直接接触的话，医务人员进入该房间应戴手套并穿隔离衣。在房间内脱掉手套和隔离衣并使用抗菌产品消毒双手。低度危险性诊疗用品要专人专用，如果重复使用，患者之间必须进行消毒。

遗憾的是，目前用于防止耐药菌在医院内传播的范例是，等到定植或感染的 MRSA、VRE 或其他耐药菌在临床实验室被鉴定出以后才开始采取隔离措施，通常是单间隔离，所以接触患者时戴手套、穿/不穿隔离衣。这些范例是非常失败的，眼看着耐药菌继续生长[52]。

美国医疗保健流行病学协会[53] 最近的指南建议，感控人员进行监测培养以发现 VRE、MRSA 定植或感染患者和其他高危患者的同病房内无症状的 VRE 或 MRSA 携带者，发现定植的患者也必须进行接触隔离[53]。如果这些措施未能遏制蔓延，应努力在风险最高的区域（如 ICU）加强措施。如果流行病学数据认为有关联，建议将医务人员队列管理和筛选医务人员的携带状况。清洁 VRE 或 MRSA 定植或感染患者的环境，推荐通过清洁前、后的环境监测培养来确认环境清洁/消毒程序是有效的。

我们认为，预防所有类型的多重耐药菌传播的一个简单的策略是：对所有的高危患者从入院开始预先使用屏障隔离措施（隔离衣和手套）和专用的患者诊疗用品（如听诊器和血压计），以防止当医务人员接触未知的定植或感染患者和接触大块污染物时将多重耐药菌（MDRO）通过手而传播给其他患者。许多研究表明，预先使用屏障预防措施，可以有效防止 MDRO（如 MRSA 或 VRE）在流行病区域的蔓延[54]，其他研究表明，为预防局部的 HAI（包括 MDRO 引起的），先发制人隔离高危人群（如 ICU 患者）是有效的[55-58]。三个前瞻性随机试验已评估了先发制人的屏障预防措施的有效性[55,56,59]，两项研究显示 ICU 患者所有 HAI 减少（相对危险度降低 52% ～ 81%）[55,56]。

特殊感染

血管内装置相关血流感染

使用血管内装置（IVD）已成为许多患者治疗护理中的重要组成部分，特别是那些肿瘤患者。遗憾的是，血管通路与大量、未意识到的医源性疾病有关，特别是来自血管通路的经皮装置感染的血流感染（BSI）。所有医院感染相关的 BSI 中，近 40% 来自某种形式的血管通路[60]，并且与此相关的超额死亡率接近 35%[61]，并增加住院时间和额外的医疗费用[62,63]。

各个类型的 IVD 造成的感染风险不同。在最近 200 个前瞻性研究的系统综述中，发现导管内装置相关血流感染（IVDR - BSI）的时点发生率在外周静脉（0.1%，0.5/1 000 导管日）或中央静脉（0.4%，0.2/1 000 导管日）最

低。短期无涤纶套和非药物中心静脉导管（CVC）感染率较高（4.4%，2.7/1 000 导管日）。用于血流动力学监测的动脉导管（0.8%，1.7/1 000 导管日）和住院患者外周插入的中心静脉导管（PICC）（2.4%，2.1/1 000 导管日）带来的风险与那些在 ICU 中使用短期常规的 CVC 的感染率接近。手术植入的长期 CVC 带涤纶套和隧道导管（22.5%，1.6/1 000 导管日）和中心静脉港（3.6%，0.1/1 000 导管日），当用血流感染/100 导管表示时，看起来感染率很高，但实际上，当用血流感染/1 000 导管日表示时风险要低得多[64]。

图 25.3 总结了引起导管内装置相关血流感染（IVDR-BSI）的微生物构成情况[4]。正如人们对这些感染的预期一样，皮肤微生物导致的感染在导管相关血流感染中占比例最大。

最近循证指南为评价 ICU 有发热或败血症的其他迹象的患者提供了最新信息[65]。做出任何关于抗菌药物治疗或拆除 IVD 的行为决定之前，患者必须接受彻底检查，以确定所有可能的感染，包括 VAP、CA-UTI、SSI、抗生素相关性结肠炎或脓毒血症。

尽管识别患者败血症[65]的来源存在挑战，但是若干临床、流行病学和微生物学结果强烈指向 IVD 是败血症发作的来源。患者突发败血症症状和体征，没有任何其他可以确定的来源时，怀疑 IVD 感染。目前，IVDR-BSI 患者的导管植入部位出现炎症或化脓是很罕见的[66]。然而，如果化脓合并败血症的症状和体征，那患者很可能患有 IVDR-BSI，应立即拔除 IVD。最后，在多个血培养中获得某些微生物（如葡萄球菌、棒状杆菌或芽胞杆菌、假丝酵母菌或马拉色霉菌）可以强有力地支持 IVD 感染。

如果不从两个单独的部位获得血培养（其中至少一个是从经皮静脉穿刺的外周静脉获得的），就针对危重患者可疑或假定的感染开始使用抗菌药物是不可行的。在成人中，如果至少有 30 ml 的血液进行培养时，有能力检测的细菌中 99% 可以被诊断[67-69]。在儿童中，根据体重计算体积的方法获取血培养，采取类似经验特性也可实现[70]。取自 CVC 的标准血培养标本，在 BSI 诊断中灵敏度很高，但与外周静脉获得的培养相比，特异度较低[71,72]。如果患者有一个长期的多腔导管，应该从导管的每个内腔来获取样本，因为研究发现从同一导管不同内腔获得培养之间不一致的概率（约 30%）很高[73]。

不稳定患者怀疑有 IVDR-BSI 时，就应将短期 IVD 摘除；然而，我们通常不希望或很难做到拔除患者通过外科手术植入的 IVD，如 Hickman 和 Broviac 导管。怀疑感染时将长期血管内装置拔除，只有 15%～45% 的导管在移除时真正地被定植或感染[74-76]。为了避免不必要地拔除 IVD，以下方法可以诊断感染同时允许装置留在原处：① 从 IVD 及经皮从外周静脉抽取配对的定量血培养[77]。② 成对的标准血培养阳性时间差（DTP），一个来自 IVD，另一个来自外周静脉。③ 来自 IVD 的血标本进行革兰染色[79]或吖啶橙染色[80,81]。

定量血培养是高强度的工作，成本几乎是标准血培养的 2 倍。成对的标准血培养 DTP，一个来自 IVD，另一个来自外周静脉，不论短期还是长期的 IVD，如果来自 IVD 血培养的阳转时间早于外周静脉血培养的时间 2 h 以上，就可以大胆地确认 IVDR-BSI[78]。

如果因患者没有明显的其他感染源来解释发热，怀疑短期的血管导管感染，在插入导管处有炎症反应、原因不明的葡萄球菌血流感染或确诊的念珠菌血症，应该采集血培养且导管应该被移除或进行培养。未被移除的感染导管使患者存在发展成外周静脉导管性感染性血栓性静脉炎的风险，血管内导管性大中央静脉的感染性血栓形成[82]，甚至心内膜炎。如果必须继续使用，可以在一个新的部位植入一个新的导管。尽管较少的研究发现，对怀疑被感染的 CVC 更换导丝的管理有用[83-86]，我们认为，它缺乏随机研究证明其安全性，如果怀疑 IVDR-BSI，一般不宜采用更换导丝，尤其是插入部位化脓、红斑的局部感染症状或不明原因的全身败血症症状。在此情况下，旧的导管应该被移除，且应该在新的部位植入新的导管。

预防 IVDR-BSI

CDC 的医院感染控制实践咨询委员会（HICPAC）在 2011 年出版了一个更新的 IVDR-BSI 预防指南[87]。

表 25.5 CDC-HICPAC 的 IVDR-BSI 预防指南摘要

推　　荐	推荐强度[a]
一般措施（综合措施）	
培训所有涉及血管内装置（IVD）维护与保养的医务人员	I A
确保 ICU 有足够的护理人员	I B
监测	
监测医院的 IVD 感染率和 IVDR-BSI 感染率	I A
明确 CVC-BSI，用/1 000 导管日 表示	I B
插管时	
无菌技术	
插入或操作任何 IVD 前执行手卫生	I A
插入或操作非中心 IVD 时洗手或戴无菌手套	I C
插入 CVC 时确保最大无菌屏障：口罩、帽子、无菌衣、手套和洞巾	I A
强烈推荐专业的 IVD 团队	I A
皮肤消毒首选氯己定	I A
插管部位首选锁骨下静脉而不是颈内静脉	I A
使用无缝合固定装置	NR
无菌纱布或半渗透的聚氨酯敷料覆盖穿刺点	I A
插入时不全身或局部使用抗菌药物	I A
维护	
血管内装置一旦不需留置尽早移除	I A
每日监测血管内导管部位	I B
中心静脉导管插入部位至少每周换药一次	II
不要使用局部抗菌药膏	I A
更换无针静脉系统的频率至少和给药装置一致；更换帽子的频率最多每 3 日或每个厂家推荐	II
12 h 内完成脂质输注	I B

续　表

推　　荐	推荐强度[a]
更换给药装置的频率最多为 72 h 一次。当给予含脂质的混合物或血液产品时，装置应该每 24 h 更换；使用丙泊酚 6～12 h 一次	ⅠA
更换外周静脉输液系统 72～96 h 一次	ⅠB
不要仅仅因为发热常规更换中心静脉导管或 PICC 导管，除非怀疑血管内装置感染，但如果在出口处有流脓，尤其当患者血流动力学不稳定且怀疑 IVDR-BSI 时更换导管	ⅠB
操作技术	
如果院内的血流感染率高，尽管持续应用预防措施且导管留置可能＞5 日，在成人患者中使用涂抹抗菌药物或侵染抗菌药物的中心静脉导管	ⅠB
使用氯己定浸染的海绵为无袖套的中心静脉导管患者或其他可能留置导管超过 5 日的患者涂抹消毒	ⅠB
只有在长期留置 IVD 的患者使用预防性抗菌药物锁定溶液，该患者有持续 IVDR-BSI 的经历，尽管持续采用感染控制措施	Ⅱ

[a]CDC-HICPAC 系统基于科学证据权衡的建议等级。
ⅠA：强烈推荐实施，有通过精心设计的实验研究、临床研究、流行病学研究强烈支持。
ⅠB：强烈推荐实施，有特定的临床和流行病学研究支持和强有力的理论基础。
ⅠC：需要实施，联邦或州规定或标准强制执行。
Ⅱ：临床提示或流行病学研究或强烈的理论原理建议实施和支持。
NR，目前不推荐或反对，涉及未解决的问题，实践证据不足或其功效不存在共识。
BSI，血液感染；CVC，中心静脉导管；IVD，血管内装置；PICC，外周置入中心静脉导管。
O'Grady NP, Alexander M, Burns LA, et al. Guidelines for the prevention of intravascular catheter-related infections. *Clin Infect Dis*. 2011; 52: e162-e193.

呼吸机相关性肺炎(VAP)

机械通气是现代 ICU 监护的一个基本特征。不幸的是，机械通气与 VAP 的重大危险有关，ICU 中最常见的 HAI 发生率为 9％～40％[88-90]，它与住院时间延长[91-93]、医疗费用增加和 15％～45％的归因死亡率有关[95-97]。

了解 VAP 的发病机制，对制订措施预防这些感染是必不可少的[98]。我们对发病机制理解的进步使得大大减少 VAP 风险的具体措施得到发展[99-102]。

在机械通气患者，多种因素联合攻击宿主的防御系统：重大疾病、并发症[103]及营养不良削弱免疫系统[104]，最重要的是气管插管抑制咳嗽反射[105]，影响黏液纤毛清除功能[106]，破坏气管上皮表面[107]，且为细菌快速从上到达下呼吸道提供了直接的通路[108,109]。可能会因更加准确的发病机制而重新命名 VAP 为"气管插管相关性肺炎"。侵袭性装置和操作及抗菌治疗为上呼吸道的耐药性 HAI 病原菌的繁殖创造了一个有利的环境[110]。受损的宿主防御系统和通过气管内导管(图 25.8)[111]持续暴露于下呼吸道大量潜在的病原菌，将机械通气患者置于发生 VAP 的巨大危险境地。

微生物引起 VAP 时，必须首先进入正常的无菌下呼吸道，黏附在黏膜上且产生持续的感染。微生物通过以下四种机制获得机会：① 含微生物的分泌物的吸引，直接从口咽部，或从胃回流进入口咽部，然后进入下呼吸道[112-114]。② 邻近的感染直接蔓延，如胸膜腔感染。③ 污染的空气或药物气溶胶吸入。④ 微生物从局部感染的部位经血行传播到肺部，如 CVC-BSI。

VAP 暴发归因于受污染的呼吸治疗设备[115-123]和诊断设备，如支气管镜和内镜，已经有相关的文献报

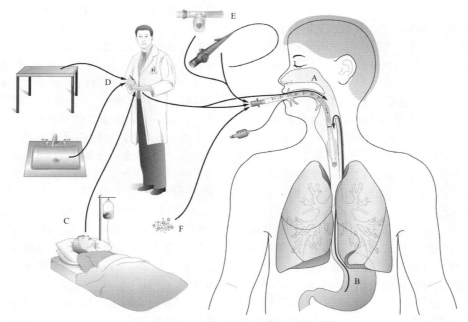

图 25.8　机械通气患者定植/感染路径

上呼吸道可能存在内源性(A、B)定植或外源性(C～F)定植。外源性定植主要导致口咽部定植或在呼吸设备操作时直接接种到下呼吸道(D)，在使用呼吸设备过程中(E)或来自污染的雾化器(E)
Crnich CJ, Safdar N, Maki DG. The role of the intensive care unit environment in the pathogenesis and prevention of ventilator-associated pneumonia. *Respir Care*. 2005; 50: 813-836, discussion, 836-838.

道[124-130]。例如，Takigawa 等报道 16 例医院获得性肺炎是由于洋葱伯克霍尔德菌污染吸入药物喷雾器的储液器所致[123]。同样地，Srinivasan 等报道 28 例由铜绿假单胞菌导致的肺炎的流行与有缺口的支气管镜活检口的污染有关[130]。尽管遵守了消毒灭菌指南，但还是出现了这起感染暴发[131]。

自从 2003 年第一个关于严重急性呼吸综合征（SARS）的大暴发报道后，此次暴发在中国（包括香港地区和台湾地区）、新加坡、越南和加拿大最终感染超过 8 000 人，其中 9.6% 死亡[132]。我们对这种新的人类冠状病毒的流行病学和传播方式的理解有了很大的进步[133]。SARS 传播几乎完全通过呼吸道飞沫在人与人之间传播，很少通过空气或接触传播。在医院获得 SARS 的风险远远高于社区，近一半的早期发病与医务人员或住院患者入院后继发感染有关[134]。虽然 SARS 现在已经被控制，如果再次暴发，它将是一个持续威胁患者和医务人员罹患医院获得性肺炎的原因。文献也详细描述了医院内其他呼吸道病原体的暴发，如军团菌、甲型流感、呼吸道合胞体病毒[64-70]。

在 20 世纪 80 年代中期，美国结核病（TB）的发生率上升，经过半个世纪才下降，且多重耐药菌引起大量的医疗保健相关感染暴发。CDC 调查的其中一个暴发，6 例结核患者发病是因暴露于一个进行呼吸道隔离之前在医院住了几周的结核患者[135]。也有报道结核分枝杆菌通过污染的支气管镜和呼吸装置传播[136,137]。

虽然报道的假-非结核分枝杆菌的暴发数量远远超过真实疾病的流行情况，这些环境微生物无处不在，很好地解释了医院感染暴发的原因，最常见的原因是受污染的医院水源[138-140]。

对于大多数 VAP 的流行，最重要的感染机制是口咽部微生物经吸引进入远端支气管，随后细菌增殖和实质入侵。涉及肺泡解剖和空间的细支气管壁炎症将导致支气管肺炎。

导致 VAP 的病原体可能是住院期间宿主体内的部分菌群或污染医疗设备后经手、被服和医务人员的设备、医院环境和使用侵袭性装置外源性获得。

尽管大部分 VAP 的流行起源于外源性微生物直接感染下呼吸道，如革兰阴性杆菌、军团菌属或曲霉菌属，其流行也可能更多的是在上呼吸道定植潜伏，然后在几日或几周后发生 VAP。

未插管的非重症患者口咽部的正常菌群主要是草绿色链球菌、嗜血杆菌属和厌氧菌。唾液量和成分（免疫球蛋白、纤连蛋白）是维持口腔（和牙菌斑）正常菌群的主要因素。需氧革兰阴性菌很少从健康患者的口腔分泌物中获得[141,142]。在危重症患者，尤其在 ICU 患者中，口腔菌群戏剧性地转变为定植的需氧革兰阴性菌和金黄色葡萄球菌[143]。细菌通过减少黏膜 IgA 和增加蛋白酶产量来黏附在机械通气患者的气管黏膜，暴露和裸露的黏膜，升高气道的 pH，因急性疾病和使用抗菌药物导致气道细菌受体数量增加。

大量的研究表明，口咽部的定植菌为需氧革兰阴性和革兰阳性病原体，如金黄色葡萄球菌，普遍发生在接受机械通气的危重患者[112-114,144-147]。在一项 80 例机械通气患者的研究中，De Latorre 等人发现，19 例患者存在气管导管二次定植，在气管导管分离的 46% 的微生物分离株先前已经在口咽部被发现[112]。George 等人也报道了类似的结果，在 26 例 VAP 患者分离的 42% 的微生物分离株先前在口咽部获得[114]。在一个最近完成的 48 例外伤患者的研究中，Ewig 等人发现，在住进 ICU 时，患者定植菌主要为金黄色葡萄球菌、流感嗜血杆菌、肺炎链球菌。然而，后续的培养显示口咽部正常菌群被肠道革兰阴性菌和铜绿假单胞菌代替。口咽部定植菌是后续气管支气管定植的一个强力的独立预测因子（OR=23.9；95%CI=3.8～153.3)[113]。

机体防御系统已经被疾病和气管内导管击垮，口咽部大量细菌聚集或反流更伤害了防御系统，可导致 VAP。

理解了这一系列的病理生理机制后，似乎在逻辑上，减少口咽部微生物的浓度应该有利于预防 VAP。5 项研究对用氯己定抗菌溶液进行有规律的口腔护理来预防 VAP 进行了评估[148-152]；用氯己定进行口腔护理减少口咽部微生物定植和 VAP 的发生率。使用氯己定对口腔消毒及其在临床实践中的应用需要进一步研究和思考。

胃被认为是导致发生 VAP 的微生物的一个重要储存器[153]。在健康人群中，很少有细菌进入胃后能够在胃酸中生存。减少胃 pH 的情况（如胃酸缺乏症、H_2 受体拮抗剂和肠内营养）使细菌在胃内容易增殖[154-157]。几项研究表明，胃内高 pH 与胃内细菌大量增殖强烈相关[154-157]。卧位或经常存在鼻导管或口导管迫使胃内微生物从食管逆流而上，经吸气进入气管。直接和间接的证据提示，胃是导致 VAP 细菌的潜在储存器[158-160]。众多研究表明，尽管气管内有涤纶套，气管内容物仍然可能被吸入下呼吸道[161,162]。然而，最近的文献报道，胃尽管是肠道革兰阴性菌的储存容器，但并不是病原菌繁殖的主要部位，且胃与肺的通道不是 VAP 发生的主要致病途径[144,163]。在一次对 ICU 患者进行的前瞻性、随机、双盲研究中，Bonten 等人比较了抗酸药和硫糖铝并测量了胃内酸度。肠杆菌科在胃内、气管和口咽部发生定植，然而胃内酸度没有影响 VAP 的发生率[164]。在另一个相同的分析研究中，同样的调查显示，肠杆菌科在口咽部定植是 VAP 的一个重要的独立危险因子；相比之下，肠杆菌科在胃内定植没有发现增加 VAP 的风险[165]。

VAP 的诊断标准和检测包括临床症状标准、定性的或定量的支气管内培养、支气管肺泡灌洗（BAL）、通过支气管镜技术用防护功能的标本刷采集的样品培养和通过盲法非支气管镜操作采集的标本（包括支气管洗涤液、小支气管肺泡灌洗或用防护功能标本刷采集的样品）。患者的呼吸道标本革兰染色阴性，则发生 VAP 的可能性极低,这对 VAP 具有良好的阴性预测值;然而革兰染色阳性缺乏特异性[166]。临床症状标准(如发热、白细胞增多、脓性分泌物、新的或进展的胸片渗透性改变)有很高的灵敏度,但特异性相对较低。临床症状标准用于 VAP 的初期筛查和选择患者进行侵袭性治疗具有80%左右的敏感性和特异性[167]。在临床实践中定义 VAP 的最佳方法和不同的诊断技术对患者结果的影响是有很多争议的问题。NHSH 对 VAP 的监测定义最近进行了修改,现在称为机械通气相关事件(VAE),这可能是 VAP 的一个子集。这是比较各个医院间 VAP 时为减少观察者间变异性、提高客观性和准确性所做的一个努力[169-171]。

NHSN 数据表明,基于临床诊断,ICU 肺部感染患者最常见的病原体分离株是金黄色葡萄球菌、铜绿假单胞菌、肠杆菌属和肺炎克雷伯菌,不同的患病率取决于 ICU 的类型[11](表 25.6)。早发型 VAP 出现在入院的前4 日,往往是由社区感染病原体引起的,如肺炎链球菌和嗜血杆菌属。当侵袭性技术用于诊断 VAP,肠道革兰阴性菌的检出率从 50%～70%下降到 35%～45%。多达 20%～40%的患者 VAP 是多种细菌感染引起。最近的许多研究表明,厌氧菌在 VAP 中并不起主要作用[172]。

控制措施

许多非药物和药物预防措施已经被推荐在临床 ICU 使用(表 25.6)。广泛研究了使用不被吸收的口服抗生素来根除或减少胃肠道携带的病原菌[174,175],这个过程被普遍称为选择性消化道脱污染(SDD)。肠外短期使用抗菌药物和局部长期持续使用抗菌药物在大多数研究中被用于评估 SDD 预防 VAP 的效果。超过 40 个随机对照试验[176,177]和 8 个 meta 分析[178-182]被用于确定 SDD 降低 VAP 发生率的效果,大多数(并不是全部)发现对 VAP 产生有益效果,但对 ICU 病死率的作用前后矛盾。不管功效,长期使用 SDD 产生耐药性的潜在可能性是一个非常现实的问题[183,184]。最近的研究证实了这个问题且进一步打击了这种方法的积极性。此外,大多数研究的目的并不在于评价 SDD(局部和全身)成分对预防 VAP 的相对效应。进一步的研究需要将明确耐药性作为主要终点,包括使用选择性培养基进行监测培养来提高医院相关耐药菌的回收率。

表 25.6　VAP 的预防措施

推　荐	推荐强度a
一般预防措施	
有效的感染控制措施:员工教育、使用含醇手消毒剂进行手消毒、常规隔离多重耐药病原体以减少交叉感染	I
监测 ICU 感染来识别、量化流行和新发多重耐药病原体,为感染控制提供及时的数据,为疑似 HAP 的患者指导合理抗菌药物治疗,或为其他医院感染提供建议	II

续　表

推　荐	推荐强度a
插管和机械通气	
如果可能的话,应该避免插管和通气,因为它增加感染 VAP 的风险	I
呼吸衰竭患者尽可能使用无创通气	I
经口气管插管和胃管优于经鼻气管插管和鼻胃管,预防医源性鼻炎和减少 VAP 感染风险	II
持续声门下分泌物吸引可减少早发型 VAP 的风险,如果可能,应该被使用	I
气管内导管气囊内压力应保持>20 cmH2O,预防气囊周围细菌性病原体泄露到下呼吸道	II
呼吸机管道中污染的冷凝水应该小心地倒空,防止冷凝水进入气管导管和内联药物喷雾器	II
辅助加湿器或水热处理交换器减少呼吸机回路的细菌定植,但不能持续降低 VAP 的发生率。因此,它们不能被视为是预防肺炎的工具	I
减少插管和机械通气持续时间可预防 VAP,且可通过规范改进镇静的使用和尽早脱机	II
ICU 维持充足的人员配备水平可以减少住院时间,提高感染控制措施,减少机械通气的持续时间	II
吸引、体位和肠内营养	
患者应该保持半卧位	I
肠内营养优于肠外营养	I
定植菌的抑制调节:口腔消毒剂和抗菌药物	
选择性的消化道去污染不推荐常规使用	II
在一些患者中优先进行全身给药可减少医院获得性肺炎的风险,但如果在感染开始时已经存在在优先给药史,应该有增加多重耐药菌感染的可能	II
颅脑损伤患者在紧急插管后 24 h 内预防性使用全身抗菌药物对预防 ICU 获得性 HAP 证明有效,但是在获得更多的数据前并未推荐常规使用	I
在获得更多的数据前并未推荐常规使用口腔氯己定消毒	I
每日使用中断的和轻松的镇静,避免持续的大剂量镇静,尽量避免使用麻醉剂	II
预防应激性出血、输血和高血糖	
如果需要,用 H2 受体拮抗剂或硫糖铝预防应激性出血是可以接受的	
红细胞和其他同种异体血制品输注有助于减少特定患者人群的 HAP	
推荐加强胰岛素治疗来使 ICU 患者的血糖水平维持在 80～110 mg/dl	I

a等级 I,由随机对照试验支持;等级 II,由非随机试验和观察性研究支持。
MDR,多重耐药;VAP,呼吸机相关性肺炎;HAP,医院获得性肺炎。
Guidelines for the management of adults with hospital-acquired, ventilator-associated, and healthcare-associated pneumonia. *Am J Respir Crit Med*. 2005; 171: 388 - 416,with permission.

使用硫糖铝而不是 H2 受体抑制剂进行应激性溃疡的预防、有目标地维持胃内 pH,从而抑制潜在的 VAP 病原体在胃内定植,最初似乎是一个有希望的预防策略,但在大型的多中心、随机试验中并不是有效的[141]。针对减少吸引风险的预防措施,尤其是患者半卧位,是其中最有效且成本最低的策略。在一次最近的多中心、随机对照试验中,9 417 例患者被随机分配到标准气管导管组或镀银的气管导管组。主要结果是基于下呼吸道标本的定量培养的 VAP 的发生率。镀银导管与相对减少 35.9% 的 VAP 发生率有关(4.8%，7.5%，$P=0.03$)[185]。随后同样的研究发现，镀银导管节省成本[186]和降低死亡率有关[187]。然而，很少有医疗机构广泛使用镀银的气管内导管，主要是因为成本问题且 VAP 降低程度一般。

针对提高宿主和肺防御系统抵抗微生物的措施尚未准备好实施。

艰难梭菌感染

艰难梭菌是医院相关性腹泻的主要病原体，且与延长住院时间和增加住院费用有关[188]。由于广谱抗菌药物的广泛使用，这种微生物感染的发生率在全球各医院增加，报道的发生率为 1~10/1 000 出院患者和 17~60/100 000 床日[189]。

艰难梭菌感染(CDI)包括一系列情况，从无症状的定植到中毒性巨结肠暴发病[190]。常常表现为急性水样腹泻和下腹痛，发热发生在开始抗菌药物治疗期间或不久。最容易引起 CDI 的抗菌药物有第三代与第四代头孢菌素、氟喹诺酮类、克林霉素或青霉素[191]；然而，几乎所有抗菌药都可能引起 CDI。

CDI 的诊断可以依靠聚合酶链反应(PCR)检测粪便样本中的产毒素基因，能够快速得到检验结果且对 CDI 的诊断具有 95% 以上的灵敏度和特异度[192]。替代试验包括 ELISA 检测粪便标本中艰难梭菌毒素 A/B[192]。如果检测结果阴性且高度怀疑 CDI，应该进行细胞毒素试验或 PCR，它们是公认的参考标准。细胞毒素试验具有 94%~100% 的灵敏度和 99% 的特异度，需要 48~72 h 及以上才能得到结果。可弯曲的乙状结肠镜检查为重症患者提供了一个快速诊断手段，因为 90% 的伪膜性结肠炎的发生涉及左侧结肠；伪膜性结肠炎基本上能通过可视化技术确诊。腹部计算机断层成像(CT)在确定肠壁厚度上，不能区分艰难梭菌和其他原因引起的肠壁增厚，如缺血性结肠炎[194]。

艰难梭菌是 HAI 的主要病原菌，在医疗机构广泛地流行，控制院内传播至关重要。越来越多的文献表明，无机环境可能导致艰难梭菌的传播。医院常用消毒剂对艰难梭菌没有杀灭作用，可能长期持续留在物体表面。最近的一项用次氯酸钠溶液消毒骨髓移植病房的前后对照研究发现，CDI 的发生率从 8.3/1 000 患者日下降到 3.4/1 000 患者日；当停止次氯酸盐消毒时，CDI 的发生率恢复到基线水平[195]。虽然使用含氯消毒剂来进行环境消毒被认为是最便宜和最简单的方法，常规使用高水平的消毒剂也带来了挑战，如腐蚀性、有机物质抑制和偶尔出现的职业及环境风险。人工化学消毒也耗时耗力。近年来，许多新技术可用于 CDI 的环境消毒。气体消毒是通过化学消毒剂产生气体和蒸汽，如过氧化氢或二氧化氯，消毒一个密封的特定区域或房间的过程。气体消毒技术的一个主要优势是可对其他方法难以消毒的医疗设备进行彻底消毒，减少人工消毒的固有差异性。然而，人工消毒仍然是必要的，尤其是在存在重度污染时[196]。

过氧化氢是一种氧化剂，产生高活性自由基，攻击 DNA、膜脂质和其他细胞必需成分。与其他气体消毒剂相比，通常认为过氧化氢毒性较低，因为它分解成水和氧气。Boyce 等人利用过氧化氢蒸气(HPV)消毒系统进行一个前后对比的前瞻性研究(Bioquell Ltd, Basingstoke, UK)，发现显著减少消毒后病房的 CDI；然而，没有设置平行对照组，是这项研究的主要局限点[197]。其他气体消毒剂包括二氧化氯和臭氧；然而，这些对 CDI 减少的临床数据非常有限。

紫外线(UV)系统传统用于减少空气传播微生物(如结核分枝杆菌)或用于食品工业的表面消毒，因此现代 UV 技术一直在对 UV 敏感的不产芽胞微生物进行试验，如大肠杆菌和单核细胞增多性李斯特菌。利用 UV 杀灭物体表面的艰难梭菌，在控制 CDI 的临床疗效上还没有很好的研究[198,199]。美国医疗保健流行病学协会(SHEA)出版了一本防治 CDI 的指南(表 25.7)[200]。

表 25.7 预防和控制艰难梭菌感染(CDI)

推　　荐	推荐强度[a]
监测和诊断	
CDI 监测在每一个医疗机构都应该执行	B-Ⅲ
适当和及时的诊断试验应该在抗生素相关性腹泻患者中执行	A-Ⅱ
艰难梭菌诊断试验应该只在腹泻的(软的或未成形的)粪便标本中进行，除非怀疑肠梗阻	B-Ⅲ
检测无症状患者粪便标本的艰难梭菌(包括治疗后"治愈试验")	B-Ⅱ
预防和控制	
落实政策，确保谨慎使用抗菌药物	A-Ⅱ
医院内使用的抗菌药物应该进行监测分析	B-Ⅲ
医院内的医务人员应该进行 CDI 的流行病学相关知识培训	B-Ⅲ
CDI 和大便失禁患者应该安置在隔离病房。如果可能的话，所有 CDI 患者都应该进行隔离	B-Ⅲ
在接触患者、患者的私人物品或可能受污染的环境后推荐用肥皂或抗菌剂进行细致的手卫生	B-Ⅲ
医务人员在接触 CDI 患者时应该戴手套	A-Ⅰ
推荐使用一次性用品、一次性温度计(而不是共享电子温度计)	A-Ⅱ
患者诊疗物品，如听诊器和血压计，应该是专人专用。如果必须共享，在每个患者使用后应该消毒	B-Ⅲ
CDI 患者周围环境的消毒应使用杀芽胞的消毒剂，如稀释的次氯酸钠溶液	B-Ⅱ
当腹泻治愈后，CDI 患者可以解除隔离	B-Ⅲ

[a]类别：
A，很好的证据支持推荐使用。
B，中等的证据支持推荐使用。
质量证据：
Ⅰ，证据来自≥1 个正确的随机对照试验。
Ⅱ，证据来自≥1 精心设计的观察性研究、多重时间-序列或无对照的试验的戏剧性结果。
Ⅲ，专家意见，描述性研究。
2010 Society for Healthcare Epidemiology of America guidelines for the prevention of Clostridium difficile associated diarrhea, with permission.

CDI 患者应该安置在隔离病房，医务人员在接触患者时应该穿隔离衣，戴手套。用消毒液进行手卫生或用肥皂水洗手至关重要。需要重点注意的是，含醇手消毒剂对艰难梭菌形成的芽孢没有作用。给患者使用的设备，如听诊器和血压计，应该专人专用，并考虑用次氯酸钠进行环境消毒或用其他等效消毒剂杀灭艰难梭菌芽孢。

导管相关尿路感染

每年，在急诊医院和长期护理医院内导尿管插管超过 500 万人[201]。导管相关尿路感染（CA - UTI）是医院和家庭护理机构中最常见的 HAI，占全部 HAI 的 40% 以上[11]。尿管插入超过 7 日，约 25% 的患者会出现医院感染相关的细菌和真菌，每日感染风险为 5%[201]。CA - UTI 是医院相关 BSI 的第二个常见原因[202]，有研究发现其与死亡率增加有关[203]。尽管大多数 CA - UTI 无症状[204]，很少延长住院时间，在急诊患者中只增加 500～1 000 美元的治疗成本[205]，但是无症状感染常常导致不必要的抗菌药物治疗[206]。CA - UTI 包含了医院相关性耐药菌几乎最大的组成部分，最重要的是除大肠杆菌外的多重耐药肠杆菌科（如克雷伯菌、肠杆菌属、变形杆菌属、柠檬酸杆菌属）、铜绿假单胞菌、肠球菌和葡萄球菌和念珠菌属[207]。

除罕见的血行性播散的肾盂肾炎几乎完全由金黄色葡萄球菌感染引起外，大多数导致 CA - UTI 流行的微生物来自患者自身的结肠或会阴菌群，或来自导管插管或收集系统操作过程中医务人员的手[208]。微生物获得有两种方式：① 管腔外污染，可能发生在早期插入导管时的直接接种，也可能是后期在黏液薄膜的微生物从会阴通过毛细管作用到达邻近的导管外表面。② 管腔内污染，发生在不能保持封闭式引流系统或收集袋中，污染尿液的微生物回流进入导管腔。最近的研究表明，CA - UTI 常常来自进入膀胱腔外的微生物[209]，但这两条路径都很重要。

大多数感染导尿管覆盖一层厚厚的生物膜，包含矩阵式嵌入宿主蛋白的感染微生物和微生物外糖萼[210]。生物膜通过管腔内、管腔外或两种方式形成，通常以逆行的方式推进。生物膜在 CA - UTI 的发病机制中的作用并不明确。然而，抗菌药物浸染或镀银凝胶导管能够抑制微生物黏附到导管表面，显著地降低 CA - UTI 的感染风险[211]，尤其是革兰阳性细菌或酵母菌导致的感染，最可能从管腔外的尿道周围菌群获得。这些数据表明，微生物黏附到导管表面是在众多发病机制中相当重要的，但不是全部 CA - UTI。生物膜在感染中不发挥致病的作用，可能是由于在移动或操作导管和收集系统时，管腔内污染物因含微生物的尿逆行回流大量转运进入膀胱所致。

几个导管护理实践操作被广泛推荐以避免或至少推迟 CA - UTI 的发生（表 25.8）[208,212]：避免不必要的导管插入，考虑避孕套或耻骨上导尿管，训练有素的医务人员用无菌技术插入导管，一旦不需要时立即拔出导管，保持封闭式引流，确保低位引流，系统操作最少化，隔离插尿管的患者。

表 25.8　CDC 关于 CA - UTI 的指南

推　　荐	推荐强度[a]
培训人员导管插入和护理的正确技术	I
定期对导管护理人员进行再培训	II
只在必要时导尿	I
在使用留置导管之前考虑替代的尿引流技术	III
加强手卫生	I
用无菌技术和无菌设备插入尿管	I
使用最小的合适的导管	II
正确安全地使用导管	I
保持封闭式无菌引流	I
当封闭式无菌引流损坏时替换收集系统	III
避免冲洗，除非需要预防或缓解梗阻	II
避免日常用碘伏或肥皂水护理尿道口	II
采用无菌技术获得尿液标本	I
保持尿流通畅	I
不要在任意固定的时间间隔改变导管	II
将感染的和未感染的留置导管患者分开安置	III
避免常规细菌学的监测	III
如果 CA - UTI 的发生率居高不下，考虑抗菌剂/杀菌剂导尿管	I B

[a] 等级 I，由随机对照试验支持。
等级 II，由非随机试验和观察性研究支持。
等级 III，专家意见，描述性研究。
NR，不推荐。
Gould CV, Umscheid CA, Agarwal RK, et al. Guideline for prevention of catheter-associated urinary tract infections 2009. *Infect Control Hosp Epidemiol*. 2010; 31: 319 - 326, with permission.

如果是在清楚地理解感染的发病机制和流行病学特征基础上的技术创新，用于预防 HAI 很可能是最有效的。新技术必须旨在通过管腔外、管腔内或两种途径来避免 CA - UTI。浸染的导管，通过减少微生物黏附到导管表面，对预防 CA - UTI 可能有重要作用。利用两种浸染抗菌药液的导管进行随机试验研究，一种浸染尿防腐剂呋喃西林[213]，另一种浸染新的广谱的米诺环素和利福平的抗菌混合液[214]。两种导管使用后显著降低细菌性 CA - UTI；然而，这个研究规模很小，且耐药性尿道病原体的选择没得到满意的解决。银化合物也被研究用于导尿管涂层。8 个随机试验的 meta 分析比较氧化银导管或银合金导尿管与未浸染的导管（对照）发现，银合金导管而非氧化银导尿管与 CA - UTI 感染风险降低有关[215]。

未来的发展方向

显然，在 ICU 中，HAI 是引起需要长时间生命支持患者医源性发病率和死亡率增高的最重要原因之一。提高手卫生依从性、预防患者定菌和发生定植后预防感染的策略应该是 ICU 工作者优先关注和研究的焦点。医务人员的手在传播病原菌中的重要性、空气传播在 ICU 中的作用及被多重耐药菌污染的无生命环境的作用都需要进一步阐述。遵循循证指南的更有效的方法、提高手卫生的依从性，对预防 VAP、IVDR - BSI 和 CA - UTI 会起到巨大的即时效益。

第 26 章

新生儿室及新生儿重症监护病房

Thomas J. Sandora and Nalini Singh ■ 郑 伟 龙 岩 唐 俊译 ■ 徐子琴 葛茂军 审校

除了出生体重<2 000 g 的高危儿以及患有复杂健康问题的足月儿被收治入新生儿重症监护病房(NICU)外,新生儿室接收普通新生儿部门出生的体重≥2 000 g 的健康足月儿。这些婴儿与年龄稍大的儿童或成人相比,因宿主防御系统的各个组成部分都存在缺陷,且这种缺陷的严重程度随孕周的减少而增加,故而获得感染的风险增加[1]。较先进的高危产科照护及新生儿支持治疗提高了早产儿的存活率,包括治疗透明膜病的表面活性物质的使用、机械通气,包括传统及高频机械通气、支持心肺的体外膜肺氧合(ECOM)及支持肾功能的持续血液过滤、无创机械通气[如持续气道正压通气(CPAP)]、心脏介入技术、改进的手术技术、早发型 B 型链球菌疾病的筛查及药物预防等。因此,越来越多的极低出生体重儿(VLBW,1 000~1 499 g)及超低出生体重儿(ELBW,<1 000 g)得以存活,但同时也延长了 NICU 的住院时间,并增加了医疗保健相关感染(HAI)发生的风险。

CDC - NHSN 2010 年数据[2]显示,与其他所有出生体重类别的新生儿相比,三级 NICU 中 ELBW 及 VLBW 每 1 000 导管日中央导管相关血流感染(CLA - BSI)感染率最高,也高于 NHSN 其他类别的新生儿重症监护部门(表 26.1)。尽管按已知的操作相关的危险因素进行了调整,在美国[3.4]和加拿大[5]的 NICU 中,细菌及假丝酵母菌引起的感染发病率差异仍较大。Vermont Oxford Network 及其他协作单位制订最佳操作规程并推广,成为减少 NICU 感染率及其他相关并发症的一项成功措施[6-8]。与其他类型 ICU 一样,NICU 中器械相关感染率已有所降低,究其原因最有可能获益于坚持按照推荐的规程进行操作,监测感染率并向主要照护者反馈等措施。

没有发生宫内感染的新生儿,在通过产道时第一次暴露在微生物下。随后,从环境中获得正常的皮肤及黏膜定植菌。健康足月新生儿住院时间通常较短(通常<48 h),因此这部分新生儿在普通新生儿室很少发生感染(<入院人数的 1%),直至出院也没有任何症状,这就使得监测面临挑战性。相反,VLBW 新生儿通常在 NICU 几周甚至几个月持续暴露于各种器械、侵袭性操作、医院耐药菌及能引起菌群失调的抗菌药物。因此,要想对新生儿室及 NICU 的 HAI 发生率进行有意义的分析,必须使用统一的定义和危险分层来说明人群的异质性。因为新生儿室 HAI 发生率及致死率呈上升趋势,所以 NICU 是 HAI 监测和预防的重点。

定 义

发生时间

有些研究者将早发型疾病定义为出生后的第 3 日、7 日或 10 日内出现无菌体液培养阳性。HAI 的研究中,将时间间隔定义为 3 日。出生后 48 h 内出现的感染考虑为来自母体的感染。高危新生儿室中约有 15% 的血流感染和肺炎来自母体[9]。关于早发型感染暴发的报道极少,无法解释[10],可能与分娩期间胎儿头皮电极的放置[11]、出生后几小时内使用了产房污染的抢救设备[12,13]或污染物品(例如,被医务人员裁剪的水胶体辅料,使用鲍曼不动杆菌污染的安全脐导管或气管内导管)有关[14]。为了追踪 HAI,出生后 3 日出现的阳性培养结果视为迟发型疾病。感染的临床表现往往延迟出现,因此较难区别感染是从母体获得还是在新生儿室内传播获得,NHSN 定义除了通过胎盘传播的感染之外,其余均定义为 HAI[9]。区分早发及迟发型疾病对制订预防措施非常有用。除了泌尿系统感染之外,从新生儿室出院后的 1 个月内发生的感染都应当报告给新生儿所在的新生儿室,以快速识别暴发(如金黄色葡萄球菌或 A 型或 B 型链球菌引起的皮肤感染,脐炎、细菌性,特别是沙门菌,引起的腹泻)[12,15-17]。

表 26.1 儿科 ICU 中央导管相关血流感染(CLA - BSI)感染率[a]

ICU 类型	ICU 数量	合并平均 CLA - BSI	合并器械利用率[b]
三级 NICU[c]			
≤750 g	320	2.6	0.42
751~1 000 g	244	2.2	0.38
1 001~1 500 g	141	1.3	0.29
1 501~2 500 g	97	1	0.19
>2 500 g	89	0.8	0.26
小儿胸心外科	30	2.1	0.69
小儿内科	24	1.9	0.45
小儿内/外科	204	1.8	0.48

[a](CLA - BSI 例数/置管日)×1 000。
[b]器械使用率(DU)=中央导管置管例数/住院日。
[c]对于 NICU,中央导管置管日包括脐导管置管日。

器械相关感染

CDC 制定和更新了监测的定义,用于追踪 NICU 中心静脉导管(CVC)相关感染,包括脐导管和呼吸机相关性肺炎(VAP)[18]。

有研究证实了计算器械相关医疗保健相关感染(DA-HAI)发生率在控制主要危险因素的暴露时间方面有益处。如果每家医院都使用同一定义和方法采集计算数据,则可以使用器械使用(DU)率进行医院间的比较[19-21]。器械使用率是测量 ICU 侵袭性操作的指标之一,是 HAI 的外在危险因素。器械使用率也可以作为评估疾病严重性或患者自身对感染敏感性的指标之一。器械相关感染率和器械使用率的计算方法如下:

$$中央导管相关血流感染(CLA-BSI)发生率 = \frac{CLA-BSI 例数}{中央导管置管日数} \times 1\,000$$

$$呼吸机相关性肺炎感染(VAP)发生率 = \frac{VAP 例数}{机械通气时间(日)} \times 1\,000$$

$$器械使用率 = \frac{器械使用日数}{同期住院日数}$$

病情严重性评分系统

自 1993 年首次出现若干严重评分系统后,除了出生体重外,新生儿 HAI 风险的研究中,还应用了评估病情严重程度的测量指标[22-26]。新生儿急性生理评分(SNAP)记录入院首个 24 h 内的超过 24 个常规检查的生理指标的最差值。急性生理学评分-围生期补充(SNAP-PE)增加了出生体重、小于胎龄儿和低 Apgar 评分(5 min Apgar 评分<7)3 个指标。一项关于凝固酶阴性葡萄球菌(CoNS)医院内血流感染的研究,采用多元回归分析,表明入院当天 SNAP 每增加 5 分,患者发生医院内血流感染的风险至少增加 53.9%[23]。NICU 中上述评分系统可用于预测死亡率,但尚未用于 HAI 的风险调整(相反,感染率通常按照出生体重来分层),这些常规使用指标还需要进一步验证。

区分血培养的真正致病菌及污染菌

由普通皮肤定植菌(如 CoNS)引起的脓毒症往往菌落数较少[27-29],临床症状相对较轻。分析标本来源(如外周静脉血、中心静脉导管血)和阳性报警时间可以帮助临床区分血培养的真正致病菌及污染。阳性报警时间是细菌菌量的指标之一,容易操作,因而可以替代血培养的定量检查。不同标本阳性报警时间间隔超过 2 h,则最先报警阳性的部位最有可能是菌血症或真菌血症的真正致病菌的来源[30-32]。以下建议可以提高医师区分真正脓毒症和污染的准确性。

1. 从不同的两个部位(置管患者最好从外周部位)抽取 0.5~2 ml 及以上血液标本[27-33]。

2. 从样本中 24~36 h 检测到的病原体最有可能是真正的致病菌。如果血液样本来自无症状的新生儿,因出生时有来自母体的高危因素而需要评估,若培养超过 36 h 仍未分离到病原体,则可以排除细菌性脓毒症[32]。

3. 当临床表现或实验室检查结果与脓毒症一致时,更有可能是脓毒症[例如,中性粒细胞绝对计数(ATN)或未成熟中性粒细胞绝对计数(ATI)升高,未成熟中性粒细胞绝对计数与中性粒细胞绝对计数比率(I∶T)>0.2[34],C 反应蛋白升高[35]]。如果连续三次全血细菌计数或细胞分类计数超过 36 h 持续正常,则脓毒症的可能性<1%。

4. 如果使用抗菌药物后有效,则更有可能是真正的脓毒症,万古霉素通常对 MRSA 和 CoNS 有效。如果新生儿使用对培养到的病原体无效的抗菌药物治疗后,临床症状减轻或反复血培养未再得到相同病原体,则怀疑培养到的病原体的正确性。

HAI 的危险因素

HAI 内在或外在的危险因素汇总见表 26.2。

表 26.2　新生儿 HAI 的危险因素

内在因素(宿主)

免疫系统功能降低

天然屏障保护降低(如皮肤)

内源性菌群过度繁殖

孕周

病情严重性

基础疾病过程(如先天性器官系统异常、慢性肺部疾病、胃肠道异常)

外在因素

使用器械

胎儿头皮电极

脐、动脉、中心静脉置管

机械通气

体外膜肺氧合治疗

脑室腹膜分流术

液体

肠外营养,脂肪乳剂注射液

输入血制品

呼吸治疗

母乳

治疗

静脉激素治疗

使用 H_2 受体拮抗剂/质子泵抑制剂

环境

获得医院菌群

过度拥挤,人员配备不足

设备、液体污染

从医院其他科室转科

放射检查

实验室检查

亚专业会诊

内在危险因素

出生体重和孕周是 HAI 的最重要的危险因素。多数早产儿免疫系统功能低下,造成大部分感染的风险增加[1]。32 周之前来自母体的 IgG 抗体极少经过胎盘转运至胎儿,胎儿的中性粒细胞趋化性或吞噬作用存在缺陷,补体经典和替代途径活性降低。改善新生儿免疫功能的方法包括换血疗法[37]、输注白细胞[38]、治疗性或预防性静脉注射免疫球蛋白(IVIG)疗法[39-41]和给予重组人粒细胞刺激因子治疗(G-CSF)[42]。虽然这些研究结果有启发性,但仍缺乏足够的对照试验来确认这些方法的有效性,因此不推荐常规使用这些治疗方案。静脉注射免疫球蛋白(IVIG)除了可以促进增强吞噬活性外,还可以促进中性粒细胞从骨髓中性粒细胞储存池迅速释放入外周循环,加强中性粒细胞对细菌感染部位的趋化性[39]。使用抗体替代治疗可能会更加有效,它含有对抗特定感染物质的高滴度抗体但这些产品还不适合常规使用[43]。在一个实验中,静脉注射两种不同的金黄色葡萄球菌免疫蛋白并未显示出显著的保护作用[44,45]。

新生儿因其黏膜表面没有较大婴儿和成人那样的正常保护性菌群,因此特别容易受到定植的病毒和/或耐药菌的威胁[46]。极低出生体重儿(VLBW)皮肤脆弱,发育还不成熟,还不能作为足够的保护性屏障,来阻止皮肤定植菌,从而引起侵袭性疾病[33,47]。

外在危险因素

同成人 ICU 中观察到的一样,NICU 内许多 HAI 的外在危险因素与器械或环境相关。外在危险因素分为:① 医疗器械和设备;② 母乳喂养和配方奶粉喂养;③ 药物治疗;④ 行为干预;⑤ 管理和建筑。

医疗器械和设备

中心静脉导管,包括经外周置入的中心静脉导管(PICC),会增加细菌或真菌菌血症的风险[9,48-52]。事实上,念珠菌血症发生的风险增加与导管使用日数有关[52]。多种用于呼吸支持的医疗器械[有创和无创的机械通气设备,包括持续正压通气(CPAP)、体外膜肺氧合(ECMO)和 Vapotherm 2000i™(Vapotherm 公司,蒙大拿州,医务部)氧气运送装置]都与感染风险的增加有关[53,54]。发生呼吸窘迫的新生儿需要增加气道湿化,从而可能使呼吸道黏膜直接暴露于污染的水;因此在这些情况下推荐使用无菌水[55]。例如,Vapotherm™ 装置在生产过程中,内部受到罗尔斯通蒂菌的污染,经过几种消毒程序仍未被杀灭,从而导致临床感染,公司不得不从市场上召回该产品[56]。

母乳及配方奶粉喂养

尽管母乳喂养有很多好处,但母乳作为生物学产物,有潜在传播感染的风险。例如,感染链球菌或金黄色葡萄球菌的母亲,其母乳作为传播媒介,可能会将这些病原体传播给婴儿,导致严重脓毒症[57-59]。被吸奶器污染的母乳可能与新生儿肺炎克雷伯菌脓毒症有关[60],而牛奶巴氏消毒器的污染,引起了 NICU 铜绿假单胞菌感染的暴发[61]。此外,病毒,包括乙型肝炎病毒(HBV)、人类免疫缺陷病毒(HIV)和人类 T 淋巴细胞白血病病毒 1 型(HTLV-1),可以通过母乳或血液接触方式传播给婴儿,其血液接触与通过干燥皲裂的乳头进行母乳喂养有关,

因此在一些可提供安全奶瓶喂养方式的国家,已知感染了 HIV 和 HTLV-1 的母亲禁止母乳喂养。给新生儿注射乙肝疫苗,可阻断经母乳喂养造成的 HBV 传播。虽然巨细胞病毒(CMV)也会经母乳传播,但来自母体的保护性抗体可预防有临床意义的疾病。CDC 指南规定,来自非亲缘供者的人乳,需要筛查所有捐赠者的 HIV、HTLV-1 和 HBV 表面抗体,并对所有人乳进行巴氏消毒(62.5℃,30 min)。非致病菌菌落数≥10⁴ CFU/ml 或者出现革兰阴性菌、金黄色葡萄球菌、α 或 β 溶血性链球菌的母乳禁止使用[62]。母乳库应当遵守已制订的母乳储存、个人手卫生、吸奶器处理及去污指南。

每个处理挤出的母乳的医疗机构都应当制订书面制度,规范母乳的储存和处理。母乳挤出后应立即贴上标签,至少包括日期和时间等内容,有专用冰箱储存。美国儿科学会(AAP)推荐如果母乳不能立即饮用,则需冷藏,如果 24 h 内不饮用,则需要在 0℉(-17.8℃)或以下温度冷冻;母乳解冻后,必须在 24 h 内饮用或扔掉(http://www.healthychildren.org/English/ages-stages/baby/breastfeeding/Pages/Storing-and-Preparing-Expressed-Breast-Milk.aspx)。婴儿配方奶粉不是无菌的,如果处理不当则有感染的风险,如阪崎肠杆菌或沙门菌。世界卫生组织(WHO)已经出台指南,规范婴儿配方奶粉的安全制备、储存和处理(http://www.who.int/foodsafety/publications/micro/pif_guidelines.pdf)。关键步骤包括手卫生、喂奶器具使用前的清洁和灭菌、丢弃未用的冷藏超过 24 h 配方奶、常温下连续喂奶时间或单次喂奶间隔时间最好不超过 2 h。CDC 推荐 NICU 内持续喂奶时间不超过 4 h[63]。WHO 最有争议的推荐是使用 70℃ 的水冲调婴儿配方奶粉。有实验室研究支持这项推荐,结果显示更高温度的水可以灭活更多阪崎克罗诺杆菌[64]。目前尚未有对不同调配方法效果进行评价的报道发表。其他相关组织,包括欧洲儿科胃肠病学、肝胆学及营养学组织,称如此高的温度会对配方奶粉中的维生素产生不利影响,因此不推荐[65]。一些人则对使用开水可能会导致烫伤表示担忧。AAP 推荐只要可获得安全水源,在家调配奶粉选择室温水,在喂奶前立即加入奶粉(http://www.healthychildren.org/English/ages-stages/baby/feeding-nutrition/Pages/Sterilizing-and-Warming-Bottles.aspx)。与 WHO 推荐的不同之处在于,其体现了早产儿发生侵袭性阪崎克罗诺杆菌感染的高风险以及居家的健康儿童调配配方奶粉的可操作性。

医学治疗

使用类固醇类药物治疗慢性支气管肺发育不良与感染风险增加有关[67-69]。目前发现出生后不久出现持续低血压的新生儿单剂量使用类固醇类药物与播散性假丝酵母菌感染发病率的增加有关,进一步证明了类固醇药物是一个独立危险因素[68]。新生儿使用类固醇类药物之前必须慎重考虑风险效益比。H₂ 受体拮抗剂/质子泵抑制剂的使用与坏死性小肠结肠炎(NEC)[70]、极低出生体重儿(VLBW)革兰阴性杆菌脓毒症[50]和念珠菌血症的发病

率增加[71]有关。第三代头孢菌素的使用与产 ESBL 肺炎克雷伯菌[51]或假丝酵母菌[72]引起的侵袭性疾病发病风险增加有关。最后,外用凡士林来进行皮肤保湿,与真菌感染风险的增加有关[46]。

行为干预

为了改善发育,增加多胞胎新生儿之间、新生儿与母亲之间皮肤接触的机会,NICU 创新性地使用母婴同室和袋鼠式护理等方法,理论上说也会增加感染的风险[73-74]。在一研究中,袋鼠式护理是 MRSA 感染的独立危险因素之一[75]。虽然发现 NICU 中的玩具被致病菌污染,但它们在感染传播中的作用尚未被确认。

管理和建筑问题

一些关于新生儿室和 NICU 暴发事件的研究首次证实了迟发性感染发生率与过度拥挤、人员配备不足之间存在关联[25,77-81]。一项研究评估了注册护士的人员水平,明确发现随着注册护士工作时间增加,血流感染的风险降低[81]。在一项包括 558 个 NICU 的大型队列研究中,与非优质护理的医院相比,优质护理的医院出生 3 日后极低出生体重婴儿血培养和脑脊液(CSF)培养阳性率显著降低[82]。全部病房为单间的 NICU 的优势在于,利用灯光和声音促进神经发育,便于家庭式护理、母乳喂养、袋鼠式护理,必要时采取隔离预防措施,有可能减少 HAI 发病率[83,84]。虽然尚无充分的数据为 NICU 采取单人病房这一推荐提供循证依据,但在最近出台的 NICU 设计推荐标准及专家意见中可以看出,单人病房在未来会更加流行。最后,转运过程中暴露在建筑尘埃或孢子中可能导致新生儿皮肤曲霉病或侵袭性曲霉病[85]。因此,对于 NICU,建设、翻修和任何破坏环境整体性的施工期间,控制粉尘,过滤空气非常重要,因为暴露后会增加极低出生体重儿(VLBW)患病的风险[86]。

感 染 部 位

新生儿 HAI 的部位不同于成人[48]。根据出生体重不同,原发性血流感染,占 30%～50%,手术部位感染(SSI)及泌尿系统感染极为少见。而成人中导管相关性泌尿道感染和手术部位感染发病率则较高[87]。新生儿皮肤部位感染更常见。回顾了目前健康足月儿和 NICU 新生儿甲氧西林敏感的金黄色葡萄球菌(MSSA)和甲氧西林耐药的金黄色葡萄球菌(MRSA)的临床表现,在足月儿新生儿室(通常为出院后发病)或 NICU 的暴发事件中,常见到由 MSSA 和 MRSA 引起的脓疱、大疱性脓疱病、皮下脓肿、烫伤样皮肤综合征和中毒性休克综合征。因发达国家在分娩过程中常规执行无菌操作及脐带护理来预防感染,因此脐炎在发达国家很少见(0.7%)。脐炎会引起严重的并发症,包括脓毒症、表浅或深部脓肿、坏死性筋膜炎、腹膜炎和肝静脉血栓形成[90]。发生先天性皮肤黏膜念珠菌病的足月儿一般不会发生侵袭性疾病,但是经阴道分娩的超低出生体重儿(ELBW)、使用类固醇类药物或高血糖的患儿,如出生后第 2 周内出现由白

念珠菌引起的真菌性皮炎,则考虑是全身性疾病的表现之一[91]。在暴露于社区中流通的病毒和细菌之后,新生儿也可能出现肠胃炎和结肠炎。骨髓炎/化脓性结膜炎和结膜炎也比较少见。脑膜炎和脑脓肿也可见于新生儿。

肺部感染是由于暴露于社区流通的呼吸道病毒引起的,和/或是 NICU 呼吸支持治疗的并发症之一。VAP 一直是成人及较大儿童重要的 HAI,在新生儿(特别是早产儿)中,很难诊断,众所周知,构成 VAP 传统监测定义的几个重要因素,包括气体异常交换和影像学浸润表现,在新生儿常见的肺透明膜病、基础的心肺功能异常时都可能存在[33]。因此,不同医疗机构间 NICU 新生儿 VAP 的发病率比较会受到测量偏倚的影响。撰写本文时,CDC 出台了新的呼吸机事件的监测定义,包含了肺炎和非感染并发症,并建立在更多客观指标的基础上。(http://www.cdc.gov/nhsn/PDFs/vae/CDC_VAE_CommunicationsSummary-for-compliance_20120313.pdf)。近来,上述定义用于>18 岁人群。对于儿科患者来说,需要更进一步研究合适的新定义。

NEC 是新生儿最常见的胃肠道急症之一。事实上,>90% 的 NEC 发生在早产儿,NEC 的风险与出生体重及孕周呈反比。总的来说,极低出生体重儿中约有 7% 的发病率,但不同时间不同中心间的差异较大[92]。NEC 的发病因素包括胃肠道功能发育不成熟,后者包含循环调节、缺氧/缺血性损伤、异常细菌定植和早期使用配方奶粉喂养。特定的炎性细胞因子在 NEC 的发病机制中的作用还在研究中。NEC 可能散发,也有可能聚集性发生。在一些聚集性事件报道中,多种不同的细菌(如大肠埃希菌、肺炎克雷伯菌、阴沟肠杆菌、艰难梭菌)和病毒(如诺如病毒、冠状病毒和肠病毒)与 NEC 的发生有关[93]。暴发可以通过执行感染控制措施加以控制,包括手卫生、接触隔离、新生儿和工作人员的集中管理,禁止有胃肠道疾病症状的医务人员上岗,直至痊愈[93]。

2012 年 NHSN 制定了新的 NEC 监测定义[18]。临床表现,包括临床症状,如胃内抽出胆汁样胃内容物、呕吐、腹胀、大便隐血试验阳性或肉眼可见血便;影像学证据包括如肠壁积气、门静脉积气或气腹。NEC 相关死亡率在 15% 至 30%。发生肠坏死时,必须实施切除术,这通常会导致婴儿出现短肠综合征,需要依赖肠外营养。

病因学、临床表现及流行病学

新生儿室及 NICU 感染趋势

正常新生儿室获得的感染往往是非侵袭性的,通常累及皮肤或黏膜,由医务人员污染的手、污染的设备器械及药物治疗引起。最常观察到的临床表现有脓疱病、结膜炎[94]和软组织脓肿。上述患儿最常分离到的病原体是金黄色葡萄球菌,社区相关 MRSA 感染(CA-MRSA)的流行水平较高,因此在社区中 MRSA 引起的感染要多于 MSSA[88]。A 型链球菌感染[16,95]暴发和由细菌性病原体

（如沙门菌或志贺菌）引起的腹泻暴发可以在足月儿新生儿室和早产儿新生儿室中见到[15,96,97]，但近几年报道较少。对于未留置器械的健康足月儿，CoNS 很少引起早发型疾病。

医务人员很少成为引起细菌和真菌暴发的源头，尤其是 MRSA，但如果是源头，通常是因为它们存在一些会增加感染病原体传播的因素（如鼻窦炎、渗出性外耳炎、慢性中耳炎、呼吸道感染、皮炎、甲癣或人工指甲）[98-104]。医务人员身上很少会发现金黄色葡萄球菌的流行菌株的定植；一旦发生这种情况，可以通过避免该医务人员直接护理患者而控制暴发[105]。直接接触患者的人员佩戴人工指甲，与 NICU 中发生的铜绿假单胞菌[102,103]和产 ESBL 肺炎克雷伯菌[104]暴发有关，从医务人员和患者分离到的菌株分子分型相同。这些研究有力证实了直接接触高危人群时，不推荐佩戴人工指甲或涂抹指甲油等装饰物。

高风险婴儿细菌感染的主要病因学中，观察到了一些随着时间推移出现的无法解释的变化[106,107]。20 世纪 50 年代主要是侵袭性金黄色葡萄球菌，无法解释的是，60 年代则流行革兰阴性菌，特别是铜绿假单胞菌、肺炎克雷伯菌和大肠埃希菌，但在 70 年代又被 B 型链球菌取代，80～90 年代 B 型链球菌是引起早发型和迟发型疾病的主要病原体，最常见的是脑膜炎，骨髓炎/脓毒性关节炎少见，但极少在 NICU 中水平传播[108]。但是在 80 年代 NICU 中流行的 HAI 病原体为 MRSA 和 CoNS。90 年代虽然大部分 NICU 中 CoNS 引起的迟发型感染占 40%～50%，但一个 NICU 报道了 1996～2001 年病原体的变化，主要病原体为革兰阴性菌，特别是耐头孢他啶的肠杆菌[109]，另一篇报道了共生菌数量的增加，与美国国立儿童健康和人类发育研究所下属的新生儿研究网的研究相似[3]。1999 年新生儿预防网开展了一项横断面研究，描述美国 NICU 中 HAI 流行情况；CoNS 引起的感染占到 31.6%，其次是肠球菌（10.3%）和大肠埃希菌（8.5%）[48]。以下三种病原体引起的 NICU 感染在 15%～20% 及以下，因为其治疗难度大，所以问题尤为严重：① 肠球菌，特别是耐万古霉素肠球菌（VRE）。② 多重耐药革兰阴性杆菌，特别是肠杆菌属和产 ESBL -肺炎克雷伯菌。③ 真菌，主要是念珠菌属，尤其是非白念珠菌属。

B 型链球菌

从 20 世纪 70 年代末期到 90 年代中期，B 型链球菌（GBS）是足月儿早发型疾病的最常见致病菌，约占 70%[3]。这种病原体在围生期从母体获得；约 70% 的出生体重<2 000 g 新生儿，在宫内获得链球菌感染，出生时采集血标本培养阳性。但随着 1996 年 CDC、妇产科学美国协会（ACOG）及 AAP 联合发布的循证推荐的逐渐成熟和实施，即细菌定植的产妇、出现早产的产妇和有其他危险因素的产妇，在刚开始分娩时给予药物预防，可观察到 1993～1998 年早发型 GBS 疾病发病率下降了 65%，1999～2001 年进入稳定期[110]。2002 年指南进一步更

新，对所有达到 35～37 孕周的妊娠妇女进行筛查，基于该群体的研究结果，该研究显示，与以风险为基础的策略相比，以培养为基础的策略明显减少了疾病发生[111]。CDC 主动细菌核心监测（ABC）网络报道了 2003～2004 年上述变化使疾病发生进一步降低，低至 0.34/1 000 活产儿，不同种族之间疾病发生率的差异较小[112]。这一数据代表疾病发生率从 1993 年 1.7/1 000 活产儿到 2004 年 0.34/1 000 活产儿，降低了 80%。根据美国国立儿童健康和人类发育研究所下属的新生儿研究网及其他追踪疾病发病率的机构报道，极低出生体重儿中早发型 GBS 疾病的发病率也持续减少[113]。2010 年，指南再次更新，修改了妊娠妇女筛查和预防及早发型 GBS 疾病高危因素新生儿的管理准则[114]。发表的 GBS 药物预防指南显示，作为引起极低出生体重儿早发型脓毒症的原因之一，氨苄西林耐药的大肠埃希菌检出率有所增长，但未发现大肠埃希菌或耐氨苄西林大肠埃希菌与分娩期抗菌药物暴露有关[113,115]。重要的是，未发现分娩期药物预防能减少迟发型 GBS 疾病[116]，这表示出生后获得的病原体，可能来自新生儿室或 NICU[117]。

凝固酶阴性葡萄球菌

在许多报道中，CoNS 引起的迟发型 HAI 占到 50%[3,9,40,41,48,118]。越来越多的研究提示，这种病原体是一种新生儿的致病菌，原因如下：① 极低出生体重儿的数量及存活率增加；② 高危新生儿血管内导管的使用增多；③ 通过使用更统一的定义和方法采集血培养，增加了确认 CoNS 阳性血培养结果是真正菌血症的可能性（例如，双份血培养，最好一份来自中心静脉置管，另一份来自外周部位）。

新生儿 CoNS 血流感染的流行病学已经被广泛研究，除了使用如物种、噬菌体分型和质粒分析等传统方法，还使用了脉冲电场凝胶电泳（PFGE）、核糖体基因分型、DNA - DNA 杂交测定及酶切分析等方法。PFGE 是鉴定菌株最可靠的方法。溶血性葡萄球菌[119,120]和表皮葡萄球菌[121-123]的不同菌株都有可能在 NICU 中流行，引起为期 6 个月甚至 10 年的聚集性感染。同时，相同地点的新生儿可能分离到无关菌株。有些 NICU 在一个特定时期可能没有得到相关的菌株[124,125]。Eastick 等[126]报道，粪便中、耳周、腋下和鼻前庭内的 CoNS 相对稳定，在前臂和腿部皮肤的数量较少且不稳定。因此，除新生儿之间水平传播外，同一新生儿不同部位之间交叉感染也是传播的重要形式之一。NICU 因输入被 CoNS 污染的注射用液体导致血流感染是极少见的[127]。

CoNS 血流感染的临床表现通常没有特异性，这种病原体也极少被认为是导致死亡的原因[128]。常见的脓毒症的表现有发热、呼吸暂停、心动过缓、喂养不耐受和嗜睡。如患儿体温不稳定、血小板减少、腹胀及无中心静脉置管时仍持续血流感染，则考虑是否与 CoNS 有关[129,130]。可从轻型 NEC 患者的粪便、血液或腹水中培养出 delta 产毒菌株[131,132]。与这些病原体有关的局部感染包括颈部

脓肿、脐炎、伤口脓肿及乳腺炎[133]。如果中心静脉置管、伴随持续血流感染（>48 h），并在合理的血流感染抗菌治疗期间，仍出现血小板减少时，应考虑是由 CoNS 引起的右侧心内膜炎[134]。体格检查可能未见异常，但超声心动图可能显示右心房或三尖瓣有赘生物。如果血流感染持续时间超过 4 日，则需要拔出中心静脉导管来清除CoNS[135]。

金黄色葡萄球菌

1986～1993 年的报道[9] 以及新生儿研究网络[3] 的研究结果显示，金黄色葡萄球菌排在 CoNS 之后，是 NICU 新生儿分离到的第二位的病原体。而 1999 年一项覆盖29 家 NICU 的现患率研究则报道，由金黄色葡萄球菌引起的血流感染只占 3.4%[48]。自 20 世纪 80 年代末期，NICU 中金黄色葡萄球菌的暴发与 MSSA[78,105,136-139] 和MRSA[25,140-144] 均有关，且近年来 MRSA 暴发的报道已超过了 MSSA 暴发的报道。1995～2004 年，迟发型 MRSA 感染增加超过了 300%[145]。存在检查共用（实验室、放射检查）和医务人员交叉（护士、呼吸治疗师及会诊医师）的大型综合医院内的新生儿科，尤其易遭受地理位置较远的引起 HAI 的 MSSA 或 MSRA 毒菌株的侵袭。一个或几个毒性菌株可能通过定植的婴儿、探视的家庭成员（极个别由医务人员）带入新生儿室[146-148]。但传播的主要模式是水平传播：由未遵守手卫生的医务人员的手在接触患者间传播。PFGE 是确认暴发由单个菌株还是多个菌株引起的最常用方法[149]。最近一项研究描述了使用全基因组测序方法检测克隆菌株的改良效果，但该方法目前仍是主要的研究工具[150]。在发现临床疾病之前，定植率已经很高（30%～70%）。几项研究都对 NICU 中MRSA 定植和感染的临床和经济影响进行定量分析[151,152]。NICU 中院内传播很少与环境来源或慢性携带者有关，但金黄色葡萄球菌污染环境确有发生，这会增加高危科室病原体的总体负荷。不确定的毒力因素和环境条件决定了 NICU 病原体的持久性。

在得克萨斯州达拉斯市的帕克兰医院系统的拥挤不堪的 NICU 内，MRSA 在 1988～1991 年持续存在[25]。不管由 MSSA 还是 MRSA 引起的新生儿室感染暴发，都未得到控制，直到过度拥挤及人员配备不足情况得到改善[25,78]。尽可能减少护士同时照顾 MRSA 定植和未定植婴儿的情况，有效减少了 MRSA 传播[153]。CA-MRSA菌株的药敏及分子分型[金黄色葡萄球菌染色体盒（SCC）mec Ⅳ 或 Ⅴ 型]，与传统的医疗保健相关的 MRSA 菌株不同，且呈增加趋势，据报道已出现 CA-MRSA 在医疗机构内传播[154-156]。NICU 出现医疗保健相关 MRSA 向CA-MRSA 转变的趋势[157]。对产科患者的 CA-MRSA感染情况的一项调查，通过产前 GBS 阴道直肠筛查培养得到的 14 株 MRSA 菌株，经 SCCmec 分型，发现其中 13株为 CA-MRSA[159]，因此新生儿感染的感染源可能来自CA-MRSA 定植或感染的母亲。近期一项 471 对母子的前瞻性队列研究，有葡萄球菌定植的母亲，其分娩的婴儿也很有可能有定植，这种情况主要发生在产后早期[160]。PFGE 方法证实从每对母体和新生儿分离到的金黄色葡萄球菌为同一菌株[161]。有一篇报道中关注了2 例母婴传播 MRSA 的病例[162]。第 1 例是一名患有绒毛膜羊膜炎的母亲在孕龄 27 周时顺产一名极低出生体重儿，该婴儿出生 4 周后因 MRSA 脓毒症、肺炎及皮肤软组织脓肿入院。从母亲胎盘及婴儿身体多个部位分离得到的 MRSA 为同一菌株（图 26.1）。第 2 例，婴儿有 MRSA 皮肤软组织感染史，并于 4 个月大时因肺炎和脓胸入院。该名婴儿的母亲唇部反复发生皮肤软组织感染。从母亲唇部脓肿和婴儿胸水中分离到的 MRSA菌株经重复序列聚合酶链反应（PCR）鉴定为同一菌株。

金黄色葡萄球菌可在婴儿身体多个部位定植。NICU 的婴儿中，最常见的定植部位是鼻前庭和脐部，但也可以从其他部位分离出，包括腋下、耳后区域和会阴[163]。因为监测培养方案选择的解剖部位有所不同，[164]不同医院 NICU 间的定植率很难比较。2009 年美国卫生

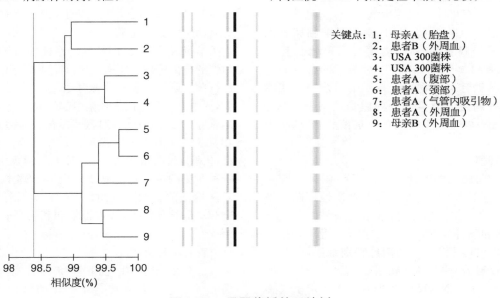

关键点：1：母亲A（胎盘）
2：患者B（外周血）
3：USA 300菌株
4：USA 300菌株
5：患者A（腹部）
6：患者A（颈部）
7：患者A（气管内吸引物）
8：患者A（外周血）
9：母亲B（外周血）

相似度(%)

图 26.1　母婴传播的系统树

保健流行病学协会的一项调查结果显示,86%的受访者称会筛选 NICU 的 MRSA 定植患者,其中85%是在入住 NICU 时进行筛查(仅仅一个时间点或是联合定期开展的现患率筛查),并使用氯己定洗浴[164]。

皮肤脓疱、大疱性脓疱疮、烫伤皮肤综合征[136-138]、软组织脓肿、乳腺炎、结膜炎、肺炎伴或不伴脓胸、骨髓炎、化脓性关节炎和手术部位切口感染(SSI)是新生儿 MSSA 和 MRSA 感染最常见的表现,与这些侵入性疾病相关的病死率可达15%~30%[88,89]。多发病灶的血流感染是侵袭性金黄色葡萄球菌病的特征。

肠球菌

自1979年以来,肠球菌被确认为是 NICU 中的重要病原菌[165,166]。自20世纪80年代开始,由易感的屎肠球菌[168]、粪肠球菌[169]及最近的耐万古霉素肠球菌(VRE)[167,170-172]所引起的新生儿室感染暴发[9,48,107,167]明显增多,但肠球菌仅占新生儿感染中相对较少的一部分。在美国的一些地区,VRE 已成为 HAI 的问题病原菌,并已经蔓延到 NICU[167]。重复序列-聚合酶链反应(rep-PCR)DNA 指纹识别,能有效地从流行菌株和新生儿室的“背景”菌群中区分出暴发菌株,并能确定明显的聚集菌株[171]。感染入侵往往是由于婴儿的内源性菌群。但肠球菌的暴发的危险因素是污染的环境、广谱抗菌药物的应用、通过医护人员污染的手或污染的体温计水平传播[171],在有 VRE 流行的医院出生的婴儿转诊至高级别的 NICU,会导致 VRE 反复引入,成为 VRE 感染持续暴发的重要原因。发现1例阳性病例后进行 VRE 目标性监测可以发现很大一批隐藏的定植患儿[173]。

肠球菌极少与早发型脓毒症有关,往往是从低出生体重儿和极低出生体重儿的血标本中分离得到,且这部分患儿有严重基础疾病及入住 NICU 在30~60日及以上。除抗菌药物暴露史外,长期留置中心静脉导管、坏死性小肠结肠炎、肠切除术也与其有关联。多种微生物引起的血流感染极有可能与腹腔疾病有关,这也支持了肠道是肠球菌侵入点的观点。肠球菌感染的临床表现无特异性。罕见脑膜炎[168]和心内膜炎需要延长疗程(通常分别≥3周和≥6周),需使用对细胞壁有效的药物联合一种氨基糖苷类药物。已有使用利奈唑胺或达托霉素成功治疗新生儿感染性心内膜炎的案例[174,175]。仅在其他药物无效的情况下使用此类抗菌药物,以减少耐药风险。

革兰阴性杆菌

革兰阴性杆菌感染的致死率较高,近40%(范围为24%~62%)。许多 NICU 的新生儿革兰阴性杆菌感染有所增加[3,107,109,113,176]。非暴发时,最常见的是大肠埃希菌、克雷伯菌属和肠杆菌属[3,9,48,106,107,109,113]。近年来报道在 NICU 中分离出产 ESBL 耐药菌株特别棘手,因为它们对常规经验性覆盖 GNB 的药物耐药[51,101,104,177]。一项单中心研究显示,5个 NICU 婴儿中就有1个定植或感染多重耐药肠杆菌,且定植率(86%)明显高于感染率

(14%)[178]。值得关注的是,多种产 ESBL 的细菌的暴发可能代表不同菌种内相同质粒的人与人间传播[176]。NICU 中其他引起短时聚集的革兰阴性杆菌包括铜绿假单胞菌[61,99,102,103,179]、沙雷菌[180-183]、差异柠檬酸杆菌[184-186]、沙门菌[15,96]、不动杆菌属[14,187]、金黄杆菌属(黄杆菌属)[188]、罗尔斯通菌[56,189]和洋葱伯克霍尔德菌[190]。

应用分子分型技术(如 PFGE 分型、核糖体分型、基于聚合酶链反应的方法),对于确定 NICU 中流行或非流行时期的革兰阴性杆菌感染[191,192]是十分有价值的,可确定暴发的传播机制是水平传播还是抗菌药物选择性压力,以便采取干预措施。新生儿室革兰阴性杆菌的暴发与环境污染有关(如消毒液[182]、静脉注射药物和溶液[182,183,189,193]、母乳[58-60]、水槽[183,188]、呼吸机治疗、复苏设备[15,56]及绷带的应用[14]),发达国家水源清洁,设备灭菌的操作方案明确,且使用一次性灭菌用品,因而很少出现暴发。对于黏质沙雷菌的暴发即使分离出的黏质沙雷菌来源未能确定或分子分型不符[181],也可用强化推荐的一般感染控制措施进行控制。缺乏来源于环境的依据时,流行的毒力菌株可能从感染母体获得,很少来自定植或感染的医务人员,或婴儿出现内源性感染,然后传播到医务人员的手上。相匹配的母婴[185]、医务人员和感染的婴儿[186]中检出相同的差异柠檬酸杆菌。在差异柠檬酸杆菌引起的脑膜炎暴发中发现,除了手部定植外,直肠有长时间定植,直到定植的医务人员从新生儿室离岗,暴发才得到控制[185,186]。在非暴发的情况下,新生儿初次定植耐药的革兰阴性杆菌后,会很快被新生儿自身菌群清除。但可存在水平传播,偶尔引发疾病[191]。在不同地区儿童医院的 NICU 中发现多重耐药的肠杆菌克隆传播[192]。

革兰阴性杆菌感染的临床表现包括坏死性眼炎、肺炎、坏死性疱疮、心血管功能衰竭和脑膜炎。最常见脓疱病变与铜绿假单胞菌引起的侵袭性疾病有关,这些疾病也可与其他革兰阴性杆菌或真菌相关。病灶的活检和培养有助于区分特定病原体。沙门菌可引起骨髓炎、化脓性关节炎或脑膜炎,即使延长在体外对感染菌株高度有活性的抗菌药物的疗程,也很难治愈。NICU 中差异柠檬酸杆菌引起的脑膜炎常聚集发生,77%的患者出现脑脓肿,而由其他革兰阴性杆菌引起的脑膜炎患者中7%出现脑脓肿[185]。即使该菌对氨基糖苷类药物完全敏感,仍推荐氨基糖苷类与第三代头孢菌素联合应用治疗革兰阴性杆菌引起的脑膜炎[194]。对于脑膜炎败血黄杆菌,是一种罕见的革兰阴性菌,对大多数经验性治疗新生儿革兰阴性菌的抗菌药物耐药[188],是流行性革兰阴性杆菌脑膜炎的罕见病因,万古霉素和利福平联合应用可成功治疗[195]。

百日咳杆菌

已有在普通新生儿和过渡新生儿室中出现百日咳传播的报道[196]。其来源是未确诊的医护人员[197]或来访者[198]。根据指南[196]要求,对可能来访的家庭成员和治疗

这些新生儿的医务人员筛查和注射破伤风、白喉、百日咳混合疫苗（Tdap 疫苗）尤其重要。正如流感疫苗所证明的那样，NICU 新生儿家庭成员的 Tdap 疫苗接种可作为疫苗接受度的有效方法[199]。假设在 NICU 的医务人员中有 95％的人加强接种百日咳疫苗，可将继发性传播的风险降低到 2％[200]。医疗机构应为医务人员提供 Tdap 疫苗。

艰难梭菌

新生儿室未出现艰难梭菌感染（CDI）的暴发。健康成人有<5％为无症状带菌者，而从 55％无症状新生儿的粪便中可发现艰难梭菌产毒株[201]。定植产毒菌株的婴儿很少出现临床症状；尽管机制仍不清，有人认为是新生儿不成熟的肠黏膜缺乏艰难梭菌的受体所导致[202]，虽然其他因素如不成熟的免疫反应也可能发挥了作用[203]。由于上述原因，许多专家不推荐婴儿腹泻时常规检测艰难梭菌，因为阳性结果很难解释。特定情况下，如接受过抗菌药物治疗的腹泻新生儿，内镜下见伪膜性肠炎，才考虑检测并治疗。有报道称艰难梭菌在新生儿坏死性小肠结肠炎的发病机制中不起作用，但与先天性巨结肠症婴儿发生严重小肠结肠炎相关[204]。

真菌感染

早产儿真菌感染是 NICU 新生儿发病和死亡的重要原因。念珠菌属是本文中最常见的侵袭性真菌，在极低出生体重儿晚发型脓毒症中多达 12％，病死率为 44％[205]。1986～1994 年监测数据表明，NICU 中念珠菌属引起的血流感染占所有血流感染的 7％，在病原学中排第 4 位，在 CoNS、B 型链球菌、金黄色葡萄球菌之后[9]。新近来自美国 128 个 NICU 的数据显示，<1 000 g 的新生儿每 1 000 住院日感染数减少了 24％，从 1995～1999 年的 3.5 人减少到 2000～2004 年的 2.68 人（$P<$ 0.01），较大新生儿中感染率稳定[4]。白念珠菌和近平滑念珠菌血流感染都有减少。对氟康唑耐药天然的菌种没有增加（如光滑念珠菌和克柔念珠菌）。<1 000 g 的新生儿中，NICU 医院获得性念珠菌血症的特定感染率差别很大：发病率中位数为 7.5％，但 25％的 NICU 报道的发病率>13.5％；这个波动与美国儿童健康和人类发展研究所下属的新生儿研究网所报道的 2.4％～20.4％相近。

在使用多变量分析的病例对照研究中，一致认为，NICU 中念珠菌感染的危险因素包括：中心静脉导管置管、曾发生细菌性 BSI、胃肠道病变、腹部手术、孕周<26 周、多个部位定植和广谱抗菌药物的长期应用（主要指第三代头孢菌素）[52,71,72,206-209]。其他危险因素在某些研究中被认为是独立的危险因素，但其重要性未得到很好的证实，包括静脉营养液输注（特别是含脂肪乳剂的）、延迟喂养、气管插管、使用组胺（H_2 受体）拮抗剂或糖皮质激素等。多数情况下，念珠菌血症是内源性感染而交叉感染。Baley 等[210] 报道前瞻性追踪出生时体重<1 500 g 的婴儿，26.7％有真菌定植。2/3 婴儿在出生第 1 周内出现定植，可能由于产道和分娩中母体的传输。7.7％

的定植婴儿出现全身性疾病。虽然全国真菌流行病学调查（NEMIS）研究小组在 1993～1995 年 6 个参与的 NICU 获得的结果中，并没有认定定植是一个独立的危险因素，即使 43％的念珠菌血症发生前有胃肠道（GI）定植[71]。一旦定植，则更常经胃肠道入侵。早期感染多与白念珠菌有关，而晚期定植多与近平滑念珠菌和热带念珠菌有关，这些定植，可能由婴儿间的水平传播或来自医务人员传播造成。

近平滑念珠菌是最常见的念珠菌感染的病原体[211-213]。随着 DNA 指纹法的使用，已有可能确定在新生儿室的一些侵袭性念珠菌感染暴发，包括白念珠菌[214-216]、热带念珠菌[217] 和鲁希特念珠菌[218] 等，与医护人员手的交叉传播[211,215-217]、违反静脉用药管理[214] 和用于保湿的液状石蜡多剂量瓶的污染等有关[212]。已经证实，医务人员患有甲真菌病被认为是通过医护人员的手进行传播的医院获得的念珠菌病的可能来源[217]。因此，念珠菌血流感染率的变化范围大，很有可能是一个反映管理选择和感染控制措施的标志[218]。

播散性念珠菌病的临床表现常常是非特异性的。母亲有阴道念珠菌病史的新生儿，极少发生先天性皮肤黏膜念珠菌病[91]，这种新生儿出生时躯干和四肢可见红色斑丘疹，很快变为水疱和脓疱，而后广泛脱屑，手掌和足底常有累及。如果婴儿无症状，则不发生系统受累，对局部抗真菌治疗反应良好。相反，如果出生体重<1 500 g 的婴儿出现弥漫性红斑、剥脱、烧伤样的皮炎，则更可能是侵袭性疾病表现，需要全身治疗[219]。

与侵袭性细菌感染相比，婴儿感染侵袭性念珠菌是较难恢复的。念珠菌血症最常与 CVC 使用有关。对于此类患者，应尽快拔除导管以利于清除血流感染。血液中培养出念珠菌并持续阳性是有并发感染灶的一个危险因素[220]。中心静脉导管拔除后，在没有其他感染灶时，建议抗真菌治疗至少 2 周，以防止其他部位出现感染灶。真正的念珠菌尿可反映播散性念珠菌病或局部膀胱炎，因此从尿中检测到念珠菌，提示需评估其他潜在感染部位。在心脏结构正常的婴儿中，超声心动图能最好地检测与 CVC 相关的念珠菌性心内膜炎。没有杂音和充血性心力衰竭的征象，也可以存在大的赘生物[221]。生前没有被怀疑有心内膜炎的新生儿尸检中发现真菌性赘生物。骨髓炎、化脓性关节炎、脑膜炎和脑脓肿是相对较少有特定体征的其他感染灶。脑膜炎和心内膜炎需要两性霉素 B 脂质体长疗程治疗。较新的唑类药物（如伏立康唑）和棘白菌素类（如卡泊芬净、米卡芬净）在新生儿的应用经验还不足，不能确定上述药物用于治疗侵袭性念珠菌病是否有带来益处。联合应用两种抗真菌药物能有效治疗低体重儿念珠菌感染性心内膜炎，且因手术切除赘生物风险高，因此应首选药物治疗。文献回顾表明，单用抗真菌治疗（65％）与抗真菌治疗联合手术治疗（60％，$P=1.0$）[222] 相比，新生儿的生存率并没有差异。

在 NICU 中，与 HAI 相关的其他真菌包括曲霉[223,224]、马拉色菌[225,226]、根霉属[227]和毛孢子菌属[228]。曲霉、根霉、毛孢子菌属，都是从环境中获取，暴露于施工灰尘或污染的医疗用品。曲霉感染的婴儿中性粒细胞没有明显减少，但不成熟，且没有正常的趋化和吞噬功能。皮肤曲霉病是疾病的初始表现，或是作为播散性疾病累及的一个部位。由于存在原发皮肤病变传播的风险，且原发性和继发性的病变难以区分，因此需要有指征地积极进行抗真菌治疗。已有报道表明，极低出生体重的早产儿发生重症原发性皮肤曲霉病，且对两性霉素 B 反应不佳的，应用伏立康唑系统治疗有效[224]。

糠秕马拉色菌[225]和厚皮马拉色菌[226]与经中心静脉导管输注脂肪乳剂的高危早产儿的血流感染聚集事件相关。马拉色菌属通常从中心静脉导管内血分离获得，而极少从外周静脉血中获得。据报道，长时间住在 NICU 的新生儿中，糠秕马拉色菌皮肤定植率为 25%～84%，而在非 NICU 的机构或健康儿科门诊中定植率≤5%[225]。马拉色菌感染可为自限性感染，表现为新生儿面部、头皮或颈部的脓疱病，中心静脉置管的新生儿中可出现更严重的临床脓毒症。这些致病菌短暂出现时，很可能经医务人员的手在患者间传播。然而，在一次马拉色菌暴发中，该菌可能是由宠物狗传给医务人员，而后由医务人员传给 NICU 的婴儿[226]。

病毒感染

随着病毒分离技术和使用直接荧光抗体、酶联免疫试验（ELISA）和 PCR 技术等病毒抗原识别技术的改进，NICU 中病毒暴发可被识别出来。在新生儿室的病毒感染暴发中，病毒可能被一个工作人员传入[229]，而且工作人员的感染率可能更高[230-234]。当工作人员有轻微不适时，可能还坚持工作，此时直接播散他们的感染性分泌物而导致病原体的传播。呼吸道合胞病毒（RSV）和轮状病毒常与医院感染传播有关[231,233]。值得注意的是，其他呼吸道病毒，如流感病毒[234]、副流感病毒[80]和腺病毒[229]与呼吸道感染聚集事件相关，临床表现可以与 RSV 类似。出生<3 周的患儿 RSV 的临床表现可能不典型，没有呼吸道症状，更可能出现如呼吸暂停、嗜睡及喂养困难等症状。超过 3 周的患儿，细支气管炎和肺炎是 RSV 感染的特点；呼吸暂停可以先于呼吸道症状出现。需要给氧的支气管肺发育不良、伴有肺动脉高压的先天性心脏病患儿、先天性免疫缺陷综合征等患儿 RSV 感染后发展为严重疾病的风险最大。NICU 的 RSV 暴发对医疗和经济实质的影响已被量化[235]。几种不同类型的腺病毒与新生儿室发生感染暴发有关[229,236]。最常见的临床表现是结膜炎和肺炎，已经证实是直接接触被病毒污染的眼科设备或经滴眼途径传播[236]。现已发布早产儿视网膜病变（ROP）眼科检查的特别指南，来避免接触传播，包括在两患者之间应更换手套，用 70% 乙醇溶液浸泡仪器 5～10 min，每日更换乙醇溶液 2 次[229]。新生儿可发生多脏器受累，伴有心血管功能衰竭和细菌性脓毒症样临床综合征，病死率达 84%。在婴幼儿中检测的其他呼吸道病毒感染（如人类偏肺病毒和博卡病毒）的作用仍需进一步确认。

有胃肠道病毒储存库的病毒，在新生儿科中引起的暴发已经有了介绍，柯萨奇病毒和埃可病毒感染暴发已被评估[237]。大多数暴发中，作为感染源的患儿从他们母亲那里获得感染，且病情严重。当婴儿伴有肝炎时其病死率高达 83%。婴儿通过院内传播获得感染，病情较轻，病死率为 12% 或更低。带菌的医护人员也可以传播此类病毒。新生儿感染柯萨奇病毒和埃可病毒后最常见的临床表现是肝炎、脑膜脑炎、心肌炎、肺炎，且与新生儿单纯疱疹脑炎及播散性感染相似。使用敏感和特异的 PCR 诊断试验区分这些病毒，非常有必要，因为尚无抗病毒药物可用于治疗柯萨奇病毒和埃可病毒感染。

轮状病毒和甲型肝炎病毒经粪口途径传播。已证实新生儿室内可发生轮状病毒的传播；感染可以无症状或伴有轻、中度或严重腹泻。早产儿感染更可能出现全身症状，如喂养困难及中性粒细胞减少[238]。NEC 轮状病毒相关感染暴发曾被报道[231]。甲型肝炎病毒院内暴发是非常罕见的，因为残留于粪便中的病毒滴度低且存活时间短[239-241]，然而，免疫力低下的早产儿在急性感染后可持续排泄甲型肝炎病毒抗原和 RNA 4～5 个月[240]。也有报道婴儿甲型肝炎病毒感染暴发是通过母亲分娩前或分娩中[239]病毒的垂直传播或通过输血传播[240,241]。

下列病毒在新生儿室内没有水平传播：艾滋病病毒、乙型肝炎病毒、丙型肝炎病毒和巨细胞病毒。一位感染了艾滋病病毒的母亲挤出的母乳，意外地喂养了另一个婴儿，理论上有传播艾滋病病毒的风险，但是尚无在院内误用母乳喂养出现暴露后感染的报道。不管怎样，在这种情况下，作为暴露源的母亲和暴露的婴儿应进行艾滋病病毒检测[62]。与儿科医院中其他区域的患儿相比，在新生儿室的婴儿排泄（分泌）的巨细胞病毒（CMV）没有明显的增加[242]；与医院内其他部门的成人相比，在儿科或新生儿室工作的医务人员获得 CMV 感染的风险也没有明显的增加[243,244]；因此，并不限制怀孕的医务人员对排泄 CMV 的婴儿开展诊治工作[244]。接触任何患者的有感染可能的分泌物和体液时应实施标准预防。单纯疱疹[245,246]或水痘-带状疱疹病毒[247]在新生儿室内传播是极其罕见的。尽管有经新生儿科医务人员破溃的口腔引起传播的报道[246]，但其风险很低，只要覆盖病灶直至其干燥，这些人仍可以接触患者[248]。相反，在新生儿室里患有疱疹性甲沟炎的医务人员应避免与患者直接接触。1995 年，水痘病毒疫苗广泛应用，易感的或感染的新生儿、母亲、探视者和医务人员的数量大幅下降。

肺结核

先天性肺结核（TB）病例极其罕见，即使母亲毫无症状，也可能出现结核患儿。NICU 中肺结核患儿不大可能将结核分枝杆菌传播给其他婴儿及探视者，但可以传播给与之密切接触的无防护的医务人员[249]。然而,在结核病流行的国家[250]和美国[251-254],患有活动性肺结核的医务人员及探视者可以将结核分枝杆菌传播给产科病房、新生儿室和 NICU 的新生儿。一旦暴露于活动性肺结核个体,新生儿有发生包括脑膜炎的严重播散性疾病的巨大风险。因此,识别暴露者后,进行全面评估和暴露时进行化学预防是十分重要的。已制定了一项决策,旨在帮助新生儿专家和感染控制人员分析处理结核分枝杆菌的暴露[254]。当一个婴幼儿怀疑 TB 时,肝活检显示肉芽肿和抗酸杆菌阳性,可以诊断为结核病。

HAI 的 治 疗

医师治疗特殊的 HAI 可以参考当地新生儿室指南或 AAP 红皮书的推荐规范以指导治疗,如药物的选择、给药方案和持续时间。早期脓毒症经验性治疗可以联合应用氨苄西林和氨基糖苷类。氨苄西林对 B 型链球菌、肠球菌、单核细胞增多性李斯特菌有效。如果怀疑为金黄色葡萄球菌,推荐苯唑西林,某些 MRSA 高流行的区域推荐万古霉素来治疗革兰阳性菌。一项研究表明,最初出生后的前 3 日内经验性使用氨苄西林和头孢噻肟,其死亡风险高于应用氨苄西林和庆大霉素,但机制不明[255]。2012 年 AAP 发布了无症状的婴儿脓毒症危险因素评估指南[256]。

当治疗迟发型脓毒症时,新生儿专家在抗菌药物的选择有很大差异[257]。苯唑西林可安全用于无 MRSA 高发的 NICU 革兰阳性菌感染,也可用于有中心静脉导管置管且症状轻微的婴儿。从两个不同部位采集的血培养标本,可区分 CoNS 是皮肤污染菌还是真正的病原菌。不要常规使用万古霉素,因为这样可以减少 VRE 和 VRSA 产生,防止革兰阴性杆菌感染[257,258]。不推荐常规使用第三代头孢菌素作为经验性用药,因为治疗期间个体和病房的微生物菌群会快速产生耐药性[51,259-261],同时也增加极低出生体重儿念珠菌感染的风险[72]。当然,如果高度怀疑革兰阴性杆菌引起的脑膜炎,可以联合应用头孢噻肟与氨基糖苷类。如果获得药敏试验结果,可选用有针对性的抗菌药物治疗。头孢曲松不适用于新生儿,因为它可以从白蛋白结合点上置换出胆红素[262],而且对新生儿胃肠道菌群有很强的抑制作用[263]。有必要监测革兰阴性杆菌的药敏模式,以确保推荐使用对现有病原体有效的抗菌药物。除了 CoNS - BSI,10% ~ 20% 的 BSI 可并发脑膜炎,30% ~ 40% 的迟发型脓毒症患儿中,脑膜炎可不伴有脑脊液细胞计数、糖、蛋白质异常或 BSI。因此,腰椎穿刺采集脑脊液培养分析是诊断脑膜炎[264,265]的重要指标。推荐持续使用治疗脑膜炎的抗菌药物直到脑膜炎被排除。

选用抗菌药物时,新生儿不需要覆盖特定的厌氧菌。最常见的指征有腹腔脓毒症、坏死性结肠炎和肠穿孔。克林霉素、甲硝唑、哌拉西林/他唑巴坦、美罗培南对大多数厌氧菌有很强的活性。

当念珠菌属感染引起导管相关血流感染时,应尽早拔除静脉置管,以便及时清除真菌血症,防止播散。通常两性霉素 B 和氟康唑是治疗新生儿侵袭性真菌病的唯一选择,白念珠菌几乎普遍对氟康唑敏感,但耐药念珠菌感染增加和两性霉素 B 的毒性使得抗真菌治疗更加困难。幸运的是,已经研发了更多的毒性小、活性强、抗菌谱更广的抗真菌药物[266]。如新的唑类抗真菌药——伏立康唑,是目前治疗侵袭性曲霉病的首选药物。此药物没有在新生儿中进行研究,但有成人和小儿的视觉不良事件的发生,理论研究表明其对视网膜有影响。棘白菌素是通过抑制真菌的一种酶而干扰真菌细胞壁生物合成的一类药,哺乳动物细胞中缺乏此类酶。这些药物不是针对肝细胞色素 P450 酶系统或肠道糖肽类的底物,因而减少了药物相互作用。棘白菌素对大多数念珠菌有优良的杀菌活性,可抑菌抗曲霉,但仍缺乏药代动力学数据[267];病例系列[268,269]和个案报道显示,卡泊芬净成功治疗了极低出生体重儿难治性念珠菌病,有良好的耐受性。在 32 例新生儿侵袭性念珠菌病的一个随机试验中,与两性霉素相比,卡泊芬净产生了更好的反应和较少的不良事件[270]。米卡芬净也是此类药物,在新生儿中已进行了药代动力学研究[271],被用于较大的新生儿的研究。

阿昔洛韦是治疗单纯疱疹和水痘-带状疱疹病毒感染的首选治疗方法。在一个大型多中心、随机的对照试验中,应用更昔洛韦治疗先天性 CMV 感染且累及中枢神经系统的婴儿,该项治疗防止了听力下降[272]。后续的药代动力学和药效学研究表明,口服缬更昔洛韦可以提供与静脉注射更昔洛韦相当的血药浓度[273]。在出版时,许多专家正在用口服缬更昔洛韦治疗有症状的累及中枢神经系统的先天性 CMV 感染,但需要进一步试验,以确定最佳的管理。RSV 感染主要是支持治疗。利巴韦林不常规使用,因为数据并不支持有效的结论。基于成人骨髓移植患者的应用经验,有专家推荐使用单克隆抗体、帕利珠单抗,治疗高危患者严重 RSV 感染[274]。尚无在婴儿中的有效数据发表,帕利珠单抗成本很高,因此需要进一步研究。

HAI 的 预 防

新生儿室的建筑布局和人员配置

AAP 和 ACOG 联合制定了包含围生期治疗各个方面的指南,包括新生儿室感染控制[275];这些指南会定期修改。表 26.3 根据医疗条件、护理的数量及类型和所需的支持设备汇总了推荐的护士-婴儿比。下文中推荐的护士-婴儿比与新生儿室和 NICU 侵袭性疾病增加的发病率有关,包括 MSSA、MRSA、阴沟肠杆菌和其他细菌、病毒引起的呼吸道感染[80]。2010 年医疗机构设计建筑指南规定了空间的要求,该指南由机构指南委员会[276]和 NICU 设计推荐标准共识委员会[83]出版(表 26.3)。NICU 采用单人病房,有利于控制感染,但若要将此作为普遍建议还需要更多数据支持。

表 26.3　新生儿室和 NICU 中根据所需的护理水平推荐的人员比率和空间需求[83,275,276]

提供的护理	注册护士与婴儿比率	每个婴儿的占地面积(in²)	床之间的空间(in)	相邻通道的宽度(in)
新生儿入院和观察	1:4	40	NR	NR
新生儿只需要常规监护	1:(6~8)	30	3	a
正常母婴同室监护	1:(3~4)	NR	NR	NR
新生儿需要持续监护	1:(3~4)	50	4	NR
新生儿需要中级监护	1:(2~3)	100~120	4	5
新生儿需要重症监护	1:(1~2)	多床间:120~150 单床间:150	6	8 8
新生儿需要多系统支持[b]	1:1	b	b	b
不稳定的新生儿需要复杂的重症监护[b]	≥1:1	b	b	b

NR,不推荐。
[a]没有具体的建议发表,最多 16 个婴儿位置/新生儿室。
[b]优先增加了空间需求,但没有具体建议出版。

许多专家推荐建造新 NICU 时使用高效空气过滤器(HEPA),有以下原因:一是 VLBW 婴儿对空气传播的孢子所引起的感染有易感性;二是高风险婴儿都很不稳定,不能承受到手术室的转运,所以外科手术操作(如 ECMO 置管/拔管、NEC 婴儿的开腹探查术)经常在 NICU 中进行。

HAI 监测

主动监测计划是预防医院感染的一个重要组成部分。在大多数医院,临床培养阳性结果的监测是由感控人员来完成的,他们要负责医院多个不同部门的监测。CDC 的建议如下:① 由受过训练的感控人员来完成定期的前瞻性监测,且需使用标准化的定义。② 应用流行病学和统计学方法分析感染率(如使用反映暴露时间的适当分母来计算率和使用统计过程控制图来描述率的变化趋势)。③ 在决策中经常使用数据。④ 聘请一个可靠的且受过训练的医疗保健流行病学家来制订预防控制策略和政策,并将其作为与医学团体和管理机构联系的联络员[18,20,21,277,278]。对于 NICU,出生体重类别常用于危险分级。对感染控制小组而言,有流行病学意义的重要病原体的行之有效的定义,有助于识别病原体,并进一步调查及制订预防措施[279]。当感控人员识别到与临床感染相关的菌群的聚集和/或有流行病学意义的重要病原体,尤其是多重耐药的病原体时,他们将与新生儿室工作人员合作,制订预防计划。一旦怀疑是聚集或者暴发,感控人员应通知微生物实验室主动监测培养结果并保存菌株,必要时进行分子指纹图谱研究。指定一名懂得心理学和该单元工作流程的新生儿室工作人员作为感染控制联络员,教育大家遵守手卫生、隔离措施、患者和医护人员的分组管理、适当的清洁、医疗器械的消毒、灭菌,以及其他无菌操作等方面的政策[25,280,281]。新生儿室工作人员参与预防方案的设计,可提高其依从性。当他们成功地控制一起暴发事件时,最重要的是向员工反馈积极的结果,审查指南以防止类似的暴发事件的发生也是至关重要的。

在非暴发期间,不推荐对新生儿体表进行常规培养(如皮肤、脐部、黏膜、气管吸出物和直肠拭子),因为不能预测哪些新生儿处于败血症的风险中,且检查费用昂贵[282,283]。相反,在暴发期间,除具有目标病原体(如 MRSA、VRE、多重耐药的革兰阴性杆菌)的临床培养阳性结果的新生儿外,体表培养有助于识别哪些新生儿定植了目标病原体。新入院的新生儿必须与定植和感染的新生儿分离开,以限制暴发病原体的水平传播。此外,在没有 MRSA 或 VRE 临床发病的 NICU 进行 MRSA 和 VRE 定期(如 3、6 或 12 个月)主动监测培养是非常有用的,因为可监测到这些造成高定植率和临床患病的目标的多重耐药菌(MDRO)的存在[140,279]。然而,目前尚不清楚长时间在 NICU 内常规 MDRO 监测(随后对定植或感染的新生儿采取解除隔离措施),是否会大幅改变 NICU 的 MDRO 患病率[284]。区域合作被证明在 NICU 的 MRSA 监测和控制中非常有用[140]。

隔离措施

CDC 的隔离措施指南在预防医疗机构内感染的传播是非常有用的[285],并且在管理特定的感染中也应该查阅该指南。标准预防(表 26.4)仍是感染控制的基础,其他类别的预防措施都是在其基础上增加的。在有单人病房的 NICU 中,进入病房时应穿戴好个人防护用品(PPE,如手套、隔离衣或外科口罩)以进行接触隔离和飞沫隔离。在有多个床位或分隔间的 NICU 中,对需要接触隔离或飞沫隔离的早产婴儿的周围空间,可以在地面上设计指示带,和/或在保温箱或床位内设置标志。进行接触隔离或飞沫隔离的新生儿不需要单间,但与未受感染的新生儿需要空间上的隔离。虽然相对于开放式保温箱或摇篮,封闭式婴儿保育箱提供了有限的屏障保护[139],但不能指望它们来防止病菌通过医护人员的手传播到其他婴儿。新生儿通常无法自发产生大颗粒的飞沫,但气管内吸痰或雾化吸入可生成感染性飞沫。根据标准预防,如果预知有呼吸道分泌物飞溅(如气管内吸痰或气管插管),则需要使用口罩。推荐每个新生儿室或 NICU 至少设置一个符合负压通风标准要求的空气途径传播的隔离病房（AIIR）来隔离那些围生期暴露于产妇水痘、疑似或确诊感染肺结核的新生儿。其他大多数感染不需要特殊的隔离病房。

表 26.4　在所有的医疗机构中，推荐用于所有患者的照护的标准预防措施

构　成	推　　　荐
手卫生	接触血液、体液、分泌物、排泄物、污染的物品后；脱手套后立即执行；接触不同患者间。使用含乙醇的速干手消毒剂进行手消毒，除非手上明显沾有血和/或其他蛋白质材料，或有孢子（如艰难梭菌、炭疽芽胞杆菌）暴露的可能性
手套	接触血液、体液、分泌物、排泄物、污染的物品，黏膜和非完整皮肤
隔离衣	预计操作或护理活动中，可能出现服装/暴露的皮肤接触血液、体液、分泌物和排泄物时
口罩、眼睛防护罩（眼镜或面罩）	操作或护理活动中，可能产生血液、体液或分泌物飞溅或喷射，尤其是吸痰、气管插管
污染患者护理设备	采取一定的方式防止微生物向他人和环境转移；如果有可见的污染时，戴上手套；执行手卫生
环境控制	制订日常照护、环境表面清洁和消毒程序，特别是患者照护区域中患者经常接触的表面
注射（使用的针头等锐器）	不可回套、弯曲、折断针头；如果需要调整时，使用单手抓取技术；如可行，使用无针安全装置；用过的针头放入防刺穿的锐器盒；每次注射用无菌、一次性使用的一次性针头和注射器；当给＞1 例患者注射药物时，单剂量小瓶药物首选
呼吸道卫生/咳嗽礼仪	指导有症状的人打喷嚏或咳嗽时覆盖口/鼻；使用纸巾，并把它们丢入非接触式的容器中；观察被呼吸道分泌物弄脏手后的手卫生；如果可能请戴外科口罩，或保持空间距离＞3 ft；尽可能限制 NICU 活动性呼吸道感染患者的活动空间

在暴发期间，预防水平传播最有效的方法是将定植或感染了有流行病学意义的重要病原体的新生儿与新入院的患儿隔离开来，且最好是指定人员照护，指定的人员不参与新入院新生儿和没有定植或感染的新生儿的治疗[25,140,141,286]。如果严格控制的群体中仍有传播持续，则有可能是某个携带者或多个不同来源将流行的病原体不断带入，也可能是手消毒不力引起的[184]。

手卫生和手套

在 NICU，接触不同患者时进行手卫生是预防医院感染的一个最重要的措施[287]。CDC - HICPAC 的医疗保健机构手卫生指南总结了 9 项研究，其中 3 个在 NICU、新生儿室或普通儿科病房进行的研究证实，在每周主动监测培养和接触隔离等其他控制措施已经到位的情况下，新的手卫生产品的引入、手卫生实践的改进与 MRSA 感染率降低之间有时间相关性。含乙醇的手消毒凝胶/擦剂/泡沫与抗菌肥皂和水是在新生儿室和 NICU 的首选。应在每个单人病房提供免洗手装置。在多人病房，每张婴儿床在 20 ft 距离内应设置一个洗手装置，但离其他床不能太近，尽量大于 3 ft[83]。要在每个床旁安装一个含乙

醇的速干手消毒剂分配器，以便为执行手卫生提供最好的机会。

目前已不再推荐 NICU 人员工作前使用抗菌肥皂擦洗手掌至上臂，时间为 2 min[287]。然而，针对新生儿室的洗手区域数量，AAP/ACOG 围生期保健指南建议有：① 在每个新生儿室的入口处设置一个洗手区域，配有脚或膝盖控制的水龙头。② 在正常新生儿室，每6～8 个或以上患儿设置一个洗手池；在入院/观察、持续护理，降阶护理，重症监护区域，每 3～4 个或以上患儿设置一个洗手池[275]。当 NICU 内由于开展手术而需要设置一些洗手池时，洗手池的数量很可能会被缩减。接触不同患者间时，要采用含乙醇的速干手消毒剂或者抗菌肥皂和流动水进行手卫生。作为良好的手卫生实践的一部分，直接接触高危患者的医务人员应该要有整洁、短而自然的指甲[287]。在 ICU 中的医务人员直接接触患者，支持这些推荐措施的证据基础，还包括在 NICU 中进行的四项研究[101-104]。在新生儿室/ NICU 和其他医疗场所都需要提高对推荐手卫生的依从性和监测依从性的新策略。

当接触潜在感染性体液、分泌物、排泄物或照护需接触隔离的患者时应戴手套。接触不同患者时必须更换手套，戴手套前和脱手套后都必须立即执行手卫生。

隔离衣、帽子和口罩

进入新生儿室穿隔离衣是一个长期惯例，许多新生儿室都在犹豫是否要摒弃。在新生儿室和 NICU 不同设计的研究表明，隔离衣在预防医院感染方面的功效欠佳[288,289]。在交替 2 个月的穿隔离衣与不穿隔离衣的试验后，Pelke 等人发现，两种情况下的细菌定植率，包括 RSV 和 NEC 的 HAI 发病率和死亡率差别无显著性意义[289]。此外，在穿隔离衣循环中，遵守洗手/手卫生情况没有改变，进入该单元的流程也没有改变。因此，在未发生暴发的环境中，医务人员和探视者进入 NICU 没有必要穿隔离衣[290]，除外预期可能被血液或体液污染时，照护执行解除隔离措施隔离患者时，或存在接触传播的流行病学上重要病原体的聚集感染时。担心衣服过脏也可能是父母或监护人穿隔离衣的指征。另外，人们可能会在摇篮和温箱外处理新生儿时穿长袖隔离衣。

在无菌操作时戴帽子和口罩，包括 CVC 放置。戴口罩也是医护人员标准预防和飞沫隔离防护的一部分。医用防护口罩（如 N95 口罩）是医务人员在接触疑似或确诊肺结核患者时使用的。

预防多重耐药菌传播

多重耐药菌的控制需要三组干预措施：① 谨慎使用抗菌药物来预防耐药的发生。② 实施集束化实践措施来预防器械和操作相关感染。③ 在 NICU 制订感染控制措施来预防感染的传播[279]。关于 NICU 和其他医疗机构控制多重耐药菌（MDRO）方面的研究，已经有大量的文献发表，它们明确表明，医疗机构中的 MDRO 传播是可控的，但尚未建立对所有机构最有效的策略。有七项措施在预防 MDRO 的传播中起比较关键的作用[279]。

1. 要有行政措施确保推荐的实践被成功执行，包括

指定控制 MDRO 作为组织内患者安全的优先目标,在 MDRO 患者再次入住或转出时提供有效和及时的沟通,监控预防措施实施和依从性,向医务人员反馈,支持参与区域联盟。

2. 对医务人员、患者、家属和探视者的教育。

3. 合理使用抗菌药物,包括组建一个积极的多学科的抗菌药物管理团队。已经证实在 NICU,抗菌药物的使用会影响多重耐药革兰阴性杆菌(GNB)的产生[51,259,260,291,292]。

4. 监测,包括追踪 MDRO 率及其趋势变化,主动监控高危人群培养结果。因为医务人员很少是导致暴发的致病菌来源,所以仅推荐在流行病学证据提示它们是正在传播的致病菌的来源时,主动开展医务人员的监测培养。

5. 感染控制措施,包括手卫生、标准预防措施和接触隔离措施,患者治疗设备的专用和当无可用单间病房时集中感染相同耐药菌的患者。

6. 环境措施(例如,坚持按推荐意见对潜在污染的环境表面和医疗设备进行清洁和消毒)。

7. MRSA 有选择地去定植。

皮肤、眼睛和脐带护理

出生后的新生儿直到体温稳定后才进行皮肤初步清洁。推荐仅用温水或温水加温和的非药物性肥皂清洁皮肤[275]。具体来说,不再推荐六氯酚用于新生儿日常洗浴,因为已证明它在高浓度吸收时会产生神经毒性。葡萄糖酸氯己定(CHG)是另一种消毒剂,2012 年美国食品药品监督管理局(FDA)给予"慎用于早产儿或 2 个月龄下的婴儿"的标签,因为它可能会引起皮肤刺激或化学烧伤。但一项全国性调查显示,大多数美国的 NICU 中,在特定的适应证下仍会使用 CHG(通常基于出生体重、胎龄或生理年龄),如 CVC 置管或维护、MRSA 去定植[293]。CHG 通过完整的皮肤吸收甚少,但有记录表明早产儿可微量吸收;目前还不清楚这些吸收是否会产生临床后果。充足的经验表明,许多新生儿可以安全使用。含醇类的 CHG 制剂会造成胎龄 24～26 周的婴幼儿烧伤[294]。在产房,当肌内注射给药作为预防方案的一部分(如青霉素预防早发型 GBS 疾病或淋球菌性眼炎、头孢曲松预防淋球菌性眼炎或维生素 K 预防新生儿出血性疾病),注射部位必须先用乙醇清洁。最近的暴发记录表明,蜡样芽胞杆菌感染与未消毒的乙醇棉签有关[295]。因此,应使用灭菌乙醇棉签消毒皮肤。使用这样的棉签可防止母亲的血液和体液中的微生物(如 HIV、HBV 和单纯疱疹病毒)污染新生儿的皮肤。

分娩 1 h 内单次局部应用四环素(1%)或红霉素眼药膏(0.5%)是防止淋球菌眼炎的首选。因为相关的化学刺激已经停止使用 1%硝酸银滴眼。滴注这些药物后,不应该冲洗眼睛。必须使用一次性管或瓶来防止交叉传染。患活动性淋病母亲分娩出的新生儿推荐使用单剂量肌内注射或静脉注射头孢曲松钠,25～50 mg/kg,最大剂量 125 mg[296]。

据报道,在出生后 48 h 内,高达 70%的新生儿脐带有金黄色葡萄球菌定植,这有可能成为引起侵袭性疾病病原体的一个入口。新生儿室的高定植率与足月儿出院后的感染率增加以及低出生体重儿住院时间延长有关。因此,大多数新生儿室操作手册中包括抗菌治疗。已经对抗菌药物用于脐带以防止细菌定植和感染的作用进行评估[262,263,297,298]。得出的结论是有证据表明对脐带应用抗菌剂可减少细菌定植,但没有足够的证据来确定首选药物。延迟婴儿脐带分离的时间并局部使用抗菌剂并没有临床意义,不应阻止抗菌产品的使用。不推荐使用含碘药物,因为有经皮吸收的可能性,并可抑制新生儿甲状腺功能。可考虑短期使用莫匹罗星来控制金黄色葡萄球菌暴发,但不推荐常规使用莫匹罗星,因为频繁或长时间使用后会出现耐药菌株[299]。

器械相关感染的预防

关于明确血管内导管或呼吸治疗设备治疗实践的控制性研究中,在新生儿室进行的很少,因此新生儿室通常遵循参照年龄较大的儿童和成年人研究的器械和呼吸设备护理指南[55,300]。对于在 ICU 的患者,应优先预防几种常见器械相关感染。重点关注 CLA - BSI、VAP 和 CA - UTI。这三种感染中,对新生儿和早产儿而言,最重要的是 CLA - BSI。在 NICU,已经证实新生儿 PICC 和手术放置的隧道式 CVC 有相似的并发症发生率[301]。一项关于 NICU 患者使用 PICC 的研究发现,带管 35 日后 CLA - BSI 的日常风险大幅增加[302]。大多数新生儿 CLA - BSI 发生在住院治疗后的 5～7 日,通常是由管腔内的 CoNS 污染引起的[303]。预防儿童 CLA - BSI 的集束化实践措施已经应用于新生儿,并显著减少了 CLA - BSI 的发生率。这些做法在表 26.5 中列出。减少导管操作,特别注意无菌技术操作(如输液接口、出口部位、采血)在预防 CLA - BSI 中是非常重要的[304]。一些不够全面的实践数据表明,常规使用包括氯己定海绵敷料(Biopatch™)[305]和万古霉素肝素帽溶液的建议是有效的。氯己定海绵敷料不能用于<1 000 g、出生<7 日或胎龄<26 周的新生儿,因为有报道称这些早产儿会发生渗出型局部反应和压力性坏死[305]。脐动脉和静脉导管的使用是新生儿室独有的,许多问题仍然没有得到解决。脐动脉和脐静脉导管的定植率和相关 BSI 相似。在导管插入前必须使用适当的消毒剂清洗脐部插入部位。因为对新生儿甲状腺有潜在影响[275],故不推荐常规使用碘酒。脐动脉导管留置不应>5 日。推荐 14 日后取出脐静脉导管,但一项随机试验报告表明,与

表 26.5　新生儿中央导管相关血流感染(CLA - BSI)的预防措施[356]

在插管和操作前进行手卫生

中心静脉插管时使用的最大无菌屏障

在插管前,使用>0.5%含乙醇的氯己定消毒皮肤消毒(足月儿或超孕龄>2 周;其他,使用乙醇)

保持敷料清洁和干燥,每 7 日更换(使用无菌技术)(透明敷料),或每 3 日更换(纱布敷料),或当潮湿、松开或有可见污染时更换

在使用中心静脉导管前,使用消毒剂擦洗无针连接器(帽)

尽可能减少使用中心静脉导管

日常评估中央静脉导管需求,一旦不需要,及时拔除

对陪护者进行预防 CLA - BSI 教育,向临床人员提供 CLA - BSI 发生率情况

7～10 日后取出脐静脉导管换 PICC 相比,在出生体重＜1 251 g 的新生儿使用脐静脉导管多达 28 日也没有增加与脐静脉导管相关的不良事件[307]。一项 NICU 的多中心协作研究表明,使用插入和维护包可减少 BSI 发生率[308-310]。

在 NICU 诊断 VAP 仍然是一个挑战,因为 CDC - NHSN 监控定义包括主观成分,如胸部 X 线表现[18]。在撰写此文的时候,CDC 正在修改定义,关注用客观的标准检测的呼吸机相关事件(本质上分为感染性和非感染性)。需要研究专门适用于新生儿的任何新定义。尚未确定 NICU 预防 VAP 最佳的集束化做法,但是已经评估了一些机构中修改成人的集束化措施或经验的选择[311]。表 26.6 列出了预防新生儿 VAP 的可能的干预措施。不再使用经口吸痰设备如 De Lee 液体分离器,因为吸引操作有暴露于感染的潜在风险,病原体可以进入医务人员的口中。当使用机械吸引装置时,负压不应＞100 mmHg[275]。虽然密闭式吸痰系统为分泌物进入下呼吸道提供了机会,但不论是密闭式还是开放式吸痰都不能被支持作为新生儿 VAP 的预防策略[290]。为新生儿提供加湿的设备,必须使用无菌水,所有设备必须根据制造商的建议进行清洗和消毒[56]。当从呼吸道分泌物分离到如洋葱伯克霍尔德菌和罗尔斯顿菌等病原体时,应警惕 NICU 人员设备或口腔护理剂可能受到污染[56,190]。

早产儿 CA - UTI 的发生率往往低于其他危重患者。尚未制定儿科特殊的 CA - UTI 预防措施,已发表的研究也未描述新生儿 CA - UTI 预防措施的最佳实践。然而,NICU 采纳了预防成人 CA - UTI 的基本原则(表 26.7)。带管时间是 CA - UTI 最重要的危险因素,预防措施应重点放在减少置管和尽快拔除留置的导尿管上。

表 26.6 新生儿呼吸机相关性肺炎(VAP)的预防措施[311,357]

适用于新生儿的干预措施	新生儿干预措施的风险-收益率是未知的,但一般还是推荐[a]
气管插管操作时进行手卫生	床头抬高(新生儿 15°～30°)
接触呼吸道分泌物时戴手套	使用消毒液或灭菌水进行口腔护理
经常清理呼吸机管道中的冷凝水	
仅在污染时或故障时更换呼吸机管路	
在储存前对呼吸设备进行消毒	
每日进行机械通气需求评估,当不需要使用时及时拔管	
对陪护者进行预防 VAP 的教育,向临床人员提供 VAP 的发生率情况	

[a]IHI 补充的儿科 VAP 预防建议。

表 26.7 新生儿导管相关尿路感染(CA - UTI)的预防措施[358]

插尿管时使用无菌技术
导尿管操作前进行手卫生
保持一个封闭的排尿系统
每日进行导尿管需求评估,当不需要使用时及时拔管
对陪护者进行预防 CA - UTI 教育,向临床人员提供 CA - UTI 的发生率情况

免疫预防和疫苗

标准免疫球蛋白(IVIG)制剂[39-41]和高滴度的葡萄球菌免疫球蛋白产品[43-45]在治疗或预防新生儿脓毒症中都未见效果,即使血清 IgG 水平维持在＞400 mg/dl。招募了 2 416 名婴儿的最大的多中心对照试验的研究报道,即使用数以千计的捐赠血样来处理每批 IVIG,其抗体谱还存在批次间的差异[41]。相反,帕利珠单抗,一种人源化鼠单克隆抗体,可以中和呼吸道合胞病毒(RSV),并防止病毒与细胞结合。建议在 RSV 流行季节,给高危早产儿每月肌内注射,来预防严重的疾病和 RSV 相关的住院治疗[312]。这些新生儿的目标群体包括:① 有血流动力学异常的先天性心脏病、早产相关慢性肺疾病或不满 32 孕周出生等情况的新生儿;② 32～35 孕周出生的新生儿,至少有一个与 RSV 住院相关的危险因素(不管是家中有参与照护的儿童,还是其他 5 岁以下的儿童)。虽然疫苗疗效和安全性已被证实,但是尚无成本效益相关资料,因此寻找那些有疗效的目标群体显得尤为重要[313]。RSV 特异性单克隆抗体——莫维珠单抗,与融合蛋白的亲和力比帕利珠单抗要高,不作为一种潜在的预防制剂,因为产品虽有帕利珠单抗相似的疗效,但与皮肤不良事件的发生率的增加相关[314,315]。

推荐在 RSV 流行季节期间住院的高危新生儿出院时使用单剂量的单克隆抗体。然而,因为极早产儿需要注射第二剂才能维持血清浓度,有人建议,这样的婴儿除了出院时注射外,还应在从 NICU 出院前 1 个月接受这次注射[316]。尚未研究应用单克隆抗体来控制 RSV 病毒暴发,且不推荐使用这种做法。然而,有多个报道表明,在 RSV 暴发期间,单克隆抗体可成功运用于 NICU 所有婴儿(除了其他的感染控制措施)[317,318]。需要注意的是,通过接触隔离、筛选探视者、集中婴儿,RSV 的传播可以得到很好的控制[233]。在 2004 年,美国制造商还没有生产出水痘-带状疱疹免疫球蛋白(VZIG)。而 VariZIG™(Cangene Corp., Winnepeg, Canada)在 2012 年 12 月已获得美国食品药品监督管理局(FDA)批准用于水痘易感高危人群。当在 NICU 出现水痘暴露后,可给暴露 96 h 内的新生儿使用 VariZIG,包括其母亲未发生过水痘或未接种水痘疫苗的,＞28 孕周出生的早产儿和所有＜28 孕周出生或出生体重≤1 000 g 的新生儿,不管其母亲有无免疫接种的病史,因为较早期缺乏从胎盘获得的抗体[319,320]。大多数≥28 孕周出生的早产儿从有免疫力的母亲那里获得足够的抗体,可保护他们免受严重疾病和并发症的威胁。然而,生理年龄＞2 个月并输注 7 个或更多单位的浓缩红细胞可能与母亲有免疫力的婴儿抗体阴性率的增加有关[321]。健康足月的新生儿出生后发生水痘暴露不推荐用 VariZIG,即使他们的母亲没有水痘病史。在 VariZIG 用于新生儿室水痘暴露之前,获取婴儿血清来确定其敏感性是非常有用的。如果在水痘暴露 72 h 内获得抗体检测结果,可以推迟直到结果再使用 VariZIG。如果存在抗体,婴儿在 10～28 日不需要隔离。如果之前 3 周内新生儿因其他原因输注过 IVIG,则无使用 VariZIG 的指征。如果 VariZIG 不可获取,可以使用 IVIG 代替[320]。

向来探视的家庭成员提供流感疫苗是明智的做法,可以保护他们和在 NICU 的婴儿[234]。除可将流感疫苗有效应用于 NICU 患儿的父母,还可提高医护人员的疫苗接种率[322]。NICU 还提供一个极好的机会去指导青少年和成年家庭成员接种 Tdap 疫苗,了解对保护自己婴儿和其他 NICU 人员的重要性,同时还给他们提供疫苗[199]。

减毒轮状病毒疫苗是目前婴幼儿常规免疫系列的一部分。轮状病毒疫苗在第一次注射后会散布在早产儿的粪便中[323],如果在 NICU 注射了疫苗,在理论上有造成水平传播的可能性。AAP 建议年龄符合条件的婴儿应该在从 NICU 或新生儿室出院时接种疫苗,如果一个有免疫力的婴儿在接种疫苗后 2 周内再次住进 NICU 或新生儿室,接种后 2～3 周应采取接触隔离措施[324]。

药物预防

孕产妇筛查和药物预防显著降低了早发性 GBS 疾病的风险[112]。然而,在 NICU 应用抗菌药物来预防 HAI 是强力劝阻的,因为有耐药菌出现的风险,这将需要更多的广谱和潜在毒性更强的抗菌药物治疗。两组调查者的研究报道了,全肠外营养液中低剂量万古霉素 25 μg/ml,减少了 CoNS 引起的导管细菌定植和 BSI。在两组研究对象数分别为 70 例和 150 例的极低出生体重儿的前瞻性随机对照试验中,体重<1 500 g 的婴儿的 CoNS-BSI 分别下降了 34% 和 1.4%,体重<1 000 g 的婴儿分别下降了 26% 和 2.8%。即使得到有益的结果,无论是研究人员还是评论人员都不建议常规使用该方案,因为有出现耐万古霉素病原体的风险[327]。正常菌群持续暴露在万古霉素低浓度下,给耐药菌株的产生创造了非常有利的条件。此外,CoNS 感染的发病率和死亡率都不足以证明这个风险是值得的。在另一项研究对象为 148 名,出生体重<1 500 g 的婴儿使用了经皮 CVC 随机试验中,使用阿莫西林 100 mg/(kg·d),分 3 次静脉注射对败血症的发病率的影响可以忽略不计,因为对照组的发病率极低(2.7%)[328]。总之,严格遵守推荐的 CVC 插管和维护集束化措施仍是预防 CLA-BSI 首选的方法。

更有争议的是,氟康唑在预防高危的极低体重早产儿侵袭性念珠菌感染中的作用。关于氟康唑预防用药方面的研究已经有许多发表[329-336],Long、Stevens[218] 及 Fanaroff[329] 对新生儿中的结果和注意事项方面做了最好的总结和评论。发表的一些研究表明,针对<1 500 g 的极低出生体重儿和<1 000 g 的超低出生体重儿和/或孕周<30 周或 32 周出生的婴儿,在启动预防措施前,各研究中心之间侵袭性念珠菌感染率的变化较大,氟康唑的使用方式有:① 出生后首个 30 日内,每日使用;② 在抗菌药物使用>3 日时,每日使用[334];③ 每 3 日使用,持续 2 周后,改为每 2 日使用持续 2 周,最后每日使用持续 2 周[330,331];④ 每周 2 次使用,持续 6 周[330];⑤ 每 3 日使用,持续 1 周后,改每日使用,持续 3 周[332,333,335];⑥ 每 3 日使用,持续 4～6 周[336]。所有的研究都是单中心的研究,大多数是前/后干预研究。有 2 个小型的前瞻性、随机安慰剂对照研究发表于 2001 年[337,338],其中较近的这个前瞻性、随机、双盲临床试验比较了 2 个不同剂量方案,但没有对照组[330]。2007 年,一篇针对这一主题的 Cochrane 系统综述和 meta 分析文章[339] 得出结论,氟康唑可预防超低出生体重儿的侵袭性真菌感染(主要是念珠菌血流感染),但并不能降低死亡率。接受这种治疗的婴幼儿的长期预后数据有限,但一个较小的研究比较了 21 名曾在 NICU 接受氟康唑预防使用的患者,安慰剂组有 17 人,发现两组在 8～10 岁时的神经发育或生活质量上没有差异[340]。对预防可能出现潜在耐氟康唑念珠菌的担忧持续存在。虽然一些研究表明,在高危新生儿中预防使用氟康唑多年后,并没有出现耐药菌株[205,333],有一份报告描述了在氟康唑预防应用 12 年期间出现了耐氟康唑平滑念珠菌引起的念珠菌血症[341]。在 2006 年的一项调查显示,在 219 名受访者中,只有 34% 预防性使用抗真菌药物,担心耐药菌株的产生是影响他们做决定的最重要因素之一[342]。比起预防使用抗真菌药,中心静脉导管(CVC)管理和合理使用抗菌药物的循证实践,更可能是长期安全有效的措施。

抗菌药物管理

抗菌药物的管理是努力减少医院抗菌药物耐药性出现的一个关键组成部分。医院可以使用策略,如对抗菌药物使用前瞻性审查,并对开处方者进行干预和反馈,限制处方和预授权,通过教育来改进抗菌药物的使用[343]。改善抗菌药物使用的一般原则也适用于 NICU[344]。一项 4 个 NICU 抗菌药物使用的多中心观察性研究发现,有 24% 的抗菌药物的使用日并不符合 CDC 预防抗菌药物耐药性运动 12 步指导原则;碳青霉烯类和万古霉素是使用日数不当比例最高的药物[345]。56 个 NICU 的电子数据显示了婴儿接受万古霉素比例在 NICU 间存在巨大差异[346]。氨基糖苷类[291,292]和第三代头孢菌素类[51,259,260]在 NICU 中对多重耐药革兰阴性杆菌筛选的重要性显而易见。监测庆大霉素或妥布霉素等一线氨基糖苷类抗菌药物耐药性的变化,有助于引导抗菌药物处方模式的改变。在无多重耐药菌株时,保留阿米卡星(丁胺卡那霉素)、第三代头孢菌素和美罗培南用于极少数对常规药物耐药个体。调查显示,NICU 医师在开具抗菌药物处方的差异很大、对治疗革兰阴性杆菌和厌氧菌感染的药物不熟悉,有必要对 NICU 抗菌药物提供者进行关于抗菌药物使用方面的培训[347]。

探视和家庭为中心的护理

现在大多数的儿科医院都接受家庭护理的理念。然而,由于一个看似无害的病毒感染可导致高危新生儿出现严重的危及生命的疾病,导致医师对败血症的过度评估和经验性治疗,新生儿室和 NICU 有必要建立特定的探视制度。应限制所有有呼吸道或胃肠道感染症状或体征的探视者,接触在医疗机构中的任何患者。在流感季节,首选给所有访客都接种流感疫苗。在社区暴发中(如呼吸道合胞病毒、诺如病毒、流感),需要加强限制。对于需要接触隔离的婴儿,探视者个人防护用品的使用取决于与患者接触的性质及其进入新生儿室或 NICU 内常规区域的可能性或与其他婴儿的家庭成员接触的可能性。虽然新生儿室的工作人员一般鼓励婴儿的兄弟姐妹来NICU 探访,但其医疗风险不能超过社会心理效益。研究表明,父母喜欢婴儿的同胞探视[348],被兄弟姐妹探访的新生儿细菌定植[349,350] 或随后的感染[351] 并没有增加,但这些研究数量有限。应建立和执行严格的指导方针,以最大限度地提高探视机会和减少传染病传播的风险。以下探访建议可以指导政策制定。

1. 在良好的新生儿室和 NICU,应鼓励兄弟姐妹探视。

2. 在探视前,要有一名受过训练的工作人员或护士询问家长有关来探视的兄弟姐妹目前的健康状况。探视者应该已经接受了他们年龄段的所有疫苗接种。不允许发热或有急性疾病症状的儿童,如上呼吸道感染、胃肠道感染和皮炎前来探视,也不允许已经暴露在一个已知的传染病且在潜伏期内的兄弟姐妹前来探视。询问结束后,工作人员或护士应将一份签名的书面同意书放在患者的永久记录中,表明该兄弟姐妹当天的探视获得了批准。

3. 对于最近有过水痘暴露但已接种了疫苗的无症状兄弟姐妹们,可认为已获得免疫力。

4. 探视的兄弟姐妹只允许与他或她的兄弟姐妹接触,不允许进入游戏室与其他患者接触。

5. 探视应有时间限制,确保医护人员有充分的时间来筛选、观察和监测探视者。

6. 孩子们接触患者前后应进行手卫生。

7. 在整个访问期间,父母或一个负责的成年人应监督兄弟姐妹的活动。

职业与员工健康

新生儿室和 NICU 的所有医务人员必须接种可预防疾病的疫苗。所有新生儿室的工作人员应通过病史筛查,必要时进行麻疹、腮腺炎、风疹、水痘和 HBV 感染易感性的血清学的筛查。结果为阴性时应进行适当的免疫接种[352]。根据 CDC 的建议,每年应给予工作人员接种流感疫苗,包括孕妇[352]。在新生儿室内,无禁忌证且年龄<50 岁的健康非妊娠医务人员注射冷链流感减毒活疫苗(FluMist®)是安全的;因为减毒病毒的数量低于感染剂量,在下呼吸道的高温下,疫苗病毒无法复制,且在这一疫苗接种者中未见不良反应的报道[353]。与死疫苗相比,该疫苗还提供了未包含在疫苗中的游离菌株的改良保护的优点。最新推荐给接触婴儿的医务人员注射的疫苗是成人百白破疫苗(Tdap),不管其疫苗最近接种的时间,都应单剂量给药[352]。

新生儿室中直接接触患者的医务人员如患有高度传染性疾病,应征询具体建议指导其暂停工作[275,354]。有呼吸道、胃肠道或皮肤黏膜感染的个人做暂停工作处理应依据具体情况。在一个拥挤的、人手不足的新生儿室,将所有患轻度疾病者清理出去是不切实际的。因此,为防止传染病传播,应给出具体的有关防范措施。患活动性肺结核、百日咳、水痘、渗出性皮肤病或湿疹的工作人员必须停止直接接触患者的工作,直到他们不再有传染性。医务人员有口唇疱疹("冷疮")不再被清出新生儿室,因为传播的风险很低。应告知这些人要将病灶覆盖好,不得接触病灶周围区域,认真遵守手卫生程序,在护理时不亲吻和拥抱新生儿。口服阿昔洛韦的作用不确定,但它减少了接受治疗的个体病毒排出的数量和持续时间。必须限制有疱疹性瘭疽的医护人员接触新生儿,直至病变完全结痂。感染 HIV、HBV、HCV 的医护人员应根据现有的指南做好管理[355]。根据标准操作规程管理皮肤和黏膜的血源性病原体暴露。

在新生儿室,很多人对妊娠的医务人员暴露于先天性感染的新生儿,特别是 CMV 给予了很高的关注[244]。通常,最担心的是风险小的感染。在医院和日间护理中心的流行病学研究已证实,新生儿室的工作人员从他们的患者中获得 CMV 感染的风险没有增加,暴露于儿童保健中心的儿童血清转化风险显著增高[242-244]。因此,不必限制妊娠的医务人员在对确诊 CMV 感染婴儿进行护理。在生育年龄的所有女性医务人员必须严格遵守标准预防措施,特别是在接触可能感染的尿液、唾液、血液时,执行手卫生和戴手套。

第 27 章

围手术期管理

Joan Blanchard and Sharon Giarrizzo-Wilson　　■ 罗万军 译　　■ 徐子琴　葛茂军 审校

简　介

对于患者和手术团队而言,围手术期仍然是高风险期。2008 年,美国报道了 300 000 例手术部位感染(SSI),占所有医疗保健相关感染(HAI)病例的 17%,仅次于尿路感染[1]。2%~5%的手术患者会发生 SSI,发生 SSI 的患者的死亡风险较未发生 SSI 的患者高 2~10 倍[2,3]。SSI 的患者中有 75%的死亡病例应归因于 SSI[4]。部分残疾病例也与 SSI 有关[5]。手术部位感染导致术后住院时间增加 7~10 日。因手术操作和病原学检查的不同,每例 SSI 的医疗费用为 3 000~29 000 美元[6,7]。每年因 SSI 增加的总费用大约有 100 亿美元[8,3,9]。

在监管机构和推荐机构之间需建立更强大的合作机制,他们会对护理或与患者的直接接触产生影响。与患者围手术期护理最息息相关的机构有围手术期注册护士协会(AORN)、美国围麻醉护士协会(ASPAN)、美国外科医师协会(ACS)、美国麻醉医师协会(ASA)、美国外科技师协会(AST)、医疗环境协会(AHE)、美国感染控制与流行病学专业协会(APIC)、美国医疗保健流行病学协会(SHEA)、美国疾病预防控制中心(CDC)、美国医疗工程师协会(ASHE)、美国医疗保险与医疗补助服务中心(CMS)、美国联合委员会(TJC)、美国医院协会(AHA)。

手术部位感染危险分级

手术部位感染危险分级是将具有发生 SSI 的风险相似的患者放在一组,有利于各医院之间或外科医师之间比较其统计的数据[10]。

麻　醉

美国麻醉医师协会(ASA)健康状况分级系统(表 27.1)用于确定患者手术时的生理状况,它对全身性疾病的严重程度、生理功能障碍、解剖异常等进行了评价[11]。

表 27.1　ASA 分级系统

分　级	患者身体状况定义
Ⅰ	正常健康患者
Ⅱ	有轻度的全身性疾病的患者
Ⅲ	有严重的全身性疾病的患者

续　表

分　级	患者身体状况定义
Ⅳ	有危及生命的严重全身性疾病的患者
Ⅴ	病情危急,需紧急抢救手术的患者
Ⅵ	已被宣布脑死亡的患者,将因捐赠被取走器官

注:在美国麻醉师协会许可下使用。

手术切口分类

巡回护士应在手术时确定并记录手术切口分类,配合外科医师手术[12]。表 27.2 是由 BP Simmons 的原始切口分类改编而成。

表 27.2　手术切口分类

Ⅰ类切口/清洁切口:非感染手术创口,手术不涉及炎症区,未进入呼吸道、消化道、生殖道及未感染的泌尿道。非穿透性(钝性)外伤的手术切口,如果符合上述标准也应属Ⅰ类切口
Ⅱ类切口/清洁-污染切口:在控制范围内和无意外污染,进入呼吸道、消化道、生殖道及泌尿道的手术切口。如果没有感染或操作中断等证据,手术涉及胆道、阑尾、阴道和口咽部位的切口应属Ⅱ类
Ⅲ类切口/污染切口:包括开放的、新鲜的、意外的污染创口,造成无菌技术的中断的创口,胃肠道内容物及体液有大量溢出污染,以及进入急性未化脓炎症区域的切口
Ⅳ类切口/感染切口:有失活组织的陈旧外伤创口,组织已有临床感染或脏器穿孔。在手术前微生物可能已经出现在手术部位

值得注意的是,Ⅰ类清洁手术切口不会因为无菌技术有中断而变成Ⅱ类清洁-污染切口、Ⅲ类污染切口或Ⅳ类感染切口,要发生 1 例 SSI,手术切口上必须已经有病原菌侵入(表 27.3),这些病原菌可导致术后 30 日内或者有植入物手术后 1 年以内发生 SSI。无菌技术的中断应该以事件/突发事件的形式进行报告,以提醒感控人员和风险管理者监测此患者发生 SSI 的可能性。

表 27.3　CDC-NHSN 统计的 2006 年 1 月至 2007 年 10 月引起手术部位感染的微生物种类

金黄色葡萄球菌	30%
凝固酶阴性葡萄球菌	15%
肠球菌属	12%
大肠埃希菌	10%

	续　表
铜绿假单胞菌	8%
肠杆菌属	5%
肺炎克雷伯菌	6%
念珠菌属	11%
产酸克雷伯菌	2%
鲍曼不动杆菌	3%
合计($N=$)	7 025[15,16]

手术部位感染工具包

可以从国家 CDC 的相关网站上（http://www.cdc.gov/HAI/pdfs/toolkits/SSI_toolkit021710SIBT_revised.pdf）获取手术部位感染工具包,注意：从 SSI 工具包中找到的结果和结论仅代表作者的观点而不一定代表 CDC 的观点。

手术部位感染的病原菌来源

SSI 的病原菌的内源性来源有：患者身上的正常菌群、皮肤、黏膜和胃肠道;外源性来源有：手术人员（如手术医师及其团队）、污染的装束、不遵循无菌操作、手卫生不到位、手术室（OR）的物理环境和通风系统、仪器设备、被带进手术区域的材料和远处感染病灶的播散等[17]。

流行病学

越来越多的患者选择门诊手术以及术后住院时间越来越短,目前监测 SSI 存在的挑战是对出院后及门诊手术患者缺乏统一的标准化方法。随着预防性抗菌药物的使用,耐药菌有增加的趋势,这可能破坏现有建议的有效性。还有其他危险因素,如手术室人员走动频繁、伤口敷料使用不当、血糖控制不当、存在微生物定植及术中给氧不充分[17]。

SSI 的预防措施包括术中核心措施,如除必须转移设备和患者、需要人员等情况外,手术过程中保持手术间的门关闭[4]。其他术前预防措施有,在进行择期心脏手术和其他植入手术（如骨科手术、神经外科植入手术）前,筛查鼻部金黄色葡萄球菌携带情况,并鼻内使用莫匹罗星,必要时结合氯己定洗浴法去定植[18,19]。择期手术（如心脏、关节置换术或脊柱融合术）患者术前筛查血糖,且应严格控制血糖水平[20]。术后应及时反馈和共享医师的 SSI 专率。1999 年 HICPAC 预防 SSI 的指南中并未提到上述补充策略[17]。

耐药病原菌的流行情况

2010 年,再次进行了针对住院患者 MRSA 的流行情况的全国性调查。590 个医疗机构参与了这项调查,调查包括了定植和感染的信息。上一次关于 MRSA 的调查是在 2006 年。本次调查的结果与 2006 年调查获得的结果不一致,2006 年,每 1 000 例患者中有 34 例 MRSA 感染,每 1 000 例患者中有 12 例被查出 MRSA 定植;而在 2010 年,每 1 000 例患者中 25.3 例 MRSA 感染,每 1 000 例患者中 41.1 例 MRSA 定植。这可能因许多被调查医院开展了快速法发现定植患者的主动筛查有关。MRSA 定植会导致 MRSA 感染风险和交叉传播给其他患者及环境的风险增加[21]。快速检测结果能减少早期先行隔离的必要,缩短隔离时间,避免 MRSA 阳性患者环境污染和交叉污染的风险[22,23]。

发生 SSI 的最高危患者群体

具有 SSI 风险的个体包括糖尿病患者[24,25]、老年人[26-33]、肥胖者[24,34,35]、营养不良者[34,36]及吸烟者[24,25]。

具有 SSI 风险的还有使用剃刀去除手术部位毛发[37]、微生物定植[38,39]、手术前未进行恰当的皮肤消毒[40-43]、手术过程中放置引流管[44,45]、手术时间延长[25,35]及手术前存在远处感染灶[46-52]。

传播方式

传播的三种方式是接触传播、飞沫传播和空气传播。一些微生物能通过多种方式传播,在疾病的不同阶段,可同时通过空气和接触传播[53]。

国家医疗保健安全网上的手术部位感染事件

SSI 的监测过程包括：使用流行病学感染定义、有效的监测方法、不同危险等级的 SSI 发病率及数据反馈[54,55]。

美国国家医疗安全网（NHSN）定义的手术程序是指在住院部或门诊手术中完成的程序,由一个外科医师在手术室内进行,至少出现一个经皮肤、黏膜的切口,包括腹腔镜手术,然后在患者离开手术室之前缝合切口的一系列程序。注意：如果在手术结束时,皮肤切口边缘并未闭合（如留置引流管、导线或者其他从切口延伸出的物品）,切口不属于原发性闭合,因此不纳入 NHSN 规定的手术程序,与此类手术程序相关的感染也不考虑为 SSI。

手术室

手术室在建造或改建时应满足美国机构指南研究所（FGI）或美国建筑师协会（AIA）的相关标准[56],包括手术室、剖宫产室、介入放射室和心导管室。

植入物

植入物是指通过手术过程置入人体内的,非人体来源的物体、材料或组织,包括但不限于以下内容：猪的或者合成的心脏瓣膜、人工心脏、金属棒、补片、胸骨导线、螺纹钉、水泥、内置加压钉、止血夹等。

不包括不可吸收缝线

除非用于诊断或治疗,不可吸收缝线被认为是在有某植入物的部位或结构附近的植入物。如果操作后发生感染,则应归因于操作,而并非置入植入物时的手术过程。如果此感染被认为是 NHSN 定义范围内的手术过程,那么随后的过程可以被认定为手术部位感染[54,55]。

可以在 NHSN 患者安全部分程序相关的模块获得：http://www.cdc.gov/nhsn/psc_pa.html.

HAI 的预防

手卫生

医务人员应该认识到,手卫生是减少或阻止病原菌传播的最重要的方法之一。患者皮肤上的微生物脱落到无生命的物体上,若这些微生物存活足够长时间,当医务人员的手接触到上述无生命物体后,微生物就可以转移到他们的手上,如果他们忽略了手卫生或手卫生执行得不到位时,在他们再次直接接触其他患者或环境,而其他患者又正好接触了这个环境时,微生物就会传播[57,58,53]。

在其他研究领域,也可以发现手卫生的相关问题,在执行麻醉操作时,快速地为患者提供护理、频繁与污染环境接触,都可能导致微生物的传播。Loftus 和 Koff 进行的研究表明,如果患者携带病原菌,那么麻醉间在 4 min 内即可被污染,这将有可能引起 HAI,而麻醉治疗人员污染的手或手套则是引起感染的最可能的因素。在麻醉操作区域的两个部位,将麻醉开始和操作完成后的无菌静脉注射活塞进行培养发现,病原菌传播到麻醉操作区域以及活塞的内外部[59-61]。

另一项研究,运用世界卫生组织相关工具,观察 4 周内近 8 000 名麻醉治疗人员的手卫生执行情况,发现平均每小时能观察到 34~41 次手卫生,操作者总的执行失败率为 82%(范围为 64%~93%),失败主要发生在对不同患者进行术前评估、疼痛管理的整个过程、污染的双手使用计算机键盘、静脉导管留置和抽血、用污染的手准备药物和设备、气道建立/管理后没有更换手套和继续使用污染手套接触中心静脉导管和动脉导管、捡起掉落的物品并继续使用[62]。

术前皮肤消毒

手术前进行皮肤消毒能降低 SSI 的风险。皮肤上有暂居菌和常居菌,清除暂居菌较常居菌更加容易,因为常居菌通常分布在皮肤深层,较难完全清除,正确的皮肤消毒能使常居菌致病性降低[63]。

颌面以下部位手术的患者可以在术前进行葡萄糖酸氯己定(CHG)洗浴 2 次。临床试验表明,术前沐浴能减少皮肤上细菌(包括金黄色葡萄球菌)的数量[64-68]。

术前皮肤消毒应使用美国食品药品监督管理局(FDA)批准的皮肤消毒剂,选用的消毒剂应有一定抗菌成分,能减少完整皮肤的细菌数量,无刺激性、广谱、速效、长效[69]。

使用易燃性消毒剂时,防止术中发生火灾烧伤患者[70]。皮肤消毒剂不应接触织物、不应积聚。在铺巾或者使用电凝、激光或其他热源前,应使消毒剂充分挥发、干燥[70,71]。除说明书上指定的需要保留消毒剂的情况外,操作结束后应将皮肤上残余的消毒剂完全清除[72,73]。

是否脱毛取决于手术切口的部位,如果没有必要,则无须脱毛;确需去除手术部位的毛发时,宜使用剪刀而非剃刀。使用剃刀或脱毛膏可能会导致皮肤磨损而增加微生物生长,增加 SSI 的风险[74-76,37]。使用脱毛膏还有可能引起过敏反应而导致手术取消[76]。研究发现,神经外科手术前未脱毛也并没有增加 SSI 的风险[77,78]。如必须脱毛,应该在手术当天,并在手术间或操作间外进行,以防止污染无菌区域。手术当天清晨用剪刀去除手术部位毛发能减少 SSI 的发生[79]。

非外科洗手的医务人员着装

美国职业安全与健康管理局(OSHA)对于医务人员手术着装的要求,包括当可能发生职业暴露时必须使用个人防护用品(PPE)。个人防护用品能阻止血液传播疾病或其他病原体通过渗入医务人员的皮肤而感染疾病,包括防护眼罩、手套、防水手术衣、面罩和鞋套等[80]。

非外科洗手的医务人员的手术着装包括刷手服上衣和裤子、保暖外套、帽子、外科口罩及护目镜,必要时戴手套、防护鞋。手术着装应能覆盖外露防止皮肤的碎屑释放到手术室的循环空气中,一项前瞻性研究发现,与棉质服装相比,100%聚丙烯涂层的服装能有效降低空气中 50%的细菌量[81]。其他研究人员发现服装的设计不如服装材料重要[82]。手术服装的材料应是紧密交织而成的织物,耐污,耐用,穿着舒适合身,透气,重量合适[83]。棉质织物的孔隙达 80 μm 或更大,微生物能通过织物孔隙而引起污染[84,85]。例如,除外耐甲氧西林的表皮葡萄球菌及其携带者成分为 50%棉、50%涤纶(560×395 支/10 cm)的手术服装能将释放到空气中的细菌减少至 1/5~1/2[86]。

外套

在限制区和半限制区应穿着覆盖至手腕的长袖保暖外套,以防止污染无菌环境[81,86]。

不应在手术室穿着棉毛外套,因为这种织物能产生含有微生物粒子、皮肤碎屑和呼吸道飞沫的棉纤维。毛绒织物是由低密度绒毛织成,导致了其易燃的特性[87],棉纤维也是最易燃的纤维之一,含 100%棉且未进行阻燃处理的织物是不符合美国阻燃性标准的,而 10%棉与 20%聚酯混合后能降低易燃性[88],但并不是总能成功[89]。

手术帽

手术帽应为一次性使用的帽子或每日清洗的布帽,应能完全覆盖头发[90,91],因为头发可能播散包括 MRSA 在内的病原体。散开的头发储藏和释放细菌的量与头发的长度、摆动情况及含油量相关,一项研究结果显示金黄色葡萄球菌和表皮葡萄球菌常定植于头发、皮肤和鼻咽部[92],一起因 A 型 β-溶血性链球菌引起的暴发事件中,在手术人员的头皮中分离出与 20 位发生 SSI 患者同源的病原菌,虽然仅有 1%的 SSI 患者分离出 A 型溶血性链球菌,但由 A 型溶血性链球菌引发的 SSI 病情一般较严重,且难以治疗[93]。另一项研究显示,运用不含抗菌成分的中性洗发水洗头并不能杀灭头发上的细菌[92]。手术帽的设计应覆盖头发和头皮,以减少微生物扩散。没有头发的医务人员仍需要戴手术帽,防止头皮碎屑脱落[94],手术期不应使用无檐帽,因为无檐帽一般不能覆盖颈部和耳前的头发[95]。

外科口罩

医务人员在打开无菌物品时应戴外科口罩[4],外科口罩能阻止空气中直径>5 μm 的感染因子[54],能在有血液、体液喷溅物时保护医务人员的口和鼻,同时也能防止医务人员把感染因子传给患者[80,96]。一项关于血液喷溅范围的研究调查了 8 500 名外科洗手人员和非外科洗手人员，发现 26% 的血液喷溅到外科洗手人员的头部和颈部，有 17% 的无菌区域外的医务人员也暴露于血液中[97]。

CDC 和美国感染病协会（IDSA）报道了几起关于脊髓造影后发生脑膜炎的案例，鉴定出病原体为链球菌，这种细菌广泛存在于人体口咽部，数据显示，7/8 的患者进行了皮肤消毒，并且医务人员戴了外科手套，但是上述患者的操作医师都没有一个佩戴了外科口罩[98-101,54]。口罩能防止口咽部飞沫的排出，因此操作人员在进行脊髓或硬膜外腔放置导管或注射药物时应确保佩戴口罩[102,53]。

佩戴双层口罩可能导致医务人员难以呼吸，也不会增加口罩的滤过能力[96]。佩戴口罩时应系紧，覆盖鼻以防止漏气，口罩不能悬挂于工作服外，摘除口罩时不要接触口罩前面而应捏住系带[83]。

每个操作时都应佩戴干净的口罩，当口罩变潮湿时，其滤过能力降低，也会被污染。一项关于确定 95% 滤过率的口罩使用后其细菌屏障是否完好的研究已经完成，研究者在使用后 1 h、2 h、3 h、4 h 分别测试其滤过率，发现使用后 4 h，口罩的防护功能降低，研究还发现当细菌菌落总数低于 4×10^2 时仍有可能导致免疫功能低下、有手术伤口并发症（如缺血）、有植入物的患者发生 SSI[102]。

防护眼罩

当可能发生血液、体液或其他感染性物质喷溅时，必须佩戴防护眼罩，防护眼罩包括护目镜、面罩和全面罩呼吸器[103,54]。

手套

接触血液、体液及护理接触隔离的患者时，应戴手套[54]，使用手套并不能代替手卫生，有一部分手套在制造过程中或手术过程中会穿孔，在使用前，手套穿孔率为 1%～4%，手术操作后手套穿孔率会达到 1.2%～53%，使用后脱去手套对手进行采样培养阳性率为 2.2%～34%[103-107]。

防护鞋

防护鞋应符合美国职业安全与健康管理局（OSHA）的相关安全要求，能防止坠落或滚动的物体或能刺穿鞋底的物体引起足部损伤。OSHA 强制要求管理人员对工作场所进行风险评估，并确保医务人员穿了防护鞋。手术室可能存在的危险包括针刺伤、刀割伤及被血液或其他潜在感染性物质喷溅[108-109,80]。

操作过程中可能接触到血液、体液时，应穿有防水鞋套的防护鞋，在进行如整形手术、妇产科手术（如剖宫产）和创伤手术时，医务人员应穿防水鞋套，以防止潜在感染性微生物进入非完整皮肤。操作完成后应脱掉鞋套并放入医疗废物袋内[80,110]。

手术室内应穿干净的鞋，一项关于户外的鞋和仅在手术室内穿的鞋的研究显示，98% 的户外鞋被检出有凝固酶阴性葡萄球菌、大肠杆菌或芽胞杆菌，而手术室专用鞋有 56% 被污染。关于手术室地板的研究显示，行走能使地面上 15% 的细菌菌落分散到空气中，因此手术区设置专用鞋能降低环境污染[111,112]。

外科洗手的医务人员着装

外科洗手的医务人员的手术着装包括穿无菌手术衣、戴无菌手套、非无菌的口罩、防护眼罩和鞋套。口罩、防护眼罩和防护鞋的要求和非外科洗手的医务人员相同。

无菌手术衣

无菌手术衣应为一次性使用或重复使用的。因其有相同材质或不同材质的附加层，强化了阻隔性能，能较好地防止微生物、颗粒和液体接触到工作人员或周围无菌环境[113-115]。

手套

戴双层手套能预防 SSI，并能防止医务人员双手接触到经血传播的病原体[116,117,105,80]。

围手术期织物的洗涤

美国围手术期注册护士协会（AORN）不推荐家庭洗涤，因其缺乏质量监测、持续性或安全性。家庭洗涤可能不能达到减少污染手术织物上的微生物含量的要求。而要达到这个要求，医疗机构洗涤部门或专业洗涤服务企业在处理可重复使用织物时就必须满足美国医疗洗涤鉴定委员会（HLAC）提供的卫生标准（表 27.4）[118]。

表 27.4　医疗保健洗衣房鉴定委员会卫生标准

- 脏污织物和污染织物的区域分开
- 脏污织物污染区为负压通风
- 清洁区为正压通风
- 清洁织物储存区应没有害虫、灰尘，温度保持在 68～78°F（20～25.6°C）
- 储物架应离墙 1～2 in，底部距地面 6～8 in，顶部距天花板 12～18 in
- 所有脏污织物处理场所应配备洗手设施，包括抗菌肥皂分配器
- 工作区各种表面保持清洁、消毒状态
- OSHA 暴露控制计划到位，防护用品可用
- 使用的每种化学制剂均有物品安全数据报表
- 常规监测水的硬度、酸碱度、含铁量和 pH
- 污染织物的处理、收集和运输遵循当地、州和联邦的相关法规
- 洗涤记录包括洗涤周期、预洗、洗涤、漂清、终末漂洗次数、水位和用法、温度和化学制剂的使用情况
- 运用脱水、干燥技术，以保持织物的完整性，并尽量减少微生物的生长
- 清洁织物应打包入防水包或推车内存放，并尽量减少触碰
- 运输工具和车辆应保持清洁，并与脏污织物分开
- 进行质量监控和工序到位
- 提供人员培训并记录

器械的清洗、去污和灭菌

清洗、去污、消毒、包装都是灭菌过程的一部分。

器械的清洁去污

手术过程中，应擦拭器械上的组织碎屑和血液，以防止形成锈蚀；应冲洗腔隙以防止堵塞；应经常清洗活性电极头，防止形成焦痂，阻碍电流流动。

手术结束后，立即进行器械的去污。手术区域内所有使用过和未使用的器械均应进行去污。如果去污延迟，则应使用生产商提供的器械清洗剂，在运送器械时，应将其放入有生物危害标志的密闭容器，防止医务人员

暴露[80]，如果器械有很多部件，则应逐一拆卸，再放入网格盘中，以备去污。去污区和存放清洁物品的清洁区应通过门分开，防止交叉污染。去污包括用冷流动水去除表面污物，然后用手工或放入超声清洗机机械清洗、清洗/消毒机或清洗灭菌器内清洗，上述流程完成后，通过肉眼观察确定是否达到清洁。去污时必须穿戴防护用品，避免血源性传播的病原体的暴露，包括手术帽、防护衣/围裙、手套、防护眼罩[80]。

包装

器械包装应有利于器械灭菌。应遵循生产厂商的说明，确保使用的包装材料适合灭菌方式[119]。灭菌材料的有效期与某些事件相关，如包的密封性或完整性被破坏、湿包、暴露于污染的空气[119]，发生这些事件后包将被认为是未经灭菌的。

灭菌

灭菌是杀灭致病菌的金标准，压力饱和蒸汽是常用的灭菌方式，除了价廉、对大多数多孔和无孔的材料都能快速处理[120]，并且可靠、稳定、杀伤力强。

灭菌过程的监测包括使用物理监测：打印输出、数字阅读、曲线图、计量表，确保灭菌参数达标的化学和生物指示物。应及时记录灭菌周期和监测结果，确保可追溯性，特别是运用蒸汽灭菌紧急使用器械时[121-123]。只能在某些特殊临床需求时，按照规范，使用紧急灭菌[123]。

目前，不同厂家生产的压力蒸汽灭菌器，针对单包装或紧急使用器械的包装容器有不同的循环周期，"快速灭菌"一词将不再使用，因为它已不能代表那些马上使用的器械需要的特殊灭菌程序[121]。只有紧急情况下，且没有足够的时间用首选灭菌方法进行灭菌时，才能选用紧急灭菌方法[121]。

其他灭菌方法有环氧乙烷灭菌、过氧化氢低温等离子灭菌、过氧化氢低温蒸汽灭菌、臭氧灭菌、干热灭菌以及液体化学消毒剂处理系统[120,121]（详见第20章）。

环境清洁

环境的清洁需要保洁人员和手术室人员的共同协作，手术室的环境清洁设备应专用，防止设备用于其他环境后传播病原微生物[124]。进行清洁时应穿着手术着装，以保护保洁人员，避免皮屑脱落、暴露或损伤[83,112,80]。

手术过程间的清洁

每日手术前和必要时对吊臂和无影灯进行清洁，每日手术前和连台手术之间还应对所有水平表面进行清洁[4]。所使用的消毒剂应在EPA注册，并能杀灭人类免疫缺陷病毒（HIV）和乙型肝炎病毒（HBV）。不能使用乙醇类消毒剂，也不应使用喷雾瓶喷洒消毒剂[125,126]。湿除尘和清洁时应使用超细纤维布[120]。

地面应保持清洁，防止灰尘和垃圾聚集，每台手术后都应对手术室进行清洁；应在患者离开房间后开始清洁。手术台应解锁并移开，以便用拖把清洁。宜使用超细纤维拖把头，不同手术之间清洁时应更换拖把头[120,125,126]。应遵循医疗环境协会（AHE）制定的手术室清洁检查清单[125]。

手术室内使用紫外线可能存在一定局限性，因为时间限制不能满足手术间快速周转的要求，而且使用紫外线消毒物体表面时必须保证物体表面都是清洁的[120,127]。

手术环境内应注意使用清洁和消毒技术。一直以来，大家都很关注与临床技术相关的微生物的传播，并认为去除物体表面的污染物能减少微生物的传播[128-131]。对液体比较敏感的电子设备应使用其生产商提供的医用级消毒剂进行消毒[126]。在手术环境中使用的移动技术设备应进行常规清洁和消毒，以防止微生物在患者和医疗治疗区域之间进行传播[132-134]。

终末清洁

无论手术房间是否被使用，预期的手术结束后应进行终末清洁和消毒。为新员工提供手术室满足终末清洁要求的相关培训。当使用一种新技术或新的清洁程序时，应对现有基础进行评价。必要时应进行反馈说明，并支持这项工作。它包括预防和控制感染的概述，评价终末清洁检查表和期望值[135,136]，以及新设备或敏感电子设备的清洗程序的验证。应审核保洁人员的工作步骤，并强调监管者说明的实用性；应对终末清洁进行监督。在使用荧光凝胶标记测试/监控清洗过程时，应给予说明，强调保洁人员对患者安全的重要性，并提供持续的培训和反馈[126-138]。

可以在清洁污染物品的每个步骤进行监测或预清洗整个过程后进行终末清洁监测，以确定和评价清洗效果[139]。通过不引人注目的观察对保洁人员的清洁过程提供一个客观的评价[136]。荧光标记可以用来确定是否彻底清洁[138]，它已成为一种评价医疗机构清洁效果的常规方法。棉拭子培养法可用于HAI暴发事件中寻找病原体的流行病学研究，但是不推荐常规使用[136,139]。琼脂平皿培养可以通过定量有氧培养的方法，以每厘米计数的形式，用于液体的定量培养[135,136,139]。

ATP生物荧光检测仪通过荧光素酶和发光仪测量物体表面有机物ATP含量。用一种特殊的拭子对物体表面进行采样，然后通过发光仪分析出其上存在的微生物和非微生物的ATP总量[139]。

手术室环境设计

在建造或改建手术室时，大家越来越关注预防HAI的措施，并执行这些措施。感染控制风险评估（ICRA）也关注这个问题，ICRA的目的是在建设前、中、后各阶段进行规划和管理，以预防和控制感染[140,141]。ICRA提出的建议也必须整合到设计方案，达到长期预防感染的作用，并在项目进行时和调试过程中短期内降低感染风险[140,57]。

曲霉的传播有引起暴发流行的风险，剂量为1 CFU/m³的菌落就能使免疫功能低下的患者感染。一些病原体如芽胞杆菌、军团菌、其他真菌、足放线病菌属、组织胞浆菌属、毛霉属（如根霉属）、霉菌如镰刀菌和青霉菌能在建造或改建过程中传播[142,143,126]。

通风系统

手术室通风系统应设计为垂直向下送风的非诱导型送风装置,平均风速达到 25～35 ft³/(ft²·min)[140,57]。集中送风装置须采用针对患者和手术人员都有效的气流模式[143]。当每小时空气交换次数 4～6 次及以上或在设计完善的隔离室内,不适合使用紫外线空气净化装置[144]。

水槽

洗手池水槽应设计一个斜坡,能防止水龙头流出的水飞溅出去,污染相邻的表面。水池应方便、易到达,有感应调节装置或非手触式水龙头[57],提供非手触式毛巾分配器也许能防止手再次污染[146]。刷手池应邻近手术间[57],水温应当可以调节。有一项关于水温的研究,水温分别定为 4℃、20℃ 和 40℃,结果显示高水温可能与皮肤刺激有关,导致皮肤损伤[147]。

地面

地板应易清洗,没有打蜡或剥脱,环境污染小,能防霉,从地板到墙面之间应有凹面的踢脚,以防止渗水和霉菌生长[57]。

流量模式

维持手术室室内正压是防止 SSI 的关键因素,Memarzadeh 推荐新风量为每小时 15～20 次(ACH),同时保持温度和湿度适宜(表 27.5)[148]。

表 27.5　温度、湿度及空气交换

空间功能	手术室
室温	68～75℃
湿度	20%～60%ᵃ
每小时交换次数	20
与其他区域的压力	正压
每小时与室外空气交换次数	4

Facility Guideline Institute. *Guidelines for Designated Construction of Health Care Facilities*. 2010 ed. Chicago, IL: American Society of Healthcare Engineering of the American Hospital Association. Available from: http://www.fgiguidelines.org. Accessed July 14, 2012.

ᵃ CMS 认为可以将湿度的下限由 35% 降低到 20%,35% 是基于美国国家消防协会(NFPA)99 提出的减少静电和易燃麻醉剂的使用,美国供热、制冷空调工程师协会(ASHRAE)提出湿度至少应达到 20%。当 CMS 将下限定为 20% 时,获得 CMS 认证的医院会将湿度最低限调整为 35%。可以通过以下网址下载相关内容 http://www.ashe.org/advocacy/advisories/2012/pdfs/cms-humidity120118.pdf。

保持手术室的门处于关闭状态,也是维持正压的重要环节[4]。

医 疗 废 物

手术室医疗废物包括被血液或其他潜在传染性物质污染的布类、纸、锐器、玻璃、塑料、清洁用品、医疗设备和放射性设备等。根据医疗废物管理正确处理,有助于防止相关人员暴露于感染性物质[149]。世界卫生组织(WHO)估计,因重复使用未经消毒的注射器和针头,每年有超过 2 100 万人感染 HBV、HCV 和 HIV[150]。

减量、复用和回收

减量

基于无伤害医疗保健的原则,可以使用可分解材料,以减少医疗废物[150]。

重复使用

使用可复用的产品是减少医疗废物的一种方法。如果一次性使用的器械不能清洗消毒,或者不能证明使用后器械的灭菌效果,那么该器械不能重新处理或使用;如果经过再处理后的一次性器械,不能保证其完整性和功能,或不能证明其安全性和/或与原物品性能相同时,该器械不能重新处理或使用;如果上述条件都能满足,那么该器械在重新处理前应先去污[152]。

回收

手术室内很多物品都可以回收,如灭菌包装材料、纸张、硬纸板、玻璃、塑料瓶和铝罐等。被回收的物品应是清洁的、无致病菌、无害的。回收后重复利用的好处是,像治疗项目一样,捐赠给公益组织,能使世界各地的医疗机构受益,或者捐赠给兽医诊所或动物收容所。回收能减少垃圾填埋,进而保护环境,节约能源[153,154]。

手 术 核 查 表

WHO 制定的手术安全核查表适用于任何手术室或介入治疗室。顺利使用该核查表的首要步骤是争取得到外科医师、麻醉师、护士和手术技术人员的支持,每个人积极平等地参与,有利于成功使用核查表。在任何手术或操作过程中,手术核查表都是一个宝贵的工具,有助于提供最高质量的照护,可以在 WHO 网站上获取该核查表: http://whqlibdoc.who.int/publications/2009/9789241598590_eng_Checklist.pdf.

围手术期感染发病率的监测

手术护理质量促进计划

努力减少 SSI 和改善患者预后是 CMS 关注的重中之重。2002 年,由国家 CDC、联合委员会和 16 个其他的组织共同参与,CMS 发起的外科手术感染预防计划(SIP),是国家减少细菌耐药性的公共卫生策略的一部分[155,156],SIP 最终与外科护理促进计划(SCIP)合作,是 CMS 提出的国家卫生保健质量促进计划的重要组成部分[157-160],合作的 SCIP 是一个致力于运用循证实践依据、提高手术患者护理质量的国家质量伙伴组织,实施全套护理模式,能减少 SSI 相关并发症[158-161]。SCIP 的最初的研究有:① 退伍军人健康管理局统计的手术死亡率下降 31%[158,162];② CDC 的医院感染监测系统统计发现,医疗机构的器械相关感染和 SSI 率下降了 44%[158,163];③ 通过质量改进组织的协作,56 家医院报道的 SSI 病例减少了 27%[158,164]。

一个多学科专家小组推出了针对过程和结果测量的建议,有助于国家监测和手术护理改进[165],手术过程的重点有:① 切开皮肤前 1 h 预防性使用抗菌药物;② 与目前 CMS 推荐的关于预防性使用抗菌药物的原则一致;③ 手术后 24 h 停止预防性使用抗菌药物。

到 2010 年年底,通过采取上述措施,手术护理促进计划预计能达到:① 手术例数翻倍,SSI 率控制不变;② 减少 25% 的可避免的 SSI 发生;③ 预防性抗菌药物选择和时机正确率达 100%[166,167]。

在 SCIP 最初开展工作时,就认为很有可能降低 SSI 率和死亡率[164,168],医疗机构严格执行围手术期抗菌药物的使用原则,采取 SCIP 提出的相关措施,实施隔离措施,能将对患者疗效的影响降到最低。通过多模式预防感染的实践,提供并验证了高质量护理综合性措施的指征,SCIP 的推荐意义更大[166,169]。

SCIP 的措施发展成为实践的新证据,最初广泛的测量细化到检查每一个有较大影响的手术(如心脏手术、髋关节和膝关节置换术、子宫切除术、结肠手术和血管外科手术)和可以减少或发现特定感染的临床措施(如正确脱毛、拔除留置的尿管和围手术期温度管理)[170]。

质量改进组织

质量改进组织(QIO)与 CMS 和医疗机构及国内执业医师签订了合作关系。通过法律法规的指导,QIQ 的任务是提高有效性、效率、效益,为医疗保险受益人提供高质量服务[170],质量促进组织通过测量和报道医疗质量,促进使用医疗信息技术,重新设计护理流程,并支持遵循指南,以提高患者护理质量和安全性[172]。

一些 QIQ 参与了手术感染预防措施的改进。国家质量论坛(NQF),一个设立国家优先事项、目标和标准等的非营利共识的组织,认可了医院期望给 CMS 的医疗报销计划报告中的一些执行指标[173]。全国范围内的数据收集,能改进现有的措施,并能找出新的医疗护理措施的差距所在。

医疗质量的电子监测

美国政府整合了循证的标准,将其纳入国家医疗改革的议程。CMS 计划为参与者提供了奖励,每家医院可以自愿向国家报告论坛上报告(如与其他医院的比较)。这些努力不仅向公众提供信息,推动健康护理质量的改进,还促使大家使用电子病历(EHR)系统[176]。美国复苏和再投资法案(ARRA)促进了电子健康记录的使用,国家经济和临床健康卫生信息技术(HITECH)提案加强了电子健康记录的使用,包括相关指标电子数据的收集、分析和绩效指标的宣传,也有利于医疗机构之间的比较和分析[177]。

作为美国恢复和再投资法案的一部分,CMS 已经将若干手术护理促进措施纳入电子健康报告系统,称为“电子测量”。“电子测量”对患者的治疗成本和预后质量影响重大,NQF 认可可量化的手术护理措施(如预防性使用抗菌药物、预防静脉血栓)有助于提高患者的治疗效果,这些措施都包含在 2014 年年初报道的有意义的使用阶段 2 的终极版规章中。“电子测量”能使用预定的标准化术语和格式,来反映原始纸质或新措施所要达到的目的,提供定义、操作和兼容性一致的电子健康报告系统。另外,标准化的电子报告系统,能使测量的指标更准确、成本效益较高,同时能减少医院负担,使不同机构在不同状况下进行有效的对比[178]。

更多关于电子健康报告系统和有效使用的相关信息可以在以下网站上获取:http://www.healthit.gov/policy-researchers-implementers/meaningful-use-stage-2.

第 28 章

门诊医疗场所

Candace Friedman and Kathleen H. Petersen　■ 张培金 译　■ 罗万军　徐子琴　葛茂军 审校

简　介

　　如今门诊医疗场所能提供越来越多的医疗保健服务。这些场所包括各种初级保健和专科诊室及诊所、急救医疗中心、口腔科诊所、物理医学与康复中心。先前仅在住院时才提供的治疗措施,现在在门诊可以提供,包括输液、透析和内镜检查。此外,原来只对住院患者开展的外科手术,如今在门诊手术中心也常规开展。

　　门诊在感染预防与控制(IPC)上面临着特有的挑战。人数众多、护理操作复杂、日益脆弱的患者以及短暂的就诊时间影响着 HAI 的发展与识别,也存在与患者安置、传染病传播和手术类型有关的风险。

　　门诊提供的医疗操作可能使患者存在感染的风险[1]。使用血管内导管可能会导致插管部位感染、血流感染、化脓性血栓性静脉炎或心内膜炎。包括外科手术、内镜检查、支气管镜检查和膀胱镜检查等在内的其他侵入性操作,由于破坏了正常宿主屏障,导致感染的风险增加。曾有由于器械灭菌或消毒不充分、未使用防护屏障或使用不恰当、对于患病的医务人员的工作限制不当以及不良的手卫生习惯造成 HAI 暴发的报道。目前门诊已发生过几例血源性病原体传播的事件,从而导致了安全注射实践指南的发展。虽然门诊环境变得日益复杂,但是 HAI 的整体风险依旧维持在低水平[2-6]。

　　门诊也存在着暴露于传染性疾病的风险。呼吸道疾病患者与其他患者聚集在等候区,给其他患者和医务人员带来风险[7]。这种潜在的感染传播,包括麻疹和肺结核的传播,在门诊早已得到认可[6]。此外,在这些场所还存在耐药菌的传播和生物灾害相关感染的威胁[8,9]。将住院患者和门诊患者一起管理,可能会带来患者管理和安置有关其他问题。

　　门诊的环境管理也极具挑战。艰难梭菌和诸如病毒相关感染引起了人们对环境管理的重视。很多医疗机构将保洁工作清洁和维护承包给第三方,在签署环境清洁合同时应考虑到预防感染相关问题。在使用新的清洁产品和清洁方法前应进行评估。

普 遍 预 防

　　无论何种机构都应执行基础的 IPC 措施,包括开展 IPC 项目、针对该项目,指定和使用经过训练的人员负责该项目、强大的手卫生项目、使用标准预防,以及医疗器械清洗、消毒、灭菌等制度和流程的实施[6,10-13]。

手卫生

　　手卫生是 IPC 项目的基础措施[14](见第 3 章)。医疗机构应配备充足的肥皂和含醇类手消毒剂。水槽的位置应方便医务人员使用。应在等候区、检查治疗室和辅助区放置含醇类手消毒剂。侵入性操作必须执行外科刷手(详见第 36 章)。

　　门诊监测手卫生的执行情况较困难。指定的观察员在检查室观察手卫生的机会有限,但是在多个医务人员提供的医疗服务中可以监测,如手术、开放式输液和物理治疗。为提高手卫生的执行率,在干预措施实施前后,对手卫生产品消耗量进行评估,可以替代直接观察。使用率可通过特定时间段的消耗量除以使用次数来计算。

清洁、消毒和灭菌

　　随着最近内镜领域暴发事件的报道,人们对环境中微生物尤其是多重耐药菌和艰难梭菌持久性的认识,导致大家越来越关注环境的清洁和医疗设备使用后的处理(消毒或灭菌)。

　　环境和设备的清洁在任何场所都很重要。环境的清洁可分为表面(如房间内家具、台面和检查桌)清洁和患者护理设备(如血压计、电子体温计和耳镜手柄)清洁。环境表面是传播感染的非关键因素,导致感染传播的风险低。

　　物体表面应常规清洁,污染时使用低水平消毒剂[17]。许多门诊将保洁工作承包给第三方,为了确保清洁质量,合同应具体包括现场管理的监督内容。

- 清洁哪些物品。
- 清洁的频率。
- 使用在医疗机构中批准使用的消毒剂。
- 抹布和拖把应每日清洁、干燥。
- 根据需要选择手套、隔离衣或其他个人防护用品(PPE)。
- 对清洁人员进行充分的培训,包括职业安全和健康管理局关于血源性病原体标准(也有可能是国家的具体要求)。

　　与皮肤接触的患者护理物品也需常规清洁[17,18]。

　　清洁的频率取决于环境、污染程度和患病人群的易感性。普通儿科或肿瘤诊所应增加清洁频率(如每日若干次),而成人内科诊所可减少清洁频率(如每日 1 次)。通常建议每个患者使用后应清洁听诊器,用乙醇消毒棉片很容易完成。尽管有研究表明,物体表面污染能导致感染传播,但尚未见感染在门诊蔓延的报道[19]。

HBV 和 HCV 的暴发事件提示[20,21],病原体可通过被血液污染的血糖仪,以及不安全注射操作传播,因此建议每个患者使用血糖仪后,应对其进行消毒。艰难梭菌和诺如病毒暴发的增加已经对门诊造成威胁,这些微生物在环境中具有较强的抵抗力,不能被标准消毒剂灭活,并可通过被排泄物或呕吐物污染的物体表面传播[16,22,23]。因此,这些体液污染的物体表面需要特殊的消毒程序,该处理程序应包括使用对这些微生物有效的表面消毒剂(如 10% 漂白剂),同时建议在怀疑诺如病毒感染的情况下,处理大范围污染时应戴手套和穿防护服,清理呕吐物时应戴面罩。

市面上有许多表面消毒剂,如液体消毒剂和含消毒剂的湿巾,都有表面消毒作用。选择一种表面消毒剂前需要深思熟虑,并建议试用。选择时需考虑使用者对产品的耐受性、使用是否便利、对物体表面的损害、配套材料相关培训和使用成本。有效接触时间一直存在争议,可以参考 CDC 的指南中有用的资料[17],也存在关于每个产品功效、产品标签及体外功效的研究。通过机械擦洗去除物体表面可见的血液或体液以确保清洁效果,与精确的消毒接触时间相比可能更重要[24]。

接触黏膜的医疗设备和器械中度危险性物品,需要高水平消毒;接触无菌组织的物品被认为是高度危险性物品,需要灭菌处理(见第 20 章)。门诊实施有效消毒和灭菌的障碍包括缺乏资源、专业知识和足够的空间。为达到有效和安全的清洁与消毒,建议如下。

1. 评估当前的操作实践。列出所有接触黏膜或无菌组织的器械设备。

2. 从设备制造商、相关专业机构[25,26]、CDC 指导方针[17]和相关的监管机构收集建议[27]。

3. 运用分析法比较实际操作与指南的差距。

4. 力求使用与建议相符的制度与实践。改变可能涉及空间布局,更换不同的消毒剂,更新消毒、灭菌程序或监控过程。逐步实现所需的更改,见图 28.1。

```
● 满足诊所管理者、护士和医疗助理的需求
● 制订书面流程:整个机构的流程保持一致
● 制订初始培训和技能要求,记录相关资料,并不断重复
  (如每年)
● 落实各项流程
● 现场调查评估实践:通过过程监视
● 持续改进
● 记录相关内容并与相关工作人员共享
```

图 28.1 设备的消毒/灭菌

书面操作流程应描述如何处理每种器械,包括工作人员所需的 PPE、如何清洁器械、正确实施消毒或灭菌步骤,以及记录各种参数使文件成为一个实用的教育工具。新的消毒产品和方法,如紫外线[28],必须进行细致评估,以确保它们符合规定的有效性且不会对仪器或设备造成损害。

门诊经常使用高压蒸汽灭菌。纸塑包装可用于包装小物品。有些物品,如阴道镜,可不用包装经蒸汽压力灭菌处理,以达到高水平消毒。为确保灭菌器的安全、有效,预防性维护是至关重要的。应遵循美国医疗器械促进协会(AAMI)标准[26]。

工作人员必须接受实践操作的相关教育与培训,包括如何正确有效地处理物品及如何正确使用化学消毒剂和灭菌器。新员工在执行高水平消毒或灭菌前,必须通过相关考核,最好是能反复演练。相关部门应对其操作能力进行定期评估。

在购置和使用新的医疗设备前,应进行评估和教育。由感染控制专业人员/感染预防人员(ICP/IP)对再处理过程和产品进行审查,确保它们符合医疗机构的高水平消毒或灭菌原则。大多数情况下,设备的制造商会提供相关培训。

除非满足美国食品药品监督管理局(FDA)的相关要求,否则不能对一次性使用的物品进行再处理[29]。

储存

除了再处理外,还有一个值得关注的问题,就是再处理后物品的存放间的设计及位置的安排。清洁和消毒的物品必须以一定的方式储存以防止污染。如果没有指定的清洁物品库房,无菌物品应存放在密闭的抽屉或柜子内。如果可能的话,不要将清洁或消毒的物品放置于一个脏杂物间内。所有的物品应遵循"先入先出"的原则,确保优先使用存储较久的物品。已开启的消毒剂,如异丙醇、碘伏、氯已定、过氧化氢和其他溶液,保存时间尚未明确。实用的方法是建立一个统一标准,例如在(美国)国家规定的基础上,按照制造商提供的失效日期,在一个房间或区域内一次仅打开一瓶。为避免水污染和损害,清洁的物品应远离水槽周围飞溅区,不应将患者的照护物品放置于水槽下。禁止工作人员把食物或饮料放置于清洁的储存室和杂物间。总之,IPC 的重点是保护清洁和消毒物品避免污染。

标准预防

针对所有患者使用标准预防措施,包括根据需要使用 PPE(如手套、防护服和面罩)以避免暴露于血液或体液。预期的暴露类型将决定使用具体防护用品的类型。防护用品在检查和治疗室应方便可用。在进行血管通路操作时,如静脉切开术、处理污染的物品及进行侵入性操作时,必须戴手套。为防止飞溅物喷洒到眼睛、鼻和口腔应戴防护面罩。另外,应配备充足的安全注射用品,尤其是静脉内导管和采血针。医疗机构应定期向工作人员提供关于标准预防措施的具体操作实践方面的培训。

应指导探视者、患者和工作人员实施呼吸卫生或咳嗽礼仪,适当"掩盖咳嗽"。应提供醒目的指示标志,纸巾和口罩应随时可用。提前告知工作人员流感信息可能有助于降低暴露。提醒工作人员在社区内发生百日咳或其他呼吸道感染暴发的相关信息也有助于降低暴露。

基于传播途径的措施

为防止空气传播或高传染性疾病的传播,除了标准

预防外,还应基于传播类型和参照 CDC 隔离预防措施指南。早期识别有助于采取正确的隔离/预防措施。筛查工具可用于评估如结核、水痘、麻疹或百日咳等疾病。可以在会诊尤其是紧急会诊时进行筛查,对符合条件的患者提供口罩,并尽可能与其他人隔离开,不要停留在等候区。如果可能的话,患者应通过备用门进入,并直接被护送到检查室。当患者较少时,可将皮疹或发热的患者识别出来。在流感或其他呼吸道感染的季节,应将等候区划分为有呼吸道症状区和无呼吸道症状区(图 28.2)。

针对疑似结核(TB)、水痘、其他通过空气或飞沫传播的疾病及未被识别的皮疹:

护士根据患者来电进行分诊,并与内科医师或指定的临床医师讨论该患者是否必须就诊,是否可以重新安排,或者该病例是否可以通过电话进行处理。

如果这个患者就诊:
1. 在可行的情况下,建议患者通过备用门而非正门进入
2. 检测工作人员的免疫状态。推荐那些具有免疫力的工作人员照护该患者。所有不具有免疫力的工作人员照护该患者时必须戴口罩
3. 在进入时,患者应戴口罩(外科手术或隔离时)
4. 快速将患者带入检查室,避免在等候区停留
5. 保持检查室门关闭
6. 当患者离开时,采取标准预防措施,清洗任何被患者的血液或体液污染的物体表面

疑似活动性结核患者,必须按经空气传播的预防措施进行处理。患者被转入配有负压隔离室的设施,如____医院,尽快或根据适当的指示送回家

如果可能的暴露发生,接触____或____
(感染控制)(职业健康)

图 28.2　患者分诊策略

针对 MDRO 或艰难梭菌感染,采取基于传播的预防措施,主要取决于患者护理的复杂程度、患病人群的易感性及传播的风险[4,16,30,31]。

职业健康

在门诊开展职业健康项目很重要。对工作人员应开展全面的疫苗接种,接种乙型肝炎病毒、流感、百日咳等疫苗[32]。应从行政层面做出决策,接种 ICP/IP 认同的那些强制性疫苗。值得注意的是,流感疫苗可能是国家监管机构及认证机构所要求的。结核的筛查项目也很重要,应在结核高发的区域广泛开展。制定筛查项目的细节时,应进行风险评估。针对任何物理或化学暴露,都应进行系统性的随访。如果场所是独立的,应制定相关合同,以便及时追踪。针对特殊感染的工作限制适用于所有的医务人员,包括管理者和处于任何状态的工作人员[33]。

场所、风险和预防

以下各部分概述了 IPC 准则在各种各样医疗场所中的应用。输液疗法和透析的感染预防在其他章节有介绍(见第 23 章和第 38 章)。

初级保健和专科诊室与诊所

服务范围从非侵入性的健康检查到实施如内镜、活检和小手术的操作。患者的风险包括在等候室暴露于病原体和医疗器械再处理不规范。工作人员的风险包括锐器伤和暴露于传染性病原体。

小型医疗用品、计算机键盘、听诊器和其他物体表面在传播传染性疾病中的作用一般较低。不安全的注射操作和药物处理能导致 HBV、HCV 和金黄色葡萄球菌的传播[20,21,34]。喉镜可能存在的问题及与超声凝胶污染相关的暴发导致管理部门出台了更严格的实施方案[35-37]。

医疗机构或诊所应向当地卫生部门报告需上报的疾病。初级保健在促进社区卫生服务中也能发挥重要作用(如提供免疫接种、教育患者手卫生、合理使用抗菌药物和预防性传播疾病)。

预防感染的具体措施如下。

1. 对患有经空气传播疾病(如水痘)的患者或经飞沫传播疾病(如百日咳或流感)的患者进行分流,在可行的情况下由备门进入,或避免在等候区停留。

2. 根据 CDC 的建议[38]对患者进行免疫:根据免疫标签、国家法规和机构的药事管理制度,储存、准备和维护记录。

3. 再小的操作也要执行无菌操作技术:患者备皮,操作前立即准备无菌托盘,医护人员正确的手卫生和戴手套及根据需要铺巾。不管在何处实施蛛网膜外或硬膜下隙注射,如疼痛诊所,医师都应戴外科口罩和无菌手套[39]。

4. 执行安全注射操作并教育他人。除非医学禁忌,应使用安全针和锐器,包括手术刀。教育新员工正确使用锐器及使用安全锐器的重要性。针头和注射器是一次性使用的物品,应一次性使用。

5. 安全处理药品:单剂量瓶(SDV)只能用于一个患者。在清洁区备药,备药前应消毒物体表面。仅在药物配备区储存药物、注射器和针头。根据本机构的药事管理规定做好标签,至少应包括药物、剂量、有效期和准备时间。一旦药物配制好并发送至检查或治疗室,不能再返回至药物配备区,使用过的注射器和针头置于锐器盒内,根据相关规定丢弃使用过的药瓶。

6. 定期清洁环境表面,如检查桌。包括仪器表面,如心电图机、内镜、超声仪等,每次使用后都应清洁。对于一些特殊仪器,参考制造商的建议进行清洁。

7. 每个患者使用后,对器械进行消毒和灭菌。使用流程应与本机构的规定和准则及建议或指南保持一致[美国胃肠病学护士学会(SGNA)[25] 和 CDC[17]]。诊所通常需要根据标准程序对专用仪器进行再处理,应依据制造商和斯伯尔丁分类法的建议选择合适的处理方法(见第 20 章)。如足病科和老年科的足部医疗仪器、眼科的透镜和眼睛检查设备、疼痛诊所的射频消融设备,以及妇产科、泌尿外科和消化内科的活检钳、妇科的扩张器等。

8. 新设备或仪器投入使用前,具有预防感染知识的工作人员应协助对再处理的过程进行评估。在技术发展迅速、经常引进新设备的专科诊所,如眼科,显得尤其重要。

9. 应在清洗消毒间进行消毒或灭菌,清洗消毒间与检查或治疗室分开。

10. 喉镜使用后,将叶片分开储存和包装,如放在一个密封的塑料袋中。叶片至少需要高水平消毒,手柄可以选择低水平消毒。一些物品可以储存在一起,以便适当地检测它们。

11. 使用超声设备时,不同患者之间应将探头进行消毒。接触皮肤的探头可以行低水平消毒。接触黏膜和非完整皮肤的探头,即使使用了探头套或者避孕套,也应行高水平消毒[41]。消毒方法参照制造商的说明。

12. 接触任何黏膜时,应考虑使用无菌的、一次性使用的凝胶包[36,42,43]。还应禁止将大容器中的凝胶分装到小容器,只允许一次性使用后丢弃,或购买一次性使用瓶。进行活检,如穿刺、穿刺定位和组织病理学检查,接触非完整皮肤时,应使用无菌的、一次性敷料包。

13. 一次性医疗用品(SUD)的处置:大部分情况下,让第三方处理这些被标记仅供单个患者使用的物品是不划算的。

口腔科诊所[6,44-47]

口腔科操作感染的风险包括污染的仪器和设备,如超声波洗牙机、高速机头和水路。此外,由于小手术术后微生物停留在口腔内,如拔牙和种植牙,导致存在术后感染的风险。工作人员可能通过吸入气溶胶和使用锐器而发生血液和体液的暴露。

预防感染的具体措施如下。

1. 口腔外科手术前外科洗手。

2. 使用安全的口腔科注射器和合理的工作流程,以防止暴露。戴手套和面罩。

3. 通过使用橡皮障、高速空气疏散,以及患者适当的体位,以减少在治疗过程中产生气溶胶。

4. 侵入软组织的器械应灭菌,包括可重复使用的洁牙角、高速机头和口腔内使用的低速机头组件。

5. 接触口腔组织的器械,如吸引管或热敏感应器应高水平消毒。如果抽吸设备有一次性使用标记,则应使用一次后丢弃。如果可重复使用,消毒前应彻底清洗腔内外。

6. 彻底清洗机头内部和外部。每个患者使用后,必须排出水和空气。

7. 每个患者使用后,流动水冲洗超声波洁牙机和水枪、气枪20~30 s。

8. 每个患者使用后,用表面消毒剂清洁以下区域:台面、椅子、灯柄、口腔科综合治疗机表面,吸气管、痰盂的边缘(如果使用的话),以及超声波洁牙机头。

9. 为工作人员接种乙肝疫苗和流感疫苗。

10. 为保护患者和工作人员,使用安全注射操作、呼吸卫生和咳嗽礼仪[48]。

院前急救医疗服务

急救人员既可能暴露于患者的传染性病原体,也可能增加患者感染风险。他们能提供从建立血管内导管到外科环甲膜切开术等操作。主要预防技术包括使用标准预防、安全注射和对设备实施正确清洁。应该制订相关预案,包括急救人员如果暴露于传染病时应该做什么。

预防感染的具体措施如下[49]。

• 在进行患者评估以及进行侵入性操作或治疗时戴上手套。

• 护理患者前后,尽快执行手卫生操作。

• 如果怀疑患者患有经飞沫或空气传播的疾病,戴上口罩以减少暴露。

• 清洗/清洁使用后的设备,丢弃所有一次性用品。

• 确保所有的灭菌器械是无菌的,并保持无菌状态。

• 实施正确的环境清洁[50]。

急诊科

急诊或急救照护部门(ED)[6,51-55]提供服务的重点是照护危重或需要多种治疗措施的患者。有些患者有传染性疾病。此外,也建议受生物或化学袭击后寻求治疗的人去ED。

患者感染的风险主要来自实施的侵入性操作(如放置血管内导管后相关的血流感染)。患者、探访者和工作人员在等候区和其他公共区域存在暴露于传染性疾病的风险。

工作人员也有暴露于血液和体液的风险。由于ED工作人员经常接触血液,他们暴露于血源性病原体的风险比其他医务人员更大,因此安全注射操作在ED极为重要。针对工作人员和急救人员的暴露预案,应提供适当的追踪措施(见第43章)。

预防感染的具体措施如下。

• 在置入血管内装置、导尿管和任何其他侵入性操作时,应执行无菌操作。

• 评估患者传染性疾病的症状和体征。分诊筛查工具,可用于识别潜在的传染性患者(图28.3)。确诊有呼吸系统疾病/症状的患者,应立即给其戴口罩并将其与他人隔离。

• 对可能感染的患者实施隔离/预防措施。

• 实施包括生物威胁在内的应急响应计划。

门诊手术/日间手术

日间手术是在传统的医院机构或独立的日间手术中心(ASC)进行的。日间手术通常包括白内障手术、肌肉与肌腱手术、骨折复位、腹腔镜胆囊切除术、输卵管结扎术、疝修补术、膝关节镜检查术及足部疾病诊疗手术、多种类型的整形和口腔外科手术。手术部位感染(SSI)的风险随着手术的不同而改变,尽管报道的数据有限,但其感染率明显小于住院手术,据报道感染率约为1%或更低[58]。门诊手术时间一般较短,且不是侵入性或复杂的,患者的健康风险一般较小。

团队合作在预防手术部位感染(SSI)中也起着至关重要的作用。预防术后感染将在第36章介绍。

ASC的手术部位感染监测策略与住院患者监测略有不同,但是,对于评估感染趋势、新的或更复杂手术提供依据及监测干预后率的变化而言,数据是很重要的。监测内容如下:① 确定监测的手术,对患病人群多、高风

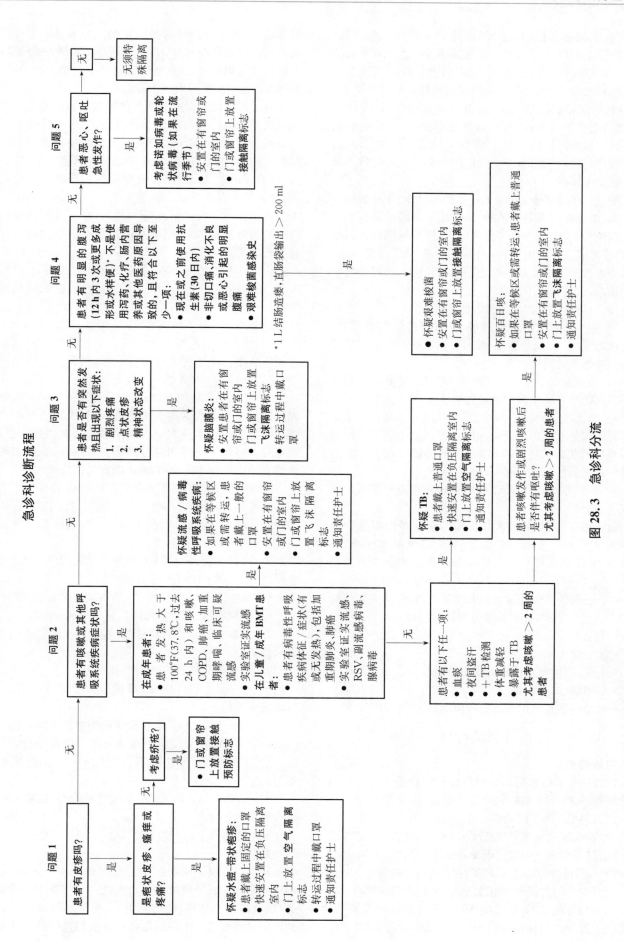

急诊科诊断流程

问题1

患者有皮疹吗?

是 → 是疱状皮疹或瘙痒或疼痛?

无 → 考虑疥疮?

是 → 门或窗帘上放置接触预防标志

无 → (流向问题2)

是(皮疹) → 怀疑水痘-带状疱疹:
- 患者戴上固定的口罩
- 快速安置在负压空气隔离室内
- 门上放置空气隔离标志
- 转运过程中戴口罩
- 通知责任护士

问题2

患者有咳嗽或其他呼吸系统病症状吗?

无 → (流向问题3)

是 → 在成年患者:
- 患者发热大于100°F(37.8℃,过去24 h内)和咳嗽、COPD、肺癌,加重期哮喘、临床可疑流感
- 实验室证实实流感
在儿童或成年 BMT 患者:
- 患者有病毒性呼吸疾病体征/症状(有或无发热),包括加重期哮喘炎、肺癌
- 实验室证实流感、RSV、副流感病毒、腺病毒

是 → 怀疑流感/病毒性呼吸系统疾病:
- 如果患者在等候区或需转运,患者戴上一般的口罩
- 安置患者在有窗帘或门的室内
- 门或窗帘上放置飞沫隔离标志
- 通知责任护士

无 → 患者有以下任一项:
- 血痰
- 夜间盗汗
- +TB 检测
- 体重减轻
- 暴露于 TB
尤其考虑咳嗽 > 2 周的患者

是 → 怀疑 TB:
- 患者戴上普通口罩
- 快速安置在负压空气隔离室内
- 门上放置空气隔离标志
- 通知责任护士

无 → 患者咳嗽发作或剧烈咳嗽后是否伴有呕吐?
尤其考虑咳嗽 > 2 周的患者

是 → 怀疑百日咳:
- 如果患者在等候区或需转运,患者戴上普通口罩
- 安置在有窗帘或飞沫隔离标志的室内
- 门上放置飞沫隔离标志
- 通知责任护士

问题3

患者是否有突然发热且出现以下症状:
1. 剧烈疼痛
2. 点状皮疹
3. 精神状态改变

是 → 怀疑脑膜炎:
- 安置患者在有窗帘或门的室内
- 门或窗帘上放置飞沫隔离标志
- 转运过程中戴口罩

无 → (流向问题4)

问题4

患者有明显的腹泻(12 h内3次或更多成形或水样便)* 不是使用泻药、化疗、肠内营养素或其他医药原因导致的,且符合以下至少一项:
- 现在或之前使用抗生素(30日内)
- 非切口痛、消化不良或恶心引起的明显腹痛
- 艰难梭菌接触史

是 → 怀疑艰难梭菌:
- 安置在有窗帘或门的室内
- 门或窗帘上放置接触隔离标志

无 → (流向问题5)

*1 L 结肠造瘘:直肠袋输出 > 200 ml

问题5

患者恶心、呕吐急性发作?

是 → 考虑诺如病毒或轮状病毒(如果在流行季节):
- 安置在有窗帘或门的室内
- 门或窗帘上放置接触隔离标志

无 → 无 → 无须特殊隔离

图 28.3 急诊科分流

险、易发生问题及已出现过问题的手术进行风险评估。检索医学文献以确定基准。② 发现病例,建立有效的数据源,如病历评价、电子病历,以电话或信件方式联系外科医师或患者,联系患者术后护理的医疗机构工作人员。③ 分析数据和确定后续措施,谁负责收集数据、完成报告;谁将会收到报告;报告的频率是多少;谁将负责后续建议或实践中的问题。④ 对操作进行任何改变后,都需要重新进行评估。⑤ 缺陷,手术或感染人数少,导致手术部位感染率极低。

护理定植或感染 MDRO 的患者,如 MRSA 或感染艰难梭菌,是潜在的难题。虽然 CDC 建议的隔离措施是针对住院患者的,但此建议可作为 ASC 的指导准则。请牢记,许多患者不会被识别,直到入院或在 ASC 接受手术,对所有患者最重要的预防措施是标准预防。制订始终一致的指南,可包括以下内容。

1. 没有理由推迟定植患者的手术。

2. 如果患者有活动性感染,不管感染何种微生物,考虑推迟手术,直到感染缓解。手术时的活动性感染是术后发生感染的危险因素。

3. 不能延期的手术,且处于 MDRO 或艰难梭菌感染活跃期的患者应采取接触预防措施(CP)。

4. 手术衣、手套、手卫生、术后环境清洁是手术中执行接触隔离的基础。建议护理艰难梭菌感染患者后使用抗艰难梭菌芽胞的环境消毒剂,如 10% 漂白剂。标准消毒剂可用于其他的 MDRO。

5. 不需将伴有 MDRO 或艰难梭菌感染的患者的手术安排在最后。

报告感染病例,美国医疗保险与医疗补助服务中心(CMS)使用更严格的标准增加 ASC 的规定和审查[59]。CMS 质量评估和执行改善感染控制测量表涵盖的类别如下。

• 应遵循国家标准制定感染控制计划,由具备 IPC 资格的个人进行指导,并对感染患者进行追踪。

• 手卫生。

• 注射操作。

• 灭菌、消毒和一性次医疗用品处理。

• 环境清洁。

• 血糖仪和其他护理设备的使用和去污。

诊断和治疗区

内镜检查

内镜检查是最常见和发展最快的门诊手术[60]。内镜检查区和 ASC 开展常规胃肠道、呼吸道、泌尿道、关节镜和妇科内镜手术。除了内镜中心外,内镜还用于妇科、耳鼻咽喉科、泌尿科、言语病理科(进行吞咽研究的地方)、初级保健或胃肠病专科诊所。操作过程和设备仪器也变得更加复杂,如内镜下逆行胰胆管造影(ERCP)和胃肠超声内镜。

已有关于与内镜检查相关感染的报道,但很少[61,62]。目前已有与复用 SDV 相关的 HCV 暴发事件的报道[63],与辅助水管和阀门使用不恰当有关的 HCV 和 HIV 暴露的报道[62],与不安全注射操作相关的大量暴露于经血传播的病原体也有报道[20,21]。由于这些暴发和可能的暴露,监管机构对内镜中心的审查已越来越严格。与 ASC 一样,CMS 也增加了对内镜中心的调查。

交叉感染可一直追溯到未严格按照操作规程对内镜或辅助器械进行清洁和消毒,包括与支气管镜相关的结核分枝杆菌感染、与 ERCP 检查及膀胱镜检查相关的铜绿假单胞菌感染、与关节镜相关的葡萄球菌感染[6,64]。此外,已有因消毒剂清洗不充分导致黏膜损害(肠炎)的报道,尤其是来自乙状结肠镜管道的戊二醛[65]。内镜工作人员在操作中存在体液暴露的风险,在支气管镜检查中存在结核分枝杆菌暴露的风险,以及在消毒过程中存在化学药品暴露的风险。

内镜本身不耐热、结构复杂和易碎的仪器,且管腔狭长,很难彻底清洗[66],因此应严格遵守规程,以降低感染风险。

预防感染的具体措施如下。

1. 所有使用者和清洗消毒人员都应经过培训并具有相应资格。每年应进行资格认证,相关信息应记录在每个员工的档案中,并纳入在职培训计划中[25,59]。

2. 每个患者使用后,内镜应进行统一处理。接触黏膜的内镜至少应达到高水平消毒,接触无菌组织的内镜应灭菌。活检仪器应为一次性使用或每次使用后灭菌。确保有足够的工作空间进行清洗和消毒,应在指定的清洗消毒间内进行清洗和消毒,不能在操作间。

3. 遵循内镜制造商和专业组织推荐的流程[25,60,67],包括测漏和最后用乙醇冲洗每个管腔。提供制造商的说明手册,以供工作人员随时参考。一些制造商还会提供清洗流程图。

4. 确保手套、防水围裙和面罩随时可用,为防止职业暴露,应穿戴上述防护用品。

5. 确保操作间和内镜清洗消毒间内无食物和饮料。

6. 内镜应悬挂储存,促进管腔内的水分蒸发[66]。

7. 对整个过程进行质量控制,如高水平消毒剂消毒效果的监测。

8. 调查任何可能的内镜相关感染。

9. 至于其他诊疗区域,遵循整体感染预防措施,如环境表面清洁。

10. 执行安全注射,包括处理每个患者使用后的注射器、针头和 SDV 的处理。每次从大剂量药瓶中抽吸药品时,使用新的针头和注射器。刺入前,用乙醇擦拭药瓶盖。

11. 遵循 CDC 指南执行支气管镜检查,以防止结核分枝杆菌的传播[68]。

12. 遵循安全超声检查操作。

放射科

放射科提供多项服务,包括放射诊断、CT、X 线、超声和介入手术。感染风险主要与血管内导管使用或设备有关(如超声探头和液体、造影剂)。由于疑似结核病或其他传染性呼吸系统疾病的患者经常需要进行放射诊断评估,导致其他患者和工作人员有感染的风险。同时工作人员在介入手术过程中还存在血源性病原体暴露的风险。

预防感染的具体措施如下[6,69-73]。

1. 遵循标准预防措施。

2. 使用安全的设备,尤其是静脉导管和针座/垫,并安全通过仪器。

3. 置入血管内器械和其他操作流程时应执行无菌操作。

4. 除非影响操作,否则应避免脱毛,必要时可对操作区进行剪毛。

5. 介入手术过程中使用正确的技术(如隧道式导管和外科洗手),使用无菌屏障,无孔铺单必须覆盖伤口周围的区域、覆盖患者和可能接触到长导管/线的操作台上所有用品[74]。操作者应戴帽子、口罩、手套和穿手术衣。巡回护士应穿洗手衣。

6. 每次使用后应对腔内和阴道超声探头进行高水平消毒,即使探头上使用了覆盖物[41,75]。

7. 只有得到 FDA 的许可,才能重复使用血管造影导管[29]。

8. 落实关于空气传播的疑似传染病患者的管理预案(例如,当一个确诊患者进行胸部照射时,让患者使用口罩)。

心血管病科:心脏导管和电生理学

越来越复杂的诊断和介入手术在心脏导管实验室门诊进行,包括放置起搏器、支架和其他可植入设备、血管成形术和心脏导管检查[74,76]。

介入性心血管手术术后感染较罕见,感染通常与手术部位或仪器有关[77]。感染的风险与污染的设备、溶液或无菌技术中断有关。当感染发生时,推测细菌可能是在血管穿刺或切开时被引入。感染性并发症包括血流感染、动脉内膜炎、心脏起搏器和除颤器感染、冠状动脉支架和穿刺部位感染。植入患者可能出现迟发性感染。皮肤微生物通常会引起这些感染。工作人员的风险主要来自锐器伤或血液飞溅导致的血液暴露。

预防感染的具体措施有:① 患者准备,按照标准血管通路和手术部位准备。不要去除毛发,除非它们会影响手术。② 执行标准的外科手消毒,避免人工指甲,如第 3 章和第 36 章所述。③ 执行无菌技术。④ 遵循标准预防措施。所有心脏导管手术都存在感染的风险,因此必须执行标准预防。⑤ 工作人员准备[74,77],具体如下。

• 操作者应戴口罩、护目镜、帽子、无菌手套和穿无菌手术衣。

• 无菌区域内的辅助的工作人员应穿洗手衣、戴帽子、口罩和手套,在特定的手术中,如果存在飞溅的可能,应增加护目镜。

• 巡回护士应穿洗手衣。

• 在一些必须暴露更大伤口的手术中,如植入心脏起搏器或截臂术,应使用全面手术无菌技术。

1. 血管内导管的插入和维护使用集束化预防措施:遵循预防导管相关感染的 CDC 指南[78]。

2. 确保静脉溶液(如染色剂、冲洗液)处于无菌状态,不应使用自来水对溶液进行冷却,因其可能污染溶液,进而污染物进入血管。

3. 器械的处理:大多数器械是一次性的。但是,按照 FDA 要求,一次性使用的导管可以重新处理再利用。电生理学科室经常通过第三方对这些器械进行处理[29]。

4. 确保植入物无菌:应向 FDA 上报任何因感染而移除植入物的病例。与该机构的风险管理部门应按照正确的工作流程进行处置。

5. 环境管理:空气管理与手术室类似,包括确保房间设置为正压,每小时至少进行 15 次空气交换;新建和改造计划应遵循当地卫生部门相关规范[79]。

6. 每台手术后应对手术室进行清洁[79,80]。

7. 使用安全装置处置锐器和针头。已证实使用双层手套能减少穿刺的机会。小心处理所有针头、导管、护套、管子和其他物品,以及与患者接触的液体[77]。

8. 根据推荐预防性使用抗菌药物[74]。

9. 为 IPC 制定书面规定和流程。

血流感染和手术部位感染较难监测,除非患者返回到门诊附属的心脏病诊疗区域。但是,应该有一个适合的患者随访系统。由于报告的感染率较低,应对任何一个暴发或聚集性事件进行仔细评估。

康复和理疗

康复服务是以一个多学科团队的方式来治疗临床和身体状况复杂的患者。康复专业包括物理、职业和语言疗法,矫形器和假肢,娱乐、艺术和音乐疗法和康复工程。宠物疗法也可包括在内。住院及门诊患者在同一机构接受服务。项目经常针对特殊需要的患者,如运动或脊柱损伤、脑外伤或脑卒中。

尽管服务范围广泛,但很少涉及侵入性手术,以及与这些服务相关的感染很少报道。但康复患者感染的危险性增加,包括向其他囊性纤维化(CF)患者传播铜绿假单胞菌或伯克霍尔德菌的 CF 患者、使用类固醇的关节炎患者、大创伤需行伤口冲洗的患者[81]和安装假肢或矫形器的糖尿病患者。类似于其他场所,如未在无菌条件下对患者执行间歇性导尿或气道吸痰,会导致患者存在发生感染的风险。如果重复使用的器械(如内镜)未进行正确的处理,可传播微生物。语言治疗师或从事其他与口腔或口腔分泌物接触的相关人员,如在吞咽研究过程中,可能暴露于患者的呼吸道病原体。

预防感染的具体措施如下。

1. 使用手卫生和呼吸卫生规范措施,以保护工作人员和患者。

2. 标准预防措施:对大小便失禁、开放性伤口和呼吸道分泌物增多的患者进行评估时,需要使用 PPE。除 CF 患者外,康复医学科不对患者进行常规 MDRO 筛查。因此,使用手卫生和标准预防措施是防止感染的最好措施。

3. 门诊和住院患者处于同一空间的治疗机构,应执行基于传播类型的预防措施。

4. CF 患者或已知 MDRO 患者:应采取严格的隔离措施。在可能的情况下,每日最后单独治疗 CF 患者。

5. 每个患者使用后,使用标准消毒剂清洁所有设备[82]。

6. 对呼吸系统感染,如感冒、流感和胃肠道/腹泻疾病患者,采取限制措施。向患者、父母、监护人和/或照顾者提供关于限制措施的信息。

7. 伤口护理:使用标准预防措施处理敷料,遵循当地卫生部门规范处理医疗/管制/生物危险废物。护理大的开放性伤口时,戴手套、面罩和穿隔离衣,以防溅到面部和污染衣服。换药过程中,使用无菌技术。冲洗时,如脉冲冲洗,有产生气溶胶的风险;每次治疗后,都应消毒环境表面[81]。

8. 使用无菌技术进行气管吸痰和间歇性导尿。每次患者就诊时使用新的导尿道,根据机构的管理制度丢弃吸引罐及导管。

9. 评估器械是否接触皮肤、黏膜或无菌组织。确定清洁的频率和使用的消毒剂。

10. 接触黏膜的器械应高水平消毒,如吞咽检查中使用的内镜和盆底检查中使用的阴道探头。

11. 制订定期的设备清洁方案,如垫子、助行器、拐杖、轮椅、砝码、转运设备、步态带和言语治疗操纵设备[83]。患者与设备间提供防护屏障,如蒸气加热敷料整理器。推荐使用标准消毒剂,考虑使用 10% 漂白剂或其他对诺如病毒或艰难梭菌有效的消毒剂清理呕吐或腹泻物。

12. 水疗:每个患者治疗后,排水,消毒储水池和搅拌机喷嘴。禁止对开放性伤口患者进行水疗。

13. 水中运动疗法:遵循国家规定进行氯化或其他水处理方案,检测游泳池或漩涡水。限制开放性伤口或大便失禁患者进行此疗法。

14. EMG 针头:如果是一次性的,使用后应小心丢弃。如果重复利用,应根据制造商的建议进行灭菌。

15. 一次性医疗用品:患者使用后丢弃。

16. 宠物疗法或服务性的动物:遵循标准指南[84]。

17. 包括日常生活活动的治疗场所,如食物制备间或洗衣房,做到表面定期清洁。确保食品的制备、储存和冰箱的温度监测符合国家或地方的规定。可为食品提供标签,标明储存温度和过期日期。当准备工作完成时,提供的食物可以被食用。另外,在处理、准备和食用食物前应清洗双手(见第 21 章)。

家 庭 照 护

越来越多的医疗操作在家庭中进行,因此这一场所必须使用基础的 IPC 措施[85]。在家庭场所中提供的服务包括熟练的护理、呼吸疗法、输液治疗、伤口护理、透析、营养治疗、物理和职业治疗及临终关怀。家庭保健是医疗服务体系中不断增长的一部分。需家庭照护的患者一般是免疫功能低下的、高龄的和/或有慢性疾病。此外,

家庭场所可能有多种多样的设备,包括血管内导管和导尿管、使用需要管理的设备(如呼吸机),感染的风险一般与这些设备有关,如血管内导管导致的 BSI。在接触传染病患者过程中,工作人员可能面临着感染风险。

家庭护理中的许多服务是由某个人(如家庭成员)提供而非医护人员。这些人在预防感染中也发挥着重要作用。对护理人员进行手卫生、无菌操作、设备护理、PPE 使用、消毒措施和其他方面护理的教育是非常重要的。护理人员也应该知道感染的体征和症状。

由于较难获取信息,对家庭照护机构而言,监测感染是一项挑战。在服务人群中应收集高危感染者的资料,可能包括泌尿道感染、BSI、肺炎和皮肤软组织感染。目前已出版针对家庭照护监测标准的定义[86]。

家庭照护机构应监测接受家庭输液患者 BSI、导管通路或出口部位的感染情况。如果患者使用呼吸机,应监测呼吸系统感染的情况。临床家庭护理工作人员通过识别患者存在的临床感染体征和症状,帮助收集数据,并向负责 IPC 的中心负责人上报。然后,该负责人应用这些资料,并在适当的时候做出相应控制措施的建议。

预防感染的具体措施如下[87-91]。

1. 注意手卫生的同时使用标准预防措施。乙醇类手消毒液、肥皂和清洁的纸或毛巾应由医务人员带回家。

2. 必要时,为患者进行免疫接种,以防止传染病的传播。

3. 密闭运输清洁和灭菌用品,以防止污染(如在旅行袋内)。

4. 保持工作台面清洁(如使用清洁纸巾)。

5. 使用安全设备,小心丢弃锐器物;必要时,带个专用容器回家。

6. 妥善处理液体(如无菌水),以防止污染。使用小包装,小心处理瓶盖,并妥善存放。

7. 提供安全的肠内营养:冷藏,彻底清洁混合器的配件、计量器和使用后可重复使用的其他物品。彻底干燥。仅在推荐的时间内进行肠内营养。使用清洁的技术准备和管理肠内营养。

8. 遵循血管内设备指南,确保药物的正确处理和储存[78]。

9. 提供用于静脉输注的无菌溶液。

10. 制订呼吸机管路更换频率、气管切开护理、吸痰时使用手套和消毒吸痰管、罐,以及气管切开套管的管理规程,吸痰通常采用清洁技术,而不是无菌技术[92]。

11. 制订呼吸机保养维护的流程。

12. 执行与导尿管相关的无菌操作。使用合适的清洁技术。根据流程消毒尿液引流袋。

13. 在伤口护理过程中,使用清洁技术。

14. 培训护理人员掌握防止压疮的方法。

15. 执行安全注射操作,包括使用安全设备。

16. 清洁被体液污染的表面,该流程应包括使用表面消毒剂和手套。

17. 系统管理带到或来自患者家庭的设备(如清洁

的物品总是放置在干净的袋子内,使用过的物品放置在有色的塑料袋内)。清洁和脏的区域与物品应分开。

感染预防控制项目

感控人员

门诊 IPC 项目应包括指定一个工作人员联系外部 IPC 专家或感染控制专业人员感染预防人员(ICP/IP),同时应该明确谁有指定的职责。

具体活动包括监测、数据管理和分析、聚集性调查、质量改进、患者和工作人员教育、制度和流程更新、产品和实施效果评价、现场调查、咨询和暴露调查。一名工作人员可被分配许多职责。但是,如有必要,应有一名训练有素的 ICP/CP 作为顾问提供的服务[89,93]。

不管是谁被指定负责 IPC,该项目必须包括临床和技术支持团队以确保成功。设计 IPC 项目的具体信息概述见第 5 章。

在门诊具体的 IPC 活动[6,94-100]

数据管理

IPC 项目的主要功能之一是数据管理。第 6 章讨论了监测,因此本部分重点关注门诊和家庭医疗场所相关的问题。

应制订监测方案。它应该包括监测(结果监测)什么类型的感染[101-103]或定期评估什么操作[104,105]。此外,该方案应注意向相关工作人员反馈数据的方法。

门诊内合适的观察指标有医疗保健相关的门诊手术的 SSI、输液治疗或透析后的 BSI。在门诊,HAI 没有具体的定义。HAI 通常使用的定义是"就诊或干预时不存在或不在感染潜伏期内发生的感染"。任何定义都必须包括就诊或提供护理的时间关联。例如,在输液中心就诊 48 h 内发生的 BSI 可被考虑为 HAI。门诊手术后的医疗保健相关 SSI、输液治疗或透析后发生 BSI 是衡量实施这些操作的机构合适的结局指标。

任何测量结果的监测活动必须考虑如何获取信息。如果发生感染,这些场所的患者随访时可能不会返回到相同的医师那儿。系统性识别这些患者可能包括与医院、服务提供者办公室或家庭照护服务之间进行合作。获取信息的方法可能包括电话联系患者或医师、患者邮寄问卷或服务提供者调查、实验室和影像学报告、风险管理数据库,以及与工作人员沟通。

过程监测可用于审查仪器和设备的护理、维护以及实践操作。该系统侧重于通过调查工具收集信息的观察结果。表 28.1 提供了一个可以用于调查工具的具体例子。过程监测方法用于衡量政策和流程的依从性,数据可用于改善结果。调查结果应发送给工作人员,可以便于改进和监测操作。

表 28.1　一个急诊照护调查工具举例

是否安全有效地使用高水平消毒剂	是	否
容器:完全覆盖? 标有化学名称和安全性或环境危害? 检查每日的最低有效浓度? 记录结果? 贴有过期日期		
设备在消毒剂浸泡前彻底清洗干净		
设备完全浸泡于消毒剂		
物品浸泡至少 20 min(戊二醛)或根据其他高级消毒剂使用说明		
设备浸泡后彻底冲洗		
工作人员胜任岗位的能力		

由于暴露于传染性疾病,患者和工作人员也存在感染风险。如果这是一个潜在的风险,也应将其纳入监测计划。

报告疾病

某些传染性疾病应上报国家和地方卫生部门。适当地提供这些信息很重要,能确保卫生部门了解他们地区传染性疾病的信息[106]。

新建/改造

所有新建/改造工程必须有 IPC 的意见[107]。具体问题包括:工程管理(特别是尽可能减少灰尘生成)和工程审查,以确保包含了基本的感染预防措施(水槽、配备合适的仪器处理室和适当的空气流通)。

生物灾害/新发疾病

可在门诊识别疑似与生物恐怖相关疾病的患者。每个区域应该有一个可能包含一般灾害的生物灾害应急预案。早期识别疾病的方式是所有计划的重要组成部分[108,109]。

第 29 章

长期照护机构的感染

Nimalie D. Stone and Chesley L. Richards, Jr. ■ 胡潇云 译 ■ 罗万军 徐子琴 葛茂军 审校

简 介

长期照护广泛的定义为"对患有慢性疾病和功能不全性疾病的患者提供一系列长时间的健康、个人护理和社会服务"[1]。虽然这些服务可以在家庭和社区提供,但此综述的关注点是长期照护机构(LTCF),主要是认证的护理机构(疗养院和专业护理机构)相关的感染控制问题。与急性照护机构相比,通常患者在 LTCF 停留的时间从几周到几年,某些情况下 LTCF 可能成为他们的终老之所。因此,工作人员和政策都以最大限度地发挥作用、提高独立性、社会功能以及患者和家庭满意度为方向。传统的 LTCF 的患者是认知障碍或功能受损的老年人。然而,最近因为需要出院后继续接受急性疾病后期照护服务(如手术后或急性疾病后的康复等)或专业护理服务(如静脉注射抗生素、肠外或肠内营养、侵袭性伤口护理等),而入住 LTCF 的患者数有增加趋势。本章将回顾 LTCF 的特征、LTCF 中患者、与公共设备设施相关的感染以及 LTCF 中感染控制的问题。

LTCF 中患者、工作人员和临床医师的特点

LTCF 特点

在美国,超过 40% 的成年人在他们生命中的某些时刻会待在 LTCF[2-3]。2009 年美国有 330 万人在认证的护理机构住过,大多数是女性(65%),年龄>75 岁(69%),白种人(83%)。护理机构的患者种族多元化,小于 65 岁的患者所占比例也在增加[4]。此外,50% 的患者要求对日常生活活动(如厕、洗浴、吃饭、穿衣或移动等)提供广泛支持。

2004 年,护理机构的平均住院日为 463 日,大部分患者来自医院(36%)和私人居所(29%)[5]。但是,从医院转入护理机构的人数比例在逐渐增加。在 9 738 个护理机构的 230 730 个新入住患者中,70% 从医院进入机构接受专业护理的患者有医疗保险[6]。在 2005 年第一次在认证的护理机构入院的患者中,仅有 27% 的患者承认在该机构中居住超过 90 日[7]。接受急性疾病后期专业护理服务的人数上升表明护理机构不再作为终点,而常常也是住院和回到社区家中的过渡。

LTCF 的工作人员比急性照护医院的人员少。即使美国国内 LTCF 数量比急性照护医院多(15 700 vs. 5 800),且 LTCF 的床位比急性照护医院的床位多 50% 以上,但 LTCF 的专兼职人员只有急性照护医院的 1/3(170 万 vs. 500 万)[8]。有 90 万名护理人员在 LTCF 工作,其中>60 万是通过认证的助理护士[5]。因此,许多 LTCF 中由助理护士提供大部分主要的直接护理服务,而注册护士(RN)和执业护士(LPN)负责全面护理工作和提供医疗服务,如药物分配。尤其是在夜间或周末,一个拥有 100 张床位的 LTCF 可能只有一两个注册护士或执业护士值班。已有人提议将提高护理人员与患者的比例和增加注册护士数量作为改善护理机构护理质量的重要步骤[1]。

不到 20% 的 LTCF 配有医师,且医师很少直接提供医疗保健服务。大多数医师(77%)不会花时间照护疗养院的居住者[9]。医师每周平均花 2 h 或其整体服务时间的 4% 为疗养院提供医疗服务。极少数医师(3%)每周利用>5 h 的时间为疗养院提供医疗服务。阻碍医师 LTCF 为提供最佳医疗实践的原因有缺乏政策支持、缺少护理支持、经费不足等[10]。因此,在 LTCF 中大多数直接的医疗保健服务由非临床医师提供。在一项关于 LTCF 的全国性调查中,63% 的机构配备执业护士,平均为 2 名[11]。配备非临床医师可以降低 LTCF 患者的住院日及整体费用[12-13]。

除了执业医师以外,每个疗养院需要一个医疗主任,负责监督和参与药物使用管理及医疗质量管理,并和主治医师一起进行药物治疗和提供医疗服务的工作[1]。大多数医疗主任是内科医师或家庭医师,他们平均每月花 10~20 h 承担医疗主任的职责,其中包括感染控制和患者的安全。在国家层面,美国医学总监协会(AMDA)是医疗主任的主要专业机构,提供医疗主任的培训和资格认证[14]。

LTCF 有签订合同的咨询药师,给工作人员提供咨询服务,包括用药配方的评价和药物治疗问题的咨询。在大多数 LTCF,咨询药师进行强制的药物评价,并向 LTCF 管理者和医疗主任反馈评价结果。咨询药师可进行现场查看,并提供重要的专业建议,以加强用药管理,包括抗菌药物的管理。咨询药师是临床医师和医疗主任管理抗菌药物的重要帮手[15]。在 LTCF 疾病暴发期间,咨询药师还可以向患者及家属提供有关药物副作用的建议或推荐关于预防性使用抗菌药物的选择(如奥司他韦)[16]。

LTCF 中预防和控制感染的影响因素

患者

LTCF 中的很多患者都有发生感染的易感因素,如年

龄相关的免疫功能改变(免疫衰老)、慢性疾病、营养不良都会影响宿主对感染的防御反应,以及对接种疫苗等预防性治疗的反应迟钝[17,18]。认知障碍、功能性障碍(如大小便失禁、活动受限、咳嗽反射减弱)和虚弱的患者,因其个人能力受限,难以保持个人卫生,因此更易感染,对护理人员有更强的依赖性[19](表 29.1)。已证实留置器械和形成切口等医疗行为会增加感染的风险[20-21]。事实上,随着接受亚急性和急性疾病后期照护的人数增加,许多患者在 LTCF 中接受的一些医疗服务和在急性照护机构接受的医疗服务一样复杂(如中心静脉置管、血液透析、肠外抗菌药物、营养支持疗法或机械通气等)。

表 29.1　LTCF 患者个体层面的感染危险因素

免疫衰老

未接种疫苗
　流感、肺炎链球菌感染
　营养不良

慢性疾病
　癌症
　糖尿病
　肺气肿、慢性支气管炎
　充血性心力衰竭
　周围血管疾病

药物
　免疫抑制剂
　减少咳嗽反射的中枢神经系统抑制药物

认知障碍,导致患者不能执行基本卫生行为,如手卫生

功能障碍
　大小便失禁
　移动困难
　咳嗽反射减弱

医疗干预措施
　中心静脉置管、血液透析
　导尿管、胃管
　肠外抗菌药物或营养支持治疗
　机械通气

　　LTCF 的患者可能存在不典型的感染,导致识别感染的难度增加。一项研究评估了细菌性尿路感染的老年患者(年龄>75 岁)的临床症状和体征,发现有 27%(10/37)没有发热(>37.9℃),48.6%没有报告任何尿路感染症状(如尿频、尿急和尿痛)[22]。一项大型研究评估了护理机构中有影像学证据和无影像学证据的肺炎患者的临床表现,发现咳嗽、咳痰的症状并不能有效辨别患者是否存在肺炎。而出现嗜睡或神志不清似乎与那些被影像学 X 线证据证实为肺炎的患者更为相关[23]。因此,应对这一人群中那些潜在感染的非特异性症状和体征进行进一步的调查,无典型症状和体征也不能排除感染。

机构环境和结构

　　尽管提供短期专业护理和康复服务的机构逐渐增加,LTCF 仍然是向不能在社区中独立生活的体弱老年人提供照护服务的主要机构。文化变革和建立以患者为中心的"家庭式"环境的倡导,减少了这些机构中体制化的感觉[24]。共同的生活场所如餐厅、休息室和集体活动区让护理机构变得更社会化,同时增强了患者、工作人员以及来访者的情感交流。

　　然而,通过人与人直接接触和与物体表面及其他物品间接接触可以传播疾病,群体中个人间频繁的接触和共用公共设施也可增加疾病的传播速度[25-26]。LTCF 的工作人员及一些其他护理操作也可能会影响患者感染的风险。有研究确认了注册护士和护理人员中相对较低水平的人员,包括助手,与患者感染风险增加以及在质量检查时频繁收到感染控制缺乏的反馈书密切相关[27-28]。在一个关于纽约 LTCF 感染暴发的研究中,呼吸道或消化道感染暴发的危险因素包括更大的疗养院(RR=1.71 每增加 100 床位),疗养院采用单中心护理单元和多中心护理单元,但共享工作人员。有带薪病假制度的 LTCF 暴发风险较低[29]。

LTCF 中感染的流行病学

一般原则

　　一项研究显示,每年在 LTCF 中因发生感染而导致的经济损失在 160 万~380 万[30]。一些包含了小样本机构的研究因使用不同方法定义感染,使得估算经济负担的数据有一定局限性。此外,这些研究排除了专业护理机构和疗养院(SNF/NH),且是多年完成的。随着 SNF/NH 中接受更复杂的医疗服务的人数增多,这些数据可能低估了感染的真实情况。还缺乏其他机构的数据,如辅助生活机构(assisted living facilities)或养老医疗机构(senior residential care setting)。绝大多数感染率只计算了地方流行性感染,而没有考虑到很多与暴发相关的感染,而暴发对这些人群有很大的影响。LTCF 中感染的发病率和死亡率是相当大的。感染是患者从 LTCF 转到急性照护机构和从 LTCF 出院后 30 日内再次入院治疗的最常见原因[31-32]。在这一人群中感染也与死亡率增加相关[33-34]。

　　LTCF 的工作人员在确定感染和开始正确管理疑似感染时面临许多挑战。正如上文所述,一些基础条件常常影响着 LTCF 患者,导致出现一些不典型的感染和难以解释临床症状和体征的感染。临床医师常常不在现场,因此他们常常要根据一线护理工作人员传达的评估情况来采取决策。这样的替代评估以及缺乏后期临床医师的及时随访,可能使抗菌药物的使用增加,促使患者频繁转院。许多机构条件有限,缺乏适用于发热或潜在感染患者的辅助诊断部门(如检验科或放射科)。大多数检验服务承包给了当地医院或实验室,导致获取标本、处理标本和报告结果反馈延迟。为解决 LTCF 临床工作人员面临的挑战,现已公布了护理机构患者感染定义、评价标准的临床指南[35-36]。践行这些指南能使疑似感染者的评估过程标准化,以确保护理人员获取相应的信息,并向临床医师汇报。

泌尿系统感染(UTI)

　　泌尿系统感染占 LTCF 患者中所有细菌感染的 25%~30%,是 LTCF 患者最常见的细菌感染类型[21,37]。

通常膀胱是无菌的，但许多老年人因为患基础疾病（如脑卒中、糖尿病性神经病变、前列腺肥大等）使泌尿系统功能改变，导致膀胱排空不完全、尿潴留和慢性菌尿。使用导尿管引流尿液也会导致细菌进入泌尿道。没有局部症状和体征的菌尿，即无症状菌尿（ASB），在没有留置导尿管的 LTCF 患者中占 25%～50%，而在留置导尿管的患者中高达 100%；ASB 中＞90% 的患者伴脓尿（尿检白细胞≥5/高倍视野）[37]。因此，对免疫力低下的老年人或留置导尿管而无临床体征的患者不建议采用脓尿或菌尿作为发生泌尿道感染的指标。对 LTCF 患者感染的临床评估不可靠，加上对 ASB 及其并发症诊断不确定，导致临床抗菌药物使用不当。在 LTCF 中疑似泌尿系统感染者有30%～60% 使用抗菌药物治疗[38-40]。对 LTCF 中的无症状菌尿患者，预防或治疗性使用抗菌药物在预防泌尿系统感染的症状或改善死亡率方面并没有体现出远期效益，且已被证明会增加药物不良反应的发生率，并会导致多重耐药菌感染[41]。

呼吸道感染（RTI）

与泌尿道感染相似，呼吸道感染也被频繁报道为使用抗菌药物的主要原因。在 5 个 LTCF 中进行的一项为期 3 年的下呼吸道感染暴发的监测研究中，下呼吸道感染的总发生率为 1.75/1 000 居住日（不同的护理机构中该感染率在 1.4～2.8/1 000 居住日），43% 的感染发生在暴发的事件中[42]。肺炎合理使用抗菌药物的比例为87%，急性支气管炎为 35%，而下呼吸道感染使用抗菌药物的比例高达 50%[42,43]。LTCF 中感染的发病率和死亡率与下呼吸道感染暴发显著相关。从 2000 年到 2002 年，下呼吸道感染是导致 65 岁以上老年人住院和死亡的主要感染性疾病[44]。在一项包含 353 名 LTCF 中下呼吸道感染患者的队列研究中，22% 被转送到医院治疗，9% 在感染后 30 日内死亡[45]。

引起 LTCF 患者下呼吸道感染的病原体（细菌和病毒）种类繁多，这给预防和控制感染带来了挑战。认知及功能障碍（如吞咽困难、咳嗽反射减弱、活动受限、氧依赖）增加了个体患肺炎及其他下呼吸道感染的风险。LTCF 患者中，由于老年人免疫功能低下，那些通常在成人中仅仅引起轻度上呼吸道感染的病毒会使老年人发生严重的感染[46]。在 LTCF 中可能无法通过下呼吸道感染的临床表现辨别病毒所致的重症肺炎，因此对咳嗽和发热的患者尽早执行呼吸道感染的预防控制措施，直至明确诊断，可减少感染性疾病的传播。

流感及其他病毒性呼吸道感染

虽然流感被报道是下呼吸道感染暴发的最常见原因，许多呼吸道病毒通常不会在成年人中引起严重的感染，但在 LTCF 中会引起严重的下呼吸道感染[47]。副流感病毒、人类偏肺病毒、呼吸道合胞病毒、人类腺病毒、鼻病毒都与护理机构中下呼吸道感染暴发相关，发病率高达 50%～70%[46,48-52]。而在冬季最常见的流感等呼吸道病毒也可以在一年四季中循环出现，监测项目可能会漏掉一些小规模的暴发[42]。用基于分子水平的呼吸道病毒

诊断试验（如多重聚合酶链反应）可更好地识别由病毒引起的下呼吸道感染暴发，并及时启动相应的预防控制措施。然而，即使还没有识别导致感染的病原体，也应积极实施感染控制措施，如预防呼吸道飞沫传播，对有症状的患者进行照护，加强对护理机构患者、医务人员和访客的下呼吸道感染症状的监控，以减少感染在整个机构中的扩散。

对患者和医务人员进行疫苗接种是预防 LTCF 中流感暴发的主要措施之一。研究表明，LTCF 老年患者接种流感疫苗预防流感样疾病的有效率为 23%～43%，对流感的有效率为 0～58%，对肺炎的有效率为 46%，预防住院的有效率为 45%，预防流感或肺炎死亡的有效率为42%，预防因所有疾病死亡的有效率为 60%[53,54]。从2005 年起，美国医疗保险与医疗补助服务中心（CMS）已经要求经认证的疗养院每年向患者提供流感疫苗接种服务，并将上报护理机构患者的疫苗覆盖率作为质量评价。近期在经认证的疗养院开展的关于流感疫苗接种覆盖模式的研究显示，尽管平均覆盖率为 73%，在国家层面上白人和黑人患者间疫苗覆盖率存在显著差异，高达 10%。一个以黑人为主的机构的疫苗接种率较低[55]。这一发现强调了从文化上采取适当的策略对推动 LTCF 流感疫苗接种的重要性。同时提高 LTCF 中医务人员的流感疫苗接种率也与暴发期间患者有更好的预后相关[56-58]。一项关于 LTCF 中助理护士（NA）的国际性调查显示，她们中仅有 37% 被报道接种了流感疫苗。多变量分析显示，在机构中工作时间较长、获得报酬更高和在工作中感觉到被人尊重，以及认为自己得到了相应的回报是增加疫苗接种的有利因素[59]。机构积极致力于推动医务人员接种流感疫苗可改善疫苗的覆盖，但是其必须克服的障碍包括个人对疫苗风险和益处的看法以及如员工流失等机构层面的因素[60]。

肺炎

疗养院获得性肺炎（NHAP）是导致 LTCF 患者住院和死亡的主要原因之一[61]。在纳入了 5 个 LTCF 的一项为期 3 年的前瞻性队列研究中，NHAP 的发病率为 0.7/1 000 居住日，31% 需要住院治疗，9% 在诊断后 14 日内死亡[62]。虽然存在许多 NHAP 的危险因素如患者老龄化和/或基础条件差，如吞咽或咳嗽反射受损、进展性痴呆、营养不良、机体功能减弱、行动障碍、营养管留置等。但一些潜在的危险因素是可改变的，包括发现的吸入性事件、使用镇静药物及缺乏口腔护理等[63,64]。

确定引起 NHAP 流行的病原体常常受到诊断和标本采集质量的限制。在一项对年龄大于 65 岁患者进行的前瞻性队列研究中，无论是社区获得性肺炎（CAP）还是疗养院获得性肺炎（NHAP），虽然超过 90% 的患者都接受了诊断测试，但明确感染病原体的却小于 30%[65]。与之前的 LTCF 患者下呼吸道感染的研究相似，这项研究表明呼吸道病毒是导致 NHAP 最常见的病原体[61,65]。有文献对 NHAP 感染常见的病原菌进行了统计，在一项包含 150 例 NHAP 为期 10 年的前瞻性研究中，肺炎链球菌

所致的 NHAP 占 58%,然而在一项包含 115 株病原菌的队列研究中,革兰阴性杆菌(如流感嗜血杆菌、假单胞菌属、克雷伯菌属)比肺炎链球菌更常见[65,66]。虽然两个研究都没揭示多重耐药菌与 NHAP 有强相关性,但这些病原体引起的 NHAP 常常更为严重。尽管在前瞻性研究中很少有军团菌属引起 NHAP 的报道,但在几个 LTCF 出现的肺炎暴发中报道了军团菌属,且有证据表明当机构的水系统中存在军团菌定植时,应考虑军团菌为导致 NHAP 的病原菌[67]。

应从多方面评估 LTCF 患者发生 NHAP 的危险因素,并采取相应的措施进行预防。前文概述的识别和控制一些可改变的危险因素(如改进口腔卫生)是可行且有效的[68]。预防下呼吸道感染的普遍方法是接种流感疫苗和肺炎球菌疫苗[69]。虽然在老龄化人口中疫苗接种的效果不佳,但使用流感疫苗和 23 价肺炎球菌多糖疫苗仍可预防疗养院侵袭性肺炎球菌疾病,减少肺炎相关住院和死亡[70-72]。

胃肠道感染

急性腹泻和胃肠炎(GE)是 LTCF 中最常见的胃肠道感染,与 LTCF 患者的发病率和死亡率显著相关。在不明原因 GE 发作的人口水平研究中,与其他组比较,LTCF 患者占死亡患者的 17.5%,死亡率最高[73,74]。国家疫情报告系统(NORS)报告的急性胃肠炎暴发中有 80% 来自 LTCF[75]。在 LTCF 中报道的引起食源性胃肠炎暴发的病原菌很多,包括大肠埃希菌、痢疾杆菌属、沙门菌属、弯曲杆菌属和李斯特菌属。但诺如病毒是导致人传人急性胃肠炎暴发的主要原因,同时艰难梭菌是导致 LTCF 中急性腹泻的主要病原体[76,77]。

诺如病毒

诺如病毒暴发可严重影响 LTCF 向患者提供医疗保健服务。据文献报道,诺如病毒引发的暴发的特征有:患者主要症状包括呕吐(70%)、腹泻(80%),其中观察到的病例相关住院率为 3.1%,病死率为 0.5%[78]。患者和工作人员的发病率分别为 55% 和 35%,平均有 35 名患者受到影响,感染平均持续时间为 11 日[79]。阻断暴发的紧急控制措施包括:快速识别感染病原体的同时采取相应的隔离措施,手卫生,环境清洁/消毒,以减少病原菌在人与人之间的传播。一个大型多中心医疗机构的暴发事件提示,在几个不同的机构工作的无临床症状或仅有轻微症状的医务工作者,是疾病在不同地理位置的机构间传播的来源[79]。医疗照护机构预防与控制诺如病毒暴发的指南也适用于 LTCF[80]。

艰难梭菌

艰难梭菌感染(CDI)是一种常见且致命的医疗保健相关感染(HAI)。人口监测系统的数据显示,75% 的医疗保健相关的艰难梭菌感染者目前并不在院,而是最近出院患者、门诊患者和疗养院患者[81]。2006 年来自俄亥俄州 CDI 的强制性报告揭示了一半以上医疗保健相关 CDI 可能在 LTCF 起病,主要发生在疗养院[82]。大于 65 岁患者 CDI 相关的住院和死亡率都高,这使得 LTCF 的

患者尤其容易获得艰难梭菌引起的严重感染及并发症[83]。

LTCF 患者艰难梭菌感染和定植的危险因素包括频繁地接受医疗照护、频繁地使用抗菌药物、药物或潜在的并发症导致胃酸减少、年龄相关的机体免疫应答功能受损[84]。艰难梭菌长时间附着于医疗设备和环境表面,有利于该生物体在 LTCF 这个共生空间中传播。从医院进入 LTCF 中的无症状定植者也有利于 CDI 传播,并增加了该人群复发感染的风险。无暴发的 LTCF 中无症状定植者的患病率为 5%,存在大暴发的机构中无症状定植者的患病率高达 50%[85,86]。鉴于近期使用抗菌药物与 CDI 暴发存在强关联,当 LTCF 的患者出现急性腹泻时,尤其是在使用抗菌药物治疗期间或完成一个疗程后,应该怀疑存在 CDI,并进行相应的诊断检测、治疗及尽早采取接触隔离措施。LTCF 应确保感染预防和控制措施落实到位,包括合理使用抗菌药物、CDI 监控、良好的手卫生习惯、合理使用手套及其他感染控制方法、彻底的环境清洁和消毒以预防 CDI 新发及复发[81,84]。

病毒性肝炎

美国医疗保健机构 HBV 和 HCV 暴发,使人们重新意识到不安全注射行为存在的风险,尤其是在糖尿病护理中血糖监测的过程中。1998~2008 年,LTCF(疗养院和辅助生活机构)发生一系列与监测血糖行为相关的 HBV 或 HCV 暴发,占非医院医疗照护机构的 45%(15/33)[87]。根据这些暴发调查的结果,从 1 700 名患者中筛查出 900 例存在高风险暴露的患者,其中新近感染 HBV 的有 97 人。由于住进 LTCF 的糖尿病患者人数增多,且老龄化的慢性 HCV 感染者进入这些机构,在 LTCF 中提供安全的糖尿病护理是非常重要的[88,89]。通过坚持标准护理,包括合适的人员配置和感染控制,健康照护机构中血源性病原体的传播是完全可以预防的。LTCF 中执行经皮手术的工作人员应该接受相应的培训,尤其需要提高手卫生和使用手套的意识,并加强监管(如扎指尖测血糖接触不同患者时换手套并清洁手)[90]。

因无法识别新发生的急性感染及对医疗相关血源性病原体的判断有误,导致 LTCF 中疫情的相关检测受到限制。工作人员应考虑进行 HBV 或 HCV 特异性血清学检测,包括评估 LTCF 患者不明原因的肝功能异常或转氨酶水平明显升高。任何疗养院或其他 LTCF 发现急性病毒性肝炎感染的证据都应及时上报卫生管理部门,他们会帮助其确定感染源[91]。

皮肤和软组织感染

皮肤和软组织感染是 LTCF 患者的第三大感染[21]。LTCF 患者严重的或侵入性的皮肤和软组织感染的危险因素包括近期手术或压力相关的皮肤破损、大小便失禁和行动不便引起的皮肤浸湿或湿润、与糖尿病等潜在并发症相关的血管功能不全和伤口愈合不良、营养不良[91]。当皮肤存在伤口时,侵入皮肤,感染风险会增加,如蜂窝织炎或骨髓炎,区分定植伤口还是感染伤口是 LTCF 面临的挑战,抗菌药物不合理应用会导致不必要的抗菌药

物暴露和耐药菌株的出现[92,93]。

化脓性链球菌可导致 LTCF 患者发生菌血症、坏死性筋膜炎和脓毒症等严重的感染暴发,是蜂窝织炎和伤口感染的常见原因[94-96]。LTCF 患者侵袭性 A 型链球菌(IGAS)感染的发病率比社区的老年人高(41.0 vs. 6.9 每 10 万人),且与高病死率相关[97]。LTCF 发生的由 IGAS 引起的暴发范围较广。一些暴发在短短几周内急剧发展。并能持续 1~2 个月。而其他一些暴发断断续续延续几个月,甚至从几个月延长到超过 1 年[98]。正如其他章节所述,违反基本的感染预防和控制措施,包括手卫生,对 LTCF 中 IGAS 聚集性暴发有很大影响,但这些事件常常凸显了 LTCF 两种能力的重要性,包括确定暴发事件的能力以及鉴定哪些转入急性照护机构患者是感染源的能力。由于相关机构鉴定出像化脓性链球菌或艰难梭菌这些会引起严重传染病的病原体却没有及时报告,这使我们没能及时发现这些病原体的传播和扩散[94,98]。

疥疮是一种重要的寄生性皮肤感染,也是已知的导致 LTCF 感染暴发的原因。在三个挪威的 LTCF 中持续 5 个月,波及 27 个患者或医务人员的疥疮暴发中,疥疮可能通过接触被小剂量疥虫污染的物体表面(如床上用品)或人与人直接接触传播[99]。通过对 600 多名患者和工作人员进行治疗发现用苄氯菊酯进行初始治疗失败,而用苯甲酸苄酯有效。控制这些暴发的主要经验是对患者和工作人员进行治疗的同时,对床上用品、衣服和环境也进行消毒。临床对疫情的高度怀疑和早期识别是促进正确评估疫情的关键,而评估疫情需要确定疥疮的诊断,如通过咨询皮肤病学专家或取皮肤样本进行微生物检验。不能正确诊断疥疮会导致疫情在工作人员和患者间发生大的暴发流行,且使治疗成本增加[100]。

多重耐药菌(MDRO)的感染

LTCF 人群暴露的健康相关风险包括频繁住院、使用抗菌药物、留置导管、存在伤口以及对照顾患者日常生活的工作人员的依赖性增加等,这些也是定植和感染多重耐药菌的危险因素[101,102]。在疗养院居住常常被认为是患者因定植和感染多重耐药菌住进急性照护机构的危险因素[103,104]。LTCF 常常被描述为多重耐药菌的"储藏库",因为在一个 LTCF 中多重耐药肠球菌的定植率在 10%~20%,多重耐药革兰阴性杆菌的定植率在 40%,MSRA 定植率为 50%[105-109]。LTCF 的患者感染 MDRO 与严重的感染、住院、死亡风险增加和护理成本增加相关[65,110,111]。

急性照护机构与 LTCF 间转院的患者人数逐渐增多,MDRO 在 LTCF 中出现和传播的风险也随之增高。在一项评估患者在健康照护机构间转移的研究中,超过 50% 在住院期间培养出耐碳青霉烯类肠杆菌(CRE)的患者出院后转入了急性疾病后期照护机构如 LTCF[112]。最近的报道都强调了 LTCF 在社区 CRE 暴发中的重要性[113,114]。转院时对感染或定植 MDRO 的患者进行交接,对于控制社区中健康照护机构的多重耐药菌至关重要的。

LTCF 的感染预防与控制

在不同的 LTCF 中,基础设施、人员及可用于感染预防与控制活动的资源有很大的不同。在美国所有经过认证的疗养院都要求有感染预防和控制方案,作为联邦法规进行许可证认证的一部分[115,116]。然而,许多适于居住型的疗养机构和小型医疗救助站(如小于 50 张床位)只需经过州一级认证,可能没有正式的感染预防方案或经过培训的工作人员[117]。一些医疗救助站的乙型肝炎病毒暴发提醒我们,对需要这些 LTCF 进行感染预防方面更规范的监管和教育[118,119]。在本章节的其他部分将重点讨论 LTCF,尤其在认证的疗养院中感染预防和控制应该关注的问题。

感染控制措施的监管

美国 CMS 通过解读感染控制法规(F-441 条)对认证的疗养院提供了感染控制措施和感染预防措施[116]。F-441 是判断疗养院感染控制措施是否达到给予许可证标准的基础。一项研究探索了从 2000 年到 2007 年认证的疗养院引用 F-441 的情况,发现从 2000 年到 2007 年,感染控制措施引用率从 12.8% 上升到 17.3%[120],而全国的医疗相关缺陷中感染控制相关措施缺乏排第 9 位。全国各地引用率不同,近 50% 的引用处在"可能超过最小伤害"的严重水平。多因素分析发现机构里每个级别(如助理护士、执业护士和注册护士)中,级别越低的工作人员引用了 F-441 感染控制措施越多。其他的研究证实对 LTCF 额外的挑战是工作人员用于执行感控措施的时间不足以及缺乏对感染控制措施的相关培训[121,122]。

通常在 LTCF 中没有监管感染控制措施的专职人员,而是依赖质控人员或感染控制委员会来指导感控活动。除了机构的管理者和临床的领导(如医疗主任或护理部主任)作为委员会的成员,在委员中加入一些临床一线护理人员、卫生员、后勤人员,如有可能,药剂科人员和检验人员也应参与。一些附属急诊照护医院或社区其他 LTCF 中的感染控制人员也可作为提供感染预防措施建议的资源。

从国家引用 F-441 的趋势来看,人们对 LTCF 中感染预防措施重要性的认识正在增加。一些地区在国家法规基础上额外增加了一些控制感染的规章制度。2003 年,马里兰州制定了地方法规要求疗养院雇佣经过培训的感染控制人员(IP)开展感染预防与控制工作。这一规定驱动了向 LTCF 工作者提供基础的感染控制培训教育,以满足他们成为 IP 的愿望。到 2008 年,这项规定及相应的教育使 LTCF 报道的经过训练的感染控制人员数量增加了 5 倍[123]。一项包含了 20 个 LTCF 的研究显示,有经过训练的 IP 的机构比没有经过训练 IP 的机构在报道暴发的时间上有差异,有 IP 的机构报道暴发的时间相对更早。随着在 LTCF 中投入和/或培训 IP 的有利影响的证据增加,应考虑增加人力、物力及提供相应的感染控制培训项目。

感染控制项目的关键要素

在 2008 年,美国医疗保健流行病学学会(SHEA)及感染控制与流行病学专业协会(APIC)发布了 LTCF 感染预防与控制更新指南[26]。除了提供 LTCF 的感染背景和确定预防感染的挑战外,这个指南给出了感染控制项目的关键要素(表 29.2)。许多急性照护机构感染预防与控制的政策和措施也同样与 LTCF 相关。健康照护机构感染预防与控制指南由 CDC 和医疗保健感染控制措施咨询委员会(HICPAC)公布在 http://www.cdc.gov/hicpac/pubs.html 网站上。这个指南参考了 CMS 对 F - 441 感染控制法规的解读,给 LTCF 和其他一些医院以外的照护机构提供了充分的建议[116]。然而,考虑到共生环境和 LTCF 其他独特的保健服务,在倡导疗养院"家庭式"的居住体验的同时,要在疗养机构中落实指南中提出的那些感染控制措施是非常具有挑战性的。根据指南建议对满足预防感染需要的策略进行研究,将增加感染控制项目的最佳实践证据。虽然对 LTCF 感染控制措施的所有要素进行回顾超出了本节的范围,下文将分节强调那些 LTCF 必须落实的具体挑战。

表 29.2　LTCF 中感染预防与控制项目的要素

项目要素	举 例/实 践
树立和落实感染预防政策和规章	手卫生 标准预防和基于传播途径的预防
感染监测	病例定义,确定监测过程和结局指标建立基线率
识别、调查和控制暴发	设定暴发阈值,实施控制措施,报告公共卫生部门
制订特定的微生物感染预防控制措施	结核杆菌、流感、疥疮、多重耐药菌、艰难梭菌
抗菌药物管理工作	对抗菌药物使用进行评估,并向临床医师反馈评估结果
对患者护理过程进行监管	预防吸入,预防压疮,留置导管的使用及护理
机构管理问题	食品的准备、储藏,衣物的处理、清洗,感染性废弃物的收集、处置,设备和环境的清洁与消毒
产品的评估和盘点	一次性使用的设备,自动处理锐器设备,手卫生产品,个人防护用品
患者健康计划	结核筛查和预防接种
医疗保健人员的安全	结核筛查和预防接种,职业暴露处理方案
质量保证/持续改进	代表感染预防委员会,向机构的管理者和工作人员提供播散性感染预防的数据
预案规划	制订自然灾害及流行病计划

经允许改编自 Smith PW, Bennett G, Bradley S, et al. SHEA/APIC Guideline: infection prevention and control in the long-term care facility. *Infect Contr Hosp Epidemiol*. 2008;29: 785 - 814.

感染的监测

在 LTCF 中,由 IP 执行感染监测,这是 IP 最主要也是最耗时的工作之一。在 CMS 从 F - 441 感染控制法规

的解读中,感染监测的部分列出的项目监测计划包括:① 用标准定义临床症状;② 用监测工具如调查表对患者进行风险评估;③ 选定监测的过程和/或结果;④ 把监测结果反馈给主要的照护者[116]。然而,全面执行这样的监测计划常常有变。对一项感染监测和预防项目的深入调查,由 488 个加拿大 LTCF(可选机构的 1/3 作为代表)完成,用指数评分(范围从 0 到 100)量化了所有可监测的感控活动。受访者监测指数的中位数为 62.9,且有 82% 的人评分小于 80 分,这使笔者得出结论:即使有充分的人力和物力,大多数专家建议采取的监测活动的执行率仍小于 80%[124]。一个调查美国退伍军人疗养院护理单元感染预防项目的研究显示,这种疗养院比社区 LTCF 拥有更好的人员配置和基础设施,在跨机构执行感染监测时仍然缺乏对感染监测的规范和定义[125]。

CDC/SHEA 在 2012 年出版更新了 LTCF 感染监测定义和规范[126]。第一版专门用于 LTCF 定义感染监测的基础规范出版于 1991 年[127]。更新监测中感染的定义可能成为 LTCF 监测感染的标准,因此有必要进一步对监测定义的实施和验证过程进行评估。研究表明,与医务人员进行感染诊断相比,采用监测标准可能低估疗养院相关感染的数量[128,129]。采用监测标准进行感染诊断与基于临床和抗菌药物的使用进行诊断的差异,凸显了在这些机构中进一步评估感染定义监测标准的灵敏度和特异度的重要性。2012 年发布的 CDC - NHSN(http://www.cdc.gov/nhsn/ltc/)提供 LTCF 监测定义的更新以及提供 LTCF 监测数据收集、报告的基础设施和建立感染诊断的国家基准。虽然这个特殊的 LTCF 报告平台意味着能在国家层面获得监测数据,只有解决了 LTCF 中 IP 感控措施资源问题,如获得 IT 支持,才能发挥系统的最大作用。

手卫生

根据 CDC - HICPAC 健康照护机构的手卫生指南的原则,LTCF 应采取使用手卫生产品和坚持执行手卫生的措施来预防感染传播[130]。然而,一项调查了 17 个疗养院 1 143 名工作人员的研究发现,有 1/3 的受访者表示无论是否提倡 CDC 的指南,他们都不会改变自己的手卫生习惯,有 20% 的人认为这些建议不适用于 LTCF[131]。另一个阻碍手卫生措施落实的原因是缺乏便捷的手卫生产品,如含乙醇的速干手消毒剂(AHBR)、洗手的水池及干手的毛巾等。LTCF 中 AHBR 不像在急性照护机构中的使用广泛,随处可见。由于要考虑到安装 AHBR 支架区域的消防要求,有认知障碍的患者可能误食 AHBR,以及使用 AHBR 使疗养院的环境有"制度"感觉,导致 LTCF 的 AHBR 产品推行较慢。随着越来越多的证据证实了在 LTCF 中坚持使用 AHBR 进行手卫生的有效性和安全性[132],这些阻碍可能会开始减少。由 LTCF 工作人员采取感染预防措施的挑战可能是形成建议的证据基础,而这些证据往往来源于急性照护机构的研究,不能反映 LTCF 的现状与需求。工作人员及医疗服务提供者都很清楚手卫生规范及其他感染预防指南的内容,但可能不

会执行相关措施,随着 LTCF 感染预防措施的研究越来越多,有希望改变他们的习惯。

关于传播的注意事项

尽管 CDC - HIPCAC 的指南包括了在 LTCF 和其他非急性照护机构中隔离和管理 MDRO 的建议[133,134],而可供我们参考的关于落实这些基于传播的预防措施的循证指南极其有限,落实这些措施也极具挑战性。在 LTCF 中提出控制 MDRO 传播模型的概念,建议从特定病原体预防措施模型转变到基于一个特定患者的感染风险[135]。如前文所述,创伤和留置导管的存在已被确定为 MDRO 定植的危险因素。因此,提出一种直接接触存在这些高危因素的患者的预防策略是抢占先机的关键。这种策略是基于并发症来采取预防传播的措施(如对腹泻采取接触隔离)。现在机构将会更侧重于照顾患者的需求,而不是针对特殊病原体的预防。由于接受实验室诊断的条件限制和转院时没有很好地交接 MDRO 病史,与等待鉴定特殊的病原体相比,以患者为中心的预防方法可能更容易实现,且更易确保对高风险患者预防措施的落实。这在存在暴发的情况下尤为重要。然而,对 LTCF 工作人员做的调查显示,超过 90% 的人认为接触隔离的预防措施对 LTCF 的患者存在消极的心理影响,15% 的人认为会对患者的健康造成不良影响[136]。对于 LTCF 中 MDRO 接触隔离预防的另一个挑战是,何时采取接触隔离措施。LTCF 中的患者是长期居住的,不像在急性照护机构那样,患者在医院期间进行隔离。要在减少被照护者的病原菌传播与保护患者的情绪健康中取得平衡,这对 LTCF 提出了一个很大的挑战。对识别感染高风险患者的相互作用以及病原体传播的时间范围进行研究,获得基于预防传播的最佳实践证据。

抗菌药物管理

抗菌药物是 LTCF 中使用最频繁的处方药物,其药物不良反应事件的发生率仅次于抗精神病药物,排在第二位[137,138]。除了不良反应的风险,抗菌药物暴露也是感染或定植艰难梭菌和 MDRO 的危险因素[84,126,139]。

一项研究包含了 73 个专业护理机构和疗养院(SNF/NH)的抗菌药物使用情况,整体的抗菌药物平均使用率为 4.8 次 /1 000 居住日(范围从 0.4～23.5),42% 的患者在 6 个月的研究期间至少使用过一次的抗菌药物[38]。因医师的处方习惯、机构中患者接受的服务类型(如 LTCF 疗养 vs. 需要急性疾病后期照护)和病例混合校正指数等在不同的机构中有所不同,所以使用抗菌药物的水平也不相同[140-142]。LTCF 抗菌药物不合理使用的估计量的差异取决于如何对合理进行定义[143,144]。然而,急性照护机构有许多减少抗菌药物使用的有利条件。LTCF 专家共识建议向一些病情较稳定患者提供合理的经验性抗菌药物初始治疗时,应选择抗菌药物的最短疗程[36]。在一项由 24 个疗养院参与的关于以最小抗菌疗程治疗泌尿系统感染的多中心随机对照实验发现,对于治疗泌尿系统感染的抗菌药物的使用量,干预组疗养院比对照组减少了 31%[39]。此外,两组间住院和死亡率并没有明显差异。尽管治疗泌尿系统感染的抗菌药物减少了,但是两组间消耗的抗菌药物的总量并无差异,说明可能已在其他症状时使用了抗菌药物。在这些健康照护机构中想要更全面地管理抗菌药物,可能需要确切安全有效的方法来优化这些抗菌药物应用。

结　论

LTCF 感染是一个重要的公共卫生问题。进入这些机构接受复杂的医疗服务的个体存在发生 HAI 和其他并发症的风险,而过去认为这些风险仅存在于急性照护机构。急性疾病后期照护、专业护理照护和对体弱患者的生活照护给感染传播和暴发创造了一个完美的环境,这些免疫力低下的人群感染艰难梭菌和 MDRO 的后果严重,如病情加重、需要住院治疗,甚至死亡等。在接下来的几十年中,进入 LTCF 接受照护的人数将急剧增加。面对 LTCF 独特的预防感染挑战,必须在有限的资源但极其重要的机构内,对有效预防感染的策略提供循证的指导和建议。

第 3 篇

地方性和流行性医院感染流行病学

第 30 章

地方性 HAI 和流行性 HAI 发病率和本质

Lennox K. Archibald and William R. Jarvis ■ 邓 粮 陈虹冰 译 ■ 徐子琴 罗万军 葛茂军 审校

在过去的 20 年里美国医疗保健系统在不断变化，由传统的急性医院发展成为包括急性医院、门诊、门诊中心、长期照护机构和居家照护机构的一个相互整合、延伸的医疗模式。在这些医疗保健机构影响患者的各种不良事件中，医院获得性感染，特别是耐药微生物导致的感染显著增加了发病率、死亡率和医疗成本。传统的医院感染被定义为住院患者在医院内获得的感染[1]。然而，患者可能从上述任何一种医疗保健机构获得感染，也可能从医疗保健机构之外获得感染，例如药物或设备在生产中的污染，因此术语"医疗保健相关感染（HAI）"很大程度上取代了医院感染。在美国，大部分的医疗保健相关感染监测在 20 世纪 60 年代开始启动，并且主要集中在急性医疗机构中。因此除急性医院外，门诊、长期照护和居家照护机构在 HAI 的传播、获得和发生中的重要性仍然未知；在独立医疗和外科中心、长期照护机构或居家照护机构等发生的 HAI 的监测数据相对缺乏。

在美国，每年约有 3 500 万人入院，合计 1.66 亿住院日[2,3]。早在十几年前，估计每年 HAI 影响了超过 200 万住院患者，在急性医疗机构方面带来超过 45 亿美元的财政负担[2]。每年约有 10 万人因 HAI 死亡。虽然没有近期的、正式的 HAI 成本估算，但是几乎可以肯定的是目前的经济负担远远超过了 20 年前的货币估算。疾病预防控制中心（CDC）20 世纪 90 年代的数据显示，在美国综合医院床位数减少的同时伴随着重症监护病房（ICU）床位数的增加，使得监测、预防和控制 HAI 显得更加重要。

初始感染病原体中耐药菌株的出现使得 HAI 问题雪上加霜。无论是在美国还是在经济欠发达的地区，因耐药病原体引起的 HAI 造成了更高的死亡率和不断攀升的医疗成本。HAI 带来的经济负担包括：治疗非预期感染的直接成本；额外住院治疗需要及住院时间延长的成本；治疗耐药性病原体需使用的昂贵抗菌药物；新的、不常用的药物带来的毒副作用（例如肾脏或肝脏的并发症）；整个社会的潜在成本，如难治性感染的患病率和保险费用的增加；因为失业或生产力降低造成的收入或利润的减少。大量已发表的单中心研究数据描述了美国及西欧不同医疗机构内 HAI 常见病原体特点，并描述了这些病原体对常见可用抗菌药物的敏感性特点。在美国，大约有 85% 的 HAI 是由细菌造成的，其中 33% 可以通过持续的感染监测和一般的控制措施预防，甚至不用考虑采取个体化的预防措施（例如导管或者伤口护理）[4]。本章描述了以下几点：① 美国常见的 HAI 病原菌的发病和流行特点；② 一些被监控的 HAI 的长期趋势；③ 不同医疗保健机构内的 HAI 暴发的本质；④ 对患者预后、医疗保健提供者带来的影响。

地 方 性 HAI

感染率

由于对 HAI 预防和患者预后有积极的影响，在美国，医院感染监测和控制项目已经成为医疗服务提供者优先考虑的问题。起初，管理和整合医疗模式的主要目标是通过降低医院感染的发生提高医疗服务质量，从而改善患者预后，同时控制成本。为了实现这一目标，管理式医疗商业模式的关键组成部分包括大幅缩减综合医院，监控医疗质量，通过使用合适的方法估计感染率，监控 HAI 的发生、影响和结果，这与戴明在制造业中使用的持续质量改进原则和系统应用极为相似[5]。这些原则包括将制造错误划分为"特殊"或者"普遍"原因。无论是制造业还是医疗服务，都应该强调系统的改变，而非仅仅停留在个人层面[6]。

在美国 HAI 感染率的估计始于个别医院对 HAI 患病率和发病率的监测性研究[7-9]。第一次广泛的系统性评估研究是由 CDC 组织、包括 8 个社区医院在内的合作性研究，被称为医院感染综合项目（Comprehensive Hospital Infections Project，CHIP）[7]。该项目在 20 世纪 60 年代末至 70 年代初进行，监测范围包括了 HAI 和社区获得性感染。结果显示大约 5% 社区医院的患者至少获得 1 次 HAI，该数据后来被广泛认为是全国 HAI 感染率的估计值。

1970 年，CDC 建立了国家医院感染监测系统（National Nosocomial Infections Surveillance，NNIS），在之后的很长一段时间内，NNIS 成为美国 HAI 流行病学、HAI 病原体及药物敏感性特点等数据的唯一来源[10]。监测医院使用标准流程收集，并向 CDC 报告 HAI 数据，监测范围包括成人 ICU、儿童 ICU、高危新生儿室和手术患者部分。2004 年，NNIS 与国家医务人员监测系统（National Surveillance System for Healthcare Workers）、透析监测网（Dialysis Surveillance Network，DSN）合并，组成了基于互联网的美国国家医疗安全网（National

Healthcare Safety Network，NHSN)[11]。

NHSN 网络由四个与医院感染控制和预防相关的监测部分组成，包括患者安全、医务人员安全、生物安全和电子监测[12]。2007 年 6 月，NHSN 发布了第一份器械相关感染的报告[13]。NHSN 数据由监测机构收集并报告，包括有风险调整后的 HAI 数据、预防 HAI 的临床实践和对操作的依从性、各医疗机构内多重耐药菌引起的 HAI 相关感染的发病率和患病率。根据公共健康服务法案 (Public Health Service Act) 第 304，306 和 308(d) 条，所有监测机构的身份是保密的。"机构名称和过失"在这个监测系统中被删除，这样保证了监测机构积极并准确地报告 HAI 的发生。

NHSN 监测医院收集并报告 ICU 患者所有部位的 HAI[13]。此外，也同时收集 ICU 特定的分母数据。因此，能够计算出特定部位感染和 ICU 特定感染率，且使用风险调整，分母可以分别使用处在风险中的患者数、患者住院总日数或者器械使用总日数（如留置血管内导管、导尿管或机械通气总日数）。由于 NHSN 希望采用更加统一的方法收集并分析数据，一些州的医疗机构被要求通过网络直接报送数据，包括加利福尼亚州、科罗拉多州、伊利诺伊州、密苏里州、纽约州、俄克拉何马州、宾夕法尼亚州、南卡罗来纳州、田纳西州、佛蒙特州、弗吉尼亚州和西弗吉尼亚州。目前只有 21 个州要求公布手术部位感染 (SSI) 数据，尽管公开数据是强制要求的，但是患者仍然很难获取这些信息。除了 CDC，其他一些机构也收集并报告 HAI 感染率，包括：宾夕法尼亚州医疗成本控制理事会 (Pennsylvania Cost Care Containment Council, PHC)；南卡罗来纳州医院协会 (South Carolina Hospital Association)；北卡罗来纳州医院协会 (North Carolina Hospital Association)；杜克感染控制网 (Duke Infection Control Outreach Network, DICON)——由杜克大学医学院和一些社区医院之间进行的一个合作。

1974～1983 年，CDC 开展了一项开创性的研究——医院感染控制效能研究 (Study on the Efficacy of Nosocomial Infection Control)，通常被称为 SENIC 项目[4]。该项目目的之一在于使用样本医院数据更加准确地估算出全国 HAI 感染率[14]。SENIC 项目第一个科学地确立了 HAI 监测是有效控制感染的重要元素之一。在该项目中，合计有 338 家通过随机抽样纳入的床位超过 50 张的综合医院和外科医院参与调查，100 万份医疗记录中超过 1/3 被核查。SENIC 项目估计，在 1975～1976 年的 12 个月内，6 449 家美国急性医院中的 3 770 万住院患者中，有超过 210 万人发生了 HAI[15]。全国 HAI 感染率为 5.7%，也就是说大约 4.5% 的住院患者经历过至少 1 次 HAI。SENIC 项目的其他核心发现还包括有[4]：

(1) 拥有最低 HAI 感染率的医院具有强大的感染监测和预防控制项目。

(2) 1/3 的 HAI 涉及四个主要的解剖部位（泌尿道、手术部位、呼吸道和血流），这些部位的感染通常在缺乏感染监测和控制力的情况下发生，而又往往能够通过较好的组织感染控制措施来预防。

(3) 保持监测和控制的平衡是有效预防 HAI 的重要因素，至少每 250 张床位应配备一名感控专业人员和一名经过培训的医院流行病学专家。

(4) 在那些没有建立感染监测系统和实施控制项目的机构中，HAI 感染率平均每年增加 3%。

(5) 不同类别的 HAI 需要不同的感染控制措施，而有效的感染控制措施不一定能随意应用到所有类型的 HAI。

(6) 在执行监测过程中准确定义监测方法和时间表是不可行的，因为大部分医院对全院所有科室和所有感染部位进行监测。而当使用这些全院的 HAI 监测数据作为基准时，其效度有很大的局限性。

随后，来自其他已发表的科学研究证据表明，监测确实降低了 HAI 感染率。例如一些研究表明收集、分析并将医生手术部位感染专率反馈给该手术医生，降低了 SSI 感染率[16-20]。目前，监管和评审机构，例如美国联合委员会 (the Joint Commission, TJC；曾用名 Joint Commission on Accreditation of Healthcare Organizations, JCAHO)、美国医疗保险与医疗补助服务中心 (CMS) 采用 HAI 监测数据来评估医疗保健服务质量。HAI 监测能够让医疗保健机构（包括急性医院、门诊、独立医疗机构、手术中心、长期照护中心或者居家照护机构）客观分析，并掌握特定时间内地方性 HAI 发病率，是医疗保健机构系统预防的重要组成部分。

CDC 的研究人员很早就意识到 HAI 总感染率仅仅是一个粗的率（即不准确的，如果不经过风险调整则是没有意义的、无效的）。HAI 粗的总感染率是不同类型 HAI 总例数（例如尿路感染、肺部感染、手术部位感染、血流感染和其他）除以处于风险中的人数（例如入院患者数、出院患者数、患者总住院日数或者器械使用日数）。使用 HAI 粗的感染率来描述医院感染问题的特点，已遭到了严重的质疑或者说已被否定[21,22]。许多研究者和研究机构，包括 JCAHO 的感染控制专责小组 (Task Force on Infection Control)，拒绝使用该率作为一个有效的医疗质量指标[23]。正如 Robert Haley 博士（专责小组的主席、SENIC 项目首席研究员）所说："一个医院的 HAI 粗的总感染率需要连续的、综合性的监测，需要太多的时间去收集，不可能准确，会带来误导性解释，而且因为缺乏一个合适的适用于所有感染类型的风险指数，所以不能用于不同医院之间的比较。"[24] 因此，HAI 感染率用于医院内、医院间或者作为医疗质量指标进行比较前，需要先进行风险调整。目前获得的 HAI 粗的总感染率没有经过患者内在或外在风险因素调整，是毫无意义的。因而，CDC 明确指出这样的一种率是不能用于医院间的比较的[25]。

为了有效地利用监测数据，需要计算感染率。感染率是指在特定时间内感染发生的概率。感染率的分子总是指在特定时间内、特定患者群体中获得特定类型感染的人数。用来计算感染率的患者组和分母的选择是为了将特定患者从那些非特定患者的相对率中分离出来。HAI 感染率作为衡量医疗质量的依据,必须能够在不同的医疗保健机构内或者在同一机构内不同时间段内进行比较。

可比较的率是指通过控制与事件相关的主要危险因素分布的变化(例如暴露于医疗器械或者经历了手术),使这个率能够在不需要参考外部标准或其他机构率的情况下进行机构内部有意义的监控和分析,或者开展机构之间的、与外部标准或基准率的比较。危险因素可以是内在的或者外在的:前者包括先天性的或者遗传性的疾病、基础性疾病(例如慢性心脏病或肺部疾病)、内分泌失调、免疫抑制、年龄、性别、较高的疾病严重程度评分。外在的危险因素包括各种形式的内科或者外科治疗、操作或者干预、暴露于抗菌药物或者侵入性医疗器械(例如血管内导管、机械通气、导尿管、胸管、脑室引流管)、接受实体器官或者同种异体移植物、住院时间、接触不同的医务人员。

率的比较有两种——医院内和医院间。医院内比较的目的在于明确哪里更可能发生 HAI,需要更多关注、集中资源预防与控制,并评价干预措施的有效性。量化的 HAI 基线感染率能够让医院客观分析并掌握院内 HAI 趋势。院内监控 HAI 感染率的优势在于能够更好地控制观察者偏差——特别是在 HAI 病例的发现、培养的频率和技术、对纳入研究的患者人群病例组合的控制上。然而,在单一机构内的比较,样本量的大小是一个主要的问题,尤其是监控手术相关 HAI 感染率时尤其如此。这种局限可以通过加入监测系统,整合来自多个医疗保健机构的数据得到缓解,从而能够进行医院间 HAI 感染率的比较。

医院间比较(或者与外部标准、基准的比较)涉及与参与多中心监测系统的其他医院间的比较。如果没有外部比较,医院感染管理部门可能不知道各自机构内的感染率是否相对较高,或者应该在什么区域集中有限的财力和人力资源开展控制项目。此外,由于只有约 10% 的 HAI 被确认为流行,因此机构内的终末感染率可能是稳定、一致的,缺乏感染暴发信号的变化[26]。

与医院内比较相似,医院间比较的主要目的也是评估需要引起关注的感染控制的领域、问题(或者 HAI 感染率),但方法是不同的。对于任何医疗保健机构来说,相对于院内比较,医院间的比较虽然非常引人关注,但可能会受到更多的限制。例如多中心监测系统内的机构必须由数据整合机构进行审核,以保证报告的数据是有效的,并且满足监测的需要。此外,医院间的比较是基于大部分的监测医院是采用相同、一致性好的方式收集数据,并使用同样的途径报告数据。很多人认为不同医院间感染率的不同是来自医务人员和机构内感染控制实践的不同。然而,一个相对较低的 HAI 感染率可能意味着机构内有效的感染控制措施,相反也可能意味着感染病例发现不全、患者的病情较轻或者在报告率上存在选择

性偏倚(特别是采用被动监测时)。HAI 感染率相对较高可能意味着一些潜在的需要关注的问题;然而这不是表示存在的问题就是感染控制差,因为它可能仅仅是反映了过度的病例报告、不准确的病例定义、使用不准确的分母或仅仅反映了被调查的高危患者人群是病情危重、需要在 ICU 进行治疗的患者——也就是,其中较大量的患者是需要使用侵入性器械、机械通气或者使用抗菌药物的。

从流行病学研究中获得的监测数据可以用来确定临床或者公共卫生行动的必要性,评估和评价预防、干预、控制措施、诊断流程和处方政策的有效性或者为合理、适当使用有限的微生物资源设置优先顺序、制订计划、开展研究。对流行病学的理解,对量化和解释微生物及医药数据,并且将这些数据应用到临床实践、质量控制、暴发和其他不良事件调查中的假设形成、合理的处方政策、公共卫生等方面是非常重要的。

HAI 比较应该仅作为确定进一步调查优先次序的初步指引。一个成功的多中心 HAI 监控系统必须满足以下三个条件[6]:① 目的明确;② 系统必须使用标准的 HAI 定义、数据范围和操作手册;③ 数据整合机构必须采用标准的定义和操作手册、接收数据、评估质量、对基准率进行标准化风险调整、解释和反馈数据给需要知道的人[6,27,28]。美国 CDC 从 20 世纪 60 年代开始一直保留了哨点监测整合机构以便开展主动的 HAI 监测。

HAI 定义

HAI 监测病例定义的构建是很好体现整合临床、流行病与医学微生物信息重要性的一个例子,定义通常包括临床、实验室及影像学的参数。如果一个定义只包括实验室或者影像学参数,我们可能并不知道患者是否真正获得感染,它可能是与临床不相关的事件,因为几乎所有的实验室检测都有假阳性或者假阴性;又或者没有独立的实验室检验能够诊断一个假定的感染事件,因此使得确定感染变得更加困难。同样只由实验室参数构成的病例定义可能并不能反映公共卫生相关事件。如果一个病例定义只由临床参数确定,例如一个医生的笔记、临床意见或者诊断,可能存在过多的主观变化而不能用于机构间的监测。查找和记录事件(例如发现病例),像死亡率或者实验室确诊的 BSI,偶尔会简单。然而,一般情况下,经过大量的培训,医务人员才能够通过患者记录,可靠、准确地判断患者是否存在 HAI。事实上,与感控专业人员(IP)相比,医疗记录抓取器在感染病例的发现上一直表现不佳[29]。有限的财力和人力资源,包括缺乏经过培训的专业人员,使得集中监测所有住院患者变得几乎不可能。因此,每个机构必须知道或者能够确定哪些患者(例如成人或小儿 ICU 患者 vs. 全院住院患者)需要作为目标或进行监控。同样重要的是,监测的时间长度必须定义和标准化。

CDC 的经验证明目标性监测优于全面性监测,主要有三个原因:① 如果在特定的区域内进行目标性监测,

例如外科 ICU 或者其他类别的 ICU,病例发现将更加准确;② 在实践中,特定区域目标性监测,将使感控专业人员更加有效率,并且能将有限的资源配置给必需的患者;③ 分析目标 ICU 数据时,风险因素的调整更加可行。

NHSN 已经制定有针对 14 个主要感染部位的 HAI 监测病例定义,每一个感染部位设有 1~8 个类型以便进行数据分析[30]。每个感染类型有超过一个包含不同的临床、实验室和影像学参数组合成的诊断标准。NNIS 几十年的监测经验证实 ICU 目标性监测优于综合性监测,主要有三个原因[31]:① 如果对特定的区域进行目标性监测,例如外科 ICU 或者其他类别的 ICU,病例发现将更加准确;② 在实践中,特定区域目标性监测将使感控专业人员更加有效率及合理安置资源更加有效;③ 在目标区域,风险因素调整更加可行[28]。(译者注:原文如此重复。)

门诊和居家照顾机构的 HAI 监测

随着越来越多的患者进行居家管理,包括恶性肿瘤患者静脉化疗、自身免疫性疾病患者免疫抑制治疗、外科手术患者出院后切口护理、慢性感染性疾病患者(例如骨髓炎和感染性心内膜炎)需要长期使用抗菌药物、慢性尿路问题或者肾衰竭患者留置尿管或者进行腹膜透析,医疗保健机构相关器械和手术部位感染接踵而来。另外,越来越多的长期照护机构已经建立起高度照护依赖的单元来管理危重症居住者,这些人员一旦暴露于侵入性的器械和操作就不可避免会获得感染。尽管意识到与家庭医疗保健机构相关的感染问题越来越多,但是用来统一这些机构内获得性感染的定义和标准仍然太少。此外,关于这些机构内发生感染的正式报告仍然非常有限,很大一部分原因在于很少有机构配备了监测人员,或者即便有,这些监测人员也不知道需要收集哪些分子、分母的

数据。门诊和非卧床治疗机构感染是常见的,同时,阻碍这些机构开展感染监测的明确疑问还包括:什么感染需要监测? 采用什么样的定义? 谁负责监测数据的收集? 数据发送到哪进行整理分析? 门诊血液透析服务是为数不多的一个成功案例。1999 年,CDC 建立了 DSN,一个自发的全国性系统,目的在于监控和预防血液透析患者的感染[32,33]。超过 100 家透析中心加入了该系统,DSN 整理并且报告包括血管通路感染数据在内的结局事件。现在,DSN 已经被 NHSN 患者安全组件中包括透析相关事件数据的器械相关模块所取代。2008 年 NHSN 发布了第一份透析监测数据显示动静脉瘘、人工血管瘘、植入永久性和临时性中心静脉导管的患者住院平均感染率分别为 7.7,9.2,15.7 和 34.7/100 患者月。这些患者 BSI 的平均感染率分别为 0.5,0.9,4.2 和 27.1/100 患者月[34]。

不同部位 HAI 感染率

HAI 涉及不同的解剖部位。不同部位不同病原体引起的感染率不同。报告给 NHSN 最常见的 HAI 是中央导管相关血流感染(CLA-BSI),占 40%;导尿管相关尿路感染(CA-UTI),占 27%;手术部位感染(SSI),占 23%;呼吸机相关性肺炎(VAP),占 10%(图 30.1)[35]。不同类型 ICU 的 HAI 总感染率和不同部位感染率不同[35]。例如综合 ICU CLA-BSI、CA-UTI、VAP 的感染率分别为 21%、18.5%、26%[35]。NHSN 相应的内科 ICU 的感染率分别为 9%、8% 和 10%;外科 ICU 的感染率分别为 5%、7% 和 15%;儿科 ICU 的感染率分别为 5%、2% 和 4%[35]。此外,小儿 ICU 患者感染部位和病原体的分布随年龄不同而不同,也不同于成人 ICU[36]。

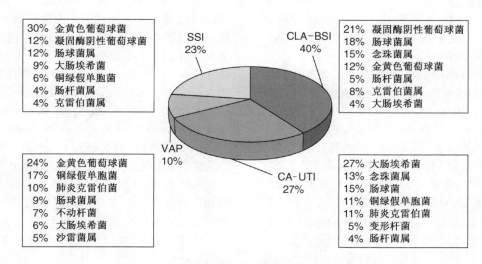

图 30.1　2009~2010 年 NHSN HAI 病原菌分布

SSI,手术部位感染;CLA-BSI,中央导管相关血流感染;CA-UTI,导尿管相关尿路感染;VAP,呼吸机相关性肺炎

摘自 Sievert DM, Ricks P, Edwards JR, et al. Antimicrobial-resistant pathogens associated with healthcare-associated infections: summary of data reported to the national healthcare safety network at the centers for disease control and prevention, 2009-2010. *Infect Control Hosp Epidemiol*. 2013;34: 1-14. 已获许可。

与 ICU 的 HAI 单风险因素（例如使用医疗器械）占主导地位不同，手术部位感染与很多风险因素相关，包括手术过程、手术医生的经验、手术区域微生物污染的程度、手术持续时间、是否在切皮前最合适的时间内预防性使用抗菌药物和患者内在的风险因素[15,17-19,37]。为有效地调整 SSI 感染率，CDC 引入了 SSI 风险指数[38]。该风险指数采用 0～3 的评分系统，通过计算以下几个风险因子的数量来确定得分：① 患者术前美国麻醉医师协会（American Society of Anesthesiologists, ASA）评分 3、4 或者 5 分；② 手术切口为污染或者污秽-感染切口；③ 手术持续时间超过 T 小时，T 是 CDC 公布的不同类别手术的手术持续时间的 75% 分位数。相对于传统只使用切口分类系统，风险指数能够更好地预测手术部位感染，而且在不同手术中应用得很好。同时还能够预测不同手术切口类别的 SSI 风险，例如并不是所有清洁手术切口的感染风险都是一样的。在进行不同机构、不同医生、不同时间段内 SSI 感染率的比较前应该使用风险指数进行分层校正。但是该风险指数不能预测脊柱融合术、开颅术、脑室分流术、剖宫产术后的 SSI 风险。

医疗保健相关 BSI，特别是 CLA-BSI，可导致较高的发病率和死亡率。BSI 包括原发性和继发性血流感染。前者是没有找到感染原发灶，经培养证实的 BSI。报告给 CDC 的 BSI 中约 64% 是原发性感染。血管内导管使用是原发性 BSI 的主要原因。从 20 世纪 80 年代初开始，引起原发性 BSI 的微生物特征发生改变。2004 年，CDC 报告最高的 CLA-BSI 平均感染率（每 1 000 中心静脉置管日）发生在创伤 ICU（7.4），其次是烧伤 ICU（7.0）、儿科 ICU（6.6）、内科 ICU（5.0）；最低发生在心胸科（2.7）[39]。2009～2010 年，NHSN 报告最高的 CLA-BSI 发生在综合 ICU（21%），其次是新生儿 ICU（10.5%）、内科 ICU（9%）、外科 ICU（5.4%）、儿科 ICU（5.2%）、心胸科（4%）、心脏内科（4%）、创伤科（3%）、神经外科（1.5%）、烧伤科（1.4%）、呼吸科 ICU（0.1%）[35]。

继发性 BSI 的发病机制不同于原发性，其微生物的特点也不同（没有包含在图 30.1 中）。继发性 BSI 在下呼吸道感染（7.8%）、SSI（6.6%）、UTI（4.4%）之后发生的风险最高。对于 SSI，继发性 BSI 的感染率随原发感染部位不同而不同——从浅表 SSI 的 3.1% 到器官腔隙感染的 9.5%[40]。继发性 BSI 作为感染并发症，最常见于心脏外科（9.0%）、其次是普通外科（6.5%）、高危婴幼儿科（6.4%）、烧伤或创伤科（5.6%）、泌尿外科（4.9%）。但少见于耳鼻喉科（2.6%）、骨科（2.5%）和妇科（2.3%）。继发性 BSI 在教学医院更常见。其主要的病原微生物包括金黄色葡萄球菌（20.9%）、大肠埃希菌（11.3%）、铜绿假单胞菌（9.6%）和肠球菌属（9.2%）。

各种流行病学调查发现 BSI 也发生在急性住院机构以外的医疗保健机构内，其中有四个调查显示，在居家照护机构使用无针装置，是 BSI 的危险因素[41-44]。相关危险因素包括全肠外营养和多腔导管的使用。DSN 来自 109 家血液透析中心的数据显示，1999～2001 年间，血管通路总感染率为 3.2/100 患者月，不同血管通路的感染率不同：动静脉瘘 0.6，人工血管瘘 1.4，长期导管 8.4，临时导管 12.0[45]。NHSN 2006 年数据显示动静脉瘘、人工血管瘘、置入永久性和临时性中心静脉导管的患者住院平均感染率分别为 7.7，9.2，15.7 和 34.7/100 患者月[34]。BSI 的平均感染率分别为 0.5，0.9，4.2 和 27.1/100 患者月。最常见的微生物为皮肤常见污染菌[34]。

不同病原体 HAI 感染率

NHSN 数据显示，在美国大约 82% 的 HAI 由八种主要的病原体引起（表 30.1）。三种最常报道的病原体分别是金黄色葡萄球菌（15.6%）、肠球菌属（13.9%）和大肠埃希菌（11.5%）。复杂的是，所有的八种病原体都表现出对常用的一种或多种抗菌药物耐药[35]。在引起四个主要部位感染（血流、手术部位、呼吸道、泌尿道）的微生物中，金黄色葡萄球菌仍然是 SSI 和医院获得性肺炎（包括 VAP）最常见的病原菌；肠球菌属是 SSI 第三常见的病原菌（12%）、BSI 第二常见的病原菌[35]（图 30.1）。尽管凝固酶阴性葡萄球菌（CoNS）仍然是 HAI 最常见的病原菌（图 30.1），但是其发病率可能被夸大，因为凝固酶阴性葡萄球菌是常见的皮肤共生菌，也是血培养常见的污染菌。近期一个血培养阳性研究结果显示，尽管凝固酶阴性葡萄球菌是最常见的分离菌，但是只有 10% 有临床意义[46]。单份血培养凝固酶阴性葡萄球菌阳性很少被视为有临床意义，事实上也可能如此。Weinstein 等研究显示当单份血培养表皮葡萄球菌阳性时，其结果几乎总是（97.1%）意味着污染[47]。Tokars 等研究表明血培养分离出凝固酶阴性葡萄球菌，单份血培养阳性有临床意义的阳性预测值为 55%，双份血培养中单份阳性的阳性预测值为 20%，三份血培养中单份阳性的阳性预测值仅仅为 5%[48]。此外，研究也同时显示，如果两份血标本都是从静脉中采集，双份血培养同时阳性的阳性预测值为 98%[48]。凝固酶阴性葡萄球菌 BSI 仍然是 ICU 血管内导管相关感染的主要类型之一。需要进一步的研究，改进监测定义和实验室技术，从而进一步明确凝固酶阴性葡萄球菌、厌氧菌、病毒在引起 CLA-BSI 中扮演的真正角色。

来自流行病学重要的病原体监测和控制（Surveillance and Control of Pathogens of Epidemiological Importance, SCOPE）的研究——美国一个多中心 BSI 监测系统的数据显示，65% 的医疗保健相关 BSI 与革兰阳性病原体有关，只有 25% 和 9.5% 分别与革兰阴性微生物和真菌有关[49]。常见的病原体包括：凝固酶阴性葡萄球菌（31%）、金黄色葡萄球菌（20%）、肠球菌属（9%）、念珠菌属（9%），这些与 CDC NNIS/NHSN 的监测结果相似。

2004 年一篇社论强调革兰阴性病原体在引起 HAI 中的作用越来越重要[50]。例如在恶性肿瘤、置管的烧伤患者和有无针血管内装置的患者中，革兰阴性菌是引起 BSI 的主要病原菌[42]。尽管 CDC 报告中金黄色葡萄球菌仍然是 VAP 最常见（24%）的病原菌，但是位列其后的六种常见菌全部是革兰阴性菌：铜绿假单胞菌（17%）、肺炎克雷伯菌(10%)、肠球菌属(9%)、不动杆菌属(7%)、大肠埃希菌(6%)、沙雷菌属(5%)(图30.1)。CDC的另一个分析中,Gaynes等发现,1986~2003年,尽管ICU的HAI通常与革兰阴性病原体相关,尤其是UTI(71%)和肺部感染(65%),但是革兰阴性细菌引起的血流感染和手术部位感染分别从1986年的33.2%、56.5%下降至2003年的23.8%、33.8%。他们还指出,虽然与革兰阴性菌相关的肺部感染和UTI的比例在研究期间保持不变,但是不动杆菌属的比例从1986年的4%增长到2003年的7%[51]。最近NHSN数据显示,2007~2010年引起VAP的病原体耐药率发生了以下变化:耐甲氧西林金黄色葡萄球菌(51.9% vs. 48.4%);耐万古霉素粪肠球菌(6.4% vs. 9.8%);产ESBL克雷伯菌属(21.5% vs. 23.8%);产ESBL大肠埃希菌(14.2% vs. 16.3%);多重耐药铜绿假单胞菌(16.6% vs. 17.7%);耐碳青霉烯类不动杆菌属(56.7% vs. 61.2%)。

表30.1 NHSN 2009~2010年按感染部位分类的HAI相关病原菌分布

病原菌	总体		CLA-BSI		CA-UTI		VAP		SSI	
	数量(%)	排序	数量(%)	排序	数量(%)	排序	数量(%)	排序	数量(%)	排序
金黄色葡萄球菌	12 635(15.6)	1	3 735(12.3)	2	442(2.1)	—	2 043(24.1)	1	6 415(30.4)	1
大肠埃希菌	9 351(11.5)	2	1 206(4.0)	9	5 660(26.8)	1	504(5.9)	6	1 981(9.4)	3
凝固酶阴性葡萄球菌	9 261(11.4)	3	6 245(20.5)	1	467(2.2)	—	72(0.9)	—	2 477(11.7)	2
克雷伯菌属	6 470(8.0)	4	2 407(7.9)	5	2 365(11.2)	3	854(10.1)	3	844(4.0)	7
铜绿假单胞菌	6 111(7.5)	5	1 166(3.8)	10	2 381(11.3)	2	1 408(16.6)	2	1 156(5.5)	5
粪肠球菌	5 484(6.8)	6	2 680(8.8)	3	1 519(7.2)	5	45(0.5)	—	1 240(5.9)	4
白色念珠菌	4 275(5.3)	7	1 974(6.5)	7	1 887(8.9)	4	147(1.7)	—	267(1.3)	—
肠杆菌属	3 821(4.7)	8	1 365(4.5)	8	880(4.2)	8	727(8.6)	4	849(4.0)	6
其他念珠菌或NOS	3 408(4.2)	9	2 465(8.1)	4	811(3.8)	—	36(0.4)	—	96(0.5)	—
屎肠球菌	3 314(4.1)	10	2 118(7.0)	6	654(3.1)	10	25(0.3)	—	517(2.5)	—
肠球菌属	2 409(3.0)	11	703(2.3)	12	1 010(4.8)	—	11(0.1)	—	685(3.2)	8
变形杆菌属	2 031(2.5)	12	232(0.8)	—	1 013(4.8)	6	119(1.4)	—	667(3.2)	9
沙雷菌属	1 737(2.1)	13	726(2.5)	11	204(1.0)	—	386(4.6)	7	385(1.8)	—
鲍曼不动杆菌	1 490(1.8)	14	629(2.1)	13	185(0.9)	—	557(6.6)	5	119(0.6)	—
其他	9 304(11.5)		2 762(9.1)		1 633(7.7)		1 510(17.8)		3 399(16.1)	
合计	81 139(100)		30 454(100)		21 111(100)		8 474(100)		21 100(100)	

CA-UTI,导尿管相关尿路感染;CLA-BSI,中央导管相关血流感染;NOS,其他属种;SSI,手术部位感染;VAP,呼吸机相关性肺炎。
摘自并得到许可:Sievert DM, Ricks P, Edwards JR, et al. Antimicrobial-resistant pathogens associated with healthcare-associated infections: summary of data reported to the national healthcare safety network at the centers for disease control and prevention, 2009-2010. *Infect Control Hosp Epidemiol*. 2013;34: 1-14.

HAI风险因素和决定性因素

HAI发生的决定性因素是引起感染的患者特点和暴露情况(引起感染的微生物)、宿主(易感人群)和环境(医院ICU、门诊、血液透析中心、手术或内科中心或者居家照护机构)之间的复杂交互作用。病原体、宿主和环境构成了感染性疾病流行病学特点的有用的三角模式[52]。在这个模式中,环境是微生物作用于易感患者引起感染的舞台。

感染的发生概率由微生物及宿主决定:前者是指微生物固有的特征和特性(感染力、致病力和毒力);后者如果免疫受损、未免疫或者未接种疫苗,感染率将增加。其他引起感染的微生物因素包括致病菌的数量、产生毒力的能力、免疫原性和抵挡宿主免疫防御系统的能力、在特定细胞和组织或者患者身上复制的能力。微生物由基因决定的内在特性,为其能在宿主体内或者环境中生存起到重要的作用。在住院环境中,这些特性包括病原体对加热、干燥、消毒剂、灭菌剂或者抗菌药物的反应;在宿主体内或环境中与其他微生物的竞争能力和在环境中的自我繁殖能力[52]。

要产生感染并造成传播,微生物必须在储存池或者环境中保持活力,直到通过直接或者间接的方式传播给易感宿主,并且和宿主接触足够长时间。整个传播过程组成了一个感染链。如果感染链保持密闭,在持续的传播过程中储存池会不断增大。例如医务人员鼻前庭携带金黄色葡萄球菌;铜绿假单胞菌寄居在假指甲中;黏质沙雷菌储存在肥皂盒或者洗手池周边潮湿区域;军团菌留存在中央空调的加湿器中,并且通过飞沫传播;药物或者透析液在工厂时被污染;多剂量瓶被注射器和针头污染(当大量患者共用一个被污染的多剂量瓶的液体时)或者在急性医疗机构内输液器被污染(例如病房或者医院药房)[31,53-58]。

间接接触传播是医院感染微生物最常见的传播途

径,主要通过医务人员的手传播。其他的间接接触传播途径包括经污染的无生命的物体(非生物媒介)、工作台表面、生物体液(例如呼吸道分泌物、唾液、胃肠道分泌物、生殖器分泌物、血液、尿液或者粪便)传播。无论是在医院、门诊、长期照护还是居家照护机构,被血液传播病原体(例如乙型肝炎病毒、丙型肝炎病毒、巨细胞病毒或HIV病毒)污染的医疗器械是患者及医务人员感染的来源。在儿童中,粪口传播是各种细菌、病毒和寄生虫间接传播的主要途径。该机制通常是粪—手—口,或者粪—物体—口。在美国,轮状病毒和星状病毒是小儿住院患者医院获得性胃肠道炎的常见病原菌[59,60]。空气传播仍是结核分枝杆菌、水痘、麻疹和军团菌属主要的传播途径。

患者因素(例如年龄、虚弱、免疫或营养状况、设备的使用、侵入性操作、抗菌药物使用)对是否获得 HAI 起到了重要的作用。某些特殊的单元(如重症、手术、大面积烧伤、创伤、移植、化疗)通常收治一些易感的患者和当地流行的微生物引起的感染。在这些患者中,少量的微生物可能引起感染或者发病,非致病微生物(例如凝固酶阴性葡萄球菌)可能导致严重的疾病或者死亡;反复的机会性感染需要重复、广谱使用多种抗菌药物,可导致耐药菌的增加。共生微生物在合适的条件可以转变成条件致病菌。免疫抑制患者(例如患有血液性疾病、HIV 感染、实体器官或者骨髓移植、接受抗肿瘤药物治疗)处于条件致病性细菌、真菌或者原虫感染的高风险中。

感染的病原体是否产生临床或者亚临床感染,也取决于微生物及某些宿主因素(如年龄、免疫状况)。例如铜绿假单胞菌在自然界中广泛存在于水环境、土壤、蔬菜中,很少在健康人群中致病;然而,在虚弱的人群中,例如烧伤、恶性肿瘤、白血病、留置多种侵入性器械的危重症患者、囊性纤维化的儿童,是引起 VAP 和 CLA - BSI 的重要病原菌[36,61,62]。

在过去的 30 年中,已经开展了很多流行病学及临床研究,通过正式的研究或暴发调查,描述了美国不同医疗保健机构 HAI 危险因素的特点。然而,这些研究并不总能确定危险因素,也不能确定这些危险因素是否是真正的病因,或者是仅仅只是相互关联的偶然事件。毫无疑问,一些危险因素是感染的直接病因,而其他仅仅只是巧合,它们感染发生后出现或者只是患者或者微生物相关的内在危险因素的标记物。复杂的是,同一患者身上经常合并有两个以上的独立危险因素,发挥着叠加甚至协同的效应。这样的危险因素被认为是有较强关联的。

NNIS 和 NHSN 数据表明,ICU 的 HAI 发病率一直停留在让人无法接受的高度[13,31,35,36,61-65]。这个问题持续存在的原因是多种多样的、复杂的,包括:① 需要入住 ICU 进行加强监护的患者数量增加;② 大量的易感人群(例如年龄非常小的或者老年的患者、有着严重基础疾病的患者、烧伤、肿瘤、营养不良或者免疫抑制的患者)入住 ICU;③ 侵入性医疗器械使用的增加;④ 感染控制失误;

⑤ ICU 过满或护患比例下降;⑥ 环境中存在的 HAI 病原体增多[66-69]。

环境因素—流行病学三角中的第三个元素,通过与病原菌及宿主三种主要的相互作用模式促进了 HAI 的传播(例如病原菌-宿主、病原菌-环境、宿主-环境的相互作用)。这些相互作用是非常复杂的,因为病原菌、宿主、环境和组成这些要素的参数在不断变化。例如 CDC 数据表明 ICU 是医院感染传播风险最高的区域[31]。报告给 CDC 的 HAI 数据显示,耐甲氧西林金黄色葡萄球菌(MRSA)、耐万古霉素肠球菌(VRE)、铜绿假单胞菌在很多医院的 ICU 流行[31,70]。复杂的相互作用随之而来,例如一种致病微生物已经在 ICU 环境中流行,住院人群为易感患者,医务人员手卫生或者感染控制措施依从性不够,工作人员配备的波动,患者数量突然超过配置的工作人员,侵入性器械多的危重症患者意外增多,这些都有可能影响 HAI 的发生[66,67]。另外,潜在的传播方式(病原菌从宿主到医务人员,从医务人员到医务人员,从医务人员到环境)增加了整个过程的复杂性。因此,医院流行病学专家和感控专业人员分析确定可接受的 HAI 感染预防控制措施,必须考虑流行病学三角中的所有元素:病原体、宿主和环境。

众所周知,社会环境是决定人类行为极其重要的因素,而人类行为影响了微生物的直接传播(例如 ICU 工作人员佩戴假指甲)[53]。同样相关的是其他社会因素的影响(例如医疗资源的分配和获取),采取预防性服务或者执行感染控制实践建议,接受合理使用抗菌药物的指引和建议,来自患者、家属及工作人员的理解,认同年老、有严重疾病的、早产或者出生缺陷、留置各种医疗器械或者多种侵入性操作和手术的患者对于 HAI 尤其易感。最后当所有的临床证据和经验表明患者病情不可挽回时,必须要理解医疗技术和抗菌药物使用是有局限性的。

为了设计策略来预防 HAI,区分偶然的危险因素、独立的病因因素、病因协同交互作用是非常重要的。1975~1976 年,在一项包含入住美国急性医院的 169 526 个代表性患者样本的研究中,分别计算了暴露在 10~20 个独立危险因素类别内的四个主要部位 HAI 的每个感染率的人口估计数[4,19,71]。一个突出的发现是,所有的危险因素都与四个主要部位的 HAI 相关。首先,这看上去非常奇怪,因为一个人不可能获得与机械通气直接相关的尿路感染(UTI)。解释是,一些相关属于直接的病因关系;一些属于部分的病因关系,加强或削弱了并发的影响;还有一些(例如呼吸机与 UTI)很大程度上代表了偶然相关(大部分上呼吸机的患者都有留置导尿管而易患 CA - UTI)。

与四个主要感染部位都表现出较强病因关系的两个因素,是表示患者基础疾病程度的指标:① 在手术患者中,是指手术的持续时间;② 明确诊断和手术操作数量和类型的指数(内在风险指数)。除了这些,一些因素与一个或两个部位的感染有较强的相关。例如胸腹联合手术与肺炎和手术部位感染有较强的相关;"污秽"(或污染)切口与手术部位感染相关;留置导尿管是 UTI 的独立危险因素;使用呼吸机与 VAP 和 BSI 相关;已有 HAI 或者接受免疫抑制治疗与 BSI 相关。与四个主要部位感染有较弱关联的因素包括年龄、性别、曾患社区获得性感染及术前住院天数。

多因素模型显示 HAI 风险主要取决于患者的易感性和微生物入侵易感部位的程度。调整大于 1 个的危险因素可以改变患者风险。多变量统计模型通过衡量风险因素来准确预测患者获得 HAI 的风险。

定植是指微生物在宿主体表或体内生长和繁殖,但是被分离到时,宿主没有表现出任何临床症状或者可检测的免疫反应。在被微生物定植的患者身上,感染病原体可能作为患者微生物群的一部分,在多个或某个具体的部位生长繁殖,或者引起急性感染后的轻度慢性感染。在合适的条件下,金黄色葡萄球菌的定植增加了不同患者人群感染和患病的风险[72-74]。例如,鼻前庭定植金黄色葡萄球菌可能是小儿心脏手术后手术部位感染的一个危险因素,或者长期腹膜透析的小儿患者出现导管相关血流感染的一个危险因素[75,76]。革兰阴性病原菌(如黏质沙雷菌或者铜绿假单胞菌)定植在医务人员的手上,可能成为新生儿 ICU 感染暴发的来源[53,54]。

疾病严重程度

在 NNIS/NHSN 系统,调整外部危险因素后,如果能够更好地调整患者的病情严重程度,ICU 的 HAI 感染率的效度将会增强。否则,收治病情严重程度越高患者的医院将会出现非常高的 HAI 感染率。因此一个病情严重程度评分的特性是应该能对特殊的 HAI 和感染部位具有特异性。

CDC 研究人员通过进行医疗文献检索,确定了疾病的严重程度评分系统(SISS)——可能对于进一步调整 ICU HAI 感染率有用[77]。11 项研究报告使用了 SISS;四项研究显示 SISS 与所有部位 HAI 相关,但是没有统计学意义;六项研究显示 SISS 在预测医疗保健相关肺炎(HAP)上有一定价值。急性生理与慢性健康评分(the Acute Physiology and Chronic Health Evaluation, APACHE II)评分是最常使用的 SISS,但执行程度不一,也没有常规在 ICU 中使用。临床肺部感染评分(CPIS),作为诊断 VAP 的替代工具,已经进行了效用评估[78]。CPIS 是通过计算被赋予不同分值的各种临床变量(如肺炎的症状、体征)、生理(如氧合能力)和影像学参数来获得[78]。虽然一些研究表明,当 CPIS > 6 可能与 VAP 相关,但是大多数的研究表明 CPIS 的敏感度和特异度有限,因此其在预测 VAP 的作用上有限[79]。综上所述,虽然现有的 SISS 评分可以用来预测死亡率和资源的使用,但是目前没有一个能用来预测 HAI 感染率。除非有可用的测量,否则,作为衡量医疗质量的指标,HAI 感染率的比较将会受到限制。

小儿/新生儿人群

在小儿和新生儿群体中主要的 HAI 危险因素包括内

在宿主因素——是影响感染或疾病发展、进展和严重程度的重要因素。包括胎龄、性别、出生体重、先天畸形、感染年龄、种族、营养状况、基因决定的免疫状况、与其他感染相关的免疫抑制、治疗、免疫接种状况和之前相关微生物的暴露。外部的因素和导致成人 HAI 的因素相似,包括侵入性医疗或手术操作、使用医疗器械(例如静脉导管、机械通气)、住院时间、接触不同的医务人员[80]。

如果免疫状况或者免疫反应已知,那么就能更好地掌握小儿在医疗保健机构中获得并传播感染性疾病的危险因素特点。免疫接种是个人或社区预防疾病流行最有效的方法,同样对预防和控制小儿住院患者获得特定 HAI 起到重要的作用。随着因之前暴露或疫苗接种带来免疫人群的增加,人群感染和传播病原体的概率和机会降低。病毒是影响小儿 HAI 发病率和死亡率常见的原因[59,60,81-83]。无论是有症状或者无症状的病毒感染者,都可以成为传染源[84]。目前,流感疫苗是可用于预防呼吸道病毒感染的唯一疫苗。那些处于重症流感病毒感染高风险下的小儿应该接种流感疫苗,包括患有慢性肺部疾病、先天性心脏病伴有显著的血流动力学改变、血红蛋白病(如镰状细胞病)、使用免疫抑制剂治疗的患儿。尽管没有疫苗能够预防呼吸道合胞病毒(RSV)感染,但是帕利珠单抗——一种单克隆抗体,可能降低因 RSV 感染而容易发展成重症病例的患儿入院率。

HAI 的季节性趋势和长期趋势

季节性

HAI 的发生是一个动态过程。住院患者的类型、暴露的危险因素、医院环境内主要病原菌的特性、医疗护理质量、感染控制力度和其他一些重要的因素不断发生变化。两个 HAI 的动态性指标分别为特定类型 HAI 的季节性出现和长期的变化趋势。CDC NNIS 数据显示因革兰阴性细菌引起的 HAI 呈现季节性变化[85-88]。1980~1982 年的报告显示,克雷伯菌、肠杆菌、沙雷菌、不动杆菌属和铜绿假单胞菌感染在夏天和初秋呈现出明显的季节性高峰,而葡萄球菌和链球菌感染在医院内没有明显的季节性。其他常见的病原菌如大肠埃希菌、肠球菌属、肠杆菌属或者厌氧微生物感染没有季节性变化。其他 CDC 数据已经证实,在美国,医院 ICU 的不动杆菌属感染的数量正在增加,而且呈现季节性[78,85]。不动杆菌属感染 HAI 的季节性变化被认为与气候变化有关——夏天自然环境中不动杆菌属数量增加,可能影响医院的环境,促进 HAI 的传播[89]。

最近,Richet 开展了一项 1970~2012 年 HAI 季节性变化的全面评估和文献综述研究[90]。季节性主要发生在因不动杆菌属、大肠埃希菌、阴沟肠杆菌、克雷伯菌属和铜绿假单胞菌引起的各种类型的 BSI 中,在北美、欧洲、中东、澳大利亚和亚洲的夏季月份里有较高的报告率[90]。作者同时报告了温度上升与因不动杆菌属、铜绿假单胞菌、大肠埃希菌、肺炎克雷伯菌和产超广谱 β-内酰胺酶肠杆菌引起的 BSI 之间的关系。Richet 还发现,季节性变化也发生在 SSI、门诊小儿血液/肿瘤科的 CLA-BSI 和透析相关性腹膜炎上,在美国峰值出现在冬季,而在芬兰则出现在夏季。

医疗保健相关病毒性呼吸道感染在住院患儿中常见,但是同样也发生在成人和医务人员中,从而增加了发病率、死亡率和医疗成本[91]。这些类型的感染通常发生在社区流行的季节(例如在北美流感病毒和 RSV 感染主要发生在冬季和早春[82,92])。大约 20% 的医疗保健相关肺炎是由病毒引起的,其中腺病毒、流感病毒、副流感病毒和 RSV 占了 70%[91]。

在美国,艰难梭菌相关性腹泻(CDAD)是目前主要的医疗保健相关胃肠道感染,而且被认为在许多综合医院内流行[93,94]。事实上,一个相对较新的研究数据表明,在美国东南部的一些社区医院,艰难梭菌已经取代了 MRSA,成为引起 HAI 最常见的病原菌[95]。1987~2001 年,CDC 证实在 NNIS 监测医院内,CDAD 也同样表现出季节性变化,相对于非冬季月份,冬季月份(1~3 月)有较高的发病率[96]。随后的研究同样报道了 CDAD 在冬季的优势[97,98]。季节性变化的原因包括艰难梭菌孢子能够在冬季继续生存,以及因为患者数量的增加或护士患者比例降低造成 ICU 人满为患。同时,在一年的这个时期,医院收治的呼吸道感染的患者会更多,CDAD 的主要危险因素即抗菌药物的使用也会随之上升。然而,感染率在冬季与非冬季之间的差异每年都在发生变化[96]。因此,除了天气以外的因素(例如抗菌药物的使用、员工编制或者住院时患者病情严重程度),几乎可以肯定在 CDAD 季节性的变化上起到了作用。

HAI 的长期趋势

在过去几十年的患病率调查中,相对较小的样本量妨碍了对长期趋势的研究。NNIS 1970~1979 年的长期趋势分析表明,在 10 年间,SSI 略有下降,BSI 可能有所增加,而其他部位的 HAI 保持不变[87]。将相应的 HAI 发生率反馈给临床医生后,NNIS 数据还提示 HAI 感染率的总体分布有变化。自 1987 年 NNIS 开始报告器械相关感染率、器械使用率以来,ICU 的器械相关感染率平均每年下降 7%~10%[99]。1980~1989 年,凝固酶阴性葡萄球菌成为引起 BSI 主要的病原菌[100]。1990~1999 年,NNIS 内科 ICU 风险调整后的 BSI、VAP 和 UTI 发病率显著下降[101]。NNIS 1987~1996 年成人和儿童 ICU 监测数据显示不动杆菌属感染发病率总体呈下降趋势(相比之下,不动杆菌属引起 ICU 肺炎则从 1986 年的 4% 增加到 2003 年的 7%)[51]。风险调整后的 BSI、VAP 和 UTI 发病率下降的具体原因尚未得到充分研究,但可能与越来越多的医院加入了有组织的监测系统,从而促进了感染预防控制实践有关[102]。1980~1990 年,医疗保健相关真菌感染率在四个主要的感染部位中有所增加。相比其他 BSI 患者,留置中心静脉置管的 BSI 患者更可能从血中分离出真菌[103]。NNIS 1989 年 1 月至 1999 年 12 月数据显示,白色念珠菌 BSI 发病率显著下降;然而,同期内光滑念珠菌 BSI 发病率增加[104]。白色念珠菌 BSI 的下降很可能反映了 NNIS 监测医院在之前 10 年间内因

细菌和真菌引起的 BSI 总体感染率的下降,以及预防应用抗真菌药物的增加[105]。2004 年,CDC 报告证实 1987~2001 年 CDAD 发病率稳步上升[96]。这份报告还证实,在 15 年间 CDAD 发病率在大于 500 张床位医院的 ICU 显著增加,主要的独立危险因素包括长时间 ICU 住院、机械通气、侵入性器械或导尿管的使用。这一上升趋势被认为与三个主要的因素相关:抗菌药物使用增加、ICU 患者调查人数增加、诊断性检验的频率和敏感性增加。虽然 NNIS 医院的床位数在 20 世纪 90 年代普遍下降,但是 ICU 床位数在同一时期却增加[31]。ICU 床位数的增加可能意味着更多的患者入住 ICU、更多的危重症患者、抗菌药物使用更多。2002 年,Kyne 等确定 CDAD 患者更可能在入院时有更高的病情严重程度评分[106]。较高的病情严重程度,结合显著延长的 ICU 住院时间、增加的侵入性医疗器械和抗菌药物的使用,被认为是最有可能感染 CDAD 的危险因素,这在随后的 CDC 报告中也得到证实[96]。

不同服务类型的感染率

不同的服务和专业领域的 HAI 感染率不同。如果能用如疾病严重程度和服务特点等的直接测定值很好地进行调整,感染率的准确性将会提高。SENIC 项目之前的报告表明手术患者不仅仅只是处于手术部位感染的高风险中,相对于内科,同样也处于肺炎(高出 4 倍)、UTI 和 BSI(高出 1~1.5 倍)的高风险中。这些结果,因为反映的是来自 ICU 和全院各科室的综合数据,没有进行风险调整,所以不能进行院内和医院之间的比较。20 世纪 90 年代初,CDC 开始报告调整服务类型的 HAI 感染率。例如 NNIS 1990~1994 年的数据显示不同的服务类型的 HAI 感染率逐步下降(计算为每 1 000 患者住院日感染例数):烧伤或者创伤服务(15.0)、心脏手术服务(12.5)、神经外科服务(12.0)、高危婴儿新生儿室服务(9.8)、普通外科服务(9.2)、肿瘤服务(7.0)。最低的感染率发生在小儿(3.3)、健康婴儿的新生儿室(1.7)和眼科服务(0.6)中。

在一份 NNIS 1992 年 1 月至 2004 年 6 月的总结性报告中,根据器械使用和 ICU 类型调整了 HAI 感染率[39]。在该报告中,CA - UTI 感染率(每 1 000 置管日)在神经外科 ICU(6.7)和烧伤科 ICU(6.7)最高,在心胸 ICU(3.0)最低;CLA - BSI 率(每 1 000 置管日)在创伤 ICU(7.4)和烧伤 ICU(7.0)最高,在心胸科(2.7)最低[39]。在最近报告给 NHSN 的数据显示,CLA - BSI 感染率在综合 ICU(20.9)和新生儿 ICU(10.5)最高,在呼吸科 ICU(0.1)和神经科 ICU(0.4)最低[35]。CDC 数据同样表明,相对于手术、儿科或者妇产科,内科住院患者更容易感染 CDAD[96]。

因为不同服务类型感染率不同,当进行医院内和医院间 HAI 感染率比较时,必须按服务类型进行风险调整。2009~2010 年报告给 CDC NHSN 的汇总数据,再次强调了在总结分析不同的器械相关感染(尿路感染、血流感染、呼吸道感染)数据时按服务类型进行调整的重要性

（表 30.1）。

不同医院和地理区域的感染率

一直以来,总体来说,不同医院的 HAI 感染率有很大不同。19 世纪中叶,James Y. Simpson 爵士发现截肢后感染的死亡率与手术医院的大小直接相关(大医院有更高的死亡率),他称这个现象为"医院病"[107]。NNIS 数据显示,平均 HAI 感染率也不同,从小型社区医院的 1.7% 到慢性病医院的 11.0%[108]。然而,正如本章前面所讨论的,总体 HAI 感染率是毫无意义的。历年众多 NNIS 和 NHSN 监测数据表明,以下一些特征与高 HAI 感染率有关:医学院校的附属医院(例如教学医院 vs. 非教学医院)、医院的大小和以床位数分类的 ICU 类别(大医院和大的 ICU 通常有更高的 HAI 感染率)、医院控制权或所有权的类别(市政的、非营利性的、投资者拥有)、医院所属地理区域[109]。这些关系在主要的四个感染部位中也同样存在。此外,在主要的四个感染部位中,UTI、SSI、BSI 感染率在东北和北部中心地区较高,而 VAP 率在西部地区较高。随后的 NNIS 数据显示,在东北部地区艰难梭菌和不动杆菌属感染率增加[85,96]。艰难梭菌感染率在非教学医院最低,其次是在小于或等于 500 张床的教学医院,在超过 500 张床的教学医院最高。最近 NHSN 数据表明,2007～2010 年,88%～92% 的 HAI 数据是由综合性医院报告;40%～50% 的医疗保健机构位于东部和东北部区域;19%～24% 的数据来自少于 200 张床位的医院,大于或等于 500 张床位的占 35%～41%;65%～75% 的 HAI 报告来自危重症机构[35]。

SENIC、NNIS 和 NHSN 的各种分析数据表明,患者危险因素,而不是医院的类型或者地理位置,更能解释绝大部分医院间的差异。控制患者的危险因素——平均住院时间、感染诊断完整性的测量指标(如培养率)后,不同医院间的平均 HAI 感染率的差异几乎消失。这些结果表明,在不同类型医院观察到的 HAI 感染率差异源于患者本身的疾病程度、相关因素(例如年龄、并发症)和在医院内是否有运行的 HAI 监测系统。出于所有这些原因,总体 HAI 感染率仅能提供有限的视角来评估医院的感染控制措施是否有效。

HAI 感染率变化趋势与 HAI 病原体的耐药率趋势

缺乏有效的感染控制措施可能导致 HAI 病原菌在 ICU 内大面积传播,特别是使用很多侵入性器械,抗菌药物盲目经验性应用时,更易出现内源性耐药菌过度增长的危重症患者、过多的住院患者、不同医务人员与患者频繁的接触,也增加了交叉感染机会。所有这些因素,加上无法判断哪些是耐药菌定植或者感染、ICU 数量的增加,可能造成了 HAI 耐药菌长期的上升趋势。虽然入住 ICU 的患者处于 HAI 高风险中,但是 NNIS 和 NHSN 数据表明,器械相关 HAI 整体感染率正在下降。此外,MRSA HAI 和 CLA‑BSI 的比例正在下降。但与此同时,耐药革兰阴性病原体引起的 HAI 感染率持续升高[35]。

流 行 性 HAI

发病率、识别和控制

每年都有大量的出版物报道单个医疗机构的 HAI 暴发的个案调查,包括这些调查的结果和推论,以及由此产生的预防和控制措施。然而,对于这些疾病流行的内在原因的频次分布或这些机构 HAI 暴发的可比较的本质特点,目前尚缺乏已发表的数据。最早在 20 世纪 70 年代初,美国疾病预防控制中心(CDC)在 CHIP 研究项目中首先报道了对这些方面的研究[110]。1972～1973 年的 12 个月之间,七个社区医院参加了 CHIP 计划,计划由一个计算机化的阈值程序定期筛选,并报告可能导致暴发的聚集性 HAI,并由 CDC 的医疗流行病学家分析数据,以便剔除偶发的聚集事件;如有必要,接下来 CDC 工作人员会到访该假定存在暴发疫情的医疗机构,确认疫情暴发的性质,并提出控制措施的建议。从这些数据中估计,每 1 万个住院人次中会有一次真正的暴发,在所记载的 HAI 中,HAI 暴发约占 2%。Wenzel 等推断,大型的高校附属中心医院中,3.7% 的 HAI 实际上存在暴发[111]。尽管受到医疗机构数量相对较少的局限,但这些推断仍然证实了主流的观点,即在医疗保健机构中发生的 HAI,仅有相当小的比例是感染暴发[110,111]。其他数据亦表明,在所有的医疗相关感染事件中,可辨别的 HAI 暴发不足 10%[26]。

CHIP 研究调查还表明,大约 40% 的 HAI 暴发可能自行消失,而其余 60% 的 HAI 暴发必须在实施控制措施后才能消除[110]。这 60% 不能自行消除的 HAI 暴发中,其中一半由医疗机构内部感控专业人员实施本机构的控制措施后最终得以控制,另一半则必须实施外部调查人员提供的控制措施后才能终止。这个相对较高的自愈率,或许可以作为某些人认为无须对医院感染实施监控的基本论据。然而,如果这些数据代表了普通的社区医院,那么应该引起注意的是,这些医疗机构都有主动感染监控系统,这说明,尽管目前我们可以利用先进的 HAI 监控和感染控制程序,仍然有大部分的感染暴发也许无法识别和控制。

HAI 暴发

HAI 暴发调查需要一个系统方法:包括确定存在流行,制定恰当的病例定义,实施流行病学的方法来对危险因素进行识别和确定因素与感染之间是否存在因果关系——这对了解感染的获得机制和传播机制,并实施有效的控制和预防措施是必不可少的。这个方法假定我们已知研究中的感染或疾病通常或地方性的发病率。此外,做决定之前,其对感染或疾病的流行病学有一个认识——即可能的感染来源、假定的传播模式、通常的寄存场所和疾病潜伏期,以及所关注目标的微生物学特质,包括致病性、感染力和毒力。这些信息对于建立假说和设计证实假说所需相关流行病学的、观察性的、微生物学研究来说,是必不可少的。

由 CDC 调查的 HAI 暴发的各种影响因素,包括暴发事件的类型(例如感染或者非感染事件)、发生的场所(如医院住院部或门诊;居家护理;独立的医疗、手术或透析中心或长期照护机构)、请求 CDC 援助的人员的专业知识、暴发是否有足以影响公共健康的重要性(例如与归因发病率或死亡率有显著的相关性)、CDC 人员能否第一时间参与、是否有调查人员或者是 CDC 的调查是否有可能增加感染控制知识,以帮助预防或控制今后类似的疾病暴发。因此,CDC 对 HAI 暴发的调查,往往反映了问题的独特性、紧迫性、令人困惑或难以控制。

从定义上说,HAI 暴发是"特殊原因"事件,往往反映在一个机构的控制和预防感染实践中的薄弱环节[112]。通常情况下,HAI 暴发的病原体的传播方式可以分为以下几种:① 共同感染源;② 人体宿主(携带者);③ 交叉感染(人-人传播);④ 空气传播;⑤ 其他环境(例如污染物,受外在或内在污染的药物,或新使用的医疗装置);⑥ 不确定的传播模式。然而,HAI 暴发原因的复杂程度远远不止上述分类和意见,特别是感染和疾病的最终发生,涉及患者、病原体和环境(医疗保健机构)之间多层面的复杂的相互作用。因此,两个或多个复杂或失误因素即可导致微生物病原体寄存,包括医务人员洗手/手卫生和感染控制行为执行不到位;不稳定的人员配备水平;相对 ICU 中医务人员编制水平,患者数非预期地增长;放置多种侵入性装置的危重患者人数非预期增加(如血管内或导尿管、呼吸机);因病情、治疗、疾病所致的免疫抑制;实验室质量控制失败;需要保持正压手术室内,未能保持负压差;不慎污染(内在或外在原因)的肥皂、药物、小瓶、移植组织或装置;手术操作技术差;为保证微生物培养质控而无意采取的抑菌作用;甚至曲解现有的感染控制指南,以上所有都可以导致已经在医疗机构内部流行的病原体的传播[31,54-56,66,67,113-115]。

最近,Archibald 和 Jarvis 回顾了 1946~2005 年所有由 CDC 实施的 HAI 暴发现场调查[116]。在这 60 年的研究期间,CDC 的流行病情报服务(EIS)人员对包括美国联邦境内多家医疗保健机构及 13 个国家的 33 个机构,实施了总计 531 个现场调查。1949~1955 年,CDC 仅协助两例 HAI 暴发:爱荷华医院的脓疱疮疫情及佐治亚州医院的痢疾暴发。然而,1956~1979 年,CDC 实施了 252 次疫情调查,在随后的 16 年间(截至 1995 年),协助处置了另外 193 次暴发。在早期(1956~1962 年),调查发现最常见的两个问题是主要由于沙门菌、致病性大肠杆菌的消化道感染与金黄色葡萄球菌感染;这两种类型的传染病在新生儿室中最为常见。在 20 世纪 60 年代初期,金黄色葡萄球菌感染的调查突然下降;在 20 世纪 70 年代之后,在医疗保健机构的胃肠道疾病暴发调查也同样减少。这种现象可能反映了尽管没有 CDC 的协助,医疗机构内感控专业人员对这些感染的流行病学和防控措施的理解能力提高了,识别和控制暴发能力也在不断地提高。

20 世纪 60~80 年代,有关血流感染和外科伤口感染的 HAI 调查案例不断增加;人们越来越多地认识到,入住 ICU、侵入性医疗装置、各种外科手术和侵入性医疗操作是这些感染的危险因素。此外,许多暴发与革兰阴性细菌感染有关。在 20 世纪 70 年代,CDC 的 HIP 项目在医疗机构开展的最常见暴发调查类型是血流感染。而且,根据当时 HIP 项目的医学流行病学家记录,与解剖部位相关的感染暴发越来越多,除了通常的血液系统、呼吸道、泌尿道和外科手术伤口外。这些感染包括甲型肝炎和乙型肝炎感染暴发;医疗机构相关军团菌病暴发;婴儿坏死性小肠结肠炎;特别是那些由快速生长分枝杆菌引起的心脏术后胸骨伤口感染。也是在这一时期,HIP 项目记录了越来越多的多重耐药菌,特别是耐氨基糖苷类抗菌药物的肠杆菌科细菌和非发酵革兰阴性杆菌、耐甲氧西林金黄色葡萄球菌。

1980~1990 年,CDC 在美国境内共进行了 125 次现场流行病学调查[117]。在这 125 次的暴发中,77 次(62%)是由细菌引起的,由真菌、病毒、结核杆菌引起的分别有 11 次(9%)、10 次(8%)和 5 次(4%);22 次(18%)是由毒素或其他病原体造成的。总的来说,假单胞菌属、沙雷菌属、金黄色葡萄球菌和念珠菌是这 10 年间最常见的与流行相关的微生物(表 30.2);事实上,20 世纪 80 年代前半期,血流感染占主导时,革兰阴性菌所致的血流感染暴发占一半以上,其次是手术部位感染和肺炎。由于换能器消毒不当或透析器再处理不当,ICU 出现多名患者的血流感染暴发[118-120]。在这 10 年间,没有发现尿路感染相关的流行病学调查,涉及医疗保健相关性肺炎的暴发比例低于 10%。

1985~1990 年,暴发调查逐渐涉及革兰阳性菌、真菌、病毒和结核分枝杆菌(表 30.2),并且逐步认识到快速生长分枝杆菌作为手术部位感染、慢性中耳炎、血液透析相关感染的致病菌[121-123]。有几个暴发调查由非感染性原因导致,如新生儿重症监护病房中新生儿生育酚(E-Ferol)中毒、热原反应和血液透析中心的化学毒素暴露(如氯胺、过氧化氢)[124-126]。整个 20 世纪 80 年代期间所开展调查的特点,可以反映出医疗机构越来越多地使用侵入性的操作和设备,并引进了越来越多的新产品。大约有 33% 的暴发调查发生在 ICU 内,其中将近 25% 患者接受了手术治疗。14 次(11%)的暴发与医疗设备相关,16 次(13%)与流程相关,28 次(22%)与医疗产品相关。1980~1985 年涉及产品、程序和设备的暴发的比例是 47%,而 1986 年至 1990 年 7 月之间,这一比例增加至 67%。例如,九起的小肠结肠炎耶尔森菌脓毒症事件与输注受污染的袋装血液红细胞(RBC)相关[127,128]。这些独立的事件中被追踪到,献血者有轻微症状或无症状的感染。延长储存时间使小肠结肠炎耶尔森菌在红细胞中不断增殖,导致受血者输血后发生脓毒症或脓毒性休克。在另一个暴发调查中,血流感染、手术部位感染或眼内炎的个案被追踪到是由于新引进的异丙酚麻醉剂的外源性污染所导致[129-131]。这种以豆油为基础的麻醉剂不含防腐剂,且没有建议冷藏。实验室研究揭示,当被少量的微生物污染后,随后微生物在麻醉剂中快速繁殖[129]。

表 30.2　流行性感染相关的感染类型和病原体类型

	流行性感染的调查（%）		
	1983 年 1 月至 1990 年 7 月[a]	1990 年 1 月至 1999 年 12 月[b]	2000 年 1 月至 2005 年 12 月[c]
感染部位			
肺部	12	15	13
泌尿道	5	<1	0
血液	20	39	28
外科伤口	10	9	18
中枢神经系统	5	2	<1
皮肤	13	2	15
胃肠道	3	0	0
肝（肝炎）	7	6	8
其他	10	13	17
总计	100	100	100
病原菌			
金黄色葡萄球菌	5	6	20
大肠埃希菌	<1	<1	0
凝固酶阴性葡萄球菌	<1	2	0
肠球菌	<1	7	0
假单胞菌属	16	<1	0
肠杆菌属	4	4	3
肺炎克雷伯菌	2	4	0
变形杆菌	<1	0	0
A 型链球菌	3	<1	0
黏质沙雷菌	5	5	5
沙门菌属	2	<1	0
肝炎病毒	<1	4	0
念珠菌属	5	<1	0
黄曲霉属	0	4	3
分枝杆菌属	5	11	13
其他革兰阴性菌	0	13	10
其他病原菌	48	36	27
总计	100	100	100

[a]1980~1990 年的数据来源：Jarvis WR. Nosocomial outbreaks: the Centers for Disease Control's Hospital Infections Program experience, 1980-1990. *AM J Med*. 1991;91(suppl 3B): 101S.

[b]1990~1999 年的数据来源：Jarvis WR. Hospital Infections Program, Centers for Disease Control and Prevention On-Site Outbreak Investigations, 1990-1999. *Semin Infect Control*. 2001;1: 74-84.

[c]2000~2005 年的数据来源：疾病预防控制中心。

1990 年 1~12 月，HIP 进行了 114 次 HAI 暴发现场调查[132]。在 20 世纪 90 年代的暴发基本类似于 20 世纪 60 年代、70 年代和 80 年代的暴发（表30.2）——位于首位的仍然是血流感染；然而，20 世纪 90 年代以后肺炎上升到第二位，接着是手术部位感染、胃肠道感染和脑膜炎；与操作相关的暴发，主要以手术和血液透析为主。发生在 39 个国家和地区的暴发事件，更加表明了侵入性操作及其设备的使用越来越广泛，在传统的急症救护医院内外，引进的新产品也越来越多：81 次（71%）暴发发生在医院住院部，15 次（12%）暴发发生在独立的透析中心，9 次（8%）暴发发生在门诊，6 次（5%）暴发发生在长期照护机构，5 次（4%）暴发发生在家庭医疗照护机构[41-44]。在住院部发生的暴发中，23 次（28%）发生在 ICU，58 次（72%）发生在非 ICU 区域。总体而言，114 次暴发中的 44 次（39%）发生在血液系统，17 次（15%）发生在呼吸系统，10 次（9%）发生在外科手术部位，3 次（3%）发生在胃肠道；其余 34% 涉及两个或两个以上的系统。93 次（82%）暴发中，感染分别由细菌（61；53%）、分枝杆菌（12；11%）、真菌（10；9%）、病毒（8；7%）或寄生虫（2；2%）引起[132]。剩下的 21 次（18%）的暴发与内毒素或非感染性因素有关。非感染性疾病暴发，包括了透析患者铝中毒、乳胶过敏及外科手术患者一氧化碳中毒[133-135]。病毒感染暴发包括骨髓移植病房的医务人员甲型肝炎病毒感染、护理之家居民或透析患者的乙型肝炎病毒感染、肌注免疫球蛋白导致的丙型肝炎病毒传播，及在透析过程中或不慎输注 HIV 病毒污染的物质导致 HIV 的传播[83,132,136,137]。

在 20 世纪 90 年代调查的 114 次暴发中有 52 次（46%）与侵入性设备或侵入性操作有关。在住院部、门诊或家庭照护机构中，患者使用的透析器（10；43%）是最常见的侵入性装置，其次是无针血管内装置（7；29%）[41-44,138,139]。最常见的侵入性操作是手术（21；50%）、血液透析（16；37%）和心脏导管植入（3；7%）。114 次暴发中 20 次（17.5%）的暴发调查显示与受污染的产品有关，包括静脉麻醉药（9；8%），肠外营养液（5；4.4%）或血液制品（2；1.8%）。21 次（28.6%）感染性疾病暴发与多重耐药菌有关，包括多重耐药结核杆菌、耐万古霉素肠球菌（VRE）、对万古霉素敏感性降低的金黄色葡萄球菌（VISA）、耐万古霉素表皮葡萄球菌和产超广谱 β-内酰胺酶的大肠埃希菌和肺炎克雷伯菌[132,140-155]。在 20 世纪 90 年代影响最深远的暴发调查是发现了耐万古霉素肠球菌（VRE）与耐万古霉素金黄色葡萄球菌（VRSA）[154]。

2000~2005 年，CDC 开展了 40 次不良医疗事件的现场调查。其中 8 次（20%）的暴发调查显示，在住院患者中发生社区获得性的 MRSA 和 VRSA 感染的病例增多。此外，血液透析相关的细菌、病毒和真菌感染暴发一直对临床和公共健康造成影响。1996~2004 年，发生多次与成人主动脉瓣植入术、心包组织和肌肉骨骼移植有关的感染暴发[114,156-158]。这些调查的结果推动了 CDC、美国食品药品监督管理局（FDA）和美国组织库协会修订移植组织供体筛选、恢复尸体组织捐赠和组织库回收组织处理流程、为保证已被移植组织的质量而进行微生物测试等的相关指南。临床和公共卫生对患者安全的影响是巨大的——CDC 建议，外科医生应该尽一切可能对骨科手术中常规使用的异体移植组织进行灭菌处理,并在2004 年发表了《人体组织质量管理规范》[159]。CDC 的流行学调查涉及的流行性感染的解剖部位与地方性感染的解剖部位有显著差异(表 30.3)。

表 30.3　地方性感染与流行性感染方式与病原菌的类型比较

	地方性感染[a]	流行性感染调查(%)	
		1983 年 1 月至 1990 年 7 月[b]	1990 年 1 月至 1999 年 12 月[c]
感染部位			
肺	29	12	15
泌尿道	23	5	<1
血液	17	20	39
外科伤口	7	10	9
中枢神经系统	0	5	2
皮肤	0	13	2
胃肠道	0	18	3
肝(肝炎)	0	7	6
其他	24	10	13
总计	100	100	100
病原菌			
金黄色葡萄球菌	13	5	6
大肠埃希菌	12	<1	<1
凝固酶阴性葡萄球菌	11	<1	2
肠球菌	10	<1	7
假单胞菌属	9	16	<1
肠杆菌属	6	4	4
肺炎克雷伯菌	5	2	3
变形杆菌	0	<1	0
A 型链球菌	0	3	<1
黏质沙雷菌	0	5	5
沙门菌属	<1	2	<1
肝炎	<1	<1	4
念珠菌属	<1	5	<1
黄曲霉属	<1	0	4
分枝杆菌属	<1	5	11
其他革兰阴性菌	0	0	13
其他	34	48	36
总计	100	100	100

[a] 疾病预防控制中心,(美国)国家医院感染监测系统,1990~1998。

[b] 1980~1990 年的数据来源: Jarvis WR. Nosocomial outbreaks: the Centers for Disease Control's Hospital Infections Program experience, 1980 - 1990. *Am J Med.* 1991;91(suppl 3B): 101S.

[c] 1990 ～ 1999 年的数据来源: Jarvis WR. Hospital Infections Program, Centers for Disease Control and Prevention On-Site Outbreak Investigations, 1990 - 1999. *Semin Infect Control.* 2001;1: 74 - 84.

罕见微生物的感染暴发

虽然 CDC 的 HAI 暴发调查显示,涉及暴发的病原体最常见的有金黄色葡萄球菌、肠球菌、肠杆菌、非发酵革兰阴性菌或酵母菌,但更多的罕见微生物引起的暴发也不常见,如多重耐药结核分枝杆菌、美洲爱文菌、豕村菌属、支气管红球菌、皮疽诺卡菌、爱文菌属霍氏肠杆菌、基利恩斯支顶孢菌、厚皮马拉色菌属、月状弯孢菌、污泥梭状芽胞杆菌,人苍白杆菌,以及各种非结核分枝杆菌导致的感染,包括在美容院进行的修脚或足浴、内镜清洗和消毒不规范等其他的传播模式[113,114,156,160-167]。

这些暴发的概述可能反映了一个现象,HAI 因服务或位置(如 ICU 与非 ICU)的不同而有差异,大家更容易识别由罕见的微生物或有异常的抗菌药敏谱的普通微生物引起的群体性感染,而那些由不明显的药敏模式的常见病原体引起的群体感染则不太可能被认定为重大感染。而且,这些差异反映了一个事实,相对那些通过手、污染物或环境媒介来讲,由患者传给患者、患者传给医务人员或医务人员传给患者,直接或间接接触传播的地方性感染,有共同感染源或人体宿主的罕见微生物的异常暴发更容易被调查。

多医院间流行

在过去的 40 年里,随着医院专业的细化,多医院间感染暴发的可能性变得更值得关注,医院与医院之间的传播,把患者从长期照护机构转移到各种急症救护医院的院际传播或运送,可能造成更多的 HAI 暴发。更重要的是,虽然不太常见,遍布全国范围内的受污染的产品是公认的 HAI 危险因素。首先,一个医疗机构的感染病原体可能传播给另外一个医疗机构的患者,传播方式常为以下三种:① 有细菌定植或感染的烧伤或压疮患者转移;② 有细菌定植或感染的医务人员,包括住院医师及护理人员在医院之间轮转或活动;③ 在不同医院之间和医疗保健场所之间往来的医务人员的手部暂居菌。因为住院医师往来和重症患者的转移主要发生在大型的高校附属三级转诊医院,院际传播似乎经常发生在这些机构,而在小型社区医院之间则少见[117,132];事实上,1990～1999年,CDC 调查发现大约 2/3 的暴发事件发生在急症救护医院的住院患者[132]。然而,对急症救护医院、独立的专业机构、长期照护机构和家庭照护机构之间的区分界线比较模糊,在一个地区内的所有这些机构和场所,"流动"的护士和技术员、"走穴"医生及其他各种为医疗保健系统服务的辅助医疗人员的经营模式不断增加,无疑为 HAI 病原体在这些机构的患者和陪护人员之间传播提供了场所。第二种多家医院感染暴发的类型是,在患者护理中广泛分散使用的产品可能会同时导致多个医院的患者感染,或者因为在生产过程中产品受到污染,例如血液透析患者的透析过程中发生的溶血现象或腹膜透析液的固有污染[115],或者因为产品设计缺陷及常见的使用错误、发生在医院的使用过程中的污染[41,168]。使用时污染常常作为解释新推出的产品和设备引起的感染,虽然内源性污染仍然是公认的,但产品使用过程中的外源性污染更加常见[117,132]。

在 20 世纪 80 年代,一个未经许可的静脉内维生素 D 制剂的广泛应用导致了全国性的新生儿高死亡率的罕见疾病[124]。一些州认识到新生儿 ICU 发生的这种新型综合征,他们从源头即药品开始鉴定并促使 FDA 召回了该产品。同样,在五个州发生的血流感染暴发和手术部位感染暴发的根源是新推出的静脉麻醉药——异丙酚[129,130]。虽然每次暴发均由一种微生物导致,但是在不同机构病原体也不尽相同,包括金黄色葡萄球菌、肠杆菌属、莫拉菌属和白色念珠菌。对每个医院进行的现场流行病学调查证实,麻醉人员准备工作时该产品受到了污染。这推动了 FDA 和制造商,提醒用户在使用过程中必须严格执行无菌操作。家庭输液治疗的患者发生的血流感染证实,随着患者护理的新方法(例如家庭输液)的发展,采用新技术如无针设备来减少医务人员血液接触、评估患者并发症的风险变得更加必要[41,138]。这些经验凸显的事实是,感控专业人员应对新推出的产品或新操作相关的感染或毒性反应的可能性保持警惕。如怀疑此类问题,应立即通过州卫生部门向 CDC 和 FDA 报告。

与器械和药物相关的暴发

随着医疗保健水平的发展,患者的治疗中引入了越来越多的复杂和更具侵入性的器械和治疗方法。同时,CDC/HIP 调查了各种各样的医疗设备和药物导致的疾病的暴发,这些设备和药物因被细菌、真菌和病毒污染而导致感染的暴发(表 30.4)。有机和无机的毒素也可能是导致疾病群发的污染物。对于可重复使用的器械,在再处理过程中未达到消毒水平是常见的感染传播扩散机制。用于多个患者的设备,如支气管镜、内镜、呼吸机,在患者之间使用的时候,如果不妥善处理,则可被微生物污染而成为暴发的源头。可重复使用物品和一次性使用物品可能因误用、误操作或制造缺陷而导致感染暴发。对某些设备而言,它的一个设计的功能可以令用户在使用过程中不可避免地遭受污染或者在使用者之间很难得到充分的消毒,这种情况也不是不可能的。因此,当关注聚集性感染时,重点应考虑在感染暴发之前是否有任何设备、使用说明或消毒程序的改变。

表 30.4　医疗器械与设备相关特定暴发的特征及污染物名称

污 染 物	临床症状	感染源推断
革兰阴性菌		
不动杆菌属	RTI	机械通气设备
	RTI	呼吸机回路/复苏气囊
	RTI	峰流量计
洋葱伯克霍尔德菌	BSI	主动脉内球囊反搏
	BSI	压力传感器
	RTI	雾化器
	RTI	呼吸机温度探头
弗氏柠檬酸杆菌	BSI	无针 IV
产气肠杆菌	BSI	气道吸引装置
阴沟肠杆菌	BSI	无针 IV
	BSI,PR	透析机(废物处理)
黄杆菌属	BSI	压力传感器
肺炎克雷伯菌	BSI	无针 IV
	BSI	透析器
	RTI	呼吸机回路
铜绿假单胞菌	RTI	吸引管
	RTI	雾化器
	RTI	支气管镜
	眼内炎	晶状体乳化器
	UTI	尿流动力学检查设备
纽波特沙门菌	胃肠炎	内镜
液化沙雷菌	UTI	尿流动力学检查设备
黏质沙雷菌	BSI	压力传感器
	RTI	支气管镜
	UTI	尿液引流盘
	BSI,粪便定植	内部分娩力描记导联
	伤口,UTI,RTI,BSI	心电图导联
少动鞘氨醇单胞菌	RTI,UTI	吸引管
	RTI	呼吸机温度探头
嗜麦芽窄食单胞菌	BSI	压力传感器
	RTI,BSI	呼吸机设备
混合革兰阴性菌	BSI	压力传感器
	BSI	透析机
	BSI	透析机(WHO)
	BSI	透析器
	BSI	胆道内镜
革兰阳性菌		
蜡样芽胞杆菌	RTI	呼吸机回路
表皮葡萄球菌	BSI	输液连接器
金黄色葡萄球菌	伤口感染	胸骨锯/拉钩
分枝杆菌		
龟分枝杆菌	全身性感染	透析器
	RTI	支气管镜
	皮肤软组织感染	喷射注射器
结核分枝杆菌	RTI	支气管镜
真菌		
近平滑假丝酵母	BSI	压力传感器
	人工瓣膜心内膜炎	旁路机
多假丝酵母菌	BSI	逆行静脉输注系统
弯孢菌叶斑病	盐水填充硅胶乳房植入物	不适当储存的盐袋

续 表

污 染 物	临床症状	感染源推断
病毒		
腺病毒	流行性角结膜炎	气压式眼压计
人类免疫缺陷性病毒	传播	血液透析通路针
乙型肝炎病毒	传播	脑电图导联 手指穿刺血监测装置
丙型肝炎病毒	传播	手指穿刺血监测装置
毒素		
铝	血清水平升高	透析液
氯胺	溶血	水/透析液
内毒素	PR	透析器
氟	瘙痒、心律失常、非特 异性症状	水处理系统
过氧化氢	溶血	水/透析液
微囊藻毒素	肝坏死	水
叠氮化钠	低血压	水

RTI,呼吸道感染;BSI,血流感染;IV,静脉注射;PR,热原反应;UTI,
泌尿道感染;HIV,人类免疫缺陷性病毒;HBV,乙型肝炎病毒;HCV,
丙型肝炎病毒。
资料摘自美国疾病预防控制中心档案馆。

许多不同种类的微生物和毒素均可导致与器械相关感染的暴发(表30.4)。在细菌中,革兰阴性菌是最常见的,被污染的自来水可以导致多种革兰阴性菌性感染。非结核性杆菌也可与自来水污染有关。在使用接触血液和/或其他体液的物品过程中,如不妥善处置,可能传播血源性病原体。

常见的暴发病原微生物的污染和传播机制,包括重复使用一次性使用器械,以及对复用器械消毒灭菌不过关。预防和控制疾病取决于对器械执行规范的消毒或灭菌。药物内源性污染(即在制造过程中被污染)或外源性污染(打开使用容器或瓶子时被污染)可导致许多的暴发。防止内源性污染的建议:制造商应坚持药品生产和质量管理(GMP)和其他适用的 FDA 法规。由此,疾病预防控制中心提出防止外源性污染的建议和指导,包括制备和管理药物过程中严格遵守无菌技术,尽可能使用单剂量药物,并遵循制造商有关的正确存储和保质期的建议。

虽然医疗保健相关的沙门菌感染可以在人与人之间传播,早期医疗机构沙门菌暴发与共同的食品来源有关,但 CDC/HIP 调查表明 ICU 内的沙门菌暴发与感染控制措施和器械使用有关[132]。一项关于假单胞菌感染的调查发现,与聚维酮碘溶液受到了该菌的污染有关[169];其他假单胞菌的感染都可追溯到另外完全不同的来源(例如神经外科患者的脑室外装置)[170]。革兰阴性杆菌引起的血流感染暴发已追溯到的原因多种多样,包括消毒不当的动脉压力监测传感器、输注血小板、肥皂、受污染的多剂量瓶、医院药房的配药机,甚至医院人员的

配备[54-56,66,118,119,171]。

由 CDC 调查的暴发存在大量的选择偏移。首先,必须先确认机构水平(如医院、门诊、家庭)。一旦暴发,当地的专业知识水平直接影响了暴发机构是否会寻求或要求 CDC 的帮助。其次,如果已确认机构水平,并引起州卫生部门的重视,在州政府层面,专业人员可以确定州是否同意医院申请 CDC 协助的请求。CDC 不是一个监管机构,因此,需要由医疗机构的管理和感控专业人员、地方和州卫生部门邀请 CDC 参与现场调查。最后,如果邀请 CDC 协助进行现场流行病学调查,多个因素将决定 CDC 的响应:① 对公共健康的潜在影响及对患者安全的影响,例如一个暴发可能与产品相关或导致极高的发病率或死亡率,CDC 将尽一切努力回应;② 无论暴发是由罕见的病原体引起还是常见病原体引起,但有异常的特征(例如不常见或罕见的储存库或传播模式);③ 训练有素的人员及时前往该场所支援的有效性;④ 调查是否可以推进医疗保健流行病学的发展。

所有的调查都需要协同努力,当地、州和联邦工作人员密切合作的工作关系对事件的调查大有益处。这些和其他选择的偏移,无疑有助于本章所描述的 HAI 流行的概况。最有价值的是,通过调查在暴发中各种病原体最常见的储存库和传播方式,从中获得感染控制的知识。这些数据有助于感控专业人员将预防控制的重点放在最有可能遏制持续暴发的领域上。

一般情况下,暴发中病原体的传播模式可以分为前文中描述的几种:① 共同的感染源;② 人体宿主(携带者);③ 交叉感染(人传人);④ 空气传播;⑤ 其他环境(例如污染物、外在或内在的污染药物或新引入的医疗设备类型);⑥ 不确定的传输模式。Diekema 等在最近的一份报告中指出,疾病的暴发,根据定义,是"特殊原因"的事件,本应是可以预防的,但几乎总能反映出医疗机构在感染控制和预防实践方面的薄弱环节[146]。然而,暴发的原因比上面提出的分类和意见更为复杂,特别是,感染和疾病的最终发生是患者、病原体和环境(医疗保健场所)多方面相互作用的结果。一项 CDC 对医疗保健机构疫情暴发的评价表明,虽然感染控制措施执行不到位能起一定作用,但如果一系列事件(包括感染控制措施)同时出错时,那么必然出现暴发。因此,复杂的事件,或两个、两个以上的因素的失败,包括医务人员不洗手/不执行手卫生和感染控制措施;人员编制不停变动;相对于工作人员编制水平,ICU 内的患者数意外增加;使用多种侵袭性器械的重症患者数意外增加;癌症、治疗或疾病引起的免疫抑制;实验室质量控制失败;通风系统无法在正压手术室中的保持负压力差;肥皂、药物、瓶子、异体移植组织或装置不慎被污染(内在或外在的);手术技术差;训练不足的人员;为了微生物培养质控而无意实施的抑菌作用,甚至曲解现有的感染控制指引,都能促进已经在医疗机构中流行的微生物及患者、工作人员甚至是家属或最近引入的设施所携带的定植菌的传播[12,25,50-53,63,147-149]。因此,当暴发按照传播模式分类时,通常某些特定患者群体的部

位-病原体的组合,肯定会变得明显,这些部位-病原体组合的知识,通过专注于最有可能的感染源、传播方式和假设的发展,可促进初步调查工作的开展。

当然,最危险的是医院流行病学家在原有部位-病原组合知识的基础上草率地做出因果关联的推论。例如,虽然沙门菌感染暴发可以在人与人之间传播,既往医疗保健机构中的沙门菌暴发与共同食品中沙门菌污染有关,ICU 的沙门菌感染却可以追溯到感染控制措施和设备的使用[113]。洋葱假单胞菌的聚集性感染提醒感控专业人员应警惕污染溶液致病的可能性,包括消毒剂如聚维酮碘溶液[150];然而,假单胞菌属感染已追溯到另一个完全不同的来源(例如神经外科患者使用的脑室外设备)[151]。虽然对内镜手术相关的非结核分枝杆菌感染暴发一定会审查内镜消毒/灭菌的操作、自来水水源及内窥镜清洗机污染的原因,但非结核分枝杆菌与其他传播模式,包括吸脂、指甲美容中心的足浴或美甲、足疗有关[145,152-156]。同样,A 型链球菌手术部位感染几乎都是源于个体携带者,带菌部位包括直肠、阴道、头皮或其他部位[157];因此,必须查明传播的基本原因。革兰阴性杆菌引起的血流感染暴发可追溯的原因有很多,包括使用消毒不当的动脉压力监测传感器、输注血小板、肥皂和污染的多剂量瓶,医院药房的配药机,甚至工作人员配置[12,50-53,99,101,158]。因此,在任何暴发调查的过程中,需要在流行病学调查的背景下对部位-病原体的组合知识进行评估。流行病学方法可以用来调查和关联暴发的主要因素,是了解感染的获得和传播机制,并识别潜在危险因素必不可少的手段。

在开展一个暴发调查时,上述讨论并没有减少使用部位-病原体组合知识作为一个先例的重要性。例如军团菌肺部感染的聚集性暴发或侵袭性曲霉菌手术部位感染,特别是在免疫功能低下的患者中,会促进开展关于空气传播的环境来源的调查[159,160]。结核分枝杆菌 HAI 暴发患者或结核菌素皮肤试验阳性的医务人员的聚集,会导致开展对结核病患者的鉴别和隔离措施的评价、隔离室的压差的评价,和检查医务人员呼吸保护装置的使用[122,123,126,128,161,162]。识别感染或定植 VRE 的患者,会导致对相关感染控制措施进行重新评价,洗手/手卫生、隔离的操作和流程、抗菌药物的使用,以及目前是否正在全面实施这些建议[129]。

地方性和流行性感染最常见的原因都是交叉感染,即微生物从医务人员传给患者、医务人员与医务人员之间相互传播、患者传给医务人员。虽然几乎所有的微生物都可以通过交叉感染进行传播,但革兰阴性菌和金黄色葡萄球菌是最常见的类型。病毒引起的 HAI 暴发,常发生在儿科,也常由交叉感染引起。因此,HAI 暴发可接受的预防和控制措施,要求医院的流行病学家认真看待和分析机体、致病因子和环境之间的相互关系。与家属、患者、律师、管理者的理解必须与医务人员评估的一样,虚弱的患者,如早产或是年老患者、有严重的先天性畸形、糖尿病或终末期呼吸、肝、肾或心脏疾病,留置多个医疗装置,或经历了一次重大手术,或其他侵入性操作,将特别容易发生 HAI。

假暴发

并不是所有 HAI 暴发的聚集性报告都构成真正的疾病流行。实验室中与临床研究结果不一致的阳性结果数量增加,监测系统发生变化,或是实验室方法改进,都会出现 HAI 的假暴发[165,166]。Weinstein 将假暴发定义为,假性感染的真聚集或真性感染的人为聚集[167]。1956～1975 年,CDC 调查的 181 个 HAI 暴发中 20 个(11%)为假暴发[167]。大约有一半的假暴发都归因于微生物学的处理错误。剩余的假性暴发被追踪到是由于系统的错误,或感染定义的变化,导致临床感染的误诊,或与感染报告相关监测的人为现象。

1980～1990 年,由 CDC 调查的暴发中有 6% 为假暴发。其中,75% 被查出是产品污染,12.5% 被追查到环境污染,12.5% 被追查到在实验室操作过程中培养污染。1990～1994 年,只有 1 起(1.5%)是假暴发,因内镜清洗机偶发分枝杆菌污染,从而导致支气管镜的偶发分枝杆菌污染[153]。Manangan 和 Jarvis 报道,CDC 最近的关于假暴发调查的评论中,1990～2000 年 CDC 人员现场调查的 104 起 HAI 暴发中,11 起(11%)为假暴发,涉及龟分枝杆菌、少变家村菌、阴沟肠杆菌、洋葱伯克霍尔德菌、粪肠球菌感染,或戈登分枝杆菌[166]。Weinstein 和 Stamm 回顾 1956～1975 年发生的 20 次假暴发中,最常见的疑似感染部位,是血液系统(20%)、呼吸道(20%)、胃肠道(20%)、组织(15%)、肝脏(15%)或中枢神经系统(5%)[167]。Cunha 和 Klein 回顾了 1976～1989 年间的 66 次假暴发,最常见的疑似感染部位,是血液系统(53%)、呼吸道(20%)、中枢神经系统(11%)或组织(5%)[168]。Manangan 和 Jarvis 回顾在 1990～2000 年的 86 次假暴发中,最常见的感染部位是呼吸道(37%)、多个部位或无菌体液(24%),或血液系统(23%)[166]。在美国,呼吸道感染假暴发超过了血流感染假暴发[166]。

医疗相关假性血流感染暴发的最常见的两种原因,是内在的或外在的标本污染,或实验室测试程序错误和结果曲解[166]。Cunha 和 Klein 发现微生物相关假性血流感染最常见的病原体,是芽孢杆菌、假单胞菌属、链球菌属[168]。Maki 描述了发生以下四种场景时应怀疑血流感染假性暴发:① 当有聚集性的新的或异常的病原体血培养阳性时;② 当感染患者的症状和体征与血流感染不持续一致时;③ 当假定的血流感染流行是原发的(即不是从局部疑似感染部位中分离出来的);④ 当 BSI 处于无法解释的高水平[169]。

呼吸道感染假暴发的最常见原因,是污染的设备和内镜或支气管镜自动清洗机的使用[168]。在几个假暴发中,潜在原因包括使用不当、清洗器故障,或储藏柜或镜头污染[166]。Manangan 和 Jarvis 认为,这些设备的使用者应仔细阅读使用说明和消毒建议。此外,CDC 发布了清洁、消毒和检查这些设备的指南,并监测异常的微生物聚集发生[170]。

1990～2000 年,共有 9 例组织感染的假暴发报告,均发生在北美。5 起假暴发涉及标本转运培养基的污染、标本管污染,或制备标本的溶液污染;2 起假暴发涉及结核菌素皮肤试验使用的结核菌素纯蛋白衍生物(PPD),包括制造商的错误和不正确的 PPD 使用剂量引起[166]。

1990～2000 年报道的 21 起多部位或无菌体液的假暴发,涉及血或脑脊液污染和多种的微生物污染,7 起暴发是因为在收集、运输或处理过程中标本的污染;5 起是由实验室硬件或软件故障导致[166]。

一般情况下,假暴发与系统的错误、用于监测感染的定义发生变化、感染的误诊,或感染监测工作人员的报告有关。此外,许多假暴发可以追溯到污染的器械或器械的使用程序和清洁方法,或在标本采集、运输、加工过程中及其他实验室错误偶然造成的微生物标本污染,或与新引进的计算机软件和硬件的故障有关,或与药敏试验的质量控制问题有关。因为调查假暴发而增加的成本(人力和财力)和对调查的顾虑,感控专业人员和医院流行病学专家势必要对确认、调查、预防和控制假暴发十分熟悉,并且意识到假暴发可能是由于诊断和报告错误、受污染的器械或实验室失误所致,正如 CDC 的调查中所反映的那样。

与特定环境相关的暴发

由 CDC 调查的 HAI 暴发经常被追溯到环境污染源。环境提供了机体和致病因子相互作用的背景,并包含了影响广泛传播的因素。在医疗环境中,机体、致病因子和环境三个组成部分的互相作用,产生了各种各样的 HAI 形式。环境因素包括了各类环境(例如 ICU、门诊、长期照护机构或蓄水池)、饮用水、废物处置和医疗设施。军团菌肺部感染或侵袭性曲霉菌属伤口感染的聚集性暴发,特别是在免疫功能低下的患者,引起了人们对上述细菌通过空气传播的研究[172,173]。医疗获得性的结核分枝杆菌的患者和结核菌素皮肤试验阳性的医务人员的聚集性发现,导致人们对结核病隔离措施、隔离室的压差测量和医务人员的呼吸防护设备使用进行了重新评估[140,141,144,146,174,175]。医院获得性的麻疹或水痘暴发是因为易感患者和工作人员暴露在未进行适当隔离的感染者前[176-178]。环境的干扰,如天花板瓷砖、防火材料、医院的建设和改造、通风道的鸟粪和污染的地毯,都与真菌感染暴发相关[160,172,173,179,180]。发生在门诊手术中心的感染暴发可以说明,所有的医疗场所中,一个运作良好的加热通风和空调系统(HVAC)的重要性,并发现与 HVAC 的间歇操作有关。HVAC 系统在关闭 4 日后重新启动,是一周内首例接受手术的患者发生支顶孢属眼内炎的危险因素[160]。嗜水革兰阴性菌,如铜绿假单胞菌、洋葱伯克霍尔德菌、嗜麦芽窄食单胞菌、皮氏罗尔斯顿菌、黏质沙雷菌、不动杆菌属或肠杆菌属的暴发,都通过水、血液透析排水口、雾化器、压力监测设备、HVAC 系统和吸入装置的接触直接传播,或通过医务人员的手、护手霜、肥皂或漱口水接触间接传播[180-183]。其他的调查发现使用电子温度计与耐万古霉素肠球菌或艰难梭菌的传播有关[180]。

特定暴发推动或证明了国家的效力

指南/建议

1990～1992 年,HIP/EIS 人员协助调查了 11 次医疗机构中患者和/或医务人员的结核杆菌传播造成的 HAI 暴发。每一次暴发中传播的危险因素各不相同,包括未能及时识别和隔离传染性肺结核患者;未能隔离或限制传染性肺结核患者的活动范围;隔离室的空气保持正压;空气从感染肺结核患者所处的诊所或房间,循环到包括护士站在内的其他区域;在耐多药的结核病患者已经被隔离并接受抗结核治疗 48～72 h 后,允许他们离开隔离病房参加社会活动,如去公共浴室。医务人员未能及时报告符合肺结核的临床症状或医务人员未能佩戴合适的呼吸保护装置[140-146]。

这些疾病的暴发,引起了人们开始关注 CDC 公布预防结核病传播的指导方针是否真正奏效。在三个调查中,对多重耐药结核杆菌暴发的医疗机构实施的控制措施进行了评估。在这三个调查中,后续的研究证明,当 CDC 的建议得到全面执行时,多重耐药结核杆菌的传播被终止或显著减少。各种研究表明,由于这些暴发,在联邦医院的结核病感染控制措施已经得到明显的改善,药物敏感或多重耐药的结核杆菌的 HAI 暴发已经减少,并且在许多但不是绝大多数的地区,医务人员结核菌素皮肤测试阳性的风险与其周围社区的非医务人员的风险是相同的[184,185]。这些最初的暴发调查促进了 CDC 修订结核病防护建议,并提出了长期隔离传染性肺结核患者和医务人员采取呼吸防护(佩戴 N95 口罩)的现行建议。

在 1993 年,CDC/HIP 关于 VRE 定植或感染的调查,记录了 VRE 感染的主要危险因素是疾病的严重程度、基础疾病、静脉输注万古霉素和抗菌药物治疗的住院日数。随后的调查记录了临床微生物学实验室在 VRE 检测的重要性和一些当时自动化系统如何误诊或未能识别出 VRE[151]。此外,它表明肾脏病患者感染 VRE 的风险增加[149,150]。所有这些研究报道指出,对 CDC 的接触隔离建议的依从性差,特别是医务人员在接触一个 VRE 定植或感染的患者或他们周围的环境前后未能进行洗手。这些初步的研究为 CDC 提出防止耐万古霉素扩散的建议提供了重要的数据。因为 VRE 感染暴发的迅速出现,这些发生暴发的医疗机构启动了一些干预研究,首先,尝试在整个机构范围内控制 VRE 蔓延。其次,控制措施主要集中在高风险的肿瘤科病房,在那里大约 30% 的患者在任何时间内都有 VRE 定植和很高的 VRE 血流感染率。干预措施包括主动监测培养,对患者和医务人员的 VRE 教育,VRE 阳性和阴性患者分别集中在各自的独立区域,并强制执行 CDC 的建议。这些措施使得 VRE 定植和感染率致明显降低。随后,社区医院也推行类似的干预措施,也同样使 VRE 的感染和定植率降低[149]。

HAI 的 后 果

读者阅读 HAI 科学文献会受到冲击,这些超大量的文章描述了许多感染的不良后果,如住院时间延长、额外的住院费用或收费、附加住院医疗需求、昂贵的抗菌药物、潜在成本、丧失劳动力、长期的后遗症、无法治愈的感染与感染相关的死亡等。对急救中心、长期照护机构和家庭照护机构之间的分类模糊，使得问题本身和问题的解决方案更加复杂。这些研究的重要性源于以下两个因素：首先，与大多数其他医疗保健服务机构相比，传统的医院不能够直接向患者或其保险运营商收取用于监测和控制 HAI 的费用。其次，很难证明通过执行这些程序，有多少 HAI 是可以预防，以及执行程序的成本效益。因此，估计 HAI 对患者的负面影响，以证明开展和维持一个预防性计划的支出，对医院来说已经是必要的或至少是非常有帮助的。最常研究的不良后果是归因于感染的死亡和费用。

虽然 CDC 的数据证实，在美国的医院中，涉及 4 个主要解剖部位的 HAI 发病率在减少，与此相反，在长期照护机构和家庭照护机构的 HAI 发病率和耐药性病原体感染的发生率逐渐增长。全国范围内估算归因于 HAI 的死亡人数，在过去的 30 年里不断增加，从 20 世纪 70 年代报道的 19 000 人/年（CDC 未发表的数据），到新千年的开始已增加到大约 100 000 人/年[3]。尽管有明确证据证明 HAI 监测和控制程序的有效性，且越来越多的医学文献证明，实施 HAI 病原体监测和感染控制项目的费用，大幅抵消了减少 HAI 发生的费用结余，但医疗主管部门似乎仍不愿意彻底从哲学上和经济上承认筛选和监控 HAI 病原体的总体预防措施方案。

家庭照护是目前医疗保健增长最快的组成部分：在美国，大约 3 400 万人目前在接受家庭照护，CMS 支付不断增加的费用（1988 年 20 亿美元，1999 年 200 亿美元，2001 年 450 亿美元）。患者与医务人员在家庭照护机构、长期照护机构、门诊服务、急救中心的行为和相互影响，证实了很少有家庭医疗保健公司指定监控人员，也说明了在美国 HAI 发病率不会很快并急剧地降低，除非有医疗保健公司和管理人员的共同努力，这些管理人员包括医院、长期照护机构、家庭照护机构，他们的财务循证证据可以证明预防措施，如 CDC、美国医疗保健流行病学协会（SHEA）、美国感染控制与流行病学专业协会（APIC）提出的建议或指南确实有效[186,187]。

HAI 的预防与控制

地方性和流行性 HAI 是可以预防的，这一观点在不断地被重申，包括早在 Semmelweis 时期，一些里程碑式的报告；过去 20 年中发表的无数研究表明，用水和肥皂或免洗手消毒剂进行手卫生，对导尿管、呼吸机、血管内导管和外科手术伤口进行适当的护理都有明确的效果和益处；CDC 出版了大量循证感染控制指南；SHEA、APIC 和美国感染病协会发布了相应立场文件。

虽然主要解剖部位总 HAI 发病率已经下降，但耐药病原体引起的感染却在增加。因此，在 21 世纪的第二个 10 年中，抗菌药物耐药性的控制与在医疗机构中耐药病原体的传播控制和它们所致的感染，仍然有着密不可分

的关系。Muto 强调了问题的严重性，他指出"只要美国 CDC 已经监测到多重耐药菌引起的 HAI 流行，那么它已经在增加了"[188]。

那么，我们该怎么办？事实上，毫无疑问，我们从未像现在一样如此关注已公布的循证资料，关于哪种干预措施对控制医疗相关的抗菌药物耐药的病原体的传播是有效的。例如 1995 年医院感染控制实践咨询委员会（HICPAC）发表了预防和控制万古霉素耐药指南[189]。虽然在 VRE 暴发调查之后才实施了这些指南，但在解决这些暴发的问题中仍起了不小的作用，没有发表的研究结果显示，如何实施 HICPAC 的指南可导致全国医疗机构的 HAI 发病率降低，特别是对由耐药菌引起的感染[150,190]。

医学文献里关于多重耐药菌引起的 HAI 控制已讨论了几十年，但在大多数医疗机构内，很少有控制耐药菌，特别是革兰阴性细菌引起的 HAI 的证据。各种已发表的文献，实际上有助于解释这个失败，因为医疗机构已经实施了很多已发表的关于 HAI 的控制措施，这些医疗机构已经开展实施新的控制程序或已基本无效的程序。此外，尽管所有的资源都投入到全国医疗机构 HAI 监测活动中，但一个医疗中心和另一个医疗中心的监测活动仍然有本质区别，有效的控制措施的使用并不一致（例如未执行监测培养/测试建议），或医疗机构未使用有效的措施，因为在开始和维持这些措施时，未得到医疗保健公司和管理者的委托而失败。另外，这似乎非常符合优化抗菌药物的使用，并检测、报告和控制耐药病原体传播的目标。1996 年，Goldmann 等发现，国家医生很少彻底研究国家指南，即使指南被阅读，也很少被纳入日常实践[191]。他们接着说："成功取决于医院的领导层——董事会成员、行政人员和医疗专家——使抗微生物耐药性运动成为战略优先事项。在医院全体人员的努力下提高质量。"[191,192]持续到目前，预防和控制 HAI 的失败反映出对这个问题的严重性认识不足，体现在众多的出版物上，就在 2013 年仍然有报道，医生的手卫生依从性普遍低于 50%。

在感染控制学会的年度会议和医学期刊上发布了很多报道，这些报道反复表明，通过实施 SHEA 的指南去控制地方性或流行性 MRSA 和 VRE 感染，强调主动检测和隔离，特别是接触预防措施，而不是标准预防措施。事实上，CDC 未曾提供过任何循证资料，说明标准预防措施和被动监测活动可以控制 MRSA 和 VRE 的传播[193]。

SHEA 指南的原则基于如何识别和遏制传播的扩散：① 主动监测培养/测试，以确定感染源；② 日常手卫生习惯；③ 对已知或疑似的患者实施防护措施，当患者发生流行病学上有重要意义的耐药菌的定植或感染时，如 MRSA、VRE 或多重耐药革兰阴性菌；④ 抗菌药物管理程序的执行情况；⑤ 去定植或抑制定植的患者。各种研究已证实，入院时筛查 MRSA 定植患者可以提高干预措施实施程度，达到减少感染的目的[193,194]。虽然现在有越来越多的证据表明，主动监测培养/测试可以减少 MRSA

和 VRE 感染的发生,SHEA 指南描述的程序是有效且具有成本效益的,但不同的研究得到不一样的结果,与急性病医院不同的监控活动,完全不同的控制措施和程序,不同的病例组合等情况相关联,对住院人群 MRSA 广泛筛查的建议可能不适合每一个医疗机构[153,194-197]。此外,问题依然存在,对 SHEA 指南列出的实践原则执行情况既不一致也不可靠。这个现实促进了美国医疗保健促进会(IHI)为降低 MRSA 感染而开展"500 万人运动"[198]。MRSA 干预运动提出的五个关键的护理组成部分,这五个部分很小,但很必要:① 手卫生;② 环境和设备的清洁;③ 主动监测试验;④ 感染和定植患者的接触预防措施;⑤ 设备集束化措施(例如中心导管和通风设备的集束化管理)[198]。

总之,在 ICU 实施耐药菌主动监测培养/测试,隔离定植患者,是控制 HAI 的一种非常有效的策略。然而,单纯基于以前的检测结果而采取隔离,至少对 VRE 或 MRSA,似乎没有什么好处。对通过常规临床培养被确认为定植的散发患者采取标准预防措施和隔离,效果甚微。医疗保健专业人士和医疗保健管理者现在的责任是,明智地将投资放在预防计划上,以提高目标地区现有的监控活动,以预防不可避免的发病和死亡。然而,医院流行病学家和 CDC 也有责任评估 SHEA 指南中关于急性病医院的革兰阳性菌、革兰阴性菌和真菌控制项目的有效性和成本效益。巨大的挑战仍然是控制急性医院 HAI 病原体的传播,并在长期照护机构和家庭照护机构中进行类似的评估和策略。这些挑战包括制定统一监控的定义和操作手册,针对长期照护机构和家庭照护机构的非惩罚性的 HAI 报告制度;识别这些场所需要关注的高危感染(例如血流感染、肺炎或手术部位感染);确定相关的分子和分母以计算这些场所器械相关的感染率。在今后的一段时间内,家庭中获得的 HAI 仍然是未知的,通过专注于特定高危的感染,这些挑战可能会被削弱。

第 31 章

尿 路 感 染

Carol E. Chenoweth ■ 潘 瑜 译 ■ 罗万军 徐子琴 葛茂军 审校

尿路感染(UTI)是最常报告的医疗保健相关感染(HAI)之一,占所有 HAI 的 40%[1-3]。绝大部分医疗保健相关尿路感染(70%)与导尿管有关,在重症监护病房(ICU)中这个比例更是高达 95%[4,5]。如今,医疗护理工作中广泛使用导尿管,特别是在 ICU、长期护理机构,居家护理患者中使用也不断增加[4,6,7]。高达 25% 的患者会在住院某个时期使用导尿管[8,9]。美国疾病预防控制中心(CDC)估计:2007 年美国医疗机构中有 13.9 万例导管相关尿路感染(CA-UTI)发生。

CA-UTI 会增加患病率、病死率和医疗费用。即使在控制原有疾病的严重程度和其他并发症之后,CA-UTI 也会造成额外病死率。更重要的是,尿路来源的医疗保健相关血流感染病死率高达 32.8%[10,11]。一例 CA-UTI 估计花费 600 美元;如继发了血流感染,治疗成本会增加到至少 2 800 美元[12]。CA-UTI 每年造成全美1.31亿美元的额外医疗费用。

因为 65% ～ 70% 的 CA-UTI 是可以预防的,自2008 年 10 月以来,医疗保险和补助服务中心(CMS)不再支付医院获得的 CA-UTI 的治疗费用,预防 CA-UTI成为绝大多数医院优先考虑的问题[13]。本章对 CA-UTI 的发病机制、流行病学和预防措施进行综述。

发 病 机 制

微生物易黏附于导尿管的管壁内外,分泌由黏多糖构成的基质,包裹自身而形成生物膜[2,14-17],微生物便将借助这层生物膜附着于管壁内外表面。微生物通过两种途径进入导尿管形成生物膜:管外途径及管内途径(图 31.1)。管外途径的病原菌多源于患者自身,如来自患者胃肠道或定植于患者会阴部。在插入导尿管时,微生物可直接侵入管腔,或是通过管壁外表面包裹的黏液鞘移行侵入[2,18]。有研究表明,使用导尿管,并发生菌尿症的女性患者中,有70%的患者管外途径进入的微生物造成的[18]。在最近的一项对 173 名导管相关尿路感染患者的前瞻性研究中发现,有 115 例(占 66%)的感染是由管外途径获得的[18]。

当导尿系统的密闭性失效,或是集尿袋受污染时,病原体微生物会顺导尿管管腔侵入,引起管腔内感染[2,18,19]。这些病原菌通常是外源性的,如(HCW)医务人员手卫生执行不力所致的交叉感染[2,19,20]。集尿系统腔内污染通常占导管相关尿路感染的 34%[18]。总之,一旦微生物黏附并开始繁殖,由其分泌的含糖蛋白的细胞外基质形成膜

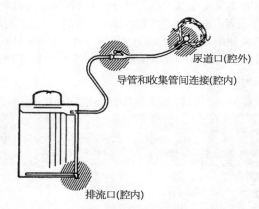

尿道口(腔外)
导管和收集管间连接(腔内)

排流口(腔内)

图 31.1 导管相关尿路感染病原菌的侵入途径

状,将会包裹微生物[2,14-17,21]。

生物膜内的细菌增长速度比浮游菌缓慢得多,但也能分泌化学信号,产生调节菌群密度的基因表达[2,14-17,21]。1～3 日内微生物即可通过管壁内表面形成的生物膜移行入膀胱,而群集生物如奇异变形杆菌则更快。大部分生物膜由单一细菌组成,但也可能包含多达五种病原菌[2,22]。有些病原菌,如斯氏普罗威登斯菌属、假单胞菌属、肠球菌属、变形杆菌属都可在尿液中存活 10 周之久,而其他菌株则随其自己的生长周期自然消亡[2,22]。一些研究表明,从导管培养出的浮游菌并不能反映生物膜内菌群的生长状态[2,22]。变形杆菌属、铜绿假单胞菌属、肺炎克雷伯菌属和普罗威登斯菌属都可水解尿液中的游离氨。结果导致尿液 pH 增高,形成多种矿物质,如羟基磷酸钙或鸟粪石。而这些沉淀的矿物质堆积在导管内的生物膜上,形成"壳"[21,23]。这些"壳"聚集在一起,便完全阻塞了尿液的流出,或者成为肾脏结石的巢穴[24,25]。

泌尿系统的生物膜对抗菌药物有一定拮抗作用[26,27]。首先,生物膜由大量胞外基质包裹,可阻碍抗菌药物的渗透。如环丙沙星和妥布霉素对生物膜的渗透力极弱。其次,生物膜内细菌生长速度慢,对抗菌药物的作用有抵抗力[23,26,27]。最后,生物膜内细菌产生的化学信号能调整基因以改变抗菌药物的分子靶点[23]。综上所述,生物膜上述特点对导管相关尿路感染的预防和治疗有重要的影响。

微生物病因学

微生物病原体流行病学

肠杆菌科,包括大肠埃希菌、克雷伯菌属,是最常见

的导管相关尿路感染(CA-UTI)的病原菌(表 31.1)。在重症监护病房则更多的是其他病原菌,如铜绿假单胞菌、肠球菌、念珠菌属[1,11,28]。从欧洲医院的报告来看,除假单胞菌属外(仅 7% 的尿培养检出该菌),CA-UTI 的病原菌与医疗保健相关 UTI 的病原菌类似[29]。美国国家医疗安全网(NHSN)数据显示:2009～2010 年,分别有 29.1%(ICU)和 33.5%(非 ICU)的大肠埃希菌属导管相关感染患者,表现出对喹诺酮类的抗药性[30]。另外,CA-UTI 患者中 24.6%～29% 的克雷伯菌属和 11.5%～13.2% 的大肠埃希菌产超广谱 β-内酰胺酶。与此同时,CAUTI 患者中分离的克雷伯菌属有 15.2%～17% 对碳青霉烯类药物耐药[30]。长期急性照护医院(LTACH)CA-UTI 患者中耐药肠杆科细菌的流行程度与急性照护医院 ICU 类似[28]。

表 31.1　导管相关尿路感染的病原微生物

	LTACH 2009～2010 %(排名)	MICU 2009～2010 %(排名)	NHSN 2009～2012 %
大肠埃希菌	14(3)	20(2)	26.8
念珠菌属	10(5)	28(1)	12.7
肠球菌属	14(3)	15(3)	10.3
铜绿假单胞菌	19(1)	11(4)	11.3
克雷伯菌属	17(2)	10(5)	11.2

LTACH,长期急性照护医院;MICU,内科重症监护病房。

1975～1984 年,肠球菌是医疗保健相关尿路感染的重要原因[31,32]。肠球菌尿路感染可能源自内源性如患者自身的粪便菌群,或者外源性获得[33-35]。万古霉素耐药菌株的出现和蔓延,使急性照护医院和 LTACH 导管相关感染的防控雪上加霜[28,30]。在内科 ICU 最常见的尿路感染病原体是念珠菌属,占尿路感染的 28%[28]。念珠菌感染的风险因素有长期置管和使用广谱抗菌药物[36]。凝固酶阳性葡萄球菌(CPS)引起的导管相关尿路感染并不多见[1,11],但一旦发生则很可能继发菌血症。反过来 CPS 菌血症与心内膜炎也可继发尿路感染。有研究表明:27% 的 CPS 菌血症可继发尿路感染[37]。而尿检中若发现 CPS,应考虑是否还患有菌血症或心内膜炎[37,38]。

短期置管所致的感染中,有 80% 是由单一病原菌所致,而长期置管的感染则往往为多种病原菌所致。长期置管的尿路感染中有 77%～95% 的感染由两种以上病原菌所致,10% 由五种病原菌所致[1,3,39]。

导管相关尿路感染的发病率

从医院现有数据来看,尿路感染占全部 HAI 的近 40%,但在 ICU 中,该类感染所占比例较低[1,5]。在全国范围内开展相应干预措施后,1990～2007 年,ICU 内导管相关感染率大幅下降[4]。2010 年 CDCNHSN 报告的数据显示,导管相关尿路感染在 ICU 的发病率波动在烧伤 ICU 的 4.7/1 000 插管日到综合外科 ICU 的 1.3/1 000 插管日,儿科监护室的发病率为 2.2～3.9/1 000 插管日[40];而在新生儿监护室,很难发现导管相关尿路感

染[41]。出乎意料的是,普通病房的导管相关尿路感染的发病率等于或高于 ICU 的发病率,感染率为 0.2～3.2/1 000 插管日,其中康复病房的发病率最高[5,40]。

导管相关感染的危险因素

导管相关尿路感染最主要且一贯的危险因素是导尿管使用时间(OR 值取决于置管时间,OR=2.3～22.4)[42-44]。大部分医疗保健相关感染与导尿管有关,其中 ICU 多达 95%[1,5]。一般而言,有导尿管的患者会迅速、频繁地出现菌尿,平均每天都有 3%～10% 的导尿管置管患者可能罹患菌尿症。当置管天数达 2～10 日时,有 26% 的患者可能罹患菌尿症[45-47]。几乎所有置管时间超过一个月的患者都会罹患菌尿症,因此,这也是短期置管和长期置管的分界线[2,22]。

女性患者比男性患者更易罹患菌尿症(相对危险度 RR=1.7～3.7)[42-45]。全身性抗菌药物治疗可预防菌尿症,反之则将增加罹患菌尿症的风险性(RR=2.0～3.9)[42-45]。不遵守导尿管护理规范也会增加罹患菌尿症的风险[19,42,43]。不止一个研究发现,其他危险因素有:快速致死性的基础疾病(RR=2.5)[42]、年龄(50 岁以上,RR=2)[42]、非手术性疾病(RR=2.2)[42],骨科患者(RR=51)和泌尿科操作(RR=4)[48],入院第 6 日后置管(RR=8.6)[48],在非手术室进行的置管(RR=5.3)[43],糖尿病(RR=2.3)[43],置管期间血清肌酐超过 2 mg/dl(OR=2.1)[43]。严重尿道口细菌定植也会增加罹患菌尿症风险[49]。导管相关尿路感染的主要危险因素见表 31.2。

表 31.2　导管相关尿路感染的主要危险因素

危险因素
延长导尿管留置时间
未接受全身性抗菌药物治疗
女性
糖尿病
老年
严重基础疾病
非手术疾病
留置尿管时未执行无菌操作
集尿袋细菌定植
氮质血症(血清肌酐＞2.0 mg/dl)
未将导尿管连接到尿量计上
尿道周围细菌定植

尿路感染较少继发血流感染(4% 的导管相关菌尿症患者发展成为菌血症)[10,50-52]。Krieger 等设计的一项早期前瞻性研究显示:有 2.6% 的血流感染继发于导管相关尿路感染[51]。而最新一项研究指出:尿路感染继发为血流感染的概率为 1.4/10 000 患者日[53]。从大学医学中心的一系列研究显示,肠球菌属(28.7%)和念菌菌属(19.6%)是尿路感染继发血流感染的主要病原菌[10]。多项研究显示尿路感染继发医疗保健相关血流感染的危险

因素还包括：黏质沙雷菌引起的尿路感染（与其他病原菌相比 RR=3.5）、男性、免疫抑制、吸烟史、菌尿症前住院天数、中性粒细胞减少症和肾脏疾病[50,51,54]。

临床表现

导管相关尿路感染患者的临床症状可从无症状菌尿症发展至尿脓毒血症甚至死亡[1,2,55,56]。仅有 10%~32%患者的导管相关菌尿症表现出感染症状，大部分患者仍表现为无症状菌尿症[1,2,55,56]。在一项针对 235 名医疗保健相关导管相关菌尿症患者的调查发现，有近 90%的患者没有症状。是否罹患导管相关感染，发烧、排尿困难、尿急、肾区叩痛及尿检白细胞增多等无显著性差异[56]。

一旦出现感染尿路感染的局部症状有下腹部不适、排尿困难、尿急、尿频和血尿[57]。<1%导管相关菌尿症有发热、肾区叩痛或其他肾盂肾炎症状[2,58-60]。目前普遍认为：前列腺炎、附睾炎、精囊炎、肾脏感染等感染性疾病都可能是由插管引起的菌尿所致，但这类感染的频率仍不明确[2,58-60]。此类并发症主要发生于长期置管患者，在置管<10 日的患者较少发生。脓毒血症的症状和体征包括发热、低血压、神志改变，器官系统功能障碍，往往与继发血流感染有关，尤其是与革兰阴性菌血症引起的感染相关[2,58-60]。

短期而言，导管相关尿路感染的预后通常较好，很少有患菌尿症的患者参与定位相关的研究，因此目前尚不明确发生膀胱、前列腺或肾脏感染的比例。对菌尿症死亡患者的尸检显示：死亡病例有急性肾盂肾炎、肾结石、肾周脓肿的迹象[52,59,60]。继发性血流感染是导管相关菌尿症主要的全身性并发症，发病率也较低（仅为 0.4%~3.9%）[45,52,56,58]。无症状菌尿症继发菌血症的可能性更小，菌血症也不太可能发生在无症状菌尿患者中，主要与基础疾病和并发症有关[56]。尽管如此，仍有 11%~40%的医疗保健相关血流感染是由尿路感染引起的[53,61,62]。

医疗保健相关尿路感染的死亡率为 14%~19%[58,63]，住院期间，感染者较未感染者的死亡风险高出近 3 倍[58]。尿路感染有关医疗保健相关血流感染的归因致死率达 12.7%~32.8%，且重症患者的死亡率最高[10,52]。使用导尿管是长期照护机构内老年患者死亡风险增加的独立危险因素[64,65]。

诊断与监测

导管相关尿路感染的临床诊断是极具挑战性的，因为脓尿和菌尿都不是诊断有症状 UTI 的可靠标准[47,56,66,67]。在导尿管置管患者中，脓尿与尿路感染并未发现有强相关性[66,67]。一项研究表明，在留置导管的男性患者中，脓尿通常与菌尿同时出现，但仍有 30%的留置导管的患者出现脓尿，而不伴有菌尿症[66]。一项对 761 名留置导管的患者的前瞻性研究显示：革兰阴性杆菌与脓尿有强相关性，凝固酶阴性葡萄球菌、肠球菌或酵母菌所致的尿路感染很少表现出脓尿[67]。尿检发现每高倍镜检出>5 个白细胞对于预测感染的特异性达 90%，但灵敏度不足 37%[67]。

导尿管置管患者的菌尿症诊断标准通常设定为尿检发现菌落优势菌株生长且总数超过 10^2 CFU/ml[1,47,56,68]，在已公开发表的文献中，菌尿症往往与尿路感染混用，因为早期很多文献都将菌尿症定义为导管相关感染。但实际在临床上，这两者有很大的区别，无症状菌尿症往往预后良好，无须治疗[56]。但很多导管相关尿路感染的住院患者依然使用了抗生素来治疗无症状菌尿症[69,70]。

关于长期置管患者尿路感染的诊断特别有问题，因为除非给予抗菌药物治疗，否则菌尿症普遍存在于这些患者中[1,11,71]。对长期置管患者而言，尿检或尿培养都不是诊断有症状的尿路感染的可靠依据[72]，因为取自导尿管的样本培养结果普遍为阳性，但并不能说明膀胱内样本培养的情况[22,73]。发热、畏寒是导管相关尿路感染最常见的症状[59,60,71]。脊髓病变患者的尿路感染很难诊断，因为这些患者没有局部症状[71]，因此尤其是对这类患者而言，发烧或其他全身性症状或许是尿路感染仅有的判断依据[1,11,71]。

统计发病率和向临床护理人员反馈干预效果是任何干预项目的重要部分。美国疾控中心 NHSN 的监测项目对医疗保健相关尿路感染的定义中，对感染率进行了标化，以便进行医院间比较[74]。NHSN 提出的有症状的导尿管相关尿路感染的发病率（发生尿路感染数/1 000 插管日）是最广泛接受的感染监测措施，已获得 CDC、美国感染病协会（IDSA）-美国医疗保健流行病学协会（SHEA）纲要、美国感染控制与流行病学专业协会（APIC）的一致认可[75-77]。然而，另一个基于人群的测量方法结果，是以 10 000 患者日为分母，用于各个医院干预效果的评价，用于研究并取得了良好的效果。过程指标或替代指标有无症状菌尿症发病率、留置尿道管患者的比例、合理置管的比例和导管使用时间等。

与其他种类的 HAI 相比，由于全院性的监控资源不足及大家对 CA-UTI 的不够重视，导致 CA-UTI 一度并未列入医院的重点观测项目之列[81,82]。但由于 CMS 将 CA-UTI 认定为医院获得性并发症，将不再予以报销，医院不得不开始关注 CA-UTI 的预防[12,83]。同时，从 2012 年开始，CMS 还将向 CDC 的 NHSN 机构上报 ICU 的 CA-UTI 感染率作为一个参保条件。虽然干预结果仍不明显，但这些外部压力仍然促使了医院开始重视导管相关尿路感染的监测和预防[84,85]。

治疗

大部分的导管相关尿路感染是无症状的，无须治疗，除非伴有高危并发症（如血流感染或肾脏感染）[55,56,86,87]。最近一项研究表明，1 h 的培训课程就可减少尿检阳性患者不当抗菌药物治疗的案例数[88]。此外，对医疗服务提供方的考核及反馈也能降低 CA-UTI 的过度诊断，缓解相关的抗菌药物滥用情况[86]。

对于中性粒细胞减少症、孕妇、经尿道行前列腺切除术或是其他可能引起出血的泌尿道操作患者而言，对无症状菌尿症的治疗或许有效。但对大部分无复杂临床症状的患者而言，菌尿症往往在移除导尿管后自行消退。若移除导尿管 48 h 后，菌尿症仍未消退的则需进行相应的治疗和监测[89]。由于引起该类感染的病原菌的药敏谱差异很大，因此必须遵循体外药敏性试验来选择合适的抗菌药物。

保留导尿管同时进行治疗往往会导致耐药菌株的出现，而要在保留导尿管的情况下根治耐药菌株又是非常困难的[87,90]。一项前瞻性随机对照试验显示，有症状性的尿路感染患者在接受抗生素治疗前，更换导尿管的患者与未更换导尿管的患者相比，菌尿症发病率明显降低，且能临床转归改善[90]。上述发现说明：未出现导尿管相关感染前，应在进行抗菌药物治疗前更换，留置至少 1 周的导尿管（如不需要应移除）。

预　防

严格执行手卫生是预防所有类型 HAI 包括尿路感染的一项重要预防措施[91]。目前发现，大部分的尿路感染暴发都与工作人员手卫生执行不力相关。尿路感染的住院患者是多重耐药菌（MDRO）的重要储存场所。作为整体抗菌药物管理项目的一部分，减少广谱抗菌药物的使用，是预防导管相关感染耐药性的重要举措[92]。对长期置管患者而言，反复使用抗菌药物是导致多重耐药菌株（MDRO）定植的显著风险，而其中一部分抗菌药物的使用其实是不合理的[69,70]。预防导管相关尿路感染的具体措施见表 31.3。

表 31.3　预防导管相关尿路感染的具体措施

避免置管
缩短留置导尿管的时间
置入导尿管时及护理过程中保持无菌操作
使用密闭式引流装置
保持集尿袋高度低于膀胱水平
对特殊人群使用抗感染导尿管

具体的预防措施

关于导管相关尿路感染的预防指南最近有所更新[75-77]。不同医疗机构对导管相关尿路感染的预防指南的认识和理解不同，对指南的依从性也各不相同。2005年全国范围内的统计显示，仍有 50% 的医院并未无导管相关监测体系，有 3/4 的医院未对导尿管的留置时间进行监控，1/3 的医院未对尿路感染开展监测[82,93]。即使在 2009 年 CMS 出台了不报销政策后，也只有一项预防 CA - UTI 的措施执行率超过了 50%，即使用膀胱超声[93]。另一项研究表明，仅有小部分的 ICU 有支持相关预防措施的政策：膀胱超声（26%），拔除导尿管提醒（12%），护士主导停止导尿[94]。各个专业协会的相互协作、后期不断细化，推进了导管相关尿路感染的防治体系不断完善[80,95]。

掌握导尿管适应证，尽量避免不必要的置管

80% 的医疗保健相关尿路感染和 95% 的 ICU 尿路感染患者都与导尿管相关，因此，降低尿路感染的主要措施之一便是尽量避免导尿管的使用[1,5,11]。NHSN2010 年 1~12 月的数据显示，ICU 内导尿管的使用率为 0.16~0.82 插管日/住院日。神经内科和创伤科 ICU 导尿管的使用率最高（分别达 0.82 和 0.80 插管日/住院日），相对而言，儿科 ICU 则较低（0.16 插管日/住院日）[40]。总之，导尿管已过度使用，但插管记录却并非如此[9,96-98]。

减少导尿管的使用可从如下几个环节来尝试[99]：首先是限制导尿管的置管适应证，确有需要才行置管，见表 31.4。导尿管对于解剖或生理出口梗阻需要引流的患者、行泌尿生殖系统手术者、需准确测量排尿量者及骶骨或会阴部损伤者极其重要。研究显示，尽管有这样详尽的指导原则，依旧有 21%~50% 导尿管置管术的患者属于非适应证[9,97,98,100]。医院应根据普遍接受的适应证来留置导管，并尽快拟定相关书面制度及标准[75-77]。控制措施应针对首次插管的科室，如急诊和手术室，这样才会取得最大的干预效果[101]。

表 31.4　短期置管患者的操作指南[75-77]

导尿管适应证指南
需要监测尿量的人群： ● 需频繁或紧急监测的患者，如危重患者 ● 无法或拒绝收集尿液的患者
非阻塞性尿失禁 ● 患者有骶骨部或会阴部伤口的 ● 患者提出要求的 ● 患者不能使用阴茎套管引流的
膀胱出口梗阻 ● 为暂时缓解解剖性或功能性梗阻 ● 无外科矫正指征的长时间引流
行全麻或脊椎麻醉的较长时间的手术

一旦放置导尿管，就应考虑尽早移除。仅靠临床医生的医嘱管理导尿管是不够的，因为医生常常会不知道或忘记他们的患者还带着导尿管。一项针对四家医疗机构医务人员的调查研究显示，有 28% 的医务人员不知道他们的患者置入了导尿管，缺乏关注意识需要增加不恰当使用导尿管相关的培训；有 22% 的实习医生，28% 的住院医生，38% 的主治医师不知道他们患者置入了导尿管[9]。此外，不足 50% 的置管患者，其医嘱或病历中有置入导尿管的记录[96]。事实上，置入导尿管应有医师的医嘱，医疗机构应使用一个记录导尿管置入的管理系统[75,76]。护士主导的干预措施也能有效缩短导尿管的置管时间[102,103]。根据中国台湾一家医院的调查报告显示，护士提醒医生拔除不需要的导尿管，使导管相关尿路感染的发病率从 11.5 人/1 000 插管日降至 8.3 人/1 000 插管日[104]。此外，多形式的培训、管理系统的改善、奖励机制、指定护士管理、反馈制度等多种方式，都能明显减少导尿管留置日数[105]。这样的干预措施很容易实现，可能

只需一张书面提醒,或者是一个与医师的关于使用导尿管或其他替代方法的口头交流。这些干预措施的可行性已被证实,减少导尿管使用已在一个州内实施,合理使用导尿管的病例增多[80]。

信息化的医嘱录入系统是一个更有效、更具成本效益的管理方法,同时能减少导尿管使用和置管时间。Comia 等研究发现,利用信息化提醒系统可使置管日减少 3 日[106]。从一项荟萃分析来看,导尿管提醒系统和停止医嘱系统使导尿管置管日减少了 37%,导管相关尿路感染发病率减少了 52%[107]。

围手术期的导尿管管理

术后患者的导尿管使用的特定管理流程对于减少导尿管使用极为重要。有近 85% 的手术患者在围手术期使用导尿管,留置导尿管 2 日以上的患者很可能罹患尿路感染和更难出院[108]。老年手术患者长期置管的风险更高,23% 的年龄超过 65 岁的老年外科手术患者携带导尿管转入专业护理机构后,更容易在 30 日内再入院或死亡[109]。

一个大型前瞻性研究表明,多方面的围手术期导尿管管理操作流程可将骨科手术患者的尿路感染发病率降低 2/3。操作流程包括限制超过 5 h 的手术或全髋关节、膝关节置换后使用导尿管的时间,全膝关节置换术后 1 日、全髋关节置换术后 2 日应拔除导尿管[110]。

现在,CMS 已将在术后 24 h 内拔除导尿管作为要求所有医院上报的外科护理改进计划(SCIP)中一个措施。接受 SCIP 所列手术的患者中,有 2.1% 会发生尿潴留[111]。这些患者有再插管的风险。老年男性患者、接受膝盖、髋关节或结肠手术的患者发生尿潴留的可能性增大。因此,在未来的研究中,应重点关注这群高危人群,采取干预措施预防尿潴留。

除了预防导管相关尿路感染之外,还有其他原因促使我们严格掌控导尿管的使用:对患者而言,导尿管的置入并不舒适,限制活动。在退伍军人医疗中心的老年患者经常反映:与留置导管(58%,P=0.04)相比,阴茎套引流法较舒适(86%)[112]。患者还认为,对日常生活而言,阴茎套引流法的不适感和受限感相对较低(24% vs. 61%,P=0.000 8)[112]。另有对于长期照护机构的患者和家属的研究表明,85% 的人首选成人尿布,77% 的人首选留置导尿管来促进排尿[113]。

留置导尿管的替代疗法

与留置导尿管相比,间断性导尿可降低罹患菌尿症的风险。间断性导尿特别适用于神经性膀胱功能障碍患者和需长期置管的患者[75]。一项荟萃分析的结果显示,对于髋关节或膝关节手术患者而言,该替代疗法比留置导尿法更能降低罹患无症状菌尿症和有症状菌尿症的风险[114]。结合使用便携式膀胱超声扫描仪和间歇性导尿可以减少留置导尿管的需求[76,115]。

没有尿潴留或尿路阻塞的男性患者可考虑使用阴茎套引流术。一项随机试验表明:该法与留置导尿管相比,可降低菌尿症、有症状 UTI 的发病率,降低死亡率,对于

没有痴呆的患者有益[116]。同时,此法较留置导尿管更加舒适[112,116]。

导尿管护理技术

正确的无菌操作,包括导尿管的置入和对导尿管、引流袋的维护,是预防尿路感染的重要举措[19,42,75,76,112,116]。置管时清洁尿道口已广为推广,但其效果尚未得到很好的研究。一项随机调查显示:在置入导尿管前使用 0.1% 氯己定和使用水清洁尿口,两组患者最后的菌尿症发病率并无统计学差异[117]。另外,对置管患者进行常规的尿道口清洗也没有益处[118,119]。集尿袋应保持在膀胱水平以下,以防止尿液及细菌反流至膀胱。置入和维护导尿管时正确执行手卫生和正确使用无菌手套也很重要,可防止引入外源性病原体[75,76]。

采用密闭式引流系统

预防导管相关尿路感染的另一个重要举措是使用闭合式导管引流系统,包括密闭式导管连接管[46,76,120,121]。

将复杂导尿管系统(包括预连接导管、抗反流阀、滴注器、聚维酮碘缓释药盒)和双腔导尿系统比较,研究者并未发现两者的菌尿症发病率有统计学差异[121]。导尿管护理不当和密闭系统的破坏都是发生菌尿症的危险因素[42,122]。

导尿管的其他护理措施

在使用密闭集尿系统时,其他干预措施,如膀胱冲洗、在集尿袋中注入抗生素等都未见对预防尿路感染有保护作用[123,124]。因为这些举措可能使微生物沿导管反流入膀胱,或者需要打开密闭系统,因此并不常规推荐[125,126]。此外,在尿道涂抹润滑剂或乳膏(包含抗菌和非抗菌),或是使用外涂肝素或高分子聚合物包裹的导尿管,也均未能降低导管相关尿路感染的发病率。

使用抗感染的导尿管

一些研究支持在采取之前被验证的预防措施的同时使用抗感染导尿管(用乳胶银合金导尿管,或是浸泡于呋喃西林的导尿管),作为预防高风险人群罹患导管相关尿路感染的辅助措施[130-135]。最近的一项前瞻性实验研究发现,与硅胶水凝胶导尿管相比,采用硅胶镀银导尿管在预防尿路感染方面并无明显效果[136]。在对导尿管临床和经济效益的早期分析中显示:乳胶银合金(其成本远高于一般导尿管)对置管 2~6 日的患者,包括危重患者,可能有临床和经济效益[63,135]。

最近,一项大型荟萃分析发现,银合金导尿管可显著降低置管时间不足 7 日的成年患者无症状菌尿症发病率,但置管时间超过 7 日的患者则无此效果[137]。同样,浸有抗菌药物的导尿管也能降低置管时间低于 7 日的患者无症状菌尿症发病率,但对置管时间超过 7 日的患者无效[137,138]。评价浸有抗菌剂或抗菌药物导尿管预防长期置管患者尿路感染效果的文献较少,因此尚无定论[139]。

目前,我们尚不能确定这些导尿管能预防导管相关尿路感染、尿路感染相关血流感染或是死亡[75,76]。因此,不常规推荐使用抗感染导尿管预防 CA-UTI。在采取其他各种预防措施,导管相关尿路感染的发病率依然居高不下,

或是患者极可能罹患导管相关尿路感染或是其他并发症时,可以考虑使用抗感染导尿管[139]。在一项全国性普查中发现,45%非联邦医院和22%的退伍军人医院在考虑其自身基线调查基础上,使用了抗感染导尿管[81,82,93]。CDC指南也推荐使用含消毒剂导尿管(1 B)。

全身性使用抗菌药物

全身性抗菌药物的使用可降低发生导管相关尿路感染[42,43,48]。但也有研究指出,预防性使用抗菌药物可能会增加导尿管置管患者耐药菌株的分离率[22,140,141]。因此,考虑到治疗成本、为防止抗生素耐药性的产生和其潜在危害,不推荐对留置导尿管患者常规预防性使用抗菌药物[75,76]。

集束化管理、协作和领导管理

近年来,集束化管理已成功运用于多种HAI的预防。密歇根医院协会推出了一系列预防导管相关尿路感染的集束化措施[80,95]。最后,应确保医院的执行力和领导力,使各项措施都能落到实处[142-144]。

结　论

导管相关尿路感染(CA-UTI)是常见感染,治疗成本较高,明显增加患病率。CA-UTI与医院内病原体高耐药率相关。尽管已有研究显示预防CA-UTI的干预措施有效,并且CMS和第三方保险机构也都更加重视CA-UTI的预防,但美国的大部分医院都没有采取这些循证预防措施。导尿管的置管时间是CA-UTI的主要危险因素,严格掌控导尿管适应证和尽早拔除导尿管可明显降低导管相关尿路感染的发病率。可适当考虑留置导尿管的替代疗法,如间断性导尿和阴茎套引流术。若确需置管,还应注意置管时的无菌操作和日常维护其密闭性。若CA-UTI的发病率居高不下,并且患者发生尿路感染或其他并发症的风险较高时,可以考虑在采取其他循证措施的同时使用抗感染导管。集束化管理、协作管理及医院领导作用都是落实预防包括CA-UTI的HAI措施的有力工具。

第 32 章

医院获得性肺炎和呼吸机相关性肺炎

Donald E. Craven, Philip E. Grgurich, Kathleen Steger Craven, and Henri Balaguera ■ 徐子琴 译 ■ 罗万军　葛茂军 审校

前　言

尽管抗菌药物治疗取得了新进展，预防感染的措施也得到广泛应用，医院获得性肺炎（HAP）和呼吸机相关性肺炎（VAP）仍然是导致患者发病和死亡的重要原因[1-3]。HAP 是一种肺实质的感染性疾病，在入院后大于等于48 h 出现，且入院当时并不处于潜伏期。VAP 指的是气管内插管后超过 48 h 出现的肺炎。

导致 HAP 和 VAP 的细菌性病原体来自宿主内源性菌群、其他患者、医务人员和环境。VAP 的细菌入侵可能来自插管、气管内导管气囊周边漏气或气管内导管定植时的吸入[1,4]。在过去十多年间，多重耐药菌（MDRO）引起的 HAP 和 VAP 呈现增长态势，如铜绿假单胞菌、鲍曼不动杆菌、其他耐药肠杆菌和耐甲氧西林金黄色葡萄球菌（MRSA）[1,5-9]。

本章节重点介绍 HAP 和 VAP 的流行病学、诊断、治疗和预防。我们主要关注引起 HAP 和 VAP 的细菌性病原体。关于分枝杆菌、病毒和真菌引起的肺部感染的相关信息，读者可参考其他相关章节。

流 行 病 学

每年 HAP 的发病率为 5～10 例/1 000 住院日，但发病率正在下降[1,5,10]。HAP 和 VAP 占所有医疗保健相关感染（HAI）的 15%，约占重症监护病房（ICU）所有感染的 25%[11]。HAP 和 VAP 发病率和病原学受宿主基础疾病、住院时间长短、从其他医疗机构转至急性照护医疗机构等因素影响。总体而言，教学医院 HAP 和 VAP 的发病率可能要高于非教学医院。

美国疾病预防控制中心（CDC）国家医疗安全网（NHSN）汇总了美国 2010 年 1～12 月的数据，共报告 VAP 3 525 例，发病率为 0～5.8 例/1 000 机械通气日[12]。HAP 和 VAP 粗发病率因患者群体和诊断方法不同而不同[1,5,10]。VAP 发病率随机械通气时间延长而增加，预计机械通气前 5 日每日约上升 3%，第 6～10 日每日上升 2%，超过 10 日，每日上升 1%[13,14]。过去 10 年内，随着预防措施的改进，HAP 和 VAP 发病率有所下降[2,15]。

结局：死亡率、发病率、住院时间和费用

VAP 粗死亡率波动在 20%～50%，最大限度反映了患者基础疾病的严重程度、存在的器官衰竭情况及多重

耐药菌感染[1,5,10,13,15]。针对 VAP 的两项研究中，之前无抗菌药物暴露的患者死亡率为 4%，而多重耐药菌（如铜绿假单胞菌或鲍曼不动杆菌）引起 VAP 感染者的死亡率为 73%，且归因死亡率波动于 6%～14%[16,17]。

VAP 使住院时间延长 12 日，机械通气延长 10 日，ICU 停留时间延长 6 日，费用增加 4 万美元[13]。较近的一项研究显示，与没有 VAP 的患者相比，VAP 患者延长住院时间 13 日，费用增长相近[18]。其他分析则显示与 VAP 相关病例预计费用达近 1.5 万美元/例。这些费用的不一致反映了患者支付费用和预计费用的差异[13,19,20]。长期机械通气后转到慢性照护机构的 VAP 存活者，有较高的再入院风险、发病率和医疗费用。近来的一项研究中，每个 ICU 存活者转出后 1 年的平均费用约为 340 万美元[21]。这些数据强调了预防 HAP 和 VAP 的重要性。而且，一项公开报告显示，一些特殊机构的 HAI 发病率有持续上升的趋势，将来可能会减少医院治疗费用的支付。

发 病 机 制

HAP 和 VAP 的发病机制与入侵的病原体、危险因素、宿主、宿主抵抗力等之间的相互作用直接有关（图 32.1）。对于非机械通气患者而言，微量吸入是细菌进入下呼吸道引起 HAP 的主要途径[5,10]。镇静、术后或吞咽功能异常的患者存在吸入的高风险[5,10]。被证实的较少的感染途径有直接接种、菌血症播散和胃肠道细菌（GI）移位。

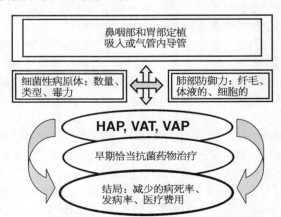

图 32.1　医院获得性肺炎（HAP）、呼吸机相关性支气管炎（VAT）和呼吸机相关性肺炎（VAP）的发病机制；早期治疗和预期结局

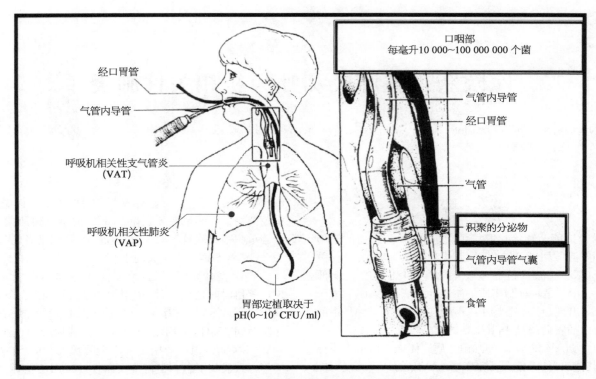

图 32.2　一位口咽和胃部定植的插管患者

注意声门下分泌物积聚在气管内导管气囊上方,并且气管内导管阻碍了对气管细菌和分泌物的机械清除;气管内导管内腔
生物膜的形成,并在插管期间不断繁殖。气管内导管和胃管都在口咽部内,且都是多重耐药病原体的定植、持续存在的潜在
来源

插管患者下呼吸道定植发生在插管期间,当气管内导管气囊周围漏气时出现或通过气管内导管实现(图32.2)[22]。另外,气管内导管造成的局部创伤和炎症增加气管内定植,妨碍了病原体和下呼吸道分泌物的清除。生物膜包裹的细菌在气管内导管内腔随着时间推移不断繁殖,可导致吸痰或气管镜检查时细菌栓子堵塞细支气管和肺泡[23]。

相比健康人群,危重症患者和伴VAP患者口咽部细菌性病原体定植发生率较高[5,10]。16%的中度重症患者和57%的重度重症患者存在革兰阴性细菌定植,ICU有细菌定植的患者肺炎发病率上升了6倍[24]。宿主因素、咽部定植的细菌类型和抗菌药物的使用可能会改变革兰阴性细菌定植和黏附。富含纤维粘连蛋白的口腔上皮细胞易结合革兰阳性细菌,如链球菌、金黄色葡萄球菌。相反,缺乏纤维粘连蛋白的则优先结合革兰阴性杆菌,如铜绿假单胞菌[25]。

胃内容物通常是无菌的,当pH为2时胃酸具备有力的细菌杀灭活性,但随着胃pH上升,胃内容物的细菌明显增加。通常用于预防机械通气患者应激性出血的药物如抗酸剂、2型组胺(H2)拮抗剂或质子泵抑制剂等,可使胃pH上升,导致细菌定植,菌落数可超过100万个/ml(图32.2)[10,26-28]。当患者在转运出ICU做X射线检查、手术或其他检查时处仰卧位或未保持直立,细菌可能从胃反流到口咽部和肺,从而导致细菌进入肺部的风险增加。

肺对入侵的微生物会产生一种自主防御反应,这种

反应在感染的发病机制和结局中不可或缺,可引起的感染有 HAP、VAT 或 VAP,如图 32.1 和图 32.2 所示[1,5,29]。上呼吸道的黏膜纤毛运动和机械清除对防御感染非常重要。细菌抗原和细胞因子,可改变纤毛细胞清除下呼吸道细菌的活性和效力,其作用仍待进一步研究。巨噬细胞和多核白细胞杀灭细菌病原体的能力和细胞内炎症因子间的相互作用可能在肺炎的发病机制中起重要作用。细胞介导的免疫反应受脂质、肽类、细胞因子的复杂操控,包括白介素-1、白介素-2、干扰素、生长因子、趋化因子等。白三烯、补体成分、血小板活化因子也促进炎症反应,导致肺炎发生。在对细菌细胞壁、毒素、宿主防御力间的分子水平上的相互作用有进一步了解的情况下,应考虑强化宿主防御力和完善现有抗菌药物使用原则等相关策略。

细菌性病原体范围

引起 HAP 和 VAP 的病原体的范围见表 32.1,因时间、机构大小、地理位置、ICU 类型、患者群体、诊断方法不同而不同[5,9,10,13,30,31]。引起 HAP 和 VAP 的细菌有不同的来源,包括患者内源性口咽部或胃部菌落、其他患者、医务人员、污染的设备或环境[4,32,33]。革兰阴性杆菌与大多数的 HAP 和 VAP 有关,20%～40%的感染可能与金黄色葡萄球菌(常为 MRSA)有关[9,10,34]。美国多重耐药病原体感染总发病率正在升高[34-36]。

在住院后头 5 日出现的 HAP 和 VAP 更有可能是"抗菌药物敏感"的细菌引起的,如肺炎链球菌、卡他莫拉

菌、流感嗜血杆菌、甲氧西林敏感金黄色葡萄球菌或厌氧菌(表 32.1)[1,5,28]。

表 32.1 引起 HAP、VAT 或 VAP 的细菌性病原体

抗菌药物敏感病原体	多重耐药病原体
革兰阳性球菌:	**革兰阳性球菌:**
肺炎链球菌	耐青霉素肺炎链球菌
甲氧西林敏感金黄色葡萄球菌(MSSA)	耐甲氧西林金黄色葡萄球菌(MRSA)
革兰阴性杆菌:	**革兰阴性杆菌:**
流感嗜血杆菌	铜绿假单胞菌
大肠埃希菌	大肠埃希菌[a]
肺炎克雷伯菌	肺炎克雷伯菌[a,b]
产气肠杆菌	肠杆菌属[a,b]
变形杆菌	不动杆菌属[a,b,c]
	嗜麦芽窄食单胞菌[d]

[a] ESBL(超广谱 β-内酰胺酶)阳性。
[b] CRE(耐碳青霉烯类肠杆菌)阳性。
[c] 有些分离株仅对多黏菌素敏感。
[d] 菌株可能仅对复方新诺明、氟喹诺酮类、头孢他啶等敏感。

肺炎链球菌和流感嗜血杆菌

肺炎链球菌和流感嗜血杆菌通常会引起早发性 HAP 和 VAP。治疗链球菌肺炎可选择青霉素或头孢曲松,但可能出现耐药[37]。通常,低或中度耐青霉素菌株感染的患者使用青霉素时临床症状改善[38]。目前美国所有耐青霉素和头孢曲松的菌株对万古霉素和利奈唑胺均敏感,且许多分离株仍然对氟喹诺酮类敏感。流感嗜血杆菌对除青霉素和氨苄西林外的抗菌药物罕见耐药。

甲氧西林敏感金黄色葡萄球菌(MSSA)

MSSA 通常引起早发性 HAP 和 VAP。SENTRY 项目的数据显示,过去 14 年全世界 MSSA 在 HAP 中的发病率非常稳定[39]。最近的一项针对 ICU 住院患者发生 HAP 和 VAP 的多国研究显示,金黄色葡萄球菌作为致病菌,在欧洲占 5.5%,拉丁美洲四国占 11.1%,且其中 MSSA 分别占 63% 和 55%。同样,在之前的研究中,MRSA 组的死亡率更高[40]。跟世界上其他地区一样,美国金黄色葡萄球菌导致 VAP 的发病率要低于 HAP(19.5% vs. 26.6%)[41]。

嗜肺军团菌

嗜肺军团菌引起的 HAP 发病率各个医院不尽相同,但在免疫低下(如器官移植接受者或 HIV 患者)、糖尿病、肺部基础疾病或终末期肾病等患者中都有增长态势[4,10,42]。血清 1 型最常见,可以在特殊培养基中培养到,但用尿抗原试验能更快速地诊断。军团菌属引起的 HAP 更常见于供水系统中存在该菌的医院内或容易在施工期间暴发。

在诊断军团菌方面,尿抗原比培养应用更广泛,导致除了血清 1 型外的其他血清型可能被漏诊。用于预防军团菌属感染的详细策略及冷却塔和医院供水系统中军团菌属的清除步骤将在第 44 章讲述[10]。

多重耐药病原体

相比较而言,迟发性 HAP 和 VAP 更常由多重耐药菌引起,包括 MRSA、肺炎克雷伯菌、鲍曼不动杆菌或铜绿假单胞菌(表 32.1)[29,43]。美国胸科协会(ATS)/美国感染病协会(IDSA)指南总结和显示如图 32.3 所示,曾接受抗菌药物治疗、过去 90 日住过院、在慢性照护机构居住或虚弱、有严重基础疾病或并发症等,有以上情况患者获得多重耐药菌感染的风险更大[29]。最后,HAP 或 VAP 的患者伴严重疾病,如脓毒性休克或多脏器功能衰竭,应初始使用广谱抗菌药物治疗,推荐如图 32.3 所示。引起 HAP 和 VAP 的特殊多重耐药菌见表 32.1,讨论如下。

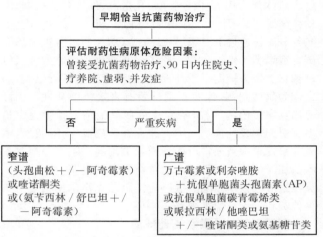

图 32.3 HAP 和 VAP 患者初始经验性抗菌药物治疗规则

摘自美国胸科协会和美国感染病协会(ATS/IDSA)指南委员会。成人医院获得性肺炎、呼吸机相关性肺炎和医疗保健相关性肺炎治疗指南[29]

铜绿假单胞菌

铜绿假单胞菌,是迟发性 HAP 和 VAP 最常见的多重耐药革兰阴性病原菌,对许多抗菌药物固有耐药[5,44]。这种耐药由多种外排泵介导,可持续表达或因突变而上调。美国铜绿假单胞菌对哌拉西林、头孢他啶、头孢吡肟、其他氧基亚氨基 β 内酰胺类、亚胺培南和美罗培南、氨基糖苷类和氟喹诺酮类等的耐药性正在上升。外膜孔蛋白通道(OprD)的低表达能使铜绿假单胞菌对亚胺培南和美罗培南产生耐药,或仅对亚胺培南特定耐药而不耐其他 β 内酰胺类[45]。一篇系统文献综述报道了铜绿假单胞菌对亚胺培南耐药性明显上升,从 VAP 初始治疗时的 15% 上升到治疗期间的 54%[46]。尽管目前美国获得性质粒介导的金属内酰胺酶不常见,但因其对碳青霉烯类、抗假单胞菌青霉素类和头孢类有抑制活性,仍引发担忧。目前有些铜绿假单胞菌的多重耐药分离株仅对多黏菌素 B 敏感。

克雷伯菌、肠杆菌和沙雷菌属

克雷伯菌属对氨苄西林和其他氨基青霉素固有耐药,可通过产超广谱 β-内酰胺酶对其他青霉素和氨曲南产生获得性耐药[5]。过去碳青霉烯类抗菌药物被认为是治疗产 ESBL 病原体的优先选择的药物。编码 ESBL 的质粒常携带对氟喹诺酮类、氨基糖苷类和其他抗菌药物的耐药性。除了大肠埃希菌外,肠杆菌属、枸橼酸杆菌和沙雷菌属等有染色体 AmpC β-内酰胺酶,可继发出现对氧基亚氨基 β 内酰胺类和 α-甲氧基 β-内酰胺类耐药,但对碳青霉烯类敏感。最近研究报道产碳青霉烯酶肠杆菌(CPE)或肺炎克雷伯菌碳青霉烯酶(KPC)增多。CPE 和 KPC 对碳青霉烯类耐药,在肺炎克雷伯菌、大肠埃希菌和肠杆菌属中有增多趋势,应根据药敏结果治疗 CPE 感染。

鲍曼不动杆菌、嗜麦芽窄食单胞菌、洋葱伯克霍尔德菌

虽然通常不动杆菌属毒力弱于铜绿假单胞菌,但是因其对常用抗菌药物日益增长的耐药性,它们已成为问题病原体[47]。因 β-内酰胺酶、孔蛋白、外排泵等机制,不动杆菌属对常用治疗肺炎的药物耐药[17,48]。美国至少 40% 分离株通过 IMP 型金属酶或 OXA 型碳青霉烯酶对碳青霉烯类产生耐药[49]。除了多黏菌素和静脉或吸入氨基糖苷类作为辅助手段外,可选的治疗还包括舒巴坦,通常作为酶抑制剂,但对不动杆菌有直接抗菌活性。和洋葱伯克霍尔德菌一样,嗜麦芽窄食单胞菌下呼吸道定植多于引起侵袭性疾病。因普遍存在金属 β-内酰胺酶,嗜麦芽窄食单胞菌通常对碳青霉烯类耐药。嗜麦芽窄食单胞菌和洋葱伯克霍尔德菌通常对复方新诺明、替卡西林/克拉维酸或氟喹诺酮类敏感。洋葱伯克霍尔德菌还对头孢他啶和碳青霉烯类敏感。

耐甲氧西林金黄色葡萄球菌

MRSA 引起的 HAP 和 VAP 与发病率、死亡率和医疗费用明显相关,已成为感染控制面临的一个挑战[49,50]。MRSA 产生青霉素结合蛋白,由 mecA 基因(四大可移动遗传元件之一)编码,可减少与 β-内酰胺类抗菌药物的亲和力[5]。携带 mecA 基因的金黄色葡萄球菌菌株对所有市场上的 β-内酰胺类和许多其他抗葡萄球菌药物耐药,并在世界范围内,有相当大的地域性差异。万古霉素和利奈唑胺是 MRSA 肺炎首选药物。最近发表的一个关于万古霉素和利奈唑胺的多中心前瞻性随机对照试验中提示利奈唑胺在临床反应改善方面比万古霉素约高出 10%,但 95% 置信区间的下限接近 0。研究发现两者死亡率有差异[51]。使用万古霉素还是利奈唑胺来治疗 MRSA 肺炎,应参考患者具体指标、微生物数据,还要结合考虑万古霉素潜在肾毒性或利奈唑胺五羟色胺综合征。利奈唑胺应考虑用于对万古霉素无反应的患者或当 MRSA 分离株对万古霉素的最低抑菌浓度(MIC)大于 1 $\mu g/ml$ 时[52]。

对万古霉素中度敏感金黄色葡萄球菌(VISA)和耐万古霉素金黄色葡萄球菌(VRSA),MIC 分别为 4～8 $\mu g/ml$ 和超过 16 $\mu g/ml$,已从临床标本中分离出来,但它们仍对利奈唑胺敏感[53,54]。而且,一些金黄色葡萄球菌的分离株显示出了与万古霉素反应欠佳相关的异质性耐药。尽管金黄色葡萄球菌对利奈唑胺的耐药已出现,但目前仍罕见。金黄色葡萄球菌对达托霉素的耐药也有报道,但达托霉素不适用于 HAP 和 VAP 治疗,因为肺表面活性剂会使其失活。最近在美国推荐使用一种有抗 MRSA 活性的广谱头孢菌素头孢洛林,但并没有获得美国食品药品监督管理局(FDA)用于 HAP 或 VAP 的适应证许可。

诊　　断

由于缺乏标准化的诊断标准和临床"金标准",HAP 和 VAP 的病原学、流行病学和治疗等准确数据有限,见表 32.2。VAP 诊断有两个应用广泛的策略:一个依赖于临床和影像学标准,另一个依赖微生物学定义,采用气管内吸引物的定量培养(Q-EA>10^5 或 10^6 菌落形成单位 CFU/ml)或半定量培养(SQ-EA)的琼脂平板见中度(＋＋＋)或重度(＋＋＋＋)生长[55]。尽管临床和微生物学标准都用来诊断 HAP 和 VAP,主要问题还是在于缺乏诊断特异性和临床、微生物学、影像学标准的适用范围[55]。最佳有效证据表明临床症状(如发热、白细胞增多和脓痰)经常警示医生有 VAP 可能,但更明确的诊断需要微生物学和影像学标准(除了嗜肺军团菌需要尿抗原试验或特殊培养基外)[56]。

表 32.2　呼吸机相关性支气管炎(VAT)和肺炎(VAP)诊断,VAP 确诊需要新的影像学的浸润灶或支气管镜肺泡灌洗液(BAL)或保护性毛刷(PSB)采样的定量微生物学标准

	临床症状和临床症状[a]	影像学征象	微生物培养标准	
VAT	至少标准 1～3 中 2 条临床症状	胸片或肺部 CT 没有新的浸润灶	BAL 或 PSB 结果阴性	EA:半定量:中(＋＋＋)或重度(＋＋＋＋)生长或定量 ≥10^5～10^6 CFU/ml
VAP	1. 体温:≥38℃ 或 100.4°F 2. WBC≥ 12 000/mm³ 或≤4 000/ mm³ 3. 脓痰 4. 低氧血症	胸片或肺部 CT 见新的或持续的肺浸润灶	BAL 或 PSB 结果阳性:BAL ≥ 10^4 CFU/ml 或 PSB ≥ 10^3 CFU/m	

[a] 可选择的诊断标准:参数 1,2 大于或等于 1 条和参数 3,4 大于或等于 1 条。VAP 诊断可采用 CPIS≥6。
CPIS,临床肺部感染评分[28,29];CT 扫描:计算机断层扫描;EA:气管内吸引物。

过去的十余年,研究者对 VAT 的兴趣日益浓厚,VAT 被认为可能是 VAP 的前期,可作为更早期开始治疗的目标[57-60]。VAT 和 VAP 定义在临床症状和气管内吸引物微生物标准上是一致的(表 32.2),但 VAP 需要胸片出现新浸润灶或从气管镜下采集的肺泡灌洗液(BAL)或保护性毛刷(PSB)获得明显增长的病原体,见表 32.2。VAT 可能是 VAP 前期,为避免发生 VAP 和改善患者预后,目前已推荐使用抗菌药物治疗[57,61-64]。

HAP 和 VAP 的临床诊断标准包括体温上升、白细胞增多、出现脓痰、氧合改变(低氧血症)等综合变化。如果可以,建议采用痰革兰染色查找细菌和多核白细胞(PMN),微生物学培养标准采用定量大于 10^5 或 10^6 CFU/ml 或半定量琼脂平板中度(＋＋＋)或重度(＋＋＋＋)生长,概括在表 32.2[29,55,62,64]。有些临床医生使用气管镜下(B-BAL)或非气管镜下(NB-BAL)的肺泡灌洗

液或保护性毛刷（PSB）标本来诊断 VAP。VAT，作为 VAP 前期，有相似的基于定量或半定量培养的微生物标准，但无胸片上出现新的或持续浸润灶。EA、BAL 和 PSB 的革兰染色的标准和解释也明显不同。关于 HAP 和 VAP 诊断用的胸片和 CT 上的肺部浸润灶，应注意检查质量、结果的解读和缺乏特异性等问题[29,65]。肺炎的浸润灶常难与肺不张、肺水肿、肺栓塞、肿瘤或一些自身免疫性疾病鉴别。肺炎的胸部影像学改变在之前肺部有病变情况下很难评估，比如伴有成人呼吸窘迫综合征（ARDS）或充血性心力衰竭。

有些临床医生使用临床肺部感染评分（CPIS），CPIS 结合了临床、影像学、生理学（PaO_2/FiO_2）和微生物学数据，将其转换为单一数值结果[43]。当 CPIS≥6，采用 NB-BAL 定量培养的定义，与肺炎发生有良好相关性[66]。Singh 等使用不依赖于培养结果的改良版 CPIS 来指导临床诊疗[67]。不幸的是，CPIS 主要用于内科和外科 ICU。一些外科和创伤患者的研究表明，CPIS 应用并不理想，因为混杂的临床因素，医生很难把 VAP 从全身炎症反应（SIRS）中区分出来[68]。

CDC 关于 VAP 监测定义的改变

CDC 联合其他一些专业机构，已在研究改进成人患者 VAP 监测定义。新的定义已在 2013 年提供给 NHSN 实行。在过去十余年，许多医院的 VAP 发病率已明显下降，波动在 0～5.8/1 000 机械通气日。然而，现有的定义牵涉的临床标准非常宽泛，但缺乏特异性，并且现在还没有 VAP 诊断的"金标准"。

因为 VAP 监测定义对于评价和执行更好的预防策略、医院间率的比较至关重要，所以 CDC 召集多学科工作小组来形成新的监测定义，并从 2013 年开始执行。所有的事件采用每1 000 机械通气日的发病率来衡量。VAP 新的术语和定义包括以下内容，具体细节见表 32.3。

* "呼吸机相关性事件"（VAC），与氧合改变相关，可由一种感染或一系列非感染原因引起，如充血性心力衰竭、成人呼吸窘迫综合征、肺栓塞或肺不张。
* "呼吸机相关感染并发症"（IVAC），包括体温标准、白细胞计数改变和抗菌药物治疗。
* "疑诊或拟诊"VAP，包括脓性分泌物和痰、BAL、保护性毛刷样本或肺组织的细菌培养。

CDC 设计的这些新的监测定义，适用于内部质量改进，且已在 2013 年列入执行计划。有用的细节可在 CDC 网站获得：www.cdc.gov/nhsm/psc_da-vae.html。注意这些新的监测定义是依赖于氧合、临床症状和病原学标准的变化来诊断 VAP，而因为缺乏对新的肺部浸润灶的敏感性和特异性，疑诊或拟诊 VAP 的胸片标准并不包括在内。最近 Klompas 等的一项针对上述新的监测定义的多中心评价项目评估了 597 例患者，发现 9.3% 的患者有 VAP（8.8/1 000 机械通气日）[69]。与匹配的对照组相比，

VAP 患者延长了机械通气时间（5.8 日 vs. 6.0 日）和 ICU 停留时间（5.7 日 vs. 5.0 日）。VAC 与死亡率增加有关，但 VAP 并非如此。作者得出结论，认为 VAC 能快速评估，且其目标性监测的定义包含了呼吸道恶化的临床和定量证据，是机械通气时间及 ICU 停留时间延长、医疗费用支出增加的有力预测指标。

表 32.3　有多重耐药菌（MDRO）风险的医院获得性肺炎（HAP）和呼吸机相关性肺炎（VAP）患者经验性抗菌药物治疗推荐

MRSA	万古霉素或利奈唑胺
革兰阴性菌	抗假单胞菌的头孢菌素（如头孢吡肟或头孢他啶）
	或
	抗假单胞菌的 β-内酰胺类/β-内酰胺酶抑制剂（如哌拉西林/他唑巴坦）
	或
	抗假单胞菌的碳青霉烯类（如美罗培南、亚胺培南、多利培南）
	加
	抗假单胞菌的氨基糖苷类（庆大霉素、妥布霉素、阿米卡星）
	或
	氟喹诺酮类（如环丙沙星、左氧氟沙星、莫西沙星）

摘自 2005 年 ATS/IDSA 指南（2009）。

呼吸机相关性肺炎定义

呼吸机相关感染并发症

机械通气时间大于或等于 3 个日历天，出现氧合功能持续恶化之前或之后的 2 个日历天内，突然出现连续 2 日或 2 日以上呼吸机参数（吸入氧浓度 FiO_2 或呼气末正压 PEEP）的上调，FiO_2 每日上调大于或等于 0.20 或 PEEP 每日上调大于或等于 3 cm H_2O，且患者需同时符合以下两条标准：

* 体温大于 38℃ 或白细胞计数大于等于 12 000/mm^3 或小于等于 4 000/mm^3。
* 新的抗菌药物* 开始使用，并持续使用大于或等于 4 日。

疑似呼吸机相关性肺炎

机械通气时间大于或等于 3 个日历天，出现氧合功能持续恶化之前或之后的 2 个日历天内，同时需要符合以下标准之一：

（1）呼吸道脓性分泌物（革兰涂片阳性）。

* 定义为从肺部、支气管或气管采集的分泌物，大于或等于 25 中性粒细胞和小于 10 个鳞状上皮细胞/低倍视野（1pf，×100）。

（2）培养阳性结果为细菌性病原体定性、半定量（＞+++）或定量（＞10^5 CFU/ml），痰（+++o）*、气管内分泌物（＞+++）*、BAL（＞10^4 CFU/ml）*、肺组织或

---

* 不包括以下非致病菌：正常呼吸道/口腔菌群；混合呼吸道/口腔菌群；假丝酵母菌或未另行规定的酵母菌；凝固酶阴性葡萄球菌；肠球菌属。

保护性毛刷标本($>10^3$ CFU/ml)$*$。

拟诊呼吸机相关性肺炎

机械通气时间大于或等于 3 个日历天,出现氧合功能持续恶化之前或之后的 2 个日历天内,同时需要符合以下标准之一:

(1) 呼吸道脓性分泌物(从至少一个标本采集中获得,且定义为疑似 VAP);

且有以下情况之一(表 32.2):

• 气管内吸引分泌物培养阳性$*$,大于或等于 10^5 CFU/ml 或相当的半定量结果。

• BAL 培养结果阳性$*$,大于或等于 10^4 CFU/ml 或相当的半定量结果。

• 肺组织培养阳性,大于或等于 10^4 CFU/ml 或相当的半定量结果。

• PSB 培养结果阳性$*$,大于或等于 10^3 CFU/ml 或相当的半定量结果。

(2) 有以下情况之一(不需要有呼吸道脓性分泌物):

• 胸水培养阳性(胸穿或留置胸管时采集,而不是从留置的胸管中采集)。

• 军团菌诊断试验阳性。

• 呼吸道分泌物诊断试验阳性,确认有流感病毒、呼吸道合胞病毒、腺病毒、副流感病毒、鼻病毒、偏肺病毒或冠状病毒。

抗菌药物治疗原则

早期、恰当、足量抗菌药物治疗

2005 年 ATS 和 IDSA 的 HAP 和 VAP 治疗指南强调了根据对 MDR 病原体危险因素和患者病情严重性等的评估,早期、恰当选用广谱或窄谱抗菌药物进行初始治疗的重要性,见表 32.4 和图 32.3。医院或特定 ICU 内 MDR 病原体流行率也很重要。"恰当"的抗菌药物指对可能的感染病原体有效。足量治疗指抗菌药物剂量合适,在表 32.4 内概括[29]。

表 32.4 肾功能异常的患者使用潜在肾毒性药物,如万古霉素、氨基糖苷类、复方新诺明,剂量应做相应调整

革兰阳性病原体治疗

万古霉素	用于脓毒症、严重 HAP/VAP 或心内膜炎的重症患者,首剂负荷剂量 25～30 mg/kg 实际体重
利奈唑胺	600 mg IV q 12 h

革兰阴性病原体治疗

抗假单胞菌头孢菌素类	
头孢吡肟	2 g IV q 8 h
头孢他啶	2 g IV q 8 h
抗假单胞菌青霉素类	
哌拉西林/他唑巴坦	4.5 g IV q 6 h

续 表

抗假单胞菌碳青霉烯类	
美罗培南	1 g IV q 8 h
亚胺培南	0.5 g IV q 6 h 或 1 g 静脉注射 q 8 h
氟喹诺酮类	
环丙沙星	400 mg IV q 8 h
左氧氟沙星	750 mg IV q 24 h
莫西沙星	400 mg IV q 24 h
氨基糖苷类	
庆大霉素	IV：剂量按体重 5～7 mg/kg 给予 IV q 6～8 h

其他抗菌药物

复方新诺明(仅用于嗜麦芽窄食单胞菌)	5 mg/kg 甲氧苄啶 IV q 6～8 h

IV,静脉注射。

初始抗菌药物的特殊选择,应基于是否可能感染 MDR 革兰阴性杆菌或 MRSA 来考虑[29](图 32.3)。感染 MDR 革兰阴性杆菌的危险因素有之前住院史、迟发性感染、曾使用抗菌药物、慢性透析、住在慢性照护机构及免疫抑制状态。尽管 ATS/IDSA 指南推荐存在任一上述危险因素时注意考虑 MDR 病原体的感染,同时出现两个危险因素可增加 MDR 感染的可能性。严重疾病患者,如休克、ARDS 和呼吸衰竭,也应考虑采用初始广谱抗菌药物治疗,直至获得病原学数据。

治疗的关键原则包括初始及时、经验性应用对感染病原体有效的广谱抗菌药物,并且之后可按有用的病原学数据降阶梯治疗或流程化治疗(图 32.4)。按 2005 年 ATS/IDSA 指南的推荐,使用恰当剂量的抗菌药物,对患者获得最佳预后非常重要(表 32.4)。患者对治疗有反应,且不是金黄色葡萄球菌或非发酵革兰阴性菌感染,疗

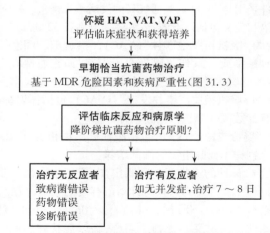

图 32.4 初始抗菌药物选择方法和处理

早期、恰当的抗菌药物与预后改善相关,按死亡率降低和医疗费用减少来评价。摘自美国胸科协会和美国感染病协会(ATS/IDSA)指南委员会。成人医院获得性肺炎、呼吸机相关性肺炎和医疗保健相关肺炎治疗指南。经 ATS 董事会和 IDSA 指南委员会批准。*Am J Respir Crit Care Med*. 2005;171: 388 - 416

$*$ 不包括以下非致病菌:正常呼吸道/口腔菌群;混合呼吸道/口腔菌群;假丝酵母菌或未另行规定的酵母菌;凝固酶阴性葡萄球菌;肠球菌属。

程通常限在7～8日[5]。降钙素原浓度监测的应用，也可帮助减少抗菌药物治疗疗程[70,71]。

早发性HAP或VAP患者，如无严重感染或无MDR感染危险因素，通常使用相对窄谱抗菌药物治疗，如头孢曲松、呼吸氟喹诺酮类、氨苄西林/舒巴坦或厄他培南。如果考虑非典型病原体，应使用一种氟喹诺酮类或其他抗菌药物联用一种大环内酯类抗菌药物（图32.3）[5]。有严重感染或有已知MDR病原体危险因素，需要初始使用更广谱的抗菌药物。MDR病原体经验性抗菌药物选择因患者危险因素、病史、当地医疗机构或医院内特定科室MDR病原体的流行和类型不同而不同。比如，患者无已知MRSA危险因素或所处这些机构内MRSA流行率低，可能就不需要万古霉素或利奈唑胺进行初始治疗。抗菌药物使用剂量很重要，要使肺实质获得足量浓度且需考虑终末器官功能，ATS/IDSA指南中列出了抗菌药物的使用剂量（表32.4）[5]。

评估临床反应和降阶梯治疗

当初始抗菌药物广谱到足够覆盖所有可疑病原体时，根据患者临床反应和病原学数据开始降阶梯治疗或流程化治疗，来减少抗菌药物不必要的暴露和长时间使用带来的诱导耐药性，对改善患者预后至关重要（图32.4）[5,67,72]。没有HAP或VAP证据的患者，如没有感染的定量病原学证据，应停止抗菌药物治疗，如有必要，应进行进一步检查和治疗来寻找发热的其他来源。另一方面，如果患者经过几日的治疗无反应而又未找到其他病因，医生应考虑扩大抗菌药物的覆盖。

限制治疗疗程

VAP的一项标志性的试验中，与被随机分入15日抗菌药物治疗组的患者相比，被随机分入8日抗菌药物治疗组的患者有更少复发率和耐药性[73]。两组死亡率或临床反应参数无明显差异，但铜绿假单胞菌引起的VAP患者复发率8日组高于15日组。本研究中近20%患者有金黄色葡萄球菌引起的VAP。ATS/IDSA指南推荐对没有并发症，且有密切追踪复发征象的HAP或VAP，疗程为7～8日。本研究中高复发率的非发酵革兰阴性菌和数量有限的金黄色葡萄球菌，这些病原体引起的肺炎治疗疗程应超过7～8日（图32.4）[5]。降钙素原的动态评估对明确需更进一步治疗的患者有帮助，但不能改变死亡率[70,71]。

HAP和VAP预防策略

预防HAP和VAP对减少患者死亡率、发病率和相关医疗费用至关重要。核心策略总结见表32.5，并在下面讨论。这些干预措施需要经常监测并强化，努力达到"零VAP"的目标。

表32.5 预防HAP和VAP的核心策略

预防HAP和VAP策略
● 员工教育和恰当的员工编制水平
● 洗手和感染控制
● 抗菌药物管理
● 肺炎预防集束化措施和侵入性导管拔管核查表

续 表

预防VAP策略
● 如有可能，避免插管   无创机械通气
● 镀银气管内导管或带声门下吸引的气管内导管
● 实施VAP感染预防集束化措施   每天中断镇静进行拔管评估和自主呼吸试验   半卧位   持续使用氯己定进行口腔卫生   必要时给予应激性溃疡预防；如无必要，避免使用和拔管后停止使用
● 机械通气患者早期活动
● 治疗VAT

手卫生

引起VAP的病原体，尤其是金黄色葡萄球菌和革兰阴性杆菌，可在医务人员手定植后引起传播。手卫生被认为是感染控制的重要方法，在ICU的依从性已明显提高[74]。使用含醇类的手消毒液与手卫生依从性提高和HAI率的减少有关[75]。

员工教育和员工编制水平

所有医生和员工都需要反复的员工教育。ICU应是努力减少HAP和VAP的基石。Zack等最初报道了在五个ICU实施了成功的VAP教育预防项目[76]。该项目由多学科团队发展而来，目标是为呼吸道治疗提供者和ICU护士完成关于VAP危险因素的自学项目，并评估项目干预前的基线和干预后情况。通过在职教育项目和ICU员工会议、ICU和呼吸道照护部门内放置的情况说明和海报等相配合。VAP发病率减少近58%，达到5.7/1 000机械通气日，节约费用425 606～4 000 000美元。Babcock等在涉及四个医院的完整卫生保健系统中推广应用该项目，实施18个月后VAP减少了46%。

也许最重要和最不受重视的预防措施之一是员工编制，尤其是ICU内[10,78]。当确保员工能遵守基本感染预防措施和其他预防策略时，员工编制应足够到能满足为患者提供治疗的需要[77,79]。在Dang等的一项腹主动脉手术患者的研究中，与更高强度护理照护相比，减少护理人员与明显增加的呼吸道和心脏并发症的发生率相关[80]。

因为预算缩减，护理人员短缺和员工缩减情况严重，员工编制数量至关重要。高危险、有并发症的ICU患者，护患比应为1:1或更低的疾病敏锐度的患者应为2:1。自从2004年加利福尼亚执行基于员工编制比例法案以来，已有14个州和哥伦比亚特区于2009年前制定了一些员工编制法律或规定。在一个衡量加利福尼亚托管医院护理人员比率影响的研究中，托管护理人员比率降低，与死亡率降低和高员工保留率相关[81]。

感染控制

与员工教育相配套，对高危患者实施有效的目标性监测、使用合适的隔离技术和有效的感染控制措施是预防HAP的基础[4,10,79]。之前的研究曾提示有效实施监测和感染控制措施的医院肺炎发病率为20%，低于没有实施的医院（第3章和第5章）。感染控制措施再三显示了在减少MDR病原体引起的定植和感染上的效力[10,32,78,82-84]。不幸的是，许多机构内员工对已证实有效的感染控制措施的依从性，如手卫生，还是不稳定。因而，员工教育应包含感染控制，要经常和反复地进行。特别要关注住院医师、学生、志愿者和探视者，并定期开展依从性监测。

ICU 感染监测最为关键，可用于确定和量化常见和新的 MDR 病原体，并需能及时反馈数据[82,85-88]。在医生、实验室人员、药师和感控专业人员间及时交流现有的数据很有必要。对于特定 MDR 病原体的针对性策略要恰当。对于 MRSA 和 VISA(或 GISA)菌株，推荐采用有效的监测试验和隔离措施，同时可采用更多积极根除的方法[53,89,90]。

交叉定植或感染是 HAI 病原形成的重要机制[4,10,82]（图 32.1）。高浓度革兰阴性杆菌和金黄色葡萄球菌常作为固有菌群寄存在危重病患者体内、医院环境、医务人员手或手套上[4,91]。接触患者前后进行手卫生是移除暂居菌的有效方法，但因为医务人员未能充分实施手卫生，一些调查者提倡接触所有患者时使用屏障预防（如手套和隔离衣）。这项措施与新生儿重症监护病房 HAI 发病率明显下降相关[5]。如果使用手套，应注意更换手套，且在患者间需进行手卫生。

鼻腔携带金黄色葡萄球菌在医务人员（HCW）中常见，金黄色葡萄球菌的暴发常与有皮炎或鼻腔、直肠定植的医务人员有关[10]。Bassetti 等强调了在一个 ICU 内病毒性呼吸道感染在将气溶胶性 MRSA 从医生传播到患者这个过程中的重要性[92]。分子分型技术用来确定暴发来源，对鼻病毒感染进行试验性诱导及验证其在细菌气溶胶传播中的作用（云成人，cloud adult，译者注：“cloud adult”是呼吸道疾病播散实验的一个专业术语，是针对院内感染的一种研究方法，即让一个人在某个地点呼出鼻病毒，然后通过实验的方式在不同的地方追踪病毒的扩散和传播程度）。不使用外科口罩，金黄色葡萄球菌的播散可增加 40 倍。这些数据强调了上呼吸道感染在金黄色葡萄球菌播散中的重要性及预防使用口罩的重要性。

抗菌药物管理

抗菌药物管理项目在全力控制 HAI、减少 MDR 病原体的出现、确保有效抗菌药物的使用和控制不断上升的医疗费用等方面发挥极其重要的作用。医院内不必要抗菌药物的使用率为 30%～50%[93]。已报道除了后续方法，减少已经开具的抗菌药物的过度使用外，还有不同的前置管理方法来限制选择好的抗菌药物进行初始治疗[94]。每年从全面的抗菌药物管理项目上节约的费用波动在 20 万～90 万美元[95-97]。抗菌药物管理项目可减少 MRSA 出现，这已在一个减少氟喹诺酮类使用的项目内得到验证[98]。

抗菌药物管理较复杂，可因 MDR 病原体类型不同而不同，应得到关注，并进行动态密切的监测。如特殊类型 MDR 革兰阴性杆菌的控制需要“多部位挤压气球”原理（译者注：“多部位挤压气球”原理是 Rahal JJ 等在 2002 年发表的文章中提出的，指的是 MDR 管理需要多种策略的

联合，就像“多部位挤压气球”一样，各个部位用力恰当，缺一不可，建议的策略包括对细菌固有和获得性特性的理解、特定抗菌药物的潜在耐药可能的了解、特定机构内在常规基础上对指定问题致病菌的耐药趋势的监测、何时何地需要修订抗菌药物处方集、建立机构内教育项目、强化严格的感染控制措施等）来防止其他 MDR 病原体的出现，Rahal 等已做了很好的总结[99,100]。可考虑在 ICU 团队内加入感染性疾病药师和开展优化抗菌药物使用的信息化决策支持项目。

环境问题

MDR 细菌常存在于环境中（图 32.1）[53,79]。尽管大家普遍认可环境中充满微生物，但这并不一定会直接导致感染；因此，并不推荐广泛、常规的环境采样。举例来说，尽管研究表明军团菌属能在 12%～70% 的医院水系统中被发现，但作为引起医院感染暴发的来源，并不受重视[4]。

研究开始表明无生命的环境是获得病原体的间接贡献者[79]。暴发期间，尤其是涉及 MDR 病原体或对常规清洁更耐受的病原体，有指征采取特定的干预措施，包括目标性环境采样和更积极的环境消毒[91]。

患者体位

作为细菌进入肺的主要途径，误吸较常发生在住院期间，尤其有镇静药物、神经肌肉阻滞剂、头部创伤、气管插管、肠内营养、手术后等情况[10,101-105]。仰卧位更容易误吸，因此可通过保持半卧位来减少误吸。肠内营养时使用放射性标记物，发现全仰卧位(0°)时气管内放射性计数累计量比半卧位(45°)时更高[106,107]。一个随机试验显示，与仰卧位组相比，ICU 获得性 VAP 发病率在半卧位组减少了 2/3[108]。接受肠内营养时仰卧位的患者 VAP 发病率达 50%。这些数据支持患者保持半卧位，尤其在接受肠内营养时。与旋转床和俯卧位相比，半卧位是费用低、易实施的干预措施，是更具操作性和更耐受的方法[109,110]。

目前仍强力推荐持续机械通气和/或肠内营养的患者，尤其肠内营养时采用 30°～45° 的半卧位[5,10,110]。然而至少在现有推荐的水平上，一些研究质疑了之前的研究结果，而且质疑持续半卧位的可操作性。van Nieuwenhoven 等的一个研究将患者随机分为靠背抬高 45°组和标准 10°组，发现执行该策略较为困难[111]。机械通气第一周采用监测设备持续监测靠背抬高程度，目标的靠背抬高 45°并未达到，实际为 28°和 10°，而这不能降低 VAP。Grap 等的相似研究中，在 ICU 患者中使用床底架抬高测量器或电子床读数来监测患者体位，发现目标半卧位实现率更低，平均靠背抬高仅 19.2°，其中 70% 保持仰卧位[112,113]。也许需要更多的评价机械通气和/或肠内营养患者采用半卧位影响的相关研究，来评估更易实现的目标。直到该问题得以解决，预防指南才会推荐机械通气和/或肠内营养患者抬高床头。

现有数据显示患者处侧卧位预防 VAP 优于半卧位。初始研究中显示这个方法可行，且观察到了患者无须呼吸机的日数增多($P=0.04$)[114]。

肠内营养

肠内营养已被认为是 HAP 发生的一个危险因素，主要是继发于胃内容物吸入风险的增高[10,115]。然而，肠外营养与更高的死亡率、HAP、血管内导管相关感染、中心静脉置管并发症、更高费用和肠内绒毛结构的丢失等相关，更利于肠内微生物移位[10,116,117]。与延迟营养相比，初入 ICU 头 48 h 内开始肠内营养，可减少感染发生。

经胃和幽门后营养对 VAP 发生的影响是有争议的。一项荟萃分析评价了七项研究，评价随机分为经胃或幽门后营养的两组 ICU 患者获得 HAP 的风险[117]。尽管任一独立研究均未显示有显著差异，其中一个荟萃分析显示幽门后营养与 ICU 获得的 HAP 明显减少相关（相对危险度 RR＝0.76，95%CI＝0.59~0.99）[121]。一个更近的荟萃分析，包括 11 个随机对照试验，没有发现危重患者误吸发生率有差别[122]。

肠内营养策略显示可减少并发症[78,123]。Bowman 等建立了一个循证、肠内营养策略，该策略中 78%~85%患者实现了肠内喂养的目标。吸入性肺炎发病率从 6.8/1 000住院日降至 3.2/1 000 住院日[123]。这样的策略应被多学科委员验证，以规范肠内营养。

用于早期肠内营养的胃造瘘术在脑损伤和休克患者中被推荐作为一个减少 VAP 的策略[124]。在一项小型随机临床试验中，和 21 个对照相比，20 个胃造瘘患者 VAP 发病率减少（胃造瘘组 10% vs. 对照组 38%），且多数 VAP 病例为迟发性 VAP（>5 日）。需要有更多针对这些高风险患者的大样本研究，以进一步评估该策略的效果。

预防 VAP 策略

感染预防集束化措施和核查表

集束化措施是一个团队执行一系列组合在一起的治疗流程，比单个流程单独实施能提供更有利的结果[125]。集束化的概念是美国医疗保健促进会（IHI）2002 年提出的，并在 2005 年被接受作为减少 VAP 的一个模板[126]。以下措施是 IHI 机械通气治疗集束化措施中的一部分内容，用于预防 VAP：每日停用镇静药物、评估撤机的可能性、半卧位、口腔氯己定护理。西班牙最近的一个研究显示，采用集束化措施后，尽管依从性低（<30%），VAP 发病率仍有降低（从 15.5%到 11.7%），还有平均 ICU 停留时间从 10 日减至 6 日，机械通气使用时间从 8 日减至 4 日[40]。

ICU 核查表用于复杂、紧张的 ICU 环境内，提醒并促使医生评估特定的医疗干预措施、预防措施和强化医疗护理流程，并确保一致性。可以通过使用核查表来强化 IHI 制订的机械通气治疗集束化措施和其他预防策略的执行。每天使用 ICU 核查表能有效减少机械通气时间。在一个随机对照研究中，医生使用核查表能使无机械通气的日数增加 22 日（14~26 日）vs. 16 日（0~21.5 日）（P＝0.028），并能降低 ICU 和住院死亡率[127]。

口腔去污染和氯己定

口咽部定植是引起 HAP 和 VAP 病原体的主要来源，因此减少其定植水平或减少潜在病原体明显是一项减少风险的策略。使用不吸收的抗菌药物去除口腔污染，联合或不联合全身使用抗菌药物，已被相关研究证实并推荐用来预防 VAP[128-131]。Mori 等在一项研究中将非随机组 VAP 发病率与历史对照进行比较[132]。口腔护理组的 VAP 发病率为 3.9 例/1 000 日，对照组为 10.4 例/1 000 日。尽管研究设计不甚严谨，口腔护理仍是廉价有效的措施。当然，需要更多随机对照研究以验证效果。

最早的一项氯己定（葡萄糖酸氯己定，CHG）随机试验中，Deriso 等证实使用口腔消毒剂明显减少冠状动脉旁路移植术患者 HAI 发病率[133]。尽管外用消毒剂，如 CHG，为使用抗菌药物提供了一个有吸引力的替代方法，并开始在心脏手术患者中成功运用和报道，但在其他研究中没有得到一致的结果。一个含七项研究的荟萃分析发现，使用 CHG 能使发生 VAP 的相对危险度下降 30%，但这种效果在心脏手术患者中明显，且对死亡率并无影响[134]。总之，相比 VAP，CHG 有预防 HAP 的最有力数据[133,135,136]。尽管如此，因为 CHG 便宜、无毒，且已在某些人群中被证实，局部使用有一定效果，因此已在美国 ICU 内广泛应用。

常规应激出血的预防——风险与收益

IHI 机械通气治疗集束化措施包括机械通气患者使用药物预防应激相关黏膜病变，如 2 型组胺（H2）拮抗剂和质子泵抑制剂（PPI）。然而，这些药物被认为是胃和上呼吸道细菌定植、HAP、VAP 潜在的独立危险因素，PPI 比 H2 拮抗剂更易出现肺炎[138-141]。

关于机械通气患者应激相关黏膜病变的唯一共识指南指出"推荐在凝血障碍患者或机械通气超过 48 h 的患者中采用预防治疗"。指南还推荐近期有消化道（GI）出血史或至少有以下两个危险因素者需要进行预防治疗：脓毒症、ICU 停留时间超过 1 周、大于或等于 6 日隐血阳性、使用激素（每日超过 250 mg 氢化可的松）。尽管对预防应激相关黏膜病变的抑酸药物推荐范围相对狭窄，医院内仍有 73%的 PPI 使用是不必要的[142]。鉴于 H2 拮抗剂和 PPI 对 HAP 和 VAP 的潜在作用，应避免过度使用，且优先选择 H2 拮抗剂可能是有成本-效益的预防策略[138]。

新的预防策略

治疗 VAT 来预防 VAP

感染的临床征象触发支气管树的病原学采样。BAL 细菌数大于或等于 10^4 CFU/ml 可确诊 VAP。同时，EA 阳性，表现为定量（>10^5~10^6 CFU/ml）或半定量（中重度细菌生长）提示诊断为 VAT，除非存在影像学发现（表 32.2）。不幸的是，气管插管患者的胸部影像学检查质量常常较差，还可能滞后，且对临床医生和影像学专家而言，与心衰或肺不张较难鉴别[143,144]。所有临床医生应该知道移动式胸部 X 片的局限性。重要的是，要强调不同方法（EA、BAL 和 PSB）获得的定量培养在诊断 VAP 方面意义相同[145]。

气管插管患者中常见的是低水平气管内细菌定植。如缺乏感染的临床征象,定植不应被认为是 VAT 或使用抗菌药物治疗,虽然它们可提供特定病原体的存在线索。定期监测气管内吸引物(EA)培养可能有助于对重度定植的高危患者的识别(细菌病原体超过 $10^5 \sim 10^6/\mathrm{ml}$),且有助于及早采取感染控制措施。

治疗 VAT 已被认为是有效预防 VAP 的一项策略,且能改善患者预后[58,61,146,147]。Nseir 等开展了关于 VAT 的早期与延迟抗菌药物治疗的一项随机试验,VAT 被定义为有临床征象,且气管内吸引物大于或等于 10^6 CFU/ml。与延迟治疗组相比,早期治疗组的患者发生 VAP 常较少(13% vs. 47%,$P<0.05$),死亡率也明显减少(18% vs. 47%,$P<0.05$)[57]。这些数据可能预示了预防 VAP 的新模式。另外,治疗 VAT 还明显缩短机械通气时间、ICU 停留时间和粗死亡率。

过早和过宽的抗菌药物使用引发大家对出现 MDR 病原体的担忧增加。而早期"目标性"抗菌药物治疗比起经验广谱治疗能减少抗菌药物使用、肺损伤和潜在并发症如脓胸或肺脓肿[67]。

益生菌和合生元

益生菌是来自人体的活菌,可在下消化道存活,并有益健康;合生元是通常联合了可溶性纤维的益生菌。它们与预防 HAP 和 VAP 过程中的一些令人关注的数据有相关性[148]。乳酸杆菌菌株是最常被研究的益生菌。

益生菌和合生元通过多种途径来预防 HAP,包括弱化能引起肺炎、有毒力的细菌在 GI 的定植、直接的抗菌活性、优化局部和全身免疫、降低肠黏膜高渗透性[149]。益生菌和合生元通常使用方便、价廉,被认为副作用良好。

比较益生菌和合生元在预防 HAP 上的研究一般是单中心研究,在方法学质量、研究对象、给药方式等上尚有差异[150-157]。

最近的一项荟萃分析合并了数个 VAP 相关研究[158]。该分析认为使用益生菌治疗的患者 VAP 发病率明显下降(689 位患者;固定效应模型:比值比 OR = 0.61;95% CI=0.41~0.91;随机效应模型:OR=0.55;95% CI=0.31~0.98)。尽管剔除一个益生菌外用的试验后 VAP 保持低发病率,这些研究结果仍因异质性受到质疑[159]。因此,外用与经肠内治疗的效果仍不确定。重要的是,继这篇荟萃分析后出版的两个大型试验报道了 VAP 发病率的不同结果[154,157]。其中阳性结果的那个研究,除肠内治疗外,还使用外用和经口如肠内给药,虽然结果阳性,但存在选择偏倚[157]。

由于艰难梭菌感染时使用可出现益生菌相关菌血症,一些关于益生菌和合生元用于预防 VAP 时可导致感染的担忧开始浮现;尽管,没有在任何预防 VAP 的研究中报道可导致乳酸杆菌感染[160]。特别是最近一项胰腺炎使用益生菌的研究显示,使用益生菌组有更高的死亡率(15.7% vs. 6.3%,$P=0.01$)、更多的肠缺血(6.3% vs. 0,$P=0.004$),但其损伤机制不能应用于其他患

者[161]。最后,益生菌不在 FDA 管辖范围内,准备制剂的纯度和精确度也不如处方药。

使用无创正压通气,避免气管插管

无创正压通气(NPPV)使用面罩提供通气支持,而不需要气管插管,且有利于更早拔除气管内导管,因而减少插管时间延长相关的并发症。治疗以下疾病时 NPPV 使萎陷的肺泡复张,对慢性阻塞性肺疾病(COPD)急性加重、急性低氧血症性呼吸衰竭、心源性肺水肿、早期 ARDS,有肺部浸润灶和呼吸衰竭的免疫抑制患者而言,是一种有效的替代手段[162-165]。在一篇 Cochrane 综述里,包含了大部分 NPPV 用于 COPD 急性加重期的研究,Burns 等报道了明确的益处包括减少死亡率(RR=0.55;95% CI=0.38~0.79)、降低 VAP 发病率(RR=0.29;95% CI=0.19~0.45)、缩短 ICU 停留时间、住院时间和机械通气支持的时间[166]。NPPV 对 COPD 急性加重期和充血性心衰的患者作用最大。数据也提示 NPPV 是一个好的策略,有助于机械通气撤机困难的患者的拔管;然而,这种形式仅推荐在配备有相应技术经验人员的医院内使用[167]。当必须气管内插管和机械通气时,应避免非计划拔管,因为再次插管明显增加 VAP 发病率[168]。

呼吸机管理

镇静和撤机

因为过度使用镇静药物会抑制咳嗽和其他自我保护机制,延长机械通气时间,医生应尽最大可能减少镇静药物暴露和气管插管时间[169]。为减少死亡率,尽最大可能减少插管时间和镇静药物暴露,最有说服力的干预措施是采用唤醒和自主呼吸控制(ABC)来验证,就是采用每日唤醒试验(通常称为"镇静休假")配合自主呼吸试验(SBT)进行拔管评估[170]。与每日 SBT 的标准治疗相比,上述配对策略使 1 年死亡率降低了 14%,平均减少气管插管时间 3 日,缩短 ICU 和住院时间,且提高了无须再次插管的自行拔管率。其他减少机械通气时间的策略包括镇静方法的改进、使用流程以便快速撤机[10,171-174]。其中一些干预可降低 VAP 发病率 5%~10%[171,174]。这些干预措施明确建立在有充足的 ICU 人员编制和多学科的参与基础上[175-178]。

声门下分泌物引流

通过特殊设计的有宽椭圆孔的气管内导管进行持续声门下吸引(CASS),能有助于引流(图 32.2),多个研究显示能明显减少早发性 VAP 的发病率[5,10]。一个荟萃分析中 CASS 使 VAP 发病率减少了一半(RR=0.51;95% CI=1.7~2.3),ICU 停留时间缩短 3 日(95% CI=2.1~3.9),VAP 的出现延迟 6 日。CASS 有较好的成本-效益,每预防一例 VAP,可节省 4 992 美元或每位患者节省 1 872 美元,但对死亡率无影响[179]。然而,当 CASS 联合半卧位,并未观察到临床受益,因此需强调预防策略相互影响的重要性[180]。

镀银气管内导管

银有抗菌性能。镀银气管内导管(ETT)的设计用于减少细菌定植和生物膜形成,尤其是 ETT 的管腔内。因

为担心吸痰或支气管镜检查时生物膜栓堵住远端气道，所以假定镀银导管能减少 VAP。一个涵盖北美 54 个医疗中心的 2 003 位患者的大型前瞻性随机单盲对照试验显示，按照 BAL 标准，镀银 ETT 可减少插管大于或等于 24 h 的患者 VAP 的发病率[181]。病原学证实的 VAP 发病率，镀银 ETT 组为 4.8%，对照组为 7.5%，相对减少 VAP 36%。镀银 ETT 还延缓 VAP 的出现。但是，插管时间、ICU 或住院时间或病死率两组并无统计学差异。后续的研究表明 VAP 的高成本可抵消镀银 ETT 的费用。预估有 37 例患者需要使用镀银 ETT 来预防 VAP 的发生。成本-效益分析显示每预防一例 VAP 可节约 12 800 美元[19]。然而，插管时识别高风险患者仍然困难。

呼吸机回路和冷凝水

VAP 也和呼吸机回路的病原体定植相关[182]。频繁更换回路不能预防 VAP 发生[184]。积聚在呼吸机回路的冷凝水可被患者分泌物污染或在打开回路时被污染，因而，需警惕并避免将冷凝水倒冲入下呼吸道[182,184]。而且运送支气管扩张剂的定量雾化吸雾器（MDI）要比雾化器更安全，后者一旦被污染，可产生细菌性气溶胶[185]。管路温度传感器推荐采用高水平消毒，以避免患者间的交叉污染。

早期气管切开

早期气管切开曾被定义为气管插管后 3 周内行气管切开，但近来更得到认可的是插管后 2 周内，现已被推荐用来作为改善撤机、提早从 ICU 内转出、降低肺炎发病率和病死率的一项策略。目前已有大量研究验证了气管切开带来的影响，但得出了相互矛盾的结论[186-188]。最近一项最大规模并严格控制的研究表明，早期气管切开改善撤机和 ICU 转出，但与气管切开部位的并发症增加相关，且对 1 年病死率无改善。

多学科团队工作方法

针对 VAP 的预防措施必须是循证、多学科预防项目的一部分，一般有核心团队，且有关注患者安全和质量改进的议程[190]。该团队最好是由"拥护者"领导，由感兴趣的临床医生、呼吸照护人员、管理者、风险管理人员和其他工作人员组成核心团队成员。这个团队的责任包括树立预防标杆、设置目标和时限、提供适当教育和训练、为工作人员提供监督和反馈，同时他们自己对相关临床和预防措施不断持续更新。预防措施应通过展示预防 VAP 在改善临床预后和明显减少费用方面的成效，向医院管理人员和其他相关资源分配人员推广。

预防再入院

预防的重点对象是住 ICU 内的患者，但这些患者在恢复期有更高的再复发或再感染的风险。通常常见的是再次入院，20% 住院患者会在 30 日内再入院，56% 会在 1 年内再入院，但再次入院率的差异相当大[191]。在对 2003～2004 年一家医院出院的 11 855 702 位医疗保险受益者的一项研究中，有 147 185 位因诊断肺炎或肺部感染再次入院[192]。现在没有 HAP 或 VAP 再入院的可用的有力数据，但出院时要努力去做能有效减少风险的措施的指导，如常规疫苗接种和患者健康促进教育，包括戒烟、锻炼和控制体重。即使是不同类型的再入院，不同医疗机构之间的协调不足和缺乏出院后计划仍被明确为是出院时缺乏的照护的重要部分[193]。在再发风险高的个体中，尤其是转变照护期间（包括转科和出院），设立目标性照护管理干预，可减少一些慢性疾病患者的再入院，且可能对 HAP 或 VAP 高风险患者有效。一个有效的干预例子就是"出院集束化措施"的实施，包含了药物治疗一致性、出院教育和出院后持续的医师核查[193]。目前仍迫切需要更多针对这两个人群的研究，以确定任一策略在减少再入院上的影响力，提供预防 HAP 和 VAP 再入院的循证依据。

结　论

尽管当前医学技术和治疗方法发展迅猛，同时复杂的预防和管理方法被有效使用，VAP 的发病率在急剧下降，但是 HAP 和 VAP 仍然是 HAI 重要的类型[5,10]。耐药革兰阴性杆菌和 MRSA 持久存在是一个很棘手的问题，并且可能随着美国老年人口的增加而增加。采取表 32.5 中建议的预防 HAP 和 VAP 的核心策略能直接减少发生 HAP 和 VAP 的风险。预防措施的投入可以带来巨大的回报，包括提高生活质量、降低发病率和死亡率，并能降低 HAP 和 VAP 的治疗成本[190]。此外，坚持采取有效的预防策略，对改善患者的预后、缩短住院时间和减少医疗费用有巨大影响。因此对美国医疗保健系统而言，非常有必要将上述预防措施推广到慢性照护机构及康复机构中。最后，迫切需要开展一些关于降低再住院率的策略的临床研究。

第 33 章

医源性结核病

Dick Menzies and Faiz Ahmad Khan ■ 王伊伦 译 ■ 潘 珏 刘 滨 罗万军 徐子琴 审校

前 言

结核病作为一种感染性疾病已经困扰了人类数千年之久[1]。在过去的 130 年间，几项里程碑式的事件促进了人类对结核病的认知：1892 年 Koch 发现病原体；20 世纪中期 Wells 和 Riley 确认该病原体经空气传播；60 多年前研制治愈结核的抗菌药物；以及目前实现病原体的全基因组测序[2-4]。随着总体生活条件的改善，公共卫生干预措施及有效抗结核药物的应用，到 20 世纪许多国家及地区的结核病发病率有所下降。然而在过去的 25 年间，由于众多因素，包括艾滋病的流行、耐药结核菌株的产生及公共卫生基础设施的削弱（后者涉及某些地区的结构调整计划），使结核病在全球各地又有了死灰复燃的趋势[5-7]。当今结核病的控制仍面临挑战，2010 年结核病新增病例 880 万人，约有 150 万人死于结核病[8]。

结核分枝杆菌的一些特性使它较易在医疗机构中传播。一旦发生传播，即被称为"院内"或"医疗保健相关"结核病。当多数人处于结核病患者的环境中，院内结核传播可能导致院内感染暴发。控制感染是切断院内结核分枝杆菌传播的重要预防措施。在美国，由于感控措施不充分，在 20 世纪 80 年代末 90 年代初导致了一系列院内结核病暴发[9-11]。大规模开展感控措施在控制暴发和预防复发中起着重要作用。相比美国和其他高收入国家，医院内结核分枝杆菌的传播和暴发在低收入和中等收入国家中仍对公众健康构成显著威胁。目前迫切需要在资源匮乏的地区，特别是艾滋病和结核病患病率高的地区加强结核病感染控制措施[12]。

在这一章节首先回顾结核感染的基础微生物学、病原学和临床方面，随后阐述医院内结核病传播的流行病学概况，最后对感染控制措施进行详细论述及对当前实施的措施提供建议。

结核感染与疾病

微生物学

人类结核病的病原体主要是结核分枝杆菌（MTB），它是结核分枝杆菌复合体中的一个亚种[13]。其他亚种很少引起人类患病；除了非洲分枝杆菌，该病原体在非洲部分地区是人结核病的主要病原体[13]。分枝杆菌属具有其独特的微生物特征。它们富含脂质的细胞壁，被称为"自

然界中最复杂的构造""苯酚品红染色后难以脱色"，这也是分枝杆菌被称为"抗酸杆菌"的由来[14]。作为专需氧菌，结核分枝杆菌生长缓慢，培养 2～6 周后才可肉眼看到菌落[14]。

传播途径

结核分枝杆菌通过空气在人与人之间传播。感染者说话、咳嗽、打喷嚏或唱歌时释放"飞沫"到空气中。飞沫呈小微滴状，其中一些含有结核分枝杆菌[15]。具感染性的飞沫也会在特定的医疗程序中产生，例如导痰、支气管镜术、气管插管、尸检和结核脓肿引流[16]。并非所有的飞沫都导致结核感染。多数大液滴（直径大于 10 μm）在易感人群吸入前已着地。少数进入上呼吸道的微粒被纤毛排出到口咽部伴随吞咽被胃酸杀灭[15]。直径小于 1 μm 的微粒也不具备传染性，因为它们大多在被易感人群吸入前便已蒸发，即使少数微粒进入了气道通常也因后续的呼吸被呼出。直径为 1～5 μm 的飞沫最具传染性。符合该条件时飞沫在空气中长时间悬浮，并可通过气流和通风系统长距离传播。此外，人体一旦吸入后这些微粒更易直达肺泡[16]，且只需含一株有活性的结核分枝杆菌即可传播感染[17]。多种因素共同决定了暴露于结核病患者环境中的人群吸入感染性飞沫和感染结核病的概率（表 33.1）[18]。

表 33.1 暴露于活动性结核患者后发生感染的决定因素[16,18]

空气中感染性飞沫的浓度取决于：
A. 患者释放感染性飞沫的数量取决于：
结核病的部位（上呼吸道和肺）
动作（例如咳嗽、唱歌、讲话，做这些动作时未闭嘴捂鼻）
结核病治疗期间（恰当抗结核治疗开始后患者释放病原菌数量迅速减少）
B. 暴露的环境特征，取决于：
通风水平
暴露发生的房间大小
含感染性飞沫的空气再循环
暴露个体的特征：
曾经结核感染可能降低后续结核感染的风险
未采取充分感染控制措施
未用个人防护措施
未充分使用个人防护措施

发病机制

含活性结核分枝杆菌的飞沫核一旦沉降在肺末端（或"肺泡"），巨噬细胞吞噬内含的细菌。但是巨噬细胞

只能杀死部分结核分枝杆菌,结核分枝杆菌持续胞内复制致巨噬细胞死亡,激发局部免疫反应并将细菌运送至肺门和纵隔淋巴结[17,19]。干酪样肉芽肿是宿主对结核分枝杆菌免疫反应后的特征性组织损伤表现[20]。这种实质病变在感染部位称为"Ghon病灶",如伴有相应的肺门和纵隔淋巴结病灶时即称为"Ranke综合征"[20]。宿主对此产生细胞免疫反应和迟发型超敏反应,故原发感染2~8周后结核菌素皮肤试验(TST)转阳性[19,21]。在症状轻微的原发性结核感染发生时,细菌入血经血行传播进入了体内其他部位(包括肺尖)[22]。

疾病是否进展取决于宿主对结核分枝杆菌的免疫应答强度。如果免疫系统无法控制原发感染,细菌便持续复制,增加炎症反应和组织损伤(原发灶或继发病灶均可发生)[23]。这种情况称为"原发型结核病",一般在暴露2年内出现症状。只有5%的免疫机制健全的感染者发生原发型结核病,其余95%的感染者体内免疫系统有效阻止细菌复制从而控制结核分枝杆菌感染。这个过程在细菌播散累及到的器官和淋巴结中残留了多个干酪样坏死的结核灶,即使感染已控制但仍不能完全清除——细菌可在干酪灶中以潜伏状态生存长达数年[24]。这些潜伏期结核分枝杆菌的携带者存在"潜伏结核感染(LTBI)"。由于细菌处于休眠状态并局限在肉芽肿内,潜伏结核感染者无临床症状,且不会将病原体传给他人。处于潜伏结核感染的免疫功能健全者中95%的人终身无症状且不具有传染性,5%的人会进展至"原发后结核"(也称作"复燃性结核")。

结核病潜伏感染和活动性结核病

清楚了解两种形式结核感染间的差别——潜伏结核感染与活动性结核病(后者通常称为结核病或肺结核)很重要,因为它们在流行病学、公共卫生、临床表现和治疗方法上有差异。

如前文所述,LTBI无传染性且无临床表现,此时结核分枝杆菌处于休眠状态,不进行细菌复制。全球有1/3的人口存在LTBI,其中5%的人群体内细菌停止休眠开始繁殖并导致炎症反应和局部组织损伤,同时成为传播感染的带菌者。这叫作"原发后"或"复燃性"结核。复燃性结核病的危险因素在下一小节中讨论。复燃性结核病和原发型进展性结核病都属于活动性结核病。细菌复制、炎症反应和组织破坏标志着结核处于活动状态并具有传染性。在原发感染引起血行播散后潜伏病灶中的结核菌重新活动而发病,因此活动性结核病感染的部位可为肺内、肺外或两者都有,症状也呈多样化。由于结核分枝杆菌主要经空气传播,结核病患者向外传播疾病的概率部分取决于所涉及的器官系统(表33.1)。肺(肺实质或支气管)结核病和上呼吸道结核病患者的传播概率最大,喉部的传染性最强。在结核低发病率地区,活动性结核病常由潜伏性结核的复燃引起;相反在结核高发病率地区,原发型结核病占了活动性结核病的主要部分。

复燃的危险因素

虽然人的一生中由LTBI进展为活动性结核病的平均概率小于5%,但有许多因素可增加此风险(表33.2)。影响复燃的重要危险因素包括HIV感染和其他导致严重免疫抑制的病因,以及近期获得[25]。

表33.2 LTBI进展为活动性结核病的危险因素

危 险 因 素	与无已知危险因素的人群比较患结核的相对风险
高危	
获得性免疫缺陷综合征(艾滋病)	110~170
艾滋病病毒感染	50~110
器官移植(接受免疫抑制治疗)	20~74
矽肺	30
慢性肾衰需要血透	10~25
头、颈部肿瘤	16
近期结核感染(≤2年)	5
胸片异常——结节性病灶	6~19
中危	
使用糖皮质激素治疗	4.9
肿瘤坏死因子(TNF)-α抑制剂	1.5~4
糖尿病(所有类型)	2.0~3.6
体重不足(小于90%理想体重;对多数人而言体重小于20 kg/m²)	2~3
幼时感染(0~4岁)	2.2~5.0
吸烟者(1包/日)	2~3
胸片异常——肉芽肿病变	2
低危	
感染者,没有已知危险因素,胸片正常("低反应者")	1

资料更新于 *Canadian Tuberculosis Standards*, 6th ed. Ottawa, Canada: Public Health Agency of Canada; 2007. 2012年在卫生部长许可下再版。

对LTBI进行治疗可显著降低转变为活动性结核病的风险,但同时也增加了不良反应的风险;因此当个体由潜伏性结核进展到活动性结核病的风险较治疗引起的不良反应风险高时应立即予以治疗[26]。

诊断和治疗

LTBI和活动性结核病有不同的诊断方法。诊断前者基于诱发结核分枝杆菌抗原的免疫反应,同时需结合测试结果的假阳性和假阴性及进展到活动性结核病的可能性。与此不同,确诊活动性结核病的手段包括镜检涂片找到抗酸杆菌、结核菌培养阳性、核酸扩增出结核菌DNA或组织标本符合典型的结核病组织病理学改变(干酪性肉芽肿)。当活动性结核病不能通过上述方法确诊,我们可通过影像学和临床特征做临床诊断(例如对抗结核治疗的反应)。

LTBI的诊断和治疗

LTBI有两种诊断试验:结核菌素皮肤试验(TST)和γ-干扰素释放试验(IGRA)。结核菌素皮肤试验起源于20世纪,因其价格低廉和可靠性而广泛应用。一些医生

更青睐用 γ-干扰素释放试验诊断 LTBI,因为更易解读且假阳性率低,只需单次就诊能得到结果(结核菌素皮肤试验要求至少就诊 2 次)。不同的指南推荐不同的试验作为诊断 LTBI 的首选方法[27]。

皮内注射法(Mantoux 法)是结核菌素皮肤试验中最可靠同时也是应用最广泛的方法[28-30]。将结核菌素纯蛋白衍生物(PPD)5IU(0.1 ml)注入前臂内侧[29],48～72 h 后观察局部硬结直径。建议使用"圆珠笔"法减少观察者间的偏倚误差。超出该时段的测量可能会低估硬结大小。PPD 药瓶上应包括剂量、批号、生产日期和截止日期。以往结核菌素皮肤试验中发生严重不良反应是唯一禁忌。该试验不能为曾患活动性结核病、以往结核菌素皮肤试验阳性(有数值记录)和已行充分抗结核治疗的患者提供有临床价值的信息。

结核菌素皮肤试验的解读往往具有挑战性,规范化解读可避免临床医生误诊。在解读结核菌素皮肤试验结果时需重点参考以下三个指标:直径、阳性预测值(PPV)和进展至活动性结核病的风险。以局部硬结最小直径为依据对发展为活动性结核病的可能性进行分类。美国疾病控制预防中心(CDC)推荐 5,10,15 mm 作为高、中、低风险患者的临界值(表 33.3)[28,29]。在非结核分枝杆菌低流行区,可用 10 mm 作为患者低风险的临界值以增加敏感性而不影响特异性。当局部硬结直径远超阳性值范围时需要考虑一项解读指标,即阳性预测值。阳性预测值是指结核菌素皮肤试验检出的全部阳性例数中实际结核病潜伏感染所占的比例。这是解读结核菌素皮肤试验结果中最具有挑战性的步骤。有几个因素影响阳性预测值,包括结核菌素皮肤试验硬结大小、出生国家(若美国出生包括出生于哪个州)、年龄、移民年龄、卡介苗接种史和结核病患者接触史[31,32]。非结核分枝杆菌(NTM)感染和童年时期接种卡介苗是结核菌素皮肤试验假阳性的主要原因[31,32]。后者造成的假阳性在下列情况可以忽略:① 若疫苗在出生一年内接种且测试时年龄大于 10 岁;② 当感染可能性高(如接触活动性结核病患者或来自高发病率地区);③ 进展为结核病的风险较高。结核菌素皮肤试验最后一项的解读——由已确诊的潜伏性结核病进展为结核病的可能性——取决于发生活动性结核病的现有危险因素(表 33.2)。可用在线工具协助医务人员解读结核菌素皮肤试验结果(www.tstin3d.com)。

表 33.3　结核菌素皮肤试验阳性标准(CDC)[28,29]

反应直径(mm)	认为达到该直径可解读为阳性的组别[a,b]
≥5	HIV 阳性个体 近期接触活动性结核患者 胸片提示陈旧性肺结核 免疫抑制个体[器官移植接受者;服用泼尼松 15 mg/d 以上,连续 1 月以上者(或其他药物剂量等同于泼尼松);服用肿瘤坏死因子 α 抑制剂]

反应直径(mm)	认为达到该直径可解读为阳性的组别[a,b]
≥10	除上述条款外,处于由医疗环境引起的结核复燃的危险因素的个体 [如矽肺、糖尿病[c]、头颈部肿瘤、终末期肾病[c]、损害免疫系统的血液病(白血病和淋巴瘤)] 受雇[d] 或居住于集体设施的个体[如监狱、长期护理院(包括养老院、精神病院、免疫抑制患者居住所)、医院或健康保健机构、收容所] 接触结核杆菌的实验室人员 来自结核流行区的移民 静脉注射药物成瘾者
≥15	无结核易感因素者

[a] 修改自疾病预防控制中心。Screening for tuberculosis and tuberculosis infection in high-risk populations. Recommendations of the Advisory Council for the elimination of tuberculosis. *MMWR Recomm Rep.* 1995;44(RR-11):19-34 and Centers for Disease Control and Prevention. Targeted tuberculin testing and treatment of latent tuberculosis infection. *MMWR Recomm Rep.* 2000;49(RR-6):1-51.

[b] 此表中的列表是由疾病预防控制中心(CDC)建议名单的节选的版本。完整列表版本可以在上面提到的参考文献中找到。

[c] 由于结核复燃的风险较高,这些人群可能更适合参考 5 mm 的临界值(不是现在 CDC 推荐的值)。

[d] 新雇员作为低风险个体可照 15 mm 临界值。

结核菌素皮肤试验结果"阳转"是指发生在先前结核菌素皮肤试验阴性的患者再次测试结果变为阳性。解读复查的结核菌素皮肤试验时需谨慎,因为硬结测量存在主观差异[21]。不同的方法会导致这种问题的产生[21]。疾病预防控制中心推荐硬结直径两年间增加 10 mm 或以上可视为结核菌素皮肤试验阳转。

对即将多次行结核菌素试验者(如健康的护工),我们推荐对第一次结核菌素皮肤试验的患者行两步法。步骤一和上面相同。步骤二仅在步骤一为阴性反应时进行。步骤二为在首次结核菌素皮肤试验 1～3 周后重复结核菌素皮肤试验。如果第二次结核菌素皮肤试验结果阳性,则称之为"回忆应答"(或增强现象)。非结核分枝杆菌感染、卡介苗接种和潜伏性结核病患者都可引起增强现象[21]。增强现象所致的阳性预测值可用上述原因解读结核菌素皮肤试验阳性结果。两步法结核菌素皮肤试验目的是鉴别出第二次试验阳性的患者可能由增强现象造成而非从阴性转为阳性。值得注意的是有增强现象的患者发展为活动性结核病的风险是首次结核菌素皮肤试验结果相同直径患者风险的一半[21]。两步法只能应用一次,且测试者在测试前 1～5 周内不能和活动性结核病患者接触[21]。若近期患者接触过活动性结核病患者,结核菌素皮肤试验的直径扩大,则无法用增强现象来解释。

γ-干扰素释放试验是除结核菌素皮肤试验之外另一项诊断 LTBI 的试验。该试验测量接触结核分枝杆菌抗原后血标本中释放的 γ-干扰素。其敏感性和结核菌素皮肤试验类似,但避免了卡介苗和非结核分枝杆菌的干扰,故对结核分枝杆菌特异性较高[33]。γ-干扰素释放试验适用于有卡介苗接种史和无法返回取结核菌素皮肤试验结果的患者[34]。

结核菌素皮肤试验适用于多次检测有 LTBI 可能的群体(如医务人员)。最近针对医务人员多次 γ-干扰素释放试验的相关系统性综述和荟萃分析发现没有证据显示 γ-干扰素释放试验连续测定法效果优于结核菌素皮肤试验[35]。一些研究表明当 γ-干扰素释放试验用于连续测定时自然转阴率高(20%～30%首次试验阳性的患者转阴性)[35,36]。这些研究还表明 γ-干扰素释放试验结果的转化比结核菌素试验高得多[35],难以解读和掌握其原因。针对这现象,在弄清楚原因前不推荐 γ-干扰素释放试验用作常规结核感染控制的连续监测项目。

在某些情况下,同时行结核菌素皮肤试验和 γ-干扰素释放试验是有价值的。希望增加 LTBI 诊断的敏感性时(如发展为活动性结核病或死亡的高风险患者),当初检是阴性,可以通过另一项试验来增加敏感性并在 LTBI 证据不足的情况下解读阳性结果。高度怀疑结核菌素皮肤试验假阳性时也可同时行结核菌素皮肤试验和 γ-干扰素释放试验。这种情况下 γ-干扰素释放试验可用来确认或否定结核菌素皮肤试验结果。但需要注意的是当结核菌素皮肤试验和 γ-干扰素释放试验结果不同时缺乏解读标准。

治疗 LTBI 的方法有很多,最常见的是异烟肼单药治疗 9 个月。若怀疑活动性结核病(基于症状、暴露史、临床表现和影像学异常),应排除活动性结核病后再行抗 LTBI 治疗。这是因为单种抗结核药物治疗活动性结核病会迅速诱导耐药菌的产生。

活动性结核病的诊断和治疗

结核菌素皮肤试验和 γ-干扰素释放试验通常不适用于诊断活动性结核病(除了在儿童中仍可诊断活动性结核病)。标本涂片镜检找抗酸杆菌、结核分枝杆菌培养及 DNA 鉴定是诊断活动性结核病的首选方法。感染的部位在某种程度上决定了镜检和培养所需标本获取的难易程度及影响了活动性结核病检测的敏感性。怀疑肺结核时,用高渗生理盐水雾化吸入导痰方法来获取镜检和培养所需的三次痰标本,提供了敏感且无创的检查方法。相比之下,胸膜、腹膜、心包和脊髓液中镜检和培养的标本敏感性较低。分子生物学检测——例如核酸扩增和腺苷脱氨酶水平——对这些部位敏感性低,但其高特异性有助于确诊疾病。

新一代核酸测试中,Xpert MTB/RIF 试验对诊断肺结核具有高敏感性且比涂片镜检和培养快速。在一项国际多中心研究中该方法鉴定了 98%痰涂片和痰培养阳性的患者,以及 70%痰涂片阴性痰培养阳性的患者[37]。该试验还有个优点在于它提供了耐利福平结核分枝杆菌的快速识别,以往至少需要 4 周。缺点包括成本高和无法区分患者是否具有传染性。这项技术有望在活动性结核病诊断方面发挥更大作用[38]。

活动性结核病的疗程至少为 6 个月。为了防止病原菌对抗结核药物产生耐药性,活动性结核病的治疗需要至少联合三种敏感药物治疗。有效的治疗能迅速降低涂片中的菌量,同时降低传染的程度和时间。

虽然确诊活动性结核病很重要,但是在特定情况下经验性治疗可能是最佳选择。开展和持续经验性治疗的决定因素包括:① 活动性结核病的验前概率(由暴露接触史、LTBI 复燃的危险因素、临床和影像学表现决定);② 获得用于诊断的标本难易程度;③ 活动性结核病微生物检查的敏感性(取决于标本的类型);④ 延迟治疗的风险(包括患者和其他人);⑤ 抗结核治疗时发生严重不良反应的风险。

院内传播的流行病学

在治疗活动性结核病患者的医疗机构内,工人、患者和探视者是院内结核分枝杆菌感染的高风险人群。在美国从 20 世纪 80 年代末至 90 年代初院内结核病暴发和多重耐药结核的频率有所增长,其影响因素包括:① 结核病在美国死灰复燃(由于艾滋病的出现、流浪者增多、药物滥用及结核病控制项目资金不足)[10,39];② 许多卫生保健设施对结核感控措施不足[9];③ 由于药敏结果的延迟使结核耐药性患者接受了不恰当的抗结核治疗[9]。感染控制措施在遏制院内暴发中起到核心作用,同时也是防止复发的关键措施[9,40-42]。

时至今日,院内结核分枝杆菌传播在美国已很少见,但由于耐药结核分枝杆菌的兴起,其在中低收入国家仍是核心问题[12,43-48]。令人震惊的是,一项调查表明南非一家医院存在广泛耐药结核(XDR-TB)传播[49]。一些调查发现导致广泛耐药结核感染的是院内传播前已耐药的菌株,而并非在抗结核治疗时获得的耐药性菌株:55%的患者从未接受过抗结核治疗,只有 15%的患者曾经抗结核治疗失败或未正规治疗,67%的患者曾住院[49]。后续研究使用指纹技术调查患者初期抗结核治疗的病原菌和后期的多重耐药与广泛耐药结核分枝杆菌的相关性[43],该研究再次证明院内传播是罪魁祸首:通过指纹技术发现所有的多重耐药和广泛耐药结核分枝杆菌的再感染都是外源性的,并且所有的患者都曾住院[43]。这些研究印证了在中低收入尤其是艾滋病和结核病高负担的国家迫切需要加大资源力度对结核感染进行控制[44]。

院内传播的主要途径是从患者到医务人员,一些研究表明中低收入国家的医务人员的感染风险最大。近期的系统性综述和荟萃分析发现在中低收入国家医务人员结核感染的平均年发病率为 5.8%,而这一数值在高收入国家为 1.1%[50]。中低收入国家医务人员 LTBI 的平均患病率为 63%,而这一数值在高收入国家为 24%[50]。同一研究团队的另一篇综述指出在已纳入当地总人口结核感染发生率的情况下,中低收入国家医务人员结核菌素皮肤试验阳转的年风险率为 3.9%～14.3%[51]。从事医疗保健相关工作也增加了患活动性结核病的风险,未发现该风险和国家收入高低的相关性[51]。另一项研究发现在耐药性结核分枝杆菌流行环境中的医务人员患耐药菌的风险较非医务人员高[52]。

从患者到患者或从医务人员到患者的结核病传播风险归因率难以估计。前者以院内感染暴发为背景已进行过许多研究。但是患者—患者的传播概率很可能近似于患者—医务人员的传播概率。最少见的院内传播途径是医务人员—患者。一些已出版的病例报告报道了医务人员引起院内感染暴发及患活动性结核病的医务人员感染患者和同事的案例[53,54]。因为他们常常接触可能进展为活动性结核病的患者,所以有必要评估医务人员并在适当情况下治疗 LTBI[55]。

院内传播的危险因素

鉴于机构的性质及个人因素,医务人员和患者有机会接触到结核分枝杆菌(表 33.4)。机构性质包括每年结核病患者入院人数和结核感染控制措施的有效性[50]。一项关于医务人员结核感染职业风险的系统性综述发现医务人员在大量结核病患者入院期间(每年 56/269)和采取不充分的结核感染控制措施时结核感染风险最高[50]。在这种情况下,年风险感染率高达 7.2%[50]。即使在结核病低负担区域,不充分的感控措施也会增加结核菌感染的职业风险[56]。需要关注的是在结核病患者人数众多的机构中采取感控措施也可以降低结核分枝杆菌的院内传播风险[56-58]。巴西一项研究表明未推行感控政策医院的医务人员结核菌素皮肤试验阳转的风险是推行感控政策医院医务人员的 2 倍[59]。

表 33.4　医源性结核分枝杆菌传播的危险因素

机构层面
每年收治活动性结核病患者数量
结核感染控制政策不充分或缺乏
延迟诊断、隔离和治疗结核病患者
普通病房和非隔离病房通风不足
微生物和病理学实验室通风不足

个人层面
医务人员
医务人员工作年限
工作类型(如治疗呼吸道疾病、护理)
在医疗机构内的工作地点
结核或全科病房、急诊室、重症监护室、实验室、住院和门诊患者结核病相关设施
直接接触患者
在微生物室或病理室工作,或者尸检工作
参与痰标本收集或诱导咳嗽

患者[a]
接触结核病患者
与结核病患者的房间间隔小于 3 个房间
HIV 感染
CD4 细胞计数低

[a] 患者获得医源性结核分枝杆菌感染的危险因素参考自 1989 和 1990 年两家单中心的院内结核感染暴发的资料,可能无法推广到其他机构[67,68]。

医疗机构的通风水平也影响院内传播风险。通风能通过每小时空气改变来监测,即通过 1 h 内室外空气替换室内空气的部分占房间总体积的比例。我们将在下一部分详细讨论包括实验室人员和尸检人员在内的医务人员因通风水平不够致使院内结核感染风险增高。

结核病患者的迅速隔离和治疗对预防院内传播至关重要,因延迟诊断活动性结核病患者会增加院内传播风

险[60]。关键是医生和感控专业人员(IP)能否正确识别结核病多样化的临床表现和患者所处社区群体的结核感染风险。具备以下特征的结核病患者存在诊断治疗延误的风险:老年、HIV 感染、胸部影像学无空洞和无"典型"结核病症状(例如咳嗽、发热、盗汗、体重减轻)[61-66]。

一些职业特点影响医务人员结核分枝杆菌院内感染的风险。在一家每年至少有六例活动性结核病患者的医院进行通风设施和医务人员结核菌素皮肤试验阳转进行横断面调查,结果显示与患者直接接触的医务人员和院内职工(如护理、呼吸相关治疗、理疗和家政)结核菌素皮肤试验阳转风险高[60]。在低、中、高收入国家的不同研究也证明护士、医生(尤其是内科学、麻醉科和呼吸内科专业)和医护培训学员(如医学生、住院医师和护理学生)的 LTBI 风险增高[50]。职业生涯越长(换言之更高的累积风险率)、所属部门或病房内结核病患者越多及参与痰标本收集和尸体剖检都会使医院职工 LTBI 的风险增加。结核病房(和总人口比较相对发病率指数 IRR=14.6~99.0)、普通内科病房(IRR=3.9~36.6)和急诊室(IRR=26.6~31.9)的职工最易患活动性结核病[5]。患病风险最低的科室为外科、产科和行政部门。

结核分枝杆菌院内感染患者的临床特征和危险因素的报道大多来自 20 世纪 90 年代初期美国院内感染暴发,故可能无法推广到其他地区。在这些感染暴发中,结核分枝杆菌院内感染患者的危险因素包括接触结核病患者,住院时间延长且与结核病患者间隔少于三个房间,感染艾滋病,CD4 细胞计数低[67,68]。

是否暴露于含有结核分枝杆菌的飞沫核是院内结核病传播风险的基本决定因素。因此机构、医务人员和患者院内结核感染的风险也与是否接触活动性结核病患者及他们咳出的感染性飞沫相关。相反,感染控制措施通过减少暴露从而降低院内结核病的风险。本章的其余部分将重点描述用于预防院内结核分枝杆菌传播的感染控制措施。

预防院内结核分枝杆菌在医疗机构中的传播

预防院内结核分枝杆菌在医疗机构中传播的项目有两个主要目的:阻止向机构内人群的传播和保护医务人员。这些项目包括许多不同的干预措施,主要分成三大类:行政、环境和个人。行政和环境措施旨在降低院内传播的风险,包括患者、医务人员和来访者。行政措施采用政策和操作规范,通过快速鉴定、隔离、诊断和有效的规范化治疗等措施来降低未确诊和具有潜在传染性患者的暴露率。行政措施还包括转移患者至空气感染隔离室的政策。环境措施包括通风、紫外线照射消毒(UVGI)和便携式空气净化设备。第三类措施旨在保护医务人员——减少对其传播风险或感染后降低疾病发生的风险。降低医务人员感染风险的措施包括教育培训和使用个人呼吸器(或口罩),若已经感染,应当接种卡介苗和诊断治疗 LTBI 以降低发病风险。

感控措施由不同的权威机构推荐,包括世界卫生组织[69]、疾病预防控制中心[70]、美国供热、制冷与空调工程

师协会(ASHRAE)[71]和加拿大胸科协会[72]。现总结如下,同时精选了一些支持性证据。有兴趣的读者可通过这些机构查阅文献获取更多内容。

行政管理措施

结核病预防方案

每个医疗机构必须落实的最重要的行政措施是制定包括所有和预防院内结核分枝杆菌传播相关的政策和实施步骤。这个计划应包括对设备进行风险分类及识别处于高、中、低暴露环境的工作人员。应明确制定规范和程序的负责人,规范中须包括疾病分类、鉴定,以及当怀疑活动性结核病患者有传染性时行空气隔离。

结核预防方案应定期审核以明确结核病患者入院数和每年潜在暴露事件数。暴露事件定义为有传染性但未经诊断和治疗的活动性结核病患者入院或在医院内发现(例如急诊室、门诊或作为住院患者收治入院)。

医疗机构和医务人员活动性的危险分层

危险分层不够准确,按每年医院诊断活动性结核病患者和每个患者对应医务人员的人数来计算。显而易见的是大型医院内员工数量多,暴露于单个患者的风险更少。出于实际考虑进行简化,目前医疗机构分为"低度风险"和"中度风险"两层,尽管用术语"低度风险"和"非低度风险"进行描述可能更好。这项分层基于床位数和过去 3 年中每年住院的结核病患者均数,总结于表 33.5。

医务人员的活动性也分为高、中、低三类风险,详见表 33.5。

表 33.5　医院和医务人员的危险分层

医院		
低风险		**非低风险**
<200 床位数且<3 个结核病患者/年		<200 床位数且≥3 结核病患者/年
≥200 床位数且<6 个结核病患者/年		≥200 床位数且≥6 结核病患者/年

医务人员		
低度风险	**中度风险**	**高度风险**
几乎不和患者接触	和患者直接接触	产生气溶胶的活动
* 行政机关	* 住院病房	* 支气管镜
* 档案馆	* 重症监护室	* 导痰
* 其他支持部门	* 儿科急诊	* 气溶胶管理
	* 门诊	* 验尸
		* 病理学
		* 微生物学/结核实验室

更新于 Jensen PA, Lambert LA, Iademarco MF, et al. Guidelines for preventing the transmission of Mycobacterium tuberculosis in health-care settings, 2005. *MMWR Recomm Rep*. 2005;54(RR-17):1-141. Canadian Tuberculosis Standards. 6th ed. Toronto, Canada: Canadian Lung Association, Public Health Agency of Canada, Tuberculosis Prevention and Control; 2007.

某些职业例如家政,虽然很少直接接触患者,但被认为是高风险职业[50,51,73]。目前尚不清楚是否和频繁进入患者房间或清洁等相关。这一发现说明住院部和门诊部的医务人员都需注意所服务的人群中包括未怀疑和未确诊的活动性结核病患者并防范风险。

医务人员的培训

对医务人员开展结核病诊断和治疗的培训是行政管理中的一个重要组成部分。主要目标是减少遗漏病例和缩短诊断时间。次要目标是让大众深入了解结核分枝杆菌的传播和个人防护措施的重要性。我们希望医务人员经过培训能更好地依从呼吸道隔离和使用个人防护用品,例如呼吸器和潜伏性结核的筛查与治疗。

病情评估分流

在几乎所有的疫情报告和基于人群的研究中,传染性结核病患者的延误诊断和漏诊是最常见和最重要的医院传播危险因素[51,73]。一些使用多重干预的研究中发现几项简单的行政措施可显著减少传播[74-76]。因此早期识别可疑结核病并尽早分诊到空气隔离病房是行政控制中最重要的一步。医疗机构对结核病患者的早期诊断依靠所处社区流行病学情况。在北美的不同地区因医疗机构可能服务原住民、内城区贫民、流浪者、移民和国外出生的居民而致流行情况大不相同。此外,医务人员应当熟知结核病的典型症状和非典型症状,尤其在某些有高免疫抑制率如 HIV 感染或器官移植的医疗机构,这些患者的临床症状往往不典型。

机构的早期介入和有效治疗

一些研究表明通过机构的有效治疗,结核的传染性迅速降低[77]。在 20 世纪 80 年代末发生了多起由多重耐药结核菌引发的院内感染暴发。在这些事件中,因一线抗结核药物治疗无效,使得患者作为传染的重要来源持续长达数周直到发现了多重耐药菌株[73]。因此一旦高度怀疑结核应立即收集合格的标本鉴定微生物并抗结核治疗。对有耐药菌感染危险因素的患者考虑加用二线抗结核药物治疗或快速药敏测试。此外,在药敏结果出来前应密切监测患者治疗中的临床反应。

中止空气隔离时机

医疗机构中最常见的问题是何时为中止空气隔离的最佳时机。从两方面因素考虑:患者能否和一个或多个患者共用一个房间?患者是否可以出院?出院这条标准是两种情况的差别之处。

患者出院回家有很多好处,当患者涂片抗酸染色阳性时仍可考虑出院。出院的患者应当符合以下标准:

(1) 治疗后临床证据好转,有药敏结果或根据流行病学危险因素和病史排除耐药可能性。

(2) 无其他重要系统疾病或并发症需要住院治疗。

(3) 判断患者可以遵循家庭隔离措施。这意味着患者不返回公司、学校或其他社会活动,不接待访客,不拜访他人家。如果患者必须到其他地方需要佩戴口罩。

(4) 家里不存在易感者。这意味着所有接触者都已接受潜伏性结核治疗或处于结核发病低风险。没有 LTBI 证据的健康人应当在患者出院前知晓获得感染的潜在风险。

(5) 患者不能居住在人群密集区。

满足下列条件后可中止对住院患者的空气隔离措施:

（1）如果患者初治涂抗酸染色阴性但培养阳性，此患者必须为敏感株或经临床和流行病危险因素排除耐药性，完成2周以上的抗结核联合治疗并有临床改善证据。

（2）如果患者初治涂抗酸染色阳性，需满足上述所有条件，加上至少2周的抗结核联合治疗并有临床改善证据。患者需连续2次达到镜检痰抗酸涂片阴性。

这些推荐较为保守且没有得到广泛验证。许多现有证据表明患者很快转为非感染性（在综述[77,78]中提到），虽然最近的一项研究对此结果提出质疑[79]。这些证据大多基于对结核高负担机构从治疗前到治疗数月后患者接触传染情况的观察性研究。这种情况在高收入国家的现代化医疗机构中差异较大，因为患者和医务人员少有LTBI且大多数住院患者处于严重免疫抑制状态。由于缺乏确凿证据表明接受治疗的患者无传染性，在患者中止隔离措施前可采用上述保守方法。

环境控制

通风：通风的主要目的是以新鲜空气交换室内空气，降低空气中结核分枝杆菌的浓度从而降低暴露风险。每小时换气次数（ACH）从1次增加到6次时，室内空气中细菌也以4～5倍的速度被清除[71,80]。但当每小时换气次数大于6次时，清除效果下降，当每小时换气次数大于12次时，获益更少[80,81]。

各地区的医疗设施参考不同权威机构从而推荐的通风水平和每小时换气次数都有差异，目前几乎没有一家推荐有循证依据。一项非随机化、单中心对17所加拿大医院换气次数和结核菌素皮肤试验阳转率相关性的观察性研究[82]提示，空气隔离病房的通气水平和结核分枝杆菌在医务人员间传播无相关性；而在最易发现未经诊断结核病患者的普通病房，通风水平和结核分枝杆菌医务人员传播有显著相关。此研究还发现微生物和病理技术人员工作环境的通风水平和结核菌素皮肤试验阳转率也有相关性[60]。

确诊和高度怀疑结核的患者有专门的收治区域，并在可能产生气溶胶的地方设置更高的换气频率和定向气流[70-72]。定向气流是在一个空间内产生"负压"——也就是说气压低于过道。这一举措保证了空气总是从相邻的房间流入可能受污染的房间。下表总结了三家不同机构——CDC[70]、ASHRAE[71]和加拿大胸科学会[72]推荐的空气交换频率（表33.6）。

表33.6 几家卫生机构推荐的空气交换率

场 所	机构推荐的每小时换气次数（ACH）			空气移动方向（所有机构）[a]
	CTS	CDC	ASHRAE	
太平间	12	12	12	向内
支气管镜室	6～12[b]	12	12	向内
导痰/喷他脒气雾剂				
急诊室	2	12～15	12	向内
烧伤科	12 或 15			

续 表

场 所	机构推荐的每小时换气次数（ACH）			空气移动方向（所有机构）[a]
	CTS	CDC	ASHRAE	
放射科候诊室	2	12～15	12	向内
手术室	15	15	25	向外
空气隔离病房[c]				
一般大楼	6	6	NS	向内
新建大楼	9	12	12	
一般患者护理和非隔离病房	2	NS	4[d]	NS
日间护理				
检查/治疗/病房				

[a] 气流方向从走廊到场所（向内表示从走廊到房间）。
[b] 6个单位ACH是旧房间，12个单位ACH是新的建筑。
[c] 空气净化设备可用于增加等效的ACH。
[d] 推荐的地点是病房走廊。
CTS，加拿大胸科协会；CDC，疾病预防控制中心；ASHRAE，美国供热、制冷与空调工程师学会；NS，没有提到这些地方。

值得注意的是高频率的换气成本很高——从最初建设到维护，加上加热和冷却空气来保持体感舒适温度的能量消耗。权威机构在做出上述建议时是否考虑过这些成本。另一点值得注意的是对执行操作例如诱导痰、支气管镜检查或尸检的房间无论危险分层级别都需要完整的设施。这是因为在某种意义上空气隔离措施还可用于预防其他微生物如禽流感或严重急性呼吸综合征（SARS）。结核病患者常常在低风险设施环境中行侵入性操作（或尸检）。这是因为个人的误诊和漏诊更容易发生在平时较少结核病患者的机构中[63]。

但是极少数空气隔离病房会用到低风险设施（也许只有一个），尤其是因为它的"转出"政策。这项政策意味着该设施把确诊和高度怀疑结核的患者转移到其他条件更好的空气隔离病房。

活动性结核病患者离开多久后房间可以再次投入使用？类似的常见问题有导痰或支气管镜室何时能再次使用，以及空气隔离病房在结核病患者离开后多久可以收治新患者。清除空气中微生物所需时长取决于每小时换气次数，详见表33.7。

表33.7 停止产生感染性飞沫核后，清除空气微生物所需时间

每小时空气换气次数	清除空气微生物的时间（min）	
	清除99%	清除99.9%
2	138	207
4	69	104
6	46	69
12	23	35
15	18	28
20	14	21

更新自 Jensen PA, Lambert LA, Iademarco MF, et al. Guidelines for preventing the transmission of *Mycobacterium tuberculosis* in health-care settings, 2005. *MMWR Recomm Rep*. 2005；54（RR－17）：1-141.

紫外线照射消毒(UVGI): 体外证据显示 UVGI 能强有效地清除空气中的结核分枝杆菌[83]。有实验性证据表明上层空间的紫外线能阻止麻疹传播[84],动物实验也证实紫外线能阻止暴露在结核分枝杆菌空气中的豚鼠感染结核[85]。但是现在尚未有证据表明这些措施能真正预防医疗环境中医务人员和患者结核感染。这项技术的理论依据充分,且比通风系统达标所推荐的高标准每小时换气次数价格低廉很多[81]。虽然如今 UVGI 应用广泛,仍有许多人担心是否会患皮肤癌(从未报道过[86])和眼炎(这是真实存在的,但容易通过正确的安装和维护紫外线灯光来避免)。这项技术很好地替代了机械通气系统,但并未充分使用。

便携式设备: 便携式的空气净化设备结合了高效空气过滤器(HEPA)和 UVGI 以便在没有多余空气隔离病房的紧急情况下使用。但是介于以下几点原因,它们不能用作长期装置。首先,它们仅能循环局部空气,不能清除整个房间中的结核杆菌;第二,它们可能被患者在无意中覆盖和阻碍,从而不能发挥作用;第三,它们无法形成定向气流,致使污染的空气扩散到走道和其他地方,使其他患者和医务人员暴露于污染的空气中。

个人防护措施

医务人员的个人保护措施包括预防感染及控制感染后疾病的进展。

预防感染措施: 呼吸器(口罩)。当前标准的个人防护呼吸器为 N95 呼吸器,能够有效过滤 95% 以上大于 1 μm 的颗粒,同时漏出量少于 10%。它能够阻挡空气传播的 3~6 μm 直径携带结核菌的微粒,每个微粒可能含有一个或更多结核分枝杆菌(见上文"传播"章节),因此,医务人员应该佩戴这些口罩。

外科面罩可用于阻挡大微粒的扩散,对于过滤直径为 1 μm 的微粒只有 50% 的有效性,因此,它们能够用于防止结核病患者排出的微粒进入空气。但是外科面罩的问题在于它们较宽松。比如对于咳嗽的患者,面罩周围会持续产生气溶胶,将已经饱和的面罩变成一层普通的湿膜,液滴同样会在上面形成。在某项研究中,当患者佩戴外科面罩时,空气传播减少了 50%[87]。从有利因素而言已经减少了一半,但是从不利因素看这些口罩仍会引起大量传播,这是目前不可接受的。有专家建议给患者佩戴 N95 口罩,因为这口罩更为紧凑,漏出量较少。然而该口罩会引起患者呼吸不适,特别是患有进展性结核病的患者,他们的肺负荷能力明显受限。

适应性测验: 许多地区要求医务人员进行适应性测验以确保他们佩戴的口罩漏出量不超过 10%。但是研究发现该测验不可靠,重复性差,没有证据证明这可以增强对医务人员的保护。因此本文并不推荐。我们建议更有效的方法是指导医务人员正确佩戴口罩,同时提高他们对潜在风险的重视。

对已感染的医务人员的结核病感染预防措施: 当前所有的感染控制措施主要是为了防止医务人员结核感染的获得与传播。一旦感染发生,就需要采取减少疾病风险的措施。某些影响免疫功能的疾病会诱发复燃的风险,如 HIV 感染、癌症化疗、免疫抑制剂的使用、肿瘤坏死因子 α 的抑制剂及类固醇的使用(表 33.2)。具有这些因素的医务人员应该更尽量避免高风险的活动防止感染发生。如果他们已经有感染结核的证据,应该尽早接受抗 LTBI 治疗。

对于其他的医务人员,定期检查结核感染能够有效检测出新发生的感染,因为一旦新感染疾病时发生进展的风险是最高的,因此抗 LTBI 治疗能够给这些人员带来好处。

医务人员 LTBI 的检测: 目前诊断医务人员是否存在 LTBI 有两种方法,传统方法是结核菌素皮肤试验,前面提到过,该试验在医务人员的应用可追溯到很久之前,但仍然存在特异性较低和需要多次随访等问题。然而,一旦基本状况确定后,只要没有新的结核感染,就很少出现感染灶尺寸的增加[21,88,89]。在被雇用前,医务人员应该接受两步法的结核菌素检测。只要有一次出现阳性,则应该接受药物评估并中断进一步的测验。一旦他们再次出现暴露,最好直接询问他们是否出现结核活动性的症状。某些机构会检测 X 线,但症状不明显的时候该效果不佳。

一开始表现阴性的工作者可以接受接下来的暴露测验或者周期性检测,这取决于暴露的风险。高风险活动相关的工作者应该接受周期性结核菌素皮肤试验,一般是每年检测一次。如果之前结核菌素皮肤试验阴性的工作者在暴露后或者周期性检查时出现了阳性结果,他们就应该进行医学鉴定,拍摄胸片,考虑 LTBI 治疗,这些过程需要一名对 LTBI 诊断和管理经验丰富的内科医生参与。由于 γ-干扰素释放试验转换存在困难,所以业内结核感染控制项目中我们不推荐使用 γ-干扰素释放试验来测试医务人员。

资源有限地区的措施

在资源有限的地区,如低、中等收入的国家,实施全部感染控制措施的成本是极高的。在这些地区,最优先考虑的应该是行政管理措施,特别那些有效快速鉴别、隔离、治疗结核疑似者的措施[69]。这些措施不仅相对便宜,而且也是最有效的[74,75,90]。

至于环境控制,我们鼓励自然通气,尽管这样气流量与方向仅取决于户外温度及风向[91,92],但这可以获得较快的空气流通[93]。在较热的天气和热带气候中,该方法是一种操作性强的替代方法,也可用于机械通风系统的补充。正如早前提到的,高空紫外线照射消毒灯同样是一种低成本有效去除结核菌空气传播的方法。

某些低、中等收入国家的资源受限地区开展了强力有效的基于社区的治疗项目,逐渐完善扩大该项目可能减少院内耐药结核菌的传播[94-96]。

结　论

结核感染控制方案是昂贵而复杂的。现在制定这些计划的机构取得了成功,北美许多医疗机构的院内感染暴发事件已大幅度降低。但如今这些机构随着结核发生率下降而逐渐减少。这些预防医源性结核分枝杆菌传播方案重要因素的界定仍有待完善。一些研究得出快速分类、隔离、诊断和治疗是降低医源性传播的最重要和最有效的措施。

环境措施,特别是机械通风系统更换空气非常昂贵且复杂。目前没有证据支持目前推荐的高水平通风。虽然无法确定哪种个人防护呼吸器最佳,但这是一类很有效的辅助医疗用品。定期检测医务人员是否感染潜伏性结核及治疗所有新发的结核感染是保护医务人员发病的最后一步措施。但是因为需要大量劳力,无论政策计划还是医务人员对此的依从性都很差。

这些感染控制措施的影响和成本效益从未得到过证实。因此当把高收入国家的机构设施采用的方法应用到低、中收入国家时需特别谨慎。在资源匮乏的地区应把重点放在行政管理上,尤其是快速鉴定、分离、诊断可疑结核和治疗等早期管理措施。在低、中收入国家的环境控制应着力于自然通风和高空紫外线杀菌照射。

第 34 章

感染性胃肠炎

L. Clifford McDonald and Benjamin A. Lopman　　■ 金文婷 译　　■ 潘　珏　罗万军　徐子琴 审校

前　言

感染性胃肠炎最主要的临床表现是腹泻和不同程度的恶心、呕吐。感染性胃肠炎与其他院内感染如手术部位感染、尿路感染、肺炎和血流感染等不同，病因学中没有侵入性装置或侵入性操作参与。此外，导致这些临床表现的原因以非感染性因素居多。腹泻，是指 24 h 内排便不少于 3 次，且大便不成形。在诸如病毒感染引起的感染性胃肠炎中，腹泻是最主要的临床表现，其次是恶心、呕吐。院内腹泻是指上述腹泻症状发生在入院 3 日后[1]。最近一个患病率调查显示，院内腹泻占总患者数 12%，且其中 27% 的患者住院已超过 3 周[2]。

除了感染性胃肠炎，药物因素及肠内营养是院内腹泻最主要的原因[1]。感染性胃肠炎的病因可分为抗菌药物相关性腹泻（AAD）及非抗菌药物相关性腹泻。AAD 占院内腹泻的 25%，虽没有明确病原体，但抗菌药物能够破坏低位肠道正常菌群引起腹泻。艰难梭状芽胞杆菌（也称艰难梭菌）是院内胃肠炎的最常见病原体，也是 AAD 的病原体。其次是产酸克雷伯杆菌，它能引起出血性结肠炎，通常停用抗菌药物后即可缓解。产气荚膜梭菌和金黄色葡萄球菌是 AAD 的另外两种病原体。非抗菌药物相关腹泻中，诺如病毒是最主要的病原体。本章主要介绍两种主要院内胃肠炎，艰难梭菌和诺如病毒引起的胃肠炎，当然也会简单涵盖其他在医疗机构容易传播的病毒性胃肠炎。

艰难梭菌感染（CDI）

病原体及致病因子

艰难梭菌是一种革兰阳性、产芽胞的厌氧菌。1935 年在健康婴儿体内分离出来，因其专性厌氧、难以在实验室培养，故命名为"艰难梭菌"[3]。直至 20 世纪 70 年代因 Koch 假说才和人类疾病联系起来，Koch 认为它引起伪膜性结肠炎[4,5]。因此，伪膜性结肠炎在 19 世纪初第一次被大众认识[6]，很快在抗生素时代被广为知晓，因 20 世纪 70 年代大量使用克林霉素，伪膜性结肠炎也被称为"克林霉素结肠炎"[7]。回想起来，其实可能是因为早期出现的克林霉素高度耐药的艰难梭菌所引起的，也预示着多年以后，对常用抗生素的获得性耐药是流行菌株大势所趋[8,9]。

艰难梭菌主要的致病因子是毒素 A 和毒素 B[10,11]。

这两种毒素有高度同源性提示它们通过基因复制进化而来，它们都有羧基末端结合区、氨基酸末端活性区和一小段疏水中间区，可能在易位中有活性。它们的活性主要通过 Rho 蛋白的糖基化从而破坏细胞骨架。毒素 A 主要作用于胃肠道内皮细胞，而毒素 B 可作用于大多数细胞，这也是为什么起初大家都认为毒素 A 是人类致病的主要致病因子。直到 20 世纪 90 年代早期上述观点才遭到质疑，因为科学家都发现毒素 A⁻ B⁺ 菌株也能致病[12]。近来，越来越多关于艰难梭菌同基因菌种的分离的研究证实毒素 B 可能更为重要，或者至少两种毒素均可单独致病[13,14]。这两种致病基因和周围调节基因都是位于艰难梭菌基因组 19.6 - Kb 区域，该区域被认为是致病决定区[11]。除了毒素 A 和毒素 B 之外，还有第三种毒素，叫作二元毒素，在 10% 的分离株中存在。编码二元毒素的基因不在致病决定区，它的确切致病机制也尚未知，但在高致病分离株中二元毒素发现率升高已成为近期棘手问题[15]。

发病机制和临床表现

艰难梭菌不是正常的低位肠道正常菌群，而是通过粪—口途径由其他患者传染[16]。芽胞是传播源，因其具有耐酸性，被人体吞入后可很快经过胃和小肠，芽胞发芽变成有活性的繁殖体，然后进入大肠。吞入艰难梭菌者，可以表现为无症状定植，也可以出现感染，或者抵抗定植或感染。人被传染后决定是否致病的主要宿主防御机制是完整的低位肠道微生态环境（例如反映菌株和物种构成的微生物群集体基因组）和体液免疫、机体反应[17]（图 34.1）。完整的肠道微生物组能够阻止定植和感染，而抗菌药物暴露能够改变微生物群的构成而成为主要的可纠正的感染和定植因素。无症状定植通常出现在以下两种人群：没有建议完善微生物群的婴儿和抗菌药物暴露后微生物群破坏的成人。定植的发生率在这两个人群中均高于 50%[18,20]，取决于从其他定植或感染个体传染的概率（图 34.1）。同时，近期未使用抗菌药物的健康成人可检测到携带艰难梭菌的概率低于 5%，甚至有些人通过环境接触后艰难梭菌仅经过胃肠道而已[21-23]。

与成人不同，艰难梭菌引起婴儿，特别是新生儿，有症状感染的机制尚不明确。可能与物种特异性先天抵抗力有关，有研究显示新生兔子的肠细胞不能和毒素 A 相结合[24]，而新生猪能够和毒素结合并内吞[25,26]，提示有些未成熟物种可成为有症状感染者而有些不能。无论如

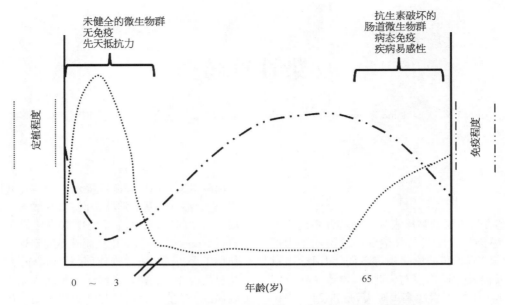

图 34.1　不同年龄阶段艰难梭菌定植率及体液免疫情况

何,成人肯定能成为有症状感染者和无症状定植者。肠道微生物群破坏者感染艰难梭菌后是否致病,人类免疫起到决定性作用[17];同样地,免疫反应对于既往感染者是否复发也起到至关重要的作用[27,28]。

支持 CDI 中体液免疫作用理由是,无症状定植者及近期未发生有症状感染者相对来说在之后的住院期间发生 CDI 的概率是降低的[29]。相对于其他多重耐药菌(MDRO)定植通常会增加后续感染率,这个悖论反映了无症状定植患者体内有较高的抗毒素抗体水平[17]。目前的数据提示 CDI 的潜伏期小于 3 日[17,30-32],说明无症状定植者要么原先有足够高的保护性抗体水平,要么能够迅速激活记忆免疫产生大量抗体。同样地,通常有不到20％患者会出现 CDI 复发,也就是初始感染 8 周内再次出现临床表现者[33],这可能是其体内对初次感染的抗毒素抗体水平低引起的[27,28]。CDI 患者服用了抗 A 和抗 B单克隆抗体混合制剂后复发率减少 72％,有力地证实了抗毒素抗体水平能够预防复发[34]。

CDI 主要表现是腹泻,可以表现严重腹泻伴腹部压痛、发热,一部分患者有便血。白细胞计数大于或等于$15×10^9/L$、血肌酐高于基础值都预示疾病严重可能进一步发展[35,36]。白细胞升高到任何程度都是正常的,严重CDI 相对来说是少数可以引起白细胞计数大于$50×10^9/L$的感染性因素[37,38]。这些异常指标可作为预后不佳的提示,在重症感染中可出现肠梗阻,如果患者没有腹泻,CDI一般不会出现白细胞升高;大便成形者若只有白细胞升高也不能诊断为 CDI[16]。伪膜性结肠炎是 CDI 最常见的病变,在内镜下可见黏膜表面白色片状伪膜形成,显微镜下可见黏膜深部隐窝内大量细胞碎片及脓细胞。其他病理表现有大量黏液形成破坏基底膜和黏膜固有层中大量中性粒细胞及组织细胞浸润。并非所有 CDI 可以通过内镜发现伪膜性结肠炎,但几乎所有患者均以腹泻为首发、主要临床表现,这是考虑 CDI 的主要因素。

复杂性疾病通常会有疾病逐渐严重的过程,包括腹部 CT 提示结肠壁增厚甚至扩张到一定程度,出现中毒性巨结肠[39]。由于肠道残余细菌毒素易位,患者可能出现腹泻症状减缓,但脓毒症加重的情况。尽管肠穿孔不常见,但还是会在一些患者中发生,可能是通过上述机制,也可能是因为严重的脓毒症,一旦出现肠穿孔,几乎都会死亡。最近一项关于有严重基础疾病患者 CDI 的研究显示,HO - CDI(Hospital-onset CDI, HO - CDI)归因死亡率为 3％～5％[40]。然而,近期的研究中,即使是高致病力的菌株,死亡率最高也只有 10％～15％[41,42]。

流行病学

随着 NAP1(North American Pulsed Field type 1)菌株的出现,CDI 流行病学发生了戏剧性的变化,NAP1 也称为限制性内切酶分析(REA)BI 菌株和核酸 027 菌株[9,41]。尽管之前很多报道一些暴发性菌株传播到很多医院,例如 20 世纪 80～90 年代早期的克林霉素高耐药的REA J 菌株[8,43],仍不及过去 12 年 NAP1 菌株对流行病学的重要影响[44]。除了菌株的高致病力外,西方人群的老龄化和抗生素使用的不断进化对流行病学的改变也起到重要作用。2003～2004 年的大暴发影响了蒙特利尔及大量周边医院,才第一次引起美国乃至全世界的关注[41]。才发现所谓的首次发现的 NAP1 菌株,其实早在 1999～2000 年匹兹堡[41,45,46]、2001～2002 年亚特兰大就已存在[47],这时候才将这一菌株与之前的暴发回顾性地联系起来[9]。有些医疗机构的发病率高与疾病严重程度正相关[41,45,46],有些医疗机构则不同[47]。当然也掺杂着一些混杂因素,例如平均年龄、人群潜在疾病严重程度、当地诊断水平及治疗水平等。

在 NAP1 出现之前及其出现早期,CDI 的数据仅在北美及欧洲少数几家医院有。最早在美国、加拿大魁北克,随后在欧洲,医院出院诊断及死亡诊断记录提示全球 CDI 率的上升[49-52]。在美国,住院患者出院诊断为 CDI 者从 2000 年的 13.9 万上升到 2010 年 34.7 万(图 34.2)。死亡诊断为 CDI 者从 1999～2000 年的 3 000 人上升到 2006～2007 年 1.4 万人[51]。在美国,根据出院诊断及死亡诊断中的发病率已达到一个历史高峰,然而在欧洲发病率却有所下降,这与 NAP1 分离率降低一致[53,54]。

目前美国 CDI 的统计非常复杂,受不同定义、发病时间、不同诊断检测方法等多种因素影响,下面我们会提到。现有数据通过插值计算,美国 2009 年 HO - CDI 者为不到 14 万例[53,55]。HO - CDI 只占所有 CDI 的 20％～25％[56],因此,美国每年感染者在 50 万左右,在之后半年内后续治疗费用大概在 5 000～7 000 美金/例,住院日数平均增加 2.8 日。按上述数据推算的话,HO - CDI 每年造成的经济负担为 7 亿～10 亿美元,额外住院日数为 40 万日[40,57]。不仅因为 HO - CDI 占 CDI 的一小部分,其

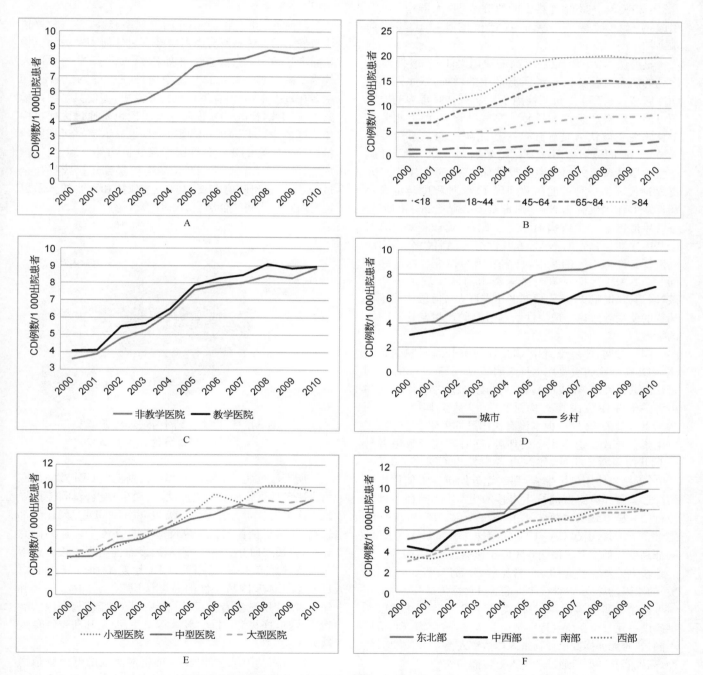

图 34.2　美国急性医院保健机构 CDI 出院诊断率(2001～2010 年根据 ICD - 9 病种代码表中编号为 00845 作为第一或第二诊断者)

A. 总计;B. 根据年龄分层;C. 根据是否为教学医院分层;D. 根据医院位置分层;E. 根据医院等级分层;F. 根据区域分层。根据全国住院患者样本统计,数据下载自保健成本及应用计划,网址 http://www.hcup-us.ahrq.gov/overview.jsp

他 HO - CDI 因素也会影响这些数据,例如从出院患者去专业护理所的患者 HO - CDI 的概率比出院回家者高 62%[40]。

虽然确切的分子机制仍不明确,有证据显示,在控制其他因素的情况下,NAP1 菌株的致病率高、疾病严重程度高。另外在大规模人群研究中显示,在不同地区,NAP1 均与致病率及疾病严重程度相关[53]。近期的药物治疗随机对照研究中证实疾病严重程度及治疗失败率与 NAP1 相关[59]。最近自然史的研究表明,人群中 NAP1 引起的有症状感染与无症状定植的比率比其他菌株高[60]。

早期认为 NAP1 致病率高的原因是 18 - bp 处 tcdC 序列的缺失致毒素 A 和毒素 B 产生的增加,该序列是致病性区域毒素产生的负调控因子[61]。菌株高毒力的原因还可能是毒素产生增加所致[63,65-67],尽管 tcdC 上相关上游移码突变被认为是导致这一功能缺失的主要遗传变异[62],tcdC 的确切作用却争议越来越大[63,64]。关于芽胞产生增多是高毒力的假说已被推翻[67,68]。NAP1 中二元毒素论代表另一种可能的致病因子,某种程度与毒素 A 和毒素 B 作用机制相似[15],而毒素 B 在结合区上的多形态性可能也是一个致病因子[69]。此外,比较最新 NAP1 全基因序列与原先的 NAP1(20 世纪 80 年代)全基因序列发现有许多不同的基因,许多基因与标准参考序列不同[70]。NAP1 菌株对氟喹诺酮类耐药的发现是一个突破,因为 20 世纪 90 年代后期老年人群大量呼吸喹诺酮类药物的使用导致这一选择性耐药机制的产生及这一菌株的播散。

同一时期,住院患者中 CDI 发病率升高问题受到关注,CDI 在社区的重要性也日渐明确[71]。25%～30%CDI 是社区获得性(CA - CDI),也就是说在过去 12 周内这些患者并未在住院医疗机构过夜[56,72],甚至其中 30%～40%患者过去 12 周内根本没有使用过抗生素[73,74]。除了抗生素会导致肠道微生态破坏外,还有其他导致患者易感 CDI 的因素。相反,住院患者中发生 CDI 者 90%～100%近期均使用过抗生素,那些无近期抗生素使用史者至少过去曾经有隐匿的抗生素接触史[75,76]。除荷兰郊区流行的一株高致病力菌株,核酸 078 型(NAP7 和 NAP8)之外[79-81],那些引起 CA - CDI 的菌株与引起 HO - CDI 的菌株高度相似[77,78]。核酸 078 型迅速引起关注,因为它是导致新生猪发生严重 CDI 的常见的、分布广泛(如欧洲、北美)的原因,也提示艰难梭菌可能通过食物传播[79-81]。但是就近期相关研究显示,零售肉类几乎没有污染,核酸 078 型感染主要分布在荷兰特别是荷兰郊区,与食物分布格局不同,暂时无证据提示食物来源传播致人类 CDI[79,82-84]。然而,高致病 078 型可通过环境人畜传播[79,81,85]。

那些 CA - CDI 患者多数为相对年轻患者,与 HO - CDI 或护理院发生 CDI 患者相比,他们基础疾病相对较轻[74]。有报道说健康孕妇中也可发生严重 CDI 甚至死亡[71,86]。尽管免疫因素可以解释健康孕妇发生严重 CDI 的原因,同时孕妇为预防 B 组链球菌抗生素使用增加也

是导致 CDI 的原因,目前的数据并不提示妊娠相关 CDI 与其他人群发病比例不同[87]。医院内外儿童 CDI 也越来越被关注。和成人一样,儿童医院出院诊断为 CDI 者明显增多[88],这其中包括新生儿中 CDI 发生率也升高。尽管目前无证据显示艰难梭菌是婴儿的致病源[89],很多临床医生只是能够想到该诊断,尽可能检测、治疗 CDI。对于 1～2 岁以上儿童,艰难梭菌可致病,在这些儿童中艰难梭菌检出率增加与其发病基本一致,基本与成人相似[89]。

目前近期未住院者 CDI 的发现率升高,另一种评估流行病学的方法是所有患者曾经有过任何相关医疗机构暴露者比例[71,72]。从这个角度来看,近期 CDC 一项以人群为基础的研究称为紧急感染项目(EIP)提示 94%CDI 患者在过去 12 周内有医疗机构暴露史,即使只是门诊暴露[56]。因此,社区 CDI 预防主要手段也是通过医疗机构传播途径(图 34.3)。EIP 项目数据也显示 75%近期医疗机构暴露相关 CDI 在急性医疗保健机构外发病,包括护理院、康复院和社区。CDI 预防需要贯穿于医疗操作全过程,国家和州政府需要建立一个独特和重要的体系以建立医疗机构间的合作[56]。

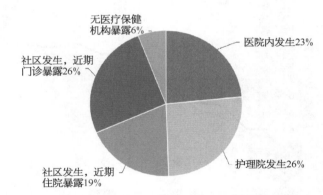

图 34.3 过去 12 周内艰难梭菌感染
(CDI)百分比(n＝10 342)

所有流行病学危险因素都可根据三大 CDI 致病机制为先决条件进行分类:免疫缺陷、微生物组破坏、传播导致再次复发。年长者首次 CDI 发病率和 CDI 复发比例都较高,这与年长者记忆免疫反应下降有关[27]。近期研究显示,普通人白介素-8 编码基因多态性与艰难梭菌毒素 A 所致体液免疫缺失相关,CDI 复发增加可能构成对 HAI 病原体基因易感性的高度认识[90,91]。同样,一些肿瘤患者、使用激素者及 HIV 患者 CDI 风险明显升高、病情更严重,这些都与抗生素暴露无关,而是和获得性免疫缺陷相关[75,92,93]。

随着宏基因组学的发展,抗生素所致的低位肠道微生物群破坏多造成的影响深刻而持久[94,95]。事实上人类早已认识到除了氨基糖苷类抗生素,其他所有抗生素都会导致 CDI。我们很难对抗生素引起 CDI 进行精确排序,因为许多混杂因素影响抗生素和 CDI 之间关系,包括流行菌株的特性如高致病力、抗生素耐药[9],流行"定植

压力"即抗生素暴露后新感染艰难梭菌的概率,以及其他宿主因素[75]。但是广谱抗生素,特别是那些具有杀厌氧菌和/或抗流行菌株的抗生素,比起其他具有抗艰难梭菌活性的窄谱抗生素来说危险性高。因此,目前在使用的抗生素使患者处于高风险暴露状态,如高级头孢菌素、氟喹诺酮类、碳青霉烯类和青霉素-内酰胺酶抑制剂。总体而言,患者使用抗生素后1月发生CDI发生率增加7~10倍,2~3月后CDI发生率增加2~3倍[96]。此外,联合使用抗生素或持续暴露超过2~3月相比单药、短疗程使用风险增加2~3倍[97]。同样地,近期发生CDI并成功治愈者,若再次因其他原因有抗生素暴露的话复发概率就会明显上升[98]。

过去10年内发现,用于治疗消化性溃疡及胃食管反流的质子泵抑制剂(PPI),以及具有相似功效的组胺-2(H2)受体拮抗剂,是CDI危险因素[99,100]。尽管有些研究并未能找到CDI与这些药物之间的关系[73,74],其他很多研究都证实这些药物是危险因素,最近的几个荟萃分析也都证实它们之间的相关性,美国FDA近期也发布了一个相关风险的警告[101]。因为艰难梭菌芽胞对胃酸非常耐受,而芽胞是主要的感染形式。PPI和H2受体拮抗剂增加CDI风险的原因并不是这些药物减少胃酸而使艰难梭菌芽胞存活到达肠道的量增多,而是,PPI和H2受体拮抗剂与抗生素之间的调节作用,这些药物与CDI关系越密切,它们抗生素暴露就越少[102]。另有研究发现,质子泵抑制剂已被证明会影响狗的低位肠道微生物群[103],也就是说使用PPI者CDI风险增加的原因是低位肠道微生物群破坏相关,与抗生素一样。

其他CDI流行病学危险因素能够反映患者新感染艰难梭菌的风险,包括在接近感染源——艰难梭菌定植或感染患者的医疗机构住院时间延长[75]。总体而言,各个机构的定植和感染率基本能够反映彼此的情况,这样一个机构感染发生率可能作为"定植压力"的代表。因此,一个患者如果住在CDI发生率高的病房,那么他发生CDI的概率就会高于他住在CDI发生率低的病房。另一个评估风险的指标是入院时活动性CDI的患病率[104]。对于那些住院时就有活动性CDI的患者,不管之前他们是否住在同一个医疗机构,他们传染给其他患者的概率就会升高。校正这些检测数据的重要性会在后面的文章中提到。当然,一些医疗操作,比如用于喂养的胃管也可增加CDI的风险[105]。因为医疗机构工作人员通过手的操作会增加艰难梭菌的传播概率[106]。

诊断

目前CDI并没有一个很好的检测方法,只能通过临床表现来做出一个临床诊断。肠镜下表现为伪膜性结肠炎是CDI高度特异性表现,但是肠镜检查是有创性操作,而且并非所有患者都能看到如此特异性表现。肠镜下会有镜头死角,就如乙状结肠,而且在CDI早期并不能看到伪膜形成。当然肠镜下活检结果与伪膜性结肠炎相符的话就更提示CDI,但尚缺乏实用性和敏感性。

细胞毒素中和试剂盒(CNNA)曾经作为检测艰难梭

菌的金标准[4,5],该试剂盒的检测方法是将粪便上清液孵育在组织细胞单层上,若粪便中含毒素B,试剂盒中的毒素B抗体就能与之结合,同时产生细胞毒效应。但是,这个实验操作复杂、需要2~3日出结果,实验易受到细胞培养技术等的影响,实验结果有时较难解释。因为CNNA试剂盒存在上述弊端,推出了快速简便的毒素A酶联免疫法(EIA),相对便宜且结果1~2 h即可得到。但是对于A−B+菌株无法通过EIA来检测,所以推出了更敏感的毒素A和B EIA。但是相对CNNA而言,毒素A和B EIA虽然特异性高,但敏感性仅小于或等于80%[107,108]。在欧洲一直沿用另一种方法,就是培养艰难梭菌,但因为许多菌株并无毒素A或毒素B而无致病性,再用毒素检测的方法来鉴定其是否致病[109]。这样相对来说敏感性更高,但因为需要耗时4~5日,所以临床操作性差,而且若检测人群是无症状带菌者则无临床意义。即便这样,与其他检测方法相比,毒素培养方法仍被作为一种新的金标准[16]。

过去5年,FDA批准一种新的商业化的核酸扩增检测试剂盒(NAAT)[110],敏感性与毒素培养方法基本相当,且几小时即可获得结果[111]。虽然这些新技术较EIA来说贵很多,随着其在市场的竞争力不断上升,价格也会逐渐下降。同时,出现了一种新的筛选试验,更经济、敏感性高,但特异性相对较差,它是一种检测谷氨酸脱氢酶抗原(GDH)的EIA,若筛选阳性,可进一步做验证试验[112,113]。在多数情况下,可用毒素EIA就可作为验证实验,但对于GDH(+)/EIA(−)第三步需做NAAT或CCNA来验证[112]。当然也可以对GDH(+)样本直接第二步做NAAT或CCNA来验证[113]。对于GDH多步骤检测流程来说,用NAAT可能更好,因为NAAT可以与GDH一些步骤同时做来确保其高敏感度。也有一些不确切的报道提出GDH低敏感度而具有菌株特异性[114,115]。对于一些需要三步法来检测的样本来说,检测结果可能滞后,检验人员需要注意以可理解的方式向临床医生发送最终报告。

随着毒素EIA的广泛应用,CDI检测敏感性低的问题突显,有报道认为重复试验可能增加该检测的敏感性并且广为接受[116]。这些重复试验及其他敏感性较差的检测方法在发病率非常低的人群(<5%)做疾病筛查试验。这些患者如果EIA筛查试验阴性,那么其发病率就更低了。对于这些低发病率人群,即使特异性98%的毒素EIA检测都只有小于80%的阳性预测值,重复试验可使阳性预测值降低到50%[117]。

鉴于这种情况,所有的实验室都应该推广敏感性高的试剂盒来提高阳性率。笔者的意见是如果这种EIA试剂盒仍在本实验室使用,那么目标阳性率应维持为7%~12%(能够基本代表人群的发病率)。或者可采取更为敏感的检测步骤(例如两步法或三步法GDH检测或所有标本常规NAAT),这样目标阳性率需达到15%~20%。通过对临床医生进行检测方法的培训,这些阳性目标值是可以达到的。实验室需告知临床医生这些检测方法的优势(高阴性预测值)和弊端(诊断仍需结合临床现象)、什么样的标本需要检测(24 h 内连续三次以上不成形便)、为什么这些检测不能作为是否治愈的指标(CDI 患者治愈后仍可存在定植)[16]、哪些标本是会被拒收的(成形的大便及 5～7 日内连续送检)[118]。

治疗

CDI 治疗主要包括尽可能停止使用其他抗生素(停用 PPI 能否改善疗效尚无临床依据)、使用口服抗生素治疗,疗程至少 10 日。尽量避免反流以确保抗艰难梭菌药物能够到达结肠部位,如果患者存在其他复杂疾病尽早手术治疗。目前 FDA 批准的用于 CDI 的药物有两种:一种是口服万古霉素,另一种是非达霉素。甲硝唑一直以来也作为一种推荐的治疗方式,但可惜没有得到 FDA 的批准[16]。这三种药物中只有甲硝唑是可以被口服吸收的,如果没有腹泻的情况下甲硝唑的口服吸收率很高,导致在无症状患者大便中含量很低。因为吸收率高,如果长时间使用会出现外周神经病变。但甲硝唑的优点是每个疗程花费少(因为其应用广泛),另一个优点是相比口服万古霉素对耐万古霉素肠球菌(VRE)的抗生素选择压力相对较低[119]。

口服万古霉素不能被吸收,在粪便中峰浓度高,相当于对艰难梭菌的最低抑菌浓度。除了对 VRE 有抗生素选择压力,口服万古霉素比甲硝唑贵很多,费用差别可能造成口服万古霉素使用下降。以前,许多医疗机构选择将万古霉素针剂作为口服制剂来给住院患者使用,当然对于门诊患者依从性就会差很多。之前的指南中都提出,口服甲硝唑和万古霉素效果相当,但最近的临床试验提示万古霉素更胜一筹,特别是对于严重的患者[16,120-122]。万古霉素已被推荐为 CDI 的一线治疗药物,如果患者病情严重,白细胞大于 15×10^9/L,血肌酐大于 88.4 μmol/L,一诊断就使用[16]。

非达霉素是 FDA 最新批准的用于 CDI 的药物。与万古霉素一样,非达霉素不能被口服吸收,粪便中浓度高[123],抗艰难梭菌活性强,且对肠道菌群破坏小[124]。因其具有抑制孢子繁殖的作用[125],复发率低,所以被批准为治疗 CDI 药物[126,127]。最近两项重要的Ⅲ期临床研究结果提示非达霉素与口服万古霉素相比具有更高的 30 日"持续临床反应"[129]。30 日持续临床反应是综合临床症状对起始治疗的持续反应及治疗后 30 日无复发生存率的结果。这些Ⅲ期临床试验并未明确指出 BI/NAP1/027 菌株对起始治疗反应差、复发率高,非达霉素持续临床反应的指标只反映了非 BI/NAP1/027 菌株患者[59,126,127]。虽然非达霉素临床效果好,但是因其更加昂贵且缺乏临床使用经验,非达霉素治疗优越性尚未在临床展现。

而对于复发性疾病的治疗,特别是多种疾病复发仍具挑战[16]。一般第一次复发严重程度与之前相仿的话,可选择之前有效的药物,如果再复发,要考虑换其他药物。如果一个患者前两次发病都使用甲硝唑治疗,那么再次复发就要选择口服万古霉素或非达霉素。如果该患者首次发病已使用过口服万古霉素或者非达霉素,那么推荐使用口服万古霉素 6 周递减方案[129]。甲硝唑这时候不被推荐,因为口服吸收率高、粪便中含量低[16]。万古霉素递减方案能够抑制艰难梭菌芽胞发芽及细菌生长,同时肠道菌群稳定,遗憾的是有些患者治疗无效或停药后再次复发。因为这些患者无法建立免疫反应,肠道菌群严重紊乱,可能需要更多的试验性治疗。粪便移植被认为是最有前途的新兴治疗方式,粪便移植通过将患者家属或者其他筛选过的供者大便通过肠镜或者胃管送入患者肠道,来重新构建患者肠道菌群[130]。其他预防和治疗药物仍在实验阶段,包括利福昔明[131]、毒素 A 和 B 单克隆抗体[34]、益生菌[132]等。

预防

医疗机构切断艰难梭菌传播途径的关键是早期发现、接触隔离[16,133]。这需要临床医生积极主动地询问高危患者的大便形态,若出现腹泻马上告诉医生。对于那些高危患者(例如近期有过抗生素暴露的住院患者),特别是极高危患者(例如那些近期有 CDI 病史者),他们只要有腹泻症状尚未明确诊断情况下就应该被提前接触隔离。在一些医院,对于正在进行 CDI 检测者常规提前接触隔离。选择敏感性高、阴性预测值高的试剂盒对于决定仍有腹泻患者是否继续接触隔离或解除隔离是至关重要的。预防的重要性措施包括从症状开始到接触隔离启动时间、标本采集检验、结果可信性及起始治疗时间,因为早期有效的治疗决定患者的传染性强弱。

接触隔离措施贯彻的重要措施是将患者隔离于具有单独卫生间的单人病房。如果没有单人间,CDI 患者床边至少要有卫生间或床边马桶。若患者使用床边马桶,需要注意不要让粪便污染公共厕所,要规定什么时候打扫厕所。进入房间的卫生保健人员(HCP)必须佩戴手套以防被患者皮肤或周围环境中艰难梭菌孢子污染[16,133,134]。对于穿隔离衣并没有像戴手套一样证据充分,但对于预防其他经粪便传播病原体如 VRE 作用显著,故还是推荐接触患者时穿隔离衣[135]。重要的考核指标包括 HCP 进入房间时使用手套和隔离衣比例。

脱手套后用肥皂和水洗手或用含乙醇手消毒液进行手卫生对于预防 CDI 的作用不是很肯定。乙醇对艰难梭菌芽胞的抑菌活性微乎其微,所以相对来说更推荐用肥皂和水洗手来清除芽胞,而不是用含乙醇手消毒液洗手,但目前尚不清楚洗手的功效到底能否减少传播[136,137]。不管是用肥皂还是含乙醇手消毒液,通过洗手减少艰难梭菌芽胞数要比其他常见微生物少 1～2 个数量级。但是,佩戴手套或任何一种洗手方式都被推荐为预防艰难梭菌传播的主要措施。此外,脱手套时孢子污染手的概率很低。对于可能存在较多无症状携带者的病房推荐改善手卫生来预防传播(例如那些住院时间久、抗生素使用率高、发生过 CDI 的病房)。然而,前后对照研究并没有提示医院普遍用手消毒液替代洗手对 CDI 发生率有影响[138];因此在接触高危无症状携带者时似乎戴手套更有效[134]。

目前什么时间解除隔离还不确定。患者急性腹泻时传染性最高,目前的证据也提示只有有症状患者才需要接触隔离[16,133],但他们在症状缓解后几周内还是能排出病原体持续污染皮肤及周围环境[139]。此外,患者症状缓解、治疗刚结束时,因为环境中病原体污染严重,复发风险是最高的。所以有些专家提出将接触隔离时间维持到治疗结束后72 h,而另一些专家则提出接触隔离至他们出院。因为在急性护理机构住院时间短,住院期间继续接触隔离的想法是可操作的,比在长期照护机构(LTCF)无期限隔离可行性强。在LTCF,复发CDI比初发CDI多,因此更多患者被这些复发有症状CDI者传染概率更高[140]。如果收集更多资料来支持接触隔离时间延续到从急性医疗结构出院,那么也要重新定义到底CDI急性感染后多久具有传染性。

相比其他医院获得性感染病原体(除VRE外),艰难梭菌在传播过程中对环境表面污染已被证实,但选择何种环境消毒措施仍存在争议[16,133,141-143]。就如乙醇对灭活手上艰难梭菌芽胞作用微乎其微一样,其他常用消毒剂例如季铵类,对于高接触的环境表面的芽胞灭活作用很弱[144]。但是,作为清洁消毒推荐二部曲之一的环境清洁的确还是能去除一大部分芽胞的[141]。因此艰难梭菌环境战略的基础是用标准方法评估环境清洁的充分性[145]。目前评估方法因评判强弱不一致,超过了这章的范畴,但直接观察可能造成霍桑效应而不是一个有效的评估方法。读者可以参考CDC工具包及本书第20章来评估清洁的充分性[146]。

艰难梭菌杀孢子剂可用家用漂白剂1∶10稀释(次氯酸钠终浓度为5 000 ppm),需要每天新鲜配制。美国环境保护署(EPA)现在已制定艰难梭菌杀孢子剂标签注册标准,要求有效期内能达到降低 10^6 芽胞数[147],目前已有十几种具有EPA标签的杀孢子剂产品[148]。其中大部分是以次氯酸钠为基础的,有些不是。有些已配成清洁杀菌剂的浓度(例如次氯酸钠就不具有除垢作用),有些需要10 min接触时间,有些需要不到10 min接触时间。

尽管目前有一些研究关于使用能杀灭艰难梭菌芽胞的消毒剂可以降低CDI率[142,143,149],这些研究大部分为非对照研究或者是地方发病率高的医疗机构的研究。因此,杀孢子剂的使用仍作为艰难梭菌暴发情况下的补救措施或者是地方性疾病发病率持续升高时与其他预防措施同时启用[16,133]。除了其他控制传播的预防措施,有些预防措施例如用艰难梭菌杀孢子剂清洁环境确实降低了个别医院或小团体医院地方病发病率[56]。尽管原先杀孢子剂主要用于房间消毒的最后步骤,含有该消毒成分的一次性湿巾为日常使用提供了足够的便利[149]。

其他用于杀孢子的创新方法叫作"不接触消毒"(NTD),其中最高级的是过氧化氢蒸气法和紫外线法[150-152]。深入讨论NTD的优缺点不是本章节的范畴,优势包括自动化设备的应用能够确保消毒的充分性,可以降低生物负载(第20章、第21章),缺点是这些措施只能用于患者的房间消毒,当然NTD也可用于非关键、可重复使用医疗设备的消毒[153]。

还有一个非常值得关注的问题是无症状携带者对艰难梭菌传播的影响有多大,是否需要采取措施预防传播。住院患者中有抗生素暴露的无症状携带者人数远远超过急性感染或近期感染患者人数,携带者风险累积成为感染者会增加住院日数[20,30,60]。在一些LTCF,无症状艰难梭菌携带者超过50%[20]。尽管如此,目前仍普遍认为无症状携带者在艰难梭菌占总传播率中比较小的部分[16,133]。更多近期研究显示急性感染更大程度上污染了环境及HCP的手,然而无症状携带者同样也会[20]。在特殊机构从无症状携带者传播的情况与艰难梭菌的总体感染率呈反比。在感染控制政策差的机构,从急性感染患者传播比例明显更高,这些机构如果改善感染控制措施会大大改善总体传播率。这样的话,有必要降低无症状携带者传播率,这样卫生机构能够将CDI地方发病率降到一个比较低的程度。

最近英格兰一家医院正在进行一项长期国家项目以降低CDI率,通过先进的分子分析可知,院内CDI只有小部分是最近一段时间从医院其他患者那里传来的,他们感染相同或相似的菌株[154]。这也就提示无症状携带者是很重要的传染源,那些研究者并不认为在这么短时间内会有其他感染菌株传入医院。因为这个研究的CDI诊断方法是EIA,所以可能出现这样的情况,就是一大部分腹泻患者及大便中含有艰难梭菌的患者没有被检测到,因为很多是在患者间隐匿传播。越来越多的美国急性护理医院通过控制来自有症状患者的传播,CDI率有中等幅度的降低[56]。

就预防来说,抗生素管理可能是最有效的预防CDI的方法。不管是CDI地方性流行还是CDI大暴发[155,156],抗生素管理措施相对其他预防措施来说对预防CDI的作用证据更充分[157-159],其中大多数最好的预防艰难梭菌传播措施的数据来自高度流行的地方性机构[16,133]。面临的挑战是有效落实抗生素管理措施,即真正减少抗生素使用日数、减少单个患者抗生素处方总量或选择使用相对窄谱抗生素。第14章中提及如何达到这些指标的抗生素管理措施。若达到这些指标,CDI降低是第一个也是最易考量的指标,所以要将抗生素管理措施作为减少CDI的一项重要目标[156]。

除了普遍选择窄抗菌谱药物、减少不必要治疗日数,在CDI暴发情况下还有其他特定的有效方法。包括在特殊机构出现CDI暴发时进行一个病例对照研究,研究哪些抗生素暴露与CDI最密切相关[157-159]。在某些情况下,例如1990年克林霉素相关CDI暴发及过去10年氟喹诺酮类引起的CDI暴发,这个方法可以明确暴发菌株的获得性耐药的作用,并制定更好的抗生素管理措施。此外,在这些暴发中,直接限制或取消处方某种抗生素或某一类抗生素能够中断疫情[159]。考虑到BI/NAP1/027菌株于撰写本文时其在美国持久而突出的致病力,及其对氟喹诺酮类高度耐药,关注氟喹诺酮类管理似乎仍有保障。在英国,CDI率从5年前的最高峰有显著下降,事实证明

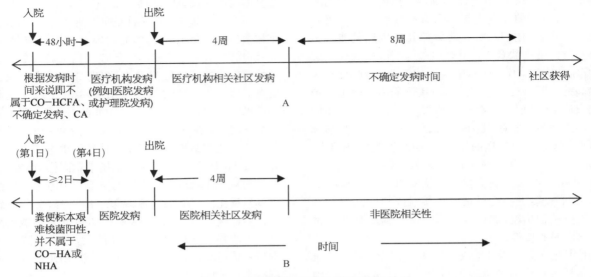

图 34.4 艰难梭菌感染监管定义的比较

A. 为以人群为基础的检测,引自 McDonald LC, Coignard B, Dubberke E, et al. *Recommendations for surveillance of Clostridium difficile-associated disease. Infect Control Hosp Epidemiol*. 2007; 28; 140 - 145;B. 以医院为基础的检测,引自 CDC. *National Healthcare Safety Network（NHSN）: Multidrug-resistant Organism and Clostridium difficile Infection（MDRO/CDI）Module*. Atlanta, GA; CDC; 2011. 引自 http://www.cdc.gov/nhsn/mdro_cdad.html. Accessed December 15, 2012

这不仅通过提高感染控制减少传播,同时还有抗生素处方的改变,例如曾经大部分暴发是因为近些年氟喹诺酮类及头孢菌素的使用,以及现在大部分暴发是因为广谱青霉素类的使用[53]。这与 BI/NAP1/027 菌株到其他致病力弱的菌株转变相一致。美国医院氟喹诺酮类使用持续仍占很大部分,即使不是最多也占总抗生素日数中大部分,只有一家医院在发生由 BI/NAP1/027 菌株导致的难以控制的 CDI 暴发时提出取消该院氟喹诺酮类处方[159]。这个报告中最引人注目的结果不仅是 CDI 率明显下降,同时总抗生素使用日数下降 22%,这也提示,其实抗生素有时候并非必要的治疗措施,因为这些患者不用抗生素并没有增加他们的发病率或死亡率。

另一个处方管理,PPI 处方管理,仍没有正式地被作为 CDI 预防措施。尽管越来越关注 PPI 暴露可能是 CDI 的危险因素,还没有相关减少不必要 PPI 使用的研究。虽然看起来门诊患者及住院患者中一大部分"PPI 使用日数"是非必要的,且可被减少[160],但减少处方的作用仍未知。

另一个令人越来越感兴趣的预防领域是益生菌的使用。目前,美国 FDA 批准的在售益生菌都是作为营养补充品,并没有批准作为 CDI 预防药物。就其本身而言,并没有相关研究来确保其在预防及治疗 CDI 中的有效性及安全性。但是,大量的研究提示某些益生菌在预防 AAD,特别是 CDI 中,起到很好的预防作用[132,161]。益生菌中研究数据最多的包括乳酸杆菌、鲍氏酵母菌及双歧杆菌与其他菌的混合制剂,通常是乳酸杆菌。尽管最新的美国治疗及预防指南提出益生菌对 CDI 预防证据仍不充分[16],近期的系统性研究及荟萃分析都提示是有效的[132,161]。但是这些综述主要关注大量不同研究中所用益

生菌剂量及剂型、抗感染治疗时益生菌疗程要多久,患者随访间隔时间等。最后要提的是,益生菌也有副反应,如果免疫受损患者有黏膜损伤或肠壁损伤,可出现菌血症或真菌血症[162,163]。总体而言,虽然仍在研究阶段,益生菌仍是非常有前途的一种预防方法。如果益生菌被批准用于预防 CDI,那么,那些白细胞绝对值很低、黏膜炎或肠道损伤的患者要避免使用。

监测

随着过去 10 年 CDI 在 HAI 中重要性的提升,几项监测有所改进,对目前存在的管理数据资源局限性的认识有所提升。出院时诊断为 CDI(ICD - 9 编码 CM00845)有助于对 CDI 总体、医院特征、地域性的了解(图 34.2),在编码的时候会有很多变数,或其他因素阻止他们使用医院、州或国家的基准测试[55,164]。监测改进包括对 CDI 案例定义的改进,包括常用的实验室诊断方法、根据发病地点及近期住院暴露情况来分类(图 34.4)[33]。临床上若 24 h 内三次以上大便不成形,这些患者大便标本就需要进行诊断性检测来决定是否需要治疗,从检测目的来说,关注点就可转变到可以用电子数据来反映的指标。

这促成了 CDI 模块中 LabID 结果检测的发展,用于医院向 CDC 的国家医疗安全网(NHSN)传报[165]。在临床医生、实验室人员和医疗机构选择合适的人群测试、确保样本治疗、使用推荐的检测方法的前提下,艰难梭菌诊断试验阳性被定义为一个 LabID 结果。因为患者在一家医院的住院时间和粪便标本采集的时间不可靠或不同医院获取方式不一致,NHSN 用 48 h 作为入院到症状发生的时间差。如果将入院当天作为第 1 日,那么第 4 日或 4 日以后患者粪便标本中艰难梭菌阳性就可以定义为医院发病(HO)CDI LabID 结果。在这之前发生的就叫作社

区发病(CO)CDI LabID 结果。社区发病者又可根据患者过去4周内是否从该传报医院出院分类(分为医院相关的或非医院相关的)。随着对一个案例定义及分类信息，NHSN 从被监测的医院所在地区获得患者日信息，最主要的监测和对照数据是每1万患者日 HO-CDI LabID 结果发生率。

越来越清楚的是，HO-CDI 率受很多因素影响，超过医院的控制，即使在医院控制范围内，也与改善病例发现情况相关。其中最主要的影响因素是运用更敏感的诊断试验方法，特别是 NAAT。同时 HO LabID 结果率需要根据不同医院之间使用诊断试验方法不同而进行调整[166]。另一个影响因素是住院时 CDI 患病率，CDI 发病与该医院的医疗措施完全无关[104]。1 万住院患者中 CO LabID 结果需要与根据所有住院患者艰难梭菌定植率或感染率来计算，但这些数据并不清楚[30,60]。即使那些医院相关 CO 病例从专业护理院或其他医疗机构出院，他们仍能反映住院期间所接受的治疗措施(例如使用不必要的抗生素)，只有那些非医院相关性 CO LabID 结果可以用来校正医院 HO 率。

最近从 NHSN 获得的数据显示1万患者日的 HO-CDI 率为7.4例，这些数据是2010年28个州大于700家医院所获得的(但主要是有3个报告委托单位)[56]。这一数据是差不多时期英国报道数据的2倍，主要是由于美国的报告及预防措施的完善，美国至少有30%的医院使用 NAAT 作为诊断试验方法，但英国大部分医院都没法做到[117]，也就是说这种国家之间的比较是有局限的，因为缺乏风险校正。通过比较美国国内不同医院间及不同区域，CDC 目前正在研究 HO-CDI 标化感染率(SIR)。这个 SIR 与标准化死亡率相似，是在相同潜在风险观察到的感染病例与特定医院或地区预计感染病例的比值[167]。这个预计值是根据基线资料算出来的，是2010~2011年数据的结合，作为初始 CDI SIR。也就是说 SIR=1.0，提示这个区域内的医院预防措施与基线情况下取得的成果相似，如果 SIR<1.0，就说明预防措施不好。目前用于 SIR 风险校正模型包括除了前面提到的影响因素，还包括与更高发病率相关的或医院无法控制的其他独立影响因素。

到2012年初，美国有6个州执行使用 NHSN CDI 模块来传报医院综合性 CDI LabID 结果(加利福尼亚州、伊利诺伊州、纽约州、俄勒冈州、田纳西州和犹他州)。到2013年初，CDI 传报预计将显著增加，因为综合性传报将被鼓励成为住院患者预支付系统(IPPS)下医疗保险与医疗补助服务中心(CMS)的支付传报项目[168]。医院为了向 IPPS 报销获得年度支付更新，他们不能不向 NHSN 传报。CDC 随后会将数据给到 CMS 进行统计，然后公布 HO-CDI SIR[169]。基于 IPPS 项目，2011年公布中心静脉相关血流感染观察数据、2012年公布导管相关尿路感染和手术部位感染观察数据，向 NHSN 传报 CDI 的医院数量预计将将增长到数千，包含美国大部分医院。这样的国家公共报告医院 CDI 率将有望刺激预防措施，希望

能够达到英国国家项目的水平(2007~2008年间英国的 HO 率下降超过70%)[170]。

诺 如 病 毒

诺如病毒是杯状病毒科中一种单股正链 RNA 病毒，它是各个年龄层社区获得性急性胃肠炎(AGE)最主要的病原体，也是胃肠炎暴发的常见原因，包括那些人传人的及人传食物的胃肠炎。

1972年，Kapikian 团队首次在粪便标本中发现诺如病毒，这些标本来自1968年诺瓦克州的一所小学急性胃肠炎暴发时间。诺如病毒无包膜，呈二十面体，直径约30 mm，因此先后被命名为诺瓦克样病毒或小圆结构病毒。这种病毒具有遗传多样性，在人类和动物体内都已被确定存在。诺如病毒可分为几个基因亚群(GI-GIV)，这些基因亚群又可根据基因序列分为大于25个基因簇。其中引起人类感染的是 GI、GII 及 GIV 亚群，GII 占社区感染约75%[171]。

诺如病毒具有高致病性，能够通过各种途径传播，包括：人与人传播，经食物、水、环境表面、空气等传播。目前认为其免疫机制复杂，尚不明确，但认为对各个年龄段都具有短暂免疫力、高致病性[172]。

流行病学

诺如病毒目前被认为最常见的社区性 AGE 的病原体，同时也是最常见的急性胃肠炎暴发(包括食物中毒)的病因，是美国及其他发达国家主要的医疗机构获得性感染原因。在美国，每年有2 100万例 AGE 都是由诺如病毒引起[173]，其中包括170万门诊病例[174]、40万急诊病例、7万住院病例[175]和800名死亡病例，可覆盖各个年龄层[51]。

全球范围来说，诺如病毒覆盖12%社区性或诊所病例及11%急诊或住院病例[176]。它会像流感病毒一样会出现抗原转变，GII 4群中第4基因型 GII.4出现新的变异株导致感染病例每年呈上升趋势。2006~2007年的住院病例比2002~2003年增长50%[177-179]。

诺如病毒具有高发病率主要是由于其传染性强、排泄量大。它的感染量(ID50)为18~1 000病毒颗粒[180]，但粪便中排泄最高量可达每克粪便大于 10^9 个病毒颗粒[181]。人类自身是诺如病毒最大的传染源，主要通过粪—口途径和呕吐—口途径。主要通过以下四种途径：直接人传人，食物传播，水源传播和环境污染物传播。人接触极少量培养2日内的病毒就可快速导致大规模的感染暴发。

人传人是大部分感染暴发[183,184]及散发病例[184,185]的最主要的传播途径。人传人可直接通过摄入呕吐物气溶胶经粪—口途径传播，或者间接通过接触被污染的物体或环境表面传播。在有密切接触的机构，感染暴发事件中最主要的是通过人与人之间直接传播，特别是在医疗保健机构。医院、LCTF 及学校90%以上诺如病毒暴发是通过此途径传播的[182]。诺如病毒可全年发病，但因冬季好发，且大量患者可表现为呕吐，故被称为"冬季

呕吐"。

诺如病毒暴发常常发生在 LCTF、医院、夏令营、游轮及其他人群聚集的地方，其中排首位的是医疗保健机构。诺如病毒暴发同时也可传染给患者、医生及医院其他职员，因此，免疫力低下者易感染，当工作人员不幸感染可导致医疗保健机构医疗的服务能力受到影响。在美国，少有记录报道急性护理医院相关诺如病毒暴发事件，但其他监测体系较好的欧洲、澳大利亚都等地区都有数据提示诺如病毒是医院相关 AGE 暴发的最常见病原体。在欧洲，医院内诺如病毒暴发约占 1/3，而美国只有 4%[186]。不知道这些数据是否能真正体现诺如病毒的流行病学差异，还是对美国医院内诺如病毒暴发事件存在低估现象，抑或这种差异是由不同医院感控措施不同所致。

在医疗保健机构，基本上都是由 GⅡ.4 引起诺如病毒暴发，占医院感染 90%。到目前为止，大多数的研究仅对感染暴发造成的经济成本进行统计，与地方性疾病比起来，成本要高很多。例如，在一家拥有 946 张住院床位的美国医院，一次感染暴发需花费 65 万美元[187]。2002～2003 年，英国国家医疗服务的院内 AGE 暴发成本估计有 1.84 亿美元[188]。

临床表现

诺如病毒可引起任何年龄阶段 AGE，感染后潜伏期为 12～48 h，临床特点为急性起病，腹泻、恶心呕吐、腹部绞痛，有些患者可仅表现为恶心或腹泻。因可出现低热、皮疹症状，也被称为"肠胃感染"，虽然与流感无关。症状可表现为很严重，但健康个体一般 1～3 日后可自限。但在儿童、老人及住院患者病程可长达 4～6 日[188,189]。

诺如病毒主要存在于粪便中，但也可在感染者呕吐物中找到，通常感染后 4 周尚可在粪便中找到，病毒量最高的时期为感染后 2～5 日，每克粪便中病毒载量可达约 1 000 亿个病毒颗粒[181]。因人诺如病毒无培养系统，也没有小动物模型，所以这些病毒是否致病及患者感染后多久不具有传染性仍不清楚。此外，30% 的诺如病毒感染者无症状，但无症状可携带病毒，即使其病毒载量比有症状感染者低很多[181,190,191]。无症状携带者对诺如病毒传播及暴发的意义仍不清楚。

虽然健康成年人中诺如病毒引起的 AGE 是轻型的、自限性的疾病，但其也会导致患者脱水、住院，少数可致死亡。重症表现常见于免疫低下的儿童、住在 LTCF 或医院的老年患者[192,193]。文献中报道的诺如病毒致死病例几乎都有其他基础疾病，例如免疫缺陷[194-197]。从被动监测系统及疫情调查数据估计，诺如病毒所致住院率为 0.1～5.0 例/1 000 例[182,193,198-200]。一个大型系统分析统计得到诺如病毒所致住院率和病死率分别为 7.0 例/1 000 例、0.7 例/1 000 例[192]。在所有医疗机构中 LTCF 相对较高的住院率及死亡率提示这些机构患者的易感性高。另外，在医疗机构常见的 GⅡ.4 型病毒致病力更强。

诺如病毒感染引起的胃肠炎患者有 10%～12% 需要治疗，包括住院和口服或静脉补液治疗脱水[201-203]。也有

报道提示诺如病毒感染也可致新生儿发生坏死性小肠结肠炎、免疫受损宿主慢性腹泻、感染后肠应激综合征[204-206]，它们之间的因果关系尚需要更多的数据来说明。

诺如病毒产生的保护性免疫同其他肠道病毒不同，且并不完全清楚。血清流行病学研究显示到 20 岁诺如病毒抗体阳性率大于 80%，成人尚有这么高易感率可能是天然存在的或试验性摄入的。固有免疫和获得性免疫对诺如病毒感染易感性发挥作用[207]。健康志愿者研究提示，50% 感染后致病，感染过的志愿者仍对相同菌株易感，也对其他菌株易感，这就说明了诺如病毒免疫保护时间短、同型免疫的特点[207-210]。需要提出的是，这些健康志愿者摄入的感染病毒量是最小致病量的数千倍，也就是说对小剂量或正常感染量的免疫力可能更强、可有交叉免疫。

组织血型抗原（HBGA），包括 H 型、ABO 血型、Lewis 抗原，是黏膜表面表达的一个多样化的糖类抗原家族。很多研究认为它是诺如病毒的受体或共受体，HBGA 多样化表达与人对诺如病毒易感性密切相关[211]。但是，没有一种诺如病毒基因型能够完全覆盖人 HBGA，虽然它们都能够感染任何人。

诊断

诺如病毒的诊断最具代表性的属病毒核酸检测，也可以采用粪便和/或呕吐物标本抗原检测。标本需在症状出现 72 h 内采集，大部分病毒实验室目前使用 TaqMan 为基础的 real-time RT - PCT 试剂盒来检测诺如病毒。随后用传统 RT - PCR 方法对阳性标本的 PCR 产物进行测序。通过对病毒基因的标准区域进行测序，来确定诺如病毒基因分型。基因分型数据能够将未被识别的传播事件和常见暴露联系起来，同时也能检测病毒变异情况，包括新病毒株的出现。

EIA 因其操作快捷，是分子检测的极具吸引力的替代品。由于诺如病毒抗原高度变异，且某些基因型存在抗原漂移，开发广泛应用的 EIA 试剂盒存在较大挑战。即使这些商品化的试剂盒能够发挥其最好的作用，因其敏感性差，并不推荐为诺如病毒引起的散发胃肠炎的诊断试验。当然，EIA 试剂盒可作为 AGE 暴发粪便标本的筛查。如果标本结果阴性，需要另一种试验方法来验证，例如 RT - qPCR。

如果没有实验室确认的情况下，可以初步判断诺如病毒暴发的临床及流行病学特征。1982 年，Kaplan 等最早提出了一个诊断标准，一般呕吐发生率高达 50% 以上，中位潜伏期为 24～48 h，中位疾病持续时间为 12～60 h，粪便标本无其他细菌或寄生虫抗原证据，上述条件就可认为是诺如病毒感染[212]，这一诊断标准的敏感性为 68%，对诺如病毒暴发具有高度特异性，当没有试验检测方法时作为诊断标准[213]。

监测

CDC 目前应用国家疫情报告系统（NORS）作为肠道疾病暴发的综合监测系统[214]。NORS 于 2009 年 2 月启用，为所有肠道疾病的暴发提供传报框架，不管这些肠道

疾病是不是传染病,各个州或者地方医疗机构可直接向CDC传报。CDC采用2009年推出的分子流行病学暴发监测网络,叫CaliciNet,来整合数据。州和地方公共卫生和食品监管机构实验室上传诺如病毒序列与已存在的诺如病毒序列进行快速比对,其目的是鉴别诺如病毒暴发来源及鉴别诺如病毒基因型。

治疗

杯状病毒引起的胃肠炎没有特异性治疗方式,一般以支持治疗为主,例如脱水的治疗及调节电解质紊乱。一线治疗方法为口服补盐溶液,若出现重度脱水或休克可使用静脉补液疗法。止泻药、止吐药及抗生素不常规推荐[216]。有些具有抗病毒的复合制剂在实验室研究中提示有效,但临床效果如何仍未知。目前没有上市的疫苗,但大量的诺如病毒疫苗正处在不同的研究阶段。开发最快的产品是基于重组病毒样颗粒(VLP),并在Ⅰ期及Ⅱ期临床试验中证实其安全性及免疫原性[217]。另外还有一项具有挑战的研究,受试者接受免疫后暴露于同型诺如病毒,实验证实这一疫苗对疾病有效,或者说对感染有效[218]。

预防和控制

人类是人类杯状病毒唯一的宿主,所以疾病预防的关键是切断人传人的传播环,包括污染的食物和水。病毒性胃肠炎主要是通过感染的粪便(比较少的,呕吐物也可以),所以标准的环境设施和卫生措施是至关重要的,其中包括手卫生、环境去污染、粪便及呕吐物的合理处置、接触隔离。即使上述措施能够很好地实施,对疾病暴发的控制仍然是有限的[219]。

手卫生是控制诺如病毒感染及控制传播最重要的方法[220,221],推荐使用肥皂和水洗手,含乙醇的手消毒液只推荐用于手不脏时的替代方法[222]。手消毒液的使用仍存在争议,主要基于两大系列研究:一系列是关于不确定体外手指研究[221,223,224],另一系列是流行病学研究。LTCF使用手消毒液进行消毒,诺如病毒暴发率明显升高[225],虽然该研究中提出的理由存在争议[226]。

在医疗机构中,诺如病毒感染患者会被集中到一个隔离病房,由专职护理人员进行护理服务[222]。病毒感染者通常不能从非感染病房转到感染病房,除非在医疗必须情况下,并且需要得到感控专业人员的许可。为了使潜伏感染者、无症状感染者及医疗机构工作人员传播风险最小化,这些人员不能转到非感染区或去非感染区工作,特别是感染后48 h内。在某些情况下,医疗机构的病房拒收新患者防止传给新的易患人群[222,227-229]。被感染的医务人员,包括食物处理员在生病期间不允许进入隔离区直至症状缓解48~72 h[214]。被感染的HCW,涉及直接参与护理者及食物处理员在生病期间禁止工作直至症状缓解48~72 h[214]。在处理排泄物及清洁污染的缓解表面及污染物时推荐佩戴个人防护用品例如隔离衣、口罩、手套[222]。

其他减少二次污染的措施有HCW及患者关于诺如病毒传播的风险及预防知识的宣教,加强正确的手卫生

措施,快速清洁及封闭排泄物。化学消毒是另一种主要的切断诺如病毒传播途径的方式[230,231]。EPA提供了可用于诺如病毒清洁的用品清单[232]。推荐浓度为1 000~5 000 ppm的含氯漂白溶液,也就是每加仑水加入5~25匙家用漂白液(5.25%)作为硬质、无空隙环境表面的清洁剂[214,233]。

医疗机构中,清洁用品及消毒剂必须得到EPA注册登记,需有可在医疗机构使用的标签[214]。手卫生也是环境传播中的重要一环,因为污染的手可将病毒带到环境表面,手也可将污染的环境表面的病毒传播给人[234]。

其他病毒感染

札幌病毒

札幌病毒与诺如病毒一样,是人环状病毒家族中的一种[235],它们基因结构相似,传播途径相似。因其形态学特征,札幌病毒曾被称为"经典环状病毒",因其首次在日本札幌被发现而被命名为札幌病毒。札幌病毒共有7个基因型,其中4个基因型(GⅠ、GⅡ、GⅣ、GⅤ)主要感染人,另外3个基因型(GⅢ、GⅥ、GⅦ)只感染猪[236]。其中GⅠ.2和GⅣ与欧洲、亚洲、北美的暴发流行相关,主要感染老年人[237-239]。其他的札幌病毒基因型曾经在貂中发现,最近又有在蝙蝠中发现,说明札幌病毒具有高度遗传变异性,宿主范围广。

札幌病毒引起的AGE暴发也与诺如病毒相似,主要发生在学校[240]、托儿所[241]、医院[242]和LTCF,偶可出现食源性暴发[243,244]。受感染年龄谱广,并不止感染儿童。札幌病毒引起的社会负担尚不清楚,仅有的几个大一些的研究提示,社区札幌病毒发病率每年达到1%~2.6%[174]。另一项对2岁以下芬兰儿童的前瞻性研究提示,散发胃肠疾病致病原中,札幌病毒占9%,轮状病毒占29%,诺如病毒占20%[245]。

轮状病毒

轮状病毒是5岁以下儿童严重腹泻的首要病原体,在各个阶层国家中,轮状病毒占腹泻住院患者的1/3~1/2[246]。在低收入国家医疗条件较差,轮状病毒是儿童死亡的一个重要原因,据统计2008年有4.5万儿童死于轮状病毒,占儿童死亡总量的5%[247,248]。在高收入国家相对死亡率要低于低收入国家,但也可致大量死亡。在美国使用轮状病毒疫苗之前,每年有5.5万~7万轮状病毒感染者住院,100万急诊及门诊患者[249]。

世界卫生组织(WHO)目前在全球推荐两种疫苗用于预防轮状病毒感染,一种是单价轮状病毒疫苗RV1,叫罗特律,由葛兰素史克公司制造,另一种是五价轮状病毒疫苗RV5,叫伦达停,由默克公司制造。在2011年,RV1和RV5在27个国家项目及7个地区项目中应用,在一些国家,这两种疫苗都可以用于国家项目。

许多国家轮状病毒住院率或腹泻相关住院率急剧下降要归功于轮状病毒疫苗的使用。在美国,轮状病毒疫苗2006年开始使用,5年内儿童全因腹泻住院下降46%,相当于2008年减少住院人次4万~6万[250]。尽管最受

关注,引入轮状病毒疫苗后胃肠炎死亡率下降的观察结果,未在预批准试验中进行评价。在墨西哥,轮状病毒疫苗接种是从 2007 年开始,与 2003～2006 年疫苗接种前相比,2008 年死亡率下降 35%,下降最明显的年龄组为小于 1 岁[251]。

疫苗通过影响轮状病毒自然动态传播而改变了其流行病学。在部分接种疫苗儿童中,那些未接种疫苗的儿童可直接受益,他们感染轮状病毒的风险也下降[250,252,253]。年长儿童及成人可间接受益,原先认为他们很少轮状病毒感染风险。

对轮状病毒胃肠炎的免疫被认为是持久的,所以基本发病率低,至少不需要医学治疗[254]。当然,在 LTCF 及急诊护理机构的暴发率据报道不会改变。澳大利亚的一些研究显示,LTCF 胃肠炎暴发中,轮状病毒占 13%,诺如病毒占 42%[255]。在一些国家,减少轮状病毒院内感染发生比接种疫苗更有效,特别是儿童[256,257]。院内感染非常常见,特别对于 2 岁以下儿童,以及冬季易出现[258]。

鸣　谢

非常感谢 Erik Dubberke 博士提供图 34.2 中数据。

第 35 章

中枢神经系统感染

Jeffrey M. Tessier and W. Michael Scheld ■ 张 尧 译 ■ 葛茂军 高晓东 罗万军 徐子琴 审校

现代医院中,中枢神经系统(CNS)发生医疗保健相关感染(HAI)是一种罕见但后果严重的情况。与其他 HAI 一样,CNS 感染常继发于微生物穿过机体正常屏障的某些特定情况。多数感染发生在神经外科手术,一些神经系统有创性操作(如腰穿、硬膜外导管的置入)偶尔也会引起 CNS 感染[1,2]。免疫抑制患者和新生儿好发医疗保健相关 CNS 感染,这些患者血脑屏障不成熟,发生菌血症时微生物更加容易入侵中枢神经系统,并非操作过程中微生物污染。医疗保健相关 CNS 感染包括神经外科手术部位感染(SSI)、脑膜炎、脑膜脑炎和脓肿病灶(如脑脓肿、硬膜下脓肿、硬膜外脓肿)。最近一篇关于医疗保健相关细菌性脑膜炎的综述能为本章提供更多证据[3]。

发 病 率

美国疾病预防控制中心(CDC)全国医院感染监测系统(NNIS)对 1986～1993 年 163 家医院的监测数据显示:每 100 000 例出院患者中有 5.6 例发生医疗保健相关 CNS 感染[4],发生率大约是 25 年前的 1/2(1/10 000 例出院患者)[5]。最常见的 CNS 感染是脑膜炎,约占 91%,其次是颅内脓肿 8%,脊髓脓肿 1%。

免疫抑制患者 CNS 感染发病率较高,从癌症患者约 20/200 000 例出院患者[6,7]到心脏移植患者约 2.5/100 例出院患者[8]。癌症患者中脑膜炎占 CNS 感染的 71%,其次是脑脓肿和脑炎(分别占 27% 和 2%)[6]。移植患者中脑脓肿更为多见(第 45 章),心脏和心肺移植患者中约占 40%[9]。NNIS 收集到的 1986～1990 年数据显示:新生儿病房中医疗保健相关 CNS 感染发病率最高,可达 45/100 000 例出院患者[10]。

神经外科患者 CNS 感染率比其他患者更高。NNIS 系统中 ASA 评分小于 3 分、手术时间短于第 75 百分位数、"清洁"或"清洁污染"切口患者,开颅手术感染率为 0.56/100 例、脊柱融合术为 0.70/100 例、脑室分流术为 3.85/100 例[11]。CDC NHSN 报告称 2006～2008 年脊柱融合术累积平均 SSI 发病率在风险指数为 0 的患者中是 0.70(中位数 0.74),风险指数为 1 的患者中是 1.84(中位数 1.70),风险指数为 2 或 3 的患者中是 4.15(中位数 3.35)(http://www.cdc.gov/nhsn/dataStat/index.html)。ASA 评分越高(如更为严重的基础疾病)、手术时间越长、清洁/污染切口患者中,感染率越高[11]。NNIS 数据显示最常见的神经外科术后感染是浅表 SSI,占开颅手术 SSI 的 60% 和椎板切除术 SSI 的 75%[4]。NNIS 1992 年 1 月至 2004 年 6 月的数据显示,开颅手术 SSI 感染率在风险指数为 2 或 3 的患者中是 2.40/100 例手术,风险指数为 1 和 0 的患者中感染率分别下降到 1.72/100 例手术和 0.91/100 例手术。2006～2008 年,开颅手术 SSI 累积平均发病率对于风险指数为 0 或 1 的患者是 2.15(中位数 1.51),对于风险指数为 2 或 3 的患者是 4.66(http://www.cdc.gov/nhsn/dataStat/index.html)。对于风险指数为 1～3 的患者脑室分流放置术 SSI 的发病率是 5.35/100 例手术,而风险指数为 0 的患者是 4.42/100 例手术[12]。2006～2008 年,对于风险指数为 0 的患者脑室分流术 SSI 累积平均发病率是 4.04,风险指数为 1～3 的患者是 5.93(http://www.cdc.gov/nhsn/dataStat/index.html)。开颅手术第二位常见的 CNS 感染是脑膜炎,占 22%,也是脑室分流术最常见的 CNS 感染,占 76%。

危 险 因 素

医疗保健相关 CNS 感染最显著的危险因素是神经外科。通常,这些菌群在消毒准备后无法在手术部位立即培养出来,但在手术过程可以再次生长,在手术结束前从大多数手术部位培养出来[13]。与其他外科手术相似,大部分感染发生在手术过程中切口敞开时,患者切口边缘的皮肤菌群再次生长造成污染感染,少数情况下来自手术者污染的手套、器械或空气中病原体在手术切口定植。身体其他部位感染也是神经外科切口感染的危险因素,如克雷伯菌造成的脑膜炎暴发中,呼吸道和/或泌尿道的定植和/或感染先于 CNS 感染[14]。还有研究发现,有脑膜炎的神经外科患者,70% 在发病前或发病同时出现身体其他部位的病原体[15]。一项 1986 年 1 月至 2001 年 12 月在三级医疗中心针对 15 200 名神经外科患者的研究表明,开颅手术、脑室切开术或脑室腹腔分流术的感染率分别为 0.28%(35/12 980)和 1.20%(27/2 220),整体感染率为 0.40%[16]。另一项 1993～2002 年针对 51 133 例神经外科患者的研究中共发现 51 例医疗保健相关性脑膜炎,这些病例均与神经外科治疗有关。脑室腹腔分流术,无论是置入还是修补,占到全部病例的 26%。第二大人群是颅内占位手术患者[17]。在中国台湾的一项研究中,61 例 17～40 岁细菌性脑膜炎患者中有 74% 为神经外科手术后状态[18]。

增加开颅手术术后感染的危险因素有手术时间、脑室外引流、再探查及经鼻旁窦手术[19]。脑室引流管放置术后脑膜炎/脑室炎的危险因素有脑出血、其他神经外科手术、引流超过 5 日、排气系统、冲洗系统、颅内压＞0.20 mmHg[19,20]。手术持续时间、导管血栓形成、外引流、外科医生经验的缺乏及分流类型（脑室心房比脑室腹腔分流的风险更高）都会增加脑脊液（CSF）分流术的感染风险[19]。研究表明，术后持续 CSF 漏增加感染风险 13 倍[21]；远隔部位合并感染使 CNS 感染风险提高 6 倍。

Korinek 等历时 15 个月对 10 个神经外科科室的开颅手术患者进行了前瞻性评估。2 944 例患者中，117 例出现了 SSI。SSI 独立危险因素有：术后 CSF 漏（OR＝145；95％ CI＝72～293）和再次手术（OR＝7；95％ CI＝4～12）。独立危险预测因素有急诊手术、清洁-污染和污染手术、手术时间大于 4 h 及最近接受过神经外科手术。未使用抗生素预防并不是一个危险因素。调查者发现在评价高风险患者时，NNIS 危险指数同样很有效[22]。

放置颅内压力监测器有不同的相关感染率，这取决于监测器放置的位置。一项研究发现蛛网膜下螺栓、硬膜下杯状导管、脑室引流导管的感染率分别为 7.5％、14.9％、21.9％[23]。另一项研究发现硬膜外监测器、硬膜下螺栓、脑室内或者脑实质监测器感染率分别为 0.6％、3.0％、4.0％[24]。

2002 年 6 月，一家生产人工耳蜗的制造商向 FDA 报告了 15 例耳蜗植入术后发生细菌性脑膜炎病例。这引发了一项用以明确在儿童中人工耳蜗植入术后细菌性脑膜炎发病率的队列研究和一项发现脑膜炎的风险因素巢式病例对照研究。队列研究中所有脑膜炎发生率为 239.3/100 000 人年（95％ CI＝156.4～350.6）。围手术期脑膜炎发病率为 2.1/1 000。在多因素模型中，使用定位器与脑膜炎发病有显著关系（OR＝4.5；95％ CI＝1.3～17.9），如同 CSF 漏与内耳畸形相关（OR＝9.3；95％ CI＝1.2～94.5）[25]。

已批准 Gliadel® 晶片用于治疗脑恶性胶质瘤。这些硬币大小的圆盘包含卡莫司汀[1,3-双（2-氯乙基）-1-亚硝基脲]，是治疗多形性胶质细胞瘤最主要的化疗药物。初步研究报告显示植入晶片后 SSI 发病率不足 5％，但是后续研究发现感染率为 15％～23％。2003 年一项对 32 名植入 Gliadel® 晶片患者的研究发现 9 例患者发生 SSI，其中 4 例脑脓肿、4 例骨瓣骨炎、2 例硬膜外脓肿、1 例蜂窝组织炎及 1 例帽状腱膜下脓肿[26]。

颅脑损伤患者 CNS 感染风险增大，尤其是脑膜炎。CSF 漏增加了这类人群的感染风险。在一系列颅脑损伤后脑膜炎病例中发现有 13％存在 CSF 漏[27]。这些患者在鼻旁窦感染后会伴随 CSF 感染[28]。

医疗保健相关细菌性脑膜炎中需要考虑一种罕见但重要的危险因素，就是急性细菌性脑膜炎（ABM）本身的诊断。中国台湾 Huang 等对这种二重感染的现象进行了研究，在 9.5 年的时间里，21 例确诊 ABM 的患者出现 27 次医疗保健相关脑膜炎[29]。该研究认为二重感染是现有脑膜炎治疗过程中一种新型病原体在 CSF 中生长。所有 21 例患者接受神经外科手术/装置（脑室外引流 EVD、VP 分流、Ommaya 贮器）均暂时与二重感染有关。回归热是最常见的临床表现，并且二重感染的病原体为耐药的革兰阴性杆菌。二重感染具有很高的死亡率（33.3％）。

CSF 感染的另一个重要危险因素是早产。根据 NNIS 数据显示，新生儿重症监护病房（ICU）的 CNS 感染率最高[10]。这一发现似乎与重症监护仪引起菌血症的风险增高有关，同时由于新生儿血-脑屏障发育不成熟，菌血症引起继发性脑膜炎的风险增加。非外科 CNS 感染的另一个重要危险因素是免疫抑制，感染通常由血源播散引起。

病　原　学

根据 NNIS 1986～1992 年记录，葡萄球菌和革兰阴性杆菌占到 CNS 感染的 70％[4]。金黄色葡萄球菌是开颅手术和椎板切除术后最常见的病原菌，其次是凝固酶阴性葡萄球菌。其他病原菌有肠球菌、链球菌属、铜绿假单胞菌、不动杆菌、柠檬酸杆菌、肠杆菌、肺炎克雷伯菌、大肠埃希菌、其他革兰阴性杆菌和酵母菌，每种所占比例不足 10％。金黄色葡萄球菌是分流术后浅表 SSI 最常见病原菌，而凝固酶阴性葡萄球菌是深部 SSI 主要病原菌；革兰阴性杆菌约占分流术后深部 SSI 的 19％[4]。肺炎链球菌是儿童电子耳蜗植入术后并发脑膜炎患者的主要病原菌[15,24]，葡萄球菌是 Gliadel® 晶片植入患者术后感染并发症的主要病原菌[25,26]。

凝固酶阴性葡萄球菌是所有 CNS 感染中最常见病原菌，占 31％；其次是革兰阴性杆菌占 27％，金黄色葡萄球菌占 11％，链球菌占 18％，酵母菌占 4％，其他菌占 9％[4]。脑膜炎是最常见的 CNS 感染，凝固酶阴性葡萄球菌占 32％，其次是革兰阴性杆菌占 29％，链球菌占 18％，金黄色葡萄球菌占 10％，酵母菌占 4％，其他菌占 9％[4]。对于颅内感染，革兰阴性杆菌占 23％，其次是金黄色葡萄球菌占 19％，凝固酶阴性葡萄球菌占 17％，厌氧菌占 11％，真菌占 8％，链球菌占 8％，病毒占 4％，酵母菌占 3％，其他菌占 8％。脊髓脓肿有明显不同的病原学：金黄色葡萄球菌占 67％，凝固酶阴性葡萄球菌占 33％[4]。

关于医疗保健相关脑膜炎最大的一项研究是 Durand 等进行的单中心研究，收集了 27 年内马萨诸塞州总医院 151 例成人患者中发生的 197 次脑膜炎[27]。这部分感染约占研究期间全部 493 次细菌性脑膜炎的 40％。27 年间，医疗保健相关感染的比例有所增加。该项研究中最常见的致病菌是革兰阴性杆菌（38％），其次是金黄色葡萄球菌（9％）、凝固酶阴性葡萄球菌（9％）、链球菌（9％）、流感嗜血杆菌（4％）、李斯特菌（3％）、肠球菌（3％）。医疗保健相关革兰阴性菌脑膜炎的病原菌有大肠埃希菌（30％）、克雷伯菌（23％）、假单胞菌（11％）、不动杆菌（11％）、肠杆菌（9％）、沙门菌（9％）、柠檬酸杆菌（4％）、变形杆菌（2％）、大肠杆菌类（2％）和非肠内菌类（2％）[27]。该研究结果与 NNIS 的数据相比，革兰阴性杆菌比例较高而葡萄球菌属比例较低,可能与这两组数据中有 2 年的重叠时间有关。

Wang 等对 1986～2001 年 15 200 例神经外科手术患者的研究结果显示:最常见病原菌是金黄色葡萄球菌(13/62,21%);91% 的病例为单一病原体:凝固酶阴性葡萄球菌(7/62,11%)、铜绿假单胞菌(5/62,8%)、大肠埃希菌(5/62,8%)和不动杆菌(4/62,6%)[16]。丹麦一项历时 16 年(1984～1999 年)有关金黄色葡萄球菌 CNS 感染的研究纳入 45 例脑膜炎和 5 例脑脓肿进行分析,其中 44 例为 HAI,仅有 6 例是社区获得性感染。病原菌全部对甲氧西林敏感,6 例对青霉素敏感[30]。

美国和全球其他国家的大多数医院中,耐甲氧西林金黄色葡萄球菌(MRSA)占葡萄球菌的绝大多比例。西班牙最近一项多中心研究共收集 86 例 MRSA 脑膜炎,其中 80 例为 HAI(93%)[31]。大部分医疗保健相关脑膜炎是术后并发症(78/80,97.5%),主要与 CSF 分流装置(74%)、神经外科手术(45%)、CSF 漏(17%)和头部创伤(12%)有关。该研究中 MRSA 脑膜炎 30 日死亡率为 31%,多因素分析发现自发性脑膜炎(如非医疗保健相关;OR=21.4;95% CI=2.3～195.4,P=0.007)和昏迷(OR=9.7;95% CI=2.2～42.3,P=0.002)是死亡的独立危险因素。

目前,鲍曼不动杆菌引起的脑膜炎越来越多见,这与广谱抗生素特别是碳青霉烯类使用和出现碳青霉烯耐药菌株密切相关。研究表明鲍曼不动杆菌脑膜炎具有较高死亡率(30%～70%)[32-34],与经验性抗生素选择有关。

念珠菌在医疗保健相关 CNS 感染中少见。加拿大 O'Brien 等进行的一项单中心回顾性研究,对 1998～2009 年间神经外科手术后 CNS 感染进行研究[35]。结果显示在 CNS 标本培养阳性结果中共发现 11 例念珠菌感染。白念珠菌是最常见的酵母菌(73%),所有病例均有 CNS 外源性异物(9 例 EVD,1 例 VP 分流,1 例椎管引流管,1 例 Gliadel ® 晶片)。

虽然真菌性脑膜炎大量发病很少见,但在 2012～2013 年因硬膜外和椎旁注射了污染的醋酸甲泼尼龙导致一次真菌性脑膜炎和硬膜外脓肿大规模暴发[36]。既往在脑脓肿病灶中分离出的常见病原菌有链球菌、肠杆菌和厌氧菌。然而,近期在法国马赛进行的一项回顾性研究利用 16S rRNA 测序鉴别 20 例脑脓肿的病原体[37]。研究发现脑脓肿的病原体非常广泛,包括既往从未报道过的一些新的病原体,确认了感染的微生物多样性。该项研究中,传统的培养技术鉴别出 22 种病原菌,而 16S rRNA 多重测序鉴别出 72 种病原体。重要的是在脑脓肿标本中分离出支原体(25% 的标本),既往脑脓肿的经验性治疗没有覆盖到这种病原体。病原体在免疫功能不全患者中的分布有所不同:AIDS 患者中最常见的是刚地弓形虫和新型隐球菌,在心脏和心肺移植患者中最常见的是曲霉菌和刚地弓形虫,肝肾移植患者中最常见的是曲霉菌和新型隐球菌[38]。一项综合性研究发现真菌是骨髓移植患者中最常见的病原菌(占 92%),曲霉菌占 58%、念珠菌占 33%[38]。南非进行的一项对需要外科干预的 121 例脑脓肿病例单中心回顾性研究[39]发现 2.5% 患者为奴卡菌感染,这种病原菌是免疫功能不全患者社区获得性感染的常见病原菌。一项在医院进行的流行病学研究发现 1986～2000 年间共有 153 例脑脓肿,其中有 103 例社区获得性感染和 20 例 HAI。这部分 HAI 中有 17 例发生在神经外科手术后。所有患者中,肺炎克雷伯菌和草绿色链球菌是两种最主要的病原菌;而金黄色葡萄球菌是神经外科手术后脑脓肿主要病原菌,占 47%[40]。

需氧革兰阴性杆菌通常造成新生儿和神经外科患者 CNS 感染暴发[12,1-45]。这种暴发感染有些是因为医疗保健提供人员传播病原体[46],有些是因为设备污染如呼吸机、手术前备皮的剃须刀等[47]。一项对 30 例成人革兰阴性杆菌脑膜炎的研究结果显示:男性患者发病率较高,最常见的病原菌是大肠埃希菌[48]。革兰阳性菌如链球菌(包括 A 群和 B 群)、金黄色葡萄球菌、单核细胞增多性李斯特菌也有报道[49-57]。医疗环境中少见继发性脑膜炎双球菌感染和流感嗜血杆菌感染[56-58]。

考虑到药物治疗是"医疗保健相关"疾病的原因,潜在的 CNS 感染鉴别诊断必须包括药源性无菌性脑膜炎(DIAM)。大部分药物、生物学疗法和医疗设备均与 DIAM 有关。Hopkins 和 Jolles 提供了一篇关于药物和其他治疗对 DIAM 影响的综述[59]。

临床表现和诊断

脑膜炎

典型的脑膜炎临床表现有发热、头痛、颈强直、神志改变,医疗保健相关 CNS 感染时通常出现,但是后三个临床表现和体征也常出现在神经外科术后患者中,可能与患者的基础疾病或者手术有关。因此,这些症状的严重程度和体征持续时间更为重要。脑膜炎通常在神经外科手术后 10 日内出现,几乎均在 1 个月内出现。一项研究发现发热是最可靠的体征,几乎所有医疗保健相关脑膜炎患者都会出现[15],而一般术后患者少见;术后并发脑膜炎患者中 94% 在第一日出现发热。Wang 等对 15 200 例接受神经外科治疗患者的研究发现 62 例术后脑膜炎患者中有 54 例出现发热,还有 13 例患者发生神志改变。对 30 例革兰阴性杆菌脑膜炎患者的研究显示发热亦是突出的临床表现(27/30)[48]。

这些常见的临床表现在非手术患者中有更大的诊断意义,但新生儿和免疫抑制患者除外。新生儿脑膜炎患者通常有发热,常表现为哭喊无力、肌张力下降、活动减少、吮吸无力、腹泻、呕吐、呼吸困难、呼吸暂停等[59]。但没有颈项强直、囟门膨出等典型脑膜炎表现。同样,老年患者通常也没有脑膜炎典型的临床症状和体征。大剂量糖皮质激素治疗或严重中性粒细胞减少等情况也会改变脑膜炎的临床表现[8,60]。

与社区获得性脑膜炎相比,从临床表现诊断医疗保健相关脑膜炎更加困难,因此 CSF 分析显得尤为重要。遗憾的是,引起 CSF 异常的因素有很多,如基础疾病、非手术干预（如药物治疗）和/或手术后无菌性炎症，这种情况下会导致误诊，特别是在手术后早期[61]。OKT3（莫罗莫那-CD3）药物的使用与移植患者无菌性脑膜炎有关，这些患者细菌、真菌、病毒培养均为阴性[62]。对于医疗保健相关细菌性脑膜炎，CSF 分析中最具诊断意义的是中性粒细胞增多，多数患者 CSF 中 WBC>1 000/mm³（几乎全部大于 100/mm³），中性粒细胞大于 50%，糖含量减低（通常小于 40 mg/dl）。在缺少革兰染色和培养结果的情况下，感染最可靠的指标是糖含量减低[15]。CSF 乳酸盐含量在神经外科术后细菌性脑膜炎患者中有一定意义，以 4.0 mmol/L 为标准，诊断的敏感度为 88%，特异性为 98%，阳性预测值为 96%，阴性预测值为 94%[63]。最近的指南指出对于细菌性脑膜炎，当 CSF 乳酸盐浓度大于或等于 4.0 mmol/L 时应当开始经验性抗感染治疗。需要注意其他一些原因也会引起 CSF 乳酸盐升高，如脑组织缺氧缺血、无氧糖酵解、血管损伤和 CSF 白细胞新陈代谢等[64]。

其他 CSF 生物标记物在不同的病原体脑膜炎中具有一定诊断意义。CSF 金属蛋白酶（MMP）浓度能有效鉴别细菌性脑膜炎还是其他病原体脑膜炎。越南 Green 等对脑膜炎患者脑脊液 MMP 浓度进行的研究发现：细菌性脑膜炎患者中 MMP-1，-3，-8 和-9 的浓度较其他病原体脑膜炎和非感染性脑膜炎明显升高[65]。已经证实血浆降钙素原（PCT）水平能在儿童患者中鉴别细菌性脑膜炎和无菌性脑膜炎，用于指导儿科急诊患者分诊，但是其他人群如神经外科术后患者中尚无相关研究[66]。

一项大型研究发现，革兰染色可以明确医疗保健相关脑膜炎约 50% 的病原体，培养可以明确 83% 的病原体[27]。有报道称 18 例神经外科术后患者革兰染色中有 36% 的致病菌为念珠菌；值得注意的是，62% 的念珠菌脑膜炎患者伴有 CSF 中性粒细胞升高，WBC 13～8 000/mm³，仅有 12% 的患者 CSF 糖小于 40 mg/dl[67]。由于染色试剂、载玻片、拭子或 CSF 离心管污染导致革兰染色假阳性[68-70]。在抗感染治疗 24 h 内，培养结果即可转阴，但 CSF 中糖、蛋白和白细胞改变通常需要数日[71]。抗原检测试验在医疗保健相关脑膜炎的诊断中意义不大，但在特定人群中有一定意义，如诊断新型隐球菌（隐球菌抗原）、曲霉菌（半乳甘露聚糖、β-D-葡聚糖）、念珠菌（β-D-葡聚糖）和荚膜组织胞质菌或皮炎芽生菌（组织胞质菌和/或芽生菌抗原）等。

异物相关感染

虽然大多数情况下这种感染发生在术后 2 个月内，CDC 定义分流术后 1 年内发生的感染是 HAI。金黄色葡萄球菌与早发型感染有关，凝固酶阴性葡萄球菌与迟发型感染有关[72,73]。发热是最可靠的症状[74]。脑室分流管近端感染常引起分流梗阻症状（如恶心、呕吐、头痛），约 1/3 患者有颈项强直表现[72]。分流管远端感染症状和体征取决于导管远端位置。腹膜炎是脑室腹腔分流术患者常见的临床表现，肠梗阻、肠穿孔、腹腔脓肿也有报道。导管远端无菌性炎症会引起腹膜假性囊肿[75]。沿着导管可以出现皮下隧道炎症。

脑室胸腔分流管末端感染会引起脓胸，而脑室心房分流管末端感染会引起感染性心内膜炎（如嗜睡、持续发热数周）。这种情况下血培养通常阳性，尿液和血浆肌酐检测可以发现合并肾炎。一旦怀疑分流管感染，应抽取分流液行细胞学、革兰染色和微生物培养。分流液革兰染色阳性率约为 50%，培养阳性率约为 80%[4]。有报告显示 10 例分流术感染患者中有 9 例 CSF WBC>100/mm³。目前认为测定 CSF 糖和蛋白没有意义[76]。大多数 CSF 分流感染的研究都集中在儿科领域，而 Conen 等研究进一步扩展了成人数据[77]。研究者收集 1996～2006 年 78 例 CSF 分流感染患者，年龄均超过 12 岁（中位数 50），其中 78% 出现发热，45% 出现颈项强直，49% 出现局部感染体征。80% 患者 CSF 白细胞大于 5 000/mm³，81% 患者 CSF 乳酸盐大于 1.9 mmol/L。

一项儿童中电子耳蜗植入术的研究显示，可能发生脑膜炎的患者中 CSF WBC 达 300～6 115/mm³，除 1 例患者外所有患者中性粒细胞计数均明显升高。9 例细菌性脑膜炎出现在围手术期（术后 30 日内出现）；20 例均在术后 30 日后不同时间出现。20 例患者中 8 例有中耳炎临床表现。15 例肺炎链球菌脑膜炎患者中 11 例与菌血症有关，1 例患者合并肺炎。2 例患者曾接种过 1 剂 7 价肺炎链球菌疫苗，另 1 例患者接种过 2 剂相同疫苗。术后并发肺炎链球菌脑膜炎为血清型 10A，疫苗未包含该血清型。2 例儿童并发 B 型流感嗜血杆菌（Hib）脑膜炎，其中 1 例患者接种过抗 Hib 疫苗，另 1 例接种过 4 种推荐的抗 Hib 疫苗的 3 种[25]。4 例 Gliadel ® 晶片植入术后并发脑脓肿患者，脓肿出现时间为 22～159 日不等。1 例患者表现为不典型症状，包括局灶性神经系统症状、癫痫发作增多和一些非感染症状[26]。

脑脓肿

脑脓肿可以出现在神经外科手术后、颅脑周围感染（鼻窦、耳、牙齿）、鼻窦手术、血流感染和头部贯穿伤（如火器伤）[78-82]。头痛、发热和局灶性神经系统异常是最典型表现，此外也可有癫痫、颈项强直、恶心、呕吐和视盘水肿等表现。头颅 MRI 在确定解剖位置和病灶大小方面比 CT 更具诊断意义。CT 引导立体定位穿刺可用于病灶引流，引流液行细胞学、微生物染色和培养以指导治疗。

脑膜脑炎

脑膜脑炎是累及脑实质和脑膜的炎症。在尸体来源角膜和硬脑膜移植及神经外科手术中使用污染的器械和电极的患者中极少发生脑膜脑炎。但这种方式可以传播狂犬病病毒和克-雅病（CJD）病原体。狂犬病的潜伏期为移植后 1 个月，CJD 约为 18 个月[19]。

CJD 是一种伴有显著肌阵挛的快速痴呆性疾病。超过 50% 的患者出现运动功能减退、强直、眼震、震颤、共济失调。疾病晚期出现昏迷并在 7～9 个月后死亡。狂犬病发病有一些非特异性前驱症状（如发热、头痛、恐惧不安、食欲不振、恶心、呕吐、腹泻），前驱症状出现 2～20 日后出现急性神经系统表现，表现为高度兴奋和定向障碍

（狂躁型狂犬病）或瘫痪。神经系统症状出现后10日内随之出现昏迷,未治疗的患者可持续数小时,经治疗的患者可持续数月。未治疗患者平均昏迷时间为7日,经治疗患者为13日。截至2005年,仅有3例狂犬病患者被治愈。据报道第4例治愈的患者接受了苯巴比妥诱导昏迷,并给予氯胺酮、咪达唑仑、利巴韦林和金刚烷胺治疗[38]。

一些引起脑膜脑炎的病原体可以通过器官移植传播,因此在评估移植受者脑膜炎和/或脑炎的症状和体征时需要考虑这些病原体。实体器官移植、输血和粒细胞输注能传播西尼罗病毒(WNV)[84-86]。实体器官移植也能传播淋巴细胞性脉络丛脑膜炎病毒(LCMV),该病有很高的死亡率,8例移植患者中有7例因感染LCMV而死亡[87]。新型隐球菌能通过肝肾移植传播,这部分供体死于未明确的神经系统状况但尸检中发现隐球菌脑膜炎[88]。有趣的是,3例移植患者中仅有1例出现隐球菌脑膜炎(肾移植受体),而另2例出现肺炎症状(1例肾移植受体,1例肝移植受体)。最后,一种能独立生存的阿米巴-巴拉姆西阿米巴与高度致死性脑膜脑炎相关,已经发现通过心脏、肝和肾移植传播给4例移植受体[89]。4例患者中有3例(心脏、肝和肾移植受体)在CDC发病率和死亡率报告时均存活,其中仅有1例有神经系统后遗症;1例肾移植受体在手术后75日因阿米巴脑炎死亡。

硬脊膜外脓肿

硬脊膜外脓肿的典型表现有背痛、神经根痛、神经根功能损害和瘫痪。其他症状主要有肠道和/或膀胱功能紊乱、感觉障碍、颈项强直和精神异常。诊断同时常出现发热。外周血实验室检查通常发现白细胞增高和红细胞沉降率增快。Gd-DTPA增强MRI能很好地为外科手术确定脓肿位置,而外科手术是迅速保持和挽救神经功能的方法。

硬膜下脓肿

鼻旁窦炎、中耳炎、穿透伤和神经外科手术患者可出现颅骨下硬膜下脓肿。常以发热、头痛起病,随后可出现癫痫、精神异常、局灶性神经系统症状、恶心和呕吐。CT或MRI能鉴别硬膜下脓肿和脑脓肿。脊髓硬膜下脓肿很罕见,临床表现与硬脊膜脓肿相似,但查体时无压痛[4]。

预 后

由于其潜在的致残率和死亡率,CNS感染是最严重的并发症之一。根据NNIS数据,1988～1993年CNS感染患者中有53例死亡,其中49例(92%)患者死于感染而非既往疾病[4]。Durand等研究表明成年患者医疗保健相关细菌性脑膜炎死亡率为35%,而社区获得性细菌性脑膜炎为25%[27]。对15 200例神经外科患者的研究发现62例脑膜炎患者整体死亡率为34%(21/62),死亡与脓毒血症相关(14/21),41例存活患者中19例为植物状态或者有严重的神经系统缺陷[16]。30例革兰阴性杆菌脑膜炎患者中有11例死亡。有不适当抗菌药物治疗的8例

患者全部死亡[48]。

神经外科术后革兰阴性菌脑膜炎死亡率与初始经验性抗感染治疗方案直接相关。在一项针对鲍曼不动杆菌脑膜炎的研究中,Tuon等发现在采集CSF 5日内不恰当抗感染治疗是死亡的独立预测因子[34]。中国台湾一项针对神经外科术后细菌性脑膜炎患者的研究发现,对第三代头孢菌素(头孢曲松、头孢他啶)耐药的革兰阴性菌是死亡的独立危险因素(OR＝33.65;P＝0.47)[90]。

Schoenbaum等研究发现CSF分流感染的死亡率为23%[72]。Walters等的研究也证实死亡率与分流感染有关,能使死亡率翻倍,3倍数量的额外手术治疗及存活者中住院日数明显延长[91]。治疗方式与预后有重要关系。一项研究表明分流感染患者单纯的抗感染治疗治愈率仅为36%,抗感染治疗联合去除引流管的治愈率为65%,而抗感染治疗、去除引流管结合脑室吸引或脑室外引流的治愈率为96%[92]。Mayhall等研究发现未治疗的脑室造瘘术后感染患者死亡率为100%[20]。有报道称脑室引流术后感染患者会出现认知能力下降[93]。儿童研究发现,1例耳蜗移植相关脑膜炎患者发生死亡,另有3例需要去除移植物[25]。

脑脓肿患者死亡率约为10%[78,80],50%存活者有永久性神经系统副反应[79,81]。预后不良因素包括低龄、高龄、脑室破裂、抗感染治疗延迟、意识改变、脓肿较大和数量较多、真菌性和革兰阴性杆菌感染[79,81,82]。一项包含7个研究188例患者的系统综述发现:硬脊膜外脓肿死亡率为13%,22%患者出现瘫痪[94],但是最近一项研究报道43例患者中仅有2例死亡(5%),20%患者出现瘫痪[95]。颅内硬膜下血肿病死率为20%～30%,存活者中癫痫和其他不良反应发生率较高[96]。神经外科最常见的CNS感染SSI对死亡率基本无影响,但会延长住院日数[4]。

CNS感染的预后常与感染病原体有关。Durand等研究发现HAI最常见的三种病原体中革兰阴性杆菌造成的死亡率为36%,金黄色葡萄球菌为39%,凝固酶阴性葡萄球菌为0(0/16)[27]。病原体对免疫抑制患者预后有重要影响,革兰阴性杆菌造成的死亡率为84%,金黄色葡萄球菌为24%,单核细胞增多性李斯特菌为37%[8,97]。伏立康唑的使用改善了侵袭性曲霉菌的预后。一项研究显示伏立康唑治疗12周将生存率提高至70.8%,而使用两性霉素B治疗仅为57.9%[98]。免疫抑制患者的基础疾病也会影响CNS感染预后。白血病患者死亡率为90%,淋巴瘤患者为77%,头部或脊柱实体瘤为59%[6,97]。

预 防

由于大多数医疗保健相关CNS感染与外科手术有关,预防这些感染的重点主要包括预防SSI的方法(第36章)。这些方法包括严格关注术前皮肤消毒及无菌技术、用脱毛剂去毛或者剪毛而非剃须,以及缩短止血或放置中枢神经系统引流管的时间,反之则会增加感染。预防性使用抗生素能将开颅手术HAI风险至少减少2/3。但Korinek等的大型研究证明大多数可以被预防的

感染是切口感染而非脑膜炎,至少在预防性使用抗生素的开颅手术患者中是这样。鉴于大多数感染是由葡萄球菌引起,头孢唑林和万古霉素都可用于治疗[100]。头孢唑林适合在 MRSA 感染率低的医院中使用(第 41 章),医疗机构中大量使用万古霉素容易筛选出万古霉素耐药性肠球菌[101]。但 MRSA 感染率高的医院应首选万古霉素。考虑到葡萄球菌感染,目前指南推荐对开颅手术患者使用头孢唑林或者万古霉素治疗[102]。对有植入物的神经外科患者,术前筛查和术前去定植可以加强对 MRSA 和甲氧西林敏感金黄色葡萄球菌(MSSA)感染的预防。

脊柱手术尚无标准的预防性使用抗生素。有观点认为未行抗生素预防的情况下感染率也较低,一些研究表明感染率小于 1%[102-106],另一些研究报道感染率为 2.3%~5.0%[107-110]。一项研究显示对于腰椎椎板切除术患者预防性使用抗生素有显著的预防作用[111]。具有强大统计学意义的大型、随机试验似乎也证实了这种益处,正如最近两项清洁手术(疝修补手术和乳腺手术)的感染率较低[112]。Gantz 和 Godofsky 指出,在高危情况下(例如融合或延长操作时间的脊柱手术、免疫抑制患者及有植入物)应将预防性使用抗生素作为常规手段[4]。

尽管有 12 项随机试验,但仍难以明确预防性使用抗生素在 CSF 分流术感染中的预防作用。12 项研究中仅有 1 项研究结果显示有显著的预防作用,但每项研究的统计意义非常低。12 项研究中除了 1 项外均显示了能够从预防治疗获益的趋势,10 项研究得到获益时间持续 24~48 h。假如要获得 80% 的效果来界定有降低感染的益处,12 项研究中需要 790 个样本,但是这 12 项研究的平均样本量仅为 113。这些研究的荟萃分析证实感染率下降了 48%,具有统计学有意义[113]。试验中治疗组平均感染率为 6.8%,这导致荟萃分析的作者建议需要使用不同方法(如含有抗菌药物或者抗黏附作用导管)获得更多的预防效果。Rozzelle 等进行了一项小型、随机对照研究,比较儿科患者中抗菌缝线(AMS)与传统缝线对 CSF 分流术感染的影响[114]。研究发现 AMS 组(4.3%,2/46)感染率较传统缝线组(21%,8/38)明显降低($P=0.038$)。该研究支持在儿科患者 CSF 分流手术中使用 AMS。

含抗生素的 EVD 导管用于预防 EVD 相关性脑膜炎/脑室炎的研究。Wong 等进行了一项非盲随机试验,比较含抗生素 EVD 导管(0.15% 克林霉素,0.05% 利福平)与标准 EVD 导管结合全身使用抗生素的效果,两组间 HAI 的发病率没有差异(57% vs. 51%),说明含抗生素 EVD 导管与全身使用抗生素效果一致[115]。一项最近研究对比了含银 EVD 导管与普通导管。这项研究于 2005~2009 年对英国两家医院进行了盲法随机对照研究[116]。相比较普通导管组(21.4%,30/140),使用含银导管组(12,3%,17/138)的 CNS 感染率明显降低($P=0.427$)。一项观察研究的荟萃分析显示含抗生素导管是降低分流术及 EVD 感染的有效方法,但仍需设计良好的多中心随机对照研究进一步证实[117]。

对疑似流行性脑脊髓膜炎患者采取单人房间呼吸道隔离(临床医生戴口罩)直至有效治疗开始后 24 h,可以减少传染给其他患者[58]或者医务人员。一般来说,医务人员因为意外暴露于患者呼吸分泌物(例如口对口人工呼吸)而被传播[118-120]。一旦有流行性脑脊髓膜炎和流感嗜血杆菌脑膜炎患者入院,应由当地公共卫生部门立即联系其家庭成员或其他密切接触者进行化学预防。出院前可能需要使用利福平附加治疗清除患者病原体源头,因为很多用于治疗脑膜炎的方法并不能清除携带的病原体[10]。

第 36 章

手术部位感染

Teena Chopra, Deverick J. Anderson, and Keith S. Kaye ■ 葛茂军 译 ■ 高晓东 审校

历 史 背 景

尽管 Semmelweis 在 1847 年取得了成就，但人们用了很长时间才认识到是外科医生的手把细菌带到切口中。虽然 1889 年 Halsted 的洗手护士首次使用橡胶手套保护双手免受消毒剂伤害，直到 20 世纪才建立手术中戴橡胶手套制度并推广开来。

20 世纪，手术室内无菌操作标准极大改善了清洁手术的安全性，但涉及大量内源性菌群解剖结构的手术，如结肠或直肠，术前不能完全清除细菌，仍有非常高的感染风险。1964 年，由国家研究委员会（NRC）组织的一项大型合作研究收集了 1959～1962 年间 27 个月、5 家大学医院 16 间手术室的 15 613 例手术的手术部位感染（SSI）率[1]。

NRC 的研究是最早最可信的文献之一，确定了内源性细菌是 SSI 主要致病原的重要性。该报告也介绍了根据内源性污染风险制定的切口分类系统（和术后切口感染），建立了 SSI 统计数据比较基础，是目前公认的切口分类的先驱。尽管更敏感、更特异的切口分类系统用于切口感染的额外风险因素已经建立，从 NRC 研究那时起[2,3]，所有的系统不断与原始体系组合。NRC 报告的结果来自那时最大、最仔细的研究，检查了大量与患者和环境有关的、影响术后切口感染的其他因素。这些大量数据的多变量分析提供了让人确信的证据，发生术后感染的风险受到患者年龄、肥胖、类固醇使用、营养不良、存在远处感染、使用引流、手术时间和术前住院时间的影响。

抗生素在第二次世界大战末期出现。Dr. John Burke 先驱性的研究最终使抗生素有效地预防手术后感染[4]。他在动物模型上证明了预防性抗菌药物的使用时机非常重要。在细菌污染前给予抗生素能显著减少豚鼠模型感染风险，而细菌污染后使用抗菌药物的效果反而不佳。临床和统计学上的显著效果验证这个实验信息。在 20 世纪 60 年代，先是 Bernard 和 Cale[5]，随后是 Lopez-Magon[6]，在选择性手术患者中证实。从那时起，预防性抗生素的工作重点在于明确哪些操作和情况最可能从抗生素预防性使用中获益，检验不同药物、不同途径和管理体制相对有效。

在 20 世纪下半叶，麻醉护理方面的进步和外科对生理学的认识，使得能采取更加积极和广泛的外科干预，感染并发症监测的重要性日益明显。20 世纪 70 年代，疾病预防控制中心（CDC）开始建设全国医院感染监测系统（NNIS）[7]。该系统包括了所有医疗保健相关感染（HAI），从开始到现在一直强调的内容就是采集手术后感染数据。NNIS 系统的数据提供了有关住院手术患者所有部位感染发生的丰富信息[8]。同样，20 世纪 70 年代外科医生团体的大量手术监测报告验证了切口分类和不同感染风险之间的关系，以及向手术医生报告 SSI 率数据能减少 SSI 发生，产生有益效果[9]。

近来 SSI 承担着向公众报告的可预防情况。现在 SSI 的发生和预防 SSI 过程依从性测量影响诸如联合委员会（JC）[9]、美国医疗保险与医疗补助服务中心（CMS）和医疗保险支付者[11]等组织对医院的信任。

手术感染的影响

手术患者术后感染延长住院时间，实际住院时间取决于不同的手术类型（最近一项研究估计会增加 100 万住院日数，导致 16 亿美元的额外支出）[12]。根据肺部感染和手术部位感染的结果，心胸外科、骨科、消化道手术特别昂贵[12]。在计算术后感染造成损失时，除了高昂的直接护理费用，还应考虑间接费用。这些费用包括患者受雇时间造成的经济损失，患者对医院或手术人员产生的医疗诉讼（第 17 章）。

SSI 的定义和发病机制

SSI 的诊断按照以下两个标准：① 没有植入物的手术，术后 30 日内发生的感染，或者有植入物的手术，术后 1 年内发生的感染；② 累及手术过程中操作或处置的皮肤或软组织（切口 SSI）或器官腔隙的感染[13]（表 36.1）。SSI 的发生是各种因素相互作用的结果，包括手术部位污染的细菌种类和数量；复杂的术中因素，如造成血管损害、失活组织和/或切口关闭后形成无效腔的技术因素及宿主因素。总体来说，内源性细菌污染了手术部位造成的 SSI，没有细菌就不会发生 SSI。但是，多年来外科医生已知许多因素可以影响感染风险。Burke 在 1963 年证明：手术结束时所有清洁切口（50/50）都有细菌，但仅有少数会发生感染（4%）[14]。一项关于细菌数量和 SSI 的风险关系的动物研究显示，随着细菌数量增加，感染风险也随之增加。当细菌量与 SSI 发生作图，风险曲线是典型 s 型生物学曲线。但在 1 028 例没有细菌的切口研究发现

感染风险要么是 0 要么是 100%[15]。笔者推断手术切口发生感染"取决于许多因素而非仅仅是存在细菌"。他们进一步推测：减少进入手术切口的细菌数量和增加宿主防御机能、有效性抵抗进入切口细菌的方法，都可以减少术后感染的发生率。现代外科监测和外科感染控制必须熟悉这些领域，达到术后感染率最小化的目标[13]。

表 36.1　CDC 医院相关手术部位感染定义（1992 年）

浅表切口感染 SSI 术后 30 日内发生，仅累及切口皮肤或皮下组织，至少有以下一项症状和体征：
- 浅表切口脓性引流物
- 用无菌方法从浅表切口中的液体或组织中获取的标本培养出微生物
- 至少有以下一项感染的症状和体征：疼痛或压痛，局限性水肿，红肿或发热；或外科医生或主治医生有意敞开的浅表切口
- 由外科医生或主治医生诊断的浅表切口感染
- 以下情况不要报告浅表切口感染：针眼脓肿（针眼部位最小的炎症和渗出），会阴侧切感染或新生儿包皮环切部位感染；烧伤感染和延伸到筋膜和肌肉层面的切口 SSI

深部切口 SSI：无植入物手术后 30 日内、有植入物手术后 1 年内发生的感染，感染表现与手术相关并且累及切口深部软组织（如筋膜层和肌肉层），并且至少有下列一项症状和体征：
- 深部切口的脓性引流物，不是从手术部位的器官/腔隙出来
- 深部切口自发性裂开或外科医生有意敞开，当患者至少有以下一项症状或体征：发热（高于 38℃），局部疼痛，压痛，除非切口培养阴性
- 直接检查，再次手术或组织病理学或放射学检查发现的脓肿或感染证据
- 由外科医生或主治医师诊断的深部切口感染

器官/腔隙 SSI 器官/腔隙 SSI 累及手术过程中切口或处理之外的任何解剖部位的感染。器官/腔隙 SSI 有特定的部位。必需用于器官/腔隙 SSI 的鉴别的特殊部位见列表。例如阑尾切除术后的膈下脓肿应报告为腹腔内器官/腔隙 SSI。器官/腔隙 SSI 必须满足以下标准：
如果没有植入物手术，术后 30 日内发生的感染，感染表现与手术有关并且感染累及除手术切开或操作的其他任何解剖部位，并且存在至少以下一项：
- 器官/腔隙穿刺引流除脓性引流物
- 无菌条件下从器官/腔隙获取的液体或组织培养出微生物
- 直接检查，再次手术或组织病理学放射学检查发现累及器官/腔隙的脓肿或其他感染证据

累及多处的 SSI：
- 同时累及浅表和深部切口的感染归于深部切口 SSI
- 通过切口引流的偶然器官/腔隙感染通常不需要再手术，作为深部切口 SSI 的并发症

器官/腔隙 SSI 的特殊部位：
- 动脉或静脉感染
- 椎间隙
- 心内膜炎
- 除角膜外的其他眼部感染
- 腹腔内感染（没有特指的）
- 关节或关节囊
- 脑膜炎或脑室炎
- 口腔（口、舌或牙龈）
- 下呼吸道其他感染
- 其他泌尿生殖道感染
- 鼻窦炎
- 阴道残端
- 乳腺脓肿或乳腺炎
- 耳，乳突炎
- 子宫内膜炎
- 消化道
- 颅内，脑脓肿或硬膜感染
- 纵隔炎
- 心肌炎或心包炎
- 骨髓炎
- 其他尿路感染
- 没有脑膜炎的脊髓脓肿
- 上呼吸道感染，咽炎

a 会阴侧切感染和包皮环切感染和烧伤感染有特殊的标准。
b 植入物定义为非人体产生的可植入性异物（如人工心脏瓣膜、非人体血管移植物、机械心脏或髋关节假体）永久性植入人体。
c 如果 stab 周围区域发生感染，不是 SSI 而是皮肤软组织感染，取决于深度。
摘自 Horan TC, Gaynes RP, Martone WJ, et al. CDC definitions of nosocomial surgical site infections, 1992: a modification of CDC definitions of surgical wound infections. *Infect Control Hosp Epidemiol*. 1992; 13: 606-608. 已获许可。

造成 SSI 的细菌类型是有功能的，某种程度上是手术解剖部位的细菌。最常见的 SSI 致病菌有葡萄球菌（金黄色葡萄球菌和凝固酶阴性葡萄球菌），链球菌属和肠球菌属。葡萄球菌是植入物手术中特别重要的致病菌，需氧和厌氧的革兰阴性杆菌是涉及消化道或泌尿道手术的常见细菌。

SSI 监测和手术切口分类

如前面提到的，最早、最好的定义是 NRC 手术切口分类定义。在对紫外线减少手术切口感染有效性的研究中，把所有切口分为五类[2]：

（1）绝对清洁手术　清洁的择期手术，无引流，一期闭合。

（2）其他清洁手术　手术没有炎症和技术上没有纰漏。另外没有进入消化道和呼吸道，除了附带阑尾切除术或没有炎症表现的胆囊管切断。如果尿液和/或胆汁是无菌的，进入泌尿生殖道或胆道的手术也可以视为清洁手术。

（3）清洁-污染手术　进入消化道或呼吸道没有明显的溢出，技术上有轻微的瑕疵，进入有感染尿液的泌尿生殖道或感染胆汁的胆道。

（4）污染手术　无菌技术遭到破坏，如急诊开胸心脏

按压，没有脓液的急性细菌性炎症，消化道内容物溢出或相对清洁来源的新鲜创伤伤口。

（5）污秽手术　存在脓液、脏器穿孔或陈旧性伤口或污染来源的创口。

随后的报告将此分类系统改为四类，把绝对清洁切口和其他清洁切口合并成为清洁切口。虽然从清洁手术到清洁-污染、污染和污秽手术的感染风险逐步增加，随后的报告显示具有一致普遍趋势，随时间增加整体的 SSI 率降低。在污染和污秽分类的切口中最为明显[9,16]（表 36.1）。这些切口的 SSI 率受到不同因素影响，包括对预防性有效使用抗菌药物的充分理解，充分了解污秽手术的病原学情况，以及减少在污秽手术中关闭皮肤的操作。

NRC 的研究更多精力关注于影响 SSI 风险因素而非切口的分类。这个趋势从 NRC 研究提供其他风险因子的分析开始，最早控制 SSI 的努力是关注降低清洁切口手术的感染率，理论上如果从切口中清除所有的细菌，感染率应该是 0。于是专注于无菌技术预防 SSI。但随后研究发现，即使清洁切口有一些细菌污染，甚至在高危切口，历史数据评价发现了可能减少 SSI 的干预措施。为能合理地比较机构内或者机构之间的 SSI 率，提供了理解潜在的 SSI 风险的动机。

CDC 根据 NNIS SSI 的监测数据进行分析，建立了简化风险指数，其包括 3 个内容：ASA[14]（美国麻醉医师协会）的生理状态指数、手术时间和切口分类[3]。对应术前评价分值 3，4，5 的 ASA 指数记为 1 分；以绝大部分手术 75% 的手术时间作为节点，手术时间超过 75% 记 1 分；污染或污秽手术切口增加风险评分 1 分。因此 NNIS SSI 风险指数为 0～3。

NNIS SSI 风险指数预测曲线与旧的 NRC 分类预测曲线对比，简化指数保留了增加的准确性和一致性，而且使用简单（表 36.2）。在单个 NRC 切口分类中，RR 范围为 3.9～5.4，在单一的 NNIS 风险分层的所有 RR 下降到 1.0～2.1。对资源有限的监测项目来说，大于或等于 1 的 SSI 风险因素患者 53% 的监测数据占所有的 75%，因此增加了监测的有效性[4]。

表 36.2　CDC 的 NNIS 系统与 NRC 对手术部位感染风险预测的比较

NRC 分类	NNIS 风险指数					
	0	1	2	3	全部	最大比[a]
清　洁	1.0	2.3	5.4	—	2.1	5.5
清洁-污染	2.1	4.0	9.5	—	3.3	4.5
污　染	—	3.4	6.8	13.2	6.4	3.9
污　秽	—	3.1	8.1	12.8	7.1	4.1
全　部	1.5	2.9	6.8	13.0	2.8	—
最大比	2.1	1.7	1.8	1.0	—	—

[a] 切口分类或风险指数中最低感染率与最高感染率之比。

尽管 NRC 的切口分类系统有评估 SSI 风险的优势，NNIS 指数和所有指数对单个患者没有有效的预测结果。

另外，NNIS 指数缺乏对某种高度标准化的操作进行预测的能力，如冠状动脉旁路移植术（CABG）[17]、剖腹产[16]、颅骨切开术[18]，而大部分患者有相同的或相似的 NNIS 指数评分。尽管 NNIS 指数可以准确区分不同类型手术操作中操作风险，但在所有同样操作患者中很难区分出高危操作和低危操作。这些情况下，针对操作和人群的特定风险因素变得更加重要，NNIS 系统的其他可能问题是与 ASA 评分分配结果不一致[19]。ASA 评分与大于或等于 3 种出院诊断的敏感性和特异性比较是非常有趣的，这种比较被 Haley 和 Culver 应用于研究中。

CDC 最近提出用标化感染率（SIR）监测 SSI 在内的若干 HAI。SSI SIR 更具有特异性。CDC NHSN 收集到所有的操作数据，建立 logistic 回归分析模型的结果，与传统的 NNIS 风险指数相比。SSI SIR 提供改进的风险调整替代目前的风险分层的 SSI 率[20]。但 SSI SIR 不能承担许多患者的特异性因素，如肥胖、糖尿病、吸烟或再次手术。SSI 率与过去 SSI 率比较，其他组织，包括 NSQP 和 STS 使用其他参数的不同的风险调整模型[20,21]。

影响感染风险的宿主因素

许多个别宿主因素影响 SSI 的风险。尽管经常提出貌似合理的解释，但在绝大部分情况下，风险因素与感染结果之间确切的作用机制仍不得而知。根据逻辑推理，在高龄、病态肥胖、体重减轻、低蛋白血症、脏器功能障碍、免疫抑制和糖尿病患者中 SSI 的增加部分是由于宿主防御技能的非特异性因素。不能轻易地把无效患者中的 SSI 风险增加与其他可测量的免疫功能联系起来，但是吸烟通过血管收缩，减少组织氧和作用降低切口愈合已经得到有效证实[22]。

身体其他部位有活动性感染的患者，术后 SSI 风险增加。这个发现可能与增加风险有关。在操作过程中有大量细菌进入切口或由菌血症细菌在手术切口中种植[23]。来自人类的数据显示只要切口中接种的细菌超过 10^5，术后感染风险非常高[24]。虽然已经怀疑到患者远端感染也会通过淋巴系统传播，但缺乏证据[25]。理论上，在术前对患者手术部位备皮有更高的感染风险，因为剃刀造成的擦伤引起随后细菌增生并造成这些部位的感染[26]。血管外科中同样的手术，腹股沟区比手臂或颈部有更高的术后感染风险[27]。这与局部的血液供应疾病多血管、局部细菌数量和类型的不同造成。

影响感染风险的术中事件和预防方法

手术时间定义[28,29]

具有一致性的 SSI 风险因素之一的是手术操作时间。手术时间和 SSI 风险之间的确切关系尚不知晓。毋庸置疑手术时间延长会造成更多组织干燥，患者发生低体温，增加切口细菌暴露。但是手术时间长也可能是其他原因，诸如潜在手术困难、大量瘢痕、大肿瘤、患者肥胖、暴露困难[30]等不能测量的因素，或手术医生的经验或技术问题。手术仓促会增加术中污染的风险或止血不佳,从而增加 SSI 风险。手术不应没有必要地延长,但强调手术速度也可能造成误解。

输血和液体管理

反复输血会造成感染风险增加,通过改变机体的免疫反应,特别是吞噬细胞功能。在输注血液制品与创伤患者死亡率和感染增加之间有剂量依赖关系。另外,晶体液也会减少组织氧供给,因此也需要避免使用[30]。

高血糖

在未考虑糖尿病的前提下,高血糖(≥140 mg/dl)可增加 SSI 风险[31]。但是积极处理会造成低血糖,因此围手术期必须要监测血糖水平。在某些手术中已经证实维持血糖水平低于 200 mg/dl 可以减少 SSI,包括成人但不包括儿童心胸外科。Ata 等显示在减少 SSI 方面,basal-balus 胰岛素比 sliding scale 更好,对 2 型糖尿病成人患者,普通外科手术能提供更好地控制血糖[32]。

延期一期缝合

对严重污染伤口的患者推荐延期一期缝合,这种缝合方法能改善伤口边缘血流,更好地提供功能性吞噬细胞,增加对感染的防御能力,特别是在术后头 5~6 日[33]。

术中低体温

保持术中体温正常也能降低 SSI 风险[34],特别是在结直肠手术中。术中低体温会影响免疫系统的各个方面,全身血管收缩造成皮下血流减少和 O_2 张力下降,导致切口愈合延迟[30]。

引流[30,35]

引流可能是造成切口污染导致 SSI 的源头。密闭引流优于开放式引流,但 Rao 等证明 SSI 与长时间留置闭式引流有明显关联[36]。如需引流,应采用单独切口放置引流管,尽可能缩短引流时间[30]。

术中团队工作和沟通

差的手术团队和沟通不佳能增加包括 SSI、脓毒血症甚至死亡在内的术后负面结果。手术团队成员之间良好的合作能优化患者的临床结果[28]。手套穿孔能增加 SSI[29]。

手术医生技巧和技术

长期以来,人们认为医生的手术技巧是决定 SSI 最重要的风险因素之一。但有效测量外科医生手术技术与 SSI 风险之间的关系非常困难。某种手术技术可能会增加 SSI 风险。例如与连续缝合相比,间断缝合的缝合线部位有更多组织坏死和更多缝合线残留于组织中,增加 SSI 风险。腹腔镜手术和机器人手术的优点是能减少组织损伤并缩短手术时间,因此这些手术 SSI 率更低。

缝线类型

已经证明单股缝合线和编织缝合线,像丝线一样,能减少 SSI 风险[30]。抗菌缝线(AMS)减少 SSI 风险的作用尚不明确。推测抗菌药物缝线(含有三氯生缝线)在减少 SSI 方面或许有益,但尚未得到证实[35]。

患者和手术部位准备[22]

抗菌物品术前洗浴

与碘伏或肥皂相比,使用氯己定术前洗浴能明显减少体表的细菌负荷。术前晚上和手术当天早上洗浴要比手术当天早上或术前晚上洗一次更为有效。用含氯己定布清洁身体也能减少身体细菌数量同样比单纯洗浴有效[30]。但是术前氯己定洗浴的作用仍不清楚。尽管最近的一项研究显示经常进行常规术前氯己定洗浴没有保护性效果[37]。如能正确实施,可能会减少 SSI 风险[30]。

手术团队人员和患者的皮肤消毒

在减少皮肤细菌方面,已经发现氯己定和乙醇的手消毒剂比碘伏更有效。对于患者术前准备,氯己定/乙醇和碘伏/乙醇制品在减少微生物方面有最明确的有效性。在一项随机对照研究中发现,与碘伏相比,含乙醇的氯己定皮肤准备剂明显减少 SSI[38]。

去毛

与任何去毛方法相比,手术部位不去除毛发能减少 SSI 风险。但如果必须要去毛,外科医生最好用剪毛或使用脱毛剂而不是手术部位刮毛[39]。

切口贴膜

根据使用贴膜的类型和技术[40],使用抗菌贴膜可能会减少 SSI。最近,一种抗菌手术切口贴膜的变体——含氰基丙烯酸盐黏合剂微生物密封剂——能减少高达 99.9% 的切口定植[41]。密封剂把微生物固定在皮肤上防止被洗掉,加强碘伏皮肤准备的效果。但是尚未证明这种能否减少 SSI 风险。

抗菌药物预防

大量的文献已经证明围手术期预防性使用抗菌药物的有效性[5,6]。一些最近有关抗菌药物预防的综述总结见表 36.3。

抗菌药物预防性使用,仍是一些争论的焦点。这些争论包括某些清洁手术操作预防性使用、在某些操作中使用特殊药物、预防性抗菌药物使用时间、口服抗菌药物的相对价值、肠道外抗菌药物及两种药物在结直肠手术中的应用。绝大部分从业者认同在消化道手术中抗菌药物对手术部位内源性肠道菌群暴露有益。

高强度酸性胃内容物能使内源性细菌数量保持在非常低的水平,因此在选择性胃溃疡手术不需要预防性使用抗菌药物。这种观点在认识到幽门螺杆菌在消化性溃疡发病机制中的作用后,基本停止胃溃疡选择性手术。胃癌手术、胃溃疡、出血、梗阻或穿孔等都被视为高危情况,术中会碰到更高的细菌密度,大大增加了术后感染风险,因此建议在这类手术中预防性使用抗菌药物。也推荐在病态肥胖患者胃手术中预防性用药[42-44]。

健康人的胆道是无菌的,细菌定植率在选择性有症状胆囊结石手术中非常低。对超过 60 岁的患者或有胆总管结石、胆道梗阻、近期经过胆囊切除术的患者,手术会遇到更高的定植率和术后感染率。建议对这些高危患者预防性使用抗菌药物[42-44,45]。

表 36.3　不同手术的预防性抗菌药物

手术类别	常见致病菌	推荐用药	替代用药[c]
消化道			
食管,胃十二指肠	肠道革兰阴性杆菌,革兰阳性球菌	头孢唑林[a]	克林霉素和庆大霉素或左氧氟沙星或环丙沙星
胆道	肠道革兰阴性杆菌,肠球菌梭状芽胞杆菌	头孢唑林[b]	左氧氟沙星或环丙沙星
结直肠	肠道革兰阴性杆菌,肠球菌,厌氧菌	头孢唑林和甲硝唑	克林霉素和庆大霉素或头孢西丁
妇产科			
子宫切除术	肠道革兰阴性杆菌,肠球菌,b 群链球菌,厌氧菌	头孢西丁或头孢唑林	克林霉素和庆大霉素
剖宫产	肠道革兰阴性杆菌,肠球菌,b 群链球菌,厌氧菌	头孢唑林	克林霉素或万古霉素
泌尿生殖道	肠道革兰阴性杆菌,肠球菌	头孢唑林[a]或 SMZ	克林霉素、万古霉素或环丙沙星
神经外科	金黄色葡萄球菌,凝固酶阴性葡萄球菌	头孢唑林和万古霉素	万古霉素
心脏外科	金黄色葡萄球菌,凝固酶阴性葡萄球菌	头孢唑林和万古霉素或头孢呋辛	克林霉素和万古霉素
骨科	金黄色葡萄球菌,表皮葡萄球菌	头孢唑林和万古霉素[b],或头孢呋辛	克林霉素和万古霉素
血管外科(植入物)	金黄色葡萄球菌,凝固酶阴性葡萄球菌	头孢唑林和万古霉素[b]	克林霉素和万古霉素
眼科	金黄色葡萄球菌,凝固酶阴性葡萄球菌,肠道革兰阴性杆菌,假单胞菌属	庆大霉素、妥布霉素、环丙沙星、加替沙星、左氧氟沙星或莫西沙星	
胸腔(非心脏)	金黄色葡萄球菌,凝固酶阴性葡萄球菌,肠道革兰阴性杆菌	头孢唑林、头孢呋辛或万古霉素	克林霉素和万古霉素

[a] 高危病例是指病态肥胖,食道梗阻,减少胃酸或胃肠道活动性。
[b] 高危病例是指年龄超过 70 岁,急性胆囊炎,无功能性胆囊,梗阻性黄疸或胆总管结石。
[c] 患者对青霉素和头孢菌素过敏。
摘自 Enzler MJ, Berbari E, Osmon DR. Antimicrobial prophylaxis in adults. *Mayo Clin Proc*. 2011;86:686-701.

在没有预防性使用抗菌药物情况下,选择性结肠手术和直肠手术的 SSI 率非常高,因此广泛使用预防性[44,46]。肠道外使用抗菌药物已经成为结直肠之外的手术标准。而对于结直肠手术来说,与安慰剂组相比,术前口服抗菌药物能减少内源性细菌负荷。口服和肠道外用药都能减少 SSI,但尚未确切证实抗生素有其他益处[46]。最近一项研究证实结直肠手术前口服抗菌药物能减少 SSI 风险[47]。美国最常用的方法是机械性清洁肠道结合口服抗菌药物减少肠腔内细菌负荷,一般在手术操作前 1 日和在手术前手术室内立即使用肠道药物[46,48]。最佳口服药物是新霉素和红霉素各 1 g,在术前 19 h,18 h 和 9 h 使用[49]。一些不进入消化道、不预防性用药会有较高术后感染率的手术,包括下肢血管手术、子宫切除术、剖宫产和颅骨切开术,以及一些虽没有很高 SSI 率但任何 SSI 会造成灾难性后果的手术,如关节置换术或放置其他假体手术、心脏手术和更换主动脉移植物手术等,预防性使用抗菌药物会得益[42,44,45]。

对于 SSI 风险相对较低、感染后果较轻的清洁手术时都使用预防性抗菌药物仍有争论[50,51]。当 SSI 的发生率低或影响小,抗菌药物的使用将使患者暴露于一种药物来预防一种感染,这可能导致细菌耐药性增加和/或治疗人群的药物不良反应。

已经发现很多药物是有效的围手术期预防药物。近几年,最新的抗菌药物已经注册具有用于手术使用一个或多个预防用药指征。预防性抗菌药物主要要求是对已知手术部位的致病菌有活性,并覆盖 SSI 中发现的微生物。不涉及远端回肠、结肠、直肠或阑尾的手术,也就不会有结肠厌氧菌的暴露风险。最常推荐的药物是头孢唑林[42,44,45]。不涉及这些部位的抗菌药物对脆弱类拟杆菌、其他结肠厌氧菌和肠杆菌科细菌有活性[46]。头孢唑林是最常推荐的药物之一。包括厄他培南的所谓新一代药物作为预防性用药,尚未证明能超越头孢唑林、头孢西丁或头孢替坦。有预防性用药指征时,推荐这三种药物[52]。高危心脏病患者进行消化道手术或泌尿生殖道手术时,需要推荐预防细菌性心内膜炎的药物(如氨苄西林、阿莫西林、万古霉素联合庆大霉素)[53]。预防性抗菌药物时,需要根据患者的身体指数计算剂量,特别是重度肥胖的患者[54],这种患者需要增加头孢唑林 1~2 g。

使用时机

预防性抗菌药物使用时机非常重要。为达到最大效果,切皮前药物必须以高浓度进入血液和体液。最早特殊预防性使用的报告是患者手术室内随时使用[6]。在此之前往往是在手术完成后在复苏室内使用抗菌药物。后一种方法没有效果。最近的报告进一步明确了术前立即使用预防性抗菌药物的重要性。通常在切皮前 30~60 min 内使用(除万古霉素或喹诺酮需要在切皮前 1~2 h 使用)[55,56]。不幸的是,术后预防性用药依旧常见[5,57,58]。对于超过 3 h 的手术,使用像头孢唑林这样的短效抗生素,应在切皮后 3 h 追加一剂(在调整肾功能和药物清除率之后)[30]。

手术预防性抗菌药物疗程尚无标准。尽管发表文献的数据分析提示在切皮时血液和伤口体液中抗菌药物活性应达到最大效果。绝大部分早期使用研究按计划使用抗菌药物,在术前第一次给药后,给药三次,术后 12 h 最后一次给药。大量报告显示临床中常见长时间用药和延长预防用药时间[55,57,58]。虽然有一份报告建议在某些高危患者中通过外周血管途径长时间使用预防性药物[59],但绝大部分文献支持缩短抗菌药物使用时间[60,61]。

外科护理改进计划(SCIP)建议绝大部分手术在切皮前 60 min 内使用正确的预防性抗菌药物(某些药物放宽到 120 min,如万古霉素),在手术后 24 h 停药[54]。

创伤患者预防 SSI 仍有争论,患者切口在使用抗菌药物之前已有细菌污染。因污染前不可能预防性用药,一些临床医生把使用抗生素看作治疗性使用而非预防使用。近期一些研究认为即使在这种情况下,短疗程期抗菌药物治疗同长期用药同样有效,甚至可能会更好[60-62]。

局部预防性使用抗菌药物[30]

在一些特殊手术中,术前局部使用预防性抗菌药物已经表现出有益的作用,包括关节成形术、白内障手术和乳腺增大术,对腹部手术肥胖患者也有用[62]。但是,全身预防性使用抗菌药物对 SSI 预防至关重要,局部用药的作用尚不明了。局部抗菌药物也不应仅用于预防。

选择性消化道脱污染(SDD)

10 多年前,Stoutenbeek 等建议 SDD 降低 ICU 中创伤后手术患者的感染率[63]。这个概念认为肠道是许多 HAI 潜在致病杆菌来源。推荐药物有妥布霉素、多黏菌素 B 和两性霉素 B。ICU 期间经胃管和口服上述药物,头 5 日肠道外使用头孢噻肟。该方案假设能抑制消化道中潜在致病菌,保留有用的厌氧菌群,提高定植菌抗力。尽管已经研究多年并发表了大量文献,但该概念仍是许多争论的主题。它在欧洲有许多支持者,但在美国除了一些实体器官移植组织外,一直未获得太多的认可和投入大量的实践[64]。

除口服外,还有一些静脉抗菌药物作为 SDD 药物。许多文献报疑点升高,在 ICU 患者中改变肺炎诊断是众所周知的困难任务(第 32 章)。欧洲最近一项研究证实在 ICU 中使用 SDD 能降低患者死亡率[65],但是否会造成 SDD 抗生素耐药率相对升高(就像在美国一样)还不清楚,SDD 作为口服用药对于预防感染是否有效还不清楚。SDD 导致细菌耐药的问题已经显现[66,67],而且在术前使用能否预防感染仍不明确。

SSI 的预防

SSI 的预防主要关注于围手术期优化预防措施,特别是在术中操作时候。手术团队和患者的准备、去毛、预防性抗菌药物使用、血糖控制和术中保温都是预防 SSI 的重要措施。在已发表的文章中详细讨论了常规的预防指南[68]。

术后感染的监测

成功的感染监测项目基本要素包括术后感染特殊类型的定义、筛查风险患者的方法和记录及检索信息的可信方法(第 6 章)。记录感染存在与否的观察人员(感控专业人员 IP 或医院流行病学专家)在执行此任务时应没有利益冲突。外科工作人员应认同 SSI 筛查和记录的方法学,接受 SSI 定义标准。观察人员与若干外科医生一起查房有助于保证使用定义的一致性。可以使用 CDC 提出的一般标准[13](表 36.1)。常见的错误定义是认为切口培养出细菌就是感染。细菌学发现不能区分定植还是感染,培养结果阴性也会有 SSI 发生。

明确监测目标。不需要对所有 SSI 都一视同仁。应优先考虑能造成死亡、再次手术、增加工作量或需要特殊诊断或治疗方法(包括胃肠外使用抗菌药物、延长住院日数或再入院)的 SSI。不会造成上述后果的、门诊可以轻易治疗、不会大量增加治疗费用或者不增加患者恢复正常活动时间的浅表 SSI 优先级别降低。与疝修补术或子宫、胆囊或甲状腺手术后的 SSI 相比,特别是按照 CDC 标准属于深部和器官/腔隙感染(图 36.1)及那些累及心脏、血管和神经结构、骨组织、关节、胃或直肠的手术并发症 SSI 最可能危害患者健康。

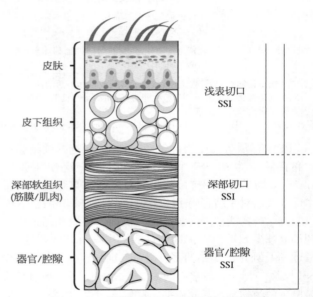

图 36.1　根据 CDC - NNIS 的 SSI 分类

转自 Horan TC, Gaynes RP, Martone WJ, et al. CDC definitions of nosocomial surgical site infections, 1992: a modification of CDC definitions of surgical wound infections. *Infect Control Hosp Epidemiol*. 1992;13: 606 - 608

手术部位以外的术后感染可能会有很大的发病率,常规系统监测应包括这些情况,特别是肺炎(第 32 章)。在特殊护理的手术病区,对多重耐药菌造成的各种感染进行监测为外科医生提供有关不合理使用抗菌药物的信息特别有用,还能提示细菌经个人或者环境传播的有关信息。监测活动能发现耐甲氧西林金黄色葡萄球菌(MRSA)或耐万古霉素肠球菌(VRE)医院内暴发及艰难梭菌造成的聚集性腹泻或结肠炎首先会在术后患者中出现(第 15 章)。

发现在院期间的 SSI 并按照 NHSN/NNIS 风险指数(0~3)进行分类,只要是污秽手术患者出现新的感染就视为手术并发症,但通常难以将其与入院手术时已经存在的感染发展区分出来。对特殊类型手术或特殊人群手术进行监测足以说明这个问题。建立不同患者群体、不同手术的 SSI 率基线。一旦数据库建立,就可以明确暴发调查的聚集定义和阈值水平。

培养阳性本身不是感染的体征。事实上培养结果是向感控专业人员发出警报,怀疑切口出现问题,督促感控专业人员亲自检查切口。系统会让 IP 把他/她的精力放在最值得怀疑的切口上,进行全面的微生物学记录检查以确定是否存在感染[69]。

绝大部分 SSI 发生在术后 1～3 日,但高达 50% 的 SSI 发生在出院后,甚至许多 SSI 是再入院时才发现。出院后监测应是 SSI 监测的重要内容之一。绝大部分出院后发生严重 SSI 的患者(如深部切口或器官腔隙)需要再次入院进行清创和静脉抗菌药物治疗。筛查再入院患者或处方抗菌药物的患者既有助于确定监测目标又能发现可能有 SSI 的患者[70]。出院后发生的 SSI 如属于浅表切口感染,通常在门诊处理即可。发现出院后感染的工具有:给手术医生或患者发放调查表、电话随访手术医生或患者、系统筛查再入院患者和术后抗菌药物处方等。出院后患者监测还没有最好的方法,下一步可按不同手术类型进行监测。

不需要住院手术的患者通常可以在门诊手术中心完成手术。门诊手术中心手术数量的增加使得对门诊手术操作患者开展监测的重要性不断增加。

描述 SSI 诊断标准的监测表格可用于记录感染患者的重要细节。总之,CDC NHSN SSI 定义适用[13](表36.1)。发现聚集病例或暴发需要的表格至少应包含的信息有:绝大部分手术变量(例如手术类型、NHSN/NNIS 风险指数变量等)。发现 SSI 聚集性后,罕见机会、宿主有关的风险因素、手术操作的技术方面和患者护理中环境细节等其他因素对分析中的分层非常重要。分析监测数据仅有助于确定输出的数据与既往客观的符合程度(第 6 章)。

外科医生方面的监测

向外科医生提供 SSI 率能减少 SSI。这些发现与医院感染控制效能研究(SENIC)的结果一致[70]。SSI 减少与强大的感控项目有关,包括有效的医院流行病专家,向指定手术医生报告特殊 SSI 率的系统可以轻易确定手术医生个人 SSI 率。为了手术医生个人 SSI 感染率进行风险调整,必须收集该医生所有手术操作中有关 NHSN/NNIS 风险指数的所有内容,包括那些造成 SSI 和那些没有造成 SSI 的。感控专业人员收集所有手术患者的数据耗费大量时间,手术数据库生成的自动化数据能方便采集这些 NHSN/NNIS 风险变量并进行风险调节,计算出外科医生个人 SSI 率。

手术医生监测的目标是降低 SSI 率。发现 SSI 率超标的医生并与其他外科医生的数据和国家基线进行匿名比对,这种方法能提高对手术护理原则的依从性。

SSI 监测的一个方法是降低对 SSI 率绝对值的关注,把重点放在 SSI 上。每一种 SSI 都可分为可避免的和难以避免的[69]。可避免的 SSI 是忽视任何可能减少感染措施

后发生的感染。这种措施包括预防性抗菌药物正确使用(即药物种类、时机和停药),避免术前 1 日剃毛,手术部位皮肤正确准备,避免在存在远处感染的情况下选择性手术等。虽然已经正确使用所有已知减少感染的措施后,仍然发生的感染称为难免感染。SSI 监测项目的目标是把可避免的 SSI 减少到 0。但不能总是使用减少感染特殊策略,例如围手术期抗菌药物预防性使用,用于确保这种措施可信赖使用的质量保证项目对 SSI 率有更大的恶影响,而非单独反馈 SSI 率[39,45]。

暴发和聚集的调查

确立 SSI 基线后,一旦某种手术的 SSI 发生率高于基线就应开展暴发调查。在对可疑暴发进行调查时,重要的是通知涉及的手术医生,适时通知医院管理层。但是应避免把原始监测数据广泛地与无关人员听众分享,除非收集到足够的数据,分析后进行解释。在少量聚集性病例中,原始数据解释时未能发现的局限性和可能存在抽样错误会在外科医生群体中造成怀疑和敌意的气氛,对将来任何成功的努力造成危害。因此合理的流行病学方法和严格保密的记录是有效项目的核心。但是,法规需要强制性报告医院的 HAI 率。尽管公开报告有益,能引导减少 SSI 率的努力,但不会造成 HAI 的减少。某组数据因抽样或其他偏倚提示极不寻常的结果,或是由于样本量不足导致 1 类错误的发生,对此类数据应进行进一步诠释,时刻保持谨慎态度。参见流行病学方法章。

调查早期,使用统计学方法确定 SSI 频次与基线相比是否明显增加的做法非常有用。手术操作的分母小,SSI率与基线相比就会很高,但是这些差异可能没有统计学意义,或者只是偶然发生。使用病例对照分析有助于确定聚集性 SSI 病例的原因或源头。如果能从聚集性 SSI病例中采样培养,分子诊断能确定这些菌株的基因相同性。同一菌株或菌株相似或许提示同一来源,像环境中储菌库或手术团队中定植的成员。

聚集性 SSI 病例根据特点可以分成不同的感染患者组,如时间、场所、感染的微生物、手术医生、手术类型、宿主和手术风险因素、各种设备使用、危重护理特点、术前住院时间及发生感染的术后时间等。分层后,分析人员寻找发现 SSI 来源的可能共性。例如,术前住院时间长可能提示患者有少见复杂疾病表现。最近改变的手术操作可能暗示暴发,手术团队的特殊成员变化也会造成暴发。许多时候,SSI 增加有多种原因,但是改进各种因素的措施如减少手术室人员进出、提高术前患者准备、尽可能减少手术室内人员等都能改善 SSI 率。术后感染发生率增加可能是患者风险特性改变的结果,增加了感染易感性的人员。

病毒感染

对移植患者的研究证实了病毒感染是一种手术并发症(第 45 章)。主要病原体通过人体组织和血液传播。巨细胞病毒、疱疹病毒、乙肝病毒、丙肝病毒、HIV 和水痘病毒都是最常发现的病毒(第 42 章)。

真菌感染

念珠菌属成为 SSI 感染的原因不断增加,特别是在手术治疗的移植患者、烧伤患者和假体植入患者中(第 44 章)。静脉导管和尿培养可在全身表现之前发现真菌,这些源头真菌通过血源性扩散感染。提高发现和控制真菌感染的方法会成为外科领域中重要的技术进步,能治疗更多的免疫抑制患者[69]。

预防术后感染的新方向

SSI 的发生率逐步降低,下一步需要考虑的是如何提高与控制术后感染有关的患者护理。围手术期毒力细菌的定植可能是内源性感染和交叉感染的原因。鼻前庭携带耐甲氧西林金黄色葡萄球菌(MRSA)与术后感染之间的关系已经明确[71-73]。越来越多的证据表明:特别是在心胸外科和骨科手术患者中,术前发现然后用莫匹罗星去定植及氯已定洗浴能显著减少金黄色葡萄球菌 SSI 的发生[71,72,74]。应避免所有术前患者不分青红皂白都使用莫匹罗星,这样会增加莫匹罗星耐药风险[75]。特别是涉及植入物的手术,对术前已知携带金黄色葡萄球菌患者去定植的预防策略,在某些场合是正确的,诸如因金黄色葡萄球菌和/或 MRSA 造成的 SSI 发病率相对较高时。通过鼻前庭培养或 PCR 筛查术前金黄色葡萄球菌携带者,需要更好地清除携带者的细菌,但是这种方法在植入物手术中的应用研究逐渐增多。

在某些机构中,MRSA 超过甲氧西林敏感金黄色葡萄球菌(MSSA)成为唯一最常见的 SSI 致病原。常规的术前预防性抗菌药物是 β-内酰胺,但因其不能覆盖 MRSA,对已知 MRSA 的携带者应在术前发现并且去定植,或者使用 MRSA 敏感的药物如万古霉素来预防。

最近的研究建议如果涉及植入物,术前预防性使用万古霉素替代内酰胺酶,尽管减少因 MRSA 造成 SSI 的频率,但会增加 MSSA 造成 SSI 的频次,某些情况下甚至会发生革兰阴性杆菌 SSI。因此,对已知 MRSA 携带者可以在内酰胺酶药物基础上增加万古霉素[76]。

氧气是伤口愈合和保证免疫功能正常的重要成分[77]。事实上,组织缺氧是 SSI 已知的风险因素,也可能是吸烟增加 SSI 风险的主要因素[68]。

若干随机对照研究比较了高氧流量吸入(FiO_2 80%)和标准化的吸氧流量(FiO_2 30%)对手术患者的效果[78-82]。绝大部分研究证实:接受 FiO_2 80% 的患者比 FiO_2 30% 的患者有更低的 SSI 率[78,80,82]。但有一项研究显示接受 FiO_2 80% 的普通外科患者反而有较高的 SSI 率[79],还有一项研究显示两者没有差别[81]。包括阴性结果研究在内的五项研究进行荟萃分析后显示:高流量吸氧减少 25% 的 SSI 相对风险(RR = 0.74,95% CI = 0.60~0.92)[83]。重要的是,高流量吸氧与呼吸道负性事增加没有关系[81]。

CMS 开战全国性的 SSI 预防活动[73,84,85]。这个活动关注于正确使用预防性抗菌药物和控制术后血糖及在选择性手术患者正确去毛。医院需要向 CMS 报告这些指标的依从性。另外,也需要向 CMS 报告特定手术操作的 SSI(如结直肠手术、经腹部全子宫切除、CABG、全膝关节置换术和全髋关节成形术)。这些过程测量和 SSI 发生可以影响 CMS 对医院的补偿。执行依从性高的医院获得更多的支付,低的医院获得的更少。

第 37 章

烧伤创面感染

David W. Mozingo, Basil A. Pruitt, Jr.　　■ 姚雨濛 译　　■ 葛茂军　高晓东 审校

　　尽管烧伤治疗的总体水平,特别是创面处理水平有所提高,但感染依旧是决定热损伤患者预后的主要因素,感染风险与损伤程度成正比。有效的外用抗感染治疗、积极的外科切开引流和及时闭合创面等控制方法治疗侵袭性烧伤创面感染,前所未有地提升了患者存活率。然而,即使这样,感染仍是严重烧伤患者最常见的死亡原因。

烧伤原因

　　据估计,美国每年大约有 450 000 人发生烧伤[1]。其中,约 45 000 人需住院治疗,20 000～25 000 人因伤势严重需至烧伤中心接受治疗。每年烧伤相关死亡病例有 3 500 例,超过 70% 由房屋和建筑物火灾造成,75% 的死亡病例是因为吸入烟雾或窒息,另外 25% 的死亡病例为烧伤。但是火灾受害者仅占烧伤入院患者的 4%～5%。成人烧伤最常见的原因为接触火焰或衣物燃烧,而儿童最常见的烧伤原因是烫伤。大多数患者的烧伤程度与面积有限(>80% 的烧伤患者累及的体表面积不足 20%),可以在门诊治疗。每年每百万人口中有 170～230 名患者因重度烧伤或其他并发情况需住院治疗。根据美国烧伤协会按烧伤面积、病原体、基础疾病和相关损伤情况所下的定义,大约 33% 需住院治疗患者属于重度烧伤,应在地区级别的烧伤中心进行治疗[2]。

　　过去 40 年中,创面处理方面的改进显著减少了烧伤创面侵袭性感染的发生、相关并发症和死亡,这些改进措施包括使用有效的外用抗菌药物、切除烧伤组织及时闭合创口。定期采样培养可早期发现引起感染的致病菌。此外,严格执行患者与工作人员卫生措施、对患者采取预防隔离措施等感染防控措施已经能有效地控制并清除烧伤中心多重耐药菌(MDRO)的传播。危重烧伤患者治疗进展和提高明显改善患者生存率。然而,作为烧伤引发全身免疫抑制的一种表现,其他部位的感染(尤其是肺部)仍然是这些重度烧伤患者最常见的致病原因和死亡原因(图 37.1)。

宿主免疫功能

　　热损伤开启了每一个器官系统发生有害的病理生理改变,器官功能障碍的程度与持续时间和烧伤面积大小成正比。直接细胞损伤表现为凝固性坏死,组织接触持续时间和暴露温度决定了组织破坏深度。烧伤后,阻止微生物进入的正常皮肤屏障遭到破坏,湿润、富含蛋白质

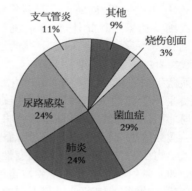

图 37.1　不同感染部位发生率,以所有烧伤伴发感染的百分比表示(美国陆军外科研究所,1991～1995 年)

的缺血焦痂成为微生物生长极佳的培养基。一旦皮肤的机械屏障遭到破坏,就增加了感染的易感性。烧伤后免疫功能的改变也非常重要。热损伤后,免疫系统中的体液免疫和细胞免疫,每部分内容都受到影响,功能障碍程度和持续时间与损伤程度成正比。

　　热损伤后的头几周里,血白细胞总数升高而淋巴细胞计数降低。还有文献报道淋巴细胞亚群发生改变,包括辅助 T 细胞与 T 抑制细胞比例发生倒置[3,4]。烧伤后,混合淋巴细胞反应的迟发性超敏反应和外周血淋巴细胞增殖均受到抑制。烧伤患者的白介素-2(IL-2)产物和淋巴细胞 IL-2 受体的表达均发生改变;烧伤程度与外周血淋巴细胞 IL-2 产物下降之间有直接关联[5]。

　　烧伤后早期,循环的 B 淋巴细胞数量增加,但血清免疫球蛋白(IgG)水平在烧伤后下降,在随后的 2～4 周内才逐渐恢复正常。烧伤后循环 B 淋巴细胞数量增加但血清抗体水平降低提示 B 淋巴细胞正常细胞反应能力存在缺陷[6]。从烧伤后鼠的肠系膜淋巴结及脾脏分离的产 IgM 细胞也有同样的表现[7]。给烧伤患者输注外源性 IgG 能使 IgG 快速恢复到正常水平,但对感染发生率或感染的预后没有明显效果[8]。

　　热损伤诱导循环的粒细胞成熟发生改变,并持续数周。研究发现粒细胞的功能在趋化、黏附、脱颗粒、氧自由基产生和补体受体表达方面也发生改变[9]。烧伤患者的粒细胞表现出细胞内氧化酶活性增强,在体外刺激后,表现出高于正常的氧化酶活性,提示这些中性粒细胞能造成更多的组织和器官损伤[10]。近期的研究证实:与对

照组相比,烧伤患者粒细胞 F-肌动蛋白含量升高,而聚合 F-肌动蛋白的功能受损[11]。这些改变部分造成了热损伤后观察到的发生在趋化与迁移中的变化。

烧伤创面感染的病因

烧伤创面的性质和微生物的特异因素影响着焦痂中微生物的生长速度和焦痂的穿透。烧伤组织富含凝固了的蛋白质,体液和血清跨焦痂运动而水分充足,成为极佳的微生物培养基。营养血管因热栓塞造成焦痂缺血,限制了全身应用抗生素的输送和吞噬细胞向烧伤组织的迁移。伤口浸泡、压力性坏死、创面干燥伴新焦痂形成等因素也增强创面细菌的繁殖。此外,创面血流的继发性障碍可减少氧气、营养和吞噬细胞向痂下存活组织的输送而进一步导致患者的侵袭性感染。

烧伤创面微生物的菌群特征随时间变化而改变。烧伤后早期主要是革兰阳性菌,至第二周逐步被革兰阴性菌替代。若局部不使用抗菌药物,细菌浓度将逐步增长,并沿汗腺和毛囊穿透焦痂、迁移至焦痂/无活性组织交界处。其他的微生物在痂下空间增殖,溶解变性的胶原,加速焦痂脱落。如果微生物的浓度及侵袭性超过宿主的防御能力,痂下空间内增殖的细菌可侵犯下层的存活组织,造成侵袭性创面感染,甚至播散到全身远隔组织及器官。细菌数量在不超过 10^5/g 活检组织时,细菌入侵少见。

在侵袭性烧伤创面感染的发病机制中,特定菌株特异因素也起到重要作用。如胶原酶、弹性蛋白酶、蛋白酶和脂肪酶等酶性产生可以提高微生物穿透焦痂的能力。此外,细菌运动和抗生素耐药性在侵袭性感染的发生中也有重要作用。有效的外用抗菌药物治疗可限制痂内细菌的增殖及随之而来的侵袭性感染风险。

烧伤创面定植和感染的组织学分期

微生物存在于烧伤的无活性坏死组织,定义为定植。微生物存在于焦痂下存活组织内,则为侵袭性烧伤创面感染。两者概念截然不同。对烧伤创面和其下活性组织行组织学检查是区分微生物定植与发生侵袭性感染最快速和可靠的方法[12]。烧伤创面活检可在 ICU 或病房操作进行。在怀疑发生感染的创面处用手术刀切下一处包括周围未烧伤存活组织的椭圆形活检组织(0.5 cm×1.0 cm)。直接压迫或电凝法容易止血。一半的组织送培养以鉴定微生物及药物敏感性。剩余组织则送至病理学实验室行组织学检查。快速切片技术通常可在 3～4 h 内获得结果,而冰冻切片技术可在 30 min 内得到诊断,但有4%的假阴性率[13]。如在活组织中发现微生物即可确立烧伤创面侵袭性感染的诊断(图 37.2)。当病原微生物局限于坏死组织内或出现在痂下间隙内将坏死组织与活组织分开的脓液中,认为创面存在定植而非感染(图 37.3)。表 37.1 列出了烧伤创面定植和感染的组织学分期方案。

对烧伤焦痂表面采样培养不能区别定植与感染。虽然临床常用,但烧伤创面的细菌定量培养与侵袭感染的相关性较差。当细菌计数小于 10^5/g 活检组织时,很少

存在侵袭性感染。但即使微生物定量计数超过 10^5/g 活检组织,组织学检查证实侵袭性感染的存在小于 50%。烧伤创面活检有时也可产生误导性结果,但较培养少见。未包括焦痂下活组织的活检标本或在未感染区域采样标本限制了这项技术的使用。在临床情况恶化而活检结果阴性时,排除全身感染的其他来源后,需对创面重新检查,从其他部位选取采样标本。

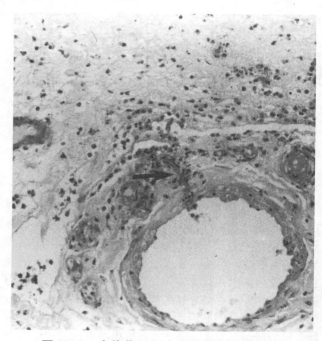

图 37.2 未烧伤组织中存在典型曲霉菌丝

菌丝存在于血管周围部位表明感染处于ⅡC阶段

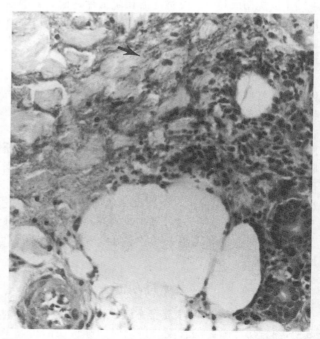

图 37.3 烧伤创面活检标本显微照片,致密炎性细胞聚集于右侧存活组织与左侧无活性组织交界处

分枝菌丝局限于此区域内,代表ⅠC期定植(箭头)

表 37.1　烧伤创面定植与感染的组织学分期

Ⅰ期：定植
浅表：烧伤创面表面存在少量的微生物
渗透：微生物存在于焦痂的不同深度处
增殖：存活与无活性组织交界处存在密集的微生物

Ⅱ期：感染
微浸润：紧贴焦痂下间隙的存活组织中存在病原体的微小病灶
广泛感染：病原体广泛地渗透深入至存活的皮下组织中
微血管：淋巴管和微血管受累

烧伤创面微生物菌群

过去 20 年中，烧伤创面的微生物生态学发生了明显改变。假单胞菌和其他革兰阴性菌曾经是引起烧伤后伤口感染最常见的微生物，但改进烧伤患者的隔离措施后，其感染率显著下降[14]。因此，作为烧伤并发症的侵袭性假单胞菌属创面感染在地区级的烧伤中心已基本消除[15]。近期美国陆军外科研究院一项历时 5 年的研究，总结了侵袭性烧伤创面感染者的活检结果和全部烧伤活检结果，分别见表 37.2 和表 37.3。使用广谱抗菌药物进行围手术期预防患者或治疗脓毒血症的患者及因重度烧伤、伤口敞开多日的患者，创面发生酵母菌、真菌和 MDRO 的定植和感染的风险增加。近年来，真菌已取代细菌成为最常见的烧伤创面感染的微生物[16]。这一创面以真菌感染为主的情况，是在伤口感染率整体显著下降的背景下发生的。此外，不规范的护理和对烧伤创面的忽视具有同样高的细菌感染风险，如同几十年前美国常见的。

表 37.2　造成烧伤创面感染的病原微生物

类　型	例　数
曲霉属	12
毛霉属	3
阴沟肠杆菌	1
嗜水气单胞菌	1
粪肠球菌	1
总　数	18

美国陆军外科研究所，1991～1995 年。

表 37.3　自烧伤创面活检标本分离微生物

革兰阴性菌	
铜绿假单胞菌	174
其他菌属	270
总　数	444（29.1%）
革兰阳性菌	
金黄色葡萄球菌	157
其他菌属	271
总　数	428（28.0%）
非细菌性病原体	
霉菌（主要为曲霉菌属）	557
白念珠菌	71
其他酵母菌	26
总　数	654（42.9%）
总　数	1 526

美国陆军外科研究所，1991～1995 年。

烧伤创面的病毒感染相对罕见，通常由单纯疱疹病毒 1 造成（第 42 章）[17]。最近已愈合或正在愈合的Ⅱ度烧伤，特别是鼻唇沟区者最常受累。唇部锯齿状结痂病灶是病毒感染特征。组织活检或皮肤病灶脱屑的组织学检查可以做出诊断。有报道称，每 3 h 外涂 5% 阿昔洛韦软膏、持续 1 周能缩短病灶愈合时间、伴随疼痛持续时间及病毒排出的时间。即使不治疗，这些感染通常是自限性的，很少或根本不会引起全身感染。但是出现播散性感染的全身症状和体征时，如原因不明的脓毒症和/或持续发热，应考虑到播散性病毒感染的诊断。

烧伤创面感染的预防

重症烧伤患者整体治疗进展要求强调预防感染性并发症。努力的内容主要集中在环境控制（通过单间病房及其他患者隔离方式）及烧伤创面外用抗感染预防。有效的感染控制措施为必须减少重症监护病房（ICU）中患者暴露于医疗保健相关感染（HAI）病原体。这些控制措施包括严格执行手卫生、戴口罩及手套等。当发现新的流行菌株时，采取集中安置患者来预防患者间的传播和细菌对病区环境的污染（第 13 章和第 25 章）。集中安置能限制甚至可以清除耐药微生物流行，需要在团队中分配医务人员，使其只为一个特定的患者或是定植或感染相同目标病原体的患者提供医疗护理[18]。

烧伤中心有效的感染控制项目应包括感染控制团队按计划对患者定植菌进行微生物监测、环境卫生监测规程（第 20 章）、监测必要时的烧伤创面活检评估微生物状态、监测感染发生与原因及及时评价培养结果和临床数据（第 5 章）。患者定植菌监测项目通常包括每周 3 次的痰培养和创面培养及每周 2 次的尿培养粪便培养。对主要或目标病原体抗生素敏感性检测可帮助识别交叉污染的发生或 MDRO 成为病区常见菌群等问题。为避免不必要及不合理的抗生素使用，烧伤患者中发生的感染应采用严格的定义和识别标准。为减少耐药产生，抗菌药物原则上只有在具有指征时使用。有效的感染控制政策需对监测培养结果及与感染部位及治疗的对应关系进行持续不断的再评估。当监测过程中发现交叉污染和/或其他违反感染控制的行为时，需要立即采取有效的感染控制实践措施。

已证明对患者进行单人间隔离能降低住院烧伤患者交叉污染的发生率和继发的感染[19]。一般来说，隔离房间内的气流模式也许不如对患者间的间接隔离重要。然而，正压通气设计能延缓 HAI 病原体的定植。烧伤中心的负压病房通常是留给经空气传播感染性疾病患者（例如结核分枝杆菌），他们可能危害其他患者及工作人员（第 33 章）。

烧伤创面卫生及外用抗感染治疗

事故现场就应开始对烧伤创面进行处理，包括用干净床单或毯子覆盖创面以保持体温、预防持续环境暴露。在无严重污染情况下，烧伤后的首个 24～48 h 内，创面无须外用抗菌药物而安全地进行处理。当烧伤患者到达最终医疗机构时,应对烧伤创面进行初步清创。操作时一般无须全身麻醉,静脉麻醉足以控制疼痛。烧伤创面用手术消毒剂轻柔地清洁,清除无活性表皮组织,敞开水疱,剃除热损伤区及周边正常皮肤上的毛发。清创时让患者仰卧在洁净床上,烧伤部位下垫大量敷料以吸收大量的浆液性渗出物。当敷料吸满渗出物或被污染时,应进行更换。患者需要经常翻身来防止烧伤处皮肤及正常皮肤被渗出物浸泡。使用含抗菌成分的手术消毒液进行最初的清创和每日清洁,最好在淋浴区让患者躺在覆盖有一次性塑料床单的废物桶或特殊设计的淋浴车上,用手持淋浴头,也可将患者置于悬浮在物理治疗池之上的倾板上。除非还有粪便菌群或其他污染菌在整个烧伤创面播散的可能外,没有必要水疗浸泡。对于一般情况差、不能运送至淋浴区的患者,可在床边进行日常伤口护理。清洁和清创后使用外用抗菌药剂。

醋酸磺胺米隆、磺胺嘧啶银及硝酸银是烧伤创面最常用的三种外用抗菌剂。临床医生必须熟悉每种药剂的优缺点,保证患者安全,达到最佳疗效。醋酸磺胺米隆和磺胺嘧啶银可作为外用药膏直接涂于烧伤创面,硝酸银则用于 0.5%溶液包扎敷料。清创后,用无菌方式涂抹药膏覆盖全部烧伤创面,厚度达 1/8 in,每隔 12 h 或按需求重新涂擦,持续局部覆盖。每日用手术消毒清洁剂洗除所有外用药剂,主治医生查看创面。硝酸银以 0.5%溶液在多层包扎敷料中使用,每日更换 2 次。

醋酸磺胺米隆烧伤膏是水溶性基质中 11.1%的悬浮液。由于其高度的水溶性,这种化合物能自由地扩散至焦痂内。患者创面污染严重或耽搁数日才处理创面时,首选磺胺米隆治疗。磺胺米隆另一项优点是对革兰阴性菌非常有效,包括大多数假单胞菌。临床应用时须了解其局限性:7%的患者可发生超敏反应;涂于Ⅱ度烧伤创面时,会有持续 20～30 min 的疼痛或不适。此药还可抑制碳酸酐酶,造成碳酸氢盐的利尿作用,由此产生的代谢性酸中毒可加重烧伤后过度换气。如不能过度代偿性通气,可发生严重酸中毒。但碳酸酐酶的抑制很少超过 7～10 日,医师可通过每 12 h 交替使用磺胺米隆和磺胺嘧啶银霜来减轻酸中毒程度。

磺胺嘧啶银烧伤软膏是水溶性基质中 1%的悬浮液。与磺胺米隆相比,磺胺嘧啶银在水中的溶解度有限,因此穿透焦痂能力也有限。在烧伤刚发生后使用本药最有效,尽可能减少创面细菌增殖。该药使用时不造成疼痛,也不会影响电解质和酸碱平衡。超敏反应罕见,表现为停药后即可消退红色斑丘疹。磺胺嘧啶银偶尔会引起中性粒细胞减少,可能与直接骨髓抑制有关。停药后白细胞计数通常能恢复正常[20]。随着持续使用,细菌会发生对该药的磺胺成分耐药,尤其见于假单胞菌属和肠杆菌属的某些菌株。但病原菌对该药的银离子依然敏感,故作为局部外用抗菌剂依然有效。

0.5%硝酸银溶液具有银离子所赋予的广谱抗菌活性。银离子接触任何蛋白质或阳离子物质时发生快速沉淀,因此硝酸银不能穿透焦痂。除了更换敷料时的机械作用力外,使用该药剂不会造成伤口更剧烈疼痛。每日 2 次进行更换敷料,每 2 h 用硝酸银溶液湿润一次,防止敷料内硝酸银蒸发造成浓度下降达细胞毒水平。使用时,钠、钾、氯、钙离子会从焦痂漏出,应对这些化学成分进行充分补充。没有硝酸银过敏反应报道。醋酸磺胺米隆、磺胺嘧啶银和 0.5%硝酸银溶液均能有效预防侵袭性感染,但因硝酸银溶液和磺胺嘧啶银渗透焦痂能力不足,这两种药剂在烧伤后立即使用最为有效。

最近,市面上出现许多含银敷料作为抗菌敷料销售。一些敷料的适应证包括Ⅱ度烧伤。此外,大部分敷料都可在创面使用数日。同硝酸银一样,这些敷料中的银产生其抗菌作用,但不能应用于Ⅲ度烧伤。游离银离子通过阻断细菌的细胞呼吸功能、破坏细菌细胞膜产生强大抗菌作用。银离子与组织蛋白结合后导致细菌细胞膜结构变化造成细胞死亡。银离子还可与细菌 DNA、RNA 结合,使其变性从而破坏细胞复制。尚无证据表明烧伤创面会大量吸收银,但有病例报告称血清中银离子水平增加[21]。当使用该类敷料留在伤口超过 1～2 日时,必须要确认伤口确实只是Ⅱ度烧伤,其预计愈合时间在 1～3 周内。因为Ⅲ度烧伤创面上的密闭敷料若留置过长时间,其下可发生严重创面感染。这类敷料可以使用数日,减少了频繁换药带来痛苦,也可以降低更换敷料的成本。

在烧伤的治疗中,对创面及时手术切开的接受和广泛应用降低了细菌性感染发生率。手术切痂和皮移植使伤口发生侵袭感染风险的时间缩短。烧伤面积小于 40%体表面积的患者,手术可缩短住院时间,创面移植也确定可在一或两次外科手术后完成[22]。对于烧伤面积超过 40%者,切痂能缩短损伤相关生理应激反应和继发性免疫功能障碍的持续时间,并减轻反应程度。一旦完成烧伤初步复苏,患者生理情况稳定,可分期进行切痂,在几周内切除全部的Ⅲ度烧伤或深度Ⅱ度创面。若没有能够提供移植全部创面的供皮部位,可以用各种皮肤替代物和生物敷料作为创面覆盖的桥梁。手术对减少烧伤创面侵袭性细菌感染的确切作用尚不完全明了,但两者之间的关系不容忽视。

烧伤创面感染的临床诊断

烧伤创面感染常常发生于烧伤面积超过 30%体表面积的患者和因植皮失败创面开放的患者,早期发现才能有效治疗,所以必须每日检查全部创面,仔细观察外观改变。侵袭性烧伤创面感染的临床征象往往难以与未感染的、高代谢烧伤患者或其他形式脓毒症鉴别。这些表现包括高热/低体温、心动过速、呼吸急促、肠梗阻、糖耐量异常和意识障碍。创面外观和颜色变化是烧伤创面感染更可靠的依据(表 37.4)。Ⅱ度烧伤部位向全层坏死的转变及颜色变为暗血性或黑色是最常见的提示烧伤创面感染的变化(图 37.4)。热损伤患者出现脓毒症的临床症状和体征时,应对伤口进行彻底检查,发现有可能发生侵袭性感染的部位。前文所述的活检标本组织学检查能确定烧伤创面感染的诊断。

表 37.4 烧伤创面感染的临床表现

伤口局部颜色变为深棕或黑色
Ⅱ度烧伤转变为皮肤全层坏死
伤口变性伴新焦痂形成
迅速的焦痂剥脱
焦痂下脂肪的出血变色
伤口边缘紫红色或红色水肿
未烧伤皮肤或远隔器官的转移性脓毒病灶

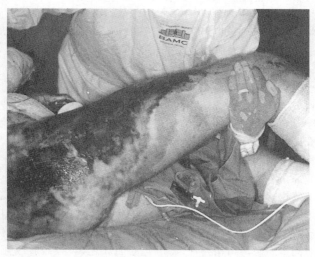

图 37.4 此患者大腿及臀部有多处皮肤颜色变暗，伴烧伤创面感染典型的焦痂迅速剥脱

侵入性烧伤创面的主要感染病原是非细菌性机会性感染病原，这些病原造成临床表现不同于典型的烧伤创面感染表现。念珠菌属虽然很少侵入创面引起全身感染，但念珠菌可在网状移植皮片的间隙和经切除后因移植皮片或生物敷料失败造成开放创面引发感染。丝状真菌对烧伤创面更具侵袭性，能造成严重感染，但很少穿透筋膜面，仍局限于皮下组织。在手术切痂及皮瓣移植时行组织病理学检查发现，曲霉菌属可发生定植，偶尔也可造成焦痂的侵袭感染。然而，其引起的临床感染发生于住院过程中的相对晚期，见于那些经过多次手术（接受了围手术期广谱抗菌药物使用）仍存在未切除焦痂或焦痂已切除但未接受移植而存在开放创口者。曲霉感染常出现在移植皮瓣间隙或开放创面，外观与霉菌相似，质地有些模糊，常常伴有皮下隧道形成，清创术时可发现隧道中充满了侵袭感染的真菌。

藻状菌常常侵袭性强，可沿组织平面迅速蔓延、穿越筋膜并侵犯血管及淋巴管[23]。造成的感染表现为逐渐扩大的软组织缺血坏死、边缘水肿，常常经血行播散至远隔部位。其感染的诊断同细菌性创面感染一样需经组织学检查确定。

烧伤创面感染的治疗

一旦组织学检测证实了存活组织中有微生物后，开始烧伤创面感染治疗。除非连续获取的活检标本发现微生物定植持续进展，否则对存在的定植（1A-C 期），不需

要特意调整抗感染治疗。若观察到第二阶段（感染），应立即开始针对侵袭性感染的治疗。若是发生细菌性感染，应每日 2 次在伤口局部涂擦醋酸磺胺米隆，其焦痂穿透能力使抗菌活性扩展到焦痂全层。根据既往烧伤创面的培养监测及烧伤中心微生物学监测结果，开始全身抗生素初始治疗。每个患者伤口培养和药敏试验结果后，进一步优化抗感染治疗。与其他重症患者一样，采用重症医学支持治疗以维持血流动力学和呼吸系统的稳定。

对感染的烧伤创面切痂前，推荐向焦痂下皮下组织注射抗生素溶液（焦痂下灌洗）减少血行播散和发生感染性休克风险[24]。方法为：用 1 L 普通生理盐水冲配一种广谱抗假单胞菌青霉素（如哌拉西林或替卡西林）每日总剂量的一半，使用 20 号腰穿针注射以减少注射部位。随后的 6~12 h 内，对患者进行术前准备，安排感染部位的手术切除，术前即刻再次重复此前的焦痂下灌洗。

为保证感染的坏死组织被彻底清除，切痂应达到肌筋膜层面。术后用含有如 0.5% 硝酸银溶液等抗菌剂的湿性敷料（笔者使用的 5% 醋酸磺胺米隆溶液通常不易购得）外敷。或者清除全部坏死组织后，且暴露的组织无感染征象时，也可以使用生物敷料。术后 24~48 h，患者再次返回手术室检查伤口，根据需要进行再次清创或刃厚皮瓣移植。

念珠菌或真菌烧伤创面感染的治疗与侵袭性细菌感染相似。切痂后或皮肤移植创面发生感染或新发定植时，每日 2 次涂擦外用抗真菌药，如克霉唑乳膏或环吡酮胺乳膏，通常可以控制创面定植。但如果浅表感染继续发展，或真菌感染已累及如筋膜或肌肉的深部组织，或已经侵犯到底层活组织的微血管，或是与脓毒症的全身症状有关时，需要静脉使用两性霉素 B 治疗。必须行广泛清创术清除最初感染组织，并在封闭敷料下涂擦抗真菌药剂。每日需更换敷料 2~3 次。24~48 h 后，患者再次返回手术室，根据最初清创程度决定是否进一步清创或采用自体皮肤移植或生物敷料完成缝合。

特殊病原体感染

破伤风梭菌

破伤风是热损伤的罕见并发症，由破伤风梭菌产生的神经毒素引起。破伤风梭菌为一种普遍存在于土壤、人和动物胃肠道的厌氧、革兰阳性、产芽胞杆菌。这种微生物在缺氧伤口和坏死组织中生长旺盛，Ⅲ度烧伤同时满足这两种条件。伤口培养往往无法发现到该菌，通常根据特征性的查体结果诊断破伤风。最初的症状和体征常为严重牙关紧闭、脊柱旁和腹部肌肉僵直。可发生局部或全身的肌肉痉挛、吞咽困难、喉痉挛，并可进展至累及多组肌群，造成全身肌肉强直。随着膈肌、胸部及腹部肌肉受累，发生呼吸功能受损。严重发作需要气管插管和机械通气支持。治疗主要为支持性的，包括积极血流动力学及呼吸系统的重症监护。

一旦诊断破伤风，立即输注破伤风免疫球蛋白中和循环中的游离外毒素。常规剂量为肌内注射 3 000~

6 000 U。另外,静脉使用青霉素 G(1 000 万~4 000 万 U/日)杀灭梭菌。无法控制的肌肉痉挛可导致横纹肌溶解症和骨折,吗啡、硫酸镁及硬膜外麻醉能减少肌肉痉挛。有时需要使用苯二氮卓类或巴比妥类药物进行镇静,在严重发作时,甚至可以使用神经肌肉阻滞。

幸运的是,破伤风是容易预防的。烧伤治疗的初期应明确患者破伤风免疫状态。末次接种破伤风疫苗时间超过了 5 年,应给予破伤风类毒素强化免疫。无主动免疫接种史或接种史不明确者,除了类毒素治疗外,还应进行破伤风免疫球蛋白治疗,随后按计划免疫的常规剂量完成主动免疫。

金黄色葡萄球菌

产毒葡萄球菌可对烧伤患者的创面造成定植或感染[25,26](第 41 章)。革兰阳性菌作为烧伤患者优势菌群减少了感染的影响,金黄色葡萄球菌的毒力具有菌株特异性,携带中毒休克综合征毒素基因的菌株所致菌血症与不明原因的严重血流动力学不稳定有关。然而此基因也可存在于从定植、菌血症及其他未发生严重生理改变的感染患者所分离的金黄色葡萄球菌中。

葡萄球菌属感染者中发生明显血流动力学不稳定、对治疗反应不佳、表现为与常见革兰阳性菌感染程度不一致者,需考虑中毒休克综合征变异型的诊断。初始治疗需要积极给予静脉补液以恢复血流动力学稳定。应静脉使用万古霉素,除非明确对甲氧西林敏感,可选用耐 β-内酰胺酶的抗葡萄球菌抗生素(如萘夫西林)时。

目前,没有可用的中毒休克综合征毒素 1 抗毒素。约有 90% 的总人口存在此毒素的抗体,但几乎所有发生月经相关中毒性休克综合征的患者在发病时检测不到该抗体。虽然这种关系在烧伤的变异型中毒性休克综合征患者中还未得到证实,但若分离到产生此毒素的金黄色葡萄球菌,而患者血液中无法检测到循环毒素抗体,则可帮助确立明确诊断。

需要特别注意且备受争议的耐药菌为耐甲氧西林金黄色葡萄球菌(MRSA)(第 15 章和第 41 章)。自 20 世纪 60 年代起,这些菌株已有报道,为毒力更强、与甲氧西林敏感菌株不同的病原体。毫无疑问,耐药细菌的出现值得关注,并应努力限制它们的扩展。然而,其特殊之处在于,MRSA 可导致烧伤病房及其他重症监护机构的暂时关闭、限制患者行动及医治水平。我们必须总是将这些实践的益处与其带来的临床、流行病学及经济价值相权衡。

一项 1989 年的研究比较了烧伤感染中 MRSA 与甲氧西林敏感株的毒力和病理意义[27]。6 年间收治的烧伤患者中,658 名存在葡萄球菌定植,其中的 319 位患者(或近一半)存在 MRSA 定植。这些人中,共有 178 位患者发生了 253 例次葡萄球菌感染:58% 为肺部感染,38% 为菌血症。178 位患者中,58 位发生的感染由 MRSA 引起。研究通过多因素 logistic 回归分析比较感染 MRSA 与感染甲氧西林敏感金黄色葡萄球菌(MSSA)者的预后。两组中,所有患者均接受万古霉素治疗,未观察到预测死亡率的差异。我们认为,研究结果表明烧伤患者的 MRSA 和 MSSA 感染都可以导致严重不良结局。由于近期耐万古霉素金黄色葡萄球菌及肠球菌的发现,对于频繁使用万古霉素的主要顾虑为万古霉素及 MRSA 的产生。每家烧伤中心都应在耐药病原体流行的背景中,采取严格的特定病原感染诊断标准及抗菌药物使用的特定指征,以避免万古霉素及其他抗菌药物的不合理处方。

气单胞菌属

人气单胞菌属感染最常见于水或土壤污染的创伤伤口或与免疫抑制状态相关。烧伤患者的气单胞菌属感染罕见,英文文献中对此的报道少于 20 例。Barillo 等最近介绍了 35 年间住院接受治疗烧伤患者中发生的 8 例嗜水气单胞菌菌血症[28],其中 6 例同时从伤口培养分离到此病原,仅有 3 人已知或怀疑有水暴露,最终 5 人死亡。一般来说,软组织的气单胞菌感染起病急,一般在伤后 48 h 内发病。常见形成皮下脓肿,但在最初检查时可并不明显。感染通常是混合病原感染,伴有恶臭。气单胞菌对肌肉组织破坏力格外强,可产生心肌坏死,导致截肢或死亡,可自原本健康者的局部感染进展并发生血行播散。气单胞菌感染还可形成与假单胞菌属感染相似的坏疽性臁疮,可在软组织面中产气,这点与梭状芽胞杆菌感染相似。

烧伤创面气单胞菌感染的治疗包括全身药物使用和外科手术干预。气单胞菌属产生 β-内酰胺酶,对青霉素类及第一代头孢菌素耐药。氨基糖苷类、氨曲南、环丙沙星和第三代头孢菌素通常敏感。对创面的处理应按前述的方法迅速完成外科清创。

结　论

尽管烧伤患者存活率显著提升,感染性并发症仍是致病和死亡的主要原因。烧伤创面的侵袭性感染显然可通过现代烧伤治疗的有效外用抗感染药物、及时创面切除及刃厚植皮技术控制。此外,严格的隔离技术和感控措施显著减少了总体烧伤创面感染,尤其是革兰阴性菌感染的发生。发生创面感染者中,细菌感染已很大程度上被非细菌的机会性致病菌,即霉菌及酵母菌取代。定期检查伤口、创面活检行微生物监测以提供创面感染的组织学依据可对伤口病原体的侵袭性感染及时做出诊断,此时迅速采取抗感染治疗及外科干预可挽救患者生命。

第 38 章

输液治疗引起的感染

Nasia Safdar, Dennis G. Maki, and Leonard A. Mermel

■ 林 凯 甘文思 王 静 倪玲美 谭 莉 译 ■ 马 慧 干铁儿 王凤田 廖 丹 审校

建立可靠的血管通路,进行液体、电解质、血液制品和药物输注,营养支持,或是进行血流动力学监测,这已是现代医疗的最基本特征之一(表38.1)。美国医院和诊所每年采购约1.5亿套血管内器材,其中绝大多数是外周静脉导管,但每年仍有大于500万套多种型号的中心静脉导管在美国本土销售。

表38.1 21世纪前10年输液治疗的应用领域

补充液体和电解质
输血治疗
血液制品
换血疗法
血浆清除术
静脉药物注射
危重病患者建立紧急循环通路
高血液和组织水平
致组织坏死药物
溶栓药物
血液透析
血流动力学监测
中心静脉导管
中心静脉压
Swan-Ganz肺动脉导管
肺动脉压力
肺动脉闭塞(左心房充盈)压力
热稀释法心输出量
动脉导管
持续动脉血压
全肠外营养
静脉高营养(中心静脉导管)
外周静脉营养(外周静脉导管)
特殊营养支持方案(适用于以下):
　急性肾功能衰竭
　肝功能衰竭
　心源性恶病质
　胰腺炎
　获得性免疫缺陷综合征
　动脉内化疗

据全球文献报道,1965~1991年,超过一半的医疗相关菌血症或念珠菌血症均以某种机制经由血管通路而发生[1,2]。1/3~1/2的医疗保健相关心内膜炎的发生被认为是因血管内导管的感染所致[3-7],另外,医疗相关的血管内装置相关血流感染(IVDR-BSI)与12%~28%的归因死亡率密切相关[8-11]。然而,输液治疗导致的医源性疾病潜在风险通常被低估。例如在英国只有小于50%的重症

监护病房(ICU)有针对中心静脉导管置管的相应书面记录政策[12]。

输液相关BSI经常无法识别,很大程度上因为其发生率较低。BSI中被确诊为输液相关的比例非常低(平均为1%),该比例对医生或护士来说相当于偶然性事件。但对于每年美国医院接受输液治疗的3 000万患者来说,如此低的发生率仍会导致美国境内每年发生的5万~10万例BSI[1,2,13],其中ICU中发生的中心静脉导管所致BSI为55 000人[14,15]。由于未对输液器材及输入液体进行常规细菌培养,大量BSI的发生原因并不明确。

IVDR-BSI在很大程度上是可以预防的——此为本综述所持观点:应对该种医源性感染的首要任务不仅仅是确诊和治疗,更应是做好预防。通过对现有的器械相关感染发病机制及流行病学的现有文献资料进行总结归纳,即明确医疗保健相关感染(HAI)致病菌库和患者输液相关感染的病原体传播机制,可以制订合理有效的预防指南[16]。

输液相关炎症和血流感染的 感染源及临床表现

与血管内器材相关的BSI主要有三类感染源:① 导管连接处皮肤的病原体定植;② 导管管腔的病原体定植;③ 经导管输入(即输液)被细菌污染的液体。导管是引起IVDR-BSI的主要原因。相较于输注液被污染,导管污染更容易引发BSI,故导管是导致输液相关BSI的主要原因[1]。

掌握器械相关炎症或感染的不同阶段及表现非常重要,例如从输液性静脉炎(通常与感染无关),到无症状的血管内导管定植(通常为低毒性的皮肤共生菌),再到严重脓毒性休克——由中心静脉导管的感染性血栓引起或是输注被革兰阴性杆菌严重污染的液体引起。

输液性静脉炎

输液性静脉炎,即置管静脉炎症,是每年致使美国医院内数百万接受外周静脉置管输液治疗患者遭受疼痛与不适的常见原因,主要表现为疼痛、红斑、压痛或形成明显的炎性静脉血栓。大多数研究者得出结论,认为输液性静脉炎本质上是一种物理化学现象。前瞻性研究表明,导管材质、长度和口径,置管操作的技术水平、置管的部位、置管时长、敷料更换频率、输入液的特性及宿主因

素(如高龄、高加索种族、女性、基础疾病的存在)将显著影响输液性静脉炎发生的风险(表 38.2)。

表 38.2 外周静脉输液治疗发生输液性静脉炎的高危因素[a](来自前瞻性研究的多元判别分析,或前瞻性随机对照试验)

导管材质
 聚丙烯 vs. 聚四氟乙烯(Teflon)
 有机硅弹性体 vs. 聚氨酯
 聚四氟乙烯(Teflon)vs. 氨基甲酸乙酯
 聚四氟乙烯(Teflon)vs. 钢针

导管尺寸
 大口径 vs. 较小的孔
 8 in vs. 2 in 聚四氟乙烯(Teflon)

急救室置管 vs. 住院部置管

置管前皮肤消毒

置管人员经验和技术
 住院医师、护士 vs. 医院专职静脉输液小组
 住院医师、护士 vs. 各病房静脉输液护理教员

延长导管留置的持续时间

首次输注后再次置管

低 pH 溶液(例如右旋葡萄糖)
 氯化钾
 高渗葡萄糖、氨基酸、脂肪乳剂肠外营养液

抗菌药物(尤其是 β-内酰胺类、万古霉素、甲硝唑)

高流量静脉输液(>90 ml/h)

置管前置管部位消毒
 无消毒 vs. 氯己定/乙醇

敷料更换频率
 每日更换 vs. 每 48 h 更换

导管相关感染

宿主因素

外周静脉条件较差

置管部位
 上臂、腕 vs. 手

年龄
 儿童:高龄 vs. 低龄
 成人:低龄 vs. 高龄

性别
 女性 vs. 男性

种族
 白种人 vs. 非裔美国人

基础疾病
 个体生物易感性

前瞻性随机对照研究显示,并未增加输液性静脉炎的因素包括:聚氨酯导管 vs. 有机硅弹性体导管,或 Teflon vs. 有机硅弹性体导管;皮肤表面消毒剂;局部用于导管插管部位的抗菌药膏或喷雾;敷料类型(如纱布 vs. 透明聚氨酯敷贴);敷料每 48 h 更换一次 vs. 从不更换;自然流动输注 vs. 泵抽;缓慢静脉输注抗菌药物 vs. 2 min 内静脉输注;用生理盐水维持肝素锁 vs. 肝素化生理盐水;静脉输液系统的常规更换。

[a]提示更高的静脉炎发生风险;在一个涉及威斯康星大学医院和诊所的 1 054 例外周静脉置管的前瞻性临床研究中,该因素被视为静脉炎发生风险的预测指标之一。

引自 Maki DG, Ringer M. Risk factors for infusion-related phle-bitis with small peripheral venous catheters. A randomized con-trolled study. *Ann Intern Med*. 1991;114:845-854. 已获许可。

一项包含 1 054 例外周静脉置管的前瞻性临床研究发现,至置管后第 4 日,静脉炎风险(Kaplan-Meier 风险比率)超过了 50%。Cox 比例危险模型中,静脉炎的高危预测因子包括(P 值均小于 0.003)[17]:静脉滴注抗菌药物(相对危险度 RR=2.0),女性(RR=1.9),置管时长超过 48 h(RR=1.8),以及导管材料(聚醚聚氨酯 Vialon,四氟乙烯-六氟丙烯 Teflon,RR=0.7)。严重静脉炎的最佳拟合模型同样确定了以上预测因子,另外还包括导管相关感染(RR=6.2),既往导管相关静脉炎(RR=1.5)及置管解剖位(手:前臂,RR=0.7;腕:前臂,RR=0.6)。

尽管并非所有研究都认定静脉炎与导管相关感染有关[18,19],但该项大型前瞻性研究表明两者间存在较强的统计学关联。此外其他研究也支持这一结果[20-24]。输入受污染的液体也可导致静脉炎。1970~1971 年,由于美国一家制造商的污染产品在全国范围内销售而导致 BSI 流行,这些 BSI 患者的静脉炎的发生率显著高于接受输液但未发生 BSI 的患者[25]。

导管相关外周静脉炎患者中只有少部分发生输液相关感染,另外不到 50% 的外周 IVDR-BSI 患者表现出静脉炎;但静脉炎的存在意味着感染风险大幅增加,也表明有必要拔除导管以减轻静脉炎症状,从而防止导管的定植菌进而引发 BSI。

导管相关感染

5%~25% 的血管内装置在拔除时发现有皮肤微生物定植,半定量或定量培养显示拔除导管的血管内部分或导管尖端存在大量微生物。大多数情况下微生物定植是无症状的,但它为全身性感染的发生提供了生物学条件,也被认为是局部感染的代名词。然而,定植导管比非定植导管更有可能导致静脉炎或局部炎症,尤其是化脓脓液从置管部位排出或渗出,也更容易引起全身性感染(即导管相关菌血症或真菌血症)[21,26,27]。

导管周围的血管内血栓发生感染是 IVDR-BSI 最严重的情况之一。当外周静脉导管周围血栓发生感染,将导致脓毒性(化脓性)血栓性静脉炎[28,29];或者发生于中心静脉置管部位,将形成中心静脉内的感染性血栓[30,31]。化脓性静脉炎会导致静脉内形成脓肿,进而释放大量微生物入血。这一释放过程甚至在导管被拔除后也不能逆转。随后临床表现为:以重度难以缓解的菌血症或真菌血症为主的严重 BSI。该症状最有可能发生于烧伤患者或其他伴有重度皮肤定植的 ICU 患者,微生物在血管内血栓中大量繁殖,发展成为导管相关感染,且临床不能明确鉴别。感染发生后,超过 50% 的患者在置管部位无炎症征象,甚至可能在导管拔除多日后也无临床表现。任何拔除导管后仍然伴有高度 BSI 的静脉置管患者,可能在最近置管的静脉中存在感染性血栓,这甚至可能引发继发性心内膜炎,或扩散至远处部位[32]。

化脓性静脉炎最常见的病原菌为金黄色葡萄球菌和假丝酵母菌[28-31]。尽管凝固酶阴性葡萄球菌通常会导致 IVDR-BSI,但很少引起化脓性血栓性静脉炎,究其原因,可能是与其他病原菌(如金黄色葡萄球菌)相比,凝固酶阴性葡

萄球菌较少与血栓中来源于宿主的蛋白组分相结合[33,34]。

化脓性静脉炎少见于外周静脉置管,但是中心静脉导管(CVC)的主要并发症,常见于ICU内长期置管且存在严重皮肤细菌定植的患者。

输注液污染引起的血流感染

我们必须认识到,经血管内装置输注的液体,包括肠外营养液、血液制品及静脉给予药物,都可能会被污染并引起输液相关BSI——这比导管相关感染更有可能引发症状明显的感染性休克。输注液污染导致短期外周静脉置管患者感染的情况十分少见,其与导管感染相关性更强,包括用于血流动力学监测的导管、CVC,或是手术植入的袖套式Hickman或Broviac导管[35-38]。大多数医疗保健相关的输液相关BSI的流行,都可归结为由于输注液遭到革兰阴性杆菌污染引起,细菌污染可能发生在器械生产过程中(内源性污染)[25],或医疗单位内准备和注射操作过程中(外源性污染)[1,2,39,40]。

输液相关血流感染的诊断

临床特点

虽然置管过程中严谨的无菌技术及置管后良好的后续护理大大减少了IVDR-BSI发生的风险,但由于人为失误、器械本身污染、患者对感染高度易感等因素,IVDR-BSI的散发甚至流行仍随时可能发生。出于为感染患者的生命考虑,必须尽快明确BSI是否由输液污染引起。

输液相关菌血症或真菌血症的一般临床特点是非特异性的,与其他局部感染(如尿路感染UTI或外科手术部位感染SSI)引起的BSI之间难以鉴别(表38.3)。IVDR-BSI的临床判断和微生物学证据之间相关性较弱[41]。发生在ICU患者的输液相关BSI可能相当隐匿:菌血症或真菌血症通常通过血培养阳性判定,但此类感染常常归因为医疗保健相关肺炎、UTI或SSI,又或者被判定为"原因不明"然后凭临床经验进行处理。

表38.3 血管内装置相关血流感染的临床、流行病学及微生物学特点

非特异性	存在以下情况应怀疑为器械相关感染
发热	血流感染的非易感患者(如年轻、无基础疾病的患者)
寒战[a]	血流感染来源不明确
低血压,休克[a]	无明确局部感染
过度换气	血管内置管,尤其是CVC
呼吸衰竭	置管部位炎症或有脓液
胃肠道症状[a]	起病突然,伴有休克[a]
腹痛、呕吐	抗菌药物治疗效果不明显,拔除导管或停止输液后大幅改善[a]
腹泻 神经系统表现[a] 混浊 癫痫	由以下病原菌引起的血流感染:葡萄球菌(尤其是凝固酶阴性葡萄球菌)、棒状杆菌(尤其是JK-1)、芽胞杆菌、假丝酵母菌、发藓菌、镰刀菌、马拉色菌

[a] 常见于革兰阴性菌血流感染(由于输注液污染、外周化脓性静脉炎或中心静脉感染性血栓所致)。

以下临床表现、流行病学、微生物学的证据非常有助于临床医生评估是否由血管内装置(IVD)感染所引起的医疗保健相关BSI、菌血症或念珠菌血症(表38.3):

(1)患者情况良好、无潜在诱发疾病,不太可能发生BSI[25,42]。

(2)BSI征象无局部感染的证据支持[25,42]。

(3)BSI发病初期装有血管内装置(尤其是CVC)[42]。

(4)局部炎症[21,26,27,43],尤其少数情况下置管部位有脓液[27,43]时,即强烈提示导管相关感染。

(5)突发,伴有暴发性休克——提示大量输注液污染[44]。

(6)如果医疗相关BSI由葡萄球菌引起[42],尤其是凝固酶阴性葡萄球菌、棒状杆菌(尤其是杰氏棒状杆菌,JK-1),或是芽胞杆菌,或是假丝酵母菌[42]、镰刀菌、毛癣菌或马拉色菌,应怀疑为IVDR-BSI。与之相比,链球菌、需氧革兰阴性杆菌(尤其是铜绿假单胞菌)或厌氧菌引起的菌血症,不太可能是由被感染的IVD引起[42]。

(7)BSI难以用抗菌药物治疗,也很难通过拔除导管或终止输液得以大幅改善[25,42]。

由于美国一家制造商的产品受到内源性污染,1970～1971年暴发了一场大规模BSI流行,接受抗菌药物治疗(对感染病原菌敏感的抗菌药物)的患者临床始终表现为败血症,抗菌药物治疗24 h后或经更多其他适当治疗后血培养持续阳性,且直到输液停止(有意或无意地)临床症状才得以改善[25]。

CVC所致假丝酵母菌感染的患者,即使血培养阴性,其眼部可能存在局灶性视网膜病变,即絮状斑(CWS)[45]。怀疑发生CVC相关IVDR-BSI的患者,尤其是同时接受全肠外营养(TPN)的患者,应常规进行细致的眼科检查。动脉导管引起的BSI通常存在栓塞性病变,表现为质软红斑状丘疹,直径5～10 mm,分布在感染动脉末端,通常出现在手掌或脚底,称为Osler节[46,47]。置管部位动脉出血通常预示动脉导管感染所致BSI,也可能为感染性假性动脉瘤[46,48,49]。虽然临床少见,但目前已非常明确感染性心内膜炎(特别是右心内膜炎)是肺动脉漂浮导管置入的并发症之一——[50-52]。

血液培养

血培养对IVDR-BSI的诊断至关重要(第9章),任何怀疑为输液相关感染的患者,须单独采集2～3瓶10 ml血培养瓶[53-55],分次单独从外周静脉抽取较为理想。如果患者正接受抗菌药物治疗,在给予抗菌药物之前(血液抗菌药物浓度较低时)采集血培养标本可提高阳性率。使用含树脂介质也可提高阳性率,该介质能够吸附和去除血标本中的抗菌药物[56],吸附对肠杆菌生长不利的血清因子[57],溶解中性粒细胞细胞壁,从而使细胞内病原体释放[58]。

双相系统的应用,如Isolator®(E. I. DuPont, Nemours and Co.,美国特拉华州威明顿市)或配有选择性高血容量真菌培养基的系统(BACTEC;BD公司诊断仪器系统,美国马里兰州斯帕克斯市)似乎可显著提高实验室对真菌血症的检出能力[60,61]。然而,定量血培养的人力和经济成本几乎是标准血培养的 2 倍。由于自动放射测定的血培养方法应用范围较广(BACTEC 系统;BD 公司,美国马里兰州斯帕克斯市),可动态监测(大约每隔 20 min)血标本中微生物的生长过程,故被巧妙地应用于检测 IVDR - BSI[62]。根据 IVD 中采集的血培养标本与外周静脉血培养标本的阳性时间差(DTP)评价检验结果,已经替代了配对定量血培养的 DTP。许多研究表明,无论短期还是长期置管,若 IVD 中采集的血标本报阳时间比外周静脉血标本报阳时间提前 2 h,则高度提示 IVDR - BSI[62,63]。一项纳入了 49 项研究的荟萃分析评估了 8 种不同的 IVDR - BSI 诊断方法,结果显示 DTP 诊断方法的灵敏度为 0.90,特异度为 0.83[27]。

为了尽可能提高血培养阳性率以便于菌血症或念珠菌血症的诊断,血标本采血量至关重要:成人每次至少采集 20 ml,理想的情况下采集 30 ml——每个采集瓶含 10 ml 或 15 ml,接种于需氧和厌氧培养基,这样阳性率显著高于每次只采集 10 ml(且培养总量更小)[64,65]。采集超过 2 瓶 15 ml 培养瓶或采集 3 瓶 10 ml 培养瓶血量时,通常不要求在 24 h 内完成。如果至少培养了 30 ml,则 99%可检测的菌血症能够得到确认[64]。

许多 ICU 内通常是经中心静脉、动脉导管或脐导管采集血液标本用于培养。有对比研究发现,成人经中心静脉或动脉导管采集的血培养标本与经皮外周静脉穿刺采集的血培养标本具有很好的一致性[66-68],但也有研究表明从导管采集血标本的假阳性(污染)率相当高[69-71]。但经留置导管采集非定性血培养标本的过程中存在污染的风险,从这一角度考虑,也许该采集方法并不值得推荐[72]。

如果实验室配备自动定量系统用于检验血培养标本(如 Isolator® 系统),经置管导管抽取的血液标本可使 IVDR - BSI 的诊断具备较合理的灵敏度和特异度(均在 90%左右),且无须拔除导管[73-79]。若是导管已被感染,那么从导管采集的定量血培养的微生物浓度通常出现显著递增——为同一时间经皮经外周静脉采集定量血培养标本的 10 倍。

对于手术植入的袖套 Hickman 或 Broviac 导管、皮下植入式中心静脉输液港等器械相关感染的诊断,经置管导管抽取的血液标本的定量培养可能最为有效[73-76]。

采用革兰染色或吖啶橙染色检验经 CVC 采集的血标本内微生物的方法对于诊断 IVDR - BSI 具有高度灵敏度和特异度[80,81]。如果有其他更多研究采用同种导管或其他 IVD 对该方法进行进一步验证,则其可成为严重血管内导管相关感染的快速诊断方法之一。对于无症状的隐匿性 CVC - BSI 患者,采用 Wright 染色外周涂片检查可发现细胞内病原菌[82]。

血管内装置相关血流感染的微生物学

BSI 患者的微生物学检验结果可以为输液相关感染源提供有力证据(表 38.3)。以下情况均强烈提示导管相关感染[1,2,42]:原因不明的葡萄球菌 BSI(特别是凝固酶阴性葡萄球菌);芽胞杆菌、棒状杆菌(特别是 JK - 1)或肠球菌引起的 BSI;假丝酵母菌、镰刀菌、毛癣菌或马拉色菌引起的真菌血症(尤其是 CVC 置管患者)。

由阴沟肠杆菌,特别是成团泛菌(原称肠杆菌)、洋葱伯克霍尔德菌、嗜麦芽窄食单胞菌或柠檬酸杆菌引起的 BSI,同时患者曾接受输液治疗,感染患者数量达到流行水平时,应及时展开调查以排除输注液污染的可能[83]。BSI 集束化管理小组应授权展开全面调查,包括对大量使用中的输注液进行培养,并通知当地、州和联邦公共卫生部门。1973 年,上述措施的实施避免了一场美国全国范围内的 BSI 大流行。该事件起源于 3 家医院中的 5 例原因不明 BSI,经调查确认由一家美国制造商的产品发生内源性污染引起,及时召回问题产品后,该感染事件仅局限于 5 例初始发现的患者[84]。不过必须强调的是,为了对 BSI 实行最为有效的监测,必须全面鉴定所有血培养分离株,即鉴定菌属和菌型。1970~1971 年,美国一家制造商的产品受污染继而引发了一场全国性感染流行事件,由于当时未能做到以上要求,导致多家医院出现大量感染患者,最后仅在回顾性调查后才被确认是输液相关感染[25]。

由嗜冷(低温增殖)微生物引起的原因不明的医疗保健相关 BSI,例如非铜绿假单胞菌、人苍白杆菌(原称无色菌)、黄杆菌、肠杆菌或沙雷菌[85,86]、沙门菌[87]或耶尔森菌[88],同时患者 BSI 相关症状非常严重,怀疑可能由血液制品被污染引起。

血管内装置的病原学培养

一些实验室仍然对血管内导管进行定性培养,即通过无菌操作剪取导管尖端并浸泡在液体培养基中。遗憾的是,培养阳性只是非特异性的诊断,因为导管拔除时携带的皮肤表面细菌可造成阳性结果,即假阳性[89]。许多 IVDR - BSI 起源于经皮导管束的局部感染(后文讨论)。拔除导管的外表面培养可以反映置管口的微生物状态,定量培养则能更准确鉴别感染和皮肤表面细菌污染状况。1977 年,研究者开发出一种采用固体培养基的标准化、半定量血管内导管培养方法[21]。如同定量尿培养,半定量培养的菌落计数也呈双峰分布。该方法能够很好地鉴别导管细菌定植与导管拔出时皮肤表面细菌的污染。半定量培养皿上生长 15 或大于 15 个菌落形成单位(CFU),则鉴定为培养阳性,提示导管细菌显著生长或定植的指标[21]。基于超过 10 000 例 IVD 的培养经验,该方法的阳性结果与 BSI 的一致程度为 15%~40%。同时,半定量导管培养阳性与局部炎症间存在较强相关性[21]。

已经证实:将导管片段放在固体培养基上进行半定量培养[90-92]或是放在液体培养基上进行定量培养(通过涡流或超声将微生物从导管上洗脱[90,93-94])后,高菌落计数与 IVDR - BSI 间存在高度相关性。后者能够使血管内导管相关感染的诊断达到最大灵敏度与特异度[95,96]。但导管培养阴性仍不能排除导管相关 BSI(CR - BSI)[37,41,95-97]。有两种方法能够提高阳性率,一种是采集 2 个及 2 个以上标本进行导管培养[96],另一种是导管床边平板接种半定量培养[98]。另外,拔除的导管尖端(血管内片段)经直接革兰染色[99]或吖啶橙染色[100]的结果与导管定量培养结果具有极高的相关性,故而该方法可用于导管相关感染的快速诊断。

为了对输注液污染引起的感染做出准确诊断,需要沿导管抽取输注液标本进行定量培养[83]。目前,实验室可采用多种技术对肠外营养混合液和药液进行培养或处理,从而进行微生物污染检验[101,102]。由于目前尚无证据表明厌氧菌能够在肠外营养混合液中生长,故除非涉及血液或其他生物制品,否则无须对肠外营养混合液进行厌氧菌培养。

输液相关感染的定义

结合导管半定量或定量培养结果,导管管腔培养结果,导管移除时沿导管抽取的输注液培养结果,以及同时采集的患者血液标本培养结果,可以对血管内装置相关感染做出明确诊断[103](表 38.4)。

表 38.4　血管内装置相关感染的定义

导管定植
病原微生物在导管尖端、皮下导管部分或导管腔的定量或半定量培养有微生物显著生长

局部血管内导管相关感染
1. 微生物学证实的出口部位感染:导管出口部位 2 cm 内的渗出物中培养出微生物,不伴有 BSI
2. 临床怀疑的出口部位感染:导管出口部位 2 cm 内的红斑或硬结,不伴有脓液和 BSI
3. 隧道感染:导管出口 2 cm 外,沿皮下隧道导管(如 Hickman 或 Broviac 导管)路径的局部触痛、红斑或硬结,不伴有 BSI
4. 皮下囊感染:完全植入的血管内导管皮下带出现感染性积液,伴或不伴袋上方部位自发的破裂或引流,或表面皮肤的坏死,不伴有 BSI

全身性感染
1. IVDR-BSI:导管片段/管腔/输注液、导管出口流出液培养与经皮穿刺血培养鉴定出的微生物一致;经导管抽取血培养与经皮穿刺血培养鉴定出的微生物一致(导管抽取血培养量:经皮穿刺血培养量≥4:1)
   (1) 原发性导管管腔相关 BSI:导管管腔培养与经皮穿刺血培养鉴定出的微生物一致(无论导管尖端培养结果如何),且出口部位和/或皮下导管片段培养(滚动平板法)阴性或非同种微生物。导管尖端培养(滚动平板法)阴性或微生物杂乱生长对诊断有一定支持[21]
   (2) 原发性皮肤相关 BSI:出口部和/或导管皮下部位培养(滚动平板法)鉴定出的微生物一致,经皮穿刺血培养阴性或管腔/输注液培养鉴定出不同微生物;导管尖端培养(滚动平板法)鉴定出相同微生物进一步支持诊断
   (3) 原发性输注液相关 BSI:输注液与经皮穿刺血培养鉴定出的微生物一致,同时管腔、出口部位和/或导管皮下部分培养阴性或微生物杂乱生长(滚动平板法)
2. 明确的血管内导管相关败血症:符合败血症典型临床症状的 CR-BSI[104]
3. 疑似血管内导管败血症:血培养阴性败血症,拔除导管后不久败血症表现消失,导管管腔及导管出口部位/皮下囊感染性积液培养发现大量病原菌繁殖,或出现沿隧道导管(Hickman 或 Broviac 导管)路径的红斑和硬结

文献中经常出现"导管败血症"一词,但该定义缺乏严格的标准。虽然专家组对败血症定义已达成共识[104],但由于许多导管相关感染是由凝固酶阴性葡萄球菌引起,并且据研究报道该细菌引起的菌血症患者中只有55%~71%有白细胞增高表现[105,106],故"导管败血症"一词可能不够确切。此外,许多感染凝固酶阴性葡萄球菌的 BSI 患者最高体温低于 38℃[106,107]。不推荐相关文献中再继续使用"导管败血症"一词,特别是对那些涉及 IVD 的前瞻性对比研究[103]。

此外,目前进行 HAI 监测时,前文所列举的定义可能过于严谨,因为即使已对导管进行培养,也很少有临床医生会对导管管腔或输注液进行培养。大多数情况下,由导管感染引起播散性念珠菌感染的患者血培养通常是阴性的。另外重要的一点是,由于拔除导管进行培养时很可能多处部位有细菌定植,故很难明确辨别导管相关 BSI 的感染源。因此,在常规监测中,我们推荐采用疾病预防控制中心(CDC)的相关定义[108-110]。

导管相关感染

导管相关血流感染的发生率

IVDR-BSI 或许是识别率最低的 HAI。在大多数医院,由于患者出现医疗相关 BSI 的临床表现后很少怀疑是由导管引起,且未对导管进行培养,故 IVDR-BSI 的真实发生率被低估。一项前瞻性研究对纳入的所有 IVD 器材进行了培养,结果清晰地表明:所有类型的 IVD 都会带来 BSI 风险,不同器材类型间风险程度的差别很大[2]。

表 38.5 列出了各种常见类型血管内装置的感染发生率[111]。其中感染发生率最低的是小型外周静脉钢针、聚四氟乙烯(Teflon)或聚氨酯导管:大型前瞻性研究表明每 100 例外周静脉导管发生约 0.2 例 BSI[17-20,23,109,112-115];两项大型对比试验显示,在严格无菌条件下放置静脉导管,塑料导管引起器材相关菌血症或念珠菌血症的风险可能并不大于钢针[112]。一项前瞻性研究发现,用于血流动力学监测的动脉导管对应的输液相关菌血症的发生率约在 1% 以内[116]。

表 38.5　不同类型血管内装置的血流感染相关风险估计[a]

类　型	发生率(/100 器械)
外周静脉导管	
塑料导管	0.1
钢针	2
静脉切开	3.7
中线导管	0.4
动脉导管(用于血流动力学监测)	0.8
外周置入中心静脉导管	
住院患者+门诊患者	3.1
住院患者	2.4
门诊患者	3.5
短期无袖套式中心静脉导管	
非药物输入型	
非隧道式	4.4
隧道式	4.7

续 表

类 型	发生率(/100 器械)
药物输入型	
氯己定/磺胺嘧啶银	2.6
米诺环素/利福平	1
银浸渍	5.2
银离子电渗疗法	4
苯扎氯铵	4.3
肺动脉导管	1.5
血透管	
临时、无袖套	8
长期、带袖套、隧道式	21.2
隧道式带袖套中心静脉导管	22.5
皮下输液港	
中心静脉	3.6
外周静脉	4
主动脉内球囊泵	3
左心室辅助装置	26.1

a 基于最新发表前瞻性研究的数据。

各种类型的 CVC 是医源性 BSI 的最大危险因素[11,117-119]。许多前瞻性研究发现,经皮锁骨下或颈内静脉置管(短期导管,无袖套导管,单腔或多腔导管)的 CR-BSI 发生率为 2%～5%[11,90,120-125]。用于血液透析的经皮置入的无袖套式 CVC,该类导管相关的 BSI 发生率最高,为 10%[126-128];而袖套式透析导管相关 BSI 发生率则较低[129,130]。门诊环境中,外周静脉导管(PICC)的 CR-BSI 的风险相当低(0.04～0.4/100 导管日)。但在住院患者中(尤其是 ICU 患者),PICC 的 CR-BSI 风险与经皮 CVC 相似[131]。对于血流动力学监测所用的 Swan-Ganz 肺动脉导管来说,BSI 发生率为 1%(或 0.3/100 导管日)[116]。CVC 相关感染发生率最低的是通过手术植入的

带涤纶套的 Hickman 或 Broviac 导管和手术植入的皮下中心静脉输液港,前者的 BSI 发生率约为 0.1/100 导管日[132,133],后者为 0.05/100 导管日[132,133]。前瞻性研究证实,皮下植入输液港的 BSI 发生率低于带涤纶套的隧道式导管[134-139]。

据估计,90% 的 IVDR-BSI 来源于各种类型的 CVC[2],导致美国 ICU 内每年发生约 55 000 例 BSI[14,15]。来自 CDC 的研究数据表明,全国医院感染监测系统(NNIS)研究,由局部明确的感染(如 UTI,SSI 或肺部感染)引起的继发性 BSI 的发生率,在过去 10 年一直相对稳定;相比之下,原发性卫生保健相关 BSI 的发生率(占 IVD 所致 BSI 最大比重),已在 10 年间升高了 2 倍以上[2,140],这也从另一方面反映输液疗法应用的高速增长,尤其是各种类型 CVC 的应用。很显然,只有对 CVC 相关感染有了更深刻的认识,才最有可能降低 IVDR-BSI 的风险,并为制定更为有效的预防策略提供基础。

流行病学

为制定有效的预防策略,必须解决的首要也可能最重要的问题,是确定能定植于经皮血管内器械(IVD)(图 38.1)及引起侵入性感染所致菌血症或念珠菌血症[141]的主要来源或其他微生物来源。患者皮肤表面的微生物容易经皮肤移行入导管管腔形成定植。污染可能发生于置管时[142]或植入不久之后[143]。微生物也可通过污染导管接头(输液器与导管连接部位),或污染输注液后被直接注入患者血液内;器械可能因为远处感染灶血源性播散而致污染,甚至可能在其生产过程受到污染——值得庆幸的是,这种情况非常罕见。

大量临床和微生物学数据提示 IVDR-BSI 多数由短期经皮置入引起的,而无袖套导管是由皮肤表面的细菌在置管时或之后几日,入侵到经皮的穿刺创伤部位造成的[21,26,90-92,127,151,157,158]。

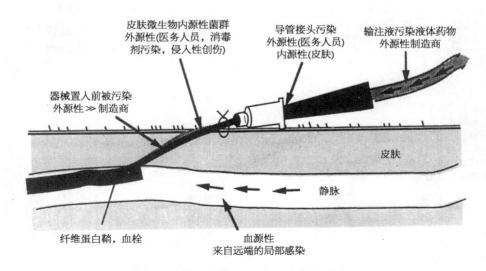

皮肤微生物内源性菌群
外源性(医务人员,消毒剂污染,侵入性创伤)

导管接头污染
外源性(医务人员)
内源性(皮肤)

输注液污染液体药物
外源性制造商

器械置入前被污染
外源性≫制造商

皮肤

静脉

纤维蛋白鞘,血栓

血源性
来自远端的局部感染

图 38.1 血管内导管相关感染来源

包括皮肤菌群,导管接头污染,输注液污染,以及血管内器械的血源性定植及其纤维蛋白鞘

大量 IVDR‐BSI 的前瞻性研究表明,凝固酶阴性葡萄球菌作为人体皮肤上最主要的需氧菌,现已成为导管相关血流感染(CR‐BSI)最常见的病原菌[1,2,11,52,109,112-115,117,123,132,140]。绝大多数 CR‐BSI 是由定植于住院患者皮肤表面微生物引起的:凝固酶阴性葡萄球菌和凝固酶阳性葡萄球菌(金黄色葡萄球菌),念珠菌、棒状杆菌和芽胞杆菌,以及少部分的革兰阴性需氧杆菌(表 38.6)。

表 38.6　不同类型血管内导管相关感染常见病原菌

来　源	病原体
导管相关性	
外周静脉导管	凝固酶阴性葡萄球菌[a]
	金黄色葡萄球菌
	念珠菌[a]
中央静脉导管	凝固酶阴性葡萄球菌
	金黄色葡萄球菌
	念珠菌
	棒状杆菌(特别是 JK‐1)
	克雷伯菌和肠杆菌
	分枝杆菌
	白吉利毛癣菌
	镰刀菌
	糠秕马拉色菌[a]
受污染的静脉输注液	克雷伯菌族
	阴沟肠杆菌
	聚团肠杆菌
	黏质沙雷菌
	克雷伯杆菌
	洋葱伯克霍尔德菌
	食酸伯克霍尔德菌,皮氏伯克霍尔德菌
	嗜麦芽窄食单胞菌
	弗氏柠檬酸杆菌
	黄杆菌
	热带念珠菌
受污染的血制品	阴沟肠杆菌
	黏质沙雷菌
	人苍白杆菌
	黄杆菌
	伯克霍尔德菌
	耶尔森菌
	沙门菌

[a]同样也看到外周静脉导管相关感染与脂肪乳剂肠外营养支持给药相关。

前瞻性研究同样显示,导管穿刺部位附近皮肤的微生物菌群,与中心静脉导管(CVC)相关 BSI 的微生物菌群非常一致[26,38,52,120-122,142,144,145]。短期中心静脉、动脉,或外周静脉留置导管穿刺部位皮肤定植病原菌数量,与 CR‐BSI 发生风险正相关[146,147]。

金黄色葡萄球菌皮肤定植的 ICU 和血液透析患者,IVDR‐BSI 的发生风险较普通患者高出 4～6 倍[148,149]。癌症免疫疗法中重组白介素‐2 的使用(伴或不伴淋巴因子激活的杀伤细胞,LAK)与频繁的皮肤毒性(脱皮)有

关,且金黄色葡萄球菌大量皮肤定植与 CVC 相关金黄色葡萄球菌 BSI 的极度高发病率相关[150]。

烧伤患者皮肤表面有大量的微生物菌群,CR‐BSI 发生率非常高[151,152](第 37 章)。

IVDR‐BSI 的暴发大多归因于皮肤消毒剂的污染[153-156]。

拔除导管外表面半定量培养发现大量微生物与导管引起的菌血症密切相关[21,26,90-92,127,151,157,158]。

CVC 相关感染镜检会显示导管(尤其是短期导管[159])外表面有大量病原菌定植[99,100]。

前瞻性研究结果显示,穿刺部位皮肤使用更高效的皮肤消毒剂(如氯己定)消毒和后续的导管护理极大地降低了输液相关 BSI 的风险[36,160-162]。

前瞻性试验结果显示血管内导管穿刺部位皮肤局部使用消毒剂或抗菌药物,可降低 CR‐BSI 的发生风险[128,163]。

手术植入的 Broviac 或 Hickman 导管,有一个皮下涤纶袖套嵌在组织中,对皮肤微生物菌群的入侵通路构成机械屏障,与短期无袖套 CVC(0.6～1.0/100 导管日)相比,能显著降低 CR‐BSI 发生率(～0.20/100 导管日)[164-166][26,99,117,120,121,123](表 38.5)。有一种情况例外[167],前瞻性随机临床试验结果显示,皮下浸银袖套用于短期 CVC(<10～14 日)置管,也能降低导管定植及 CR‐BSI 的发生风险[121,122,168]。但当导管置管时间延长时(>14日),该袖套似乎没有效果[169-171]。研究表明,抗菌剂[172,173]、消毒剂或肝素[174-178]涂层的新型短期(～7 日)CVC 能大大降低导管定植率,在某些情况下,也能降低 CR‐BSI 发生率。同样该新型装置对于更长期留置导管的预防效果尚未被证实[179,180]。以上研究结论可能从另一方面说明,对于长期置管而言,导管接头相对于置管部位皮肤是更重要的病原菌入侵来源[95,159]。大量研究表明,IVD 定植接头是引起 CR‐BSI 主要的病原菌来源之一[38],尤其是长期置管导管[37,95,157,159,181-183]。

中心静脉和动脉导管也可能被远处不相关的感染灶血源性播散引起定植,但研究显示,相较于置管部位或者导管接头的微生物定植[36,38,52,121,184,185](表 38.7),这种情况的发生概率较低(短肠综合征患者除外)[186]。

表 38.7　Swan-Ganz 肺动脉(PA)导管相关血流感染的潜在来源,基于 442 例 Swan-Ganz 肺动脉导管的前瞻性研究

	纱布(2 日)	传统聚氨酯(5 日)	高渗透性聚氨酯(5 日)	合计
导管相关血流感染总数	2	1	2	5
微生物	—	—	—	—
感染来源一致	—	—	—	—
插管器或 PA 导管的血管内段	2	1	2	5
皮肤	1	—	1	2
管腔	1	1	1	3

续表

	纱布(2日)	传统聚氨酯(5日)	高渗透性聚氨酯(5日)	合计
输注液	1	1	1	3
PA 导管的血管外部分，位于外保护套下方	—	—	1	1
远处感染灶的血行播散	—	1	1	—

引自 Maki DG，Stolz SS，Wheeler S，et al. A prospective, randomized trial of gauze and two polyurethane dressings for site care of pulmonary artery catheters：implications for catheter management. *Crit Care Med*. 1994；22；1729-1737. 已获许可。

除了用于血流动力学监测的动脉血管[35,36]，输注液被少量病原菌污染的情况并不少见，主要为皮肤共生菌，例如凝固酶阴性葡萄球菌。由输注液污染导致的BSI 地区性流行在美国也较为少见，但在许多医疗设施资源有限的地方较为常见[36,115,121]。与此相反，输液污染是唯一一个最常见已明确的引起医疗相关 BSI 流行的原因[1,2]，通常由能在肠外营养液中增殖的病原菌引起，包括克雷伯菌族（克雷伯杆菌、肠杆菌、沙雷菌）、洋葱伯克霍尔德菌、皮氏伯克霍尔德菌或枸橼酸杆菌[83]。自1965 年以来的近 100 起输液相关 BSI 流行可归因于受污染的输液或静脉注射药物，最容易受到病原菌污染的环节是医院内准备或注射期间（外源性污染）或输注液生产过程（内源性污染）。

某大型前瞻性研究收集周围静脉导管、动脉导管（用于血流动力学监测）[35]，多腔 CVC（用于 ICU 患者）[36]及 Swan-Ganz 肺动脉导管[184]的相关资料，使用多元线性 logistic 回归对引起血管内导管相关感染的危险因素进行分析[115]，结果显示置管部位皮肤病原菌的大量定植是所有类型的短期经皮置入导管的导管相关感染的最佳预测指标之一（表 38.8）[187]。

表 38.8 基于大型前瞻性研究数据的血管内导管相关感染危险因素的多因素分析

导管类型（参考文献）	置入导管数	危险因素	相对危险度
外周静脉[115]	2 050	置管部位皮肤定植大于 10² CFU	3.9
		导管接头污染	3.8
		穿刺部位敷料变湿	2.5
		置管时间大于 3 日	1.8
		系统性的抗菌治疗	0.5
外周静脉[162]（儿科患者）	826	置管部位病原菌大量定植	3.6
		置管时间大于或等于 72 h	2
		孕周小于或等于 32 周	1.8
		氨苄西林输液	0.4
		氯己定皮肤消毒	0.2
动脉[35]	491	置管部位皮肤定植大于 10² CFU	10
		导丝引导下再次置管	—
脐动脉[399]（儿科患者）	189	极低出生体重	—
		长期抗菌药物治疗	—
		拔除导管时抗生素治疗	—
脐静脉[399]（儿科患者）	144	高出生体重	—
		高出生体重患者静脉输入营养液	—
中心静脉[400]	345	导管暴露于不相关的菌血症	9.4
		置管部位皮肤定植大于 10² CFU	9.2
		置管时间大于 4 日	—
中心静脉[192]	188	导管相关性血栓形成	—
中心静脉[401]	1 258	呼吸道定植或感染	—
		低白蛋白血症	—
中心静脉[311]	76	置管部位病原菌大量定植	13.2
		置管困难	5.4
		女性	0.2
		潜在二次诊断	0.2
中心静脉[402]	1 212	颈内静脉置管	3.3
		住院患者病房调换	3
		胃肠道疾病	2.4
		置管前长时间住院	1
		合并抗菌药物用药	0.3
		聚氨酯导管	0.2
中心静脉[26]	140	置管部位除凝固酶阴性葡萄球菌以外的其他微生物定植	14.9
		置管部位皮肤发红	4.4
		置管部位凝固酶阴性葡萄球菌定植大于 50 CFU 或其他微生物定植大于 1 CFU	6.4
肺动脉[184]	297	置管部位皮肤定植大于 10³ CFU	5.5
		颈内静脉置管	4.3
		置管时间大于 3 日	3.1
		在无严格防护措施的手术室中置管	2.1
肺动脉[403]	86	置管时间大于 5 日	14.4
		抗菌药物的使用	0.2
血液透析[126]	53	慢性肾功能衰竭	7.2
外周、中央静脉、动脉和肺动脉（儿科患者）[404]	1 649	年龄小于 1 岁	—
		驻留时间为 3 日	—
		正性肌力支持	—
外周、中央静脉、动脉[273]	353	远处感染灶	8.7
		不适当的导管护理	5.3
		住院时间大于 14 日	3.5
外周、中央静脉、动脉（烧伤患者）[152]	101	拔除导管穿刺部位定植	6.2

导管类型 （参考文献）	置入导 管数	危险因素	相对 危险度
外周、中央静 脉、肺动脉、 动脉[183]	623	置管时间 7～14 日 置管时间大于 14 日 冠心病监护病房 手术 二次置管 置管部位病原菌定植 导管接头定植	3.9 5.1 6.7 4.4 7.6 56.6 17.9
Hickman[405]	690	双腔导管 肥胖 粒细胞减少症	2.1 1.7 1.6
植入式输 液港[350]	1 550	每天不断增加的输送管线 断裂	—

CFU，菌落形成单位。
ICU 中护士，患者比例降低[406-408]。

发病机制

扫描电子显微镜下观察受感染的 IVD，结果显示导管表面覆盖一层非晶薄膜[159,185,188]，据推测可能是宿主蛋白质，感染微生物菌落被包裹在一层致密的多糖蛋白复合物分子矩阵（黏液）中，形成"生物膜"[189]（图 38.2）。人工器械相关感染的病理学研究显示微生物对不同材料器械的黏附能力有很大差异。在体外试验中，相比由聚乙烯、聚氯乙烯或特别是硅树脂[190,191]构成的导管，由聚四氟乙烯或聚氨酯制成的导管更抗细菌黏附，尤其抗葡萄球菌的黏附。实验导管不论是采用以前曾置入过的导管，或预涂特定等离子导管，又或预涂特定血浆蛋白的导管[192-195]，这些差异依然存在。

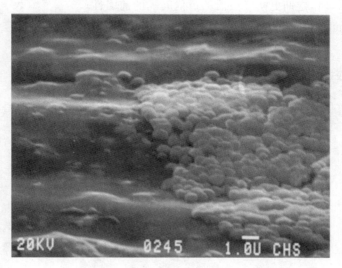

**图 38.2 感染的中央静脉导管扫描
电子显微图（×6 000 倍）**

包裹表皮葡萄球菌菌落的是非晶态的多糖蛋白复合物（黏液）分子矩阵

表皮葡萄球菌对导管的初期黏附，在某种程度上是由菌株表面的疏水性[196]和特殊的黏附受体[197-201]介导。金黄色葡萄球菌对导管的初期黏附，似乎更依赖于预吸

附等离子体或组织蛋白例如纤维连接蛋白、凝血酶敏感蛋白、纤维蛋白、玻连蛋白和层粘连蛋白的存在[33,34,195,202]。因为这些蛋白质多为血栓形成的必要成分，导管表面血栓的存在似乎也能促进病原菌的黏附和导管相关感染[96,203-205]。多糖蛋白复合物（糖被膜）[206,207]似乎能促进导管表面细菌和真菌持久性的黏附。虽然抗菌药物低于治疗剂量水平给药能减少病原菌的黏附[194,208]，然而一旦病原菌如凝固酶阴性葡萄球菌定植在人工器械表面，宿主防御体系随之受损以致不能自发地根除感染[209,210]。且一旦黏附于人工器械表面，病原菌表现出对抗菌药物的耐药性增强[211-216]。单用抗菌药物进行治疗，即使高剂量且长时间的给药，人工移植物感染也难以治愈就不足为奇。

输注液污染引起的血流感染

血管内塑料导管被应用 10 年后，才最终被确认为严重的医源性感染的一个重要来源；然而经过 40 年的研究和 1970 年、1971 年[25]在美国医院出现的革兰阴性菌 BSI 流行，才换来了血管内输入的液体（输注液）也容易受到污染的认识。虽然多数 IVDR-BSI 源于经皮穿刺部位感染或导管接头污染，但现已明确输注液污染是 IVDR-BSI 流行的最常见原因[1]。据统计，1965～1978 年，28/30（85%）输液相关 BSI 流行的报道可追溯到输注液污染，在生产过程中受到微生物污染（内源性污染，导致了 7/20 的流行）或在医院准备和输注阶段（外源性污染，导致了其余 21 例的发生）[1,2]。

肠外营养液中微生物的生长特性

几乎所有已报道的输注液污染引起的 BSI 涉及的病原菌，均为能在室温（25℃）条件下在涉及的输注液中快速增长的革兰阴性需氧杆菌[83]：如肠杆菌科家族中的某些成员在 5% 葡萄糖溶液，假单胞菌或者沙雷菌在蒸馏水中。必须强调的是微生物在多数肠外溶液中的生长（脂肪乳剂例外）实际上是相当有限的。

在 1970 年，我们评估 105 例 HAI 临床分离株（9 属 13 种），室温（25℃）条件下，在最常使用的商业肠外溶液——5% 葡萄糖液中的生长能力[217]。51 株克雷伯菌族——克雷伯菌属、肠杆菌属、沙雷菌属——其中 50 株 24 h 内浓度达到 100 000 CFU/ml，洗脱微生物初始浓度为 1 CFU/ml。相比之下，其他细菌菌株（包括葡萄球菌、大肠杆菌、铜绿假单胞菌、不动杆菌及念珠菌）仅有 1/54 能在 5% 葡萄糖液中生长。大多数微生物即使在污染水平超过 10^6 CFU/ml 的液体中，也无肉眼可见的微生物增长的证据。

对各种商业肠外产品中微生物的生长特性进行回顾性研究，结果显示[83]在 5% 葡萄糖液中繁殖受限的似乎主要是克雷伯杆菌和洋葱伯克霍尔德菌；在蒸馏水中主要是铜绿假单胞菌、洋葱伯克霍尔德菌、不动杆菌或沙雷菌；在乳酸林格氏液中，主要是铜绿假单胞菌、肠杆菌属、沙雷菌属。常规（0.9%）氯化钠溶液允许大多数细菌的生长但念珠菌除外。念珠菌可以在用于全胃肠外营养

(TPN)的合成氨基酸——25%葡萄糖溶液中生长,但是生长非常缓慢;而多数细菌的增殖会受到极大地抑制[218]。在用于输液的商用10%的脂肪乳剂(Intralipid®)中,大多数微生物能快速增长[219,220];对57个菌株的某研究中,我们发现,12/13的受试细菌种类和念珠菌,在Intralipid中(译者注:一种长链脂肪乳剂)中和在细菌学培养基中的增长近乎一样迅速[219]。糠秕马拉色菌感染也与脂肪乳剂输液有关[221-223]。这并不奇怪,因为其为双态性真菌(菌丝态和酵母态),嗜脂性的酵母菌不能合成中期和长链脂肪酸,也不能使用外源性脂质用于生长,同在TPN支持中被发现的那些细菌相似[220]。使用脂肪乳剂TPN也被证明能够显著增加凝固酶阴性葡萄球菌BSI的发生风险[224,225]。曾有脂质合成的麻醉剂异丙酚(美国特拉华州,威尔明顿,斯图尔特制药;Diprivan)[40]遭受外源性污染而引起流行的报道。该麻醉药最初未添加抑菌剂,容易导致某些革兰阴性细菌、革兰阳性细菌及白念珠菌的快速增殖[226]。

结合微生物在商用肠外营养混合液中的生长特性,以及由输注液污染引起的巨大聚集性流行或局部BSI的表现,可以确定医疗相关BSI的病原菌是否来源于输注液污染:成团泛菌、阴沟肠杆菌、黏质沙雷菌、洋葱伯克霍尔德菌或柠檬酸杆菌。接受输液治疗患者的血标本上述微生物培养阳性,应高度怀疑输注液污染——肠外溶液或者静脉输液药物(表38.6)。相反,分离培养出在肠外溶液中生长能力很弱的微生物,如大肠杆菌、变形杆菌、不动杆菌或葡萄球菌,也能强有力地证明BSI不大可能是由于输注液污染所致。

输注液污染的机制

如上所述,绝大多数已报道的医疗相关BSI流行均归因于输注液污染[1,2]。然而,肠外营养液通常是在医院准备输注期间被污染的。对医院内使用中的静脉输注液

进行调查,培养结果显示污染率为1%~2%[227-229]。但使用中的输注液培养鉴定出的大部分微生物是常见的皮肤共生菌,通常被认为毒性低且增殖缓慢,如果有增殖的话也是在肠外营养液中;即使在免疫力非常低的患者中,因为该污染水平(<10 CFU/ml)过低而不会引起任何临床疾病。但如果污染的微生物,是在输注液中具有增殖能力的革兰阴性杆菌,当其污染水平达到$10^2 \sim 10^3$ CFU/ml时,必定会引起BSI,甚至是感染性休克。

同种输液器和相同的操作频率下,输液过程中输注液污染的可能性与不间断输液的持续时间直接相关。随着空气的排空,空气中微生物得以进入输液瓶内,从入口点到输液器——在液体注射时或从经IVD抽取血液标本时——或在输液器与导管管腔连接处。在输注液中具有增殖能力的微生物,一旦进入正在输注的输注液,尽管多次更换输液瓶(袋)并将输液流量调节为最大[25],可能仅会在一个输液器中存在持续数日;但是更有可能的是,多数的微生物污染因连续流动的输液而迅速清除[227-230],尤其是微生物在输注液中生长不佳时。

少数情况下,医务人员能在静脉注射的玻璃瓶内发现一团膜状物质。显微镜检查结果显示该物质为丝状真菌,例如青霉菌和曲霉菌。通常早在输液瓶悬挂使用前,霉菌已通过细微的裂纹进入静脉滴注的玻璃瓶,并且在输液前的数周或数月期间增殖成为可见的物质或膜状的沉淀。幸运的是,输液瓶内的"真菌球"很少导致接受霉菌污染输注液的患者全身感染[231]。

通过静脉输注液外源性污染引起的医疗相关BSI流行发生率尚不明确,但基于装置相关感染发病机制的研究,表明是导管相关BSI流行的发生率的1/10~1/5。此外,定期更换输液器的最优间隔的前瞻性研究[227-233](表38.9),涉及在一个机构的大量使用中的输液的输注液培养,显示输注液污染率和输注液相关BSI的发生风险均

表38.9　定期更换血管内输液器作为感染控制措施的研究

参考文献	患者来源	输液类型	输液器培养套数	不同间隔时间更换输液器的污染率			
				24 h	48 h	72 h	不明确
229	病房	外周为主[a]	2 537	0.4	0.6	—	—
232	病房,ICU	外周	694	0.5	1	0.7	—
		中心,通路[ab]加上TPN	119	0	0	0	—
233	ICU	外周(62%)加上中心,通路(38%)[a]	676	2	4	—	—
230	病房	外周	219	—	0.8	—	0.8
227	ICU	外周加上中心,通路[a]	1 194	—	5	4.4	—
228	病房,ICU	外周	878	—	0.2	1	—
		中心,通路	331	—	1.9	1.2	—
		中心,TPN	165	—	2.7	4.4	—
	病房	所有类型	1 168	—	0.5	1.4	—
	ICU	所有类型	204	—	3.2	1.8	—

[a]TPN输液除外,不同类型输液的污染率没有包含在内。
[b]通路指的是一个中心静脉输液器用来输注液体、血制品、药物转运或者血流动力学监测,但不用于TPN。
ICU,重症监护病房;TPN,全胃肠外营养。
引自Maki DG, Botticelli JT, LeRoy ML, et al. Prospective study of replacing administration sets for intravenous therapy at 48- vs. 72-hour intervals:72 hours is safe and cost-effective. *JAMA*. 1987;258:1777-1781. 已获许可。

较低:纳入五项研究的一个荟萃分析,涉及五家医院超过9 000输注液的前瞻性培养,未发生输液相关菌血症或念珠菌血症,由输注液污染引起的BSI流行的发生率低于1/2 000例静脉注射输液。但必须强调的是,无论如何,只有静脉注射输液培养阳性才能明确输注液是BSI的感染来源。因为在大多数医院这很少发生,除非有聚集性的BSI流行发生,很可能多数由输注液污染引起的BSI局部流行未被识别,或被错误地归因于IVD。

大约50%的血流感染,是由用于血流动力学监测的动脉输液过程中输注液受到污染引起[35],可能因为输注液操作频繁,包括频繁的采集血标本。但最新的研究已经证明,血流动力学压力监测装置的输注液污染非常罕见。在过去的20年里,已经有28次医疗相关BSI流行可归因于用于血流动力学监测的动脉输液的输注液污染[235-238]。几乎所有这些流行都会涉及革兰阴性杆菌,尤其是黏质沙雷菌、假单胞菌或肠杆菌,它们能够在常用于输液的0.9%生理盐水中大量繁殖。

由于输注受污染血液制品引起的BSI流行非常少见,大概是因为大多数血液制品通常冷藏保存,即使存在污染,其污染水平也较低,且血液制品脱离冷藏环境后必须立即使用的认知广为接受[86,239]。由受污染的全血引起的BSI与50%的不良反应事件相关,包括发热(80%)、寒战(53%)、低血压(37%)、恶心或呕吐(26%),相关死亡率为35%[86]。致死性休克通常归因于大量嗜冷微生物(能在低温环境中生长)的污染,如沙雷菌属、洋葱伯克霍尔德菌、嗜麦芽窄食单胞菌、耶尔森菌或者其他少见非发酵革兰阴性杆菌(如黄杆菌)。污染血液制品直接革兰染色涂片可见细菌。血液制品从冷藏环境取出后应立即输注。在完成输血后,整个输液系统必须更换。如果BSI怀疑由污染的血液制品引起,应立即停止输液。剩余血液制品应该分别于35~37℃和16~20℃条件下,在固体培养基上进行需氧和厌氧培养[83]。血小板制品使用前在室温下可储存5日,更可能被大量的病原菌污染。多达10%的用于输血的血小板池被细菌污染[239],尽管多数为皮肤菌群污染[241],但革兰阴性杆菌污染也有报道[86,87]。

防止由使用中的输注液污染而引起的散发BSI,最重要的环节是在医院中心药房或单间患者护理单元准备、配液阶段,以及输液操作过程(如注射药物或更换液体瓶/袋时)严格执行无菌操作。定期替换注射器,似乎可以防止危险污染物的进入,从而降低输注液相关BSI的发生风险。在1971年,由于一家制造商的污染产品造成全美国大流行,根据经验建议整个输液系统每24 h常规更换一次,且每次更换套管时所有装置全部更换,该措施实施后BSI大大减少[25]。从那时起,大多数北美医院开始定期常规更换输液系统,作为降低污染输液风险的一个重要措施。但在某些情况下,定期更换的间隔时间延长与BSI流行相关,尤其在易感染人群中或输注液适合微生物成长时[242]。

输液相关血液感染流行

由内源性污染引起的暴发

自1970年以来,已经有12起由于输注液内源性污染引起的输液相关BSI流行的报道——血液制品、静脉注射药物或真空采血管(表38.10)——说明输液治疗潜在的医源性危害。自20世纪80年代末以来,这些暴发的频率和规模已经减少[2],反映出制造过程中严格质量控制的重要性。

表38.10 血管内器械相关血流感染流行报道的感染来源

外源性污染
抗菌剂或消毒剂
动脉压力监测输液
消毒剂
传感器
肝素
冷却血气注射器的冰
无液压力校准装置
由医务人员手传递
血液透析相关
复用透析器线圈的消毒不合格
受污染的透析液
受污染的消毒剂
肠外晶体液
脂肪乳剂
在中心药房静脉输入营养液
静脉注射药物,多剂量瓶
用(污染)蒸馏水代替芬太尼
血制品
全血
血小板制品
感染窗口期的献血者
静脉注射放射造影剂
注入静脉曲张食管的硬化溶液
中央静脉导管接头
导管接头与注射器连接处泄漏
用于固定静脉注射点敷料的胶带
血制品升温器
软肥皂
肺呼吸机
主动脉内气囊泵
ICU患者血管内导管置管时间过长
内源性污染(制造相关)
商用静脉注射晶体溶液,容器密闭
血液制品
血小板制品
人血清蛋白
血浆蛋白组分(PPF)
静脉注射药品
真空采血管

ICU,重症监护病房。

数年前发生了首次也是规模最大的一次流行——并且这次暴发带来的输液治疗医源性危害的广泛影响超过其他任何因素,起源于一家大容量胃肠制剂的美国制造商,开始销售新的橡胶衬里螺旋盖子密封的瓶子[25]。1970年初,美国CDC首次接到由阴沟肠杆菌和成团泛菌

（当时称为欧文菌）引起的输液相关 BSI 的报告，尽管随后的回顾性研究显示，多家医院内 BSI 流行已存在数月。尽管立案很早，且调查初始已明确该 BSI 流行是由于静脉输注液污染引起的，但污染的终极来源——新密闭瓶的内源性污染——直到 1971 年 3 月才最终确定。1970 年 7 月至 1971 年 4 月，美国 CDC 累计接到 25 家医院报告的输液相关 BSI 近 400 例（图 38.3）。全国范围内估计有超过 10 000 例。未开封密封瓶分离培养出的微生物超过 20 种，包括成团泛菌。在医院内正常输液操作过程中，密封瓶盖子被反复拧开和盖上，微生物容易从盖帽脱落并进入静脉输注液中。存在 BSI 流行的医院地域分布，与该公司新密封瓶销售区域分布相一致。直到 1971 年 4 月初，问题产品在全国范围内召回，BSI 流行才终止。

自 1975 年以来，在多个国家的医院疫情报告中，所有涉及革兰阴性杆菌和肠外产品的均显示在其生产过程中被污染[83,84,243-255]，多数引起的是全国范围的流行。1981 年在希腊的一次大暴发[244]重申美国 1970～1971 年暴发的发现[25]，螺旋盖密封瓶不符合生物安全要求，临床上不能用于无菌液体的保存。一次热原反应的暴发[247]和一次假单胞菌 BSI 流行[248]可归因于正常人血白蛋白的内源性污染，一次人苍白杆菌 BSI 流行的病原菌来源于受污染的兔抗胸腺球蛋白[249]。最著名的一次由 10% 聚维酮碘的内源性污染引起的铜绿假单胞菌的暴发感染[250]，10% 聚维酮碘在全球范围被广泛用于 CVC 置管部位皮肤的消毒[251]。氯己定稀释溶液越来越多地被用于皮肤消毒[36,160-162]，这可能会促进细菌的生长，从而导致 BSI 流行[156]。

所有这些暴发说明影响无菌的因素是多么精细和隐

匿。在许多情况下，灭菌过程失败并没有被记录。而在制造厂生产过程中看似很小的失误，会造成产品灭菌失败，污染的产品会引发严重后果[252]。

内源性污染极其罕见，但其引发的后果却非常严重，因为多家医院的大量患者可能会受到影响。此外，输注液在生产过程中的直接污染，从生产到销售到使用，这期间给了病原菌足够的机会以增殖到危险的高浓度状态。

虽然内源性污染是输液相关 BSI 的一个持续来源，但通常不会被认为散发的输液相关 BSI 是由内源性污染引起的。只有当输液相关 BSI 达到流行水平时，才可能怀疑是内源性污染并最终被证明。不明原因引起的输液相关 BSI 发生率大幅度增加，尤其是肠杆菌、假单胞菌、伯克霍尔德菌或柠檬酸杆菌，深入调查应首先排除内源性污染。单凭临床表现难以区分内源性和外源性污染。由输注液污染引起的 BSI，与 CR-BSI 及其他医疗相关 BSI，临床表现和体征相同。输注液污染的少量线索——无明显感染源，多数患者并无明显的全身感染症状，突发的临床反应导致输液中断（图 38.3）——无法区分内在和外在的污染来源。必须进行流行病学调查去区别。

如果高度怀疑或确认是由商业销售产品的内源性污染引起，特别当临床感染已经发生时，必须立即联系当地、州和联邦公共卫生机构（CDC 及 FDA）。隔离并封存疑似受污染批次的未开封样品用于调查。

由外源性污染引起的暴发

即使商业制造产品在送达医院时是无菌的，医院的使用环境可能会造成产品的污染。如前所述，大多数输液治疗造成的散发感染，不论是由套管还是输注液污染引起，均来自外源性污染。同样大多数曾报道的流行来源于

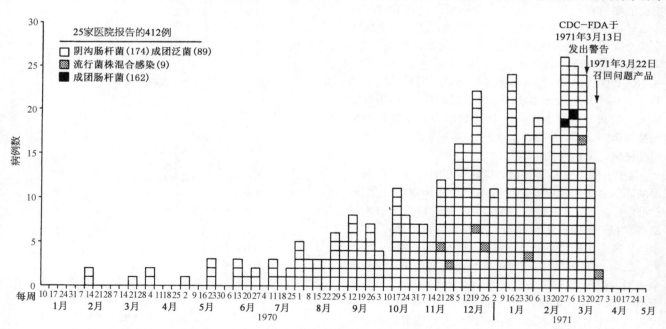

图 38.3　由一家美国制造商的大容量肠外产品的内源性污染导致的全国医疗相关菌血症暴发

1970 年 7 月 1 日至 1971 年 4 月 27 日，总计有 25 家美国医院发生 397 例静脉输液相关血液感染，达到流行水平。通过全国性的召回该制造商的问题产品，医院和全国范围内流行立即减少。引自 Maki DG, Rhame FS, Mackel D, et al. Nationwide epidemic of bloodstream infection caused by contaminated intravenous products. *Am J Med*. 1976；60：471-485. 已获许可

患者的多重输液暴露,是医院污染的常见来源[2,40,235,253-257]。

大量输液相关 BSI 的暴发是由于使用不合格的化学消毒剂,或者用于皮肤消毒的苯扎溶液和氯己定溶液[153-156],或近几年用于消毒血流动力学监测中的传感器组件消毒剂[235](表 38.10)。

20 世纪 70 年代许多已报道的革兰阴性菌 BSI 流行归因于可重复使用传感器组件(用于血流动力学监测)的消毒剂污染,1977~1987 年,CDC 对罹患卫生保健相关 BSI 暴发的所有调查中,有 1/3 归因于用于动脉压监测的输注液污染[255]。自 1980 年以来,据文献报道有 28 例与动脉压监测相关的医疗相关 BSI 暴发,几乎都是由革兰阴性杆菌引起的,黏质沙雷菌或伯克霍尔德菌属最为常见[235-238]。这些流行中的 2/3 与可重复使用传感器组件的不合格消毒有关。最常见的污染部位为金属传感器顶部,传感器之间的接口及一次性室穹顶。8 次流行归因于微生物由医院的外部污染来源引入关闭的监测系统,如血气测定仪中用于冷却抽取动脉血的注射器的冰块污染,多剂量瓶肝素化盐水,校准压力监测系统的外部装置污染。至少有 9 次暴发是由于医务人员的手部病原菌污染导致的;然而,大多数报道并未提供足够的数据以明确输液污染的来源。

不论是哪种类型的输液治疗,输液器和导管之间的连接必须是安全的。这对 CVC 尤其重要,意外断开连接会导致出血或危及生命的气栓或失血。在 TPN 中,不合格的连接也会增加医源性感染的风险:某研究报道了由不同的凝固酶阴性葡萄球菌菌株引起的 23 例 CR-BSI 的暴发,由制造缺陷引起,导致静脉输入营养液从注射器/导管连接部位渗漏,并由敷料下方渗出,导致大量细菌过度生长[258]。另一次凝固酶阴性葡萄球菌 BSI 暴发是由于导管输送系统的操作过于频繁,致使空气进入静脉泵管道而导致的。将输液泵放置于或低于患者的心脏水平,就可以避免上述情况的发生,防止空气进入管道[259]。

在 20 世纪 70 年代,许多革兰阴性菌(特别是除了铜绿假单胞菌以外的其他假单胞菌)BSI 的暴发归因于患者的血液透析机器里的透析液污染[260](第 24 章);在改进质量控制、复用透析器线圈的消毒及一次性透析器的广泛使用后,由透析液污染引起的 HAI 暴发发生率显著下降[2]。

混合药剂的配制是另一种污染可能被引进的重要方式[261]。这种污染方式最大的担忧在于一旦发生可能会造成许多患者的暴露,尤其当其发生在中心药房时。此外,液体配制完成和输液间隔时间过长,为微生物的增殖提供机会,致使其能达到非常高的浓度,可能会引起血性休克。两次念珠菌血症大暴发是由静脉注射用营养液污染导致的[262,263];两次暴发均是由于医院药房真空系统被念珠菌严重污染引起的,该真空系统在注入其他混合药剂成分前被用于抽空瓶内液体。据推测,病原菌在混合药剂配制过程中被注回到输液瓶内。暴发来源于药剂混合过程中的污染,配液完成后,在室温条件下,输注前输液瓶被允许放置长达 48 h。无论怎样强调配液过程中污

染所导致的血流感染都不为过。液体配制完成后,应于 6 h 内使用或立即冷藏。

超过 100 次的流行调查[1,2]记录显示,使用中的输注液污染或置管部位污染是由医院内多种外源性污染导致的(表 38.10)。在许多暴发中,医院污染病原菌来源,甚至传播途径均未被识别,但在为患者接受输液治疗和输液操作的卫生服务提供者手部检出大量病原菌。输液系统特别是输液器的操作,为微生物进入使用中的输注液,提供了一个非常有效的方式,例如上文提及的全美 HAI 暴发就是由于使用中的静脉输液麻醉剂——异丙酚(Diprivan®)污染引起的。最初市场上销售的麻醉剂不含有抑菌剂。麻醉剂为微生物快速增殖提供了丰富的营养[226],早期多种革兰阳性菌、革兰阴性菌和酵母菌 BSI 或 SSI 暴发是由于手术室内使用中的异丙酚污染导致的,由于当时未严格执行无菌操作,已经开启的麻醉剂瓶在室温下储存,且多名患者共用一瓶麻醉剂。在过去的二三十年内,医疗相关念珠菌血症暴发事件急剧增加[264-266],主要发生于 ICU 中,是由于为易感患者操作 IVD 及输液的医务人员的手部病原菌污染引起的。

流行病调查方法

一旦怀疑流行,需立即启动系统而全面的流行病学调查。调查内容包括确定流行存在[267],确定病原体来源及传播途径,最重要的是迅速彻底地控制流行。显然,应依据已明确病原菌的流行病学特征而采取相应的控制措施(第 6 章)。

处理医疗相关血流感染疑似暴发的基本步骤见表 38.11。为了说明输液相关 BSI 流行的调查方法,以下叙述的是发生在威斯康星大学医院和诊所一次不寻常的流行病学暴发调查[39]。

表 38.11　疑似的医疗相关血液感染流行的评估

行政预案
　立即采集患者的血液标本,从空间和分子分型(通过一种或多种方法)上识别明确分离株类别

生物型
　药敏模式(抗菌谱)
　血清学分型
　噬菌体分型
　细菌素分型
　SDS-PAGE 蛋白质电泳法
　聚合酶链反应
　脉冲场凝胶电泳
　免疫印迹模式
　多电极聚焦酶电泳
　限制性内切酶消化和限制片段长度多态性分析
　DNA 探针

初步的评估和控制措施
　识别和描述个案的时间、地点和危险因素
　努力识别血液感染的来源
　确定病例是否为真正的血液感染,而不是"假菌血症"
　确定发病率是否达流行水平,而不是一个"假流行"

临时控制措施
　加强监测,及时发现新病例
　督查常规感染控制政策和程序的落实
　确定援助的需要,尤其是本机构以外(本地及本州 CDC)

续　表

流行病学调查
　　临床流行病学研究,尤其是病例对照研究
　　微生物学研究

明确的控制措施
　　加强随访及监测,确认流行已被控制
　　报告调查结果

SDS - PAGE,聚丙烯酰胺凝胶电泳。

在 1985 年 3 月下旬的 2 周内,我们学校医院的 3 名患者发生原发性相似的非发酵革兰阴性杆菌卫生保健相关 BSI。所有 3 名患者均在 3 月 11 日和 3 月 25 日之间做过心脏直视手术,术后 48~148 h 发展为菌血症。

所有 3 名患者 BSI 病原菌均为皮氏伯克霍尔德菌变种 1,同时其中 2 名患者的静脉输注液也培养出同种微生物,正巧 BSI 暴发期间,大多数在医院接受静脉输液的成年患者参与了静脉导管敷料的研究[115];作为研究协议的一部分,导管拔除时对患者的静脉输注液进行常规取样。对研究开始 3 个月以来,近 1 000 个研究对象的输注液培养结果进行回顾,结果显示 3 月份有附加手术的 3 名患者,皮氏伯克霍尔德菌变种培养阳性,虽然 3 名患者均无 BSI 临床症状。经限制性内切酶消化和脉冲场凝胶电泳分子分型,结果显示所有 6 个分离株完全相同。在 1 月份手术的另外 3 名患者静脉输注液分离培养出相似的非发酵革兰阴性杆菌;虽然因为时间太久分离株不再可用,当时 AP - 20E 生化板的筛选结果(APIAnalytab, Inc. ,Plainville,纽约,美国)与输注液皮伯克霍尔德菌污染的 6 名患者(3 名患者有 BSI,3 名患者无 BSI)相同。

所有患者均多次血培养阳性,且有感染性休克症状。但所有患者的任何局部感染部位,如尿路、下呼吸道或手术部位,均未分离到皮氏伯克霍尔德菌。

在此事件前 7 年的医疗相关 BSI 的某篇综述显示,本院血培养从未检出过皮氏伯克霍尔德菌,表明本院 3 名 BSI 患者及 6 名输注液污染但无感染症状患者,已达到流行水平(超过历年发病水平),且分子分型结果显示来自同一传染源。

与 CDC 和制造商取得联系:在过去的一年,超过 70 家 NNIS 医院没有一家报道过皮氏伯克霍尔德菌 BSI;且制造商在对销售前的芬太尼微生物学质量控制抽样中,从未发现皮氏伯克霍尔德菌污染,也未收到任何疑似芬太尼污染的用户投诉。此外,围绕医院的调查也显示,使用该制造商的芬太尼与本次皮氏伯克霍尔德菌医疗相关 BSI 无关。

进一步病例对照研究,病例组为 9 名近期做手术的受感染的患者,对照组为 19 名在静脉敷料研究中静脉输注液培养阴性的患者,结果显示病例组和对照组在手术室接受芬太尼静脉注射的比例,分别为 9/9 和 9/19($P=$ 0.05);病例组接受注射的平均剂量远远大于对照组接受注射的平均剂量(3 080 μg vs. 840 μg,$P<0.001$)。

当时,芬太尼在威斯康星大学医院手术室(OR)仅作为平衡麻醉的一部分来使用。制造商售出的芬太尼被保存于 20 ml 的安瓿中,每周由三名药学技术人员中的一名(轮流),按接下来一周 OR 可能需要的剂量,将芬太尼注入无菌注射器。每天再由一名药学技术人员从注射器中吸取出足够剂量的药物,以满足 OR 当天所有手术患者的需求。对中心药房注射器中吸取出芬太尼取样进行培养,结合病例对照研究结果,显示 20/50(40%)30 ml 注射器被皮氏伯克霍尔德菌污染,浓度超过 10^4 CFU/ml;35 个 5 ml 及 2 ml 注射器均未被污染($P<0.001$)。

为确定是否存在皮氏伯克霍尔德菌环境污染,对中心药房的进行广泛取样,所有培养结果均为阴性,从水龙头采集的 5 个蒸馏水标本除外:同样检出皮氏伯克霍尔德菌变种 1,且与患者血液标本或静脉输注液分离株的抗菌谱和限制性内切酶片段模式相同,浓度为 28~80 CFU/ml。分离株在芬太尼溶液中增殖良好,48 h 内浓度超过 10^4 CFU/ml。

第二个病例对照研究充分表明,BSI 流行是由于药房工作人员从 30 ml 注射器内替换掉芬太尼,该员工认为蒸馏水是无菌的,故用其进行替换,但不幸的是,蒸馏水被皮氏伯克霍尔德菌污染。该药房工作人员在调查初期已辞职。4 月 29 日,医院对为 OR 供给芬太尼和其他麻醉药品的流程进行改进;麻醉药品不再由中心药房预先吸取到注射器内,而是将未开封的瓶子或安瓿直接送达手术室;药剂师依据麻醉医师提交的麻醉药品订单,将麻醉药品分配到 OR。自 1985 年 3 月 25 日开始,再也没有皮氏伯克霍尔德菌相关 BSI 患者出现,6 000 名住院患者的静脉输注液样品也显示没有皮氏伯克霍尔德菌的再次污染。

这次暴发显示了流行病学研究(如病例对照研究)在识别造成流行的可能原因中的重要性。同时进一步说明了在肠外药品或混合营养液的潜在污染,及其引起的医疗相关 BSI 流行中,流行病学调查对感染来源追溯的重大意义。

预 防 策 略

导管相关感染的预防指南已发布[268],具体预防措施将在下面的章节中讨论。

无菌技术

为了符合这一要求,必须认为任何血管通路装置是作为一个直接联通外界(存在无数的微生物)和患者血液的基础管道。外周静脉置管前及随后的器械或注射器操作前,需要先执行手卫生(最好含杀菌剂成分),并戴好手套[269]。此外,为高危患者(如严重烧伤患者)外周静脉插置管应常规使用无菌手套。无菌手套也被强烈推荐用于各种 IVD 置管——动脉和所有的 CVC——与 BSI 相关的高危操作[16]。

最大无菌屏障在预防非隧道 CVC 相关感染中的作用已被证实[270,271]。一项前瞻性随机对照研究表明,与置管时采用最大无菌屏障(医务人员戴面罩、帽子、无菌手套,穿隔离衣,患者采用最大无菌单)相比,置管时仅戴无菌手套并采用小无菌单的 CR - BSI 的发生率增加 6.3

倍[271]。另外一项研究发现,CVC 置管时除采用最大无菌屏障之外,另外对置管部位皮肤强制进行 5 min 擦拭消毒,导管定植率由 36％降至 17％[272]。考虑到所有 IVD、CVC 均容易引起医疗相关 BSI,推荐在置管过程中常规采用最大无菌屏障,尤其是长袖手术衣、大无菌单及无菌手套,以减少接触污染[16,271]。

不合理的导管护理是导致导管相关感染的独立危险因素[273]。通常接受过静脉治疗特殊培训的团队,如专职的护士或技师,他们在导管置管及置管后维护中会更加严格遵循无菌操作规程。因此,由这些人员负责进行患者导管护理,发生导管相关感染的概率会明显下降[114,272,274-282](表 38.12)。这样的团队极具成本效益,可以减少至原来的 1/10 的输液治疗相关并发症导致的医疗支出[281,282]。

表 38.12　专业 IV 团队对 CR‑BSI 的影响

研究类型(参考文献)	导管类型	导管护理人员	导管数量	静脉导管相关血流感染的发生率(/100 导管)	P 值
同期非随机对照					
274	PIV	住院医师	4 270	0.4	
		专业 IV 团队	470	0.04	<0.001
275	CVC‑TPN	病区护士	33	21.2	—
		静脉置管护士	78	2.3	<0.001
276	CVC‑TPN	病区护士	391	26.2	—
		专业 IV 团队	284	1.3	<0.001
277	CVC‑TPN	病区护士	179	24	—
		专业 IV 团队	377	3.5	<0.001
278	CVC‑TPN	住院医师	45	28.8	—
		静脉置管护士	30	3.3	<0.001
回顾性研究					
279	CVC‑TPN	病区护士	335	28.6	
		专业 IV 团队	172	4.7	<0.001
280	CVC‑TPN	病区护士	51	33	
		静脉置管护士	48	4	<0.001
281[a]	PIV 和 CVC	住院医师	—		0.001
		专业 IV 团队	—		
同期随机对照					
114	PIV	住院医师	427	2.1	
		专业 IV 团队	433	0.2	<0.05
282	PIV	住院医师	453	1.5	
		静脉置管团队	412	0	<0.02

导管相关菌血症,住院医师组的发生率为 4.5/1 000 出院人数,专业 IV 团队组的发生率为 1.7/1 000 出院人数。
IV,静脉注射;PIV,外周静脉导管;CVC,中心静脉导管;TPN,完全肠外营养。

在没有专业的静脉治疗团队的情况下,一些研究者对导管护理人员进行了强化训练。其中一项研究发现,强化训练改善了导管护理的整体质量,并降低了导管置管部位细菌定植的污染率,然而导管接头细菌定植的发生率并没有改变[283]。在美国某些医院,所有的 CVC,特别是那些用于 TPN 的 CVC,都有专业导管护理团队。其他研究还表明,医疗机构通过加强对静脉导管置管和维护的督查,以及对专职护士、医生的培训与教育,能大大降低 CR‑BSI 的发生率[284]。护理人员配备充足对 CVC 护理的重要性日益凸显[285]。在调整其他危险因素后的 logistic 回归模型中我们发现,当 ICU 因护理人员缺编引起患者/护士比例翻倍时,CVC‑BSI 的发生风险急剧上升(OR=62)。这一研究表明:在这个医疗财政紧缩的时代,通过缩减 IVD 护理专职人员来削减成本的措施,最终反而会导致医疗成本和住院患者 HAI 风险的增加。

皮肤消毒[286]

鉴于已有证据表明,皮肤微生物在许多 IVDR 感染发生中扮演着重要角色,因此应优先执行减少导管置管部位皮肤微生物定植的措施,尤其是使用皮肤消毒剂。包括荟萃分析在内的多项研究结果显示,相较于 10％的碘伏或 70％的乙醇,2％的氯己定醇用于置管前或导管维护时的皮肤消毒,可以明显减少 IVDR 感染的发生率(36 160～162 287)。某前瞻性研究中,外科 ICU 内中心静脉和动脉导管置管的 668 患者被随机分为 3 组,分别使用 10％的碘伏、70％乙醇或 2％氯己定水剂,作为置管前和置管后隔天一次导管护理的皮肤消毒[36]。氯己定组的感染率最低;14 例输液相关 BSI 中只有 1 例发生在氯己定组,另外 13 例发生在其他两组中(OR=0.16;P=0.04)(表 38.13)。其他多项研究结果也显示,相较于碘伏,氯己定用于导管置管部位皮肤消毒可以明显减少导管相关感染的发生率。

表 38.13　三种预防 CR‑BSI 的皮肤消毒剂的前瞻性随机对照研究

血流感染来源	10%碘伏 (n=227)	70%乙醇 (n=227)	2%氯己定 (n=214)
导管相关	6	3	1
污染源			
输液污染	—	3	—
导管内污染	1	—	—
所有来源合计（%）	7(3.1)	6(2.6)	1(0.5)[a]

[a] 与其他两组合并后相比（OR=0.16，P=0.04）。
摘自 Maki DG, Ringer M, Alvarado CJ. Prospective randomised trial of povidone-iodine, alcohol, and chlorhexidine for prevention of infection associated with central venous and arterial catheters. *Lancet.* 1991；338：339 – 343. 已获许可。

某回顾性研究，分析了居家 TPN 护理中，使用不同消毒剂对置管部位进行护理和对导管连接口进行消毒，对 CR‑BSI 的影响。结果显示，10%碘伏组导管相关感染的发生率为 0.58 例/导管年，0.5%~2%碘酊或 0.5%氯己定酊剂组导管相关感染的发生率为 0.26~0.28 例/导管年[288]。前瞻性随机对照研究结果显示，相较于碘伏，置管前使用碘酊进行皮肤消毒，患者血液培养污染率能降低 50%[289]。

置管位点

根据美国 CDC 医院感染控制实践咨询委员会（HICPAC）的指南，成人患者的非隧道 CVC 置管位点首选是锁骨下静脉（等级 1A）[268]。与其他部位相比，选择股静脉作为置管位点被认为具有较高的导管定植率和深静脉血栓形成风险[184,268,290-292]。某随机对照试验（RCT）结果显示，相较于锁骨下静脉，股静脉置管患者的感染并发症明显增加（19.8% vs. 4.5%；$P<0.001$）[292]。多项研究结果显示，颈内静脉置管患者的 CR‑BSI 发生率高于股静脉和锁骨下静脉置管患者[123,184,268]。然而也有得出不同研究结论的，某 RCT 研究结果显示，颈内静脉置管患者和股静脉置管患者的感染风险无明显差异（2.3 vs. 1.5；$P=0.42$）[290]；此外某前瞻性观察性研究结果显示，锁骨下静脉置管、颈内静脉置管和股静脉置管三者相比，锁骨下静脉置管患者的微生物定植率最低，但三组患者的感染率并无明显差异[293,294]。虽然迄今没有关于三个置管位点的 RCT 研究，基于现有的数据，我们仍然推荐首选在超声定位下行锁骨下静脉穿刺置管，以尽量减少器械相关并发症。

置管时使用实时超声引导可以减少机械相关并发症和感染[268,294,295]。某随机研究结果显示，颈内静脉穿刺置管时，使用实时超声引导，可显著减少包括 CR‑BSI 在内的并发症的发生（$P<0.001$）[295]。荟萃分析结果也显示，颈内静脉置管和锁骨下静脉置管时使用超声定位，可以减少置管失败率（RR=0.32；95% CI=0.18~0.55），减少置管并发症（RR=0.22；95% CI=0.10~0.45）及减少多次置管的需要（RR=0.60；95% CI=0.45~0.79）[296]。

模拟演练

最近，在某家城市教学医院内完成了一项观察性研究，该研究评估了模拟演练干预对降低 ICU CR‑BSI 的影响[297]。92 名第二年和第三年的内科和急诊住院医师完成了该项培训项目，项目内容包括培训前考试，CVC 正确置管视频演示，超声引导定位，模拟装置实践操作及培训后考核，考核合格才算培训完成。干预前的 16 个月内，内科 ICU CR‑BSI 的感染率为 3.2/1 000 导管日；同期，作为对照组的外科 ICU，CR‑BSI 的感染率为 4.86/1 000 导管日。在 16 个月的干预期，所有第二年和第三年的住院医师已完成培训，内科 ICU CR‑BSI 的感染率降低至 0.52/1 000 导管日，外科 ICU 没有医生参与该培训计划，因而相同时期内 CR‑BSI 的感染率保持在 5.26/1 000 导管日。该培训项目的经济效益通过干预前后一年的比较来评价[289]。通过实施基于模拟演练的培训项目，扣除培训费用后每年可节约成本超过 $700 000（2008 年美元货币值），相当于有 7：1 的投资回报率（培训的费用约为 $112 000）。基于模拟演练的培训能促使医务人员正确掌握 CVC 置管技术，因而成为 CDC 指南中预防 CR‑BSI 的一项重要推荐措施[268]。

局部使用抗菌药膏[299]

理论上，局部使用抗菌药膏应该可以有效保护穿刺点免遭病原体侵袭。多种抗菌药物软膏（如多黏菌素、新霉素或杆菌肽）在外周静脉导管外用的临床试验结果显示，抗菌药物软膏的感染控制效果仅有中度甚至无效[163,300]，反而可能增加念珠菌感染的发生风险[122,163]。前瞻性随机对照研究结果显示，局部使用莫西沙星软膏（主要对革兰阳性菌具有较好的抗菌活性），可以明显减少 CVC 病原菌定植，但对动脉导管或外周静脉导管定植无效。由于没有念珠菌定植的相关数据，抗菌药膏对 CR‑BSI 的影响无法评估[301]。但导管穿刺部位莫匹罗星的广泛使用很可能会导致细菌耐药[302]，因此不推荐其常规用于 CVC 穿刺部位。

关于 CVC 置管位点局部使用碘伏软膏的效果，已有两次前瞻性研究，但研究结论相反。一次是在外科 ICU 开展的大样本随机对照试验研究，结果显示碘伏软膏无作用[303]；另一项更近期的研究结果显示，血液透析患者锁骨下动脉穿刺部位局部使用碘伏软膏可以减少至原来的 1/4 的血透相关 CR‑BSI[128]。

敷贴

在 IVDR 感染机制中，皮肤菌群的重要性表明，导管穿刺部位的敷贴可能对导管相关感染的发生有较大影响。对于血管导管，透明敷贴便于持续观察置管位点，可靠地固定导管，且与纱布和胶带相比舒适度更高。此外，透明敷贴允许患者洗澡淋浴而不会浸湿敷贴。敷贴相关临床试验结果显示，胶带或防水塑料薄膜会阻塞皮肤，致使穿刺部位的皮肤菌群（包括革兰阴性杆菌和真菌）呈爆炸性增长[303]。尽管聚氨酯敷贴为半透明，能防止外界微生物和水分渗透，并能很好地透过氧气、二氧化碳和水蒸气，并且在健康志愿者的试验结果显示并不会造成皮肤菌群的过度增殖[304],但荟萃分析结果显示敷贴会增加皮肤定植和导管相关感染的风险[305]。

透明聚氨酯敷贴比纱布和胶带更加昂贵,为节约成本并增加便利,临床上经常延长透明敷贴的使用期限,一般长达 7 日或更长时间。关于延长透明敷贴的使用期限是否会增加导管相关感染的风险有很多的质疑。已有大量的研究关注透明敷贴与纱布和胶带之间的效果比较[18,19,113,115,306-310]。三项临床试验发现[306-308],无限期使用透明敷贴会增加导管定植率。其他研究结果也显示透明敷贴会增加导管感染率,但仅限于夏季[113]。然而,也有一些研究的结果完全不同[18,19,115,309,310],无论使用何种敷贴,导管定植率均较低(1.6%～8.5%)。所有已报道的近 4 000 例导管置管患者中,仅发生 3 例 VR - BSI。

一项对 2 088 根聚四氟乙烯外周静脉导管的随机对照研究结果显示[115],与纱布和胶带相比,使用透明敷贴后(置管期间不进行更换),置管部位皮肤常住菌和导管定植率并未增加,而且无一例感染病例。春夏季节时期敷贴下的皮肤定植,并未如上文所述那样有所增加,主要是因为现在医院都使用空调系统。多因素分析结果显示导管插管部位细菌定植(RR= 3.9)和敷贴下变潮湿(RR= 2.5)是导管相关感染的危险因素(表 38.8)。以上研究的数据表明,定期更换外周静脉导管敷贴并不是经济有效的方法,无论无菌纱布还是透明敷贴都无须更换,可以一直使用至导管拔除[16]。

一些针对不同类型敷料用于短期非隧道式的中心静脉和/或肺动脉导管的研究结论截然相反[38,310-319],部分操作程序会稍有不同(如对照组的纱布敷贴下局部使用抗菌药物软膏,实验组的透明敷贴下则不使用)。其中一项研究报道,至少 7 日更换一次透明敷贴与每周更换 3 次纱布相比,锁骨下静脉置换患者的感染相关并发症的发生率增加 3 倍,但差异无统计学意义[313]。也有研究报道,与纱布和胶带相比,使用透明敷贴能增加 CR - BSI 的发生风险(16% vs. 0)[311]。研究者在 ICU 也进行了类似的试验,与用纱布敷贴相比,透明敷贴隔天更换一次并不会减少导管相关感染的发生[316]。然而,当透明敷料用于高风险的 ICU 患者时,患者皮肤菌群明显增加,当透明敷贴的更换周期长达 7 日时,导管相关感染增加 50%,提示 ICU 的 CVC 置管患者应增加敷贴的更换频率。另一项前瞻性研究,研究对象为数百名 CVC 高危患者(多数接受 TPN),结果显示,与频繁更换的纱布和胶带敷贴相比,使用时间较长的透明敷贴并未增加导管相关感染的发生率[38,310,312,314,315,317-319]。在某大型的前瞻性随机对照研究中,我们发现无论是纱布和胶带隔天更换一次,还是传统的聚氨酯敷贴或高渗水性聚氨酯敷贴每 5 日更换一次,对导管定植或 CR - BSI 的影响没有差异[38]。但移除导管后,两种透明敷贴下的皮肤微生物定植明显高于纱布和胶带。两种聚氨酯敷贴之间并无差异。另一项多中心研究也得到相似结果,无论是纱布和胶带隔天更换一次还是透明敷贴每 5 日更换一次,CVC - BSI 的发生率无明显差异,但透明敷贴组的定植率明显增加[319]。

有两项研究关注了袖套式 Hickman 或 Broviac 导管置管患者,并提供了相关微生物学数据[316,320]:研究对象分别为肾脏移植患者和骨髓移植患者。在较为理想的透明敷贴更换频率下,甚至延长至每 5～7 日更换一次,并不会导致导管出口部位及隧道感染率或 CR - BSI 的增加。以上研究,涉及各种类型的导管,包括 CVC、肺动脉导管及长期隧道式导管,均显示插管部位使用透明敷贴、纱布和胶带中的任何一种都是安全的。

关于透明敷贴用于动脉导管置管的研究其少[19,316]。一项通过监测外科 ICU 接受血液透析患者的前瞻性研究发现,与纱布和胶带相比,使用透明敷贴(甚至做到隔天更换)导致 CR - BSI 的发生率增加 5 倍之多[316]。该项研究中感染率的增加,主要是由于动脉压力的存在,致使敷贴下的穿刺部位有血液渗出;如果血迹不能被及时清理掉,将会成为微生物繁殖的温床,从而导致导管感染。最近的一次大规模随机对照研究结果显示,高黏性敷贴可以减少导管移位但却会增加导管定植率。

导丝引导更换导管

Seldinger 技术,即血管定位后,用带针芯的穿刺针经皮穿透血管前后壁,导丝穿过针头进入血管,随后导管通过导丝引导置入血管,是一项重大的技术进步,它允许更大的导管置入的同时将对血管的损伤降到最低,减少锁骨下静脉或颈内静脉置管时气胸的发生,同时也可以减少操作步骤,降低感染风险。为避免因新的导管经皮穿刺引起气胸和其他机械损伤并发症,尤其是 CVC,新导管通常会在导丝引导下从原穿刺部位重新置入[124]。而多项 RCT 研究表明,常规通过导丝引入更换 CVC 是没有必要的[124,167,321]。其中规模最大的一项研究发现[124],导丝引导下更换导管会增加 2 倍的 CR - BSI 发生率,75% 的 CR - BSI 和真菌血症发生在导丝引导下更换导管或新导管置入的 72 h 内。在儿科 ICU 的某研究中,研究者并未使用导丝进行常规的导管更换[322],结果显示导管相关感染的发病密度并未随置管时间的延长而增加。某肿瘤患者相关研究也得出类似的结论,该研究采用非隧道式 CVC,导管平均留置时间长达 136 日[323]。以上研究结果进一步证明,导丝引导下常规更换导管对普通患者并无必要,除非存在不明原因发热或穿刺点红肿渗出。另外两项关于 CVC 和 Swan-Ganz 肺动脉导管的前瞻性研究,也显示常规导丝引导下更换导管和不更换导管并不会对 BSI 的发生产生不同影响[124,321]。但综合所有关于 Swan-Ganz 肺动脉导管的前瞻性临床研究,结果显示在置管第 5 日时 BSI 的发生率明显升高[52]。各研究结论并不相同,因此 Swan-Ganz 肺动脉导管的安全留置时间目前尚不能确定。

关于动脉导管的一项前瞻性研究结果显示,相较于置管 7 日后拔除导管并在新的部位重新置入,在原部位通过导丝引导下常规更换导管的 CR - BSI 发生率明显增高[35]。其他研究也表明,动脉导管相关感染密度并不会随着置管时间的延长而增加[324,325]。另外三项前瞻性研究也显示[326-328],在不常规更换导管、换能器和导丝的情况下，导管定植率（2.9%）和 CR-BSI（0.2%）发生率非常低，该结果与其他研究结论相吻合。以上研究结果提示，与 CVC 相似，不推荐普通动脉导管置管患者常规更换导管，除非存在局部感染或不明原因发热。不过必须牢记的是所有侵入性器械，包括各种类型的血管内导管，都会增加感染风险，应每天评估留置的必要性，不需要时尽早拔除。某研究结果显示，约 20% 的住院患者导管闲置连续超过 2 日，且 20% 的静脉置管住院日是无效且非必要的，这些患者的导管感染风险大大增加[329]。某随访研究结果显示，加强宣教能有效降低无效导管的使用率[330]。

置管时间过长或疑似感染（如不明原因发热）时，应考虑更换中心静脉或动脉导管；以下情况下，推荐在导丝引导下原位更换导管：① 几乎没有新的穿刺点可以选择；② 在新部位更换导管时经皮穿刺风险较高（如凝血功能障碍或过度肥胖）。当然，最为关键的是新导管置入过程中应严格遵循的无菌操作规程，包括常规使用无菌手套和无菌大铺巾，CVC 置管时还需穿无菌手术衣。使用消毒剂仔细擦拭置管部位和旧导管；插入导丝，移除旧导管，再次擦拭消毒导丝和置管部位，此时手术操作者应更换手套并在患者置管部位重新铺巾，因为原先使用过的手套和无菌巾很可能在操作旧导管时已经被污染，最后在导丝引导下置入新导管。

应常规培养被拔除的旧导管，若患者有发热或其他 BSI 症状，导管培养的同时行血培养。如果培养结果提示存在细菌定植，导丝引导下原位置入的新导管应立即拔除，以避免进一步发展为 CR-BSI（或使已存在的 CR-BSI 进一步发展），因为新导管被置入到了一个感染通道。在这种情况下，需要重新寻找新的穿刺部位。相反，如果导管培养阴性，那么新导管可以由原部位置入，但仍需要评估旧导管微生物污染情况，同时排除由导管污染引起的发热或 BSI，以避免患者因为在新部位重新经皮穿刺而受到新的伤害。

如果原穿刺部位端口存在炎症（尤其化脓性的）或患者有明显的脓毒症体征，怀疑感染源自导管，或近期导管血定量培养阳性显示导管污染，此时应避免在原位（很有可能存在感染的部位）行导丝引导下导管更换。

皮下隧道式中心静脉导管的作用

因为能预防导管相关感染，经皮下隧道置入 CVC 被广泛应用。某前瞻性随机对照研究，研究对象为免疫力低下的患者，该研究结果显示是否使用隧道式导管对 CR-BSI 的发生率并无影响[330]。另一项 TPN 导管相关研究发现[279]，使用隧道式导管能降低了导管相关脓毒症的发生率，但奇怪的是这种降低发生在 IV 护士接受专职培训前，而不是接受专职培训后。最近的前瞻性随机对照研究也同样证明，隧道式颈内静脉留置导管能大大减少 CR-BSI 的发生（RR=0.19）[331]。然而该措施很难在美国推广，因为在美国大多数隧道式导管经锁骨下静脉而非颈内静脉置管。此外，该研究中并未采集导管血进行培养，这种情况在美国较为常见。这会导致被识别的

CR-BSI 发生率较实际发生率低，在一定程度上夸大了隧道式和非隧道式导管引起的 BSI 发生率差异。另一项研究表明[323]，在专业 IV 护士护理的情况下，即使是应用于免疫力低下的患者中，非隧道式 CVC 引起的 BSI 发生率也非常低。该研究结果提示，有专业 IV 护士的情况下，不必要使用隧道式导管来降低 CR-BSI；而在没有专业 IV 护士的情况下，是否需要采取隧道式导管有待于进一步证实。

抗菌药物封管液

长期置管患者发生 CR-BSI 主要是由于导管腔定植导致的，而抗菌药物封管能有效降低长期导管管腔内定植，从而减少 CR-BSI 的发生。少量抗菌药物溶液注入导管腔内停留一定时间，随后冲掉或移除。一项纳入七个随机对照试验的荟萃分析结果显示，在肿瘤患者中使用万古霉素封管液能有效降低 CR-BSI 的发生风险（RR=0.49；95% CI=0.26～0.95）[332]。最近的一项针对血液透析患者的系统综述显示多种封管液，包括各种抗菌药物、EDTA 制剂、非抗菌药物消毒液（如柠檬酸盐或柠檬酸牛磺罗定），上述所有封管液均对控制 CR-BSI 有效[333]。研究亦表明使用乙醇封管与抗菌药物封管一样安全有效[334-336]。最近发表的一项前瞻性双盲随机对照研究表明，在免疫抑制的血液病患者中，相较于肝素化生理盐水封管，使用乙醇封管能使 CR-BSI 的发生变为原来的 1/4（OR=0.18；95% CI=0.05～0.65）[336]。虽然体外试验已证实多种新的抗菌药物封管液对控制感染有效，但有待于临床试验的进一步证实[337]。一般而言，应优先推荐消毒剂封管液，因为它比抗菌药物有更广的抑菌谱，且产生耐药性的风险更低。

最近的美国 CDC HICPAC 关于 CR-BSI 预防指南，推荐曾多次发生 CR-BSI 的长期置管患者使用抗菌药物或消毒剂封管液，即使已严格遵循无菌操作（推荐级别 Ⅱ）[268]；特别是其中存在 CR-BSI 高复发风险的患者（如血液透析患者），推荐使用抗菌药物封管液。

每日氯己定洗浴

氯己定洗浴已被推荐和证实是减少 CR-BSI 的有效策略[338-341]。Bleasdale 等在两个 ICU 进行的交叉干预研究结果显示，相较于使用普通肥皂和水进行洗浴（n=445；2 119 住院日），每天氯己定洗浴（n=391；2 210 住院日）CR-BSI 的发生风险显著降低（4.1/1 000 住院日 vs. 10.4/1 000 住院日；减少了 6.3/1 000 住院日；95% CI=1.2～11.0）[338]。涉及多个 RCT 和类实验的荟萃分析也表明，氯己定洗浴相比对照组（普通肥皂和水洗浴）可以有效降低 CR-BSI 的发生风险（RR=0.32；95% CI=0.22～0.46；P<0.000 1；I²=17%）[342]。而未被纳入该荟萃分析的某回顾性干预研究结果显示，在外科 ICU 中，患者改用氯己定替换原先的肥皂进行洗浴后，CR-BSI 的发生率并没有降低[343]。氯己定洗浴在美国 CDC HICPAC 关于 CR-BSI 的预防指南中的推荐级别为 Ⅱ。多数氯己定洗浴对 CR-BSI 预防效果的研究局限在 ICU 内，且综合多项研究结果显示可能氯己定洗浴对

VRE-BSI 的预防效果优于 CR-BSI；目前已有的研究结论各不相同，因此仍需要进一步的相关研究。

导管固定

无须缝线固定的导管可以减少穿刺部位皮肤的损伤，且减少定植[344]。进行合理的导管固定可以降低静脉炎、导管移位或拔除的发生风险，此外还可以降低医务人员发生针刺伤的风险[268]。

导管固定装置的种类包括缝线，胶带和导管固定器如 StatLock®（CR Bord 国际子公司 Venetec）。缝合固定导管不仅给患者带来不适感，同时会增加医务人员针刺伤风险，此外会引发穿刺部位局部炎症，增加感染风险。StatLock®，是一种无缝线的导管固定器，可以减少包括 CR-BSI 在内的导管相关并发症[344-346]。随机对照研究结果显示，StatLock® 组 CR-BSI 发生率明显低于缝线固定组（2 vs. 10；$P=0.032$）[344]。最新的美国 CDC 指南推荐为外周静脉和延伸导管（如 PICC）提供有效的导管固定装置，尤其是 PICC 推荐等级 Ⅱ[268]。固定装置在 PICC 以外的其他导管中的作用有待于进一步研究。

输液系统污染的防控措施

多项研究结果显示多数 CR-BSI 并非由输液污染引起[1,2]；但在少数情况下输液也可能被污染，引起菌血症或真菌血症局部流行[36-38,121,184]。随着持续输液时间延长，输液被污染的风险不断增加，污染病原菌增殖至高浓度的风险也随之增加，最终导致接受输液的患者 BSI 的发生风险增加。近 20 年来，美国大多数医院常规定期更换接受静脉输液患者的整个输液系统，更换频率为 24 h 或 48 h 一次[1,2]，以减少因输注液外源性污染而导致的 BSI。但前瞻性研究结果显示（表 38.9），输液系统更换间隔时间不需要低于 72~96 h，包括用于 ICU 患者 TPN 的输注或任何其他输液[227,228,230]；输液系统使用时间延长可为医院节省相当大的成本[228]。另一项前瞻性研究表明，间隔时间 96~120 h 更换新的输液系统并未增加导管相关感染的发生率[324,347]。但需要注意的是，间隔时间超过 96~120 h 会增加 BSI 的发生风险，尤其当输注液适合污染微生物生长时[242]。

多数情况下 72~96 h 更换一次输液系统即可满足临床需求，但以下几种情况例外：① 输注血液制品；② 输注脂肪乳剂；③ 输注异丙酚；④ 疑似输液相关 BSI 流行。以上四种情况下，推荐增加输液系统常规更换频率，改为 24 h 更换一次或更频繁。微量血液能缓冲酸性溶液并提供有机养分，极大地促进大多数微生物在肠外营养液中的生长[217]；此外，大多数医院常见病原菌，包括凝固酶阴性葡萄球菌、部分革兰阴性杆菌、念珠菌或糠秕马拉色菌，均能在商用脂肪乳剂中快速增长[219,220,225,242]，因而 BSI 的暴发常常由脂肪乳剂的输注引起[242,245,348]。

也有研究建议，用于血液动态监测的输液系统，包括注射器和其他输液组件，通常情况下不需要常规更换，除非导管插管部位有硬结或渗出，或患者不明原因发热[234,326-328]。

不同种类的输液泵和输液系统，对导管相关感染的发生率的影响也会有所不同。某些种类的输液泵和输送系统容易发生导管破裂，导致空气进入管道内，进而引发严重后果，某医疗机构凝固酶阴性葡萄球菌 BSI 暴发被证实由此原因引起[259]。相较于其他类型的输液系统，某些类型的导管破裂率需要降低更多[349]，才能降低 CR-BSI 的发生，导管破裂已被证实是导管相关感染的独立危险因素[350]。

无针输液系统因为可以减少暴露于血源性病原体的风险而被广泛使用。但关于无针输液系统能否降低 CR-BSI 的发生风险，目前尚无相关前瞻性随机试验证实。相反，有研究发现，无针输液系统可能会增加导管相关感染的发生风险[257,351-355]。共同存在的问题是无法对此系统的内部组件进行清洁消毒；一旦受到污染，细菌和真菌可以大量增殖，进而引起管腔内血流感染[351,352]。导致 CR-BSI 风险增加的另一个原因，可能是缺乏对终端使用者的教育或培训，以确保每次使用前导管接口都被恰当消毒。我们医院近期正在逐渐改用正压无针连接器，监测发现 CR-BSI 急剧增加，通过直接观察医务人员行为，我们发现导管接口并非每次使用前都被消毒。对相关医务人员进行集中培训后，监测结果显示 CR-BSI 降低至基线水平，继续使用正压无针连接器对 CR-BSI 并无影响。需要进一步的前瞻性研究，以确定无针输液系统的安全性，包括针刺伤、导管接头微生物定值、BSI，特别是医务人员的适应程度。抗菌帽应用于无针连接器，可以降低外源性因素引起的定植风险；同样也需要进一步的研究来评估其对 BSI 的影响。

继续推荐使用终端过滤器，因为其可以降低输液污染的风险。但过滤器必须定期更换，否则会造成堵塞，导致增加输液系统操作，反而造成增加输液污染的风险[356,357]。某些商用管道过滤器可以允许内毒素通过[357,358]。通过使用直径为 0.22 μm 或 0.44 μm 的管道过滤器，可消除抗菌药物中的微细颗粒成分，从而降低抗菌药物静脉输注引起的静脉炎风险[359]；但并非所有的随机试验均支持使用管道过滤器能明显降低静脉炎的发生风险这一观点[360]。此外，过滤器较为昂贵，它们的使用成本甚至大大超过了药物微细颗粒造成的静脉炎的医疗成本。评估管道过滤器对严重导管相关感染发生率的影响的前瞻性临床对照试验较为少见。仅有的几项研究因为纳入患者人数太少，结果各异[361,362]；但动物研究结果一致显示，静脉输液污染严重的情况下，管道过滤器能降低死亡率[362]。在推荐常规使用管道过滤器前，尤其在推荐其作为预防外源性输液污染引起 BSI（散发，较为少见）的感染控制措施前[16]，需要进一步的大型前瞻性双盲临床研究，以明确其效果及成本-效益。

创 新 技 术

创新技术的发展和应用大大减少输液相关 BSI 的发生风险，特别是由血管内装置而导致的感染：输液系统设计或制造工艺的创新,能有效防止微生物进入输液系统,或防止置管导管的定植微生物增殖到较高浓度,避免因不严格的无菌技术或患者免疫力低下带来的隐患。

在烧伤动物模型中银离子敷料可通过减少铜绿假单胞菌在动物组织中的渗透,从而减少导管相关感染的风险[363]。曾经有研究采用聚维酮碘消毒液浸渍过的透明敷料,希望能抑制敷料下的皮肤定植,但结果令人失望[115]。鉴于氯己定对置管部位的皮肤消毒效果优于聚维酮碘[36,160-162],氯己定浸渍的敷料也被证明对皮肤定植的抑制效果更好。氯己定浸渍聚氨酯海绵复合剂(BioPatch 氯己定;强生公司,阿灵顿,美国得克萨斯州)被证明能显著减少硬膜外导管的定植,由 29% 降至 4%[364]。多项 RCT 结果显示,氯己定的使用能减少导管定植和 CR-BSI 的发生[365-369]。近期的某大型随机对照试验结果显示,BioPatch 的优势同样适用于动脉导管和颈内静脉导管[365]。此外,该研究提示透明敷料可以每 7 日更换一次,CDC HICPAC IV 指南同样推荐了该措施。

鉴于 IVD 感染潜在来源的多样性,以及微生物黏附于导管表面在感染发病机制中的重要性,因此最佳的感染预防策略是开发出新型抗微生物定植的导管材料。体外试验结果显示,细菌难以在亲水性导管表面定植[370,371]。对导管表面的消毒剂或抗菌剂涂层,或将消毒剂或抗菌剂纳入导管材料本身,这可能是预防血管内装置相关感染的最有效的技术创新。某前瞻性随机对照试验,研究对象为外科 ICU 内的中央静脉或动脉导管置管患者,研究结果显示导管表面涂以头孢唑啉和阳离子表面活性剂导管定植可变为原来的 1/7,该研究中未出现 CR-BSI 患者[172]。最新的另一项前瞻性研究结果也显示,导管表面涂以米诺环素和利福平,能显著降低导管定植和 CR-BSI 的发生率[173]。这些创新装置的广泛应用,也可能会导致涂层抗菌药物耐药性的发展[372]。我们研究了一种新型 CVC 的聚亚安酯导管(Arrowgard;Arrow International,Reading,Pennsylvania,USA),它浸渍有微量的磺胺嘧啶银盐和氯己定;在一项 402 例外科 ICU 患者随机对照试验中,消毒剂涂层导管定植降低到原来的 1/2,BSI 发生风险降低到原来的 1/4[177]。试验导管患者并未发生不良反应。另一项前瞻性随机对照研究提示,该装置能降低导管相关感染的发生率[178];但随着置管时间的延长,预防效果逐渐减弱[179,180](表 38.14)。与镀苯甲烷铵或肝素涂层导管相同[175,176],银导管也已被证明能降低导管相关感染的发生率[174]。最优的预防策略是创新 IVD 本身的同时,尽可能减少抗菌药物或消毒剂的耐药性。目前已出现一种新技术——电流导管[373,374],体外研究证明电流导管可以抑制细菌和真菌的生长[373],减少定植,且能应用电流对已存在定植的导管进行消毒[373]。在金黄色葡萄球菌导管相关感染的动物模型中,这些导管在预防感染上比磺胺嘧啶银/氯己定浸渍的导管更有效[374]。

表 38.14 氯己定/磺胺嘧啶银涂层导管(CHSS)(Arrowgard™)对导管定植和导管相关血流感染(CR-BSI)的预防效果

导管定值率(%)		CR-BSI(%)		置管时间	
CHSS	对照	CHSS	对照	日数	参考文献
13.5	24.1[a]	1	7.6[a]	6	168
18.1	30.8[a]	0	2.6	约8	169
—	—	6.3	7.5	10~11	171
10.9	12.1	8.7	8.1	12~13	170

[a] $P < 0.05$。

目前已经制定了旨在减少导管管腔相关血流感染的战略,在一项临床试验中,浸泡在碘酒中的新导管可降低 BSI 的发生率到原来的 1/4[375]。最近,在体外研究发现,先污染机械真空无针导管接管表面,然后再用乙醇消毒或用氯己定浸泡过的帽,结果发现利用浸泡过的帽,明显比乙醇浸泡 10 s 更容易消除污染物[376]。虽然尚无临床试验可以明确哪种消毒剂是 IVD 消毒最好的消毒剂,但是很明显的为确保清除污染物,充分的接触时间(至少 15~30 s 乙醇消毒)是必需的。

一种无毒的、可生物降解或容易代谢的抗菌剂加入静脉输液或掺加剂[377-381]可以完全消除流体污染的危险,进一步降低连接口污染风险,避免输液系统周期性置换。含万古霉素溶液冲洗或附着于导管/真空管也已被证明可以降低发生风险,明显减少 CVC 污染数量[382,383]。在血透患者中,使用含有米诺环素的 EDTA 能减少 CR-BSI[384]。这些解决方案显著降低高风险儿科肿瘤或新生儿 ICU 患者发生 CR-BSI 的风险。

在过去几年里,有研究表明,我们应该对导管相关感染零容忍。使用"集束化方式"的方法对植入和管理进行干预,其中包括了许多以前讨论过的干预措施,能够将 ICU 导管相关感染(包括 CVC-BSI)率降至非常低的水平(有时很多月为 0)(表 38.15)[385-387]。许多医疗保健机构的现行实践中不仅仅满足于上述有效的预防措施[111]。随着世界各地采用集束化方法有效预防导管相关感染的机构越来越多[131,187,388-391],很多人的生命也将得到挽救[385]。

表 38.15 中心静脉导管血流感染(CVC-BSI)植入预防和集束化管理

导管植入集束化措施:
导管置管时的手卫生
全面预防措施(隔离衣、手套、口罩、帽子)
氯己定醇导管皮肤穿刺部位消毒
经过专业培训的导管置管师
选择适当的导管类型和植入点(避免股动脉)
只有医疗必需时植入导管
操作开始前将导管插入所需所有材料放在床边的治疗车和箱子里
如果不遵循适当的程序就先暂停(然后再开始)
在导管操作期间利用无菌技术使用(包括接头消毒)
不为治疗所需时及时拔除导管
医院领导支持集束化的干预措施
集束化的依从性和有效性要频繁反馈(导管相关感染率)

续　表

集束化导管维护措施：
选择安全的无针连接器
用时擦洗无针连接器接头（氯己定或乙醇 15 s）
使用氯己定浸泡（BioPatch）导管
使用消毒剂或抑菌剂
用氯己定对 ICU 患者进行洗浴
当敷料潮湿、弄脏或损坏，常规地进行更换
7 日（透明的）敷料或 2 日（纱布）更换一次敷料
导管操作期间保证无菌（包括导管管腔消毒）
不为治疗所需时及时拔除导管

使用核查表的多维策略

采用多维策略才能有效降低 CR - BSI 风险。美国医疗保健促进所（IHI）提出的"集束化"设想有助于降低风险。根据 IHI 规定，集束是一种在菜单中一般使用 3～5 个做法提高护理过程和患者的治疗效果的结构方式，当共同可靠执行时，有证据显示可改善患者治疗效果[392]。IHI 推荐的循证 CVC 集束包括以下内容：① 手卫生；② 最大无菌屏障；③ 氯己定（醇剂）皮肤消毒；④ 最佳导管植入点选择（推荐锁骨下静脉，避免股静脉）；⑤ 每日评估，及时移除不为治疗所需的导管[392]。Pronovost 等的一个大规模、多中心研究中，采用了与 IHI CVC 植入集束几乎相同的循证干预为期 18 个月，观察遍及密歇根州的 103 个 ICU，与基线 CR - BSI 相比，干预期间 CR - BSI 的发病率明显减少，在 0～3 个月为 0.62（95％ CI＝0.47～0.81），16～18 个月为 0.34（95％ CI＝0.23～0.5）[393]。这些数字表明干预后 CR - BSI 发生率减少了 66％。一旦个别中心将干预措施归并到日常标准操作流程后，在整整 18 个月的干预期间 CR - BSI 的发生率稳定在较低水平[394]。

Bhutta 等在儿童医院进行了一项前瞻性准实验研究，在第一个 5 年内[395]将干预措施逐步引入。干预措施包括最大无菌屏障、抗菌药物浸泡 CVC、年度洗手活动、氯己定浸泡敷料（BioPatch），并用替氯己定替代聚维酮碘进行皮肤消毒。干预期间发病率显著降低。持续随访 3 年。每千日 CVC 感染例数从 1997 年的 9.7 降低到 2005 年的 3.0（RR＝0.75；95％ CI＝0.35～1.26）。研究人员认为，这种性质的多层次干预措施可减少 CR - BSI，但需要一个多学科团队和组织体系支持。

最近儿科心脏 ICU 多维策略的实施，包括 CVC 植入和维护集束化管理，氯己定敷料（BioPatch），护士和医生的教育，和基于单元的感染控制护士的加入，使得 2 年内 CR - BSI 感染率从 7.8 例/1 000 导管日到 2.3 例/1 000 导管日[396]。

最近预防 CR - BSI 的 CDC HICPAC 指南建议将多方面的干预措施"集束化"以提高循证推荐最佳实践的依从性（循证级别 IB）[268]。虽然 CDC 指南列出了近 65 个 I 级推荐措施，但是如何组织导管植入和维护集束化管理的细节却由美国医疗保健流行病学协会（SHEA）纲要提供[397]。

未　来

我们相信，在未来器械相关感染预防持续发展是非常有希望的。过去的 10 年中取得了很大进展，研究表明综合采用具有循证依据的导管植入和维护的集束化干预措施，CR - BSI 的发生率得到了明显下降。随着 ICU CR - BSI 率下降，是时候将注意力集中在普通病房上，因为普通病房里的患者也经常放置导管[13]，另外还包括门诊血液透析和家庭输液治疗，它们尚缺乏统一应用的预防措施。我们乐观地认为，未来的 IVD 将具有极强的抗血栓和抗感染特性，将有可能经皮安全的植入导管从而几乎长期保留在高危患者身上。我们正在进入一个 CR - BSI 零容忍的时代。通过循证措施应用，许多（即使不是大多数）CR - BSI 是可以预防的。通过实施全面植入和维护集束管理，使得一个医院 7 年内所有 CVC 患者没有一例出现 CR - BSI，真正做到了"零容忍"[398]。

第 39 章

心脏和血管器械植入物的感染

Raymond Y. Chinn ■ 王凤田 马 慧 译 ■ 干铁儿 覃金爱 林 凯 审校

前 言

美国疾病预防控制中心(CDC)报道称,心脏病是美国男性和女性死亡的主要病因。全美 3.128 亿人口中,每年估计有 60 万人死于心脏病,半数以上(38.5 万)死于最常见的心脏病——冠心病[1]。因此,心脑血管疾病的预防及处置对策已成为国家卫生保健的优先重点考虑策略。技术的重大进步已经使得避免心血管疾病的病程自然发展成为可能——通过植入器械替换心血管系统衰竭部分或行搭桥术。在这一过程中,这些器械可以通过维持血流动力和电稳定性来挽救主要动脉分支和维持生命。具体器械包括人工心脏瓣膜、永久性心脏起搏器、植入型心脏除颤器(ICD)、左心室辅助装置(LVAD)、全人工心脏、血管支架、血管补片和人工血管。

器械相关性感染(DAI)的发生率各不相同,取决于植入器械的类型(表 39.1)。在大多数情况下,DAI 较为罕见,其中 LVAD 感染率与其他器械明显不同,为 25%～75%[2,3]。不管 DAI 的发生频率是多少,一旦发生 DAI 相关并发症则会导致较高的死亡率。

表 39.1 心脏和血管植入相关感染

假体类型	感染发生率(%;全距;中位数)
心脏	
人工心脏瓣膜[a]	3.1%～6.4%
永久性起搏器	<6%
可植入除颤器	<4%
左心室辅助器[b]	25%～70%(40%)
冠状动脉支架	罕见
导管介入、修补、堵塞动脉	1%～6%(4%)
血管移植[c]	1%～6%(4%)
外周血管支架	罕见
颈动脉补片	罕见
闭合器械	≤1.9%

[a]在第一年内,5～7 年,15 年。
[b]包括多个观察时间段(植入时间小于或等于 3 个月)。
[c]包括动静脉、股动脉、主动脉移植情况(总率)。
改编自 Baddour LM, Bettmann MA, Bolger AF, et al. Nonvalvular cardiovascular device-related infections. *Circulation*. 2003;108:2015-2031; Darouiche RO. Current concepts: treat-ment of infections associated with surgical implant. *N Engl J Med*. 2004;350:1422-1429. 已获许可。

大多数接受心脏或血管器械植入的 DAI 患者多为老年人,他们需要频繁住院,有明显的并发症如糖尿病、肾功能衰竭,经常高强度使用抗菌药物导致多重耐药菌(MDRO)定植,因而增加了这些细菌发展为医疗保健相关感染(HAI)的风险。植入器械由惰性材料制成,它的固有属性可以克服免疫障碍。但是,异物暴露于外来微生物时会形成生物膜,最终导致 DAI。此外,机械故障、血栓栓塞、溶血、凝血功能紊乱也会影响器械的使用寿命和功能。而随着器械使用时间的延长,以上并发症也增多。

本章探讨医疗保健机构内心脏和血管器械植入物共同的发病机制,总结特殊的 DAI,讨论预防医院感染的策略和未来的研究方向。本章不讨论中心静脉导管(CVC)和血液透析相关的 DAI,相关主题安排在另外章节讨论。

发 病 机 制

随着医疗器械的植入,宿主细胞附着在器械表面并成功与之结合,进而大量增殖,形成肉芽组织包裹器械并使其可以抵抗微生物的侵袭。然而,在某些患者身上则相反,附着在器械上的变为微生物,而非宿主细胞。大多数植入性 DAI 由葡萄球菌引起;金黄色葡萄球菌产生的许多黏附分子统称为细菌表面组分识别黏附基质分子(MSCRAMM)。这些分子如纤维结合蛋白和纤维蛋白原,与宿主的血浆蛋白相互作用后与微生物结合附着在医疗器械表面,这一过程类似于感染性心内膜炎的发病机制[2,4,5]。正常心血管血液流动改变导致的紊乱和植入器械引起的血液生理剪切速率的增加,均可引起宿主血浆蛋白的增加。体外模型表明,剪切应力可诱导中性粒细胞凋亡,从而阻止宿主机体第一道免疫应答防线的完全激活[6-8]。在这种环境下,微生物的毒力因子克服宿主的免疫屏障,引发了一连串反应,最终形成一种复杂的细胞外基质形式——生物膜。在生物膜内,微生物定植并产生一种内环境,该内环境可抵御抗菌药物渗透和抵抗宿主免疫防御反应。这种无血管性异物的存在可使引发手术部位感染(SSI)的微生物感染量阈值降低,从而增加 SSI 的风险。

微生物以自由漂浮(浮游)、分裂、相互作用、嵌入生物膜的形式附着在医疗器械表面,然后转化成表面相关结构。接着黏附基质合成一种保护性复合物,成为有多通道的异质体,可以向生物膜内的微生物输送养分和氧气。随着表面细胞的分裂,生物膜厚度增加,宿主应对微生物的正常免疫反应性降低,宿主嗜中性粒细胞的吞噬能力、影响胞内杀伤的能力及增殖能力也相应降低。嵌入生物膜中的微生物与浮游微生物相比，对杀菌剂有更强的抵抗力，可以在杀灭浮游状态微生物10～1 000倍浓度杀菌剂中存活。在活性暂停状态，这些微生物对干扰细胞壁合成的抗菌药物产生耐药，如青霉素、头孢菌素类、万古霉素。在生物膜的深层，微生物需要较少的营养支持，能更好地耐受低氧环境，这一特性使得微生物能很好地耐受氨基糖苷类抗菌药物，因为氨基糖苷类一般在有氧环境下才有效[9,10]。临床上，由金黄色葡萄球菌和路邓葡萄球菌引起的持续的DAI已被归因于小菌落突变株引起，它能交换耐药表型的遗传物质编码确保生存[11,12]。虽然金黄色葡萄球菌的生物膜被研究最多，但新发现的证据表明，DAI的发病机制多由凝固酶阴性葡萄球菌（CoNS）、铜绿假单胞菌和其他革兰阴性杆菌、肠球菌、白念珠菌引起[13-20]。

在可能不利于微生物生长和复制环境条件下，嵌入在生物膜中的微生物进入休眠或潜伏状态。虽然这些微生物是活的，但是它们不能生长。已经证明，这些生物膜共同体的成员被定期从潜伏状态唤醒以"测试"环境。如果检测到有利条件，这些"侦察兵"微生物发出信号，将生物膜共同体的所有成员从休眠状态恢复到激活状态[21,22]。这些观察结果说明生物膜相关的微生物存在快速恢复能力。

合并糖尿病、营养不良和年龄因素会对粒细胞的趋化、吞噬、黏附等作用产生不利影响，而这是构成人体抵抗微生物入侵的第一道防线[23,24]。文献报道高血糖（尤其在术后早期）是心脏搭桥SSI的危险因素之一[25-28]。

术中污染可导致微生物暴露，暴露微生物可来源于继发BSI或来源于类似心脏起搏器（或ICD）相关感染的局部感染。微生物暴露是否引发感染，取决于微生物的毒力因子和宿主对植入器械的反应。一旦生物保护膜形成，根除病原体感染不仅需要适当的抗生素治疗，还需要取出心脏或血管内器械。

人工瓣膜心内膜炎

流行病学

在美国每年至少有9万名患者接受心脏瓣膜置换术[29]。人工心脏瓣膜是一种由碳合金材料制成的单一斜面球架结构，但更多的是普通的双尖瓣斜面结构，或人造生物瓣膜，包括猪、牛心包膜制成的三瓣膜支架，当然也有罕见的人体自体材料制作的主动脉瓣或肺动脉瓣[30]。

人工瓣膜心内膜炎（PVE）分早期感染（植入后60日内出现）、中期感染（2～12个月内出现）和晚期感染（在12个月后出现）。在PVE早期一般能分离CoNS，这一般是由于术中感染或血源性的继发感染引起，如中心静脉导管放置术。不过，患者感染CoNS，开始一般是无症状的，直到中期才出现临床表现。因此，出于监测的目的，美国CDC国家医疗安全网（NHSN；之前的全国医院感染监测系统，NNIS）把医疗相关的SSI定义为植入术后1年内出现的任何SSI[31]；不过，美国CDC正在研究讨论重新定义植入相关SSI监测期限。

PVE的发生率随着随访期限的变化而变化，依据20世纪80年代的数据，在12个月内PVE的发生率估计约为3.1%。术后3个月内的感染风险是最高的，此后以每年0.3%～0.6%相对稳定的速度递减[32-34]。一项对早期PVE（瓣膜植入术后12个月内）的研究比较了77例患者两个不同时期的感染率变化，1992～1994年的感染率为1.5%，1995～1997年下降到0.7%[35]。在20世纪90年代一项针对退伍军人的长期研究发现，PVE的发生率由5年期的3%～5.7%增加到15年期的13%[36]。

危险因素

PVE的危险因素包括多假体植入[32]、长时间的体外循环[36]、感染性心内膜炎后人工瓣膜置换、纽约心脏学会（NYHA）功能Ⅲ或Ⅳ级、酗酒、重症监护室内发热、消化道出血、医疗相关血流感染（HA-BSI）[34,39-42]。三项研究总结了HA-BSI患者罹患PVE的危险因素，这些患者PVE罹患率为11%～50%。其中一项研究发现，植入人工瓣膜或环的51例患者中，有一半的人发生金黄色葡萄球菌血流感染（SA-BSI），即有明显的证据证明同时存在血流感染和PVE（参考修正后Duke标准[43,44]），独立危险因素包括人工瓣膜或环的类型、部位和年限。早期（瓣膜植入术后12个月内）SA-BSI的主要原因是SSI（59%），晚期（瓣膜植入术后超过1年）SA-BSI多为不明原因（48%）。该项研究中，PVE的标志性特征是持续发热、持续BSI[45]。第二项研究纳入了171例人工瓣膜植入（PV）患者（33%的患者诊断为PVE同时存在BSI），尽管使用抗菌药物，但在平均遭受BSI 45日后，15%的患者发生PVE。33%的PVE归因于血管导管相关的BSI，另外30%归因于皮肤感染；二尖瓣植入位置和葡萄球菌BSI都与PVE的发生密切相关[46]。第三项研究中，有37例人工瓣膜植入患者在术后念珠菌血症的4周随访期内没有发现罹患PVE的指征；只有11%的有持续性真菌血症的患者发展成真菌性PVE[47]。这些研究强调了预防BSI和PV植入后皮肤感染的重要性。

为了更好地评估医疗环境中PVE的风险，国际心内膜炎协会实施了一项前瞻性队列研究，研究对象纳入556例医院感染病例（包括病房和门诊中发生的）。医疗相关PVE定义为入院48 h内发生的PVE，37%有广泛的医疗接触史；其中住院患者占70%，门诊患者占30%。大部分的医疗相关PVE在植入后60日内被确诊，且70%的PVE是在植入后1年内发生的。另外，金黄色葡萄球菌感染占34%[48]。

早期研究比较了金属瓣膜和生物瓣膜，主动脉瓣和二尖瓣植入患者PVE的发生率，发现发生率是不确定的；然而，最近的研究发现金属瓣膜和生物瓣膜PVE（植入后12个月内发生的）的发生率相近。经过一段较长的观察期，生物瓣膜的PVE发生率会稍高，因为在老化部位形成的血小板和纤维蛋白血栓可能变成感染源。早期出现的PVE，感染沿着假体环接口和瓣周组织的缝合线发展，导致缝合线断裂。晚期出现的感染与自体瓣膜心内膜炎类似，起始于被微生物黏附的假体上出现的血小板纤维蛋白血栓。二尖瓣置换早期出现PVE的概率显著低于主动脉瓣置换[37,38]。

医疗相关 PVE 暴发很少见，但也有因生物瓣膜被分枝杆菌污染而导致的暴发[49]；表皮葡萄球菌感染与手术人员传播细菌定植有关[50-53]；嗜肺军团菌和杜莫氏军团菌感染源于伤口暴露或者是由于胸腔和纵隔导管接触了医疗设备中的水[54]；念珠菌感染可能与手术过程中手套破裂有关[55]。分子分型技术的进步使调查人员能找到多起暴发的共同暴露源。

在早期的研究中，PVE 的病死率为 10%～70%。最近的多中心研究发现，PVE 的病死率是 23%，这可能与早期检测、更优的联合抗菌药物应用和手术时间短有关[48]。导致 PVE 出现高病死率的危险因素包括早期出现 PVE（术后 1 年内）、葡萄球菌感染、心衰表现或进展、主动脉瓣感染和单独依靠医疗管理。一项研究发现，采用手术干预相比保守治疗，金黄色葡萄球菌 PVE 的病死率可从 48% 降低到 28%[56]。经调整的多因素分析发现，美国麻醉医师协会（ASA）评分Ⅳ和生物瓣膜是导致死亡的独立影响因素。将接受药物治疗的患者进行亚组分析，基本特征为年龄小于 50 岁，ASA 评分Ⅲ，无心脏、中枢神经系统疾病和全身性并发症，该亚组患者在未接受外科手术治疗的情况下痊愈，与接受手术治疗的 PV 患者相比，前者的 30 日预后较好，然而，两者的长期预后相似。金黄色葡萄球菌感染导致的病死率明显高于其他致病菌[57]。

微生物学

在植入后的 12 个月内，优势菌群按照检出数量进行排序，分别为 CoNS、金黄色葡萄球菌、真菌/酵母菌、革兰阴性杆菌、肠球菌（表 39.2）。对植入后的时间段进行进一步分层分析，第一个 60 日内分离到的优势菌群数量最多的是金黄色葡萄球菌（36%），其次是 CoNS[48]。537 例无药物干预的 PVE 患者中，16% 为 CoNS - PVE，48% 在心脏瓣膜植入 60 日后诊断[58]。在 PVE 后期（>12 个月），非肠道链球菌是最常见的病原体这点与自体瓣膜心内膜炎相同（排除静脉用药人群）。

表 39.2　人工瓣膜心内膜炎的病原体

病例数量（%）		
PVE 开始的时间		
病原体	**<12 月 n=269**	**12 月 n=194**
链球菌（肠球菌除外）	12（4%）	61（31%）
肠球菌	23（8%）	22（11%）
金黄色葡萄球菌	48（18%）	34（18%）
凝固酶阴性葡萄球菌	102（38%）	22（11%）
白喉杆菌	10（4%）	5（3%）
革兰阴性杆菌	24（9%）	11（6%）
HACEK 细菌群[a]	0	11（6%）
真菌/酵母菌	26（10%）	3（1%）
其他微生物	6（2%）	9（5%）
培养阴性	9（3%）	16（8%）

[a] HACEK 细菌群，流血嗜血杆菌、放线杆菌、人心杆菌、埃肯菌属和金氏杆菌属（罕见的革兰阴性杆菌）。

授权改编自 Karchmer AW, Longworth D. Infections of intracardiac devices. *Cardiol Clin*. 2003;21：253 - 271. Gordon SM, Serkey JM, Longworth DL, et al. Early onset prosthetic valve endocarditis: the Cleveland Clinic experience 1992 - 1997. *Ann Thorac Surg*. 2000;69: 1388 - 1392. 已获许可。

人工瓣膜心内膜炎的临床表现、诊断和治疗

发热是 PVE 的常见临床表现，人工瓣膜（PV）患者持续发热的情况下，不论何时植入，应该及时完善临床检查来确认或排除诊断。临床实践中，患者出现术后尿路感染或早期肺炎时容易引起发热，临床出现疑似症状即进行经验性抗菌药物治疗。但是，对于 PV 患者，为避免漏诊 PVE 诊断，应该在经验性抗菌药物治疗前进行血培养。典型的 PVE 临床特征与自体瓣膜心内膜炎相似，取决于发病时间、病原体的毒力和宿主的反应。由金黄色葡萄球菌导致的 PVE 易引起急性败血病，并伴发中枢神经系统栓塞、出血或心脏症状（如急性心脏衰竭、传导异常或瓣周组织进行性感染），导致快速心功能失代偿和感染性外周血管栓塞。相反，由较惰性的细菌引起的感染，如 CoNS，在亚急性心内膜炎基础上存在周围体征（自身免疫性关节痛/关节炎、Osler 结节、Janeway 病变）。

在未使用抗菌药物的情况下，PVE 患者血培养阳性率超过 90%[33]。若血培养分离到金黄色葡萄球菌和念珠菌，无其他部位感染证据时，便可能源于 PVE。但是，若分离到皮肤正常菌群，如 CoNS 或白喉杆菌，很难诊断为 PVE，除非有明显的临床症状及超声心动图提示 BSI。随着分子分型技术的进步，基因检测有助于鉴别病原体污染。但是，也应考虑多种微生物感染的可能性[59]。

与自体瓣膜心内膜炎一样，改良 Duke 标准被用于进行 PVE 的诊断[43,44]。超声心动图检查、治疗（例如抗菌药物、联合用药问题、MDRO 治疗和最佳药效方案）及手术干预指征超出本章的范围，将在其他章节进行讨论[33]。

左心室辅助器（LVAD）

流行病学

全美国共有超过 570 万心力衰竭患者。每年新发病例约有 67 万名，28.2 万名死于心力衰竭。用于治疗心衰的医疗支出超过 3 900 万美元。随着时间的推移，虽然心力衰竭的发病率和患病率持续增加，但是供体数量却没有增加。每年只能满足 2 000 例患者进行心脏移植手术，与此同时有 3 000 例患者仍需等待[60,61]。

LVAD 技术的采用将重度终末期心肌病（正性肌力药物无效）和/或主动脉内球囊反搏的治疗带入一个新时代。LVAD 作为移植的过渡支持治疗，最早于 1994 年由美国食品药品监督管理局（FDA）批准。随后的研究表明，LVAD 的使用可以使血流动力学和终末器官功能得到改善，与进行单纯药物治疗的对照组相比，LVAD 植入患者生存质量明显提高。令人惊喜的是，70% 的患者可以存活到心脏移植[62,63]。此外，LVAD 组移植手术后 3 年生存率为 95%±4%，而药物对照组仅为 65%±10%[64]。相关研究发现，即使发生 LVAD 相关感染与未感染者相比，预后相似（具有较长的生存率）[65-67]，但却会延长 LVAD 维持时间，从而导致移植推迟、移植术后住院时间延长，同时在 LVAD 相关感染外产生新的感染而导致术后早期死亡率升高[68,69]。这些重要的结论减少了针对 LVAD 感染患者在心脏移植术后采取免疫抑制导致感

染加重的担忧[68]。

与药物治疗组相比，使用 LVAD 的患者有更好的预后，因此 LVAD 植入指征逐渐扩大到不适合接受移植者（永久性替代治疗）。一项评估机械辅助治疗充血性心力衰竭（REMATCH）的随机试验对 LVAD 作为替代治疗进行了研究[63]。在 LVAD 参与者中，脓毒血症占死亡人数的 41%，患者中无脓毒血症患者占死亡人数的 17%。移植术后 3 个月内，LVAD 相关 HAI 的发生率为 28%。Kaplan-Meier 生存分析也表明，随机接受 LVAD 植入的患者，第一年死亡风险降低 48%。但是，可能发生在 LVAD 患者的总不良事件发生率却增加了 1 倍。第二年研究结果显示，23% 组间生存率无统计学意义。与进展为脓毒血症的 LVAD 患者相比，没有进展为脓毒血症的 LVAD 患者有更高的生存率：没有进展为脓毒血症的 LVAD 患者第一年和第二年生存率分别为 60% 和 38%；进展为脓毒血症的 LVAD 患者分别为 39% 和 8%。局部感染，如经皮穿刺部位或囊袋的感染，对生存期无不良影响[71]。REMATCH 试验追加 2 年研究结果显示：在 2000 年以后，随机接受 LVAD 植入患者与药物治疗组相比有较高的存活率，植入组 1 年和 2 年的存活率分别为 59% 和 38%，而药物治疗组存活率分别为 44% 和 21%。第二个研究阶段的植入患者生存率的提高是由于患者护理经验的提高和设备的改进[72]。当前进行 LVAD 作为移植的过渡支持疗法的患者，1 年和 2 年生存率分别为 80% 和 70%[72]。

LVAD 感染发病率约为 30%（16%～37%），可反映人群和器械研究现状[73-75]。一项 46 例 LVAD 相关感染的回顾性调查研究（最常见的感染部位是传动系统）指出，感染平均发生在植入后 65 日，死亡率为 17%（8 例患者），5/8 的感染患者死于移植术前的脓毒血症[76]。另一项研究发现，在 35 例患者中，共植入 36 个 LVAD，术后 46% 患者发生 LVAD 相关感染，感染平均发生在术后 73 日。深部 SSI 感染与术后血液透析密切相关[77]。Zierer 回顾性调查了第一代 LVAD 在 1995 年和 2005 年的迟发性传动系统的感染情况。17% 或 23% 的患者在术后 158 日（中位数）发生晚期传动系统的感染。尽管再次入院的数量和住院时间有明显的增加，但是 5 年存活率没有统计学差异，分别为 41% 和 70%[78]。

第一代 LVAD 在设计和技术上进行了改进，连续流动的器械包括 HeartMate Ⅱ（Thoractec），MicroMed DeBakey（MicroMed），Jarvik 2000 Heart（Jarvik Heart）和 VentrAssist（Ventracor）。具体改进的设计包括：使用简单的、较少的运动部件使器械更紧凑，更小的经皮动力传动系统，不使用会增加感染风险的聚氨酯膜或 PV 材料。随着时间的推移，该技术获得了更多的经验，与第一代脉冲设备相比，连续流动 LVAD 设备有更高的存活率，同时有更低的感染并发症。

尽管第二代 LVAD 有较好的生存优势和持久性，但是感染和脓毒血症仍然是主要并发症。

在 HeartMate Ⅱ 植入替代治疗的试验中，植入 LVAD 后有相当大比例的患者存在局部非 LVAD 感染（28%）、脓毒血症（20%）或 1 年内 LVAD 传动系统感染（14%）。最近，HeartMate Ⅱ 永久性替代疗法试验证明其感染率更高，包括局部非 LVAD 感染（49%）、脓毒血症（36%），及 LVAD 相关感染（HeartMate Ⅱ 治疗组中）（35%）[80]。即便如此，该项研究还是得出结论：与同类产品相比，HeartMate Ⅱ 存活率更高，LVAD 相关感染、局部非 LVAD 相关感染和脓毒血症发病率更低。Topkara 汇报了 81 例接受第二代 LVAD（连续流动）植入患者的经验：42 例（51.9%）患者至少发生一种类型的感染。此外，2 年内脓毒血症患者的死亡率有所增加（脓毒血症患者和非脓毒血症患者死亡率分别为 61.9% 和 18%），虽然所有的感染会明显延长住院时间和死亡率，但是患者发生传动系统或囊袋感染对生存没有影响[81]。

据美国心脏机械辅助器械登记（INTERMACS）数据库报道，2006 年 6 月至 2009 年 3 月共植入 1 158 个 LVAD。包括 1 092 个首次植入，66 个非首次植入，其中 564 个为第二代 LVAD。报道称 6 个月、1 年和 2 年生存率分别为 83%、74% 和 55%。植入后的前 12 个月，16% 的患者发生感染，总感染率为 17.46 例/100 患者月。植入超 30 日后，心力衰竭和感染分别是植入人群中第一位和第二位的常见的死亡病因，过渡治疗、替代治疗和终点治疗患者死亡发生率分别为 12.9%、17.4% 和 15.4%（n=122）。第一代脉动 LVAD（28.9 例感染并发症/100 个设备使用月，406 例患者）和第二代恒流式 LVAD（11.8 例感染并发症/100 个设备使用月，548 例患者）相比较，后者感染并发症有明显降低（P<0.000 1）[82]。其他研究者也认为：在不适合移植的患者中，LVAD 相关和非 LVAD 相关感染均有所减少[80,83,84]。

一项关于 LVAD 相关 BSI 的报告显示：214 例 LVAD 患者中，BSI 发病率为 38%；BSI 与死亡的发生存在统计学关联（LVAD 患者中所有 BSI 的总发生率为 49%）。风险比最高的是真菌（10.9），其次是革兰阴性菌（铜绿假单胞菌为主）和革兰阳性菌。所有 BSI 发病前 LVAD 植入的时间分别为：革兰阴性菌 19.5 日，真菌 28 日，革兰阳性球菌 242 日[69]。另外一项研究发现，46 例 LVAD 相关感染发生在 38 位进行 LVAD（作为移植的过渡支持治疗）的患者中。其中 29 例 LVAD 相关 BSI 中包括 5 例感染性心内膜炎和 17 例局部 LVAD 感染（如出口、LVAD 囊袋感染）[68]。Toda 等对 109 例 LVAD 患者进行持续研究发现，设备使用期间（584±389 日）内 65 例发展为 BSI（60%），生存情况有显著的不良影响。与死亡有关的危险因素包括术后右心衰竭和其他革兰阳性球菌引起的 BSI。研究者认为：存在上述危险因素的患者应考虑紧急心脏移植。22 例移植患者术后都没有复发 BSI，术后存活时间均超过 3 年[85]。

微生物学

LVAD 相关感染中以革兰阳性菌为主，可能与皮肤屏障的破坏与随之形成的生物膜有关，其次是铜绿假单胞菌、革兰阴性肠杆菌。在 LVAD 植入患者中，各种病原体引起的 BSI 最常见菌株为 CoNS，其次为金黄色葡萄球菌(其中 36% 对甲氧西林耐药,MRSA)、念珠菌和铜绿假单胞菌。虽然 BSI 中肠球菌所占比例大约只有 8%,但是 50% 的菌株对万古霉素耐药[69]。

最近综述报道,发生在 65 例患者的 221 次 BSI 感染中,多数由革兰阳性球菌引起(159 株,72%),其中 101 株为金黄色葡萄球菌(MRSA,65 株,29%;对甲氧西林敏感的菌株,MSSA,36 株,29%),其次为 CoNS(50 株,23%)、革兰阴性杆菌(17%)和真菌(6%)[85]。接受 VAD 的 300 例患者中,108 例(36%)出现了 VAD 感染,包括 85 株细菌和 23 株真菌。引起感染最常见的细菌为金黄色葡萄球菌、CoNS、肠球菌和铜绿假单胞菌。最常见的真菌为白念珠菌。多因素分析显示只有全胃肠外营养与真菌 VAD 感染的发生密切相关(OR=6.95;95% CI=1.71~26.16;P=0.007)。与细菌性 VAD 感染患者相比,真菌性 VAD 感染患者更难治愈(17.4% vs. 56.3%;P=0.001),并且具有更高的死亡率(91% vs. 61%;P=0.006)[75]。

研究显示,在出现 LVAD 相关感染的 76 例 LVAD 患者中,共分离菌株 47 株,革兰阳性菌和革兰阴性菌导致的 LVAD 相关感染比例分别为 78% 和 19%,只有 1 例感染由真菌引起。在 30 例 BSI 的队列研究中,糖尿病被确定为危险因素之一。移植术后侵袭性耐万古霉素尿肠球菌(VREF)感染相关死亡率惊人,6 例患者中死亡率高达 67%。与此形成鲜明对比的是 Simon 等的报道,在所有接受 LVAD 治疗的患者中没有人发生 LVAD 相关感染,也没有一人发生术后 VREF 感染[68]。金黄色葡萄球菌、铜绿假单胞菌是导致器械和非器械相关局部感染最常见的病原菌[81]。

危险因素

进行 LVAD 植入以治疗心力衰竭的患者存在固定的风险,即和其他术后 SSI 一样,这些风险会诱发感染并发症的产生。具体因素包括:心源性恶病质、年龄[84]、肾脏疾病[77]、糖尿病[68]、肥胖[73,86]、营养不良、住院时间延长[65]、重复操作[65]、侵入型设备使用时间(如中心静脉导管、机械通气)、传动系统部位的创伤[78]、肠外营养[75]和 LVAD 支持治疗时间[78,84]。

LVAD 植入可诱导 T 细胞异常活化导致细胞免疫进行性缺陷,从而引起 CD4 细胞死亡[87-90]。Ankersnitt 等认为:细胞免疫功能缺陷的 LVAD 患者中,由念珠菌感染进展为播散性念珠菌感染的风险为 28%,对照组为 3%[87]。这一发现外加高龄(患者进行维持治疗)也可以导致细胞免疫反应降低的事实[14],是未来机械循环支持的主要挑战[91]。

心室辅助器的不同设计也可能对 LVAD 植入后的感染并发症产生影响。降低器械相对较小的表面积、较小的传动轴和较少的湍流可降低感染相关风险[80,82-84]。

左心室辅助器的类型、诊断和管理

LVAD 的组件(例如 HeartMate)包括钛材料的体内血泵(放置在腹腔或腹膜外间隙)、流入套管(插入左心室心尖部)、流出套管(插入升主动脉)和保证流入和流出套

管保持单向流动的带瓣管道。植入 LVAD 时在胸骨正中有一个较长的切口。传动系统将血液泵到另一个动力源,通常为穿过腹壁的对侧泵内。图 39.1 描述了第二代恒流式 LVAD 的构造,图 39.2 比较了第一代脉冲式 LVAD(现已淘汰)与第二代 LVAD 的区别。

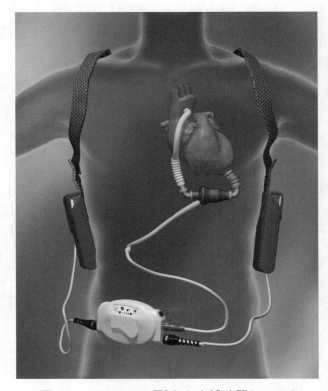

图 39.1 HeartMate™ 左心室辅助器(LVAD)

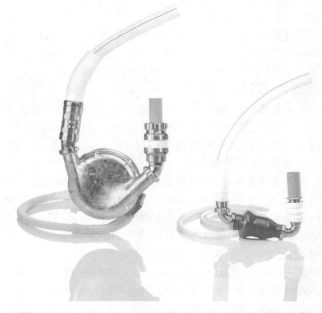

图 39.2 HeartMate XVE 和 HeartMate Ⅱ 进行比较

虽然传动系统是通过皮下隧道进入腹部的,但是其大小和电池组会增加皮肤损伤的风险,导致正常皮肤屏障破损和微生物的侵袭。

LVAD 相关感染谱根据解剖部位进行分类,且并不

相互独立：① 传动系统出口处（图 39.3）；② 起搏器腔（最少发生）（图 39.4）；③ 心内膜炎[2,68,69]。引起 LVAD 感染的病原体可来源于手术操作、经皮穿入动力传动系统的皮肤出口或通过中心静脉导管相关血流感染、导管相关尿路感染和呼吸机相关性肺炎血行播散。传动系统出口部位感染，往往伴随着出口部位的局部炎症，组织愈合不良，可能出现脓性或脓性引流物，伴随着全身感染的表现。在传动系统出口部位发生感染的早期，很难区分是由于不固定的传动系统刺激还是感染，因为两者均能引起疼痛和红斑。

　　泵囊感染可继发于手术或意外创伤引起的局部血肿或积液。具体临床表现取决于微生物的致病性。有时候感染症状可能不明显，如遇不明原因白细胞增多、全身乏力、低热等症状时应高度怀疑存在感染。有时切口部位触诊可发现脓肿[92]。

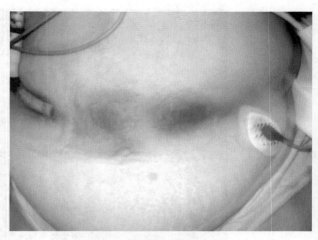

图 39.4　泵囊的感染

　　LVAD 相关心内膜炎的特点跟与患者血液直接接触的器械有关——如血液泵、流入或流出通道。感染性心内膜炎有许多临床特点用于鉴别诊断：如持续的 BSI、全身症状和体征（如发热、毒性反应、栓塞、免疫系统疾病、瓣膜关闭不全）。

　　在仅有硬件设施而没有诊断标准的情况下，影像学检查（例如超声、计算机断层扫描 CT 和核医学成像技术）的诊断意义是有限的。但是，通过影像学定位采集相关积液有助于明确诊断。少数情况下 CT 检查中不可见的少量积液可以通过超声学检查进行鉴定（图 39.5，图 39.6）。因此，这两种类型的检查互相配合，以鉴别积液类型，明确疾病诊断，并指导临床抗菌药物治疗。利用白细胞闪烁扫描与单光子发射计算机断层扫描相结合的集成分子和解剖混合成像（SPECT）/CT 技术对检测 LVAD 感染更敏感（图 39.7）[93]。

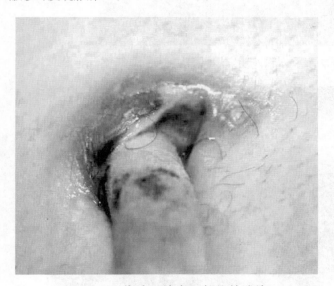

图 39.3　传动系统出口部位的感染

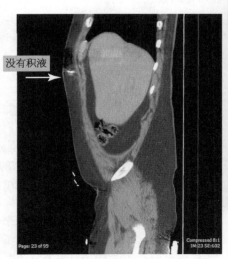
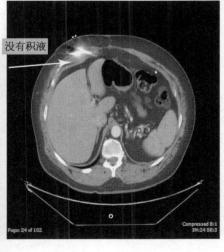

图 39.5　CT 扫描显示沿传动系统没有积液

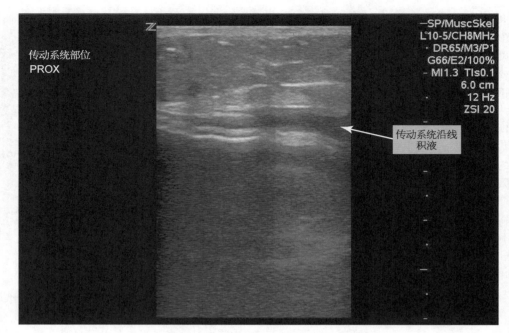

图 39.6　超声下沿传动系统体积液明显

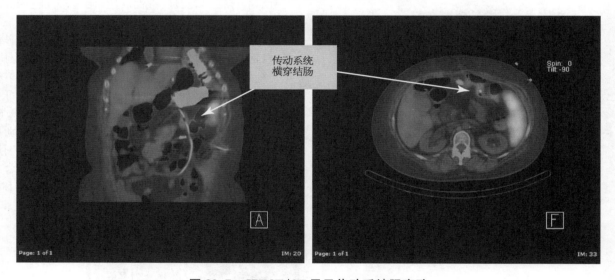

图 39.7　SPECT/CT 显示传动系统肠穿孔

尽管区别 LVAD 相关 BSI 和非 LVAD 相关 BSI 非常困难；但是，从器械（如阀门、起搏器内表面与泵囊）和血液中分离到微生物提示可能为 LVAD 相关 BSI。对于仅一次血培养阳性且分离为皮肤正常菌群（例如 CoNS、白喉杆菌）时，诊断需慎重，因为很可能是菌血症假阳性的表现；为得到正确结论，有必要进行多次血培养。

管理

LVAD 相关感染的治疗取决于感染部位。传动系统出口处和泵囊感染的管理措施包括：① 积极进行伤口护理；② 固定传动系统，以避免进一步的组织损伤；③ 温和清除坏死组织和清洁管道出口部位；④ 探查泵囊以明确诊断。使用含有万古霉素和妥布霉素（和其他抗菌药物）的聚甲基丙烯酸甲酯（PMMA）珠子包裹 LVAD 外表面是控制泵囊感染的一个可行方法[92,94]，但是需要有更多的

实验来确定珠子的材料、尺寸、形状和定位。报道称放置 KCI 真空辅助闭合（VAC）装置对较大伤口的引流和清创（woundvac™）有好处。

LVAD 相关心内膜炎通常需要移除器械，紧急移植和使用抗菌药物[66,96,97]。Nurozler 等研究报道：对 5 名真菌性心内膜炎患者早发现、早诊断、早期使用抗菌药物，在移植时进行器械的拆卸和更换，治愈率达到 80%[98]。

培养结果决定全身性抗菌药物的选择。与间断使用抗菌药物相比，在移植前、中、后连续使用抗菌药物可降低复发率（$P < 0.001$）；停用抗菌药物 2～6 周与复发或继发感染相关；但是两组的 1 年生存率相似[68]。治疗方案包括对存在顽固感染的永久性替代疗法患者应用抑制组件（该类患者进行 LVAD 更换将产生不可预计风险）。然而，随着设备使用时间的延长，病原体往往是多重耐药

菌,治疗往往依赖于具有潜在的肾毒性肠外药物。

为了最大限度减少术中污染带来的后果,器械植入手术常规预防性使用抗菌药物预防(SIP);但是,各医疗机构选择的抗菌药物各不相同。目前,关于 LVAD 植入的理想的抗菌药物预防方案尚未达成共识。一些中心使用包括万古霉素、喹诺酮类、利福平、氟康唑和 β-内酰胺类或单环类药物的不同组合[77];其他机构推荐喹诺酮类或 β-内酰胺类药物加万古霉素[68]。使用电子问卷调查医疗机构内 LVAD 手术的抗菌药物的使用情况[99]。调查的美国 85 家医疗机构中,有 21 个机构提供了有效数据,其中 42.9% 使用四联疗法(三种抗菌药物加氟康唑),23.8% 使用三联疗法(三种抗菌药物或者两种抗菌药物加氟康唑),23.8% 使用二联疗法,9.5% 单独使用万古霉素。万古霉素是所有用药方案中都包含的抗菌药物,与治疗 MRSA 相比它能更好地覆盖 CoNS。一些机构选择添加能覆盖假单胞菌属的药物,包括哌拉西林/他唑巴坦、头孢他啶、头孢吡肟或一种喹诺酮类;但是最近数据表明,铜绿假单胞菌对喹诺酮类药物耐药逐渐升高[100]。利福平是提高治疗革兰阳性菌药物覆盖范围的代表。虽然真菌不是 LAVD 感染常见的病原菌,但是医疗机构使用大于或等于 3 种药物的预防方案包含氟康唑,这导致一家机构认为 LVAD 感染不常见的真菌致病菌是由于预防性使用氟康唑所致[101]。Bagdasarians 报告了他所在医疗机构自 1996 年 10 月至 2009 年 4 月 LVAD 相关真菌血症的情况。292 例患者中有 7 例发生 LVAD 相关真菌感染,感染率为 0.1 例/1 000 器械日。7 例感染者的分离菌株中,2 株曲霉菌,2 株氟康唑耐药菌株(克柔念珠菌、光滑念珠菌),3 株氟康唑敏感菌株(白念珠菌[2]、近平滑念珠菌),分别在 LVAD 植入后 2 日、14 日和 10 月发生感染。除了近平滑念珠菌引起的真菌血症,其他念珠菌感染均根据导管尖端培养阳性结果及相应的临床表现诊断,患者都接受了包含氟康唑的预防方案。

当选择术前抗菌药物预防方案时,应考虑手术前定植(如机械通气患者气管或伤口的吸出物)及其感染。虽然已知广谱抗菌药物预防可能导致 MDRO 的出现和艰难梭菌感染进展,但就该风险还未有相应正式的评估。

全人工心脏

全人工心脏(TAH)通过置换两个心室和所有瓣膜给难治性的重度双心室衰竭患者提供必要的机械支持。适应证包括:主动脉瓣关闭不全,严重的室性心律失常,左心室栓塞,钙化性左心室动脉瘤。也适用于因基础疾病不适合心脏移植的患者,如淀粉样病变或化疗后心脏毒性损害、弥漫性心脏肿瘤、衰竭、移植失败或有排斥反应的心脏移植,后两者适用于永久性替代疗法[102]。

本文对 CardioWest 和 AbioCor 两种 TAH 进行了调查研究。CardioWest 全人工心脏采用气动装置与 LVAD 在感染风险方面的特征相似(即存在外部动力驱动)。对 81 例移植前的过渡支持治疗患者的研究显示,病例组生存率为 79%,而使用药物治疗的对照组生存率为 46%。

TAH 治疗者 1 年生存率为 70%。这一组患者包括 17 例传动系统感染,7 例 BSI(6 例有输液导管)和 5 例纵隔感染。68 例患者没有因为感染导致移植延迟或死亡。5 例患者由于存在感染导致移植延迟;其中 3 例感染与 TAH 相关(2 例为转动轴,1 例为纵隔)。7 例患者由于各种原因感染死亡;1 例患者由于纵隔炎症而死亡[103]。

AbioCor TAH,针对永久替代患者采用电液驱动系统。在一项研究中,最早治疗的 7 名患者 30 日生存率为 71%,对应的药物治疗患者预测生存率为 13%;所有患者 60 日生存率为 43%。2004 年回顾性调查发现,2 例患者在第 234 日和第 181 日仍然存活。在这个小样本人群中无 DAI 的报道,研究认为没有经皮穿刺也就没有微生物侵入的通道,从而显著降低感染的风险。但是,TAH 的大尺寸,增加了血栓形成的风险[104]。

心脏植入式电子设备的感染

流行病学

心脏植入式电子装置(CIED)包括永久性起搏器和 ICD,可以为缺血性心肌病患者或其他存在致命性室性心律失常风险的患者提供电稳定性。CIED 植入包括在胸部(最常见)或腹壁皮下埋入发生器或除颤器;导线穿过软组织、进入锁骨下静脉、进入心脏右侧;在右心房和/或右心室的心内膜植入电极。

据估计,每年全世界植入 325 万只起搏器,美国有 30 万只 CIED,其中 18 万只为心脏除颤器。报告早期感染率为 1%~7%[2,3,105]。随着器械植入适应证更广,植入装置数量和感染并发症增加。美国全国医院出院调查(NHD)数据库报告,2004~2006 年,CIED 植入数量上升了 12%,而因感染性并发症住院的患者人数增加了 57%,其中部分归因于患者自身存在的高危因素,如终末期器官衰竭和糖尿病,这些患者易引起感染性并发症且使用电子同步化装置的数量也会增加[106]。前述的 CIED 相关的各种感染表现呈多样化且并不相互独立:① 器械的囊袋感染可以涉及或不涉及导线;② 感染局限在皮下组织的导线;③ 心内膜炎涉及电极的静脉端和后续的电极尖端处或三尖瓣的心内膜炎[107,108]。在对 33 例心脏起搏器相关心内膜炎的研究中,三家医疗机构均发现相同的分布:① 感染局限在心脏起搏器;② 起搏器导线感染涉及左或右侧;③ 不涉及起搏器导线的单独瓣膜感染。有 2/3 涉及瓣膜结构的心内膜炎包括左侧瓣膜[109]。123 例 CIED 相关感染中,25% 发生在植入手术后的最初 4 周内,42% 发生在植入手术后 1 年。感染时间超过 60 日转为慢性感染[109]。

危险因素

类似于其他心血管手术,与 CIED 感染相关的危险因素如下:手术相关事件、并发症及伴随有心脏疾病的患者自身的危险因素,如糖尿病、肾功能障碍、高龄、使用类固醇或免疫抑制剂、营养不良、慢性皮肤病、恶性肿瘤、抗凝药物的使用,或心力衰竭。近期的设备操作,特别是择期的二次操作如更换起搏器、多次操作而非复杂的植入操作、永久器械植入前的临时性起搏，以及手术人员缺乏经验，也会使 CIED 植入术后感染风险升高[110-112]。

继发性血流感染（BSI）可以导致细菌进入器械，局部外伤导致血肿可使缝线周围张力增加，撕裂皮肤屏障，暴露植入物。

微生物学

引起 CIED 相关感染的主要病原菌是葡萄球菌[108]；其他与囊袋感染有关的皮肤病原体包括棒状杆菌、痤疮丙酸杆菌、微球菌，它们可经皮肤侵蚀设备。在 87 例起搏器相关感染和 36 例 ICD 相关感染事件中，最常见的病原菌是 CoNS（68%）、金黄色葡萄球菌（23%）或肠道的革兰阴性杆菌（13%）[105]。65%～75% 的囊袋感染及高达 89% 的器械相关感染性心内膜炎由金黄色葡萄球菌或 CoNS（主要是表皮葡萄球菌）引起[113]。在植入 2 周内发生的感染更可能由金黄色葡萄球菌所引起[114]。葡萄球菌引起的器械感染，在未获得药敏试验之前应怀疑甲氧西林耐药的可能。念珠菌属或曲霉菌等真菌引起的感染罕见[115-117]。真菌感染发生率为 0.1%（3 648 例），相关的危险因素有腹部植入、局部和全身感染和较长的植入持续时间。

Chamis 对 CIED 和 SA-BSI 患者进行 6 年以上的队列研究。确诊为 CIED 感染的患者中发生 SA-BSI 的占 45.4%（15/33）。75%（9/12）CIED 感染患者在植入或者手术后 1 年内发生 SA-BSI；其中 6 例患者的 SA-BSI 由 CIED 感染引起；另 3 例 CIED 感染由血行播散引起。在 21 例 CIED 植入超过 1 年发生 SA-BSI 的患者中，器械很少作为 SA-BSI 的来源；但是 SA-BSI 导致 28% 的患者发生 CIED 感染[118]。相反，对 49 例革兰阴性菌的 BSI（GN-BSI）患者进行的 7 年回顾性研究发现，6%（3 例）存在确定/可能的 CIED GN-BSI；未发现血行播散的 CIED。观察 34 例保留 CIED 的患者 3 个月，发现只有 3%（2 例）发生 BSI 复发，但是复发来源可能发生变化[119]。

诊断和治疗

CIED 的感染症状取决于感染的部位。即使病原体是 CoNS 等条件致病菌，器械囊袋感染的局部炎性变化也容易识别，但即使在器械暴露的情况下也可以没有体征。研究发现，小于 1/3 的患者出现发热，1/4 的患者为无全身症状的隐匿性 BSI。Duke 标准[43,44]可用于诊断 CIED 感染；器械的异常包裹（如使用超声或 CT 探测囊袋液）和 CT 检测肺脓栓可提高诊断率[120]。应对没有全身症状的患者进行血培养以检测隐匿性菌血症。经食管超声心动图（TEE）识别赘生物的灵敏度大于 95%，而经胸壁超声心动图（TTE）的灵敏度小于 30%（图 39.4）[105]。

最优管理措施包括抗菌药物治疗和移除 CIED，但移除器械可导致心律失常，导线移除时可致心肌撕裂或穿孔等并发症。123 例 CIED 手术患者死亡率为 0，其中 CIED 摘除的 95%（117 例）患者中复发率为 8%，对应的药物治疗组复发率为 50%（3/6）。一项涉及 31 例 CIED 感染性心内膜炎患者的研究发现，缺乏手术干预是治疗失败或死亡的唯一确定的预后因素；但是，尽管手术加药物治疗，死亡率仍为 12.5%（3/24）[121]。

SIP 是减轻 CIED 植入相关感染风险的常规措施。一项荟萃分析经后续的研究证实，术前预防性使用抗菌药物有利于防止心脏起搏器感染[114,122,123]。

对 2 564 例患者的研究发现，伤口缝合前局部使用聚维酮碘溶液冲洗皮下伤口对 CRMD 相关囊袋感染没有显著影响[124]。

冠状动脉支架

美国每年有超过 70 万台经皮冠状动脉腔内血管成形术（PTCA）[2]，支架植入可降低 PTCA 术后再狭窄的风险。鲜有冠状动脉支架相关感染的报道。经过全面的文献检索，迄今为止，在支架植入 2 日至 4 周内，仅有 10 例感染病例被记录（年龄分布 38～80 岁）[125]。值得注意的是，所有的 10 名感染患者血培养均为阳性，检出病原菌以金黄色葡萄球菌为主，占 70%；其次为铜绿假单胞菌，占 20%；CoNS 占 10%。临床症状包括发热，50% 的患者出现胸痛，其中 2 名发生心肌梗死和多发系统性脓毒性栓子。4 名患者经冠状动脉血管造影术确诊；4 名患者确诊为假性动脉瘤，病死率为 40%。10 名患者中仅 1 名患者植入了药物洗脱支架，药物具有免疫调节和抗增殖的作用，以此来预防再狭窄[126]。有文献报道，2 名患者在植入西罗莫司洗脱和紫杉醇洗脱的冠脉支架后发生 DAI[127,128]。提示支架植入时细菌经穿刺部位入血播散或支架直接污染导致了感染的发生。尽管给予合理的抗菌药物静脉输液治疗和外科手术干预，但由于金黄色葡萄球菌是最常见的病原菌，冠脉支架感染死亡率仍高达约 50%[129]。尽管极其少见，但冠状动脉支架感染在手术后数月内还是会有发生[129,144]。据推测，支架植入数月后缺乏新生内膜覆盖（非常少见，但已有研究报道）导致了裸露支架内的血栓形成，继而造成异物感染的风险引起菌血症发作[129]。

血管内支架和人工血管移植

人工血管移植

人工血管感染非常少见，其发生率是由移植的解剖学位置决定的，腹部移植感染率最低，小于 1%；主股动脉移植感染率为 1.5%～2%；腹股沟移植感染率最高，为 6%[130]。外周血管移植物发生感染通常需要截肢，因而致残率较高，主动脉移植物发生感染引起的死亡率较高。已明确的危险因素包括腹股沟切口、伤口并发症（如血肿、伤口撕裂）、紧急和多次手术、糖尿病或血糖控制不佳、肥胖和手术时间过长[131-135]。多数腹股沟移植物感染发生在术后 1～2 月内，主要源于手术中的污染或术后相邻手术部位感染（SSI）的扩散。早期感染主要表现为移植物周围软组织的炎症性改变，包括窦道形成、外周血管栓塞、假性动脉瘤形成或移植物功能障碍。近年来由皮肤病原菌导致的感染逐渐增多，如 CoNS、棒状杆菌、痤疮丙酸杆菌，主要引起腹部移植物感染；皮肤病原菌所引起的感染一般进展缓慢，亚急性临床表现为移植术数年后的主动脉肠瘘或腹股沟肿块增大[2]。Pounds 等对多例血管重建手术后的 SSI 进行研究,包括主动脉手术、解剖外旁路手术和腹股沟手术[136]。该研究为回顾性病例对照研究,共收集了 410 例手术资料,45 名患者发生感染,其中 67% 为移植物感染(30/45)。27% 的感染患者(12/45)存在手术切口裂开。多因素回归分析显示前期住院史、低龄、腹股沟切口是感染的危险因素。MRSA 检出率为 53%,成为导致 SSI 的主要病原体,这是一个令人不安的趋势,此外 Taylor 等关于血管手术感染的研究也得到类似结论[136]。多中心研究结果显示,从 45 名感染患者中获取了 38 名患者的病原微生物数据,45% 的感染是由革兰阴性菌(G−)引起,其中 3 名患者为铜绿假单胞菌感染。表皮葡萄球菌为感染最常见的革兰阳性菌,占 32%。11 名患者被截肢,3 名患者因感染死亡。腔外人工血管移植物感染的结局主要取决于感染的病原菌。MRSA 和假单胞菌属感染尤其具有挑战性。表皮葡萄球菌致病力较弱,它所引起的感染通常预后较好。同样,患者的病情进展速度也取决于感染的病原菌[137]。

血管移植物感染的治疗指导原则包括：① 移植物移除;② 感染或坏死组织清创;③ 血管供应的建立和维持;④ 合理的抗菌药物治疗[140]。估计总死亡率和截肢率分别是 14%～58% 和 8%～52%[133]。

术前抗菌药物的使用可预防移植物感染,但利福平对于涤纶移植物无效[141]。

周围血管支架

据估计,美国接受支架植入术的患者超过 40 万人,以预防经皮冠状动脉腔内血管成形术(PTCA)后再狭窄。目前已报道的感染率小于 1/10 000 人[142]。潜在的危险因素包括：① 留置导管或保护鞘时间过长,或 24 h 后再次使用保护鞘;② 溶栓治疗;③ 一周内循环使用同一股动脉作为血管通路;④ 局部血肿形成;⑤ 支架植入耗时过长;⑥ 同一部位反复穿刺;⑦ 髂动脉通路[143]。除了死亡和截肢,并发症还包括假性动脉瘤、霉菌性动脉瘤和皮肤瘘[143,145]。

某研究对 65 例主髂动脉支架移植物感染(包括 50 例主动脉移植物感染和 15 例髂动脉移植物感染)进行回顾性分析,基本情况如下：① 感染率为 0.43%;② 23% 的患者有免疫缺陷类疾病;③ 性别比（男/女）为 1.4;④ 31% 的患者伴发血管瘘;⑤ 金黄色葡萄球菌检出率为 54.5%;⑥ 总死亡率为 18%,分层分析结果显示保守治疗与外科手术治疗死亡率分别为 36.4% 和 14%;⑦ 危险因素不明[146]。

大部分经过腹股沟的血管内支架或移植物感染是由金黄色葡萄球菌引起的。腹股沟褶皱区域由于汗腺密集,容易形成病原微生物的高浓度聚集,因此该部位皮肤病原菌是常见的感染来源之一。

其他血管装置

动脉闭合装置

20 世纪 90 年代,传统心导管术在股动脉穿刺部位止血时会带来不适感,且耗时较长,这一缺陷促进了经皮动脉闭合装置的发展。但与传统的人工和机械压迫止血相比,其感染风险有所增加。尽管动脉闭合装置感染风险相对较低,但一旦发生感染后果非常严重,需要多重手术甚至截肢;目前研究报道的死亡率较高[148,149]。某研究报道动脉闭合装置感染率为 1.6%,80%(4/5)的感染由金黄色葡萄球菌引起(其中 2 人为 MRSA 感染),表现为腹股沟脓肿和细菌性动脉瘤;粗死亡率为 40%[150]。某研究对使用动脉闭合装置且患有糖尿病的 46 名肥胖患者(平均年龄 64 岁)进行随访,随访 4 年后登记死亡率为 6%,22 名患者发生感染性假性动脉瘤,分离培养病原菌以金黄色葡萄球菌为主,占 75%[151]。

颈动脉(涤纶)补片

颈动脉涤纶补片引入前,颈动脉仅被简单缝合或使用自体大隐静脉作为补片;涤纶补片的使用可降低颈动脉简单缝合后并发症的发生率,如血栓症或再狭窄。颈动脉涤纶补片的使用为颈动脉的成功安全闭合提供保障,减轻患者痛苦,但同其他移植物一样,必然也会带来感染的风险。在对 1 258 台手术患者 4 年的随访发现,8 名患者被确诊为感染,感染率为 0.5%,无死亡及复发病例。7 名患者标本中鉴定出革兰阳性病原菌(4 人检出葡萄球菌,3 人检出链球菌)[152,153]。进一步的研究报道显示有 4 名患者假性动脉瘤亚急性发作(3 例与涤纶补片相关),证实了上述感染诊断[154]。治疗措施包括移除补片,感染组织清创,实施自体隐静脉血管成形术或插入移植术,以及选用合适的抗菌药物进行治疗。2008 年某项研究对已发表的相关文献进行回顾,共发现有 77 例感染事件,感染率为 0.25%～0.5%[155]。术后血肿的形成与迟发性感染相关。患者通常表现为假性动脉瘤、颈部肿胀或引流窦道形成。感染微生物以革兰阳性病原菌(金黄色葡萄球菌和表皮葡萄球菌)最为常见。

心脏缝合线

近年来关于左心室手术后心脏缝合线感染的综述较少,最近的一篇发表于 1998 年。该研究纳入某篇综述中 22 个名患者,以及某医疗机构的 3 名患者作为研究对象[156]。相关感染的报道非常少,主要是由于潜伏期长,平均发生时间为手术后 16 个月。临床表现包括心脏皮肤瘘伴出血,胸膜肺症状伴咯血,胸壁脓肿,疑似心内膜炎的血流感染(BSI),60% 的感染患者(15/25)有左心室假性动脉瘤。感染最常见的病原菌是葡萄球菌和革兰阴性杆菌。合理的治疗措施包括合适的抗菌药物和所有感染缝线、填充物及感染组织的切除。总生存率为 79%。

心血管相关装置感染的预防

心血管 DAI 一旦发生,后果非常严重,因此预防控制措施的实施显得尤为重要。预防措施包括：① 预防性抗菌药物的合理使用;② 手术过程中遵循感染控制指南,降低术中感染风险;③ 血糖控制;④ 继发性血流感染(BSI)的预防。

预防性抗菌药物应用

虽然有数据支持在心脏搭桥手术围手术期应用抗菌药物[157,158],但目前尚无前瞻性随机临床试验对预防性应用抗菌药物是否有利于心血管相关装置移植 DAI 的预防做出评估。一项荟萃分析纳入了 7 个随机临床试验数据,共计 2 023 名患者,结果显示术前预防性抗菌药物的应用能降低起搏器相关感染的风险[122]。至今没有相关随机临床研究主要是由于感染非常少见,且多数情况下需提前向患者解释预防性应用抗菌药物的好处[3],此外此类研究是否符合伦理学标准也受到关注。尽管缺乏直接的科学数据,基于心脏搭桥手术和骨科植入手术中预防性抗菌药物系统性应用的推荐,指南也推荐心血管相关装置移植手术中预防性抗菌药物的应用,包括 PV、LVAD,TAH,心脏填充物及动脉补片[2]。

抗菌药物的选择须由流行病学调查结果决定,同时流行病学数据提示早发性感染通常来自术中皮肤病原菌的污染。头孢菌素通常被推荐用于甲氧西林敏感金黄色葡萄球菌(MSSA)感染的预防;有预防用药指征者,应在切皮前 1 h 内给药(若使用万古霉素,则改为切皮前 2 h,因为输液时间较长)以确保手术部位达到足够的药物浓度,此外预防性使用抗菌药物时间不超过术后 48 h。一代头孢菌素注射约 22 min 后在纵隔骨达到高峰浓度,因此应在切皮前 30~60 min 给药,以预留足够的时间确保术前血药浓度达到峰值。术中失血量大于 1.5 L(假定为 25% 的血容量)或手术时间超过所用抗菌药物半衰期的 2.5 倍时,术中应追加一剂抗菌药物(唑啉头孢菌素,约 3~4 h)[157,158]。术前定植(如机械通气患者的气管抽吸物)和联合用药可能对术前预防性抗菌药物的选择有一定影响。某医疗机构采用万古霉素与头孢菌素(唑啉头孢菌素或头孢呋辛)联合用药(用于某位 MRSA 定植患者)以覆盖部分的革兰阴性菌,关于万古霉素联合 β-内酰胺类的疗效是否优于单用万古霉素目前尚无正式的推荐指南。

心血管手术预防性抗菌药物持续给药超过 48 h 并不会带来额外收益,却增加了抗菌药物耐药的风险(耐头孢菌素肠杆菌和耐万古霉素肠球菌)[157,158]。此外,预防性抗菌药物使用时间过长与艰难梭菌相关疾病相关。当 SSI 的病原微生物分布不断变化,MRSA 菌株数量增多[69,136,137],LVAD 患者开始出现耐万古霉素屎肠球菌(VREF)感染[68,69]。

二线抗菌药物作为预防性用药(被用于口腔、呼吸道、胃肠道和泌尿生殖道手术)被推荐用于有心脏瓣膜病的患者[159];但大部分引起 DAI 的病原菌源于皮肤菌群,所以二线抗菌药物不推荐用于其他类型患者[2]。

临床实践中,四种抑菌方法可用于预防移植导致的 DAI:局部冲洗,无机抗菌材料,移植体提前用抗菌药物溶液浸泡,补片抗菌药物涂层。目前尚无以上方法在心血管手术中使用的相关研究[160]。但抗菌药物手术部位冲洗已被外科医生广泛接受。无机抗菌材料如镀银的手术衣(Silverlon®,Argentum Medical LLC)、氯己定浸渍的海绵(BioPatch®)已用于 LVAD 传动系统穿刺部位的局部消毒以预防穿刺部位感染,但尚需更多的临床研究来证实其实用性和有效性。抗菌药物涂层珠链已被用于临床治疗,但其预防感染的功能尚未被证实[94]。利福平已被证实对涤纶补片无效(术前浸泡于利福平溶液中)[141]。已有研究证实使用抗菌药物灌注或抑菌涂层的导管[161]可预防缝线相关 BSI,该发现曾促进了机械瓣膜上镀银缝纫环的发展,但由于早期研究对象出现了瓣周漏,导致相关临床试验提前中止[162]。

鼻腔内使用莫匹罗星用于预防心血管装置相关金黄色葡萄球菌感染的效果尚不确定,且据估计 60% 手术部位金黄色葡萄球菌感染可能并非来源于患者的鼻腔[163]。目前已有的多个临床研究结论并非完全不一致[164,165]。某临床试验的研究对象为接受多种类型外科手术的 3 864 名患者,该研究结果显示鼻腔金黄色葡萄球菌定植患者使用莫匹罗星后,HAI 明显减少。但与未接受莫匹罗星用药的鼻腔定植患者相比,金黄色葡萄球菌 SSI 率的下降无统计学差异[166]。荟萃分析结果显示围手术期莫匹罗星的使用可降低非普外科手术患者(即接受心胸外科手术、骨科手术和神经外科手术的患者)SSI 的发生风险[167]。关于莫匹罗星鼻腔内给药用于预防 SSI,尤其是心血管装置移植相关 SSI 的效果仍需进一步研究;但此类研究的实施会有一定难度,因为需要较大样本量。推荐在非普外科手术(即心脏手术和移植术)术前对金黄色葡萄球菌鼻腔定植患者给予去定植。

血糖控制

大量研究结果显示,严格的术前血糖控制可降低心脏搭桥手术患者 SSI 的发生风险[23-26]。该研究结果最有利的影响是可以被应用于心血管装置移植手术患者,因为有研究提示心血管疾病患者通常伴有糖尿病,而糖尿病也是 DAI 的危险因素之一。

术中污染

引起早期 DAI 的革兰阳性优势菌,主要源于术中污染。CDC 发布的 SSI 预防指南[29,168]包括严格执行无菌操作技术,适当的环境控制,减少细菌脱落的风险。研究发现,在非手术环境中鼻腔定植患者经空气传播 MRSA、CoNS 和实验性鼻病毒,是一种潜在的传播途径。研究显示外科口罩可减少 MRSA 的脱落,但对 CoNS 无效[169,170]。此外,随着皮炎患者鳞状细胞脱落概率的增加,皮肤病原菌脱落也随之增加。

某项对 18 个月内的 70 例独立血管外科手术的研究,对距手术切口 0.5~4 m 处的空气进行现场采样,发现 CoNS 和金黄色葡萄球菌检出率分别为 86% 和 64%,其中距手术切口 0.5 m 以内空气中 CoNS 和金黄色葡萄球菌的检出率分别为 51% 和 39%。经脉冲场凝胶电泳证实,这些菌株源自手术医务人员。多个独立研究结果显示,外科口罩并不能有效防止细菌脱落[171]。术中污染的另一个潜在来源是层流洁净系统通风口朝向患者。在模拟手术活动中的实验中,当通风口朝向患者时手术医生的脱落颗粒会进入手术切口模型,当调整通风口方向背离手术切口时,脱落颗粒数量会减少[172]。

预防继发性血流感染

继发性血流感染(BSI),尤其感染病原菌为金黄色葡萄球菌的 BSI,会导致植入装置病原菌的血行播散[43,119,173];要格外注意中央静脉导管插管操作及穿刺部位护理,尽早拔除导管(包括呼吸机和留置导尿管),以降低 BSI 风险。在导管相关血流感染率较高的医疗机构,消毒剂或抗菌药物浸渍的血管导管已被用于辅助治疗,以减少导管相关血流感染[161]。术前用氯己定进行手术部位局部皮肤消毒,已被证实可减少 ICU 患者中央导管相关性血流感染(CLA - BSI)[174-176],特别是由 MRSA 或耐万古霉素肠球菌(VRE)引起的血流感染,该措施可减少 VRE 定植和 VRE CLA - BSI[177]。

结　论

心血管移植相关装置已被广泛用于现代医学,它们的出现促进了心血管重建术的发展。重建术可使心脏瓣膜病患者和难治性终末期心肌病患者恢复血流动力学和电生理稳定性。改善有严重周围血管疾病患者的四肢血液循环,是避免截肢的一种方法。DAI 的发生率相对较低(除了 LVAD),但一旦发生,发病率和死亡率均很高,尤其是年老体弱且伴有糖尿病、慢性肾脏疾病或慢性呼吸衰竭等慢性疾病的患者。近年来肥胖也被认为是 LVAD 感染的危险因素,应关注到移植手术后期普遍容易增重[73,86]。且感染发生后,使用抗菌药物进行治疗的同时需要将感染的装置取出,再次手术和住院时间的延长将给患者带来极重的经济负担,对其生活质量产生极大的不利影响。上述研究突显了严格遵循感染防控措施的重要性,以使移植装置的成本-效益达到最大化,在人类与微生物日益恶化的冲突中为宿主提供优势。

进一步研究的方向可能会着重于提高心血管移植装置患者的生存利益,包括:① 慢性生物膜相关感染的非手术治疗——抗菌药物的应用(体外实验数据提示某些药物——如利福平,达托霉素和利奈唑胺——加入血管移植模型可用于葡萄球菌生物膜感染如替加环素治疗表皮葡萄球菌感染[179],卡泊芬净治疗白念珠菌感染,它们可有效穿透生物膜[180]);② 体积更小的 LVAD、TAH 和动力传动系统的引入,或移植装置及缝线的完全可吸收化,可降低 SSI 风险;③ 抑制生物膜形成的装置的发展(可能含消毒剂/抗菌药物,且不易产生 MDRO);④ 动力传动系统创伤的预防及稳定;⑤ 提供动力传动系统穿刺部位局部消毒策略;⑥ 减少术中来自环境因素的污染;⑦ 纠正免疫系统缺陷,尤其是高龄和移植装置(如 LVAD)所引起的 CD4 + T 淋巴细胞降低。

第 40 章

骨假体和移植物感染

Ilker Uçkay, Leonardo Pagani, Axel Gamulin, and Daniel P. Lew
■ 张 杰 费 莹 译 ■ 干铁儿 刘凤迎 杨 乐 覃金爱 审校

前 言

全球每年有数以百万计的骨科植入手术。这些植入装置的安全性和生物兼容性好，只有 10% 的患者会在术后发生并发症。假体松动后（图 40.1），感染是引起并发症最常见的原因。目前，初次全髋关节置换术的感染率为 0.5%～1%，初次膝关节置换术的感染率为 0.5%～2%，肩关节置换术感染率小于 1%[1,2]。尽管感染发生率一直在稳步下降，但因手术量的增加，绝对数量呈上升趋势。仅在美国，据预测，到 2030 年每年将有约 400 万人接受人工关节置换术[3]。因此，人工关节感染的病例数量将会大大增加。人工关节置换术的医疗保健相关感染（HAI）的经济负担是非常高的。治疗髋关节或膝关节假体骨髓炎患者的费用高出初次手术的 5.3～7.2 倍[4]。

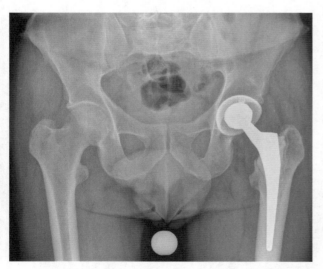

图 40.1 由于金属沉着病导致的左髋关节假体的无菌性松动，无感染证据。注意横向轴周围暗区的影像学征象

这是在一个 45 岁的男士身上获得的图像，瑞士日内瓦，日内瓦大学医院；此图片的发布经过了患者的同意

肌肉骨骼移植

骨科移植发展势头正好。在美国，与 1990 年的 35 万相比[6]，目前约分布有 100 万肌肉骨骼移植组织库[5]。加工的组织移植物不一定是无菌的，并且可能会导致病毒或细菌感染。Tomford 等报告了进行骨肿瘤手术及髋关节翻修术的患者，使用移植物相关的感染发生率分别为 5% 和 4%[7]。Mankin 等报道了在一系列接受尸体移植的 945 例患者中，有 7.9% 的原发感染[8]。

发 病 机 制

所涉及的机制通常是在手术过程中感染了微生物，因为刚植入的生物材料极易受到污染。通常认为大多数关节置换后的感染是在手术室获得的。支持此论点的论据包括，围手术期预防性使用抗菌药物的功效，手术室净化，以及皮肤表面菌群和引起假体感染的病原体之间的相似性[2]。此外，在可能发生浅表切口感染的植入术后早期，筋膜层尚未愈合，深层假体周围组织未被通常的物理屏障保护。任何使伤口愈合延迟的因素或事件都会增加感染的风险，如缺血性坏死、血肿。更直接地，伤口脓毒症或缝合脓肿。后期感染可能在 2 年的无痛苦进展后出现（大于或等于 15% 的感染病例），大多是由于关节中微生物有选择地持久性血源性播散[1,9]。

微 生 物

几乎所有微生物都可以导致人工关节感染。一些研究的数据表明，单一的病原体仅在 2/3 的病例中被鉴定出来。主要的微生物是葡萄球菌属（约占 50%），表皮葡萄球菌和金黄色葡萄球菌各占一半。需氧性链球菌也造成相当一部分感染（10%～20%），接着是革兰阳性杆菌，通常被认为是培养的"污染物"，例如棒状杆菌属、丙酸菌属和芽胞杆菌属。革兰阴性需氧杆菌在一些研究中占 25% 以下，而厌氧菌在所有病原体中通常不超过 10%。在有实体器官移植的关节置换术患者中，更多的非典型病原体如分枝杆菌可能偶尔被观察到[11]。在高达 10% 的病例中，无法检测出微生物。

在移植物中，革兰阳性杆菌同样是最常见的与感染相关的微生物[12]。微生物，如梭状芽胞杆菌属，已被关注[13]。2003 年，Malinin 等的研究结果显示，在美国的 795 例捐助者中，8.1% 的供体血、骨髓、肌肉骨骼样本培养出梭状芽胞杆菌，主要是索氏梭菌[10]。

异物和生物膜的作用

细菌附着于假体关节是几乎所有异物相关感染发病

机制的关键第一步。皮下异物可使引发感染所需要的金黄色葡萄球菌数量减少至 100 个菌落形成单位(CFU)，小于无异物时引发感染所需要细菌数量的 1/100 000[14]。此外，嗜中性粒细胞与异物的相互作用可以诱导嗜中性粒细胞缺陷，增强对感染的易感性[15]。深嵌入生物膜内的细菌代谢不活跃或处于休眠状态，从而免受宿主防御，如抵抗吞噬细胞的吞噬和高度耐受抗菌药物[16]。生物膜内的微环境也可能不利于抗菌药物的扩散。形成生物膜后不久，细菌对抗菌药物的敏感性常常呈现对数级下降。当感染时间持续超过 1 个月，可以假定生物膜已进展到治疗上保留假体不如切除的地步。此外，假体材料释放的超高分子量聚乙烯颗粒似乎更加抑制了嗜中性粒细胞的抗菌活性[17]。

诊　　断

假体感染的诊断是很困难的。如果没有与人工关节相通的窦道，或从至少两个独立的感染关节组织或关节液样本中分离出同一种病原体，感染诊断将变得困难，且依赖于临床表现、既往史、实验室检查和组织学参数的综合判断[18]。

临床表现

人工关节感染没有统一的临床诊断标准。大多数患者经历了长时间、进展缓慢的感染过程，其特点是逐渐加重的关节疼痛和偶然形成的皮肤窦道。少数患者有高热、严重的关节疼痛、局部肿胀、窦道，以及红斑等急性发作症状。因血源性播散导致的迟发性感染患者可表现为：在一个或几个以前运转良好的关节出现急性发作症状。临床表现形式主要由感染微生物的性质所决定(与表皮葡萄球菌相比，金黄色葡萄球菌感染的症状更突出)。感染症状必须和无菌机械性问题区分开。持续的关节疼痛提示感染，而机械松动通常仅在运动和负重时引起疼痛。然而，通常很难将迟发性感染和髋关节或膝关节假体的无菌性关节松动区分开。

红细胞沉降率和 C 反应蛋白水平

红细胞沉降率(ESR)的持续升高提示感染，但其敏感性和特异性均不强，因为它可以由许多其他原因所导致。这同样适用于解释白细胞增多或 C 反应蛋白(CRP)升高。CRP 和 ESR 的组合检测似乎有一个可接受的阴性预测值，虽然它不能完全排除人工关节感染。相对于诊断，这两个参数也更适用于治疗后追踪评价。降钙素原在非菌血症性假体感染中的作用，还需要进一步研究。在我们中心进行的一项研究并不能证明降钙素原在局部人工关节感染中的诊断或后续追踪价值[19]。将来，必然会出现用于感染诊断的其他炎症标志物，例如血清白细胞酯酶就值得进一步研究[20]。

放射学

普通 X 线片可显示骨水泥界面异常光亮(＞2 mm 宽)，假体部件的位置变化，水泥断裂，骨膜反应，或部件的移动。骨膜新骨形成提示感染，但很少出现关节和软组织之间的瘘管。当人工关节远端和近端组件都显示影像学异常，则更可能是感染而不是简单的机械松动。据报道，影像学异常的敏感性和特异性分别为 73% 和 76%[21]。用核磁共振或计算机断层扫描技术评估人工关节感染帮助并不大，因为人工关节中的金属会干扰图像。放射性同位素扫描显示骨区摄取增加伴随血液供应增多和代谢活性增加，但这对诊断确切的感染并没有帮助，因为摄取增加在关节置换术数月后的正常假体周围也经常观察到。Smith 等研究了骨核素显像技术在膝关节置换术和膝关节疼痛发作之间平均 3 年周期后的作用。然而，研究中采用同位素摄取异常的方法并不具备足够的特异性来区分无菌性和感染性松动[22]。这一结果在 144 例接受了髋关节翻修术的患者中得到了证实；骨-镓成像并没有比髋关节抽吸液增加感染诊断优势[23]。根据 Bernard 的研究，骨核素显像的敏感性和特异性充其量是 76%[21]。正电子发射计算机断层显像(PET)只有有限的数据。一项 35 例髋关节置换术后疼痛患者的报告显示，PET 扫描与骨核素显像类似，比传统的骨放射学有更低的敏感性和更高的特异性[24]。总之，一个正常的骨扫描通常对排除是否需要手术干预来纠正关节松动或感染是非常有用的[25]。

微生物学培养和组织学检查

几次相同的微生物学培养鉴定出相同的微生物，是目前确认临床疑似感染的金标准。因此，人工关节感染的诊断常常需要获得关节液或组织的样本[26]。最重要的步骤是分离出感染的微生物，以便选择适当的抗菌药物治疗。病原体鉴定的重要性怎么强调都不为过。因为关节液抽取培养可能是假阴性的，可以通过血培养，移植假体超声降解[27]，或直接从感染骨骼取活检培养来替代[28]。当活检抽取完成后，样本须进行需氧和厌氧培养。如果常规培养未检出微生物，而临床特征又相符，应采样进行分枝杆菌和真菌培养。通常，培养生长应超过标准的 5 日培养期。可能因先前应用抗菌药物微生物数量少、不恰当的培养基、苛养菌，或延时送至微生物实验室等原因，造成培养阴性。一些微生物，如营养缺陷菌属，或金黄色葡萄球菌小菌落变异体(SCV)，本质上难以检测[29]。与正常金黄色葡萄球菌表型不同，SCV 的特点是增强了细胞内持续存在的能力，苛刻的生长特性，在血平板上培养 24～72 h 后无色素、非溶血性针尖样菌落，并且不存在生化反应或生化反应减少(如甘露醇盐琼脂阴性)[29]。当正常的金黄色葡萄球菌存在时，SCV 极易被过度生长的正常表型的金黄色葡萄球菌淹没而忽略，因为它们的分裂周期是正常表型金黄色葡萄球菌分裂周期的 9 倍。分离可疑的凝固酶试验可能假阴性的 SCV，应该通过检测物种特异性基因或 16S rDNA 序列的诊断测序，来确认为金黄色葡萄球菌[29]。

真细菌聚合酶链反应(PCR)因敏感性很低且相当昂贵而使其不能常规应用。在多种微生物定植或感染时，它的解释很困难。此外，除甲氧西林抗性的基因编码外，它不能提供抗菌药物耐药的信息[30]。然而，在特殊情况下，怀疑是生长极慢或很难生长的细菌，如金格杆菌、布鲁氏菌、立克次体、巴尔通体、结核杆菌或溃疡分枝杆菌时,特异性或多重 PCR 是十分有用的。

组织标本还应当提交组织病理学研究,特殊染色技术可能反映不常见或生长缓慢的微生物。病理组织学检查显示急性炎症,对感染诊断有大于 80% 的敏感性和大于 90% 的特异性[31]。然而,结果依赖于恰当的感染组织采样及病理学家的专业技术。并非所有的医疗机构都有能够担当这类组织病理学分析的有经验的病理学家。

治　疗

因多变的临床表现和缺乏随机对照试验的数据,人工关节感染的治疗没有标准化。治疗通常包括内科和外科措施[1],这取决于感染的原因和时机,以及宿主的状况。

手术治疗

当感染诊断确定时,治疗方案是保留假体清创术,关节置换切除术,一阶段或两阶段再植术或关节固定术。

不去除假体的外科处理

单独的抗菌药物治疗而不去除假体,并非是对人工关节感染的标准治疗,并有大于 90% 的失败率。但是,在选定的患者中,这可能是特定条件下的一个选择,即患者至少进行过一次早期清创术。它仅限于小群体患者,即患者早期(术后 4 周内)急性症状发作,假体固定良好且没有松动或窦道的迹象。笔者认为,感染金黄色葡萄球菌是清创术和保留假体的一个相对禁忌证[29],而其他人则认为只有耐甲氧西林的菌株是保留假体的禁忌证[32]。

假体去除

去除假体有几种选择,包括关节置换切除术并不再植入,关节固定术,截肢,以及一阶段或两阶段新假体的再植术。

由于没有持续随访比较的前瞻性随机研究,目前很难建议应该进行一阶段还是两阶段关节置换术[1,33]。一阶段关节更换时,感染部分被切除,进行清创手术,然后在抗菌药物覆盖下立即植入新的假体。它适用于高度选择的髋关节假体患者,要求患者有符合要求的软组织,没有严重的并发症,没有瘘管,不需要骨移植,以及感染的微生物对抗菌药物高度敏感[33]。据报道,这种方法有85%～90% 的成功率[29,33]。这些报道常以敏感菌、使用抗菌药物骨水泥及长期的术后抗菌药物治疗为特征。对于髋关节假体,发表的分析并没有显示一阶段关节置换伴或不伴抗菌水泥与两阶段方法相比有任何优势。相反,两阶段方法似乎会产生更好的结果,但是成本更高。

两阶段方法需要仔细手术切除所有异物材料及感染组织,然后长期注射和口服抗菌治疗[1,34]。据报道,感染髋关节的两阶段假体置换术伴临时抗菌药物骨水泥使用有超过 90% 的成功率[35]。两阶段髋关节置换再植术的优点是,它允许额外的清创术及对更致命病原体的抗菌药物选择和治疗持续时间最佳化。其缺点是,二次干预更难进行,因为瘢痕形成及可能对高龄和有严重并发症患者造成二次围手术期发病和死亡的风险。经历大量骨质流失的患者,需要在切除术和再植术之间进行三阶段的

骨移植术。美国大多数中心使用两阶段置换术,而欧洲较常用一阶段的方法,切除和再植之间有不同的间期[1]。值得注意的是,清创和植入物保留术后抗菌药物治疗的疗程有些随意,建议为 3～6 个月(对于膝关节置换术)[1,36]。一些专家主张再植前进行关节穿刺以排除潜伏感染/病原体存在。这种方法的常规应用不是以证据为基础的,应在临床医生考虑是持续性感染的特定情况下使用。事实上,在许多研究中,这种植入前关节穿刺可能揭示假阴性或假阳性结果[28]。

许多外科医生在两阶段方法的清创术和再植术之间的间隔期,使用抗菌药物浸渍的聚甲基丙烯酸甲酯(PMMA)垫片来保持关节周围软组织的张力。有些学者认为这种技术的好处包括高水平的局部抗菌药物释放,增加再植时的暴露,以及在间隔期保持负重能力[29]。然而,考虑到感染复发的结果,迄今没有试验证明局部抗菌药物治疗比局部和全身抗菌药物治疗相结合或单独的全身抗菌药物治疗更有优越性[37]。

抑制性抗菌药物治疗

手术治疗要求苛刻讲究、费时,并且可能使有多种并发症的患者变得更加虚弱。作为一种替代,无须手术介入的终身抑制性口服抗菌药物治疗是一种选择。尽管抑制性治疗是姑息性治疗,大多数专家建议对感染关节进行灌洗,以减少病原菌载量。

关节固定术或截肢

关节固定术作为关节置换感染的治疗,可以提供稳定的通常无痛的预期缩短的肢体。不到万不得已不会选择截肢手术来治疗关节置换感染。它基本上涉及感染的膝关节置换术。只有危及生命的感染或持续性局部感染伴大量骨质流失且不能承受关节固定术者才截肢。

抗菌药物治疗

骨关节感染的抗菌药物治疗往往伴随着手术,并有一些细节需要考虑。一个重要问题是抗菌药物对骨或生物膜的渗透力。Landersdorfer 等[38]在抗菌药物对骨渗透性的综述中强调,药物浓度测定方法的不同可能影响结果。全身给药后抗菌药物在骨中的平衡与其血浆浓度相关,并可受若干因素影响,包括该药物的理化性质、蛋白质结合和分区清除的程度及骨组织本身的特殊结构。例如大环内酯、利奈唑胺和喹诺酮类的平均骨-血清浓度比为 0.3～1.2,而头孢菌素类、青霉素类和糖肽的平均比为 0.15～0.3[38]。

肠胃外抗菌药物治疗

早前,专家通常建议抗菌药物静脉注射(IV)治疗 4～6 周之后再口服数周或数月[1,29]。长期静脉给药治疗的基本原理是升高血药浓度。如今,观点已经转变为最初 2 周静脉给药治疗,虽然这是基于专家意见,而不是临床试验[29]。毫无疑问,胃肠外给药的抗菌药物的骨渗透力是可接受的,其生物利用度是 100%[39]。同时,静脉用药应当被限制,以避免不必要的费用,防止导管相关并发症,以及增加患者和护理的舒适度。长时间静脉给药治疗造成并发症的比例估计为约 15%[40]。近来的回顾性数据表

明,至少对骨髓炎来说,早期转换为口服抗菌药物治疗和长期肠胃外给药一样有效[29]。作为临床实例,Cordero-Ampuero 等通过从一开始就采取口服抗菌药物治疗治愈了 36 例关节置换感染[41]。

骨关节、植入物和生物膜相关感染的抗菌药物治疗

表 40.1 列举了最常见的针对人工关节感染微生物的传统抗菌药物用药选择。最理想的抗菌药物应具有能杀灭缓慢生长的或形成生物膜的细菌。利福平杀灭葡萄球菌符合上述条件,它能进入巨噬细胞并杀灭胞内细菌[29]。但单药治疗往往很快就可以引起耐药。因此,利福平应始终用于联合治疗[29]。然而,相关研究证据不足。最近,一篇荟萃分析指出了利福平联合用药的重要性。但该研究纳入文章数量少,并且不是每篇文章都支持利福平联合用药更有效的观点[42]。只有一篇研究提到了利

福平联合环丙沙星用于治疗葡萄球菌引起的植入物感染。该研究为随机对照实验,实验组为利福平联合环丙沙星用药,对照组为安慰剂联合环丙沙星用药。研究发现,实验组治愈率为 100%,而对照组仅为 58%[43]。但联合用药的剂量如何选择又存在一定争议。在啮齿类动物研究中发现,高剂量的利福平能有效提高治愈率,但在人类没有前瞻性随机试验。在某些国家,1×600 mg,2×450 mg,或 2×600 mg 被用于常规治疗。笔者建议使用 600 mg/d。与利福平联合用药时,其他药物的标准剂量不减少,这又是没有基于循证的临床观点。目前,有多种抗菌药物可用于利福平联合用药,如复方新诺明、夫西地酸、替加环素、达托霉素、利奈唑胺、达巴万星、奎奴普丁-达福普汀、米诺环素、氧氟沙星、环丙沙星和左氧氟沙星[29]。临床医生用药时须考虑利福平与其他药物的相互作用,如华法林、抗癫痫药、抗艾滋病病毒药、避孕药或类固醇等。利福平能使体液变橙色或红色,还能诱发恶心或肝炎。

表 40.1 人工关节感染的抗菌药物治疗

微生物	注射用药		口服用药[a]
	治疗用药	替代用药	
金黄色葡萄球菌或凝固酶阴性葡萄球菌			
青霉素敏感	青霉素 G(300 万单位,4～6 次/日)	二代头孢[b],克林霉素(600 mg/6 h),或万古霉素	阿莫西林(750 mg,3 次/日)
青霉素耐药	萘夫西林[c](2 g,4 次/日)	二代头孢[b],克林霉素(600 mg/6 h),或万古霉素	喹诺酮类[d]/利福平(600 mg,1 次/日),氟氯西林-利福平
甲氧西林耐药	万古霉素(15 mg/kg,2 次/日)	替考拉宁[e](400 mg,首日:2 次/日;维持:1 次/日)	夫西地酸/利福平(1 500 mg,3 次/日或 600 mg,1 次/日)
链球菌(A 族或 B 族 β-溶血性链球菌、肺炎链球菌)	青霉素 G(300 万单位,4～6 次/日)	克林霉素(600 mg/6 h),红霉素(500 mg,4 次/日),或万古霉素(15 mg/kg,2 次/日)	阿莫西林(750 mg,3 次/日)
革兰阴性杆菌	喹诺酮类[d](静脉后改口服用药)	三代头孢[f]	喹诺酮类[d]
沙雷菌、铜绿假单胞菌	哌拉西林[g](4 g,4 次/日)和庆大霉素[5 mg/(kg·d)]	三代头孢[f,g],或喹诺酮类(加氨基糖苷类)	喹诺酮类[d]
厌氧菌	克林霉素(600 mg,3～4 次/日)	阿莫西林/克拉维酸(2.2 mg,3 次/日),或甲硝唑(500 mg,3 次/日,用于治疗革兰阴性厌氧菌)	克林霉素(600 mg,3～4 次/日)
混合感染(需氧菌和厌氧菌)	阿莫西林/克拉维酸(2.2 mg,3 次/日)	亚胺培南[h](500 mg,4 次/日)	阿莫西林/克拉维酸(600 mg,3～4 次/日)

[a]除喹诺酮类药物外,其他抗菌药物先注射用药 2 周,再口服用药。
[b]二代头孢,如头孢呋辛(1 500 mg,4 次/日)。
[c]欧洲地区为氟氯西林。
[d]喹诺酮类,如氧氟沙星(200 mg,3 次/日),环丙沙星(500～700 mg,2 次/日),氟罗沙星(400 mg,1 次/日)。
[e]替考拉宁只在欧洲地区使用,建议肌注。
[f]三代头孢,如头孢他啶(2g,3 次/日)。
[g]根据药物敏感性选择用药哌拉西林/他唑巴坦和亚胺培南都有使用。
[h]用于阿莫西林/克拉维酸耐药的革兰阴性厌氧菌的病例。

β-内酰胺类抗菌药物常用于静脉注射。但这一类抗菌药物有一个致命的弱点,即口服生物利用度低,并且骨骼内和关节滑液内浓度低[29]。

万古霉素属于糖肽类抗菌药物,半衰期 6 h,杀菌机制为抑制细菌细胞壁的合成。万古霉素口服生物利用度最高仅为 2%,而且不能被血液透析清除。万古霉素最低

血药谷浓度为 20 mg/ml,被认为是治疗骨感染最佳浓度[44],幸运的是其在感染骨组织中的浓度远大于在正常骨组织中的浓度。较高剂量时,万古霉素容易诱发肾毒性。但这种说法过去被夸大了,肾毒性的产生很可能与万古霉素联合其他肾毒性药物有关。持续用药时,万古霉素的血药浓度变化比间断给药明显减小。越快的速度

达到血药浓度产生的副作用越小[45]。但是,持续给药也不能保证更好的效果。静滴持续时间至少应大于 1 h,以回避"红人"综合征。这是一种由组胺介导的不良反应,应与其他罕见的过敏反应或假性过敏反应加以区别。

替考拉宁在欧洲及世界其他地区被广泛使用,但却很少出现在美国。它也是糖肽类的一种,半衰期长达 72 h[46]。给药 30 min 后,即可达到最高血药浓度。通常,首日剂量为 2×400 mg/d,维持剂量为 1×400 mg/d。但也可肌注给药或每周 3 次给药[46,47]。替考拉宁用于治疗骨感染时需较高的血药浓度,但理想的血药谷浓度或每日剂量仍需确立。LeFrock 等用 $6 \sim 12$ mg/kg 的剂量治疗骨关节感染。替考拉宁治疗骨髓炎平均 6 周后,其有效率为 $90\% \sim 100\%$[46]。

达托霉素通过改变细胞膜的极性,达到快速的剂量依赖的杀菌作用。半衰期为 9 h。达托霉素只能胃肠外给药,一般每天 1 次,每次 $6 \sim 8$ mg/kg。此剂量相对安全,不会对肾功能造成损害。因此,达托霉素是一种非常理想的门诊治疗用药。达托霉素对治疗骨关节、皮肤、软组织感染非常有效[29]。但目前为止,美国食品药品监督管理局(FDA)只批准达托霉素用于治疗皮肤及软组织感染。达托霉素不良反应较少,其中包括肌酐磷酸激酶升高的肌肉毒性。临床医生必须谨记,在治疗耐甲氧西林金黄色葡萄球菌(MRSA)引起的骨髓炎时,已经发现达托霉素由敏感变耐药的情况[48]。

替加环素属于甘氨酰环素类,是在四环素的基础上加以研发的,亲和力比四环素类高 5 倍。杀菌机制为抑制细菌核糖体蛋白的合成。替加环素只能胃肠道外给药,首日剂量为 100 mg,维持剂量为 50 mg,2 次/日。虽然有研究认为替加环素可用于治疗骨关节感染[49],但是与达托霉素类似,FDA 只批准其用于治疗皮肤及软组织感染。主要的不良反应为恶心和呕吐。

氨基糖苷类药物可用于联合用药治疗持续性菌血症,一般不作为骨关节感染单独用药。其在滑液和骨组织的活性非常低[29]。此类药物在低 pH 和低氧环境下其活性显著降低[37]。金黄色葡萄球菌小菌落变异体(SCV),作为前期骨关节金黄色葡萄球菌感染治疗的标志,通常对氨基糖苷类药物耐药[29]。

利奈唑胺的杀菌机制为抑制细菌核糖体蛋白的形成。它既能胃肠道外给药,也能口服给药,用药剂量不受肾功能的影响,通常为 600 mg,每日 2 次。利奈唑胺对革兰阳性菌效果较好,且不容易与其他药物形成交叉耐药性。由于其生物利用度高达 100%,非常适合作为门诊用药[29]。但利奈唑胺也存在一定的缺陷。首先,费用较高。其次,用药 2 周后即可引起可逆性的骨髓抑制特别是血小板减少症。因此在用药时要严格检测血液指标。大约有 $2\% \sim 4\%$ 的患者长期应用利奈唑胺后,会引起视神经病变和不可逆的周围神经病变[50]。也有报道指出,利奈唑胺联合使用抗抑郁药(如单胺氧化酶抑制剂),会引起严重的 5-羟色胺综合征[51]。

复方新诺明价格低廉,通过阻断叶酸的代谢杀灭细菌。临床研究证明该药能治疗轻微软组织感染[52]。但是

FDA 并未批准该药用于治疗金黄色葡萄球菌引起的严重感染[29]。当发生严重感染时,病变组织和细菌会释放一定量的胸腺嘧啶,该物质能拮抗磺胺甲恶唑与甲氧苄啶的杀菌效果。当发生金黄色葡萄球菌感染时,大量的胸腺嘧啶通过耐热核酸酶刺激 DNA 加以释放。因此,复方新诺明治疗失败可能源于组织器官损伤的严重程度[53]。治疗严重感染时,推荐复方新诺明联合利福平用药。常见的不良反应主要有恶心、皮疹、骨髓抑制、过敏和肝炎。

四环素类为亲脂性物质,能进入人体组织。常见药物如多西环素、米诺环素,剂量均为 100 mg,2 次/日。循证医学证据表明,四环素类治疗皮肤和软组织感染非常有效[54]。虽然没有证据支持四环素类抗菌药物与利福平联合用药能增加疗效,但是临床上两者经常联合使用。目前对联合用药是否比单独用药效果更好存在一定争议[55]。成人常见的不良反应有恶心、夏季光敏性皮炎等。

夫西地酸通过抑制蛋白质合成杀灭细菌,常用于治疗骨关节感染,推荐剂量为 500 mg,3 次/日[56]。但该药一般不单独使用,单独使用时会诱导耐药性(潜在可逆的)产生的可能[57]。当前疗法下夫西地酸出现耐药性的时间未知,并且可能有很大变化。夫西地酸可与利福平联合用药,但容易产生肝功能损害,因此联合用药时必须监测肝功能。夫西地酸在欧洲大部分地区被广泛使用,在美国却使用较少[29]。

链霉素类抗菌药物的杀菌机制为通过结合细菌核糖体抑制蛋白质合成。常用药物有奎奴普丁-达福普汀、普那霉素等。其中普那霉素为口服用药,奎奴普丁-达福普汀为中心静脉给药(溶解于葡萄糖溶液)。常见的不良反应有肌痛、恶心等。不良反应大大限制了链霉素在临床上的使用[29]。

克林霉素抑制细菌蛋白质合成,可用于治疗厌氧菌、链球菌和葡萄球菌引起的骨髓炎,推荐剂量为 $600 \sim 900$ mg,3 次/日。虽然克林霉素在分类上属于抑菌剂,但是其渗透性好,临床上常用于治疗骨感染[29,58]。对克林霉素敏感耐红霉素的菌株治疗过程中易被诱导耐药[59]。

磷霉素和氯霉素不能用于葡萄球菌引起的骨关节感染[60],虽然葡萄球菌可能对这两种抗菌药物敏感,但临床上禁止使用。粒细胞缺乏症是氯霉素不良反应之一。甲硝唑可用于治疗厌氧菌引起的骨关节感染[29],就像喹诺酮类可用于治疗革兰阴性菌引起的骨关节感染一样[61],但大剂量使用可引起不可逆的周围神经病变。喹诺酮类是唯一可以口服给药治疗革兰阴性菌感染的药物,因此弥足珍贵。但单独用药时,铜绿假单胞菌和其他非发酵革兰阴性杆菌极易对其产生耐药性。因此,喹诺酮类与其他注射药物联合静脉用药或延长静脉用药时间来治疗假单胞菌骨髓炎是明智的。但目前尚未有此类情况的相关研究。环丙沙星可口服给药治疗骨关节感染,推荐剂量为 750 mg,2 次/日,肾功能损害者慎用[29]。

抗菌药物治疗疗程

对于因关节置换引起的骨关节炎,如果植入假体在

髋关节,抗菌药物治疗方案为先注射用药 2 周,后口服用药 10 周,一共持续 3 个月。如果植入假体在膝关节,则先注射用药 2 周,后口服用药 10～22 周,一共持续 3～6 个月[29]。12～24 周的抗菌药物使用时间可能有些过长[62]。当需要假体移除时,使用 6 周的抗菌药物即可[1,63]。6 周、12 周、24 周的抗菌药物使用时间不是前瞻性研究结果,而是专家共识。不管 CRP 和其他炎症指标如何,经过以上周期抗菌药物使用后即可停药[64]。事实上,有些研究建议即使 CRP 升高也可停用抗菌药物。此时感染的风险为 10%～25%,与 CRP 关系不大,而与患者自身条件、病原菌和外科清创术的完成情况密切相关。

抗菌药物用药疗程有一个总的原则,即用药时间长短不依赖于病原菌。但也有少数细菌例外,如结核杆菌及其他分枝杆菌、真菌和 Q 热病病原菌等,需要长期抗菌药物治疗。过去 30 年中一直实行相对固定的用药疗程。虽然有研究指出,在抗菌药物使用时间不变的情况下,细菌耐药性的产生会降低抗菌药物的疗效,如铜绿假单胞菌[65]、MRSA[66] 等。但目前也没有证据显示延长抗菌药物使用时间能缓解细菌耐药性引起的抗菌药物治疗失败的风险。

危险因素和预防措施

与其他外科手术相比,骨科矫形和创伤手术时发生 HAI 或社区获得性感染的风险非常低。但如果一旦发生感染,患者住院时间延长,死亡率增加,对个人和医院都会造成沉重的负担[22],因此预防措施十分必要。与普通外科感染相比,骨科手术部位感染有以下特点:① 植入物和生物膜相关异体感染需要低的接种量;② 皮肤寄居菌的致病性,如凝固酶阴性葡萄球菌或短棒菌苗;③ 可能因血流感染引起;④ 持续性监测十分必要,植入物相关手术要随访 1 年以上[2]。大量的回顾性病例对照研究和前后准实验研究发现,手术部位感染的危险因素多种多样。最常见的危险因素有糖尿病、手术后二次修正、手术时间延长、年龄大、类风湿关节炎和错误或缺乏抗菌药物预防。几乎一半的危险因素都是内源性的,很难在术前和术后短时间内被消除。

循证医学相关预防措施

识别危险因素并进行改进,并不意味着手术部位感染率会自动下降。目前,有 3～4 项预防措施被认为可明显降低手术部位感染风险。这些措施在证据强度上是 1A 类,包括:外科手消毒[67],合理的抗菌药物预防性用药[2,68],有远处活动性感染时推迟择期的手术,虽然推迟择期手术时间存在某种弊端。以上预防措施常联合在一起使用[2]。

围手术期抗菌药物预防性应用

大部分骨科手术均采用围手术期抗菌药物预防性用药。19 世纪 70～80 年代的研究表明,植入手术时采用预防性用药,能使手术部位感染率从 4%～8%降低到 1%～3%[2]。预防性用药的时机非常关键[69]。通常,植入手术最可怕的并发症为 MRSA 和耐甲氧西林凝固酶阴性葡萄

球菌引起的感染。一般不建议万古霉素作为预防性用药,原因如下:流行病学观点认为糖肽类抗菌药物预防 MRSA 感染用药剂量不存在阈值。目前也没有证据表明患者未携带 MRSA 时,糖肽类抗菌药物治疗效果比头孢类抗菌药物治疗效果好。涉及四个随机试验的综述研究发现,与头孢类抗菌药物预防性用药相比,替考拉宁预防性用药并没有降低 MRSA 的感染率,两组的感染率类似[2,70]。与泌尿外科手术及腹腔手术感染相比,骨科手术感染更多地与皮肤病原微生物相关,而不管患者本身是否被产超广谱 β-内酰胺酶革兰阴性杆菌、耐万古霉素肠球菌或者多重耐药的非发酵杆菌(如铜绿假单胞菌及不动杆菌属细菌)定植。目前,并没有可靠的证据表明,在定植以上细菌时骨科手术的预防性用药需要改变。

含抗菌药物骨水泥的预防性应用

尽管市面上存在预先包装好的含抗菌药物的骨水泥,但抗菌药物还是被添加于骨水泥中。是否使用含抗菌药物的骨水泥取决于手术技术和当地政策。尽管过去很多年间和现在某些地方仍使用骨水泥,但现代骨科手术中并不提倡使用骨水泥[71],尤其是当患者年轻且骨骼坚硬时更不提倡使用骨水泥。若出于骨骼机械原因使用骨水泥,骨水泥中是否包含抗菌药物又是一个值得商榷的问题。

Scandinavia. Engesaeter 等的一篇综述,详细描述了关节置换术中是否应该使用含抗菌药物的骨水泥。该综述回顾 56 000 例髋关节置换术翻修率,其中一部分使用骨水泥,另一部分不使用骨水泥[72]。研究发现,假体植入时使用含抗菌药物的骨水泥总体翻修风险较低。另一篇纳入 22 170 例髋关节置换术的研究发现,同时使用含抗菌药物的骨水泥与全身性抗菌药物预防用药能有效降低感染的发生率。两种方法联合较单一方法有优势[73]。另有一些研究发现,使用含抗菌药物的骨水泥能使手术部位感染发生率降低 50%[76],如芬兰关节置换登记中心研究,大数据荟萃分析[74,75]或回顾性研究等。但目前为止该领域只有一篇前瞻性对照研究。该研究共纳入 340 例关节置换患者,病例组使用含头孢呋辛的骨水泥,对照组使用一般骨水泥,两组均使用全身性的抗菌药物预防用药。研究发现,病例组感染发生率较低[77]。另一项在中国台湾的前瞻性研究也发现了这一结果。该研究探讨含万古霉素的骨水泥在膝关节置换术中的作用。结果发现,与单独全身性抗菌药物预防用药相比,加上万古霉素骨水泥的预防效果更好[78]。也有研究发现,含抗菌药物的骨水泥预防效果与全身性抗菌药物预防效果类似,两者并无明显优劣。值得注意的是,目前并没有临床证据表明应用含抗菌药物的骨水泥会导致抗菌药物耐药或过敏反应[29]。庆大霉素在全世界范围内被大量使用,但是它并不能预防或治疗 SCV。

牙科治疗前的预防性用药

目前,一些专家学者、科学综述、官方推荐及队列研究都否认牙科治疗前常规抗菌药物预防的客观原理,不少队列研究结果也证实了这一观点。但在骨外科医生、

内科医生及口腔科医生看来,关节成形术的患者在牙科或牙龈治疗前是否需要抗菌药物预防用药还有争议。因牙科治疗引起血行播散导致全髋关节和膝关节置换感染的情况非常罕见[79]。良好的口腔卫生是最好的预防措施,比局部或全身性抗菌药物治疗都有效。

其他有效措施

影响伤口愈合和感染治愈的因素众多,其中与患者自身情况相关的因素起了很大的作用,如营养不良、糖尿病、血糖升高、抗凝治疗、吸烟及医源性的免疫抑制剂治疗(类固醇治疗、肿瘤坏死因子-α抑制剂治疗)等。其中一些因素在术前及术后得到改善。例如,在骨科手术前,调节患者的血糖及凝血功能情况至最佳状态,若使用大剂量的糖皮质激素治疗,则应在术前逐渐降低剂量。术前及术后禁烟能降低术后并发症导致的手术部位感染[22]。

多模式干预

相比于单因素干预或专项干预,目前更提倡多因素干预。医务人员及医院管理层积极主动开展预防控制项目是至关重要的。比如,开展主动监测后无须其他干预,只要及时公布监测数据就可使手术部位感染率降低。但实施该项策略的结构机制是复杂的,需要在行为及系统层面有较大改变。另外,需要经过多年的努力才能显现其有效性[2]。

研究前景

术中给予额外的氧吸入,避免手术时体温降低及血糖升高,是预防脏器手术部位感染的有效措施。虽然血糖升高是否影响手术部位感染还存在一定争议,但这些措施在腹腔手术中都成功运用,并被证实有效。其在骨科手术中的使用却尚未被正式研究。术前及术后是否需要筛查金黄色葡萄球菌定植情况尚存在较大争议。阅读相关文献发现,术前及术后筛查金黄色葡萄球菌具有成本效益。这样做可清除患者定植的 MRSA 或 MSSA。因为与其他手术相比,MRSA 在较低数量下即可引起植入手术相关感染[2]。Kalmeijer 等研究发现,骨外科手术患者鼻腔定植金黄色葡萄球菌是手术部位感染的主要危险因素[80]。Wilcox 等在患者鼻腔内使用莫匹罗星和三氯生洗浴后,MRSA 引起的手术部位感染率从 2.3% 降低到 0.33%[81]。但不同的医疗机构对此看法却不同。虽然都基于循证医学的角度考虑,有些机构建议术前筛查和去定植,有些机构却不建议这样做。其中一个成功的例子是鼻腔内使用莫匹罗星和全身皮肤使用氯己定去定植,预防感染的成功率可高达 50%。尤其是长期卧床留置导尿管、患压疮及接受非针对 MRSA 的抗菌药物治疗的患者。目前为止,只有针对金黄色葡萄球菌的术前筛查和去定植的益处是确定的,其他病原菌的效果犹未可知。筛查产超广谱 β-内酰胺酶细菌和耐万古霉素肠球菌,也许可以降低其他 HAI,但对骨科手术部位感染的预防效果尚未可知。

使用广泛但循证级别较低的措施

有些日常手术预防控制措施在骨科文化中根深蒂固,但其有效性缺乏相关的证据支持。虽然有证据显示,术前使用杀菌剂洗浴能有效减少皮肤细菌定植,但该措施是否能降低手术部位感染率却缺乏相关证据。一篇纳入 6 个研究共 10 000 例患者的研究发现,与术前使用安慰剂洗浴的患者相比,术前使用杀菌剂洗浴的患者并没有预防感染的明显优势[82]。术前剃毛在过去一段时间内普遍使用,但近期荟萃分析和文献报告质疑这种做法。如果要去除毛发,也提倡使用备皮器而不是剃毛刀,去除毛发时间应尽量靠近手术时间而不是手术前一晚[2]。

同种异体骨肌肉移植的感染预防

一名既往健康的 23 岁男性在接受膝关节移植手术后发生索氏梭菌脓毒症死亡。为此,美国疾病预防控制中心进行了梭状杆菌感染率的调查。调查发现,接受运动医学组织手术的患者感染率为 0.12%,而接受股骨髁部手术的患者感染率为 0.36%。几乎所有的梭状杆菌感染患者都接受同一家组织库的器官移植[10,13]。但这种情况只局限于某一家组织库,可能与移植器官保存时受污染有关,后来的几次调查均未发现梭状杆菌感染。Eastlack 等对 16 134 例患者进行为期至少 2 年的随访,这些患者都于 1990~2006 年在梅奥诊所接受同种异体移器官移植手术。调查发现,没有一例患者发生梭状杆菌感染[5]。同样,另一个研究也并未发现患者接受前交叉韧带重建术后发生梭状杆菌感染的情况[83]。但上述流行病学调查使索氏梭菌感染被骨外科界所熟知,并提高了临床医生对移植手术可能致患者死亡的风险的认知。

在英国,同种异体器官获取一般在手术室中进行并严格执行无菌技术规范。器官捐献者(尸体)的皮肤用 10% 的碘液消毒,并覆盖无菌洞巾。移植器官从尸体上取下后马上交给第二个人。该人将移植器官置于一张独立的桌子上,并迅速用生理盐水清洗移植器官,去除器官表面的软组织,并取整个表面拭子进行厌氧菌及需氧菌的培养。最后,移植器官将被无菌布包裹放于塑料袋中,储存于 −80℃ 的冰箱中。但在美国,同种异体移植器官在太平间内无菌技术摘取。对软组织,一般采用抗细菌药和抗真菌药消毒;对骨组织,一般采用照射或化学制剂消毒。

美国和欧洲都推荐对同种异体移植器官进行核酸检测,主要包括艾滋病病毒抗体、乙肝病毒表面抗原与核心抗原、梅毒抗体、丙肝病毒抗体。在美国,还额外检测 T 淋巴细胞病毒抗体[5]。如果死亡 24 h 后再从尸体上取器官或血液、骨培养结果为阳性,则移植器官会被 γ 射线消毒或直接丢弃。虽然高剂量的 γ 射线照射可能会对移植器官产生不良影响[84],但因当前器官捐献者非常短缺,直接丢弃移植器官是极大的浪费。尽管同种异体骨移植手术感染是非常严重的并发症,但一项包含 1 435 例接受脊柱融合术的研究发现,γ 射线照射并不能降低植入后期的移植骨组织感染[84]。另一项降低移植器官感染率的措施可能是抗菌药物包裹,如骨组织移植时使用万古霉素[85]。应用抗菌药物降低移植器官感染率在体外实验中获得成功,但在体内实验中还有待进一步研究[86]。

尽管有以上预防措施,移植器官的无菌处理最大限度地减少了病原体污染,尤其是被严重污染的组织。目前尚未有条例规定组织库需要完全去除移植器官上的细菌或保证移植器官无菌。影响移植器官受污染程度最主要的因素为从死亡到摘取器官的时间间隔。最好的预防措施是选取一种不会对移植器官产生伤害的灭菌方法,但这种方法至今未找到。改善移植器官处理技术和检测技术,并同时监测移植相关不良反应,可以提高移植手术的安全性。

致　　谢

非常感谢 Rosemary Sudan 女士在编辑排版上给予本文帮助。感谢所有骨外科及创伤外科的同事,在临床医疗上给予本文建议及帮助。

第 41 章

感控在控制耐药菌中的重要性

Cassandra D. Salgado and Barry M. Farr ■ 刘晞照 王凤田 林 凯 译 ■ 王凤田 倪作为 干铁儿 廖 丹 审校

前 言

过去几十年，为控制医疗保健相关感染（HAI），特别是耐药性微生物（ARO）导致的感染，感染控制（IC）项目应运而生。这些项目在不同国家取得的成功，通常取决于能够用于该项目的资源、官方的行政支持，以及对项目培训、应用的管理。本章节主要讨论应用 IC 方法预防两种与医疗相关耐药菌的传播：耐甲氧西林金黄色葡萄球菌（MRSA）和耐万古霉素肠球菌（VRE）。IC 措施在控制传播和感染中具有重要作用[1-109]。提出假设：今后不允许造成严重发病率和死亡率的可预防的感染继续传播，而是应使用可获取的数据指导控制工作。MRSA 和 VRE 在医疗机构内是感染非常重要的病原菌，因为它们导致的感染越来越普遍，相比敏感的同种菌株感染，耐药菌株感染常常伴发病程延长、医疗费用增加和死亡危险因素增加[110-123]。

耐药菌定植或者感染风险的流行病学数据

对任何疾病的有效预防都依赖于利用能获得数据来论证可改变的危险因素。许多关于耐药菌定植或感染的研究已经证实两个主要的、可变因素：第一是抗菌药物的临床应用，例如 20 世纪 40 年代中期在青霉素应用之前，从金黄色葡萄球菌中分离到的耐药菌很罕见，但是在伦敦的 Hammersmith 医院将其用于治疗感染 3 年后，分离到的金黄色葡萄球菌有一半对青霉素耐药。抗菌药物的临床应用与细菌耐药的发展之间的关系在不同微生物-药物匹配组中表现出很大的不同，临床上重要耐药菌通常在抗菌药物广泛应用 1～2 年后开始出现，这种情况也出现在临床检测出的葡萄球菌对甲氧西林耐药中；但是，用甲氧西林（或另一种抗生素）治疗金黄色葡萄球菌感染，几乎不会造成对甲氧西林的重新耐药。同样，用万古霉素治疗患者的感染，患者自身肠球菌对万古霉素也不会重新耐药[124,125]。另外，调查显示在美国 25％～50％的住院患者和所有住在 ICU 的患者都接受过抗菌药物治疗[126]，许多研究也证实抗菌药物暴露是医疗相关耐药菌定植或者感染的重要危险因素[127-130]。

另一个重要因素是耐药菌定植或者感染在患者之间的传播。一个世纪之前已经发现致病菌可以通过医务人员污染的手、衣服等传播[131,132]，耐药菌的传播已经被多次重复证实[12,46,93,133]。患者之间的传播很可能经由医务人员污染的手[134-137]、衣服[135,138]、个人设备[139]，或者通过可以造成医务人员手的二次污染或者成为污染物传播媒介的医疗设备[90,135,140-145]。医务人员在不同患者之间巡诊或者诊疗时常常未进行手卫生[146]，也几乎不对他们的衣服或者设备进行消毒[146]，病原菌如何实现由受污染的医务人员传播给患者如图 41.1 所示[147]。

有关抗菌疗法的研究已经得出结论：定植压力（定植的流行）和其他定植患者的传播是导致患者 MRSA 和 VRE 定植最重要的预测指标[148-150]，被定植者或感染者污染的环境同样是评估定植压力和传播风险非常重要的因素。例如近来的研究发现，每周 MRSA 的定植压力随着环境污染的程度而调整，并且明显和随后数周环境中 MRSA 的获得情况相关[150]。同样，在克隆菌株暴发中，与没有隔离的新定植者接近也是 VRE 定植的重要预测指标。相反，对 VRE 定植者采取接触隔离措施后，它就不是危险因素[93]。拥挤和下降的护患比很可能造成医务人员手、衣服、设备的污染，导致传播发生可能性增加。重症患者诊疗护理操作增加和经常进行抗菌药物治疗，都会导致风险增加。除了 MRSA 和 VRE 在患者之间的传播，医务人员有时也可以成为定植者和传播者，不必通过定植患者[46,151-159]。MRSA 的传播中已经证明了这一点。在一些医疗机构内的感染暴发中，医务人员是 MRSA 传播的感染源和传播者。有些研究描述了部分医务人员存在活动性 MRSA 感染，如皮肤感染、鼻窦炎、中耳炎[154-156]，另外一些研究涉及医务人员逐渐成为定植者[157-159]。然而，大多数报道的医院感染暴发中，通过对定植医务人员合适的治疗，传播被终止。

抗菌药物在医疗机构频繁使用，医疗相关病原菌频繁地在人与人之间传播，给予耐药菌存活、增殖、传播的选择优势[11]。这意味着没有有效的感染控制措施，会造成耐药菌感染在不同病区/护理单元[44,160,161]、医院[12,19,12,163]、地区[133,164]甚至民族[165]之间高度流行。

应用感染控制措施有效抑制耐药菌的重要性

预防耐药菌传播和感染的感染控制战略，近年来主要针对"横向措施"和"纵向措施"进行讨论。横向措施是用于降低不同病原菌的传播和感染的措施，包括手卫生、隔离预防、环境清洁消毒、抗菌药物管理、器械相关感染

清洁双手
- 直接接触患者后，和/或
- 接触下一个患者前

清洁双手
- 接触患者前
- 接触患者后
- 接触患者周围无生命物体后

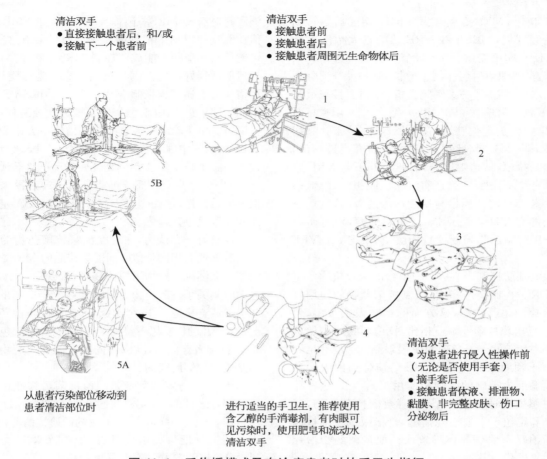

5B

5A

从患者污染部位移动到
患者清洁部位时

进行适当的手卫生，推荐使用
含乙醇的手消毒剂，有肉眼可
见污染时，使用肥皂和流动水
清洁双手

清洁双手
- 为患者进行侵入性操作前
（无论是否使用手套）
- 摘手套后
- 接触患者体液、排泄物、
黏膜、非完整皮肤、伤口
分泌物后

图 41.1　手传播模式及在诊疗患者时的手卫生指征

摘自 Figure 7 of Pittet D, Allegranzi B, Sax H, et al. Evidence-based model for hand transmission during patient care and the role of improved practices. *Lancet Infect Dis*. 2006；6：641-652. 已获许可

（DAI）集束预防措施；纵向措施则更多地针对特定病原体的主动筛查、药敏、经常去定植治疗。

DAI 集束预防措施，如用于中央导管相关血流感染（CLA-BSI）、呼吸机相关性肺炎（VAP）的措施，已被许多医疗机构制定并实施[166-172]。多方报道表明，使用集束预防措施在预防医院感染方面取得长足的成功。如 Eggimann 等评估了 Geneva 医院的 ICU 应用多模式的集束预防措施对降低 CLA-BSI 的影响。在应用集束预防措施后，CLA-BSI 的发病率呈现显著下降，在研究结束后下降了 79% 之后 6 年又下降了 75%。然而，最知名的或许是 Pronovost 等在 Michigan 医院 ICU 所开展工作：用循证干预措施来降低 CLA-BSI[173]，在应用干预措施 3 个月后，CLA-BSI 平均每 1 000 导管日发病率从基线的 2.7 下降到 0（$P<0.002$）。在随后的 16～18 个月，平均每 1 000 导管日发病率从基线的 7.7 下降到 1.4（$P<0.002$）。当参与的 ICU 将干预措施整合到诊疗行为后，实现了 CLA-BSI 每 1 000 导管日发病率的下降。这一情况在 18 个月干预结束后又持续了超过 3 年[174]。尽管对耐药菌感染发病率所做的不懈努力没有进行具体细节的描述，我们可以推定，通过预防设备相关感染的集束干预措施来降低医院感染，可以减少抗菌药物的应用，进而减少耐药菌出现和传播的机会[175]。

控制抗菌药物使用对抑制 MRSA 和 VRE 的影响

本文没有对抗菌药物的管理进行综述，然而引人注目的是，在过去几十年一直在提倡抗菌药物的正确使用以控制耐药菌的产生[175,176]。这一问题之所以引起注意，是因为药物滥用在增加耐药的同时，也造成额外的资源浪费和医疗成本增加。停用全部抗菌药物当然会去除耐药菌感染的选择优势，它们甚至可能会消失，然而，当前抗菌治疗被认为是不可缺少的，所以限制抗菌药物的使用是唯一可行的，但这种限制必须谨慎和慎重，不能随意从一种抗菌药物换成另一种抗菌药物。不幸的是前者似乎依然为促进 ARO（如 MRSA 和 VRE）感染流行的传播提供了足够的选择优势[11,66,88]，后者可能与某些耐药菌型的短暂下降有关，但也伴随着另一种耐药菌型的补偿性增加[93,177,178]。

通过控制抗菌药物的使用控制 MRSA 和 VRE 传播的持续性效果并没有很好地被证实。有几家医院报道，他们在有针对性调整抗菌药物用法后，MRSA 发病率有小幅下降。第一家是用第一代头孢菌素代替第三代头孢菌素预防手术部位感染（SSI）[179]，第二家是严格限制头孢他啶和环丙沙星的使用，轮换使用其他 β-内酰胺类药物[180]，第三家也是明显降低了第三代头孢菌素和克林霉素的使用[177]，第四家报道，他们在实施抗菌药物控制项目的第一年[181],MRSA 感染显著下降,但随后尽管该项目仍然持续开展,MRSA 和 VRE 感染竟大幅度上升(B. E. Batteiger,印第安纳州大学,个人沟通,2001)。一家医院报道,虽然细菌耐药性停止增长,但并没有下降到一个很低的水平[126]。另一家医院报道,控制项目与艰难梭菌和 VRE 的下降有关,与 MRSA 无关[182]。用哌拉西林/他唑巴坦替代头孢他啶后,在一家医院[183]和肿瘤病房[184] VRE 下降 2/3。与此相反,另一个研究报道,有四家医院增加哌拉西林/他唑巴坦的使用,并不与 VRE 感染率的下降有关一致性[185]。还有一家医院报道,降低第三代头孢菌素 85% 的使用量与持续增加的 VRE 发病率存在时间上的有关性[186]。所以,就资料而言,没有研究表明单独应用抗菌药物控制项目能够使 MRSA 或 VRE 持续下降。

美国疾病预防控制中心(CDC)出台的医疗机构多重耐药菌(MDRO)控制指南指出,限制抗菌药物的使用可能不会有效控制耐药产出,这方面的影响因素很多,包括:① 与一旦出现持续性耐药相比,抗菌药物对初始选择压力有相对影响;② 不合理的使用限制;③ 没有足够的时间观察干预效果[175]。另外,CDC 预防细菌耐药项目提供了以循证为基础的原则和实用工具[187]。这些原则主要是对感染者适时应用窄谱、有效的抗菌药物,对病原菌污染和定植不采取治疗措施,严格限制广谱抗菌药物仅用于治疗不明病原体导致或其他抗菌药物治疗无效时的严重感染。

同样,为了帮助指导临床医生合理使用抗菌药物,形成了许多策略,这些策略包括提供重点耐药菌及关于过度使用抗菌药物影响的培训,通过处方的变化限制某些抗菌药物的使用;要求预先核准或者提供自动停止医嘱,使抗菌药物在医院内循环使用;或使用计算机相关管理项目[188-194],综上,一个系统方法的成功离不开设备、临床医师和管理者很好的支持与协作[175]。

简而言之,与 MRSA 和 VRE 的预防传播控制效果相比,或者说与控制医院感染的预防措施相比,抗菌药物管理项目更趋向于短期和温和,各研究结论也不尽相同(尽管用相近似的方法)。因此,尽管使用抗菌药物很重要,但是医疗相关 MRSA 和 VRE 感染的持续控制,要求多措并举控制耐药菌传播和预防其感染。

控制患者之间的传播对抑制 MRSA 和 VRE 的影响

确凿的重要证据显示,ARO 在北欧多个国家和西澳大利亚确实是可控的,他们使用相似的方法控制 MRSA-HAI 到非常低的水平,某些情况下甚至能够坚持几十年[21,22,28,195-198]。具体方法包括:主动筛查,培养/药敏,根除定植,减少进一步传播"菌库",主动发现和隔离疑似和确定的 MRSA 定植者。尽管有些欧洲国家没有常规应用这些措施,MRSA 也呈现稳定或者下降趋势(它经常作为一个结果被公开报道)[198,199],但他们的发病率高于北欧国家数倍[195-197,200]。MRSA 对公众健康而言仍然是优先考虑的事,因为 28 个国家中有 8 个国家 MRSA 的比例仍然高达 25%,他们主要分布在南欧和东欧。同样,在某些欧

洲国家对有些 MRSA 菌株控制不佳(如 EMRSA-16),但在北欧却得到了很好的控制。如果采取这些办法(尽可能长),在那些未能成功控制 MRSA 的国家,这些菌株显然能被很好控制。例如英国一家大型医院连续 10 年严格执行上述措施控制 MRSA[19]。EMRSA-16 有 6 次不同情况下进入医院,但每次都被成功控制住,没发生定植流行。由于临床认为这些防控措施不方便而减少防控后,MRSA 就在那家医院落户,MRSA-BSI 也增加了,从控制措施未减少前 2 年间的 1～2 上升到干预减少后的 18～74[19],这些上升部分可能是由于通过没采取措施的医务人员传播,这些措施未执行引起 MRSA 定植患者转院和住院呈上升趋势。

已经有研究认为,在北欧国家抗菌药物的合理使用可以解释他们相比其他欧洲国家较低的 MRSA-HAI 发病率。欧洲抗菌药物消耗监测网(ESAN-Net)一直持续主动收集关于抗菌药物使用的资料。2009 年的一个时点现患率调查报道了 25 个国家 75 家医院抗菌药物使用情况,近 30% 的住院患者接受了抗菌药物治疗,包括近 60% 是 ICU 患者。然而,欧洲不同国家间抗菌药物使用基准不是这次他们研究的目的[201]。

历史上,丹麦和荷兰是门诊抗菌药物使用每千人限定日剂量最低的。而芬兰,医院的 MRSA-HAI 发病率与丹麦和荷兰一样低[20,21],但它的门诊抗菌药物使用每千人日剂量总量与英国接近,处于中等水平[202]。英国的 MRSA-HAI 发病率高且呈上升趋势[195,196,203,204]。如果与门诊抗菌药物的使用总量一一对应,那么,正如作者所言,控制传播的相似措施或许很可能解释丹麦、荷兰、芬兰之间相近的 MRSA HAI 发病率。相对较低的抗菌药物使用并不是北欧国家成功控制 MRSA-HAI 的主要因素的另一些理由是:

(1) 在荷兰,当定植患者没有被怀疑,没有进行培养和药敏及隔离的时候,MRSA 的流行经常发生[11,66]。

(2) 在荷兰,定植患者没有被怀疑,没有进行培养和药敏及隔离的时候,尽管有 10 年的抗菌药物使用的严格管理,医疗相关 VRE 仍会发生[88]。

(3) 尽管有持久的抗菌药物管理,耐甲氧西林的表皮葡萄球菌由于其不是鉴定和隔离的目标,没有像 MRSA 一样控制在低水平[22]。

也有人认为,北欧国家控制 MRSA 的关键或许是快速的根除疗法[165],但是荷兰的根除治疗常常被延误到具备最佳的条件甚至在患者出院之后[205]。尽管如此,根除定植仍然对预防 MRSA 的传播有帮助,因为当一个患者不再有定植时,就少一个医务人员相关传播的"菌库"[66,206,207]。而且一个无定植的患者不容易获得 MRSA-HAI[208-218]。在根除定植方面一些去定植的方法比其他更成功[22,219-221],某些策略由于莫匹罗星耐药 MRSA 的传播而导致 MRSA-HAI 控制失败[222-225]。莫匹罗星仅用于对它敏感的 MRSA,而不是广泛应用[208,225]。尽管大部分的研究显示金黄色葡萄球菌和 MRSA 感染呈现下降趋势,但是这些下降并不总是在统计学上有显著差异[209,226]。

在一些实例中，由于传播并感染以前没有定植的患者[227,228]，或者在其他部位（非鼻腔）定植的患者短期鼻腔内使用莫匹罗星，经常导致根除定植的失败[15,219,220]。Wendt 等实施了一项随机安慰剂对照研究来评价局部去定植疗法（如氯己定洗浴，鼻腔使用莫匹罗星），发现去定植成功率仅为 8％，在腹股沟、会阴等皮肤皱褶处或超过一个身体部位存在 MRSA 定植与 MRSA 的持久存在相关[229]，此外，系统的覆盖式抗 MRSA 抗菌治疗联合局部去定植也一直在研究[230-233]。一个口服利福平和多西环素局部去定植的随机对照研究报道，在 1 个月后的成功率为 74％，而 8 个月后仅为 54％[233]。莫匹罗星耐药预示着去定植失败。此外，已经有报道，当氯己定被过度应用到去定植时也已经出现耐药[234,235]。

尽管根除定植有帮助，但对于较低水平的医疗相关 MRSA 传播和 HAI 感染率，它不是必要的[12,15,71]。从北欧、西澳大利亚及其他地方许多关于 VRE 研究的资料证实，即使在根除定植不可行时，主动筛查，隔离所有定植患者，能够控制耐药菌的传播和感染[88,91,98,236]。

从北欧和西澳大利亚以外地区获得的资料会支持上述结论吗？我们回顾了超过 100 篇已出版的用主动监测、培养/药敏、解除隔离来控制 MRSA 和 VRE[1-109]的研究，许多机构报道用这种方法控制 MRSA 和 VRE，但是常常在不同文献中出现，多数成功报道还不是来自北欧或者西澳大利亚，这些研究多数是描述控制 MRSA[1-73,103-107]，通常是传播的流行[2-5,10-13,19,22,24,26-30,32-34,36,39,41,44,47,54,58,64,68-73,103-107]。有些用 MRSA 去定植协议作为附加措施[1-3,7-11,14-18,22,24-29,31,33-35,38-47,51,52,55-58,60-63,67,68,105]。有超过 30 个研究报道的是 VRE 的控制[32,74-102,108,109]，在这些研究报道中有近一半描述了流行性传播的控制[80,85-87,91,95,96,100,101]。也有一些研究报道把抗菌药物使用管理作为附加措施[77,80,81,85,87,98,101,109]。

美国最近两项知名度很高的研究描述了他们通过大型医院组织和国家医疗系统[103]控制地方性 MRSA 流行。Robicse 等开展了一个关于对 MRSA 阳性的患者采取主动筛查培养、接触隔离、局部去定植的大型观察研究。一开始，聚合酶链反应（PCR）监测仅用于 ICU 的患者中，MRSA 的发病率从以前的 8.9/1 000 住院日下降（下降不明显）到 7.4/1 000 住院日。当监测扩展到所有住院患者（普遍监测）时，下降变得很明显，仅 3.9/1 000 住院日[105]。泊松分析显示采取这些措施后，MRSA 感染的所有类型，包括血流感染、呼吸道感染、手术部位感染，以及泌尿道感染都下降。Jain 等通过美国退伍军人事务部医疗系统，采取主动监测，再结合 PCR 检测，作为 MRSA 集束化措施的一部分去防范控制 MRSA[103]。除主动监测外，MRSA 集束化防控措施还包括对 MRSA 阳性患者接触隔离，手卫生，医院文化发生的改变，它强调每一个医疗服务提供者对耐药菌防控都很重要亦都有责任。医疗相关 MRSA 的发病率显著下降，在 ICU 下降 62％（1.64～0.62/1 000 住院日，$P<0.001$），在 ICU 外下降 45％（0.47～0.26/1 000 住院日，$P<0.001$）。与 Robisce

的研究相似，所有 MRSA 的感染类型都显著下降[103]。此外，参与研究医院报道，VRE 的发病率，VRE 的感染都有相应的下降，提示设计用于 MRSA 的集束化防控措施同样有助于控制其他耐药菌 ARO。

手卫生在控制 MRSA 和 VRE 的有效性

如果预防传播被认为是控制诸如 MRSA 和 VRE 耐药菌的关键，有些人可能会疑惑做好手卫生、使用抗菌手清洁剂是否能更好地满足这个目的。已经有很多关于手卫生依从性不够的研究[46,237,238]，但是问题依然存在。即便是 Boyce 和 Pittet，作为 CDC 指南主要作者，他们推荐使用含乙醇手消毒剂和利用激励活动以提高临床手卫生依从[239]，也承认这些措施在他们的医院也没能很好地控制 MRSA。因此监测培养[4,14,207]或者采用 PCR 进行主动筛查，对所有筛查阳性患者进行接触隔离[209]也加入控制措施中。Huang 等报道，通过鼓励医务人员在不同患者之间使用速干手消毒剂等一系列激励措施，使手卫生依从性从 40％提高到 80％，但并没有降低 MRSA-BSI 发病率[71]。

另一个假设问题是，较好执行手卫生和/或使用抗菌手清洁剂可以满足控制医疗相关 MRSA 或 VRE 在较长时间内保持一个很低的水平，但仍缺乏跨地域的用这种方法长时间控制 MRSA 和 VRE 传播案例。尽管自 1996 年开始，美国上千家医院被要求使用标准预防，相对较少的几家医院报道他们采取手卫生而没有采取监测、培养、药敏和接触隔离，也适度控制了 MRSA。相比之下，有几家医院采取监测、培养/药敏和对所有定植患者实行接触隔离[103,105,244,245]，还有许多美国的医疗机构报道他们在运用这些措施控制 MRSA[1-109]。另一个认为单独采取手卫生能控制 MRSA 和 VRE 的重要原因是，护理定植患者经常导致医务人员衣服[135,138]、在定植患者房间使用的个人设备（钢笔、笔记本、纸张和手机）[139]、医疗设备（听诊器、压脉带、血压计、电子体温计、EKG 导联和电脑键盘）的污染[135]，这些能将病菌直接传播给其他患者或者污染医务人员的手而导致传播。接触未隔离患者周围环境表面引起医务人员手污染[134]，手污染会导致病菌传播或者设备污染。如果不消毒的话，MRSA 和 VRE 在衣服或者物体表面可存活数周甚至数月[246]。被定植或者感染患者污染的房间，用医院常规方法处理后，仍然是污染状态，需要额外的措施去除污染[247,248]。此外，房间里污染环境表面对随后入住该房间的患者的定植是有影响的[249]，加强环境清洁并不能总是成功地去除这些危险因素[250]。基于流行病学资料的数学模式支持培养/药敏隔离的效力，对单独采取手卫生控制耐药菌 ARO 的效力提出了质疑[251-253]。

尽管不能单独依赖它控制 HAI，手卫生仍然是有帮助的[239]。已经有几项研究表明，手卫生的提高使 MRSA 和 VRE 得到较好的控制。但证据等级只有中等，而且往往表现出只对控制一种病原体有效而非所有目标菌[37,240-243,254]，并且不清楚除提高或者强化手卫生之外是否还与其他 IC 措施联合干预[255]。近来的一项时间序列分析描述了在医疗相关 MRSA 感染中使用乙醇手消毒剂的影响[256]，乙醇类手消毒剂使用量每增加 1%，MRSA 的感染率下降 5.37%。虽然这一结果令人鼓舞，然而一家大型医疗机构能够将高水平的手卫生维持多长时间，这项干预措施的远期效果如何都还不清楚。在另一个例子中，Larson 等报道，在一家干预的小型医院中，通过提高用肥皂和流动水洗手依从性后，VRE 显著下降，而 MRSA 下降不明显。邻近的一家作为对照的医院，没有采取该项措施，VRE 也下降了 44%[240]。此外，两项在新生儿重症监护病房（NICU）进行的控制 MRSA 的报道称，他们统一更换了用于医务人员手卫生抗菌肥皂和用于新生儿洗浴的消毒剂[38,241]，但是两个研究都同时应用了 IC 的其他措施，一个采用监测培养（对培养阳性的患者采取相关控制措施）[241]，另一个使用手套、隔离衣，采用集中隔离和监测培养[38]。在后一个研究中，不清楚是不是把氯己定更换成 0.3% 的三氯生是控制感染的主要原因，因为更换前仅有 2 个月观察时间，而且往往会因较低监测频率（仅仅在患者入院、出院时实施）导致控制措施不及时[38]。Gordin 报道，在 VA 医院将抗菌肥皂换成乙醇类手消毒剂 3 年后，所有类型的新的医疗相关 VRE 检出率下降了 41%（每年减少 17 例病例），所有类型的新的医疗相关 MRSA 检出率下降了 21%（每年减少 19 例病例）[242]。由于仅有一小部分患者接受了临床标本送检，没有全面对定植进行筛查与做主动监测相比，会影响评价干预措施的准确性，同时也会低估干预效果[71]。提高乙醇类手消毒剂的使用并不总是和提高手卫生依从性有关[257,258]。Pittet 等报道，用乙醇类手消毒剂，并用激励政策提高使用依从性后，MRSA 得到明显的控制。因同时对每一位定植患者采取主动监测和实施接触隔离，使得手卫生的独立效果难以评估。最后，提高手卫生依从性并不总是和显著控制 MRSA 或 ARO 的传播相关。一个在 ICU 开展的用乙醇类手消毒剂控制 ARO 感染效果的为时 2 年的交叉研究发现，尽管手卫生依从性明显提高（一个 ICU 从 37% 到 68%，另一个 ICU 从 38% 到 69%），但是 ARO 的感染率并没有下降[260]。值得注意的是这篇文章的作者表示手卫生虽然是预防和控制感染的重要措施，但是，关于它对 HAI 单独干预的效果还需要进一步研究。

研究发现：隔离措施非必需、无效用或对患者有害

许多刊物发表文献称使用主动监测和隔离（ADI）对控制 MRSA 或 VRE 是非必需的，原因如下：① 据报道，MRSA 定植的患者即使不隔离也不会造成耐药菌传播[261]；② 隔离措施并无效果[161]；③ 隔离对患者有害[262]。根据 Nijssen 等进行的研究，一个 ICU 内有 9 例 MRSA 定植患者，但在未采取隔离措施的情况下，10 周内未发现有传播迹象[261]。可惜 Nijssen 等并未说明该 ICU 实施了何种预防措施（如标准预防、普通屏障防护或单间隔离），故研究结论有待解释。另外该研究还报道：4 年间（1999～2002 年，包括上述 10 周研究期），该 ICU 的临床 MRSA 分离率并无明显变化，提示 MRSA 未被有效控制，故上述 10 周的短观察期作为研究样本并不精确（统计学角度），该结论具有误导性。其他 ICU 研究证实：尽管实施标准预防措施，但 MRSA 仍然在 ICU 内传播[71,165,263]，而实施监测培养/检测及接触防护可显著减少 MRSA 临床分离株[3,103,105]：其中一项研究发现，在过渡期后的 16 个月内，MRSA - BSI 降低了 75%[71]。该研究数据与 Nijssen 等报道[261]的无改善情况（未实施分离与鉴定）形成巨大反差。

Cooper 等编写出版的论文引发了一些学者的质疑：隔离究竟是否可以控制 MRSA 一类的 ARO[161,264,265]。第一篇：纳入了 46 项 MRSA 控制研究的结构严谨的综述，并未得出个体隔离措施能够控制 MRSA 的结论，但仍有证据表明采取一致的积极行动，包括隔离措施，可减少 MRSA（甚至在地方性流行环境中），且直至有研究建立其他有效方法前都应采取隔离措施[264]。4 个月后出版的第二篇文章结论为：在控制局部 MRSA 流行方面，隔离措施并不优于标准预防[161]。前述第一篇文章中有 6 项研究提供了"更有力的证据"，其余 40 项研究的证据力度则较小[264]，这可能是因为第一类统计学错误或向均数回归对观察结局的影响。上述 6 项研究中（证据更有力）有 5 项研究通过施行监测培养和隔离措施成功控制了 MRSA，但 10 年后其中一项研究因"临床不便利"而放松相应的控制，最后控制失败[19]。Cooper 等认为，控制失败是由于入院患者的定植数量上升或菌种的变化，而不是控制措施的改变（如放松控制），但他们并未就该结论给出相应理论依据[264]。放松控制措施后，MRSA - BSI 从 3 例（放松控制前 2 年内）上升为 92 例（放松控制后 2 年内）。上述 6 项研究中（证据更有力）第 6 项研究报道，尽管在 8 年内实施了监测培养和接触防护，但仍控制失败[266]，不过 Cooper 等忽略了一点：该研究中大部分定植患者是根据临床送检的培养标本确认的，这也意味着大多数定植患者其实并未被鉴定和隔离[267]。若 8 年研究期间一直如此，那很可能成为该研究失败的原因。

其他采用监测培养和隔离措施的研究，大多数报告 MRSA 得到控制，但由于认为证据力度为"中级"或"较弱"而未被 Cooper 等接受，原因可能为样本量较小且缺少随机和多变量分析导致研究有缺陷和偏移。虽然 Cooper 等发现了其他研究的缺点及可能的遗漏，但他们没有注意到，几十年来，西澳大利亚及其他国家采用监测培养和隔离措施的方法将 MRSA 控制在非常低的水平，而未常规实施监测培养和隔离措施的澳大利亚联邦[197]及其他欧洲国家[195,196] MRSA 率则高得多。另外，Cooper 等也未能注意到，几乎所有对定植患者采取监测培养和隔离措施的研究报告均表明可有效控制 MRSA，唯一明显的失败案例是前面提到两项研究，一项放松控制措施后失败，另一项未确认和隔离所有定植患者。Cooper 等认为第三项研究（被认为证据力度"中级"）也未能控制 MRSA，但相关内容在论文中并未提及[25]。另外，英国国家指南与 Cooper 意见相左，该指南将此研究作为一个成功例子引用，并指出通过此研究的措施可有效控制大规模暴发事件，以及通过积极处置可大幅减少 MRSA 定植/感染患者[204]。

Cepeda 等的另一篇文章引用了他们自己的综述，对

之前成功控制 MRSA 的研究提出质疑,认为"这些措施只是为应对暴发而不是在高度流行的 ICU 内普遍开展"[161]。然而众多研究报告认为监视培养/检测及接触隔离控制措施是在 MRSA 持续流行的病房内实施的[2-5,10,24,26,27,30,32-34,36,39,41,44,47,54,58,64,68-71,73,103-105],包括 ICU 及其他多种病房在内[3,4,24,26,27,30,71,103-105]。其他许多支持性研究亦被引用,以证明相同手段可控制局部流行的 VRE[32,74-76,80,83,85-87,91,95,96,100,101] 及其他在 ICU 内具备相似传播模式或选择性优势(扩散和蔓延)的 ARO;Hill 认为,"类比推理"(外展延伸)至其他情况,是从流行病学研究中获得真相的重要途径[268]。

Cepeda 等根据他们简短的研究得出结论:在减少 MRSA 传播方面,隔离措施未优于标准预防措施。但文章并未能解释这一疑问。Cepeda 等报告说在这两个研究阶段中,他们使用了相同的屏障预防措施(即在护理轮班时始终穿戴一次性围裙,接触患者时戴手套),还为每位患者配备了专业设备(即类似于接触防护的保护措施)[161];Wilson 等在给编辑的回复信中讲到,两个研究阶段间唯一的变化因素是:定植患者是否被转移至隔离病房[269]。当根据"转移"阶段划分为两个独立时间段,每个时间段为 3 个月时,这种存在于两研究阶段的相对较小的差异将更容易导致阴性结果。许多研究(对 ADI 严格控制)表明,为达到此结局,需实施远超 6 个月的干预措施[30,71],如 Cepeda 等的一项研究[30] 还采用了多变量分析对其他控制因素进行了调整。缺乏控制趋势的原因(尽管对所有患者都采取了屏障防护)可能包括:选择无袖围裙,而不是隔离衣作为屏障防护;以及 ICU 内(长期高患病率)医务人员的定植未被控制。以上原因可能有助于耐药菌的传播[46,151-153,206]。围裙可能导致衣袖被污染,进而造成耐药菌的传播。例如,当一名护士替相邻床位的护士护理 MRSA 患者(交叉覆盖)或帮助他们转患者时,即使进行了手卫生及脱掉了污染的围裙,污染的衣袖仍可使 MRSA 传播至无定植的患者。然而调查护士手卫生依从率仅为 21%,未对脱卸围裙进行监测。据报告,99% 的监测时期内护士都穿着围裙,他们并未按预防传播的要求合理脱卸围裙,这很有可能"在每次护理轮班"时造成围裙破损。前面提到的研究已报道,屏障防护用品遗留在患者中可导致 MRSA 传播[5,270]。

另一项 Harbarth 等进行的研究在瑞士外科病房内开展,该研究被设计成前瞻性交叉试验以比较使用入院快速筛选+标准感染控制方案与单独使用标准感染控制方案两者间医疗保健相关 MRSA 感染发生率的差别。标准感染控制措施包括接触防护、调整围手术期抗生素使用、MRSA 阳性患者局部去定植化治疗[245]。另外,该分析还尝试对混杂因素及长期趋势进行调整,如研究月数、使用含乙醇手消毒剂及定植压力。与其他研究(手术患者的 MRSA 感染率显著下降)形成对照的是[103-105],该研究发现快速筛查并未与手术患者的 MRSA 感染显著下降有关联;但该人群中 MRSA 感染率相对较低(因此可能降低效力),至少 6% 的患者从未被筛查。患者只在术前接受筛

查;不进行术后筛查。术前被认定为 MRSA 阳性的患者,接受氯己定/莫匹罗星去定植治疗和手术预防性使用万古霉素后,无人发展为 MRSA 感染者。该项研究和其他研究一起提出关于 MRSA 控制的重要问题,包括筛查受益最大的患者人群是哪个,最有效的筛查方法是什么,以及其他辅助措施的作用(例如局部去定植和围手术期抗生素调整)。

Cepeda 等呼吁进行随机试验,以证实他们的发现:隔离措施是无效的[161],但我们应注意到:① 随机化不能解决 Cepeda 的研究(如前所述)偏向阴性结果这一问题;② 当隔离措施已应用于所有患者人群,如在北欧的多个国家[22,195,196] 及在西澳大利亚[28],就没有必要通过随机化来提供一个代表性的研究样本。有些学者认为随机试验比非随机流行病学研究更可能达到准确和正确的结果,但最近的荟萃分析发现,无论对某一问题进行随机化还是非随机化研究,其结果的不确定性通常都很大[271,272]。造成随机和非随机研究间(对同一问题)相似的不确定性和误差的原因,可能是:随机化主要防止选择偏倚,但这只是最新流行病学词典中列出的 23 种偏倚类型中的一种,随机化对其他类型的偏倚及其他类型错误的概率都无影响(如 beta 错误,由于样本量及统计效力不足而产生)。2011 年,一项万众期待的整群随机试验公布,该试验目的为:在 ICU 积极监测条件下,评估 MRSA 或 VRE 阳性患者实施"扩大的屏障防护"对 MRSA 和 VRE 定植/感染发生率的效果[273]。这是一个复杂的研究,所有参与研究的 ICU 都进行积极监测(培养),培养策略为:入 ICU 时、入 ICU 后每周、出 ICU 时进行培养;但监测培养的结果只提供给干预组的 ICU。无干预措施的 ICU(对照组)采用标准预防措施。在干预组 ICU,对 MRSA 或 VRE 阳性患者采取扩大的屏障防护措施,在护理其他患者时戴通用手套,直到他们的监测培养结果为阴性后再实施标准预防措施。干预组 ICU 和对照组 ICU 之间的 MRSA 或 VRE 的定植/感染发生率无显著差别;但该研究存在明显局限性。扩大屏障防护的执行未达到要求,这将大大影响其防止耐药菌传播的效力(尤其是考虑到该研究报道 MRSA 和 VRE 定植率分别比其他研究要高出 15% 和 64%)。此外,所有监测样本被集中送至一个中心进行检测,故平均需要 5.2 日才能得到培养结果。这导致大大延迟了对阳性患者实施扩大屏障防护的时间,且护理这些患者时戴通用手套的时间也延长,进而提高了传播风险。事实上,对于驻留 ICU 3 日或更久的患者,其住院日的 41% 刚好与培养结果报告日一致或相近。此外,干预期只有短短 6 个月,对于评价干预效果来说时间太短,因为其他研究指出,即使监测检验方案实施 1 年或更久后,也不一定能得到显著下降的结果[30,71,273]。

Huang 等在布里格姆妇女医院(Brigham and Women's Hospital)实施了一项研究,该研究对 ADI 与强化标准预防进行比较后发现,ADI 效果较好。研究报告说强化标准预防未降低 MRSA-BSI 发生率,而监测培养与隔离措施使 MRSA-BSI 发生率降低了 75%[71]。

Huang 的研究是一项非随机回顾性时间序列分析,但两项研究(名义上比较同一措施)之间存在多个重要差异(不同于随机化研究)。例如,Huang 的研究周期更长,统计效力明显更强,而 Huskin 的试验据说有 80% 的效力发现 MRSA 和 VRE 的发病率至少降低 30%。考虑到干预周期较短,证据力度仍不够充分(当知晓培养结果时,大部分人已从 ICU 中转出)。此外,一所大型医院的 ICU 规定入院 48 h 内进行"入院培养",以及监测培养送至院外实验室——旨在通过所有 ICU 患者入院时进行培养的措施阻断院内大部分高危人群内的传播——但结果常为阴性。Huskin 的试验与 Huang 的研究相比,前者更有可能导致阴性结果。

根据几项观察性研究报道,与未被隔离的患者相比,实施接触防护的患者接受检查的频率更低或者检查时间更短[274-276]。另外有研究报道隔离患者的抑郁和焦虑发生率显著升高[277]。一项非随机研究表明被隔离的 MRSA 患者比不被隔离的 MRSA 患者更容易发生压疮、跌倒或体液/电解质紊乱[262]。并未发现诊断、手术、麻醉、医疗操作、药物不良反应或死亡率方面的显著升高。作者强调,医院或其他医疗保健机构应对可能由接触防护引起的不良事件进行监控[278]。很多学者使用这些研究结果作为反对采取隔离措施控制 MRSA 或 VRE 的理由,但没有人反对使用隔离措施控制 SARS 或结核病感染(这类感染同时危及患者和医务人员),那么可以说人们相信隔离措施是被接受的医务人员保护措施。如果这些研究结果得到其他研究的证实,那么医疗管理人员不应允许隔离患者得不到妥善护理的情况发生,而应将此作为质量改进问题处理。这不应成为限制有效控制措施的理由,因为这可以导致致命感染的传播。

总体而言,目前为止的研究提示:没有"万能"的控制方案可让所有医院有效控制如 MRSA 和 VRE 之类的 ARO,因为通常各医院间的 ARO 基线患病率及医院文化、规模、患者人群都存在巨大差别。

通过感染控制遏制耐药菌的重要性
(成本效益方面)

多个研究已经证明:较之同种易感菌株所致感染,MRSA - HAI 或 VRE - HAI 与较高的人力财力成本相关[1,110-113,121,279-282],但也有学者对采取监测培养/检测来确定和隔离所有定植患者的成本效益产生疑问。许多研究试图采用不同方法寻找答案,结果得出一致结论:应用该方法控制传播病原体花费的代价比采取无效措施或放任地方性或流行性传播的代价要低[2,13,32,96,282-287]。有研究认为这是较为经济的做法,因为通过监测培养/检测确认并隔离所有定植患者后,传播途径被遏制,需要隔离的患者数进一步减少,故最终隔离的代价反而降低了。其他研究普遍发现至少部分由于 MRSA 或 VRE 所致感染(花费较大)率明显降低而导致更低的花费。最近一项关于 MRSA 筛查程序的成本评估发现,为了理解医院实施的各种 MRSA 筛查程序(即所用检测方法和人群筛选方法)的成本效益影响,有必要采用系统性和定量方法[288]。相比无筛选程序,各种筛选程序(所有患者、高危患者、ICU 患者或既往 MRSA 患者)代表着潜在成本节约(每月 12 158~76 624 美元)。对高危人群筛检多个测试选项进行分析发现,当日 PCR 快速检测可减少感染及具有最小总成本。当然,筛查程序的效果还受传播速率、感染转化率、患病率及医院规模的影响。值得注意的是在各特征参数中,结果报告周期具有较大影响力[288]。

结 论

每年 ARO 无节制地扩散导致美国医疗保健系统内几十万患者发生 HAI,其中数以万计的患者死亡。一项成功的控制计划应包括对医务人员进行培训(关于 ARO 所致 HAI 的重要性),利用监测和反馈机制提高手卫生依从性,提倡合理使用抗生素,遵照 DAI 预防方案进行监管。如本章所述,为实施适当的接触防护措施,需确定传播宿主(尤其是定植患者)。对所有定植患者进行积极的监测培养/检测和接触防护措施,可控制 MRSA/VRE 感染及节约成本。控制措施对地方性和流行性传播的效果已在医院病房、医院、地区和国家层面被验证。当然,关于常规进行积极监测仍存在争议的,许多研究者也正努力提供更多有用信息。本文撰写时,有至少 5 个关于预防和控制 MRSA/VRE 的注册临床试验处于完成、发表及出版阶段[289]。

第 42 章

医疗相关呼吸道病毒感染

Wing Hong Seto and Janice Lo ■ 谭 莉 王凤田 译 ■ 干铁儿 刘凤迎 覃金爱 审校

前 言

病毒性急性呼吸道感染是住院的常见原因,这些感染性疾病常出现医院内暴发。尽管许多病毒可以导致此类感染,许多患者也因此而住院治疗,但它在世界范围内的严重性和危害性尚未明确。实验室诊断能力的限制是导致无法回答此问题的瓶颈所在。但是,近年来,许多医院已经建立起病毒的快速诊断技术,尚无此诊断能力的实验室应该采取行动掌握相应的检测技术。中国香港1995年就已经具备了这样的能力。2011 年被中国香港政府病毒学实验室所鉴定出的病毒数量见表 42.1。流感病毒和呼吸道合胞病毒(RSV)在阳性标本中占大多数,合计约70%(表 42.1)。这些患者大多数是儿童和老年人。很明显,这些患者的感染控制有其特殊的挑战和要求。

表 42.1 2011 年在中国香港特区政府病毒学实验室鉴定的病毒(特定患者)

病毒分类	数 量
甲型流感	5 062(38.5%)
乙型流感	1 299(9.9%)
副流行性感冒	2 134(16.2%)
RSV	2 413(18.4%)
腺病毒	1 864(14.2%)
鼻病毒	380(2.9%)
总 计	13 152(100%)

本章分为两节。第一部分介绍这些病毒至关重要的有关感染控制的背景信息,第二部分为感染控制策略。

病 毒

虽然急性呼吸道病毒感染性疾病引起死亡的人数在逐年下降,目前发达国家也不常见,但是与呼吸道相关的疾病仍然是一个重大的社会负担。为数众多的感染病原体导致疫苗研制困难和抗病毒药物研发缓慢。因此,采取非药物干预对控制急性呼吸道病毒在医院和社区内的传播至关重要。

大多数呼吸道病毒病原体受季节性影响。对于不同的地区,特别是在不同的气候条件下,病原体随季节变化可能会有所不同。虽然相关机制仍不清楚,但是许多传染病的季节性特征相对稳定并被很好地记录了下来[1,2]。掌握疾病发病率的季节性和周期性变化信息,不仅对患者临

床管理有用,对于预防策略的设计和实施也必不可少。

要制定有效的感染控制措施,必须了解影响呼吸道病毒传播的因素,包括:

(1) 呼吸道分泌物中病毒浓度。

(2) 病毒脱落期。

(3) 病毒裹挟在气溶胶中或手表面或无生命环境中生存的能力。

(4) 传播途径。

(5) 最小感染剂量。

(6) 固有(非特异性)免疫和特异性宿主免疫。

(7) 社会因素(如拥挤、人口流动)。

引起呼吸道疾病的病毒有很多科属,包括正黏病毒科(人流感病毒),副黏病毒科(人类副流感病毒、RSV 和人类偏肺病毒),冠状病毒科(人类冠状病毒与严重急性呼吸综合征-冠状病毒 SARS - CoV),腺病毒科(人类腺病毒)和小核糖核酸病毒(人鼻病毒)。这些病毒可感染呼吸道的不同部位,引起各种症状,从上呼吸道流的流涕和咽喉痛,到下呼吸道的毛细支气管炎和肺炎。临床症状的严重程度可从亚临床继续发展到严重的发病和死亡。同样的病毒在不同的个体可能有不同的临床表现,宿主自身因素与免疫状态在病程进展中发挥重要的作用。

临床诊断不能准确区分这些不同的病原体感染。明确诊断需要实验室检测。与传统的病毒培养或抗原检测相比,近年来随着呼吸道病毒分子检测技术的广泛使用不仅缩短了检验时间,同时提高了分析灵敏度。然而,病原体的最终诊断在患者管理中并非必需的,首要任务是采取对症治疗和以飞沫防护措施为主的感染控制。这与呼吸道病毒主要通过飞沫和接触呼吸道黏膜分泌物传播一致。关于污染环境表面的消毒,应该选用对有包膜和无包膜病毒菌有活性的消毒剂,如新鲜制备的浓度适当的次氯酸盐溶液。只在很少的情况下需要实验室诊断,如评估是否需要继续抗病毒流感治疗,重症病例或免疫功能低下患者的确诊等。呼吸系统疾病暴发病因的实验室确认也有助于为控制措施提供依据。在公共卫生层面,实验室数据有助于掌握一个地区各种病毒感染的流行病学特征,如特定年龄人群、季节性和周期性。

流感病毒

流感病毒,一种有包膜的 RNA 病毒,分为甲型、乙型和丙型。被认为是引起呼吸道病毒感染的重要病因之一。感染范围从伴随着发热、肌痛、咳嗽、咽喉痛等典型

"流感样疾病"的上呼吸道感染,到伴随着肺炎和偶尔严重的全身症状的下呼吸道疾病。潜伏期一般为1～3日,在临床发病几天内病毒通过呼吸道飞沫和分泌物播散,儿童可能延长至1周[3]。从病毒学角度讲,甲型和乙型流感病毒的染色体包括8个RNA片段。其中的两个RNA片段称为血凝素(H)和神经氨酸酶(N),用来编码表面蛋白,为免疫靶点。甲型流感病毒包括17个H亚型和9个N亚型。H1至16亚型病毒,与不同的N亚型组合排列,都能在鸟类物种中发现,是该病毒的自然宿主[4]。H17病毒于2012年最先发现于危地马拉的蝙蝠[5]。其他动物,包括人类,只携带数量有限的甲型流感病毒亚型。由于自然的重新组合,整个基因片段特别是甲型流感病毒H和N基因发生交换,被称为"基因置换",导致人类几乎没有免疫力,周期性出现造成大面积流行[6]。在20世纪,H1N1(1918)、H2N2(1957)、H3N2(1968),以及最近的H1N1(2009)导致了连续的甲型流感病毒流行。它们的流行在发病率和死亡率,以及患者年龄和人群特征等方面具有不同的特点。这主要是由病毒和宿主免疫因子相互作用决定,也和支持治疗手段的进步有关,包括继发细菌感染抗生素的使用、抗病毒药物的研发、生命支持措施的进步及感染控制措施的加强。1918年的那次流行可能是由一种完全禽源[7]病毒引起的,30%左右的世界人口被感染,导致4 000万人死亡,而且大多是年轻人[8]。继发细菌感染可能发挥了重要作用[9]。1957年与1968年流行的死亡率较低,可能与病毒毒性较弱和医疗技术水平的进步有关[10]。导致2009年流行的甲流病毒可能是猪源性的[11]。总死亡率小于0.5%。与季节性流感相比,由2009年流行病毒引起的大多数严重病例发生在孩子和非老年成人中,约90%的死亡患者小于65岁[12]。这种现象是因为甲型H1N1流感病毒从1918～1950年循环出现,所以这一时期出生的人由于既往感染过H1N1[13]而具有一定程度的保护性免疫。除了抗原置换,甲型和乙型流感病毒还会发生抗原漂移,即主要在H基因上累积突变从而产生新的菌株,降低了人群免疫力[14]。这些菌株引起不同季节不同严重程度和持续时间的暴发。流感感染的季节性在世界各地有明显的不同;在温带气候国家主要在冬季会有高峰,热带地区全年均会发生。在中国香港,虽然时有变化,但通常有冬季和夏季两个高峰(图42.1)。丙型流感引起轻微散发性感染,不是医疗关注重点。

临床和实验室基础的甲型和乙型流感病毒监测,在全球范围内是很有意义的,可用于监测抗原漂移和置换。世界卫生组织(WHO)设有实验室网络,包括国家级和其他一些合作实验室,在这里可以系统地分析病毒特征,用于监控目前流行的流感病毒株,并每半年提出南北半球疫苗建议[15]。

新型流感病毒(包括禽流感)

除了循环的季节性流感病毒,跨越物种屏障感染人类的甲型流感病毒感染也时有发生,主要来自禽类和猪。自1997年以来,人类感染高致病性甲流H5N1被不同国家多次检测到。感染的总死亡率大于40%[16]。该病毒关系不同毒力的遗传学特性已被报道[17]。甲型流感H5亚型流感病毒感染的潜伏期通常为2～5日,易感染下呼吸道,这与病毒隐藏的表面受体显露出来有关(如唾液酸通过a-2,3链接与半乳糖结合)[18]。在感染的患者中,病毒从呼吸道和胃肠道脱落时间可能大于1周,虽然目前仍不能完全确认[19]。到目前为止,通过人与人传播发生的感染推测,可能是通过暴露于呼吸道分泌物等血液相关物,这提示了宿主可能的传播因素[19,20]。尽管如此,也要保持警惕,避免病毒毒性跨越物种屏障从而导致人类之间高效传播非常重要[21,22]。甲型流感病毒H9N2已在人类中时有感染,这是禽传播人的结果。感染症状大多较轻和有自限性[23]。全球范围内的流感病毒监测也包括禽流感病毒,并已开展候选种子病毒的疫苗研制以应对新病毒株可能引发的流行[24]。

猪流感病毒在人类感染中也被偶尔检测到。其多为自限性,和季节性流感病毒相似。尽管如此,大规模流行潜在危险依然存在。事实上,2009年流行的H1N1病毒也被证明其基因与猪流感病毒最密切相关[11]。在2011年,在美国零星发生散发人感染猪流感病毒,通过加强监测,到目前为止还没有获得其在人类持续传播的证据[25]。

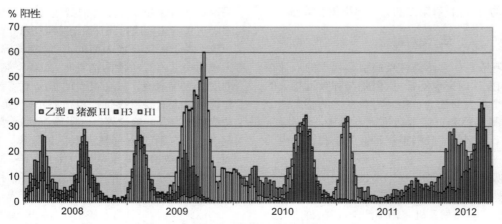

图42.1 中国香港流感季节性模式(2008年至2012年6月)

抗流感病毒药物

流感病毒监测的另一个重要方面是监测耐抗病毒药物病毒的出现和流行。目前,有效对抗流感的抗病毒药物有两大类:一种是可抗甲型流感但对乙型流感无效的金刚烷类化合物,另一种是对甲型、乙型流感病毒均有效的神经氨酸酶抑制剂。2009 年甲型 H1N1 流感病毒与目前流行发生的 H3N2 流感病毒对金刚烷有耐药性,对神经氨酸酶抑制剂敏感。然而,有时候,N1 基因突变导致氨基酸改变(H275Y),使得 H1N1 病毒对最广泛使用的神经氨酸酶抑制剂、奥司他韦产生了耐药性,而 H3N2 流感病毒和乙型流感病毒仍高度敏感[15]。

人副流感病毒(HPIV)

HPIV 是包膜 RNA 病毒,分为 1、2、3 和 4 型。它们是各种呼吸道感染的病因,尤其是儿童,如与 HPIV 1 型和 2 型密切相关的哮吼(喉气管支气管炎),以及主要由 HPIV 3 型感染导致的毛细支气管炎。这种疾病通常是自限性的,由于宿主因素与免疫功能的原因偶尔进展为严重的疾病。主要感染儿童,老年人偶尔受到影响[26]。潜伏期为 2～6 日,症状发生后 1 周内具有传染性[14]。HPIV 感染季节性明显,1 型和 2 型主要发生在秋季,1 型感染呈现出每隔一年的周期性高峰,而 3 型主要发生在夏季[27]。中国香港的季节性模式如图 42.2 所示。对 HPIV 感染的实验室诊断可能不是必需的,因为通过症状鉴别对于患者管理和感染控制已经足够了。

呼吸道合胞病毒(RSV)

RSV 是包膜 RNA 病毒,通常引起 2 岁以下儿童毛细支气管炎。感染后易诱发哮喘。感染的高峰一般在温带气候的冬季,但因地理位置不同而各不相同。在中国香港,病毒流行主要发生在春季和夏季,3～9 月[28]。有趣的是,随着 2009 年和 2010 年的甲型 H1N1 流感病毒的活跃,RSV 发作的高峰消失(图 42.3)。RSV 的感染潜伏期为 4～5 日,病毒隐藏在呼吸道分泌物中几天到 1 周[14]。由于该病主要发生在婴幼儿呼吸道伴随着下呼吸道感染症状,往往会接受住院治疗。RSV 暴发常见于儿科病房,也有一些发生在老年人照护机构。对于一个实验室明确诊断的患者,通常会用利巴韦林进行治疗,特别是对于病情重和免疫功能低下的患者。在医院内严格地执行飞沫传播控制措施,使用有效的消毒剂进行环境消毒是控制这类呼吸道病毒传播和暴发的有效方法。

人偏肺病毒(HMPV)

HMPV,包膜 RNA 病毒,2001 年首次发现[29],现在被认为是引起呼吸道感染的病毒之一。潜伏期为 5～6 日[30],病毒发病后 1～2 周内具有传染性[31]。症状范围从轻度上呼吸道感染到下呼吸道和肺部受累。感染发生在所有年龄组,儿童患病率高。季节性研究表明,感染季节性高峰出现在呼吸道合胞病毒流行后 1～2 个月[31]。有时 HMPV 也是社区呼吸道感染聚集性发生的原因之一,但并不是医院暴发的重要病原体。

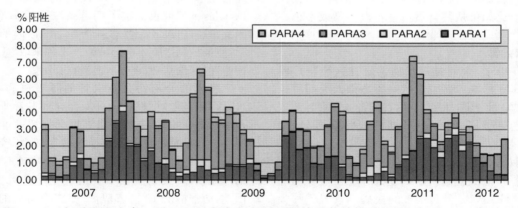

图 42.2　人副流感病毒 1 型至 4 型感染在中国香港的季节性模式(2007 年至 2012 年 6 月)

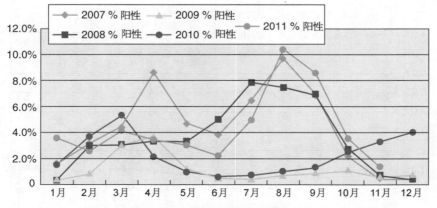

图 42.3　中国香港 RSV 感染的季节性模式(2007～2011 年)

冠状病毒

人冠状病毒从20世纪60年代就已经被认为是普通感冒的病因,起步确定229E和OC43两种基因型[32]。通常为零星发生的和自限性感染,并没有引起医疗界的广泛关注,也缺乏有效的诊断方法。2003年由于严重急性呼吸综合征(SARS)的出现,冠状病毒引起全球关注。

严重急性呼吸综合征(SARS)

2002年11月SARS首次报道于中国广东[33]。2003年2月在广州市社区内暴发引起了全球的关注。随后的流行病学追踪调查发现,通过中国香港,病毒传播至多个国家,包括越南、新加坡和加拿大,引起了当地的暴发流行。WHO宣布SARS疫情在2003年7月正式结束。全球范围内约27个国家共有8 000多名感染的患者,近800人死亡[34]。在中国香港,感染数为1 755例,死亡299例,近1/4的感染者是医务人员。在暴发高峰,发现该病毒是一种首次在人体发现的冠状病毒,被命名为严重急性呼吸综合征-冠状病毒(SARS-CoV)[35]。通过遗传和流行病学研究,病毒溯源到广州野生动物市场的果子狸,并最终确定为蝙蝠为可能的自然宿主[36]。SARS病毒感染过程有如下明显的特征,感染的第一周低浓度的病毒脱落,第二周脱落密度达到顶峰[37]。这种脱落模式,使得感染控制措施有充足的时间在早期得以落实,这也是SARS最终得到成功控制的原因之一。此外,有证据表明,在SARS期间实施的卫生措施导致其他呼吸道病毒[38]的发病率减少。虽然SARS病毒已经在人类中消除,但存在复发潜在可能,比如可从其自然宿主再次传染或不小心从实验室播散[39]。

新型冠状病毒

自2003年以来,人们对冠状病毒研究兴趣与日俱增,相关文献迅速增加。新型冠状病毒感染人类随后被发现,包括NL63和HKU1[40-42]。这些病毒通常会导致散发性轻微呼吸道感染,类似于早期的冠状病毒,但比SARS病毒的毒性小得多。

人腺病毒(HAdV)

HAdV是一种无包膜的DNA病毒,现在发现的有50多种类型。HAdV可引起众多的疾病不仅限于呼吸道。呼吸道腺病毒主要属于第1型到第7型,偶尔会有其他类型。轻微的上呼吸道感染是其常见临床表现,偶尔进展为肺炎[14]。感染该病毒的主要是儿童,年轻人和老年人偶尔也可能感染。HAdV病毒感染暴发一般发生在社区,主要为HAdV第4型和第7型,最近发生的为第14型,其与部队新兵聚集感染有关[43]。近年来,新型HAdV持续被发现,偶尔的暴发已被确认[44]。HAdV病毒感染的季节性发生不同的文献报道不一致。观察到的中国香港季节性模式如图42.4所示。

人鼻病毒

人鼻病毒是一种无包膜RNA病毒,包括100多种血清型。它们是普通感冒的常见病因,可引起轻度呼吸系统感染症状,很少发生严重感染,大多局限于免疫力低下的患者[45]。在温带地区,感染常发生于春秋季节;在热带地区,在雨季发病率最高[3]。明显的暴发不常见。然而,由于血清型众多,可被频繁再感染。该病毒大多流行于社区,很少在医院内获得。

感染控制策略

理解传播方式

在制定有效的感染控制措施时,必须了解病原体的传播方式。由于病原体引起肺部感染,同时咳嗽可导致病毒通过空气传播,所以之前认为传播的主要途径为空气。现在看来,事实并非如此。感染者咳嗽时,由于肺部液体的瞬间高压,可以产生大于5 μm的飞沫,这些飞沫通常会降落在患者1 m以内的地面上[46]。Hall和Douglas的研究也证实了病毒飞沫传播1 m的距离[47]。因此,只有当医务人员与患者有1 m以内的近距离接触时,感染控制措施才是必需的。这种采取"飞沫传播防护措施"的理论基础,将在后面进行介绍。

患者的分泌物含有大量的呼吸道病毒(如RSV、HPIV、腺病毒)微粒。这可能会导致患者所处环境的大范围污染,同时感染控制措施也必须超过1 m的半径范围[48]。这些病原体的隔离措施被定义为"接触隔离",这也将稍后进行讨论。然而,患者一般咳嗽不出小于5 μm的飞沫核,传染物质也不会通过空气进行长距离传播。因此,通常情况下"空气隔离"是没有必要的。虽然没有HMPV传播的确切临床证据,但是由于与RSV存在相似

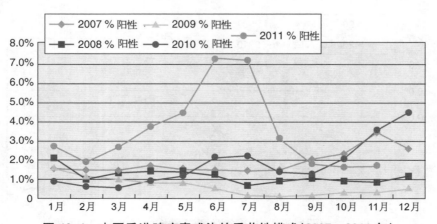

图42.4 中国香港腺病毒感染的季节性模式(2007~2011年)

性[49]，一般认为"接触隔离"为该病原体的感染防控要求[34,48]。

目前，这些急性呼吸道病毒没有被列为空气传播病原体，在美国疾病预防控制中心（CDC）的指导原则中，空气传播的疾病仅包括肺结核、水痘和麻疹[46]。因此，急性呼吸道病毒感染者不需要在数量有限的负压病房内进行隔离。然而，Roy 和 Milton 指出，这些呼吸道病毒感染可能会在特殊情况下通过空气传播，被称为"条件性空气感染"[50]。他们还强调，除了某些容易产生气溶胶的操作需要进行特殊的防护外（如佩戴 N95 口罩），这样的疾病不需要进行"空气隔离"措施。何种操作会产生气溶胶将在本章最后一节进行讨论。

感染控制措施

针对这些病原体/疾病的一般感染控制措施将在一起进行讨论，对于流感、禽流感（AI）和 SARS 三种疾病的防控措施将分别进行讨论，因为目前存在许多问题与这些疾病密切相关。

一般措施

目前已有关于预防急性呼吸道病毒传播的指南供查询[51,52]。此处对细节不再进行赘述，仅强调关键措施。

呼吸道传播病原体的主要感染防控措施包括严格的手卫生、标准预防和"咳嗽礼仪"。手卫生非常重要，每一家医院都应执行 WHO 的手卫生指南[53]。数据显示，使用乙醇进行卫生手消毒对所有的呼吸道病毒都有效。标准预防是对所有患者采取的措施，以减少血源性病原体的传播风险[48]。对呼吸道病毒感染来说，当医务人员接近咳嗽患者并有显著的感染风险时，佩戴口罩和眼部防护用品等进行标准预防是非常重要的。"咳嗽礼仪"是限制患者咳嗽时咳出呼吸道分泌物时的防护措施[50]。这类患者咳嗽时应该提供纸巾以覆盖口鼻。另一种方法是为患者提供医用外科口罩。

工作人员和患者对上述措施的依从性是保障措施实施有效的关键因素，因此，必须随时对他们进行宣教和培训。

医院内早期识别与隔离措施

由于病毒性传染病的传播广受国际关注，WHO 发布了一项关于预防和控制流行性和有流行趋势的急性呼吸道传染病的指南。该指南在 2007 年发布，修订版刚刚完成，在网络上可以进行查询[52]。它被称为急性呼吸道疾病（ARI）指南的后续讨论部分。

该指南建议在所有医院内，建立 ARI 患者行政管理系统，通过它们进行协调管理工作并及时向卫生部门报告。工作流程如图 42.5[52] 所示。

患者第一次出现在医院，往往在门诊，医院应在门诊设立预检分诊体制，即对 ARI 的特殊症状和体征进行筛查。一旦筛检出疑似患者，如图 42.5 所示，执行相应的感染控制措施。图中所指的均是一般感染控制措施。但是，包括安全患者与其他患者保持至少 1 m 的距离[47]。

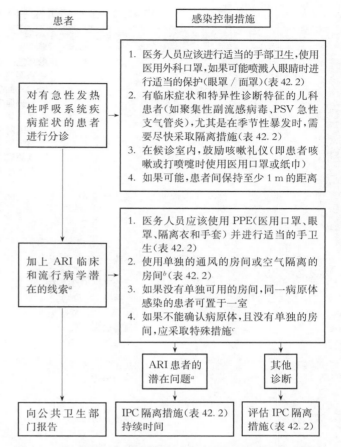

图 42.5 对已知或可疑的 ARI 患者采用 IPC 措施决策树

世界卫生组织许可的，医疗机构内流行或存在流行趋势的急性呼吸系统疾病的预防和控制——WHO 国际指南。www. who. int/ csr/ resources/ publications/ WHO_CDS_EPR_2007_6c. pdf. 2007 年 6 月获得许可
[a] 根据本文的目的，ARI 潜在的问题包括：SARS，导致人感染的新流感病毒（例如人感染高致病性禽流感病毒）和可以导致高发病率、高死亡率的 ARI 暴发的新病原体。临床和流行学线索：例如一个原本健康的宿主，暴露于家庭成员或与严重 ARI 病例有密切接触、群居、旅游、接触生病的动物或实验室暴露时感染严重疾病
[b] 空气隔离房间包括机械通风和自然通风两种，具备每小时大于 12 的空气交换次数（ACH）和可以控制气流方向的房间
[c] "特殊措施"一词意味着允许有流行病学和临床症状提示可能为同一诊断病例的患者在同一房间内，但是至少有 1 m 的距离

流行病学和临床资料均可从患者处获取。出现公众关注度高的严重危害健康的新病毒感染（如新的流行性流感病毒菌株）时，WHO 和其他权威卫生部门宣布在全球范围内可以获取患者旅行和工作时的信息，以确定他们是否受累。然后，评估他们与确诊病例和公众关注的聚集性 ARI 的接触史。可以用一个缩写词来标记这些危险因素——TOCC（即旅行、职业、接触和聚集）。临床资料也很重要，如与 ARI 聚集病例有密切接触史的患者存在高死亡率。如果资料显示患者患有公众关注的 ARI，如图 42.5 所示，他应该进行隔离，最好隔离在通风良好的单间内。但是，如果是一种传播模式尚不清楚的新病毒，推荐使用有空气隔离措施的房间。这些信息也可根据当地政策报告给相关卫生部门。

如图 42.5 所示，将相关样本送至实验室检测，一旦诊断成立，具体的感染控制措施参照指南或表 42.2。

表 42.2 急性病毒性呼吸道疾病的特殊感染控制措施[a]

疾 病	监督效果[b]	隔离措施	疫苗接种	其他预防措施	快速诊断
流感	是	飞沫+接触	接触高危患者的医务人员： ≥65 岁老年人 6~23 月龄婴儿 长期护理患者 慢性疾病（如肺、心和肝） 需要医院长期随访的人 孕妇 免疫缺陷人群（如 HIV） 病态肥胖者	金刚烷胺和金刚烷乙胺治疗甲型流感； 奥司他韦，可用于限制疫情在慢性和长期护理患者间的传播，高风险患者不能接种疫苗或疫苗接种不能产生完全的保护作用	甲型和乙型的快速流感试剂盒；医院需要制定流感样疾病常规检测的标准阈值
禽流感	目前在医院很少发生	飞沫+接触	无	暴露的医务人员，奥司他韦每日 75 mg 预防使用	可以。可以使用流感快速诊断试剂盒检测；确认需要 PCR
SARS	参照预警信息	飞沫+接触	无	无	PCR
腺病毒	目前无相关预警信息	飞沫+接触	无	无	IF/PCR
RSV	是	接触，季节性流行时需要集中管理	无	给予早产儿和有肺部疾病的儿童静脉使用免疫球蛋白	快速诊断试剂盒
副流感病毒	是	接触，季节性流行时需要集中管理	无	无	IF
鼻病毒	否	标准预防[c]	无	无	无，可以使用 PCR，但是不作为常规诊断方法

[a]手卫生、标准预防和咳嗽礼仪适用于所有患者。
[b]包括对社区暴发和医院内集中检测的警报。
[c]实施标准预防因为疾病的发病率/死亡率很低。

在更新的 ARI 的指南中，WHO 强烈建议建立预检分诊系统，对 ARI 患者进行隔离时，只要可能，患者间应保持 1 m 以上的距离[52]。

特殊措施

特殊措施各不相同，取决于病原体种类（表 42.2）。监测有助于医院了解社区是否存在暴发以便做出相应的反应，这有助于早期诊断和隔离患者。病区内出现 3 例及以上流感样疾病（ILI）时，对感染控制专职人员进行预警提示也是非常有用的。应立即评估疫情暴发的可能性，并对患者进行早期隔离或者给患者办理出院[50]。

合适的隔离措施已在其他章节讨论过。急性病毒性呼吸道传染病的两个主要预防措施是飞沫隔离和接触隔离。其中，需要强调的是，标准预防和严格的手卫生是所有预防措施的重要组成部分。

飞沫隔离的关键因素是一旦在患者的 1 m 范围内，医务人员都需要佩戴医用外科口罩；对于接触隔离，CDC指南建议进入患者的房间时需穿隔离衣和戴手套[47]。在存在呼吸系统感染的情况下，具体的接触隔离措施也有所不同。多数医院建议，只有在进行诊疗操作时，工作人员才需要戴外科口罩、手套和穿隔离衣。

使用快速病毒诊断方法对病房工作人员和感染控制团队有很大帮助。中国香港的 Queen Mary 医院的经验

告诉我们，快速诊断技术是非常经济有效的[54]。

隔离检疫适用于严重传染病的感染控制措施，但应注意的是，关于急性病毒性呼吸道传染病，在现有指南中没有这方面的建议[48]。隔离检疫包括对健康接触者的隔离和多个国家对 SARS 的政策。对 SARS 实行这么严厉的措施，基本上是为了谨慎起见，但目前的证据并不支持检疫。因为亚临床感染者几乎不存在[55]，甚至轻微症状的患者也没有报道[55]。此外，未发现该病毒有无症状携带者，已报道的 SARS 患者几乎完全表现为明显的临床综合征[56]。已经证明病毒载量在生病的第二周达到高峰，SARS 冠状病毒在疾病的早期阶段传播较低[57]。

特殊的集中隔离。集中是对相同诊断的患者隔离在同一病房或区域内进行的隔离措施。因为呼吸道病毒感染冬季急剧增加，有必要进行集中隔离。

但是，许多医院往往存在大量的严重呼吸综合征患者需要入院，特别是儿科患者，此时隔离能力会明显不足。Queen Mary 医院实行的解决方案是对所有这些患者实行飞沫隔离，直到明确诊断。所需步骤比较简单，内容包括所有的床单位保持至少 1 m 的距离；所有医务人员在患者 1 m 范围内时戴口罩；未经允许，患者不能离开他们的病床，取消儿科病房中玩耍区域。此外，取消共享的医护设备（如听诊器），患者的医疗记录不再放在床旁，

而是放在护士站。当患者确诊时,受感染的患者从就诊病房转移至有适宜的预防措施的隔离病房。现已证明在儿科病房内进行呼吸疾病集中治疗能成功降低医疗保健相关的呼吸道病毒感染[58,59]。在成人中也发现类似的情形,上述措施也同样适用于护理成人的医疗照护。但是,公用厕所后,进行适当的消毒和充分的手卫生非常重要。

上述集中隔离措施在 WHO 关于 ARI 管理的指南中进行了详细的描述,全文可以在他们的网站上可以找到。

流感

流感传播模式一直存在争议,特别是一份暴发报告提示它可能通过空气传播[60]。但是,近期的评论认为,它的基本传播模式仍然是飞沫[60-62]。目前,在 CDC 的指导推荐对流感应该进行飞沫隔离[48]。同样 WHO 也认为,实施标准预防和飞沫隔离措施对流感患者已经足够[63]。

每年接种三价灭活疫苗是预防和控制季节性流感的主要手段。抗病毒药物,特别是金刚烷胺和神经氨酸酶抑制剂,已广泛用于预防流感。疫苗主要包括两种类型,即灭活疫苗和减毒活疫苗。CDC 最近公布了其预防流感[64]和医务人员接种疫苗的建议[65]。

CDC 建议除非有禁忌证者,所有医务人员均应接种流感疫苗。但是,该政策执行时必须谨慎,因为从国际角度来看,在部分国家流感的死亡率并不像美国那样高。我们医院建议对照顾高风险患者的医务人员进行疫苗接种(表 42.2)。

药物预防适用于部分人群,如对疫苗不能耐受或对疫苗过敏的人。需要即时保护时可以选择抗病毒药物,因为疫苗产生抗体需要大约 2 周的时间。药物在长期护理机构内发生疾病暴发时作用显著[66]。

预防用药剂量[67]如下:

(1) 金刚烷乙胺或金刚烷胺——年龄:1～9 岁,5 mg/(kg·d),最多 75 mg 口服每日 2 次;10～65 岁,100 mg 口服每日 2 次;65 岁,100 mg 口服每 24 h 1 次(根据肾脏功能调整)3～5 日或者症状消失后 1～2 日停药。

(2) 奥司他韦 75 mg 口服每日 2 次,连用 5 日(也被批准可用于 1～12 岁儿童的治疗;剂量:2 mg/kg,最大剂量为 75 mg 每日 2 次,连用 5 日)或扎那米韦吸入(2 次 5 mg)每日 2 次,连用 5 日。

禽流感(AI)

需要指出的是,普遍认为 AI 的传播方式是飞沫。另外,研究表明,存在人与人传播的可能性,但是比较罕见[68],无持续有效的人传人的报道。WHO 在 ARI 指南中推荐飞沫和接触隔离预防措施[52]。1997 年在中国香港发生第一次 AI 的社区暴发[16],采用上述预防措后,疫情得到成功控制,并且没有医院聚集性病例的报道。

严重急性呼吸综合征(SARS)

在第一次报道 SARS 病例时,民众情绪反应强烈且广泛。这是可以理解的,因为这是一种新的疾病,有超过 1 700 名医务人员感染。然而,这不是客观信息采集和合理预防措施实施的理想状况。现在已经有足够的时间对导致该暴发的原因进行恰当的评估。

中国香港的研究表明,感染控制措施是有效的。研究人员对为 11 名确诊 SARS 患者提供直接护理工作的工作人员进行病例对照研究,比较 241 名未感染的工作人员与 13 名感染人员的感染控制措施[69]。对 4 个具体措施进行了研究:① 洗手;② 戴口罩;③ 穿隔离衣;④ 戴手套。结果表明,如果工作人员进行适当的飞沫和接触预防,如 CDC 指南中的建议[48],工作人员将受到保护。69 名使用上述 4 项措施的工作人员中没有被感染的报道。相反,13 名被感染的工作人员中,至少遗忘一项措施(P<0.022 4 Fisher's 检验双侧概率)而导致感染[69]。

虽然标准感染控制措施可以阻止 SARS-CoV 的传播,但是正确的操作应该纳入整个医院的组织计划并反复强调与培训。SARS 疫情在中国香港最终感染 405 名医务人员[56],占 1 755 例患者的 23%。但是,在 Queen Mary 医院,只有 2 名护士被感染,并且患者间没有明确的 HAI 的发生。医院人员全面参与了 SARS 患者的诊治,在疫情暴发期间,共收治 704 名患者,其中至少有 52 例确诊为 SARS 病例。Queen Mary 医院 SARS 的感染控制方案已在其他地方描述过[70,71],在此不再赘述。但是,该方案重点策略总结在表 42.3,可以作为一种模板,纳入其他医院的政策制定中。

SARS 通过空气传播?

文献中关于 SARS-CoV 的传播存在很多争议,回顾关于 SARS-CoV 空气传播的科学数据和评估证据的级别都是很有意义的。针对这一话题目前有两项文献研究。

第一项是中国香港的研究,Yu 等[73]使用计算机流体动力学模拟表明,SARS-CoV 在 Amoy Garden 通过空气传播而暴发。这是一项优秀的研究,但基础是模拟状态,与涉及真正的患者和同期对照的流行病学研究相比具有一定差距。作者正确地指出,他们的结论是研究只是"在 Amoy Gardens SARS 的暴发中支持空气传播的概率"。

Roy 等对 Yu 等的文章的评论[50]指出"与气溶胶和流行病学模型相结合的液压雾化实验清楚地印证了公寓大楼内的空气传播"。但是,它"不应该被认为代表空气传播必然导致疫情暴发的证据"。

需要注意的是,Roy 等还指出,空气传播可分为专性、优先和机会[50]三种类型。专性指在自然条件下能引起空气传播。优先指主要通过空气传播,但也可以通过其他途径传播。最后,机会是指自然条件下为非空气传播途径,但在某些特殊的环境条件下可以通过空气传播。Roy 等认为"SARS 是机会的空气传播"。

第二项研究是由 Booth 等进行的[74],他们在多伦多 SARS 患者的隔离病房内采集空气样本。值得注意的是,10 个样本中只有 1 个样本表现为原始阳性,其余 2 个阳性的样本是浓缩 100 倍检出的。同样所有标本只显示病毒的核酸 PCR 阳性但所有培养均为阴性,表明空气中没有足以引起疾病的活病毒。该研究还使用了空气采样的

表 42.3　中国香港 Queen Mary 医院 SARS 管理项目的战略特点

领　导	加强监测	感染控制计划	培训和交流	后勤和职工福利
1. 在医院内成立 SARS 应急队伍 2. 确定一线工作人员的分管领导 3. 只允许具有高级职称的医务人员接触患者（处理 SARS 患者仅限于具备 6 年以上研究生经验的医务人员） 4. 不安排不熟悉医院环境的、从其他医院来的新员工或志愿者 5. 快速调整非 SARS 工作任务 6. 迅速提供临床护理和感染控制足够的人力支持（例如另外给予感染控制工作 8 名工作人员）	1. 对出院 10 日内的所有患者每日进行电话随访 2. 卫生部门追踪所有 SARS 患者的密切接触者 3. 对出院 10 日内的所有疑似 SARS 患者进行随访 4. 实时调查任何一名疑似 SARS 的医务人员 5. 实时调查医院内的 SARS 疫情 6. "SARS" 诊治工作人员的依从性调查 7. 60 名感染控制联系护士的口头调查报告 8. 数据维护	1. 确保医院较强的感染控制力 2. 照护患者时将基础工作（洗手、戴口罩）作为强制措施 3. 有两名呼吸科医师每日查房，从普通病房鉴别出 SARS 病例转移至隔离病房 4. 排除常见错误： ● 摘手套后忘记洗手 ● 全程戴手套，而不是具体的操作 ● 使用乙醇和消毒剂清洁手套 ● 戴双层手套替代洗手 ● 使用不必要的 PPE 或者不是针对医院设计的 PPE（如 "Barrierman 防护服"） ● 污染个人用品（如名称标签） ● 患者照护区域外穿戴使用过的 PPE ● 使用后隔离衣的疏忽处置	1. 对所有工作人员进行直接面对面培训和小型培训 2. 示范和练习使用 PPE 和使用 PPE 进行高危操作 3. 每日向一线核心人员报告新发病例和病情进展情况 4. 每日在内网进行新闻通信 5. 开展热线电话咨询服务 6. 针对具体部门进行疑难解答 7. 在医院网站上提供最新指南	1. 在急诊科制定 SARS 预检分诊程序 2. 确保医务人员 PPE 供应充足 3. 确保有足够的洗手设施 4. 为上下班的医务人员提供淋浴设施（淋浴被认为是一项重要的感染控制措施） 5. 为需要住宿的医务人员提供住处 6. 为医务人员提供隔离设施

另外一种方法，但所有 28 个样本均为阴性。作者指出，"数据显示 SARS-CoV 可能是一种机会空气传播疾病"。

相反，SARS-CoV 不通过空气传播的证据是很充足的，而且许多研究指出无防护的扩大暴露情况下也未发现传播事件[75-77]。综合考虑，一般认为 SARS-CoV 不是通过空气传播的。

产生气溶胶操作

如前所述，ARI 一般不通过空气传播，但是部分操作可能产生小于 5 μm 的气溶胶，此时会存在空气传播的风险，应进行必要的空气隔离措施。

但是，对于产生气溶胶的操作存在些争议。最近，WHO 已经完成了系统综述[78]，也在更新的 ARI 指南中给出了明确答案[52]。

系统综述表明，与增加气溶胶产生关联最强的操作是气管插管。共有 8 项研究和荟萃分析显示存在高比值比（OR）为 6.21。没有其他操作存在如此明确的关联。2 项低质量的无创通气的研究报告中，一个无统计学意义[79]，另一个进行多变量分析后差别亦无显著意义[80]。

在复审的基础上，WHO 在 ARI 指南中强烈推荐"现有的证据表明执行或暴露于气管插管，不论自行或联合其他操作（如心肺复苏、气管镜）均伴随着传播风险的增加"。推荐措施还包括产生气溶胶操作的必要防护措施，内容包括"在进行导致 ARI 病原体传播风险增加的、能产生气溶胶的操作时，医务人员应该使用个人防护设备（PPE），包括手套、长袖隔离衣，眼睛防护（护目镜或防护面罩）和口罩（外科口罩或颗粒物呼吸防护器）"。

WHO 还提供了一个建议，产生气溶胶的操作需要进行环境通风，即"进行产生气溶胶的操作时，应使用充分通风的单间"。

在 ARI 的指南提供了产生气溶胶的操作目录，包括有些尚缺乏证据的操作。从实际操作的名称上来看，雾化器是明显列入名单的操作之一。但实际上有明确的研究表明，雾化与气溶胶的产生并无关联[81,82]。

2009 年猪甲型 H1N1 流感大流行

WHO 将 2009 年经历的全球性流感疫情正式定为大流行。跟以往的流感大流行比较，死亡率比较低[83]。据估计，以往流感死亡率在 1968 年大流行中的 0.03% 至 1918 年大流行中的 1%～3% 之间变化。在病毒循环的第一年期间，甲型 H1N1 流感的死亡率为 0.001%～0.011%。这并不比 WHO 估计的季节性流感的平均死亡率高（季节性流感的平均死亡率为世界人口的 0.004%～0.008%）。然而，必须指出的是，与季节性流感相比，2009 年大流行死亡率中年轻人较高。从上述内容可以预测，甲型 H1N1 流感的传播与季节性流感可能没有不同。

这是 WHO 的立场，在 2009 年 6 月正式公布六级警报后发布指南，推荐标准预防和飞沫预防措施，内容包括使用医用外科口罩，而不是 N95 呼吸防护口罩进行呼吸防护。N95 口罩只在进行产生气溶胶的操作时使用，如气管插管[84]。但是，CDC 推荐"对于那些与疑似或确诊 2009 年 H1N1 流感患者密切接触的医务人员，应使用呼吸防护用品，至少达到一次性 N95 口罩的防护程度"[85]。在流行病的早期没有什么不合理的，因为新的流感病毒株的传播方式尚未十分清楚。

但是，必须准备好在必要时复核新的数据、更新建议内容。CDC 有一个感染控制专家咨询委员会，被称为医院感染控制实践咨询委员会（HICPAC），无独有偶，与 WHO 的指南完全一致的是，在 2009 年 7 月，他们建议也对照护流感患者的医务人员实施标准预防和飞沫预防措施[86]，并限定 N95 口罩仅使用于产生气溶胶的操作[86]。此外，Loeb 等 2009 年发表的一个随机对照试验，给诊治流感患者的医务人员佩戴医用外科口罩或 N95 口罩进行防护，结果显示无差异[87]。

尽管有这些数据,但是 CDC 继续推荐使用 N95 口罩。同时,医学研究所(IOM)发布一个报告,支持 N95 口罩用于诊治在 2009 年 H1N1 流感大暴发中的出现疑似或确诊患者[88]。IOM 报告的建议参考了一项未发表的研究结论,该研究认为对于照护流感患者的医务人员来说,N95 口罩与医用外科口罩相比存在显著的保护作用[89]。

针对照顾流感患者的医务人员进行的呼吸防护,权威机构给予明显不同的建议,这是相当令人困惑的。但是在 2009 年 11 月,被 IOM 引用的文献的作者因在同行评审阶段被质疑,他们最终决定撤稿。因此这项研究没有发表。事实上,据美国 ABC 消息报道"CDC 关于流感口罩的相关决定是基于缺陷研究的"[89]。

CDC 直到 2010 年 6 月才调整为常规照护流感患者时使用医用外科口罩的建议。而 WHO 不一样,他们的指南,即使在随后的多次更新中,对流感患者的一般护理,甚至在 2009 年的大流行中,坚定地采取标准预防和飞沫隔离措施[84]。这种建议的一致性对一线医务人员的感染控制是至关重要的。

随后的研究证明医用外科口罩在预防医务人员流感中是有效的。发表于 2012 年的研究显示 WHO 传染病防治指南的有效性[90]。该报告清楚地表明,当采用 WHO 指南中的措施时(包括医务人员使用医用外科口罩),与不照护患者的非临床人员相比,暴露于流感患者的临床人员的感染率没有显著性差异[90]。

第 43 章
预防血源性病原体在医疗机构中的传播

David K. Henderson ■ 谢承峰 林 凯 李素艳 译 ■ 覃金爱 杨 乐 干铁儿 审校

前 言

如今已经明确,血源性病原体是医务人员的重要职业危害。早在 20 世纪 40 年代已经发现,当时被称为"血清肝炎"的病毒传播给了医务人员[1]。在过去的 70 年间已经清楚地阐明了,在医疗机构中与血液相关的操作和处理过程中存在血源性病原体传播的各种风险。本章的目的是鉴别具有职业感染风险特征的血源性病原体,描述其与职业感染风险相关的危险因素,讨论职业相关血源性病原体感染的其他流行病学特点,提出一级和二级防控策略,从而减轻血源性病原体的职业感染风险。本章将明确提出诊疗 HBV、HCV、HDV 和 HIV 感染患者过程中存在的相关风险。本章不讨论其他几个潜在的血源性病原体,包括巨细胞病毒、西尼罗河病毒、牛传染性海绵状脑病/Prion 病、HAV、法国肝炎病毒(起源于法国)、血源性"GB"病原体(其很少在人类中致病)和 HGV 等。本章重点关注医务人员主要的职业获得血源性病原体感染的病因学,根据这些病毒在医疗机构中的流行病学和针对不同的职业风险做出相应的预防和控制策略。

病因学/病原体

本章要讨论和考虑的主要与职业风险相关的病原体及其流行病学特点列于表 43.1。尽管不同病原体的风险各有不同,但是,对医务人员来说,当他们暴露于血液和含有血液的体液时,所有的病原体都是危险的。职业感染这些病原体受到许多因素的影响,包括病原体本身的感染力、医务人员的工作岗位和工作职责、过去诊疗过的患者感染这些病原体的人数及其流行情况、医务人员对工作细节的关注和对工作标准流程的遵守以及对感染防控策略的接受情况等。

表 43.1 医务人员主要的血源性病毒感染职业风险

	HBV	HCV	HDV	HIV
职业风险	非常常见	越来越常见	不常见	常见
胃肠外暴露的感染风险	6%～37%/每次暴露	1%～3%/每次暴露	不清楚	0.35%/每次暴露
主要的基础预防策略	避免暴露于血液或者含有血液的体液 注射乙肝疫苗	避免暴露于血液或者含有血液的体液	避免暴露于血液或者含有血液的体液 注射乙肝疫苗	避免暴露于血液或者含有血液的体液
预防效果	暴露后接种乙肝疫苗和注射乙肝免疫球蛋白(详见文章描述和表 43.2);新的抗病毒药物的作用效果仍有待认定	暴露后的预防方案显示是无效的;新的蛋白酶抑制剂在当前美国公共卫生署(USPHS)设置推荐尚未测试和干预;建议要么"早期治疗",要么"严密观察"(详见文章描述)和感染早期干扰素加或不加其他制剂的积极治疗	对没有感染过 HBV 的人员给予注射乙肝疫苗和乙肝免疫球蛋白;对于 HBV 慢性携带的医务人员目前没有建议	暴露后予抗反转录病毒药物预防(显示有效,基于间接的证据)(详见文章描述和表 43.6)
争议/未解决的问题	对于保护性抗体达不到保护水平的医务人员注射 HBV 疫苗加强剂,有潜在的效果;新型抗 HBV 药物在暴露后预防的作用待肯定	尽管缺乏正式的推荐,密切监测下早期干预治疗是可行的(详见文章描述);新的抗 HCV 药物在暴露后的治疗作用待肯定	需要治疗的管理策略	很多问题了解很少,有关描述也很缺乏(详见文章描述)

一个令人担忧的问题是很多医务人员对什么情况构成血源性病原体职业暴露没有清楚的认识。为此,在本章内容中,将可能导致胃肠外暴露的被血液(或其他带血的体液)污染的设备刺伤皮肤、黏膜被血液(或其他带血的体液)污染,以及不完整的皮肤(例如皮肤皲裂、擦伤或者皮肤炎症)接触血液视为职业暴露[2]。

乙型肝炎病毒(HBV)

作为 20 世纪 30～50 年代"血清肝炎"的主要病原体,HBV 作为医务人员职业性感染的最主要风险且长期存在。在 HBV 疫苗研发和使用之前,HBV 被认为是工作中需要接触血液的医务人员唯一的最高的职业风险[3]。

几项研究已经明确证实,接触血液是职业感染 HBV

最重要的危险因素[4,5]。在一项设计严谨的评估 HBV 职业感染风险的血清流行病学调查研究中，Denes 等发现[6]，医务人员感染风险的增加与都市环境、工作年限、从事外科或病理科经历有关。在已发表的众多明确研究中，Dienstag 和 Ryan[7] 提出医务人员的 HBV 血清学标记物与以下因素有关：① 在执业过程中与血液直接接触的频率；② 从事医疗保健工作的年限（Snydman 等也证实了暴露于血液的频率是医务人员的一种感染风险）[8]；③ 医务人员的年龄。有趣的是，习惯上被认为很可能与血源性病原体职业感染有关的几个因素却并没有发现其与 HBV 感染的血清学标记物有关，包括医务人员与患者接触的程度、接受医学教育年限、针刺伤史、既往输液史和注射免疫球蛋白史等。在对医务人员的职业调查中发现，最高的 HBV 血清学阳性率见于高风险接触血液的几种职业：外科医生、外科病房主任、实验室（临床病理）员工、急诊科护士和输血科员工。

随后，Hadler 等进行了一项相似的研究，即控制职业外风险因素的研究[9]，再次证实了 Dienstag 和 Ryan 的研究结果，即与医务人员 HBV 的血清学阳性相关的是职业的血液接触，而不是与患者的接触。一项回顾性调查中，West 发现医务人员感染 HBV 的风险是普通成年人的 4 倍[10]。他发现外科医生、透析工作者、残障护理人员和临床检验师感染 HBV 的风险是普通人群的 10 倍，内科医生和牙科医生的 HBV 血清学阳性率可能是普通人群的 5～10 倍[10]。

除了职业接触血液外，其他影响医务人员感染 HBV 风险的因素还包括：① 服务的人群中 HBV 感染的流行情况；② 在城市地区（因为城市的患病率高于农村地区）从事医疗工作；③ 诊治过透析患者；④ 医务人员照护处于感染 HBV 高风险的患者（如注射吸毒者、男同性恋者、囚犯、残障人员和/或来自高流行地区的移民）[11]。

患者血液中所含的病毒载量（也就是假定的接种量）也会影响传播的风险。从历史上看，医务人员使用乙型肝炎病毒 e 抗原（HBeAg）水平来评估与职业性或医源性暴露的传播风险（因为 e 抗原阳性者通常比 e 抗原阴性者有更高的循环病毒载量）。HBV 的传染性也直接与循环中的 HBV DNA 水平相关[12]。

职业暴露自身的特点影响获得职业感染的风险。例如，胃肠外的职业接触增加感染的风险。相反，由于 HBeAg 阳性患者具有极高水平的病毒血症，即使是微不足道的血液接触也可能产生感染。HBeAg 阳性的 HBV 慢性携带患者，以及特定的病毒前核心区突变（易变株）HBV 携带者，体内每毫升血液可能含有多达 1 013 个病毒颗粒[3]。由于非常高的病毒血症水平，极小剂量血液污染的无生命物品或者环境表面都有可能造成重大的职业感染风险。尽管胃肠外的暴露造成了绝大部分的 HBV 职业感染，几个黏膜溅污的案例也可能导致职业感染 HBV[13]。

过去 50 年里，降低职业血源性病原体感染风险的一个最重要的进展是 HBV 疫苗的研发。疫苗问世以来的

研究展示了其在预防职业感染方面的确实功效。例如，在马里兰州巴尔的摩市内的约翰·霍普金斯医院，托马斯等进行的一项队列研究显示，"HBV 疫苗接种缺失"被认为是医务人员唯一的与 HBV 感染相关的独立风险因素[14]。同样，美国疾病预防控制中心（CDC）的 Panlilio 等评估了 HBV 感染的一群外科医生，发现只有两个因素与感染风险有关：① 没有接种 HBV 疫苗；② 至少过去 10 年来一直进行手术操作[15]。

丙型肝炎病毒（HCV）

由于各种各样的原因，HCV 目前仍然是医务人员的职业感染风险。慢性 HCV 感染者，尤其是注射吸毒者继续快速增长。我们对 HBV 感染的流行病学和发病机制已经有了很多清晰的理解。然而，我们对 HCV 感染的发病机制和免疫机制的理解仍然远未清晰，尤其是感染的早期事件。此外，尽管早在 1989 年就已经确定 HCV 引起丙型肝炎这个事实[16]，但直到现在还没有针对这种病毒的疫苗，也没有在职业暴露后预防感染的任何证明有效的干预。一项旨在评估干扰素的暴露后预防效果的研究却证明无法从中获益[17]。研发和引入高效的 HCV 蛋白酶抑制剂、专门靶向 HCV 的其他类型药物，至少在可预见的未来可能初见成果。

既然 HCV 是输血后肝炎的主要原因，也就可能成为医务人员潜在的职业感染风险。已经有许多有意义的职业感染 HCV 案例的文献[18]。鉴于胃肠外接触（如针刺伤）呈现出最高的 HCV 职业感染的风险，不明显的胃肠外传播（包括黏膜暴露）可能占据了很多其他的病例。据笔者所知，到目前为止，职业获得的 HCV 感染均与血液接触有关，尽管在其他体液中能分离出 HCV（浓度通常非常低）。关于 HCV，至今为止导致医疗机构中 HCV 感染的最常见暴露类型是中空针刺伤。

几个评估医务人员 HCV 抗体或 HCV RNA 流行情况的研究已经发表。然而这些研究有很大的局限性，他们确实证明，医务人员职业感染 HCV 的风险只略微高于献血者，是 HBV 职业暴露风险的 1/10。大多数研究设计为血清阳性率调查，并没有探讨针对 HCV 的感染风险。少数探讨 HCV 感染风险的研究发现，年龄增长[19,20]、从事医疗保健工作的年限[19,21,22]、输血史[19,23] 和针刺伤史[23,24] 与 HCV 感染风险有关（通过检测循环血液中的 HCV 抗体）。

由于研究方法和诊断技术的局限性，单个胃肠外暴露及其 HCV 传播风险的关系仍不明了，主要的技术局限是这些研究使用各种不同试验方法来检测感染。一些已发表的研究仅使用第一代抗体测试（敏感性和特异性都不高）。其他研究使用后续迭代的抗体测试大大改进了敏感性和特异性。一些研究使用聚合酶链反应直接检测 HCV 基因物质来检测感染。各种各样的研究提供了独立的职业暴露后不同的 HCV 感染风险的评估[18]。

过去 10 年的研究提示，使用血清学阳性率和纵向队列研究作为检测 HCV 感染的策略可能相对不敏感；一些研究提示，检测外周血中抗体和 HCV 核酸都低估了感染

风险。在这些研究中,研究人员建议,HCV 感染/暴露最敏感的检测方法是针对这种黄病毒的特异细胞免疫检测[25]。

丁型肝炎病毒(HDV)

HDV 本身对医务人员没有职业感染风险。HDV 是一种"不完整"的病毒,需要与 HBV 共同感染。此外,尽管约 5% 的 HBV 携带者合并 HDV 感染,但实际上存在人群分布、风险组合和地理的差异。例如,HDV 感染主要流行于中东地区、亚马孙河流域的部分地区、太平洋群岛少数地方和意大利南部。注射吸毒者和血液透析患者比其他高风险感染 HBV 的人群(例如男同性恋者)更容易合并感染 HDV。

接触 HDV 对于曾经慢性感染 HBV,或者未感染 HBV 但曾经接触 HBV 合并 HDV 感染者血液的医务人员具有风险。职业性感染 HDV 迄今为止很少发现。一部分原因是需要同时感染 HBV,另一部分原因是很少检测 HDV 感染[26,27]。

人类免疫缺陷病毒(HIV)

自 20 世纪 80 年代新的血源性病原体 HIV 进入医疗机构以来,在医务人员中引起了巨大的恐惧和焦虑。尽管 20 世纪 40 年代末以来职业感染其他血源性病原体的风险(例如 HBV)已经被认识,但是 HIV 感染在美国的流行及其巨大的社会恐惧和焦虑引发医务人员的担忧。这些年来社会广泛介绍 HIV 感染,众所周知,暴露于 HIV 感染者的血液具有一定的职业感染风险,但这样的职业感染很少发生,合理的程序干预可以降低暴露于这种反转录病毒(从而感染)的风险。暴露后干预也可以进一步降低职业感染的风险。

过去 30 年里,美国只有 57 例有档案记录的受 HIV 感染的医务人员,其中大多数的感染发生在流行的最初 15 年里[28],即抗反转录病毒前时代。在这些确定的案例中,医务人员有明确的 HIV 感染者血液接触史,并且在暴露当时的基线调查没有感染 HIV,随后的血清学追踪显示,出现了与暴露时间相吻合的 HIV 感染的血清学、病毒学和/或临床证据。除了这些明确的感染案例外,美国公共卫生署还发现将近 150 名其他医务人员可能或很可能为职业性 HIV 感染的案例。这些案例没有进行"基线"血清学检测来证明其在职业暴露当时没有感染。尽管这些人都否认职业外感染 HIV 的风险,但比较他们和上述"明确的"感染案例的特征,实质上存在明显的差异,高度提示基于社区的风险混杂存在于这些可能或很可能感染的人群中[29]。

发 病 机 制

上述每个确定的主要血源性病原体的传播均与医疗机构中锐器的经皮损伤有最为密切的关系。这些暴露以中空针刺伤占多数;然而,一种或多种传染病的传播也涉及其他被血液污染的锐器损伤。黏膜接触血液也可以传播感染。例如,上述明确的职业暴露所致的 HIV 感染者中,有 6~7 个案例与其黏膜接触已知 HIV 感染患者的血

液有关。虽然其他体液也可能存在一些风险,但上述讨论的所有病原体的主要职业感染风险与暴露于感染者的血液有关。

与职业暴露相关的感染风险等级

对于所有这些重要的血源性病原体来说,医务人员单次接触已知感染这些病毒之一的感染者血液后的感染风险,取决于感染患者的许多变量,包括(但不局限于)感染源患者循环血液中的病毒载量、接种量、暴露的严重程度、暴露的途径及其他因素。例如,HBV 胃肠外职业暴露(比如针刺伤)后,其传播的风险范围是 6%～37%,取决于多种因素,包括暴露的类型、接种量大小和类型,以及感染源患者循环血液中的病毒载量和/或 e 抗原的状态[30]。

关于 HCV 感染,综合分析上述各种检测方法,这些研究提示一次胃肠外接触已知 HCV 感染者血液的暴露,其传播风险为 1%～3%[18]。因此,HCV 职业暴露后的传播风险介于上述的 HBV 暴露和下面将讨论的 HIV 暴露后的感染风险之间。

关于 HIV 暴露,在抗反转录病毒前时代 20 多个试图衡量其职业暴露后传播风险的纵向研究的结果已经总结概括[31,32]。综合这些研究的所有数据,经皮损伤接触 HIV 感染患者血液后的感染风险是 0.32%,约等于每 325 次经皮暴露于 HIV 感染患者的血液就有一次感染[31]。许多类似的研究也试图评估与黏膜暴露于 HIV 感染患者血液相关的感染风险。综合这些研究数据,单次黏膜接触 HIV 感染患者血液后的感染风险估计为 0.03%[31];但是,这个近似值可能被高估了,因为在前瞻性纵向研究数据开始收集之前的系列事件中的这个感染案例实际上是个案报告[33]。因此,这个案例很可能发生在前瞻性的风险研究开始之前[32]。

还没有前瞻性研究能测量单次 HDV 职业暴露后感染的风险,无论是接触带有 HDV 的患者血液或是 HBV 合并 HDV 患者血液的风险。

其他几个因素可能影响这些病毒暴露后传播的风险。很显然,接种剂量是一个主要的决定因素,病毒的接种量与暴露物容量和感染源患者循环血液中的病毒载量相关。可能正如预期的,针刺伤暴露的研究证明,暴露量随着刺伤针头的大小和刺伤深度的增加而增加。一些研究显示,中空针刺伤的血液接种量比其他医用缝合针刺伤的血液接种量相对要高[34,35]。

存在于感染源材料的病毒数量可能呈对数级差异,这取决于感染源患者的不同疾病阶段和抗病毒药物或免疫调节药的影响。对于大多数感染来说(如果不是全部),病毒载量可能是预测感染风险最佳的单一指标之一。

1997 年,美国 CDC 发布了旨在确定医务人员经皮接触 HIV 后感染传播相关风险因素的回顾性病例对照研究结果[36]。研究人员发现四个因素与经皮职业暴露后感染 HIV 的风险增加有关:深度刺伤而不是表浅损伤、可见

血迹的锐器伤(相比无血迹的)、曾被用于动脉或静脉内的锐器伤(相比未用于动脉或静脉的)、暴露源是艾滋病终末期(定义为患者死于职业暴露发生后 2 个月内)的(相比暴露源是 HIV 感染早期的)。每个因素都可能是病毒接种量的替代指标。

医务人员接触的病原体其特征也可能影响感染风险。例如,一些 HIV 毒株可能比其他株更有攻击性(比如,一些毒株可能比其他毒株能更有效地诱导产生合胞体,一些毒株显然比其他毒株更有效地附着在巨噬细胞上)。晚期艾滋病患者或 HCV 感染患者会带有这些病毒的不同基因型,也可能增加传播风险。

最后一个可能影响职业暴露感染风险的是暴露的医务人员的宿主因素。不同的医务人员的免疫反应也可能影响 HIV 传播的概率。HIV 职业暴露后可能有三个结果:感染(通常检测到直接针对入侵病原体的抗体反应);没有感染没有免疫反应;所谓的"短暂感染",特点是可测量的、持续的 T 细胞反应(即针对 HIV 的多肽和包膜抗原或者 HCV 包膜蛋白),没有长期的或全身的感染,以及没有针对感染病毒的抗体应答。关于 HIV 暴露,对一些发生暴露但未感染的群体进行研究来深入了解,包括感染者稳定的性伴侣[37-39]、感染 HIV 的母亲生的孩子[40]、女性性工作者[41,42]和健康者、发生职业暴露的医务人员[43-46],在 HIV 感染初期整个免疫防御中的这种细胞免疫应答的功效和精确的作用仍不清楚。

一级预防——防止职业暴露

审查可能预防血源性病原体职业暴露感染的策略,至今最有效的方法是落实围绕预防职业接触血液的策略。尽管预防职业接触血液或许与医学人文相悖,但是这种策略是能降低医务人员血源性病原体职业暴露后感染风险的最经济、最有效的策略。1987 年,CDC 颁布了"普遍预防"指南[47]。这些建议旨在降低暴露于血液的风险,从而降低血源性病原体传播的风险。其他扩大的指南纳入身体物质隔离的概念,最初由 Lynch 等[48]提出。这些扩大指南现在被称为标准预防。有效地使用这些防范措施无疑会减少皮肤、黏膜和经皮的血液暴露。因此,有效地实施普遍/标准预防措施将降低所有血源性病原体职业感染的风险。

当评估指南中的一个特定建议的具体条款时,手卫生策略的有效使用、适当地使用个人防护用品(如手套)、注意恰当使用和妥善处置针头及其他尖锐物体等,这些预防措施的有效性显而易见。其他已经被证明能有效减少职业暴露和伤害的方法,包括对员工进行的为血源性病原体感染患者提供护理诊疗过程中的职业风险综合教育,以及工作场所存在高度和普遍的职业风险的教育;修改与职业暴露风险内在相关的工作流程和工作实践,监督员工遵守标准/普遍预防和其他相关感染控制指南[47-49]。医疗机构也应该有相应的策略以便能够监控医疗市场在先进技术替代现有技术的同时降低职业暴露风险。笔者相信,所有的医疗机构都应该前瞻性地收集机构内的职业暴露信息,并分析这些数据来改进医疗活动以降低其伴随的风险。

合理使用疫苗(如 HBV 疫苗)已经在 HBV 职业性血源性病原体感染的一级预防中发挥关键的作用。当其他疫苗(如 HCV 疫苗、HIV 疫苗)可获得时,也将会在一级预防中发挥越来越重要的作用。

暴露后的即刻处理

暴露后立即要考虑的最重要的问题是确定发生了某种血源性病原体传播风险的职业暴露。为了做出这样的判定,医务人员必须彻底评估暴露事件本身、暴露者潜在的易感性(如对 HBV 的免疫力,先前的 HBV、HCV 或 HIV 感染情况),以及暴露源患者的信息。如果暴露源患者的血源性病原体感染状况不清楚,暴露源患者应该接受所有血源性病原体感染的检测,确保这些检测与国家和地方的法律相符。目前市场上的 HIV 快速检测阴性时高度可靠,检测阳性必须进行随后的标准免疫测定和确认试验。此外,第四代组合 p24 抗原- HIV 抗体(Ag/Ab)测试可快速、准确诊断 HIV,并能识别大多数处于所谓"窗口期"的患者[50]。对于确定暴露源患者感染一个或多个病原体的职业案例,获得尽可能多的感染源的信息非常必要。确定暴露源患者的感染病程、目前治疗、病原体的关键免疫和/或病毒学参数如病毒载量,以及与病原体相关的各种其他风险因素,可以帮助医务人员了解暴露的严重度。如果有暴露源患者的病毒株信息(例如表型和基因型信息,之前的耐药性等),也应该考虑。对于那些能这么评估的暴露案例,保留感染源患者的标本是明智和适当的。负责处理的医务人员应获得尽可能多的可能增加血源性病原体感染传播风险的信息(例如,是否有大量的血液注入,是否暴露于中空针头而不是实心针头,是否为大针头而不是小针头,造成损伤的器械上是否可见血液,或者导致伤害器械是否曾放置在暴露源患者的动脉或静脉里)[36]。

对于无法或不能尽快检测暴露源患者的暴露,如果选择预防用药,笔者提倡尽快整理暴露数据,提供预防性药物并立即开始使用。如果不能识别暴露源患者的病原体感染状况,应做出最优的流行病学评估暴露后的可能性并依此进行相应的处理。进行这样的流行病学评估应考虑的因素包括(但肯定不限于)暴露的严重程度、暴露的确切情形、暴露地点和可能的病原体、暴露源患者的特点、其他已知的与一个或多个病原体感染风险相关的流行病学因素。这种"暴露源不明"的暴露,必须具体分析处理。

尽管确定是否发生了暴露,表面上看起来似乎很简单;实际工作中,这种决定在笔者看来,是暴露后管理的"瓶颈"。汇总旧金山加州大学的美国临床医生暴露后预防热线(PEPLINE)的数据显示,预防用药处方和药物治疗常给予那些在 PEPLINE 专业人员看来并没有发生职业暴露的医务人员[51]。虽然这样的情况随着时间的推移有所改善,但针对不属于职业暴露的预防用药处方仍然太多。过度治疗的一个可能原因是最终处理这些职业暴露后预防的医生(经常是急诊室执业医生)往往不熟悉暴露定义和暴露后预防用药的建议。而且,因为处理者通常是暴露者的同事,可能更容易受到暴露者焦虑的影响。笔者主张医疗机构成立系统程序和多学科协作团队的方法来保证职业暴露处理的持续一致及尽可能的最高质量。职业病学、医院流行病学、医院安全和传染病/艾滋病的专家应该是这个团队的主要成员。有资质的、知识渊博的工作人员应该全天候给职业暴露提供帮助。作为这种多学科方法的一部分,笔者建议团队还应收集机构中血液职业暴露的信息,以便能够评估暴露的常见情形和诊疗过程中存在的可能改善的内在问题,从而降低暴露风险。

有效的暴露管理是医疗机构的责任。员工需要明确掌握发生暴露时该做什么和什么时候做。所有潜在可能暴露的员工必须能随时获取正确的暴露处理流程并且方便使用。

法律规定医疗机构提供职业暴露的报告系统,并保证暴露后的快速适当处理[52]。尽管有完善的策略来促进职业暴露的报告和管理,但是许多职业暴露从未报告。20世纪80年代初,已经发现这些损伤的漏报是一个重要的问题,时至今日这仍然是一个主要的问题。

在笔者的单位里,建议伤口、穿刺伤或其他皮肤区域直接接触血液或体液的,应用肥皂和水立即彻底清洗[2,53]。一些权威人士建议使用消毒剂处理伤口,然而,据笔者所知,实际上没有任何数据支持这个建议。冲洗和清洗伤口不应该推迟到获得消毒剂时。

对于黏膜暴露,建议用自来水冲洗暴露部位,眼睛暴露应该用无菌水或商用冲洗液冲洗,如果两者都没有,用干净的自来水冲洗也足够了。

暴露后早期管理的一个重要方面是咨询。应重视血源性病原体职业暴露对情绪的影响。除此以外,医疗机构应该确保处理暴露的医生具有丰富的流行病学、传播风险、治疗选择、已知的并发症治疗等方面知识,还应该确保经历暴露的员工获得熟练的咨询服务。处理暴露的临床医生必须给予暴露者与其经受的暴露类型相关的可以理解、客观的感染风险信息,以及已知风险和各种可能的治疗选择的益处。临床医生不应弱化或轻视风险并过度表达同情和安慰。暴露事件给暴露者极大的困扰使其可能不能真正理解临床医生提供的所有服务信息。无论选择哪种处理方法,暴露者接受初次评估后应在后续的48~72 h内安排随访,来评估他/她做得怎么样并解答悬而未决的问题。

暴露者对于是否进行药物预防感到很困惑时,可以给予先立即开始治疗而后选择停止的建议(比如说,"因为一些证据提示第一次给药时间将影响治疗的成功与否,我建议你现在就开始治疗,然后明天,甚至更晚,如果必要,再决定继续治疗是否为最佳选择")。这种方法可缓解暴露者对立即做出决定的急性压力,也使其能够决定自己的治疗。

HIV暴露者的咨询服务应该包括有关职业暴露及其管理的几个重要问题的清晰讨论:① 超过99%的遭受职业暴露的人不会发生感染,即使他们暴露后选择不采取抗反转录病毒药物预防治疗;② 多年以来,尽管有大量的间接证据提示暴露后抗反转录病毒药物的预防功效(下面讨论),但是没有哪种药物或者联合制剂被美国食品药品监督管理局(FDA)核准这种情况下使用的安全有效性;③ 在这种情形下使用这些有潜在毒性药物的安全性和有效性数据还远未完成;④ 暴露者应该接受有关防止二次传播的预防措施咨询,特别是在暴露后的前3个月,包括防止性传播(如禁欲或使用安全套),以及避免血液、器官捐献和中止母乳喂养。

暴露人员应该得到有关职业暴露风险大小的咨询服务、机构内已经落实的保护暴露者医疗记录隐私的措施,以及暴露者的性伴侣、同事、朋友和家人特别关注的问题。最后,咨询服务工作者应该做好准备回答暴露者配偶、家人以及其他重要人物担心的相关风险问题。

特异性病原体暴露后处置及随访

乙型肝炎病毒(HBV)

大量证据表明,实施免疫预防(包括主动的和被动的)是预防HBV暴露后感染的有效措施。所有易感医务人员在受到HBV职业暴露后都应实施暴露后预防。HBV暴露为常见血源性病原体暴露之一,医疗机构应建立相应制度,为暴露者提供合理的处理方案。如上所述,HBV暴露的处置包括:评估暴露类型、暴露源和暴露环境;根据临床表现、流行病学及肝炎实验室证据评估暴露源患者;评估暴露者的乙肝疫苗接种史及HBV感染/免疫状态等。另外要强调,在HBV职业暴露后,医疗机构应努力且尽可能迅速地为暴露者提供预防性治疗。目前的建议措施包括注射乙型肝炎免疫球蛋白和乙肝疫苗两种。美国公共卫生署已发布建议书,内容包括乙型肝炎免疫球蛋白及暴露后乙肝疫苗的使用[11]。各类指南归纳详见表43.2。医务人员必须意识到,某些血源性病原体存在合并感染。患者仅接受HBV感染并发症治疗,无法排除该患者不存在其他病原体感染。因此,即使患者被确诊为HBV感染,笔者仍然建议对患者进行HCV和HIV检测,除此以外,还应对患者目前HBV感染状态进行检测。

目前存在争议的问题是:是否对检测不到抗体水平的职业暴露者进行乙肝疫苗强化接种。对于疫苗有初始应答但抗体水平已降至不可检测水平的职业暴露者,美国公共卫生署目前不建议强化接种。许多研究已经解决疫苗诱导免疫的持久性问题。一项研究表明,30%~60%的疫苗在接种8年后抗体水平略有下降[54];但另外有许多研究表明,疫苗应答可相当持久,甚至在接种10年后仍有免疫应答[55-57]。事实上,无论抗体水平如何,疫苗接种者发生HBV感染已很少见。最近的研究表明,婴儿期接种过乙肝疫苗者在10~15年后受到病毒攻击时,可表现出较高水平的免疫记忆[58]。尽管如此,一些机构(包

括笔者)仍然为以下人员提供乙肝疫苗增强剂:曾经对乙肝疫苗接种产生应答的、抗体水平低(已检测不到),以及

从事乙肝感染/血液暴露高风险相关工作的医务人员。HBV 职业暴露处置及随访的其他内容归纳于表 43.2。

表 43.2　HBV 职业暴露的处理策略

暴露者的乙肝疫苗接种史及其免疫状态[b]	推荐的治疗策略[a]		
	暴露源 HBsAg 阳性[e]	暴露源 HBsAg 阴性[e]	暴露源 HBsAg 不详
从未接种疫苗	评估暴露者的 HBV 状态(检测抗- HBs、抗- HBc[e])[b];如果是易感者,注射 HBIG[c]1～2 剂[d],开始乙肝疫苗全程接种	评估暴露者的 HBV 状态(检测抗- HBs[e]、抗- HBc[e])[b];如果是易感者,开始乙肝疫苗全程接种	评估暴露者的 HBV 状态(检测抗- HBs[e]、抗- HBc[e])[b];进行流行病学风险评估(详见文章);如果存在风险而且是易感人群,考虑注射 HBIG[c],并开始乙肝疫苗全程接种
接种过疫苗			
有应答[f]/滴度足够	不需要治疗	不需要治疗	不需要治疗
有应答[f]/滴度不详	查抗- HBs;如果滴度不足,考虑疫苗加强剂;如果滴度足够,则不需要治疗	查抗- HBs	查抗- HBs;评估流行病学风险;考虑疫苗加强剂
有应答[f]/滴度不足	查抗- HBs;注射疫苗加强剂	查抗- HBs	查抗- HBs;评估流行病学风险;考虑疫苗加强剂
无应答[f]/滴度不足	查抗- HBs;考虑重新全程疫苗接种;注射 HBIG[d]1～2 剂	查抗- HBs	查抗- HBs;评估流行病学风险;考虑疫苗加强剂
接种过疫苗但是抗体状态不详	查抗- HBs;如果滴度足够,不治疗;如果滴度不足,注射 HBIG 1 剂;注射疫苗加强剂	查抗- HBs;考虑疫苗加强剂	查抗- HBs;评估流行病学风险;如果存在风险,按照暴露处理:注射 HBIG 1 剂;注射疫苗加强剂

[a]虽然此表为 HBV 暴露的管理参考,但是在临床上,当发生血液暴露时,临床医生应该考虑接触到多个血源性病原体的可能;因此,当有人暴露于 HBV 时,至少应该也对 HCV 和 HIV 的潜在感染风险进行评估。
[b]自然感染转归(与产生抗- HBs 和抗- HBc 有关)产生终身免疫。
[c] HBIG,乙型肝炎免疫球蛋白;剂量为 0.06 ml/kg,在第 4 周进行第 2 剂注射。
[d]只有一项研究提示 HBIG 第 2 剂有价值。
[e]HBsAg,乙型肝炎表面抗原;抗- HBs,乙型肝炎表面抗体;抗- HBc,直接针对乙型肝炎核心抗原的抗体(表示之前感染,存在于已经转归的感染和慢性携带者)。
[f]疫苗注射后有应答,抗- HBs>10 mIU/ml;疫苗注射后无应答,抗- HBs 从未达到 10 mIU/ml。
美国 CDC 修改。Updated U. S. Public Health Service Guidelines for the management of occupational exposures to HBV, HCV, and HIV and recommendations for postexposure prophylaxis. *MMWR Recomm Rep*. 2001;50(RR - 11): 1 - 52.

丙型肝炎病毒(HCV)

HCV 职业暴露后的立即处置与上述血源性病原体暴露后处置相同;同 HBV 职业暴露已知事项,医务人员必须意识到血源性病原体常存在合并感染。因此,即使知道暴露源为 HCV 感染患者,笔者仍然建议对暴露源进行 HBV 和 HIV 检测。此外,还要检测 HCV 感染状态。安排这些检测的医务人员必须了解当地和本国对该类检测知情同意的法律法规。医务人员还应注意,大多数筛选试验被设计为用于发现针对上述病原体的抗体,显然这些检测不能发现所有既往感染患者。尤其是对于 HCV,在暴露源患者血清中检测到 HCV 抗体不能作为传染性的决定性指标。

美国 CDC 对 HCV 暴露的最新处置指南如下:① 暴露时检测暴露源患者的 HCV 抗体;② 检测暴露者的 HCV 抗体基线水平以及丙氨酸转氨酶水平;③ 在暴露后的 6 个月或在有症状提示感染时,重复检测暴露者的 HCV 抗体和丙氨酸转氨酶水平;④ 使用确认试验,包括直接抗原检测、直接基因检测,以及辅助性或确认性抗体检测[例如重组免疫印迹试验(RIBA)]以调查 HCV 抗体阳性结果的详细情况;⑤ 临床医生无须提供免疫球蛋白、抗病毒药物或免疫调节剂作为暴露后的预防治疗;⑥ 应

为暴露者提供全面信息,包括职业暴露风险等级、二次传播风险,以及已知有效的预防职业环境中血源性暴露和/或 HCV 传播的策略[59]。

有学者主张更积极的监测和干预策略[18,60]。有一项建议为:除了上述抗体检测,另外按明确的时间间隔(例如,暴露后的每月、每 6 周、第 3 个月等),采用聚合酶链反应试验对暴露者的 HCV RNA 进行定期检测。如果暴露者的 HCV RNA 聚合酶链反应试验多次报告阳性(因为低患病率机构中常见假阳性,切忌轻信单一阳性样本),可将该暴露者交由相关专家进行针对性治疗(下面将更详细地讨论)。

历史上曾经有研究人员提倡采用血清免疫球蛋白来降低 HCV 的传播风险[61-63]。但随着对 HCV 感染的具体发病机制和免疫学机制深入了解,多数专家认为暴露后预防性使用免疫球蛋白是无效的。同样的,据笔者所知,未有科学证据支持使用干扰素或其他免疫调节剂作为"暴露后预防措施"(即"暴露后即刻实施")[17]。但新上市的 HCV 蛋白酶抑制剂(与其他目前正测试的药物)可能会显著改变上述情况。不过该类药物在暴露后预防中的作用尚未被评估。由于目前尚缺乏证明此类化合物暴露后预防的功效数据,故还没有药物应用的相关建议指南。

虽然尚未有明确的 HCV 职业暴露后及时预防措施建议,但某些暴露后处置策略可供参考。美国已实施了一项暴露后处置策略,该策略主要针对 HCV 职业暴露感染的早期治疗。方法大致为:采用 HCV 聚合酶链反应测试(如上所述),对暴露者进行定期监测,一旦确认感染立即启动"早期"治疗。该策略在 1992 年由 Schiff 首次提出[60]。该策略主张:职业暴露感染确认并记录后,分别可以实施两项处置措施——"早期疗法"和"严密观察"[18]。HCV 职业暴露的处置策略归纳于表 43.3。

表 43.3 HCV 职业暴露的处理策略

暴露者的 HCV 病史和状态	推荐的治疗策略[a]		
	暴露源抗-HCV[b] 阳性	暴露源抗-HCV[b] 阴性	暴露源抗-HCV 不详
丙型肝炎病史和状态阳性	不需要治疗	不需要治疗	不需要治疗
丙型肝炎病史和状态阴性	查抗-HCV、AST、ALT 和 RT-PCR 检测 HCV RNA[b],建立阴性基线;暴露后每 6～8 周重复 RT-PCR;如果 6 个月后仍然是阴性,即停止随访;如果 RT-PCR 重复阳性结果,则考虑"严密观察"或者"早期治疗"策略	不需要治疗	查抗-HCV、AST、ALT 和 RT-PCR 检测 HCV RNA[b],建立阴性基线;进行流行病学调查、风险评估;如果存在风险,暴露后每 6～8 周重复 RT-PCR;如果 6 个月后仍然是阴性,即停止随访;如果 RT-PCR 重复阳性结果,则考虑"严密观察"或者"早期治疗"策略
丙型肝炎病史和状态不详	评估暴露者的 HCV 状态(查抗-HCV、AST、ALT[b]);如果阴性,RT-PCR 检测 HCV RNA[b];如果阴性,暴露后每 6～8 周重复 RT-PCR;如果 6 个月后仍然是阴性,即停止随访;如果 RT-PCR 重复阳性结果,则考虑"严密观察"或者"早期治疗"策略	不需要治疗	评估暴露者的 HCV 状态(查抗-HCV、AST、ALT[b]);进行流行病学调查、风险评估;如果存在风险,如果易感,RT-PCR 检测 HCV RNA[b],如果阴性,暴露后每 6～8 周重复 RT-PCR;如果 6 个月后仍然是阴性,即停止随访;如果 RT-PCR 重复阳性结果,则考虑"严密观察"或者"早期治疗"策略

[a]虽然此表提供了丙型肝炎暴露的管理策略参考,但是在临床上,每当发生血液暴露时,临床医生应该考虑到接触多种血源性病原体的可能;因此,当有人暴露于丙型肝炎病毒时,至少应该也对乙型肝炎(表 43.2)和 HIV 的潜在感染的风险进行评估。
[b]抗-HCV,抗丙型肝炎病毒抗体;ALT,丙氨酸转氨酶;AST,天冬氨酸转氨酶;RT-PCR,反转录酶聚合酶链反应;HCV RNA,丙型肝炎病毒核糖核酸。

Modified from Centers for Disease Control and Prevention. Updated U. S. Public Health Service Guidelines for the management of occupational exposures to HBV, HCV, and HIV and recommendations for postexposure prophylaxis. *MMWR Recomm Rep*. 2001;50(RR-11):1-52.

"早期疗法"要求一旦 HCV 职业暴露感染的诊断确定,立即启动积极治疗。该策略的科学依据(至少部分基于):研究文献记录的所谓"急性"HCV 感染成功治疗的案例。众多研究中,"早期"HCV 感染患者的治疗效果(治疗有效率超过 90%～95%)[64-69]显著优于慢性 HCV 感染。Jaeckel 等发表的研究可能是迄今为止最大的样本研究,该研究对 44 例急性 HCV 感染患者进行治疗,最初(1 个月)每日给予干扰素 α-2b,随后每周给予 3 次,共治疗 5 个月。在结束治疗以及治疗完成 6 个月后,全部患者聚合酶链反应测试未发现有 HCV RNA,43 例患者(43/44)丙氨酸转氨酶水平完全正常[67]。虽然该研究具有一定局限性[18](特别是考虑到将该研究结果推广至职业暴露环境时),但该研究的治疗成功率依然非常显著,远远超过了慢性 HCV 感染研究中所报道的最高治愈率。该研究观察到 98% 的治愈率,这一数据非同寻常。除了临床记录的治疗急性感染的成功案例,对于"早期疗法"争议很大,主要是因为临床医生可能在 HCV 有可能出现少量变异株时便对患者实施治疗。2002 年出版的美国国家卫生研究院会议共识曾强烈建议对急性 HCV 感染患者采用积极治疗[64]。

另一项 HCV 感染处置策略为"严密观察"。该策略主张:一旦 HCV 职业感染诊断确立(受暴露医务人员血液中反复检测到 HCV RNA),临床医生便开始定期观察(如每隔 2～3 个月)暴露/感染人员是否自发清除感染。

自发清除感染的医务人员将避免承受潜在药物毒副作用以及高昂治疗费用。"严密观察"策略的原理将在后文讨论。

尽管在急性 HCV 感染患者治疗中,"早期"干预的成功案例令人鼓舞,但仍未有足够数据证明前述两项 HCV 职业感染处置策略是确实有效的,更无数据证明哪种策略较优。一篇非官方病例报告证明,早期治疗后 HCV 感染消退(受暴露者经聚合酶链反应检测提示阳性,接受免疫调节剂治疗后聚合酶链反应检测阴性,且未再产生 HCV 抗体)[70]。

笔者认为,有诸多因素使 HCV 职业暴露处置策略倾向于"严密观察"。首先,人们对 HCV 职业暴露感染发病机制的早期事件并不清楚,故在笔者看来需以发散思维看待确实(或可能)影响病毒传播的因素。例如,对于 HCV 职业暴露且随后经聚合酶链反应证实为感染的医务人员,人们并不知道其中哪一部分感染者体内会产生细胞免疫反应自发清除感染而不出现 HCV 抗体。Larghi 等的文章在这方面有详细阐述:点源流行事件中受 HCV 暴露的个体,其中 50% 自发清除了感染,无长期传染性或血清学阳性[71]。显然,为寻找最佳干预策略,临床科学家需要更深入观察 HCV 感染的发病机制、免疫机制及宿主免疫反应的早期事件。其他支持"严密观察"策略的研究来自 Seeff 等:20% 输血相关 HCV 感染的患者可自然清除感染[72]。Seeff 等的发现或许更引人注目,因为与职业暴露所致感染获得的病毒量相比,输血污染导致的感染所获的病毒量要高得多。由前述两项研究进行推论,使用抗病毒或免疫调节剂治疗所有患者(聚合酶链反应测试确认血液中存在 HCV RNA),只会不必要地使 20%～50%的患者暴露于药物毒性且无任何收益。

众多其他影响因素可阐释 HCV 职业暴露处置相关的现有数据[18]。最后,如果考虑使用免疫调节疗法,在暴露的医务人员的细胞免疫反应成熟前(即对入侵病原体做出特异应答需要一定时间)给予干扰素的效果可能劣于等待相关细胞激活和扩增(免疫调节剂可进一步刺激特异性应答)[18]。即使未有明确的科学依据支持,美国许多医疗机构也都采用"早期治疗"或"严密观察"策略来处置 HCV 职业暴露[73]。笔者认为解决这一复杂难题的最科学的方法是:通过聚合酶链反应监测病毒血症,通过观察转氨酶水平监测肝功能,密切监测抗体应答,最后根据上述措施获得的临床及检验分析数据从而做出干预决策。

人类免疫缺陷病毒(HIV)

HIV 职业暴露后采取特定的干预措施在最初是有争议的。CDC 最初在 1990 年颁布了指南,其中包含了关于 HIV 职业暴露后服用抗反转录病毒药物的"注意事项"[74]。自从这个最早的指南出版后,CDC 颁布了几套更新的版本。

关于暴露后服用抗反转录病毒药物预防性治疗的理论来自不同的研究:① 在易感染组织细胞进行的关于抗反转录病毒药物对阻止反转录病毒感染效果的体外实验;② 一些描述 HIV 感染细胞的早期过程,为预防性治疗药物的疗效提供生物合理性的研究;③ 关于抗反转录病毒药物预防性治疗安全性及效果的相关动物模型研究;④ 证明抗反转录病毒药物在预防母婴传播效果的临床研究;⑤ 过去 30 年收集的关于描述医务人员 HIV 职业暴露的流行病学调查资料;⑥ 过去 20 年在这些暴露后给药的医疗机构中积累的大量临床经验。尽管可能永远不会有明确的科学证据来证实这些药物作为暴露后预防性治疗的有效性,但是当所有这些间接相关的数据放在一起分析考虑时,就为医疗机构使用这些药物提供了重要的论据。关于服用这些药物作为 HIV 职业暴露后的预防性治疗多方面的论据,详细讨论如下。

20 世纪 80 年代后期进行的实验研究表明,在组织培养环境中加入核苷类似物可以阻止易感染 HIV 的组织培养细胞被感染[75]。这些研究提供明确的证据表明"反转录酶抑制剂"确实可以防止易感细胞被感染。

过去 10 年进行的数项研究大大提高了对 HIV 感染发病机制早期事件的理解。这些不断增加的证据为暴露后抗反转录病毒药物预防的生物合理性提供额外的支撑。这些研究表明黏膜和皮肤的树突细胞是 HIV 感染的最初目标,这些细胞在传递 HIV 给局部淋巴结细胞过程中也起重要作用[76]。在动物模型中,接种游离细胞的病毒后,致病性反转录病毒保持定位于树突细胞大约

24 h[77]。24～48 h 后,这些树突细胞迁移至局部淋巴结,导致这些淋巴结 T 细胞的增殖性感染[77]。

因此,目前的研究表明,HIV 的感染出现一系列变化,最初涉及暴露部位的树突细胞,然后转移和传播感染至局部淋巴结的易感 T 细胞。早期抗反转录病毒药物的介入似乎最有可能通过防止 T 细胞感染来预防感染。延迟易感 T 细胞的感染也给暴露个体提供时间来建立针对 HIV 的细胞免疫反应(下面将更详细地讨论)。

虽然一些证据支持细胞免疫在宿主防御 HIV 中扮演重要的角色,但细胞免疫的具体作用尚未完全阐明。提示细胞免疫在宿主防御 HIV 中起重要作用的零星证据主要来源于:女性性工作者的研究[41,42]和对 HIV 感染者的血清反应阴性性伴侣的研究,其论证了在未感染的性伴侣中 HIV 特异的细胞毒性[37-39];关于感染 HIV 的母亲所生的未被感染的孩子的研究[40];关于医务人员的研究,他们因职业暴露于 HIV 未被感染,但的确产生了针对 HIV 的细胞毒性反应[43-46];以及 2 例有趣的发生暴露的个案报告(一人接受污染的血制品[78],另一人为职业暴露的医务人员[79]),两人均曾 HIV 聚合酶链反应阳性,而后清除了感染(均接受了 3 种抗反转录病毒药物治疗),且均产生了针对 HIV 抗原的持续的细胞反应。没有一个人产生 HIV 抗体。有趣的是,在两个暴露后药物预防的小鼠与猕猴动物模型中,成功的预防与有效的细胞免疫反应有关[80,81]。依笔者看来,相信这些研究提供的尽管是间接的证据,但非常有说服力支持这样的假说:职业暴露后不久进行抗反转录病毒药物预防,协同针对 HIV 包膜抗原产生的细胞免疫反应,也许可以有效预防或抑制系统性的 HIV 感染。

尽管最初发表的动物模型研究没有显示抗反转录病毒药物预防有任何效果,但随后不同种类及细化的模型研究明确证明暴露后药物预防的效果。大部分早期试验使用了很高浓度接种物的静脉注射。在大多数这些研究中,接种物的 HIV 含量远超过一个典型的职业暴露预期的量。

在迄今为止最权威的一项研究中,Tsai 等在一个猕猴的模型中证实了替诺福韦(PMPA)预防性治疗的真实效果[82]。在该研究中,静脉注射猴免疫缺陷病毒培养液 4 h 或 24 h 后给予替诺福韦,结果对照组 100%感染,而接受治疗的动物 100%受到了保护[82]。在随后的研究中,发现所有动物暴露后接受治疗 28 日后均不被感染;接受治疗 10 日后的动物仅有一半获保护,而仅接受 3 日治疗的动物没有一例获保护[83]。在随后的这个模型研究中,发现延迟预防性治疗是不利的。所有静脉注射猴免疫缺陷病毒并在 24 h 内接受治疗的动物均未被感染,而在感染后 48 h 才接受治疗的动物仅有 50%受到保护,在感染后 72 h 才接受治疗的动物仅有 25%受到保护[83]。

抗反转录病毒药物同样被发现对预防分娩中的 HIV 母婴传播也有效[84-86]。多个研究已表明单类药物或联合用药在预防新生儿感染中也有效。也许更重要的

是,有两个研究证明了仅在小孩出生后使用抗反转录病毒药物的预防效果[87,88]。尽管这些研究中没有一个是设计来验证"暴露后预防性治疗"这个假说的,但其展示的引人注目的证据表明了这些药物能预防 HIV 的垂直传播,即使在暴露发生后,预防效果也很好。

自从 20 世纪 80 年代末抗反转录病毒药物开始用于暴露后预防性治疗,临床研究及临床经验都为职业暴露 HIV 后进行预防性治疗提供了额外的原理。CDC 发表了旨在识别与职业相关 HIV 感染率升高有关因素的一个病例对照研究。在该研究中,职业暴露本身的许多因素被发现与 HIV 感染风险增加有关;然而,该研究同样也发现暴露后用齐多夫定治疗 HIV 感染风险可降低 81%[36,89]。当然,病例对照研究并不是证明单类药物或联合用药预防感染的最佳研究,但这个研究为证明这些药物可能存在的疗效提供了引人注目的额外证据。HIV 职业暴露后抗反转录病毒药物预防性治疗在 20 世纪 80 年代末首先在美国使用[90]。同时,尽管表 43.4 中列举了在美国有很多因素可能有助于降低职业性 HIV 感染发生率,但至少与抗反转录病毒药物使用增加是相吻合的,使这种感染在过去 10 年中大幅度减少。上述的 2 例"短暂感染"报告(血液制品接受者[78] 及医务人员发生职业暴露[79])同样也为药物预防性治疗的效果提供了间接支持。

表 43.4 可能对美国医务人员 HIV 职业暴露发生率下降有影响的因素

- 向 CDC 报告职业暴露及可能产生职业性感染的报告率下降
- 因为职业暴露感染危险因素现在定义非常明确,关于典型的职业暴露案例的研究特别少
- 一级预防(也就是防止接触血液)的效果,主要是使用了普遍/标准预防,使感染得到预防
- 高效抗反转录病毒治疗降低患者病毒载量的效果,这样治疗后降低了血源性病原体传播的风险
- 高效抗反转录病毒治疗让 HIV 感染患者保持良好状态,并让患者能够出院
- 高效抗反转录病毒治疗让 HIV 感染患者减少接受医学侵入性操作数量及种类
- 推测二级预防(也就是抗反转录病毒药物预防性治疗)减少职业暴露后的感染风险的效果

目前美国公共卫生署关于 HIV 暴露后药物预防性用药建议

一系列的因素影响着抗反转录病毒药物用于预防治疗的选择:① 暴露的严重程度及预计与已发生的、特定类型暴露相关联的 HIV 传播风险(如输入大量被污染的血液比被尖锐的手术针刺伤具有更高的 HIV 传播风险);② 暴露源患者使用抗反转录病毒药物治疗的过程及其对患者可能携带耐药毒株的影响;③ 暴露源患者对当前治疗方案的依从性及其对发生职业暴露时可能存在于血液循环中耐药毒株的影响;④ 方案推荐的预防药物的已知毒性及暴露者遵从该方案的可能性;⑤ 医务人员对未感染个体使用这些药物的临床经验和对药物安全性的了解程度;⑥ 成本。

至少有 7 种不同类型的抗反转录病毒药物——核苷反转录酶抑制剂、核苷酸反转录酶抑制剂、非核苷反转录酶抑制剂、蛋白酶抑制剂、融合抑制剂、整合酶抑制剂、C—C 趋化因子受体 5 型(CCR5)拮抗剂已经上市用于艾滋病的治疗,并可用作暴露后预防性治疗。2012 年,尽管同时有其他三类药物用于临床治疗的经验,但无疑对核苷类似物用于暴露后预防性治疗的经验最丰富。也许是因为其历史因素,在核苷类似物方面应用经验最丰富的是齐多夫定。自蛋白酶抑制剂上市后,对其在暴露后预防性治疗方面也积累了丰富的经验。但是这些药物药效非常强烈,也与各种各样的毒性和复杂的药物相互作用相关(下面讨论)。

美国公共卫生署最近的关于管理 HIV 职业暴露的指南见表 43.5。最新推荐的药物治疗方案和备选方案的一个实例,以及这些治疗方案的优缺点在表 43.6 中有详细阐述。建立替代方案的方法在表 43.7 中阐述。只有在专家建议下才能用于暴露后预防性治疗以及不推荐使用或用于暴露后预防性治疗有禁忌证的药物列于表 43.8 中。多种抗反转录病毒药物联合治疗明确的 HIV 感染优于单一药物治疗的效果已经肯定;反之,在暴露后预防性治疗方面,尚没有充足的数据来证明。事实上,基于上述有关这些药物应用的研究情况,笔者不敢肯定将获得真实的数据——不论是单个药物或联合用药的疗效。

表 43.5 目前美国公共卫生署关于医务人员 HIV 职业暴露管理指南

暴露类型[a]	暴露源感染状态[a]			
	暴露源 HIV 阳性	暴露源 HIV 状态未知[b]	不明暴露源[c]	HIV 阴性
经批准的经皮肤暴露后预防	推荐三种药物暴露后预防	通常,没有获准的暴露后预防措施;然而,对有 HIV 危险因素暴露源的暴露后可考虑三种药物预防[d]	通常,没有获准的暴露后预防措施;然而,对可能接触 HIV 感染者的暴露后可考虑三种药物预防[d]	无
经批准的经黏膜暴露后预防	推荐三种药物经批准的暴露后预防	通常,没有暴露后预防措施	通常,没有暴露后预防措施	无

[a] 尽管这个表格是关于 HIV 暴露后的管理,但在血源性暴露的每个情况中,临床医生在处理暴露过程中需要考虑暴露于多种血源性病原体的可能性;因此,某人暴露于 HIV 后至少应该对 HBV 与 HCV 暴露的可能性进行评估。
[b] 比如死亡的患者没有可进行 HIV 测试的样本,暴露源转至家中不能及时进行检测。
[c] 比如利器盒中的针头,血液处理不当引起的喷溅。
[d] 如果提供了暴露后预防并且执行了,随后暴露源患者被确定为 HIV 阴性,则暴露后预防应该停止。
由 Kuhar DT 修改。Updated U. S. Public Health Service Guidelines for the management of occupational exposures to HIV and recommendations for postexposure prophylaxis. *MMWR Morb Mortal Wkly Rep*. In press.

表 43.6 美国公共卫生署推荐的关于医务人员 HIV 职业暴露抗反转录病毒预防性治疗的首选方案及备选方案(及各自的优缺点)[91]

首选方案	首选剂量	优　点	缺　点
替诺福韦(TDF)＋恩曲他滨(FTC)＋雷特格韦(RAL)	TDF 300 mg,每日 1 次;FTC 200 mg,每日 1 次,也可用特鲁瓦达™1 片,每日 2 次;RAL 400 mg 口服,每日 2 次	动物实验研究显示与 HIV 的传播风险降低有关,较之前的方案耐受性好;用于暴露后预防毒性少见;副作用可预见,且可用镇痛剂、抗动力药、止吐剂处理	一些副作用非常严重(比如肾毒性);严重的副作用(G-I 疗法等)可能会降低方案依从性;妊娠期安全性未知;小部分 HIV 感染者长时间使用 FTC 后出现色素沉着过多
备选方案举例	**首选剂量**	**优　点**	**缺　点**
齐多夫定(ZDV)＋拉米夫定(3TC)＋雷特格韦(RAL)	ZDV 300 mg,每日 2 次;3TC 150 mg,每日 2 次;也可用可比韦™1 片,每日 2 次;RAL 400 mg 口服,每日 2 次	动物实验及垂直传播研究显示 ZDV/3TC 与 HIV 的传播风险降低有关,在 CDC 的病例对照研究中,ZDV 与降低风险有关;迄今为止,最多的 PEP 使用经验是关于 ZDV 的;用于 PEP 时,严重的毒副反应罕见;副作用可通过抗动力药、止吐药处理。妊娠期应用 ZDV/3TC 有一定经验;ZDV/3TC 可与拉米夫定制成单个药片(可比韦™)服用,每日 2 次	副作用虽然可预见,但非常普遍,且可能会延长(尤其是恶心、呕吐、腹泻与疲劳);可能会降低方案的依从性;由于广泛使用 ZDV,暴露源患者携带的病毒可能对其出现耐药性;动物致癌性和致畸性有记载。与人类妊娠的关系未知;在非高加索人中,一小部分 HIV 感染者长时间使用 FTC 后出现色素沉着过多

表 43.7 美国公共卫生署推荐的关于 HIV 职业暴露抗反转录病毒预防性治疗可供选择的方案

推荐的可供选择的方案[a](从左列中选择一种或一组药,然后从右栏中选择一组核苷/核苷酸反转录酶抑制剂与之结合使用)[b]	
雷特格韦(RAL)	替诺福韦(TDF)＋恩曲他滨(FTC)(特鲁瓦达™为复方制剂)
地瑞那韦(DRV)＋利托那韦(RTV)	替诺福韦(TDF)＋拉米夫定(3TC)
依曲韦林(ETR)	齐多夫定(ZDV,AZT)＋拉米夫定(3TC)(可比韦®为复方制剂)
利匹韦林(RPV)阿扎那韦(ATV)＋利托那韦(RTV)洛匹那韦/利托那韦(LPV/RTV)(Kaletra®为复方制剂)	齐多夫定(ZDV,AZT)＋恩曲他滨(FTC)

[a]由 Kuhar DT 修改。Updated U. S. Public Health Service Guidelines for the management of occupational exposures to HIV and recommendations for postexposure prophylaxis. *MMWR Morb Mortal Wkly Rep*. In press.
[b]不熟悉这些药物/方案的医生须向熟知这些药物及其使用方法的内科医生咨询。

表 43.8 备选方案,不常规推荐及禁用于 HIV 职业暴露后预防性治疗的药物

向专家咨询后才能用于 HIV 职业暴露后预防性治疗的抗反转录病毒备选药物[a]
阿巴卡韦(ABC)依法韦仑(EFV)恩夫韦地(T20)福沙那韦(FOSAPV)马拉韦罗(MVC)沙奎那韦(SQV)司他夫定(d4T)
不常规推荐用于 HIV 职业暴露后预防性治疗的药物地达诺新(ddI)奈非那韦(NFV)替拉那韦(TPV)
续　表
禁用于暴露后预防性治疗的药物奈韦拉平(NVP)

[a]不熟悉这些药物/方案的医生须向熟知这些药物及其使用方法的内科医生咨询。
由 Kuhar DT 修改。Updated U. S. Public Health Service Guidelines for the management of occupational exposures to HIV and recommendations for postexposure prophylaxis. *MMWR Morb Mortal Wkly Rep*. In press.

与 HIV 职业暴露后药物预防性治疗相关的副作用

抗反转录病毒药都有已知的和实质性的副作用。一个奇怪的发现显示,健康人使用这些药物后似乎比 HIV 感染者用于治疗时有更多更严重的副作用,尤其是 HIV 职业暴露后进行药物预防性治疗的医务人员出现主观的副作用非常普遍。如上所述,与第一代药物相比,最近市场上的几种药物毒副作用明显改善。

用于暴露后预防性治疗的每种药及每种不同的治疗方案都有副作用[92,93]。当选择药物预防性治疗方案时,已知或预期的副作用就成为需要重点考虑的事项之一。已报道的核苷类似物毒副作用包括骨髓抑制(包括中性粒细胞减少及贫血)、恶心、呕吐、腹泻、腹痛、头痛、神经痛、转氨酶升高、肌痛、疲倦、心神不定、肾毒性及失眠症。罕见的非常严重的毒副作用包括重症胰腺炎、皮炎、严重肝功能障碍、乳酸酸中毒及癫痫。

在药物预防性治疗方案中与使用蛋白酶抑制剂相关的毒副作用包括恶心、呕吐、腹泻、腹痛、高血糖症、高脂血症、高胆固醇症、乳溢症[94]、高泌乳素血症[94]、胆汁淤积[95]、头痛、黄疸、厌食、味觉改变及/或感觉异常[92]。较少见的毒性包括肾结石[93]、脂肪代谢障碍[96]。在药物预防性治疗方案中与蛋白酶抑制剂有关的另一个重要问题就是药物相互作用极为普遍。如果蛋白酶抑制剂是药物

预防性治疗处方之一,主治医生应该评估职业暴露者使用的所有其他药物,关注其相互作用。比如,同时服用抗菌药物利福平或营养补充剂圣约翰麦芽汁会降低蛋白酶抑制剂的血浆水平至药物治疗浓度范围以下[97,98]。蛋白酶抑制剂可增强抗组胺、麦角生物碱(增加麦角中毒、血管痉挛和局部缺血的风险)、苯二氮䓬类药物(中枢神经系统抑郁症风险增加)和他汀类药物(增加如横纹肌溶解等严重毒性的风险)的效果,同时,与地尔硫草或西沙比利一起使用时会诱发心律失常。与口服避孕药会产生另一种重要的交互作用,蛋白酶抑制剂药物可能会加速它们在体内的清除,减弱避孕效果。因此,使用有蛋白酶抑制剂的药物预防性治疗方案的女性,需要使用其他可代替的避孕措施。

虽然非核苷类反转录酶抑制剂从未成为暴露后药物预防性治疗的首选,但一些权威人士已经开始主张使用这些药物。笔者通常避免推荐这些药物,基于很多原因包括常见的皮疹,很容易与 HIV 血清转化反应混淆。一些与使用奈韦拉平及这一类的其他药物相关的皮炎非常严重[比如,有两例报道的病例表现为史-约综合征(多型糜烂性红斑)][99],但是,笔者更关注医务人员使用奈韦拉平作为预防药物之一后出现的 2 例严重肝功能损害的病例(一例需要进行肝移植)和 10 例中度肝毒性病例[99-102]。对在孕期使用依法韦仑也表示担忧,因有研究表明其在动物模型中的潜在致畸性。由于其代谢方式的原因,依法韦仑具有广泛的药物相互作用,类似于蛋白酶抑制剂,包括上文描述的与抗菌药物、麦角生物碱、苯二氮䓬类药物的相互作用。其他与使用非核苷类反转录酶抑制剂相关的毒副作用包括轻微的中枢神经系统功能障碍(比如疲倦、失眠、集中注意力困难、异常梦境及眩晕)。尽管如此,因为有良好的疗效,鉴于其潜在的毒副作用,目前在大多数已发表的关于管理 HIV 职业暴露的规范中,CDC 推荐依法韦仑作为需要专家会诊后使用的暴露后药物预防性治疗的备选药物之一(见表 43.8)[91]。

一种 HIV-I 型整合酶抑制剂雷特格韦已经上市。雷特格韦通过抑制原病毒 DNA 插入宿主细胞遗传物质来阻止病毒复制。因为人类缺乏整合酶,因此整合酶抑制剂的毒性很弱。常见的毒副反应包括恶心、头痛、中度到重度失眠、疲倦/精神不振。较少见的严重副作用包括史-约综合征(多型糜烂性红斑)、中毒性表皮坏死松解症、超敏反应、横纹肌溶解症、自杀倾向及肾毒性。过去20 年,积累的主要经验显示,很多(如果不是绝大部分)轻度到中度的副作用可以预测及前瞻性地对症处理(比如,用对乙酰氨基酚治疗头痛及肌痛,丙氯拉嗪治疗恶心,抗动力药处理腹泻等)。

HIV 职业暴露后药物预防性治疗的失败

预防性治疗已有失败案例发生。过去已报道的失败案例大多数涉及齐多夫定单一药物的使用(或许是历史

原因)。此外,已报道的 5 个失败案例中,其使用的治疗方案不仅仅是单一药物(2 个案例使用了 2 种药物,3 个案例使用了 3 种药物,1 个失败的案例使用了 4 种药物)[2,103,104]。在这些案例中,绝大多数暴露源患者均使用多种抗反转录病毒药物,且很可能携带耐药病毒株。此外,各种额外因素可能会导致药物预防性治疗的失败,包括暴露的接触量大,延迟开始预防性治疗的时间,未达到足够的药物浓度,治疗疗程不足,等等。有时看似药物预防性治疗失败,结果却是其他情况。2 篇有详细案例的文献报告,最初认为是职业暴露和感染的结果,但随着更多的调查发现该案例为社区感染,与职业暴露完全无关[105,106]。

未解决的问题

暴露于已知或怀疑携带耐药 HIV 的暴露源患者血液

由 CDC 推荐的预防给药方案,对于暴露源患者不太可能携带耐药病毒的暴露者来说是一种很好的选择。耐药最常见于不坚持治疗方案的患者。当怀疑可能存在耐药性时,提供服务的临床医生应该咨询熟知暴露发生前暴露源患者 HIV 治疗方案变化的专家。从根本上说,选择预防性治疗方案的原则应该和 HIV 感染者治疗失败后选择药物时的原则一致[107]。

虽然负责处理的临床医生在与专家就 HIV 治疗方案讨论之前就应该对暴露者进行治疗,考虑到在选择抗反转录病毒药物等问题上的复杂性,当出现需要关注耐药 HIV 暴露的可能性时,高度推荐咨询专家。笔者建议先采用普遍推荐的方案,并立即向治疗耐药 HIV 感染患者有经验的同事咨询。如果不能马上获取这样的专业知识,临床医生可打电话或通过邮件联系 PEPLINE 的专家(1-888-HIV-4911;http://pepline.ucsf.edu/pepline)。

管理 HIV 职业暴露并怀孕的医务人员

给予 HIV 职业暴露的孕妇抗反转录病毒药物预防性治疗的决定,也是基于 HIV 职业暴露的所有医务人员一样的考虑。给怀孕的职业暴露者提供咨询服务时,咨询师必须权衡孕妇和胎儿的利弊。具体探讨的问题包括暴露后 HIV 传播给妈妈和胎儿的风险,孕妇自己发现的已知的在妊娠期间用药的潜在致畸性和其他毒性,以及在妊娠期使用特殊抗反转录病毒药物的安全性及其副作用。一般而言,支持此类讨论的数据极其有限。例如,暴露后使用抗反转录病毒药物预防性治疗给胎儿带来的风险是未知的。此外,几乎所有在售的抗反转录病毒药物都有潜在的致癌性、致畸性和/或致突变性,且一些药物在上市前的动物实验中被证明有致突变性。而且,关于使用抗反转录病毒药物处理未感染 HIV 孕妇的风险,目前只有极其有限的安全性和药理学数据。由于给健康孕妇使用这些抗反转录病毒药物治疗的复杂性,针对孕妇,笔者强烈建议处方医生向每天都在使用这些药物、拥有丰富经验的医生寻求指导。

在给怀孕的医务人员进行暴露后的药物预防咨询服务时,笔者遵循以上的原则。不过,最终医务人员必须自己做出决定是否进行暴露后的抗反转录病毒治疗。临床医生的作用是给暴露者传递准确、全面、权衡利弊和没有偏倚的咨询建议。

目前只有很少量的安全性数据阐述未感染 HIV 的孕妇使用抗反转录病毒药物的风险。同样,这种情况下的抗反转录病毒药物的药理学数据也极其有限。评估抗反转录病毒药物在预防 HIV 垂直传播效果的研究为职业暴露后使用这些药物提供了有价值但非直接可比的信息。法国的一项大型研究发现,胎儿神经/线粒体毒性与在怀孕期间使用核苷类似物有关。在这一大型研究中,HIV 感染母亲生产的未感染 HIV 后代中,2 个婴儿死亡,另 6 个被发现很有可能为线粒体毒性[108];2 个死亡的病例与线粒体毒性导致的进行性神经系统疾病有关。有趣的是,在美国进行的几项大型的垂直传播的研究中,没有发现胎儿死亡与抗反转录病毒药物诱发的线粒体毒性有关[109]。法国和美国之间差异的原因仍不清楚。

去羟肌苷/司他夫定(ddI/d4t)治疗方案与妊娠风险增加的相关性也引起了关注。美国 FDA 对这种方案治疗 HIV 感染的孕妇发出警告,指出几个重症胰腺炎和乳酸性酸中毒的病例都发生在怀孕的患者中,而且其中一些病例与母亲或胎儿死亡(或两者)有关[110],笔者并不认为这种组合药物用于暴露后预防与上述的严重并发症有关。尽管如此,基于以往的经验,CDC 已经决定不推荐该治疗方案作为发生 HIV 职业暴露的怀孕者的预防性治疗。

"暴露源不明"的职业暴露

暴露后抗反转录病毒药物预防性治疗管理中,最复杂的问题当属暴露源患者和/或物质怀疑但不确定含有 HIV 时的处理决定。笔者认为,这样的病例都需要单独处理,且须在谨慎评估风险的基础上,包括测定:① 暴露源患者感染 HIV 的概率;② 暴露类型及其相关的 HIV 传播风险,如果 HIV 事实上可能已经存在的话;③ 与医务人员治疗相关的风险。许多此类暴露,HIV 传播的风险是如此之低,以至于完全可以忽略不计。在这些情况下,与使用抗反转录病毒药物相关的风险很可能大于感染的风险,因此不推荐治疗。只有那些风险评估表明暴露风险大于药物预防性治疗风险(主观评价)时才应该治疗,同时也要记住,如果有其他数据显示风险比最初认为的低,则可以停止治疗。

当检测报告延迟时关于实施药物预防性治疗的决定

上述相关动物模型的数据表明,暴露后应尽快进行治疗。在大量动物研究中,当治疗被延误超过24 h,疗效将降低[83],但这与低浓度接种物经皮和经黏膜的 HIV 职业暴露的相关性完全是推测的。笔者认为 HIV 职业暴露是医疗紧急情况,只要理论依据充分,就应努力尽快给予抗反转录病毒药物预防性治疗。建议各医疗机构将这项措施作为医务人员安全保护措施,并且这一问题应该成为持续质量改进工作的重点。当有明确证据支撑时,应尽快开始暴露后抗反转录病毒药物预防性治疗(即在几小时之内,而不是几天)。如上所述,因为可能存在的一些困难,比如暴露者怀孕,或者遇到其他复杂的问题,笔者建议在获得专业咨询之前启动推荐的治疗方案。在传播风险很高的情况下(如外科医生给具有高病毒载量的患者手术时遭遇手术刀割伤),即使在长时间的拖延之后(甚至在暴露 1~2 周后),笔者仍然会开始治疗。

HIV 职业暴露的随访

发生职业暴露的个人在暴露时应该进行基线测试,以证明他们以前没有感染职业暴露可能涉及的病原体。除了基线 HIV 测试以外,对于有档案记载的职业暴露,暴露后的 6 周、3 个月、6 个月定期血清学检测(HIV 抗体检测)已经沿袭下来[2]。HIV 抗原-抗体联合检测或直接检测 HIV RNA 可以早期识别 HIV 感染[50]。如果这些检测常规进行,可以在暴露 4 个月后结束检测[91]。一些暴露的特性可能与传播风险增加有关(如注入大量被污染的血液,同时发生 HIV 和 HCV 暴露)。在这样的情况下,延长检测周期是有意义的。

常规随访对暴露后的有效管理至关重要,所有的医务人员在发生职业暴露后 48~72 h 应该重新进行评估,以了解暴露者如何应对其暴露事件。如果可以,笔者建议每周随访一次,明确暴露者能耐受预防性治疗,且没有疑虑或未解决的问题。

大部分(>80%)档案记录医务人员血清学阳转与典型的急性反转录病毒感染的症状有关(如发热、淋巴结肿大、咽炎、皮疹、头痛、极度疲倦)。因此,发生职业暴露的医务人员如果出现上述症状,建议重新评估和检测 HIV。同时也应该告知暴露者这些症状并不一定表示急性 HIV 感染,各种其他情况(如对奈韦拉平或其他抗反转录病毒药物的反应或其他病毒感染)可以产生几乎相同的症状。

随访评估出现症状的医务人员并提示是急性 HIV 感染时,必须意识到 HIV 抗体检测在血清阳转早期可能是阴性或不确定的。直接检测病毒基因型、病毒载量检测(定量 HIV RNA 聚合酶链反应),上述的第四代抗原-抗体联合检测,或病毒培养在早期诊断中也许更有价值。后者在区别急性血清阳转与其他疾病的诊断中可能更有价值。除了第四代结合抗原-抗体检测,其他的这些检测在日常职业暴露管理中带来的不确定性可能多于益处,它们不应该在随访中常规使用。阳性结果应重复测试以确认结果。

如上所述,在 HIV 职业暴露后选择接受药物预防性治疗的医务人员,应在暴露后 48~72 h 返回随访,然后,至少在首次随访后 2 周再次进行。笔者更愿意暴露者在治疗过程中每周随访一次,以仔细评估药物毒性引起的症状和体征,并确保其症状得到适当的处理。随访应该包括一个详细的过程记录,有针对性的体格检查,询问药物毒性相关的体征和症状,询问个人对暴露或治疗是否还有疑惑,收集与抗反转录病毒药物治疗相关的需要实验室检测的标本。一般来说,所有的患者都应该有一个完整的全血细胞计数,以及肾和肝功能检查。如果暴露者的用药方案中包括了蛋白酶抑制剂,应抽血进行随机血糖和血脂检测。如果选择抗反转录病毒药物作为预防暴露后治疗的患者发生难处理的副作用时,建议返回重新评估。

随访人员的一个主要目的就是确保职业暴露者完成药物预防性治疗疗程。每次回访,应向职业暴露者提供有关潜在药物相互作用的信息,强调不应与预防性治疗药物一起使用的药物。此外,临床医生应该关注暴露者出现的副作用,并告知处理方法。除了上述讨论的有关急性 HIV 感染的症状外,接受抗反转录病毒药物预防性治疗者也应该被告知可能药物严重毒性相关的症状(如背部或腹部疼痛、黄疸、尿痛或血尿,高血糖的症状,如口渴或尿频)。

暴露者擅自停止药物预防性治疗方案的最常见原因是治疗药物的各种副作用。常见的副作用包括恶心和腹泻,使用止吐药和/或抗动力药物可缓解,而不需要改变药物预防方案。提前开具处方(如在开始药物预防性治疗时)往往是有意义的。应该告诉暴露者会出现哪些副作用及其处理方法,预先处理这些问题,可以提高药物预防性治疗的依从性。对于抗动力药、镇痛药或止吐药不易改善的副作用,可能需要调整抗反转录病毒药物处方的给药间隔、减少剂量,或调整用药方案以使暴露者完成药物预防的疗程。

从医务人员到患者的血源性病原体传播

一般来说,每个重要血源性病原体从提供服务的医务人员到患者的传播风险远远低于相应的从患者到医务人员的传播风险。最常见的血源性病毒 HBV、HCV 或 HIV 慢性感染的医务人员,在与患者的日常接触过程中不太可能传播感染。尽管如此,还是有文献记载了这些病毒从感染的医务人员传播给一名或者多名患者的案例。因为各种重要病原体通过针刺伤传播的风险大不同,医务人员到患者的传播风险也因病原体不同而各异的假说也就特别合理。这种实质的差异支持对感染医务人员的管理要以理性的、病原体种类为基础,或者,更合理的是基于其血液循环中病毒载量。

乙型肝炎病毒(HBV)

尽管慢性 HBV 携带者可能有相当高水平的循环血液病毒载量,但对患者的日常护理不会造成医务人员到患者的 HBV 传播风险。医务人员进行常规的 CDC 称为"易于暴露的操作",确实存在一定的血源性病原体从医务人员到患者的传播风险。风险与医务人员血液循环 HBV 载量明确相关。因此,血液循环中 HBV DNA 高水平或者 HBeAg 阳性的医务人员与最高风险水平的医务人员到患者(虽然还很低)的传播风险有关。在 1990 年中期发表的一篇综述中,CDC 研究人员报道称,42 名

HBV 感染的医务人员(其中大多数是 HBeAg 阳性)导致了一名或更多的患者感染(共导致超过 375 名患者的感染)[111]。调查发现,其中的很多案例,医务人员极少使用感染控制措施,一些案例感染控制措施不足。据笔者所知,在医务人员意识到自身感染并特别注意实施旨在降低传播风险的感染控制措施的例子中,只发生了 2 起医务人员到患者感染传播的聚集案例。其中一个案例是骨科医生导致了 4 名患者临床感染 HBV[112]。另一个案例是 1 名胸外科住院医生导致 19 名手术患者感染[113]。对这两个聚集案例的调查均无法确定感染的传播途径或技术上的问题。

管理慢性 HBV 携带的医务人员是件很复杂的事情。过去,除了明确可能将感染传染给患者的医务人员外,对 HBV 携带的医务人员没有任何限制。为了应对从医务人员到患者 HIV 传播的聚集性病例,CDC 在 1991 年发布了指南,推荐进行所谓的"易于暴露的操作"的医务人员应留意自身的 HBV 感染状态。这些指南建议 HBV 慢性感染且 HBeAg 阳性的医务人员不应进行"易于暴露的操作",除非已经咨询专家审核小组成员并得到在什么情况下允许进行这些操作的建议[114]。根据 1991 年的指南,如果医务人员获准进行易于暴露的操作,必须事先将自身感染状况告诉即将接受操作的患者[114]。随着新的指南于 2012 年发布,这种情况已经改变[12]。美国国会随后强制性规定所有州执行 1991 年 CDC 指南或保证本州的指南与 1991 年 CDC 指南是等效的。

英国对慢性 HBV 携带的医务人员实施了保守的管理方式。1993 年颁布的修订指南要求所有进行易于暴露的操作的无免疫力的医务人员进行疫苗接种,同时接种后进行检测以证明产生了保护性应答。该指南明确规定慢性 HBV 携带且 HBeAg 阳性的医务人员的操作限制[115]。

1997 年,发现几个 HBeAg 阴性的医务人员将 HBV 传染给患者的案例,这些医务人员感染了"前核心区突变体"病毒株(这类病毒基因不能表达 e 抗原,但仍有能力装配感染病毒颗粒并引起高病毒载量的感染)[116]。一些权威人士随后提议以循环血液中 HBV DNA 定量作为感染的医务人员进行易于暴露的操作限制的判定基础[12,117,118]。总之,尽管大多数权威人士似乎接受这一观点,但关于如何设定限制的阈值还存在很大的争议:一些人推荐病毒载量低至 100 拷贝(copies)/ml,而其他人则建议 1 000、10 000,甚至 100 000 拷贝(copies)/ml 可能是更合适的阈值。

2010 年,美国医疗保健流行病学协会(SHEA)发布了一组管理感染 HBV、HCV 及 HIV 的医务人员的指南[119]。这些指南推荐 HBV 感染的医务人员,其 HBeAg 阳性或 HBeAg 阴性但循环血液中 HBV 载量大于或等于 10^4 基因组当量(GE)时,在进行所有以下操作时佩戴双层手套:侵入性操作,接触黏膜或不完整皮肤,以及任何照护患者需要佩戴手套的情况;更进一步的推荐是这类医

务人员不能进行第3类操作[119]。

2012年7月,CDC发布了更新的关于管理感染HBV的医务人员、受训人员和医学生的指南[12]。更新的指南中删除了医务人员如感染了HBV需要提前告知患者的规定。指南也推荐使用HBV DNA血清水平而不是HBeAg状态,来监测医务人员的传染性,同时,提出特别针对需要监管的医务人员的专家审查小组的组成和执行易于暴露的操作的HBV DNA血清学"安全"阈值(1 000 IU/ml)(大约5 000 GE/ml)提供了具体的建议[12]。医疗机构内专家小组监管进行易于暴露操作的医务人员时,也可以把这些指南作为监测工作的模板。这些指南只针对HBV感染的医务人员,并没有讨论HCV或HIV感染的医务人员[12]。

丙型肝炎病毒(HCV)

从医务人员到患者的HCV传播非常罕见,除了一些特殊的情况。上述的这些病原体中,从医务人员到患者的HCV传播在常规的患者照护(即无创性操作)中是极不可能的。这种情况下,从医务人员到患者的HCV传播风险比HBV更低,可能是因为大多数HCV慢性感染者循环血液中病毒载量是HBeAg阳性HBV携带者的几十分之一。尽管如此低的传播风险,在过去几年已经报道了数个从医务人员到患者的HCV传播案例[120-132]。尽管其中大多数案例的明确传播方式仍然未知,但这几个案例的情况提示传播与经皮暴露有关。有趣的是,一些从医务人员到患者的HCV传播病例与医务人员注射毒品有关。因注射毒品引起传播在其中几例病例中证据充分(参阅:西班牙的一名阿片制剂上瘾的麻醉师使用一些患者的麻醉剂,然后将他用过的注射器给患者进行注射,导致200多名患者感染流行[120])。这种情况下的毒品注射很难察觉,所以不能肯定地判定文献报道中的这种行为在多大程度上影响了其他人。

在美国几个从医务人员到患者HCV传播的案例中,突出的特点是注射毒品。在这方面,美国从医务人员到患者的HCV传播特点与英国完全不同。美国记载有5个从医务人员到患者HCV传播的病例,其中的4个案例,感染的医务人员注射毒品起着关键的作用[133]。与注射毒品没有关系的那个案例,涉及一名感染HCV的心脏外科医生,10年外科手术经历的937例手术患者中有14人感染[133]。他之前不知道自己的感染状况,在一个专家评估其手术操作后,该外科医生接受了HCV感染的治疗,并获准继续工作;他继续进行心血管手术,该操作被认为是易于暴露的。他改进了操作技术,包括使用双层手套及其他的安全设施,另外,他的患者也前瞻性检测HCV感染情况。到目前为止,没有再检测到HCV传播的病例。

没有注射毒品的医务人员在进行高度侵入性操作时,从医务人员到患者HCV的传播极为罕见,并与HCV感染者循环血液病毒载量高有关。到目前为止,由于缺乏从医务人员到患者HCV传播的数据记录,美国公共卫生署没有发布有关HCV感染的医务人员的工作限制规

范。相反,英国的公共卫生部门对HCV感染的医务人员的工作限制做了推荐,特别指出,循环血液中HCV RNA阳性的医务人员,不能进行易于暴露的侵入性操作;受训人员循环血液中HCV RNA阳性时,在开始培训时就应该限制其参与易于暴露的操作培训;循环血液中HCV RNA阳性的医务人员接受抗病毒药物治疗后HCV RNA阴性持续6个月,可允许其恢复易于暴露的侵入性操作(必须每6个月复查以确保HCV RNA持续阴性)[134]。欧盟曾召开会议,讨论HCV感染的医务人员工作限制的指南,但没有达成共识,最终得出结论"总体而言,不建议禁止HCV感染的医务人员进行易于暴露的操作"[135]。

上面讨论的SHEA指南推荐,HCV感染的医务人员循环血液中HCV载量不小于10^4基因当量(GE)/ml时,在进行所有以下操作时佩戴双层手套:侵入性操作,接触黏膜或不完整皮肤,以及任何照护患者需要佩戴手套的情况;且推荐不进行第3类操作,该操作被认为是与从医务人员到患者的血源性病原体传播风险有关[119]。

因此,笔者的观点与2010 SHEA指南观点一致,至今所有的资料并不建议需要额外的干预。

人体免疫缺陷病毒(HIV)

文献已经报道了4个HIV从医务人员传播给一名或更多患者的案例,这4个案例共检测到9例从医务人员到患者传播的感染[136-142]。

4个案例中有1例发生在美国[136,138-140],2例发生在法国[136,141,142],还有1例发生在西班牙[137]。1990年在美国佛罗里达州发现的6例聚集感染病例与1名HIV感染的牙科医生有关。尽管彻底调查了这些病例,但这6个病例明确的传播机制从未被确定。这位牙医的操作有如此高的传染率至今未解释清楚。法国的2个案例是在1999年和2000年报道的,最初的案例是1名HIV感染的骨科医生传染给1名患者[136,141]。该医生不知道自己感染了HIV,直到1994年被诊断为病例监测定义的艾滋病(提示高的循环病毒载量)。这个医源性感染案例在回顾调查该医生的手术后患者时发现。正如美国牙科诊所的传播病例,这一例也无法明确传播机制;然而,感染患者曾经历长时间的操作过程,当时外科医生很有可能具有非常高的病毒载量。法国的第二个案例更令人不解,这个案例被认为是HIV感染的护士传播给患者的,尽管护士没有进行任何侵入性操作。与其他案例一样,传播途径不能确定。护士也感染了HCV,在医源性HIV传播的当时,出现进展性的HIV疾病和HCV感染[142]。发生在西班牙的第四个传播案例,于2003年一篇医学文献的新闻报道中报道[137]。文献没有详细描述病例,然而,新闻报道提示传播发生在剖宫产术中。该产科医生手术治疗的其他250名患者没有发现被感染[137]。

考虑到对该疾病的30年经验,极少发现被感染病例,表明从医务人员到患者的HIV传播风险是极低的。鉴于在佛罗里达州牙医诊所里发生的感染聚集事件,美国公共卫生署发布了感染血源性病原体医务人员的管理

指南[114]。1991 年发布的指南建议，HIV 感染的医务人员不应进行易于暴露的操作，除非已经咨询专家审核小组成员并获得在什么情况下可以继续进行这些操作的建议。这份指南同时也指出，感染的医务人员获准继续进行"易于暴露的操作"时，需要在进行操作前将自身的感染状况告知患者。指南发布后，美国国会通过了一项法令(P. L. 102 - 141)，要求所有州采纳 CDC(或等同)的指南。随后，美国 CDC 主任给所有州的卫生部门写了一封信，强调各州，非 CDC，应保证各州的指南具有同等效力。他还总结说，在他看来，"易于暴露的操作"最好根据具体情况确定，考虑具体的操作，以及技能、技术和可能对感染医务人员的伤害。很多州建立了自己的指南并保证指南的等效性。因此，各个州的指南存在很大的差异[143]。英国的指南明确规定，HIV 感染的医务人员不得进行易于暴露的侵入性操作[144]。

令人好奇的是，除了美国公共卫生署最近发布的关于管理 HBV 感染的医务人员的指南外，没有一项美国指南把医务人员将血源性病原体传染给患者的风险与医务人员血液中病毒载量有显著关系这一既定事实考虑进去。而英国、欧盟、荷兰和最近由美国公共卫生署发布的 HBV 管理指南均已经将血液中的病毒载量纳入与 HBV 感染的医务人员相关的风险评估内容中。除了 SHEA 指南，没有别的指南强调评估 HCV 或 HIV 感染的医务人员血液中病毒载量的重要性。2010 SHEA 指南总结了对感染血源性病原体的医务人员的管理建议，见表 43.9。

表 43.9 美国 SHEA 关于管理感染血源性病原体医务人员的建议[a]

病毒	循环血液病毒载量	临床活动[b]	推荐	检测
HBV	$<10^4$	第 1、2、3 类	无限制[c]	一年 2 次
	$\geqslant 10^4$	第 1、2 类	无限制[c]	不适用
	$\geqslant 10^4$	第 3 类	限制[d]	不适用
HCV	$<10^4$	第 1、2、3 类	无限制[c]	一年 2 次
	$\geqslant 10^4$	第 1、2 类	无限制[c]	不适用
	$\geqslant 10^4$	第 3 类	限制[d]	不适用
HIV	$<5 \times 10^2$	第 1、2、3 类	无限制[c]	一年 2 次
	$\geqslant 5 \times 10^2$	第 1、2 类	无限制[c]	不适用
	$\geqslant 5 \times 10^2$	第 3 类	限制[e]	不适用

[a] 推荐指南为分析这类情况提供了一个框架；然而，每种情况都十分复杂，都需要专家审核小组单独缜密的考虑分析。

[b] 临床活动的描述可见参考文献[119]。

[c] 不需要限制，只要医务人员未检出将感染传染给患者；对进一步的临床诊疗活动向专家审核小组进行咨询；职业病科常规进行随访，每年对医务人员进行 2 次检测，以证明其病毒载量保持低于推荐的阈值(见文中)，同时对管理他/她的感染很有经验的私人医生也要对其进行随访，并允许私人医生与专家审核小组交流其临床状态。向专家咨询最佳的感染控制措施(并严格坚持推荐的方式，包括常规戴双层手套和在操作中经常更换手套，特别是知道操作会损坏手套的完整性时，例如放置胸骨导线等)；同时，同意并签署来自专家审核小组的描述其责任的合同或文件。

[d] 只有当病毒载量 $<10^4$ 时，这些操作才被允许。

[e] 只有当病毒载量 $<5 \times 10^2$ 时，这些操作才被允许。

获准转载于 Henderson DK, Dembry L, Fishman NO 等。SHEA guideline for management of healthcare workers who are infected with hepatitis B virus, hepatitis C virus, and/or human immunodeficiency virus. *Infect Control Hosp Epidemiol*. 2010;31(3):203 - 232.

第 44 章

医疗保健相关真菌感染

Rachel M. Smith, Scott K. Fridkin, and Benjamin J. Park
■ 黄辉萍 李 薇 译 ■ 覃 婷 陈文森 审校

前 言

过去几十年,内外科治疗技术的进步已经改变了当今医疗机构的诊疗模式。此外,免疫抑制药物、恶性肿瘤治疗、化疗药物、骨髓移植、干细胞移植和实体器官移植的进展,导致免疫功能不全患者日益增多。专科诊室提供的治疗方法,包括胃肠外营养、广谱抗生素和机械通气,这些都为那些罹患重大疾病的患者和先前认为无法存活的新生儿提供了生存机会。这些成功导致更多病情严重、免疫力低下的患者对那些曾被认为是低毒性的或不致病的真菌高度易感。真菌感染在这些患者中往往比较严重且难以诊断和治疗。此外,医疗服务供给的改变,如门诊中护理治疗操作的增加将迫使这些已经接受治疗患者的安置地点发生改变。因此,即使是短期急症照护医院移植病房的高墙也阻挡不了侵入性真菌感染风险的传播。

真菌属于真核生物,基因比细菌更复杂,其形态可分为两种形式:霉菌和酵母。霉菌是多细胞真菌,通过菌丝再生复制,以绒毛状为特征或培养时呈棉花状。酵母是单细胞真菌,繁殖方式是芽殖,培养时形成光滑型菌落。许多真菌,如曲霉,主要通过环境中的空气传播分生孢子(俗称孢子);再比如念珠菌,常寄生在人类身体中,属于条件致病菌。

医疗保健相关真菌感染特性的鉴别需要临床医生、流行病学家和感染预防控制工作人员(简称感控专业人员,IP)采用最佳的措施预防此类感染。本章综述了由真菌引起的医疗保健相关感染(HAI)的流行病学内容,包括监测、预防、控制、诊断技术的进步、抗真菌药敏试验和真菌分子分型。

霉 菌

侵袭性曲霉病

流行病学

曲霉感染引发较高的发病率和死亡率。一项使用美国国家出院数据库的研究表明,从 20 世纪 90 年代起估算,每年出院数据中有超过 1 万例曲霉相关感染[1]。这些住院患者中有 1 970 人死亡,并且花费了 6.331 亿美元的医疗成本[1]。此外,与未患曲霉病的患者相比,额外增加的住院日数~12 日,额外成本为 5 万美元[1]。虽然这项大型研究主要依靠管理数据库,可能高估了每年患侵袭性曲霉病的人数[2],但是其确实提示曲霉病相关的住院治疗非常频繁并且医疗费用高昂。最近一项研究评估了曲霉病对于医疗系统的负担,研究以全美超过 2 200 家医院数据为基础,分析了 1 800 多例因曲霉病住院治疗的患者[3]。在这项研究中,住院患者死亡率为 36.7%,住院日数中位数为 23 日,治疗费用超过 5 万美元[3]。虽然抗真菌治疗技术不断提高,但是报道的侵袭性曲霉病的 1 年死亡率仍然很高,其中实体器官移植患者(SOT)死亡率超过 50%[4],造血干细胞移植(HSCT)患者死亡率超过 70%[5,6]。

高危险人群侵袭性曲霉病的发病率在 5%~20%[7]。异体 HSCT 后侵袭性曲霉病的发病率估计在 6%~11%[8-11],SOT 受者发病率则在 1%~15%[11,12]。自体 HSCT 后患侵袭性曲霉病的风险较低,据报道 1 年发病率在 1%~2%[8]。一些研究表明,20 世纪 90 年代,曲霉感染的发病率在异体 HSCT 患者中不断上升[9,13],这可能与频繁使用高危险的供体来源和越来越强的免疫抑制有关。有数据表明该诊断在移植后期出现更频繁[8,10,13-18],可能是因为中性粒细胞缺乏症持续时间缩短而导致发生移植后立即感染风险的可能性降低,以及移植早期生存率的提高。另外,由于使用配型不合的人类白细胞抗原(HLA)移植物的情况增加,导致移植物抗宿主疾病(GVHD)的风险增加,同样可能是一种影响因素。

这些风险的现状只能认为是估计的,侵袭性曲霉病发病率的评估也由于各种各样的原因存在内在的误差。以往,由于缺乏一致的病例定义和有效的监督机制,导致难以对比不同研究的发病率。并非只有曲霉病存在这个问题,其他侵袭性霉菌感染也同样存在这样的问题。尽管现在已经有了机会侵袭性真菌感染定义的国际共识,但是这些定义早前是用于 HSCT 或癌症患者的多中心临床试验中的[19]。在多中心流行病学研究中,例如由移植相关感染监测网络(TransNet)协调的研究,就已经采用了这些定义,定义要求用组织病理学的证据或者组织侵袭的微生物学证据对已被"证实患病"的患者进行归类;而在过去,侵袭性曲霉病和其他侵袭性真菌感染的诊断都不需要这两种证据。由于这些严格的定义要求运用更多侵袭性诊断的程序,而这些不可能适用于所有患者,所以发病率的估算可能会低于疾病真实的发生率。

在曲霉相关感染中最常见的是烟曲霉，其次为黄曲霉（表 44.1）。最近的一些研究报道结果表明病原菌分布发生变化，转为曲霉属中的非烟曲霉类更多。例如土曲霉，它会在一些环境中快速增长[20-23]。土曲霉相关感染令人担忧，因为这些菌株表明对两性霉素 B 体外耐药，并且这些感染常常对治疗反应不佳[21,22,24,25]。土曲霉可以从淋浴器喷头、医院供水系统和盆栽植物中分离出来[26,27]。虽然大部分血液分离出的曲霉表现出伪真菌血症，但是从血培养中分离土曲霉（以及其他真菌，例如镰刀菌属、丝孢菌属和枝顶孢属）应该认为是真正的菌血症，除非证实是其他方面的感染[23,28-30]。在某种程度上说，土曲霉的出现，可能是因为实验室复苏手段提高、患者之前暴露于两性霉素 B 改变其微生物菌群和/或其他不可监测的环境因素。

表 44.1　医院侵袭性真菌感染常见感染部位及病原体分布

感染部位	病原真菌
血液（CVC-相关）	念珠菌属
	红酵母属
	阿沙毛孢子菌
	黏状毛孢子菌
血液（除外 CVC）	土曲霉
	枝顶孢属
	念珠菌属
	镰刀菌属
	赛多孢菌属
中枢神经系统 眼	烟曲霉
	足放线病菌属
	枝顶孢属
	曲霉菌属（烟曲霉、构巢曲霉、焦曲霉、杂色曲霉）
	念珠菌属
	镰刀菌属
	赛多孢菌属
	接合菌纲（酒曲菌属、根毛霉属、犁头霉属）
胃肠道 肺	念珠菌属
	曲霉菌属（烟曲霉、构巢曲霉、黑曲霉、杂色曲霉）
	小克银汉霉菌属
	赛多孢菌属
皮肤/软组织	枝顶孢属
	曲霉菌属（烟曲霉、构巢曲霉、焦曲霉、杂色曲霉）
	镰刀霉属
	赛多孢菌属
	接合菌纲（酒曲菌属、根毛霉属、犁头霉属）
鼻窦	曲霉菌属（黄曲霉、烟曲霉）
	接合菌纲（根霉属、根毛霉属、犁头霉属）

CVC，中心静脉导管。

临床疾病

危险因素：侵袭性霉感染（包括侵袭性曲霉病），常常发生在免疫抑制人群中。最高危的人群仍然是那些进行造血干细胞移植和接受细胞毒性化疗的人群。异体造血干细胞移植受者在患侵袭性曲霉病方面存在着高风险，这是由于黏膜屏障的破坏、延迟移植、GVHD 以及类固醇和广谱抗菌药物的使用[8,13,31,32]。最近笔者发现病毒性下呼吸道感染的存在与 HSCT 患者侵袭性曲霉病风险增加有关[33,34]。由于预处理方案导致的嗜中性粒细胞减少症是移植后早期真菌感染的主要危险因素，而免疫抑制治疗移植物抗宿主病是移植后期的主要危险因素[14]。SOT 受者是另一组患侵袭性曲霉病的高危人群。实体器官受者中，患侵袭性曲霉病的比例最高的是肺移植受者（6%～13%），其次为心脏和肝脏移植受者（1%～8%）[35-38]，肾脏移植受者最低[39]。在实体器官移植受者中，最重要的危险因素仍然是免疫抑制剂方案导致的免疫净化程度[12,37]。

感控专业人员应该考虑到其他免疫抑制患者也同样处于患侵袭性曲霉病的高风险中，包括慢性肺疾病（即慢性阻塞性肺疾病）、获得性免疫缺陷综合征（艾滋病，AIDS）、慢性肉芽肿性疾病、其他遗传性免疫缺陷综合征以及那些服用免疫抑制药物例如大剂量激素治疗的患者[40]。已有大量的接受英夫利昔单抗和其他肿瘤坏死因子（TNF）-α 抑制剂治疗的患者患侵袭性曲霉病的报道[41-44]。这些治疗增加的真菌感染风险程度还有待确定，但是越来越多的数据表明，治疗中的警惕性至关重要。在免疫抑制群体中，HSCT 和 SOT 受者一样，预防真菌环境暴露是很有难度的，因为这些患者要么主要是来自社区，要么长期处于非医疗机构的风险中。

临床诊断：曲霉感染的临床部位变化取决于宿主。在有免疫能力的人中，曲霉菌属会引起肺部局部感染或鼻窦炎。但是，在免疫功能不全的患者中，这些致病菌常导致肺或鼻窦的侵入性疾病，而且由于致病菌会侵入血管，所以会播散到远处器官（表 44.1）。

侵袭性感染常被认为与其他感染共存，在高易感宿主（例如严重或长期中性粒细胞减少症患者，使用免疫抑制药的患者包括实体器官移植受者，以及移植物抗宿主病患者）中症状和体征是非特异性的。影像学检查是确定诊断的关键。然而，普通胸片检查具有非特异性，因为曲霉与其他病因的检查结果是重叠的。胸部 CT 扫描对诊断更有帮助。CT 的扫描结果通常优于平片，并且结果具有特异性，例如曲霉感染中的晕轮征[45]和空气-新月征比平片检测更具有特异性，但是，这两种征象可见于多种肺部病理检查[46,47]。正电子发射计算机断层扫描（PET）对诊断和确定侵入性真菌感染的病理分期具有帮助，但是现在它仍只是一种研究工具[48,49]。

一个明确的侵袭性曲霉感染诊断通常要求有真菌侵袭的组织病理学证据。血培养通常是阴性的，即使在弥散性疾病发作期[50,51]。相反，鼻窦、痰或者支气管肺泡灌洗（BAL）液可以培养出曲霉，但是有可能是定植或感染[52]。然而，在骨髓移植受者和中性粒细胞减少症患者中，这些培养的疾病阳性预测值高达 75%～80%[51]，但是在具有免疫能力的患者中很可能更少。因此，从临床的角度来说，应结合宿主的免疫状态、临床体征、症状对培养结果进行评估，作为侵袭性疾病的辅助诊断证据。

侵袭性真菌感染的非特异性表现和标准化诊断不易

操作使得我们对诊断这些感染的其他方法更感兴趣。简单来说,一些不以培养为基础的检查可能会对临床医生诊断侵袭性真菌感染有帮助,特别是曲霉病[53]。但是,这些检查本身不足以明确侵袭性真菌感染诊断,或者用于监测和报告。血清$(1,3)-\beta-D$-葡聚糖是一种存在于大部分真菌细胞壁的多糖成分,尽管组织带有特异性,但对其进行检测已经作为一种筛查侵袭性曲霉病的工具。2004 年,美国食品药品监督管理局(FDA)批准了一项监测侵袭性真菌感染的商业性检测法,名为 Fungitell™(Associates of Cape Cod, Inc.)。研究表明 Fungitell™在检测曲霉属[54-56]或念珠菌属[54-57]具有高敏感度,极少有例外;但该检测方法无法检测毛霉属以及对隐球菌属检测也有限,因为这些真菌的$(1,3)-\beta-D$ 葡聚糖缺乏或者比较少。

2003 年,FDA 批准了一种检测血清中曲霉半乳甘露聚糖抗原的商业性酶联免疫分析法(Bio-Rad 实验室,曲霉抗原检测试剂盒)。美国感染病协会(IDSA)的曲霉临床实践指南认可半乳甘露聚糖检测是一项有效的早期诊断辅助检测方法,特别是在高危因素人群中[58]。这项检测和$(1,3)-\beta-D$ 葡聚糖含量测定为临床医生提供了所需的实验室证据,以此可以确定是否为侵袭性曲霉病。研究和治疗癌症的欧洲组织/过敏症和传染病国家研究所真菌病研究小组(EORTC/MSG)在他们的侵袭性曲霉病的诊断标准中包含了这两项检测[59]。半乳甘露聚糖抗原检测法的局限性包括服用 β-内酰胺类抗生素患者[60-63]存

在假阳性结果,以及缺乏阳性结果临界值共识。此外,虽然半乳甘露聚糖的试验性应用已经越来越多地用于其他体液样本,包括尿液、支气管肺泡灌洗液和脑脊液,但是应阻止在非血清样本的常规使用[64]。

此外,使用聚合酶链反应(PCR)技术研究人体样本中曲霉 DNA 的监测方法仍在发展中。最近一项 meta 分析研究了应用在曲霉感染诊断上的 PCR 技术,分析数据包括 16 项研究和 1 万多份全血或血清样本。虽然仅 PCR 检测方法的诊断准确度和灵敏度都很高(诊断比值比为 16.41,灵敏度为 88%),但是研究人群具有显著异质性,限制了从这些汇总结果中得到结论[65]。加之,尚无标准的聚合酶链反应技术方案检测曲霉的存在,使得难以验证研究。然而当下,PCR 技术作为诊断曲霉的方法只应用于研究机构。

曲霉感染的暴发

可能的感染源和感染途径

曲霉感染需要易感宿主暴露于环境中的真菌,某种特定的暴露通常不可能与疾病有关联,特别是散发病例。无论如何,对医疗保健相关曲霉病的相关感染源和感染途径的理解是建立在大量暴发调查报告基础上的(表44.2),为循证医学中预防性措施的发展建立了理论基础。一份关于医疗保健相关曲霉病的综述一共回顾了458 名患者的 53 份暴发报告。大部分的暴发(65%)主要发生在造血干细胞移植患者或者其他有血液系统恶性肿瘤的患者,其次是实体器官移植的患者(10%)[66]。

表 44.2　选择 1990～2012 年医疗机构发表的曲霉属感染暴发报告

作者(年份,国家)	患者人群	排名	主要部位	种类	可能来源	推荐或应用的控制措施
Pelaez, et al. (2012, Spain)[88]	心脏 ICU	7	LRTI, 纵隔炎	烟曲霉	建筑物	关闭 ICU 1 个月并且安装高效空气过滤器
Mueller, et al. (2009)[370]	移植受者	5	移植器官	烟曲霉	供体	快速通知移植患者
Kidd, et al. (2009, Australia)[371]	血液科	3	LRTI	烟曲霉	不确定	改进感染控制措施;关闭和清洁 ICU;改造有缺陷的建筑结构
Chang, et al. (2008, Australia)[89]	血液科	6	LRTI	烟曲霉	建筑物	病房搬迁;在施工现场设立防渗屏障;在转运途中给患者戴 N95 口罩;其他高危患者预防性服用伏立康唑;搬迁患者用车库
Rodig, et al. (2007, SriLanka)[115]	产科	6	脑膜炎	烟曲霉	污染的注射器针头和脊椎穿刺针,存储区管理不当	回收及焚烧所有未使用注射器
Raviv, et al. (2007, Israe)[90]	移植科	8	LRTI, 眼内炎	烟曲霉、黄曲霉、土曲霉、黑曲霉	建筑物	未见报道
Saracli, et al. (2007, Turkey)[92]	眼科	3	眼内炎	焦曲霉	建筑物	未见报道
Kronman, et al. (2007, USA)[372]	儿科心脏 ICU	3	SSI	烟曲霉	不确定	清洁所有相关房间;高效空气过滤器吸尘区;真菌检测;评估和改进感染控制措施
Panacka, et al. (2006, USA)[91]	血液科	6	SSI, LRTI	焦曲霉	建筑物	未见报道
Heinemann, et al. (2004, Belgium)[116]	心脏 ICU	9	SSI	黄曲霉	水损坏	清洁;消毒手术室;反复环境调查

作者(年份,国家)	患者人群	排名	主要部位	种类	可能来源	推荐或应用的控制措施
Panackal, et al. (2003, USA)[81]	肾移植	7	LRTI	烟曲霉	建筑物	防渗透屏障;在空调系统中安装高效空气过滤器;转运患者时使用 N95 口罩;减少转运;为建筑工人指定专用电梯
Myoken, et al. (2003, Japan)[373]	血液科	6	口腔炎	黄曲霉	不确定	未见报道
Lutz, et al. (2003, USA)[94]	外科	6	SSI	烟曲霉、黄曲霉	防潮的空气处理系统	修复空气处理机组:拆下内部防潮材料;设备用抗真菌剂涂层;清洗扩散器
Pegues, et al. (2002, USA)[118]	移植 ICU	3	SSI,LRTI	烟曲霉	伤口清创换药	减少伤口开裂;覆盖伤口
Hahn, et al. (2002, USA)[374]	血液-肿瘤科	10	LRTI	黄曲霉、黑曲霉	来自非骨髓移植区域的污染的隔热墙	防渗透屏障;去除保温墙污染;在非骨髓移植区域安装高效空气过滤器
Oren, et al. (2001, Israe)[80]	血液-肿瘤科	10	LRTI	未见报道	建筑物、翻修	全身低剂量预防性吸入两性霉素 B;患者安置在安装有高效空气净化装置的专门病区
Lai (2001, USA)[76]	血液-肿瘤科	3	LRTI	黄曲霉	建筑物	关闭骨髓移植病房 2 周;清洗送风管道;更换过滤器和预过滤器;防渗透屏障;在楼梯通往施工现场处安装空气负压报警器;在接待前室的门边设立门卫,用乙烯地板取代地毯;特殊单元患者转运过程中允许使用空气过滤器呼吸
Burwen (2001, USA)[70]	血液-肿瘤科	6	LRTI	黄曲霉	建筑物	识别高危患者并将其安置在安装高效空气过滤器或层流设备的房间
Thio, et al. (2000, USA)[141]	血液-肿瘤科	21	LRTI	黄曲霉	相邻医院的气压高于本单元	停止选择性入院;禁止植物及农产品入室;自动关闭连接相邻医院工程的门;擦拭或湿式打扫所有表面;保持最大压差;单独患者的房间门保持关闭;中性粒细胞减少患者在转运过程中使用 N95 口罩;重新密封窗户;关闭靠近附近的施工区域的员工入口
Gaspar, et al. (1999, Spain)[71]	血液-肿瘤科	11	LRTI	未见报道	建筑物	施工区封闭;搬迁患者
Tabbarra and al Jabarti (1998, Saudi Arabia)[85]	白内障外科	5	眼部感染	烟曲霉	建筑物	未见报道
Singer, et al. (1998, Germany)[375]	新生儿 ICU	4	皮肤感染	烟曲霉、黄曲霉	乳胶指套连接到男性早产儿阴茎收集尿液样本	移除乳胶手套
Loo, et al. (1996, Canada)[78]	血液-肿瘤科	36	LRTI、鼻窦炎	黄曲霉、烟曲霉	建筑物	便携式高效空气过滤器;用 8-羟基喹啉铜漆墙、门、踢脚板、通风管和上方吊顶,密封窗户;用无孔的、光滑的乙烯基面铝扣板替换多孔天花板板材,用卷帘替换易积尘的百叶窗;临时搬迁患者
Leenders, et al. (1996, Netherlands)[376]	血液-肿瘤科	5	LRTI、鼻窦炎、眼部感染、中耳乳突炎	烟曲霉、黄曲霉	没有单一来源	制定政策加强维护安装高效空气过滤器病房;保持窗户关闭
Bryce, et al. (1996, Canada)[68]	烧伤外科	4	皮肤感染	未见报道	建筑物、污染的敷料包	封闭施工区;供应室库房湿式除尘和真空吸尘;用蘸漂白剂的布擦拭盒子表面和供应品
Tang, et al. (1994, UK)[377]	肾移植病区	2	LRTI	烟曲霉	建筑物	防渗透屏障
Iwen, et al. (1994, USA)[74]	血液-肿瘤科	5	LRTI	烟曲霉、黄曲霉	建筑物	施工前的多项控制措施;施工过程中采用重力式空气沉降板监测;制订额外措施
Buffington, et al. (1994, USA)[69]	血液-肿瘤科	7	LRTI	烟曲霉、黄曲霉	建筑物	高效空气过滤器;适当的压力关系;物理屏障;区域去污染
Tritz, et al. (1993, USA)[378]	血液-肿瘤科	4	LRTI	土曲霉、烟曲霉	未见报道	未见报道

作者(年份,国家)	患者人群	排名	主要部位	种类	可能来源	推荐或应用的控制措施
Flynn, et al. (1993, USA)[93]	血液-肿瘤科、内科 ICU	4	LRTI	土曲霉	建筑物、不正确的压力关系	在 ICU 重建正压和单向气流
Richet, et al. (1992, USA)[379]	心脏直视手术	6	SSI	烟曲霉	不确定	未见报道
Pla, et al. (1992, Spain)[380]	肝移植患者	2	SSI	烟曲霉	污染的手术间	未见报道
Loosveld, et al. (1992, Netherlands)[381]	血液-肿瘤科	6	LRTI	烟曲霉	破裂的灰泥天花板	装修抹灰;每个房间安装高效空气过滤器;强化清洗流程
Humphreys, et al. (1991, UK)[99]	综合 ICU	6	LRTI	烟曲霉、黄曲霉	污染的穿孔金属天花板	彻底清洁 ICU;暂时搬迁患者;用新的加强通风系统且无吊顶的 ICU 代替旧的 ICU
Arnow, et al. (1991, USA)[96]	血液-肿瘤科、实体器官移植	15	LRTI	黄曲霉、烟曲霉	污染的空气过滤器	修复空气处理机组;去除被污染的空气过滤器;湿式擦拭患者区域表面;去除地毯
Weber, et al. (1990, USA)[86]	血液-肿瘤科	18	LRTI	未见报道	建筑物	未见报道
Mehta (1990, India)[382]	心脏直视手术	4	心内膜炎	烟曲霉	空气处理系统、广谱抗生素	每周擦洗 V 形过滤器和冷却盘管;更换过滤器为预过滤器和高效过滤器系列;增加空气交换的频次;限制广谱抗生素的使用

LRTI,下呼吸道感染;SSI,手术部位感染。

从污染的空气中吸入曲霉分生孢子被认为是曲霉感染的主要方式。分生孢子通常见于土壤中,但是进入空气后仍可以长期存活。因为真菌分生孢子相对来说比较小($< 10\ \mu m$),它们会长时间悬浮在空气中,附着在其他物体表面,然后被吸入。当分生孢子最终附着的时候,它们会污染医院的环境表面或者随着在其他表面变动被再一次雾化。

最佳证据表明,在多次暴发中作为感染源的污染空气与医院内或邻近医院的拆除、翻修和建筑项目[66-92]有关。医院通风系统的故障会导致污染的空气进入患者区域,而且已有证据证明在有修建项目的时候,医疗保健相关真菌感染增多[77,84,87,93,94]。医院的通风系统发生故障的方式很多,如过滤器和框架之间出现裂隙[84],空气增压不恰当使空气从污染区域流向清洁区域[87,93],高效空气过滤器(HEPA)保养不正确等。Lutz 等在术后感染暴发后,通过使用密闭空间摄影机证实终滤器下游管道系统的潮湿和受污染的隔热材料与手术室污染有关,发现了空气处理系统直接污染的证据。有报道指出受污染的空气是由于密闭窗户不当[74,87],使用防火材料[95]、吊顶[67,72,75,96-98]和隔热材料[94,98,99]导致的结果。

在拆除、翻修和建筑工程期间,粉尘会污染医疗环境中其他表面。在一次曲霉感染暴发事件中,大火摧毁了医院附近的建筑,分散的孢子通过敞开的窗户污染了大厅地毯,这些都被认为是持续感染源[100]。由曲霉造成的伤口感染可以追溯到在建筑工程时期供应中心供给物品的外包装在施工过程中被污染[68]。施工期发生的 2 例伪真菌血症暴发,与实验室样本被污染有关[97,101],其中 1 例伪暴发记录了标本处理方案故障[97]。

试图将空气中分生孢子的浓度与疾病或定植相联系已经产生了不同的结果。一项研究发现免疫功能不全的患者中,侵袭性曲霉病的发生率与室内空气中分生孢子的浓度有关[96]。但是两项研究发现浓度与散发性发病无关[102,103]。另外一项研究评估了在医院建筑工程时期患者区域的真菌浓度,发现建筑工程与适当的预防曲霉空气传播污染的措施没有关联[104]。目前对于空气中孢子的安全浓度还未达成共识[105,106]。

大部分争论主要围绕医院水循环系统作为空气传播真菌(包括但不限于曲霉)来源的作用[26,107-110]。一些国家(包括美国)的医院和市政供水中已经分离出曲霉[26,109-114]。空气采样显示在淋浴后会增加分生孢子的数量,表明存在于淋浴喷头、浴室的墙或地板的分生孢子会在淋浴的时候被释放出来。同时也表明,对骨髓移植室的患者淋浴间地板进行清洁可以降低真菌(包括曲霉)的平均空气浓度[108]。虽然从水源中吸入分生孢子气溶胶是可能的,但是饮用水系统不能作为疾病的公认来源,因为疾病与水中分离出的曲霉分生孢子的关联尚未确定。但是,如果对任何可能涉及的环境来源进行整治后,仍怀疑医院侵袭性真菌感染持续发生,那么应该做进一步调查,包括水源。

除了供水系统污染外,有水损坏的医院建筑物和储水区域也是曲霉的来源。斯里兰卡的一次曲霉感染暴发就是由于使用污染的脊椎穿刺针麻醉而造成的,这些麻醉针被储存在 2004 年海啸后一个有水损坏的建筑物中[115]。另一个报道证实了在比利时一所医院多个区域中的污染严重程度与水损坏有关系[116]。

除了吸入以外,其他的暴露途径,例如接触受污染物品导致传播也是有可能的。菌株分子分型支持在新生儿重症监护病房(NICU)的患儿中黄曲霉聚集感染和被污染的脐静脉置管胶布有关[117]。此外,直接使用受曲霉菌属分生孢子污染的敷料会导致手术和烧伤伤口感染聚集发生[68]。另一项研究发现患者在伤口清创和更换伤口敷料时可以作为环境感染源,通过空气传播导致邻近的移植受者继发伤口感染,虽然这种传播极其罕见[118]。

人类感染的其他环境来源少见报道。一项研究指出,在法国,曲霉感染出现在提供给血液科患者的食物中,如胡椒粉、茶叶和汤[119]。大量被黄曲霉和烟曲霉污染的调料,如胡椒粉,与中性粒细胞减少症住院患者的感染有关[120]。然而,人们认为这些感染是通过吸入获得的,而不是通过摄食。因此,受污染的食物作为感染源的重要性有待确定。人们发现盆栽植物和鲜花会受曲霉的污染,并且是医院和家庭空气中分生孢子来源。Lass-Florl 等报道,从 4 位土曲霉感染患者中分离的菌株与从医院植物中分离的土曲霉分子分型完全相同[27]。

医院获得 vs. 社区获得——侵袭性曲霉病

虽然侵袭性曲霉病通常会在住院患者完全免疫抑制期间表现出来,但是暴露实际上可以发生在院外。然而,确定相关暴露的发生是否来自院内或来自社区是非常重要的,因为这样才能推荐正确的预防和控制措施。

由于一些原因导致确定曲霉感染是否与医疗保健相关具有一定难度[121]。首先,它的潜伏期是未知的,并且很可能会根据宿主因素以及接触的量发生变化。因此,如何通过时间范围确定医院感染发生并未达成一致意见,定义也因此有点武断。由 Patterson 等提出的、经常被应用的曲霉 HAI 定义为:入院 7 日后或出院 14 日内发生的曲霉感染。根据这些定义,在医院 2 年的建筑施工时期中获得的曲霉病超过 70% 是在院外获得的[122]。但是,已经观察到潜伏期从 3 日到超过 100 日[123]。进一步的证据表明大多数散发病例为社区获得性感染。在异体造血干细胞移植受者中,移植后迟发型曲霉病的情况似乎有异[8,10,13-18]。这些迟发型曲霉病发作往往发生在患者出院很久以后,尽管这些患者很可能有持续医院相关暴露[8,10,13-18]。

环境采样

医院环境采样的作用还有待确定。因为很多真菌,包括各种各样的曲霉,它们在医院广泛传播并且很常见,通常难以解释环境采样结果,所以仅需在适当的流行病学背景下进行(采样)。从患者和环境来源分离到相同的真菌种类可能是巧合,而不是取样环境就是病原体来源的证据。因此,从环境源中分离出一个特殊的真菌种类是最好的提示,而其他潜在的环境来源则不应立即排除。此外,目前的采样和分析方法通常不敏感。因此,从特定的环境源中没有鉴定出特殊的真菌种类也不能将该处从潜在来源中排除。一般来说,只有当暴发调查中的环境标本培养与流行病学数据有直接关系,它们才是有用的。

环境采样也可能是有问题的,因为它经常是在发现感染增加后才进行的。因此,利用时间连续性和基线浓度去确定暴发是否与增加的暴露水平有关,基本上是不可行的。如果尝试环境采样,则需要认真考虑很多因素,

理想情况下,向其他有真菌采样经验的人咨询。关于空气取样,一些因素包括目标物种的特征会影响正确取样和分析方法的选择。采样周期最好可以代表人们暴露的可能性(例如,分、时、日),而且取样数量需要够大才有代表性,但是不能超过采样工具和采样方法的能力[124,125]。虽然沉降法(例如敞开的培养皿)成本低很吸引人,但是因为以下原因而具有局限性:它们不是测定体积,提供的是定性而不是定量结果,优先选择大颗粒,敏感度低于容积法[124]。除了空气采样之外,检查附着在表面的尘埃样本和检测疑似被污染的材料是有帮助的。和拭子培养对比,接触平板[124]和抽真空方法更可取,因为它们是定量的(例如 CFU/cm^2),而且很好地表示过去空气传播真菌史。在静态条件下采用沉降法收集空气样本会低估暴露水平。

以培养为基础的方法常常会低估空气中真菌的种类和浓度[125]。此外,在培养中,不同的真菌增长率会导致真菌致病菌被快速增长的非致病菌抑制。这个问题在不久的将来可能会通过运用定量环境基因组和高通量基因测序技术得到缓解。量化和识别分生孢子的镜检法在从其他属分生孢子中区分出曲霉分生孢子方面是不可靠的。虽然目前真菌特异性定量聚合酶链反应(MSQPCR)技术有局限性,但是该技术已经用来评估不同的真菌浓度,包括空气样本中的曲霉[126,127]。

曲霉的分子流行病学

旨在确定曲霉特定菌株关联性的分子分型技术已经取得进展。过去的分型技术(即同工酶分析和随机扩增多态性 DNA)已经让位给以 DNA 为基础的分型技术,每一种技术都有自己的用途和局限性[128,129]。虽然许多分型技术是可行的,但是微卫星分析和多位点序列分型(MLST)因其卓越的再现性、易于解释及数据便携获取性而更具优越性。微卫星分析是短的、重复 DNA 序列可用于确定区分曲霉菌株的流行病学联系[129]。MLST 通常使用曲霉中所有分离株都存在的基因,对比多个基因位点的 DNA 序列[130]。微卫星分析通常在区分曲霉菌株方面比 MLST 鉴别力更强且更实用[131]。但是,曲霉分型方法的应用尚未达成共识。虽然真菌分子分型在敏感度和鉴别力上已经得到提高,但是要想准确地解释结果还需要传统的流行病学数据以及咨询专业参考实验室。

监测、预防与控制

监测

关于侵袭性真菌(包括曲霉)HAI 监测的院内策略,传统上还是关注鉴定肺部疾病。CDC 和 HICPAC 建议采用一些由实验性的、临床性的和/或流行病学研究以及较强的理论依据支持的常规措施。这些措施包括:① 对严重免疫功能不全患者的医院侵袭性真菌感染保持高度怀疑(表 44.3);② 建立某个预警系统,当从患者呼吸道样本中分离出曲霉时,医院的感控专业人员可以通过该系统迅速知情,并能够定期地评估医院微生物、组织病理学和尸检数据(表 44.3)。管理性数据,例如国际疾病分

类(ICD)编码,预测价值虽低,但是有辅助作用[2]。药学数据的应用(如新的抗真菌治疗药物的医嘱)还未经证实,但是理论上是有希望的。

其他系统性监测真菌感染的方法支持证据有限。常规、定期对高风险无症状患者的鼻咽部或鼻腔进行培养对于医院相关传播无益,且应尽量劝阻。同样地,应阻止常规、定期地对用于呼吸治疗、肺功能检查的设备或装置,或造血干细胞移植单元中的吸入麻醉机,或造血干细胞移植受者房间中的灰尘进行培养。在获得更多的数据之前,应避免使用不以培养为基础的诊断技术[例如半乳甘露聚糖或(1,3)-β-D-葡聚糖]作为感染控制评估的一部分。单独使用这些检测结果作为侵袭性疾病监测的证据不充分。

感控专业人员需要权衡包括持续监测(用于发现任何可能的疾病)在内的时间及成本。任何持续监测通常只限于高危人群,随着新项目的增加或取消,可以发生周期性变化。除此之外,应该鼓励在潜在风险增加期间加强监测(如建筑翻修、建设和拆除期间)。这包括扩大基线监测的范围,从而包括新患者(术后患者或有显著免疫抑制情况的患者)或新的数据源(表 44.3)。

表 44.3　制定医疗保健相关真菌感染监测策略应考虑的因素

监测方面	注　意　事　项
关注患者:确定侵袭性真菌感染风险最大的患者	• 器官或造血干细胞移植后 6 个月内或处于大量使用免疫抑制剂周期的移植受者 • 因任何原因导致的中性粒细胞减少症(中性粒细胞计数<500/μl),包括肿瘤、癌症化疗等 • 任何原因导致的 CD4+ 淋巴细胞计数<200/μl,包括艾滋病病毒感染 • 持续癌症化疗、皮质类固醇或其他免疫抑制药物治疗,及免疫抑制性疾病,如白血病或淋巴瘤
数据来源:在任何限定的研究期间考虑扩大选择数据源(如:拆迁)	• 应至少每周报告一次微生物学结果;培养分离出曲霉、镰刀菌属、赛多孢属、根霉、根毛霉属,或犁头霉属或其他真菌的阳性结果应通知感控专业人员。由于分离株分型具有可以协助确定可能的医疗保健相关传播的作用,这种作用很大程度上是由可疑暴发的流行病学决定的,微生物实验室应该保留所有的已知引起侵袭性真菌疾病的菌株,以便后续的调查期间立即整改 • 应至少每月一次评估报告组织病理学和尸检数据,用形态学术语提示感染如"真菌元素"或"菌丝" • 如有可能,应当至少每周一次审查胸部 X 线片和 CT 扫描(如专科护理病房),以查找符合真菌性肺炎或曲霉病的特定征象(如晕轮征、空气-新月征,或实质区域内的空腔)的记录。争取放射科医生的协助,将所有具有以上征象的患者记录保存 6 个月 • 如果可以的话,考虑从住院药房处收集使用伏立康唑和两性霉素 B 的处方作为起点,将其作为可能的病例。在 2005 年经验性治疗中,这些药物是治疗侵袭性真菌感染最常用的处方药,但很少用于念珠菌感染 • 在肿瘤科、呼吸科、ICU 等收治高危患者的病房工作的医务人员应定期接受如何识别侵袭性真菌感染患者的培训
医院感染:当确定≥1 例侵袭性真菌感染时,应按以下几点决定是否为院内感染	符合以下所列特征越多,越有可能是医院感染: • 患者住院治疗超过 2 周,或长时间住院后出院 2 周内,出现症状 • 患者在 6 个月前曾频繁住院 • 症状发生 4 周内出现了另一个可疑的医院内真菌感染 • 在医院的同一区域内出现 2 例可疑医院内真菌感染

预防与控制

对于某些患者有必要使用药物预防曲霉感染。目前,指南建议处于高风险时期的真菌特定预防方法,其中包括患移植物抗宿主病的造血干细胞移植患者服用泊沙康唑[58,132]。然而,高危人群中最有效的主动预防性抗真菌药应用研究仍在继续[133]。

研究发现在高危人群中联合影像和实验性检测可以促进侵袭性真菌感染的早期检测及抢先治疗[134,135]。目前对决定进行抗真菌抢先治疗的影像学或微生物学标准尚未达成共识[136],还需要进一步评估。造血干细胞移植后中性粒细胞减少的患者,并不推荐生长因子(G-CSF 或 GM-CSF)作为真菌感染的主要预防,因为数据并未表明能降低侵袭性真菌感染罹患率[132,137]。

同时也应该在医疗环境中控制室内真菌的暴露。CDC 和 HICPAC 概述了预防措施且评估了每个推荐的循证支持水平(表 44.4)。患者治疗区域应定期清洁,使用美国环境保护署(EPA)注册的消毒剂,并按照制造商的使用说明,进行环境表面清洁(Ⅰ C 级)[105]。但是目前没有证据能证明特殊的措施(如在普通患者治疗区域的地毯上使用杀真菌剂)可以减少真菌暴露(未确定的分类)[105]。同样,对空气、水或医疗设施的环境表面常规采样也没有明确的说明(Ⅰ B 级)[105]。真菌是无处不在的,对于解释环境采样数据,这仍然是一个挑战[138]。

因为许多患者患侵袭性真菌疾病的风险较低,而且暴露是不可避免的,所以限制真菌暴露的预防措施应该集中在高危人群中(表 44.5)。CDC 关于预防医院相关肺曲霉病的预防措施指南(表 44.4)[106]就重点关注了呼吸道暴露高危人群中的异体造血干细胞移植受者。可以为这些患者建立一个受保护的环境,包括提供一个密封的房间,并且每小时换气不少于 12 次[139-141],使用高效空气过滤器[80,142]和走廊维持正压[143]。其他人群中(如接受自体造血干细胞移植和实体器官移植的患者)类似措施的效用仍未确定[106]。

表 44.4　医疗保健相关的肺曲霉病预防和控制措施选择总结[a]

建　　议	类别[b]
工作人员的教育,特别是曲霉监测相关医务人员感染控制措施的培训	Ⅱ
对免疫功能低下保持高度怀疑(中性粒细胞<500/mm³达2周,<100/mm³达1周)	ⅠA
定期回顾微生物学、病理学、解剖相关数据	Ⅱ
高危患者无须常规进行鼻咽部培养	ⅠB
造血干细胞移植室的设备无须进行常规培养	ⅠB
建造或翻修过程中空气采样的作用	未解决
对房间通风进行监控	ⅠB
对高危患者的专业护理单元重新建设	ⅠB,ⅠC
为异体造血干细胞移植受者提供PE,通过使用高效空气过滤器对进入的空气进行过滤、定向室内气流、空气正压、适当的密闭,以及高换气率(每小时不少于12次),最大限度地减少空气真菌孢子数量	
在PE下不常规使用LAF	ⅠB
为自体造血干细胞移植受者提供PE的作用	未解决
为实体器官移植患者提供PE的作用	未解决
现存的没有医疗保健相关曲霉病病例的机构	
将异体移植HSCT受者安置于合适的PE中	ⅠB
在保护环境中持续空气处理系统	ⅠB,ⅠC
制订水损坏应急预案	ⅠB
为HSCT受者提供合适的除尘方法	ⅠB
清除HSCT受者房间或走廊的地毯	ⅠB
移除HSCT受者房间内的软垫家具	Ⅱ
减少HSCT受者室外时间并戴口罩	Ⅱ
与其他医院人员协调感控策略	ⅠB
清除HSCT受者区域内的花或植物	Ⅱ
制订方案以预防施工和翻修期间曲霉属真菌暴露	ⅠA
施工过程中,竖立障碍和管理行人交通远离患者照护区域	ⅠB
为自体HSCT受者提供保护环境的作用	未解决
为实体器官移植患者提供PE的作用	未解决
在出现医院内曲霉感染病例后	
开始对其他病例进行回顾性调查和前瞻性研究	Ⅱ
确定是否有通风不良	ⅠB
开展流行病学调查,联系国家/地方卫生行政部门	ⅠB
使用抗真菌剂净化结构材料	ⅠB
药物预防	
异体造血干细胞移植受者预防性吸入抗真菌药物	未解决
制订方案,防止造血干细胞移植肺曲霉病复发(HSCT)	未解决

[a] 来自 Tablan OC, Anderson LJ, Besser R, et al. Guidelines for preventing healthcare-associated pneumonia, 2003. *MMWR*. 2004;53(3): 1-36. 获得许可。

[b] 每项建议归类如下: ⅠA,强烈建议执行,有精心设计的实验、临床或流行病学研究的支持。ⅠB,强烈建议执行,有某些临床或流行病学研究,及有力的理论支持的证据。ⅠC,要求执行,有联邦或州的法规或标准规定。Ⅱ,建议实施,有临床或流行病学研究或强理论基础支持。未解决,实践证据不足或未达成共识。

HSCT,造血干细胞移植;PE,保护环境;LAF,空气层流。

表 44.5　侵袭性真菌感染的宿主因素(来自 EORTC/MSG[a] 侵袭性真菌感染的修订定义)

1. 中性粒细胞减少史(中性粒细胞<500/μl,>10日)与真菌性疾病发病时间相关
2. 同种异体干细胞移植受者
3. 长期使用皮质类固醇(不包括变应性支气管肺曲霉病患者),平均最低剂量为0.3 mg/(kg·d),泼尼松等量使用超过3周
4. 在过去的90日里使用其他公认的T细胞免疫抑制剂,如环孢素、TNF-α的阻断剂、特异性单克隆抗体或核苷类似物治疗
5. 继发严重的免疫缺陷(如慢性肉芽肿性疾病,重症综合性免疫缺陷)

[a] 研究和治疗癌症的欧洲组织/国家过敏和传染病研究所。

De Pauw B, Walsh TJ, Donnelly JP, et al. Revised definitions of invasive fungal disease from the European Organization for Research and Treatment of Cancer/Invasive Fungal Infections Cooperative Group and the National Institute of Allergy and Infectious Diseases Mycoses Study Group (EORTC/MSG) Consensus Group. *Clin Infect Dis*. 2008;46(12): 1813-1821.

在任何医院拆迁、建设、改造或修补项目开始之前，一个包括感控专业人员在内的多学科小组应评估该项目对高危人群（包括异体造血干细胞移植患者）的风险等级[105]。在这种情况下感染控制的最重要因素之一是建造隔离板防止粉尘暴露。如果项目在医院外面，应密封窗户，以防止外面空气入侵（ⅠB级）[105]。对于内部项目，邻近患者治疗区域的工作区域空气处理系统应该设置为负压（ⅠB级）。挡板材料应为真菌孢子无法透过的，隔板有裂缝应进行修缮[105]。此外，应该限制或重新规划患者治疗区域的路线。当严重免疫功能不全的患者需要离开病房时（如因为诊断操作的需要），应该戴高效的呼吸保护装置以降低吸入真菌的风险（Ⅱ级）[106]。

如上所述，医院水源作为曲霉医院感染重要来源的证据仍没有得到解决。因此，当前CDC和HICPAC的指南不提供如何避免水暴露以预防曲霉病的具体指导措施[105,106]。一些专家已经提出了预防医院相关水传播的曲霉感染措施[144]——减少患者接触自来水（例如，使用无菌水以及避免洗澡），当感染发生时，加强监控水供给[144]。尽管尚无预防感染的确切数据，但是高危患者，如接受异体造血干细胞移植的患者，可能受益于这些措施；而且实施这样的措施没有任何负面作用。

如果患者获得曲霉感染，那么应该评估是否为医院相关感染或社区获得性感染。如上所述，在许多情况下，因为曲霉感染的潜伏期不确切而难以确定。例如，接受HSCT患者可能发生HAI；近期门诊患者则不明确。

在暴发的情况下，环境样本的采集可能是有用的。前面讨论过的各种分子技术可以用来曲霉分型，以此提示环境源。此外，应该调查和纠正通风不足的问题[106]。

毛霉病和其他真菌感染

虽然与医院相关曲霉感染相比，其他真菌导致的医院感染不常见，但是在过去几十年里，已有越来越多的报道[21,22,145,146]。第二常见的真菌感染通常是毛霉病（原接合菌病），是由毛霉菌目中的真菌[包括横梗霉属（原名犁头霉属）、根霉属和根毛霉属]引起的。与曲霉类似，在世界范围内的土壤和腐烂的有机物质中都可以发现毛霉。毛霉病最常见的表现是肺和鼻脑感染，然而，与皮肤或软组织损伤有关的皮肤感染也同样会发生（表44.1）。对于糖尿病酮症酸中毒或者正在服用甲磺酸去铁胺的患者，真（霉）菌感染通常都以社区获得性感染的形式发生，因为酸性环境增强了真菌利用铁离子的能力，或者在药物的作用下真菌能够更好地与铁离子结合[147]。恶性肿瘤患者和/或造血干细胞移植患者中出现毛霉病的情况已经得到越来越多的关注[146,148-150]。最近一项研究报告显示：在造血干细胞移植受者中，毛霉病占侵袭性真菌感染的8%，在此人群的真菌感染中排名第三，仅次于念珠菌感染与曲霉感染[5]。虽然毛霉病可能会迅速进展，且难以诊断及处理，但是总死亡率已有改善，从20世纪50年代使用两性霉素B之前的84%变为1990～2000年代的47%[51,52]。

医院相关感染皮肤毛霉病的暴发与受污染的压舌板、弹性胶布绷带、医院床单和用于保护造瘘袋的非无菌黏合剂——梧桐胶有关[153-158]。和实验室中使用的木棍有关的假阳性暴发也有记录[159]。在最近恶性血液病患者的胃肠毛霉病暴发中，暴发源可以追溯到被污染的用于加工嘌呤醇药片及即食食品被污染的玉米淀粉[160]。与手术创伤和血管内置管相关的外伤性医疗保健相关毛霉病也已有报道[161]。虽然医院相关皮肤毛霉病暴发更常见报道，但是也同样有医院相关的肺部或血流感染（BSI）的报道[162-164]。最近一起鼻脑型和播散性毛霉病的感染暴发与邻近医院直升机停机坪的空气处理器通风口有关[165]。

从2002年开始，第二代苯三唑——伏立康唑片成为治疗侵袭性曲霉病的首选，是严重免疫功能低下患者预防用药的较佳选择[166-168]。但是，伏立康唑抗毛霉的活性比较弱[166]。自从使用伏立康唑后，一些医疗机构开始有毛霉病记录增加的情况[149,167,169-172]。目前一项研究发现，伏立康唑是毛霉感染发生前最常见的临床使用的抗真菌药物[173]。毛霉病的增多不能完全归因于伏立康唑的使用，但是可以归因于无关临时波动的环境储菌库或者随着时间推移而增加的患者易感性。虽然毛霉病增多的原因仍然未知，但是临床医生可能还会发现越来越多的毛霉病，特别是在器官移植者和癌症患者中。

由镰刀霉属和赛多孢霉属引起的真菌感染也值得注意，因为用多烯类抗真菌药物治疗该致病因子相对较困难，以及有时候会导致两性霉素B暴露的高危人群突破性感染。镰刀霉属可见于土壤和水中，可导致人类发生一系列的感染（表44.1）。虽然医院外面的环境被认为是大多数暴露源的储菌库，但是一些证据指出医院供水系统也是重要的储菌库[109,174]。频繁引起感染的包括茄病镰刀霉复合体、尖孢镰刀霉复合体和串珠镰刀霉[172,175,176]。镰刀霉属对多个苯三唑和所有棘白菌素显示体外耐药，并且经常需要联合氮唑类和两性霉素B进行治疗。总的来说，在造血干细胞移植受者中，镰刀霉属感染的死亡率在感染后90日通常超过80%。

尖端赛多孢菌复合病和多育赛多孢作为播散性感染（包括肺部和中枢神经系统疾病）的原因已经越来越被认可（表44.1）。有严重免疫抑制的宿主、易于播散和缺乏有效的抗真菌治疗，这些病因组合导致几乎是致命的结果。一份关于实质器官和造血干细胞移植受者感染情况的详细文献综述指出，>50%为尖端赛多孢子感染；真菌血症很常见，占感染的>50%[177]。在白血病患者或造血干细胞移植受者中真菌血培养阳性结果应该考虑为有临床相关。一份关于29位血培养结果真菌阳性的癌症患者的综述，发现来自多育赛多孢或尖端赛多孢的血培养有80%能明确再重新培养获得，相比之下，其他真菌（出芽短梗霉和拟青霉属、链格孢属、木霉属、离蠕孢霉属和毛壳菌属）只有4%能复苏[178]。

酵　　母

念珠菌

流行病学

念珠菌感染是真菌性医疗保健相关感染（HAI）最重要

的群体;导致许多住院患者发病和死亡。由念珠菌血症导致的归因死亡率估计高达49%[179]。虽然来自巴尔的摩和康涅狄格州的一项多中心研究报道归因死亡率较低(19%~24%),但这取决于患者的年龄大小[180]。推论到整个美国,念珠菌血症导致额外死亡数每年为4 256~5 376例,额外产生的住院费用估计在0.44亿~3.2亿美元[181]。

近年来,念珠菌病的流行病学变化非常引人关注。在美国住院患者中念珠菌血症历来被描述为引起菌血症的常见病原体,排第三或第四位[181-183]。它在单个中心的发病率差异很大,全世界为0.3~28/10 000住院患者(表44.6)。最近有关念珠菌血症的研究表明,其在美国的流行病学正在改变。来自CDC的全国医院感染监测系统(NNIS)和国家医疗安全网(NHSN)的数据:追踪ICU中心静脉置管患者的医院相关血流感染,发现2001~2009年由念珠菌引起的这些感染下降了49%[184]。这种下降并不像因细菌病原体引起的医院相关血流感染下降那么显著,暗示念珠菌属中央静脉导管相关血流感染(CLABSI)的预防并不成功。相反,现在由念珠菌引起的血流相关感染总的比过去几十年似乎更普遍。来自美国以人群为基础的念珠菌血症监测资料,包括医疗保健相关和门诊患者的发病,在过去20年,佐治亚州亚特兰大和马里兰州巴尔的摩的粗发病率呈总体上升[185]。然而,对最近3年(2008~2011年)的监测数据进行审查,念珠菌血症的发病率在逐年下降。

表44.6　1995~2006年全球范围内单中心报告普通患者群念珠菌发病率

作　者	国家或地区	研究年份	念珠菌血流感染(BSI)的总体发病率	白念珠菌比例(%)	总病死率(%)
Karlowsky[383]	加拿大	1976~1996	N/A	55	52
Luzatti[384]	意大利	1992~1997	1.14/10 000住院日数	54	45
Viudes[385]	西班牙	1995~1997	7.6/10 000入院患者数	46	44.1
Garbino[386]	瑞　士	1989~2000	0.3/10 000住院日数	66	44
Alonso-Valle[387]	西班牙	1995~1999	8.1/10 000入院患者数	44	45
Hsueh[388]	中国台湾	1981~2000	28/10 000在2000年出院的患者数	50	60.6(2000年)
McMullan[389]	爱尔兰	1984~2000	N/A	60.7	N/A
San Miguel[390]	西班牙	1988~2000	6/10 000入院患者数	51	N/A
Doczi[391]	匈牙利	1996~2000	2~4.1/10 000入院患者数	77	N/A
Schelenz[205]	英　国	1995~2001	3/10 000入院患者数	64	35.2
Chen[392]	中国台湾	2000~2008	N/A	62	37
Erdem[393]	土耳其	2004~2008	0.6/10 000住院日数	30	56
Pereira[394]	比利时	2004~2008	1.7/1 000在2008年入院的患者数	18	N/A
Das[395]	英　国	2005~2008	1.1/10 000床日	43	37
Fortún[396]	西班牙	2005~2009	15.2/10 000在2008年入院的患者数	42	47

N/A,无法获得。
改编自Morgan J. Global trends in candidemia: review of reports from 1995-2005. *Curr Infect Dis Rep*. 2005;7(6):429-439.

虽然念珠菌血症历来被描述为ICU疾病,但该病已转移到非重症护理病区,因为许多已确认的危险因素(表44.7)越来越多的在非ICU住院患者中发现[186]。一项以美国人群为基础的研究发现,ICU患者发病的念珠菌血症只占1/3[187]。一项最近的2008~2009年念珠菌BSI全球调查报告指出,拉丁美洲和北美洲的ICU相关念珠菌BSI在减少[188],而且与ICU相比,非ICU中的念珠菌BSI绝对数更大[188]。总的来说,这些报告描述念珠菌血症的流行病学变化,虽然总体发病率可能正在下降,但是与其他病原体相比,念珠菌相关疾病负担在增加。此外,侵袭性念珠菌病的负担已经从ICU蔓延至普通医院和门诊机构。

表44.7　念珠菌血症的危险因素

念珠菌属定植	手术
从≥1个身体部位,而不是血液检出	化疗
在粪便样本中增加超过4个对数值	多次输血
念珠菌尿	肾衰竭
直肠拭子	机械通气
抗生素	置管

续　表

长时间使用	持续时间
多重抗生素	住院时间延长
广谱抗生素	疾病的严重程度
血管通路	菌血症史
动脉导管	白血病
Swan-Ganz导管	不匹配的供体
Hickman导管	急性移植物抗宿主病
中心静脉导管	APACHE Ⅱ或Ⅲ评分升高
导尿管	新生儿低出生体重
中性粒细胞减少	年龄
长期的	>40岁
<500/μl或<100/μl	<32周
肠外营养	
长时间使用	
使用脂肪乳	
H₂受体阻滞剂	

改编自Eggimenn P, Garbino J, Pittet D. Epidemiology of *Candida* species infections in critically ill non-immunosuppressed patients. *Lancet Infect Dis*. 2003;3(11):685-702.

引起感染的念珠菌菌种也在发生变化。虽然白念珠菌仍然是最常见的分离菌种,但在许多医疗机构非白念珠菌血流感染的比例在增加。事实上,许多报道描述的非白念珠菌血流感染占分离株的比例超过 50%[189-214]。佐治亚州亚特兰大市一项人群念珠菌血症感染调查显示,光滑念珠菌感染比例在增加,从 1992~1993 年占分离株的 12%,2008~2011 年占分离株的比例已增加至 26%[214]。光滑念珠菌感染增加原因是该菌种接触吡咯类药物后能迅速获得耐药性[190,215]。相比之下,美国另一大型的多中心研究发现,1995~2002 年,由白念珠菌和近平滑念珠菌引起的念珠菌血症比例在增加,而由热带念珠菌和光滑念珠菌引起的感染比例有所下降[182]。有报道显示,由少见念珠菌菌种引起的念珠菌血症比例越来越高。约 95% 念珠菌血流感染是由白念珠菌、光滑念珠菌、近平滑念珠菌和热带念珠菌引起的[187,215,216],其余的 5% 则由不同菌种,如克柔念珠菌、葡萄牙念珠菌、季也蒙念珠菌、都柏林念珠菌、皱落念珠菌等其他菌种引起[217,218]。这些不常见的感染正在被越来越多地报道,并且已有某些菌引发医院暴发的记录[191,219-226]。

对于非白念珠菌的这种变化原因可能与吡咯类使用增加有关。一些研究报告已经证实当氟康唑使用增加,非白念珠菌导致的念珠菌血症也在增加[189,227-229],或接受氟康唑治疗与非白念珠菌导致的念珠菌血症有关[230,231]。一个涉及不同患者人群(HIV、新生儿、内科和外科 ICU)的 15 项研究的 meta 分析发现,氟康唑预防使用增加耐氟康唑真菌定植的风险,但不会增加这些耐药真菌侵袭性感染的风险[232]。少数的研究报道,氟康唑预防使用后非白念珠菌没有变化[233-235]。

临床疾病

危险因素:念珠菌血症有多种危险因素(表 44.7)[186]。念珠菌的定植是一系列危险因素中的主要危险因素[186],多部位的定植是发生侵袭性疾病的独立危险因素[236-238]。在不同的患者人群中(包括中性粒细胞减少症和非中性粒细胞减少患者),血液和侵袭性感染是以念珠菌定植或基因分型不明的菌株浅表感染为先导[239-243]。5%~15% 的住院患者在入院时已经被定植,但是,由于住院期间暴露导致定植累积的各种危险因素,所以随着时间的推移百分比增加。据估计,有 50%~86% 的 ICU 患者在住院期间变成定植者[243-247],但是只有一小部分会发展成疾病。虽然有时候会进行培养监测,但是它们的临床意义仍未知[244,248]。

其他重要的危险因素包括使用抗菌药物和/或存在中性粒细胞减少症及血管通路。一般来说,抗生素使用品种越多、越广谱、时间越长,患侵袭性念珠菌病的风险就越高[186,238]。人们怀疑使用头孢菌素类和抗厌氧活性抗菌药物有更高的风险[186,249-251]。抗菌药物可能通过改变肠道定植菌群或念珠菌过度生长后透过肠腔到达血液和器官,使患者对念珠菌易感。各种抗菌药物在动物模型中已被证明会促进念珠菌在肠道定植[252,253]。一项前瞻性研究表明,胃肠道暴露于高浓度抗厌氧活性的抗菌药物(如头孢曲松),会导致在肠道定植的念珠菌增多[251]。最近

的一项研究表明,抗菌药物暴露也可能导致患者耐氟康唑念珠菌血症出现,这可能是由于某些抗菌药物的抗真菌活性比较弱或耐药基因的诱导表达[254]。

中性粒细胞减少症不仅是侵袭性念珠菌病,而且是其他真菌感染公认的一种危险因素[186,189,236,237,255]。ICU 患者往往需要建立血管通路,但中央静脉导管是念珠菌感染的高危因素[186]。这些导管也越来越多地用于非 ICU,包括门诊和家庭病房。值得注意的是,念珠菌的危险因素不再局限于 ICU:全院患者,甚至门诊患者,发生侵袭性念珠菌病的危险都在日益增高。

临床诊断:念珠菌感染的临床表现很多样。虽然有免疫能力的宿主会患念珠菌皮炎、口腔念珠菌病或者外阴阴道炎,但这些病在免疫抑制人群中更严重。在大部分情况下,在尿液或痰中存在念珠菌并不代表感染。从另一方面来说,念珠菌血症通常提示感染,并且它可能是一些严重并发症(包括念珠菌性心内膜炎、眼内炎和播散性念珠菌病)的潜在条件。

念珠菌感染的诊断取决于怀疑感染的部位,往往涉及培养或外观检查。皮肤、口腔或阴道黏膜的感染可以通过辨别鹅口疮的临床种类以及使用荧光增白剂时真菌分子的显微表现来诊断。呼吸系统感染或泌尿道感染可以通过培养得到结果,但是经常会与定植混淆,特别是没有临床疾病的情况下。播散性念珠菌感染可以通过无菌部位活检材料培养,或者是组织学标本中超过 1 个部位检出白念珠菌来诊断。

念珠菌感染的早期诊断是非常重要的,因为早期的抗真菌治疗是降低高病死率的首选。但是,真菌感染的早期诊断是一项艰巨的挑战。虽然诊断技术一直在进步,但血培养呈阳性的仍旧很低[256-258]。β-D 葡聚糖抗原已经作为真菌感染(包括念珠菌感染)通用标志[259,260],但是对念珠菌感染没有特异性。

念珠菌的抗真菌药敏试验

和其他真菌感染相比,体外药敏试验可以更好地指导念珠菌的治疗。虽然念珠菌的敏感性可以根据种类鉴定预测,但已日益认识到,个别菌株并不总是遵循特定菌种的敏感性模式[261]。IDSA 的指南指出药敏试验在以下情况是最有意义的:① 念珠菌病患者对最初的抗真菌治疗无效;② 血培养或其他无菌部位的培养显示存在光滑念珠菌;③ 强烈怀疑吡咯类药物耐药[262]。此外,指南还指出白念珠菌中抗真菌耐药是很少见的,并且通常不推荐抗真菌药敏试验[262]。

临床和实验室标准协会(CLSI,原名国家临床实验室标准委员会)对念珠菌体外药敏试验建立了一系列标准以及氟康唑、伊曲康唑、伏立康唑、氟胞嘧啶和棘白菌素类的解释性折点[263,264]。但是,支持最低抑菌浓度(MIC)和侵袭性念珠菌临床预后之间有关联的证据还是比较少。念珠菌抗真菌药敏试验的另一个局限性就是解释结果的可变性(例如,对高药物浓度中微量增长的误解)[265]。相关人员尝试研究 MIC 在临床实践中的体内实用性。最近一项前瞻性研究追踪了 84 位念珠菌血症

患者,发现首次培养出阳性结果后 6 周内死亡的患者极大可能为对氟康唑耐药的念珠菌分离株[266]。另一项研究分析了超过 1 200 株黏膜病和侵袭性念珠菌病菌株,这两组分离株使用 CLSI 的氟康唑解释性折点的成功率和失败率是相似的,表明折点对于侵袭性念珠菌病与黏膜病的效果是一样的[261]。

根据全世界菌血症(BSI)分离株的体外药敏试验,认为白念珠菌、热带念珠菌和近平滑念珠菌通常对当前的抗真菌剂敏感[187,216]。然而,在某些情况下,常见度仅次于白念珠菌、排名第二或第三的光滑念珠菌已经成为一个重要的问题。虽然通常情况下它对氟康唑敏感,但很容易产生获得性耐药,特别是之前接受氟康唑预防或治疗的患者[190,215]。因此,对于光滑念珠菌导致的菌血症来说,棘白菌素类治疗是首选[262]。

虽然念珠菌对棘白菌素耐药的情况比较少见,但是也已经被检测到[267]。编码药物靶标、葡聚糖合成酶的基因突变,会造成对这类抗真菌药耐药。于 2007 年修订的 CLSI 折点解读界定了 MIC 超过 2 μg/ml 的念珠菌分离株为不敏感[268]。之后,有人指出,来自临床耐药念珠菌感染的复苏株和含耐药基因突变的菌株,在上述的折点中无可靠的 MIC[269-272]。这些发现导致对 2007 年的折点解读进行了重新评估。通过结合一系列的资料来源,包括 MIC、药代动力学/药效学和遗传学信息,念珠菌和棘白菌素类的新折点于 2011 年发行,并将纳入下一版本的 CLSI 指南中[273]。最近的一项研究应用了 2011 年的临床折点,评估了两个大型监测项目中的超过 1 000 株氟康唑耐药的光滑念珠菌血症(BSI)的分离株对棘白菌素类的耐药性。该研究发现 11.1% 对一种或三种常见的棘白菌素类(阿尼芬净、卡泊芬净、米卡芬净)耐药[274]。

酵母的分子分型

分子流行病学已经被证实是评估念珠菌分离株关联性的一种有用工具。这些技术已经证实胃肠道是念珠菌感染最重要的内源性储菌库[241,275-278],证明通过医务人员手进行传播[279-286],并且在暴发调查中确定了暴发源(例如被污染的输液、生物医学设备)[225,277,278,287-289]。另外,分子分型方法已经证明患者可获得医院环境表面存活的念珠菌[255,290]。

分子分型方法发展非常迅速。MLST 已经成为白念珠菌、光滑念珠菌、热带念珠菌和克柔念珠菌分型方法之一[291]。这种方法对白念珠菌分型的效果和其他 DNA 指纹识别技术基本一样[292-294],并且有相似的检测特性(鉴别力、分型能力和通用性)[291]。MLST 是新兴的白念珠菌分型强效工具,因为它具有很高的分辨率,可以迅速描述大量的分离株,并且它不要求对带型进行主观的解释[292-294]。由于近平滑念珠菌缺乏基因多态性,不适合用 MLST,更适合用微卫星分型[295,296]。将来,诸如全基因组测序的方法可能有助于暴发调查。

暴发

尽管大多数医疗保健相关念珠菌血症的发生可能是内源性的,包括胃肠道[241,275-278],但是念珠菌感染暴发可能是外源性传播导致的。大量的念珠菌属已经被认为是引起世界范围内的医院感染暴发的原因(表 44.8)。最近的一项研究评估了 1991~2006 年冰岛所有念珠菌血液分离株,表明医院内念珠菌感染占所有念珠菌感染的 19%~40%[297]。念珠菌属可能定植在各种医用液体中,已经有不少关于其通过污染的液体和生物医学设备传播的报道(表 44.8)。然而,念珠菌属通过医护人员的手从一个患者传播给另一患者是最常见的报道(表 44.8)。念珠菌属,特别是近平滑念珠菌,能在物体表面存活,使其交叉感染的可能性增加。在许多情况下,分子分型方法,如随机扩增多态性 DNA(RAPD)和微卫星分析,已被用来确认这些暴发的来源[225,277,278,285-289,298,299]。

表 44.8　选择医疗机构公开发表的由念珠菌属引起感染暴发

作者(年份,国家或地区)	患者群	排名	主要部位	菌 属	可能来源	推荐或应用的控制措施
Plouffe(1977,美国)[397]	外科	14	念珠菌血症	近平滑念珠菌	被污染的静脉输液	清洁真空系统
Solomon(1984,美国)[398]	内科	5	念珠菌血症	近平滑念珠菌	污染的真空输液泵	停止使用真空输液泵
Burnie(1985,英国)[399]	ICU	14	念珠菌血症	白念珠菌	交叉感染a	严格交叉感染控制策略
McCray(1986,美国)[400]	眼科	13	眼内炎	近平滑念珠菌	污染的眼睛冲洗液	召回冲洗液
Berger(1988,德国)[401]	血液科	12	混合的	克柔念珠菌	医院厨房里污染柠檬汁瓶	废弃瓶子
Vaudry(1988,加拿大)[402]	NICU	3	念珠菌血症	白念珠菌	交叉感染	无干预措施
Isenberg(1989,美国)[403]	外科	8	胸骨伤口感染	热带念珠菌	手术助理护士(洗手护士)	从心脏手术组免职
Moro(1990,意大利)[404]	ICU	8	念珠菌血症	白念珠菌	肠外营养液	遵守胃肠外营养液配制和使用标准
Sherertz(1992,美国)[405]	NICU	5	念珠菌血症	白念珠菌[3]、热带念珠菌[1]、近平滑念珠菌	注射液,TPN	一次性使用注射器
Finkelstein(1993,以色列)[406]	NICU	6	念珠菌血症	热带念珠菌	交叉感染a	严格洗手和病例接触隔离

作者(年份,国家或地区)	患者群	排名	主要部位	菌　属	可能来源	推荐或应用的控制措施
Johnston(1994,加拿大)[407]	外科	5	人工瓣膜心内膜炎	近平滑念珠菌	心脏搭桥手术设备术中污染	设备去污染
Reagan(1995,美国)[408]	NICU	7	念珠菌血症	白念珠菌	无特定来源	无特定措施
Diekema(1997,美国)[409]	外科	4	人工瓣膜心内膜炎	近平滑念珠菌	术中手套破裂	更换为更耐用的手套
D'Antonio(1998,意大利)[410]	血液/肿瘤科	3	念珠菌血症	平常假丝念珠菌	交叉感染[a]	无干预措施
Huang(1998,中国台湾)[282]	NICU	9	念珠菌血症	白念珠菌	交叉感染[a]	严格洗手
Levin(1998,巴西)[283]	肿瘤科	6	念珠菌血症	近平滑念珠菌	植入的中心静脉导管	改进中心静脉置管的管理
Huang(1999,中国台湾)[281]	NICU	17	念珠菌血症	近平滑念珠菌	交叉感染	严格洗手,用乙醇、氯己定手消毒
Nedret Koc(2002,土耳其)[411]	ID 诊所	9	念珠菌血症	光滑念珠菌	污染的喂饲牛奶瓶	改进牛奶瓶的灭菌过程
Chowdhary(2003,印度)[412]	NICU	16	念珠菌血症	热带念珠菌	床单	严格洗手和病例接触隔离
Colombo(2003,巴西)[219]	住院患者儿科肿瘤患者	6	念珠菌血症念珠菌血症	皱落念珠菌近平滑念珠菌	未证实交叉感染[a]	无干预措施无特殊性
Clark(2004,美国)[279]	住院患者	22	念珠菌血症	近平滑念珠菌	各种来源	提高手卫生
Posteraro(2004,意大利)[284]	儿科肿瘤患者	3	念珠菌血症	近平滑念珠菌	交叉感染[a]	无干预措施
Jang(2005,韩国)[413]	SICU	34	念珠菌尿	热带念珠菌	尿液处理方法	改进尿液处理系统
Vos(2006,荷兰)[414]	血液病区	13	念珠菌血症	克柔念珠菌	未知的	病例接触隔离;人员、设施分组;手部卫生的改善;替代预防
DiazGranados(2008,哥伦比亚)[415]	ICU,CCU,儿科病区	18	念珠菌血症	多种多样	不良的卫生习惯,交叉污染	修正行为和感染控制措施
Dizbay(2008,土耳其)[286]	神经内科 ICU	4	念珠菌血症	近平滑念珠菌	医务人员手	固化标准化的感染控制措施
Brillowska-Dabrowska(2009,瑞典)[299]	血液病区	4	念珠菌血症	近平滑念珠菌	重复使用灭菌的生理盐水瓶	检视导管护理,基础卫生程序
Hernández-Castro(2010,墨西哥)[285]	NICU	3	念珠菌血症	近平滑念珠菌	医务人员手	改善手卫生
Abdeljelil(2012,突尼斯)[298]	NICU	6	念珠菌血症	白念珠菌	未知的	无特殊

[a]多样性是指患者-患者的传播在特殊菌株或环境储存无明显突出的主要特征。
ICU,重症监护病房;NICU,新生儿重症监护病房;CCU,心脏监护病房,SICU,外科重症监护病房;TPN,全胃肠外营养。

预防与控制

所有已确定的医院内细菌性血流感染的高危因素适用于念珠菌血症,已经制定的细菌血流感染的预防指南也应常规用于防控念珠菌血症(见第 29,37,38 和 42 章)。除了预防血管内导管相关感染[300,301]的指南中列出的方法外,CDC 和 HICPAC 没有专门为住院患者制定念珠菌血症预防指南。由于超广谱抗生素使用导致的念珠菌血症感染,虽然还没有相关研究评估医疗保健机构的抗生素管理制度对预防念珠菌血症的影响,但理论上是有益的。不管怎样,如果在医疗机构中持续监测到念珠菌血流感染或其他形式的医疗保健相关念珠菌感染,就应该考虑下面讨论的几个因素。

预防性抗真菌治疗

念珠菌定植是导致医院相关念珠菌血症发生的最重要的危险因素,理论上去除内源性细菌储存库可以降低患者继发感染的风险。在有任何活动性疾病证据之前全身使用抗真菌剂(即预防)是一个很好的可以实现的方法。由于越来越多的证据表明对患侵袭性疾病风险最高的患者亚组进行念珠菌血症预防是有效的,CDC、

HICPAC 和 IDSA 也将其列入对造血干细胞移植人群[132,262]的具体建议。因为念珠菌感染通常发生在移植后期,但在移植之前,从植入造血干细胞的当日就应当开始使用氟康唑,并至少持续到植入成功[132]。预防用药的最佳持续时间还不确定,但至少有一项研究已显示延长预防用药至少 75 日有益于患者生存[302,303]。通常自体移植受者患侵袭性真菌感染的风险较异体移植受者低,只有特殊条件[恶性血液病,长期中性粒细胞减少和由强烈的预处理方案或移植操作导致的黏膜损伤,以及最近接受氟达拉滨或 2-氯脱氧腺苷(2-CDA)治疗]的自体移植受者应接受预防性抗真菌治疗[132]。

化疗引起的中性粒细胞减少患者也已被证实是患侵袭性念珠菌病的高危人群。关于患者化疗后严重中性粒细胞减少的两个 meta 分析表明,预防性抗真菌治疗可明显减少念珠菌感染[304,305]。最近的 IDSA 指南推荐患者在中性粒细胞减少的高风险期使用氟康唑、泊沙康唑或米卡芬净预防性抗真菌治疗[262]。

接受实体器官移植的患者也已被确定为患侵袭性念珠菌病的高危人群[306,307]。各种治疗方法,包括脱氧胆

酸两性霉素 B、伊曲康唑、两性霉素 B、氟康唑，经研究可用于移植后的预防[308]。同时，IDSA 推荐对肝、胰腺、小肠移植或那些"高侵袭性念珠菌病感染风险"的患者在术后早期使用氟康唑或两性霉素 B 预防性抗真菌治疗[262]。目前不建议对其他实体器官移植受者进行预防[262]。

对部分 ICU 患者，抗真菌预防也可能是必要的。一种方法是使用临床预测法识别患侵袭性念珠菌病高风险的 ICU 患者[309-311]，并对其进行氟康唑预防治疗。最近的一项有关这些预测法的验证研究显示，阳性预测值低，但阴性预测值高，这表明该方法可能在排除 ICU 患者方面更加有用，而不是确定哪些患者应该接受预防治疗[312]。有证据表明，在侵袭性念珠菌发病率很高的 ICU 进行预防性抗真菌治疗是符合成本效益的干预措施[313,314]。然而，两个 meta 分析表明，虽然在 ICU 预防使用氟康唑确实可降低侵袭性念珠菌发病率，但患者的死亡率没有显著下降[315,316]。在低念珠菌感染风险的 ICU 患者中预防性应用药物是不恰当的，因为可能会增加药物不良反应和增加细菌选择性耐药的风险[317]。念珠菌感染（如光滑念珠菌和克柔念珠菌）表现出对氟康唑的敏感性降低，可能是使用氟康唑预防治疗增加造成的后果[212,315,318]。

有关另一患者群，即 NICU 人群，特别是超低出生体重（ELBW）婴儿（<1 000 g），预防性抗真菌治疗作用的研究越来越多。一些研究已经证明预防性抗真菌治疗可降低侵袭性念珠菌病相关感染率[319-322]和死亡率[234,323,324]，是安全[325]和具有成本效益的方法[326]。然而，有一个观点针对试验中证明预防效果的证据是 ELBW 人群中对照组侵袭性念珠菌感染发病率较高，质疑在低发病率人群中的预防念珠菌病的效益。最近的美国儿科学会（AAP）指南反映了这一问题，并建议在 NICU 实施预防性抗真菌治疗的标准做法之前，应先优化感染控制措施[327]。如果优化感染控制措施后侵袭性念珠菌病的发生率维持在中等（5%～10%）或高（≥10%）水平，那么 AAP 建议对 ELBW 婴儿预防性使用氟康唑[327]。IDSA 指南同样推荐只有在侵袭性念珠菌病高发的 NICU 对 ELBW 婴儿常规预防使用氟康唑，虽然对"高发"没有定义[262]。新生儿临床实践中存在相当大的异质性；一项关于照护 ELBW 婴

儿医生的研究表明，34%的医生会预防性使用抗真菌药预防念珠菌感染，以防止念珠菌感染，只有 11%的医生在他们的 NICU 有抗真菌预防治疗的书面使用协议[328]。

防止酵母菌交叉感染

目前，标准预防措施适用于所有念珠菌血症患者[329]。虽然经医护人员的手传播可能是获得性感染念珠菌的途径，但大多数念珠菌血症被认为是来自患者自身的菌群。所以采取额外的预防措施以防止人与人之间的传播是不合理的。一种经官方认可、有流行病学意义的病原体（例如，一种特殊毒力或高抵抗力的念珠菌属）可以用来证明接触预防措施的效果。交叉感染导致的念珠菌血症暴发与手卫生不合格有关，提高标准预防措施的依从性可阻断流行[279,285,286]。因此，按 CDC 和 HICPAC 指南努力改善手卫生[300]，与念珠菌血症防治有关。目前无水消毒剂（例如，含乙醇消毒剂）已广泛使用，且研究表明含乙醇手消剂可有效灭活念珠菌[330-332]，但效力随着产品乙醇的浓度、接触时间、念珠菌的染菌量变化而变化[333,334]。与氯己定对革兰阳性菌抗菌力相比，其抗真菌能力明显较低[335]。另一些手卫生消毒剂（例如，碘化合物，碘伏和酚衍生物）也具有抗真菌能力[300]。

不常见的酵母病原菌

各种各样不太常见的酵母病原体包括毛孢子菌属、红酵母属、异常威克汉姆酵母（角膜带念珠菌）、马拉色菌[217,336-347]可能会导致免疫功能不全的宿主获得侵袭性感染。特别值得关注的是，条件致病性酵母对抗真菌剂耐药导致的挑战[217]。毛孢子菌属引起的最常见的非念珠菌属酵母感染死亡率大于 80%[176,336-340,348-359]。已经有两性霉素 B、氟康唑治疗失败[176,339,340,349,356]以及分离到两性霉素、氟胞嘧啶、氟康唑耐药菌株的报道[359,360]。然而，新的三唑类对毛孢子菌属似乎比氟康唑更有效，已经有伏立康唑治疗成功的临床报告[349,350,359-362]。

红酵母属是新出现的重要病原体[346,363-368]。虽然通常寄生在皮肤、指甲和黏膜，但是已有引起真菌血症、中心静脉导管、眼部感染、腹膜炎、心内膜炎、脑膜炎的相关报道[346,347,363-368]。临床分离菌株似乎对两性霉素 B、氟康唑和新的三唑类的 MIC 较低，但是据报道对氟康唑、卡泊芬净和米卡芬净的 MIC 较高[344-346,369]。

第 45 章

移植患者的医疗保健相关感染

Mini Kamboj and Kent Sepkowitz ■ 宫小慧 戴薇郦 译 ■ 覃 婷 廖 丹 审校

对于许多慢性器质性疾病和血液系统晚期恶性肿瘤来说,临床移植已经成为一种拯救生命的治疗方法。手术技术和移植方式的进步、新型免疫制剂的出现、移植物存活情况的改善以及术后护理的进步都提高了实体器官移植(SOT)和造血干细胞移植(HSCT)受者存活率。

然而,尽管取得了这些进步,医疗保健相关感染(HAI)和机会性感染仍然是患病和死亡的主要原因。通常,移植易使患者因为不同的原因发生两种类型的感染。因移植导致免疫缺陷而产生机会性感染。反过来,HAI的发生是由于住院时间延长,这通常出于病情需要(例如很多异体造血干细胞移植住院时间>30日)以及新器官移植后的解剖结构异常。再加上免疫抑制与以上两种因素相互作用,继续增加了 HAI 的风险。本章重点介绍SOT 和 HSCT 受者发生 HAI 的免疫和解剖方面的风险。

历史进程及现状

实体器官移植

尽管 SOT 早前就已经进行并取得了成功,如肾脏移植(1954 年)和肝脏移植(1967 年),但是直到 1983 年环孢素("山地明")得到批准,SOT 在美国才被接受为终末期器官疾病的一种可靠治疗方法。有赖于环孢素的药物免疫抑制作用,移植物 1 年存活率显著提高;然而长期的存活仍然不容乐观[1-4]。20 世纪 90 年代早期引进的他克莫司(FK-506),已经证实具有药效和安全性两方面的优势,并且已经用于 SOT 受者的标准免疫抑制剂[5-10]。

在过去的 10 年里,美国接受肝脏和肾脏移植的个体数量已经缓慢上升。然而,移植等候名单上的患者人数比得以进行移植的人数增长得要快。在过去的 10 年中,移植等候名单上增长得最快的是肾移植,已增加了68.5%,其次是肝脏移植,增加了 28.4%(图 45.1A、B)。

最新现状显示,肾脏移植的 5 年存活率为 70%~82.5%,肝脏为 67.5%,心脏为 73.1%。胰腺和肠移植做得较少,5 年存活率分别为 48.3% 和 50.6%[11](图 45.1A、B)。

造血干细胞移植

造血干细胞治疗最广泛使用的形式是自体和异体移植。

● 自体移植是在患者进行大剂量化疗和/或放疗之前先提取外周血干细胞,然后在治疗后灌注该细胞进行骨髓重建。自体移植治疗最常见的血液系统恶性肿瘤是多发性骨髓瘤和淋巴瘤。

● 异体移植用于治疗那些自身骨髓有病变的血液系统恶性肿瘤——干细胞来自亲缘或非亲缘供体(HLA)匹配的外周血、骨髓或脐带血。可能会对干细胞产物进行处理以降低移植物抗宿主病(GVHD)的风险,如分选CD34 细胞或去除 T 细胞。异体移植最常见的适应证包括急性白血病、骨髓增生异常综合征、再生障碍性贫血、先天性免疫缺陷病。

第一个成功的异体 HSCT 是由诺贝尔奖得主 E. Donnall Thomas 在 1969 年完成的,距离同源 HSCT 大约10 年时间(该干细胞源自同卵双生)。20 世纪 70 年代末,HSCT 范围已经扩大,包括使用自体移植治疗高危实体肿瘤和淋巴瘤对化疗和放射敏感。全国骨髓捐赠计划(NMDP)于 1986 年建立,旨在扩大骨髓捐赠者储备库并有助于配型。近 20 年,HSCT 技术和实践经验显著提高。最显著的变化包括:

1. 新增了适应证,包括自身免疫性疾病,如红斑狼疮和类风湿关节炎,以及镰状细胞贫血。

2. 免疫抑制剂范围扩充,包括新的免疫治疗药物[例如,利妥昔单抗和奥法木单抗——全人源化靶向抗 CD20单克隆抗体;阿仑单抗——针对 CD52 的单克隆抗体;英夫利昔单抗——针对肿瘤坏死因子-α(TNF-α)的单克隆抗体;达克珠单抗——针对白细胞介素-2(IL-2)受体的单克隆抗体;等等]。

3. 更精确的 HLA 分型。

4. 发现自然杀伤(NK)细胞分型作用[12]。

5. 采用外周血及脐带血作为干细胞来源。脐带血移植(CBT)的 HLA 匹配标准不太严格[13,14],使得 CBT 成为没有合适供体的患者治疗的重要选择。

6. 认识到移植物抗白血病的效益。推出了低剂量预处理(RIC)方案,有时也被称为"非清髓性"或"迷你"移植。RIC 可以用于老年人以及门诊患者[15-19]。现在有40%异体 HSCT 使用 RIC 方案。

2009 年,美国完成了 7 012 例异体移植(包括 1 815例儿科移植)和 9 778 例自体移植。在过去的 10 年中,非亲缘供者异体移植的数目几乎增加了一倍[20]。

供体来自亲缘匹配的成年人(<50 岁)清髓移植的 1年存活率接近 70%,供体来自非亲缘的 1 年存活率为60%。感染是这一人群非复发死亡的重要原因(图45.2A、B)[20]。

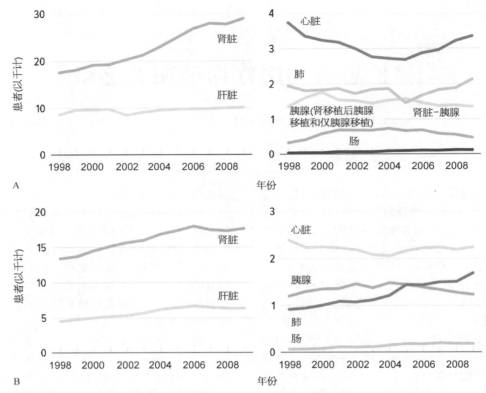

图 45.1 A. 每年增加的等待移植的患者数。B. 这些年进行移植手术的患者数。过去 10 年（1998～2008 年）实体器官移植的趋势（按器官类型分）。经器官获取和移植网络（OPTN）和移植受体科学注册系统（SRTR）许可。

OPTN/SRTR 2010 *Annual Data Report*. Rockville，MD：Department of Health and Human Services，Health Resources and Services Administration，Healthcare Systems Bureau，Division of Transplantation；2011. http://www.srtr.org/annual_reports/2010/. Accessed October 8，2012.

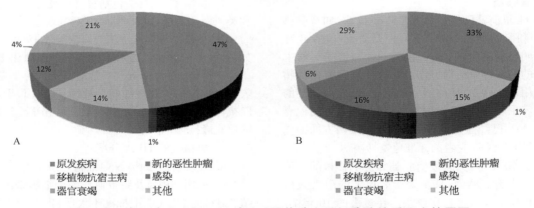

图 45.2 **2008 年（A）和 2009 年（B）异体造血干细胞移植后死亡的原因**

摘自 Pasquini MC，Wang Z. Current use and outcome of hematopoietic stem cell transplantation：CIBMTR summary slides，2011. http://www.cibmtr.org，with permission.

第一部分：包括医疗保健相关感染在内的移植受者感染风险

移植者感染的危险性很大程度上取决于以下三个因素之间的相互作用：

1. 与手术有关的解剖结构异常或由于置管导致的皮肤黏膜屏障的破坏。
2. 环境因素，包括接触社区或医院内的微生物。
3. 患者总体上的免疫抑制状态。

感染发病机制中的解剖结构/技术异常情况

解剖/技术因素可分为两类：

1. 与手术本身有关，如肝移植造成的胆管异常及肾移植术后膀胱输尿管逆流。还包括在移植的时候造成的组织坏死、积液和/或持续尿漏或胆漏，以及移植后并发症，如器官缺血。除非立即去除这些异常情况，否则继发感染不可避免[21]。

2. 血管导管置管、气管内插管、引流管或者导尿管破坏了围手术期的皮肤黏膜屏障,与继发感染相关,应尽早去除这些器械。器械相关感染的发生与移植的性质(小肠＝肝脏＞肺＝胰腺＞心脏＞肾脏)、手术的复杂程度以及该装置损害皮肤完整性的持续时间有关。此外,由于血肿富含铁,促进了李斯特菌、接合菌以及其他微生物的生长[22-24]。

环 境 因 素

尽管社区获得性感染(如流行性感冒),对于移植患者来说有重要影响,但是更重要的风险是那些发生在医院的暴露,有三种重要的形式——住处的、非住处的以及人与人之间的传播——可以被证实。术语"住处的"被用来描述从饮用水、医务人员的手、患者的即时环境的高频接触表面以及被污染的空气感染病原微生物,这些可以发生在移植病区或患者病房中。住处模式导致的感染暴发的特点常表现为时间和空间上的病例聚集,因此相对容易识别。详细记录在案的住处感染暴发包括铜绿假单胞菌(和其他革兰阴性菌)[25-27]、耐万古霉素的肠球菌(VRE)[28,29]、军团菌[30-32]、曲霉[33-35]或毛霉[36]感染。

非住处感染表现为与病区不相关的同源性暴发,当患者为了必要的操作游走于医疗机构中并且暴露于空气中的高浓度条件致病菌时可导致感染。这些感染通常与有利于曲霉属、镰刀霉属或赛多孢属等真菌生长的建筑物和/或区域的湿度及植被有关[37,38]。因此,已有证据表明移植患者被送到放射或内镜室,在心脏导管检查实验室、手术室外的等候区和一个医院正在进行翻修的区域时容易被真菌尤其是曲霉侵袭性感染[39-41]。因为没有患者空间的聚集,这需要更长的时间来发现非住处感染的暴发。发现环境危害的最佳线索是:在一般情况下,总体上的免疫抑制状态不足以让这种感染发生,除非存在环境风险时[22,42],这些条件致病菌的其中一种导致感染发生。例如,未进行抗排斥治疗的肾移植患者发生了侵袭性肺曲霉病。

第三种最常见的传播模式为人和人之间的病原菌传播。传播可以通过空气/飞沫、血源性或粪口途径发生。感染通常在医院内通过空气/飞沫传播,包括社区呼吸道病毒、水痘-带状疱疹病毒(VZV)和结核分枝杆菌。这些病原菌快速传播可引起继发感染(呼吸道病毒暴露后数日内,结核分枝杆菌暴露后数月内)[43-45]。当违反感染控制措施或者不及时识别源病例及实施适当的感染控制措施时,就会出现此类暴发。

伴呼吸道病毒感染的移植患者发生并发症的风险较高,包括下呼吸道疾病、继发感染和长期的肺功能下降。在经历了严重急性呼吸综合征(SARS)、H1N1 流感大流行(2009 年)和其他病毒后均证实,这些感染对移植患者的影响要大于普通人群[46,47]。

大多数移植后早期(第 1 个月内)感染发生是由于解剖学或流行病因素,而与免疫抑制类型相关的感染通常发生在后期。有必要对移植患者的感染进行持续监测,特别是对那些基于当地流行病学以及社区暴发的病原体的监测。

总体免疫抑制状态

总体免疫抑制状态是一个由多个因子相互作用所决定的复杂情况。

实体器官移植

很多因素影响总体的免疫抑制程度。首先,基础疾病,如糖尿病或系统性红斑狼疮,疾病本身会引起炎症反应。其次,免疫抑制药物常规给药用于控制几类疾病(日后有可能进行器官移植),如慢性肝炎、胆汁性肝硬化或炎症性肺疾病。这些免疫抑制治疗给药的剂量及持续时间对总体的免疫抑制有直接的影响。第三,一种或者多种免疫调节病毒[例如,巨细胞病毒(CMV)、EB 病毒(EBV)、疱疹病毒－6 型、乙型肝炎病毒(HBV)、丙型肝炎病毒(HCV)、人类免疫缺陷病毒(HIV)]的活动性感染可能会加重抑制的发生。最后,免疫功能低下宿主的常见情况,如身体皮肤黏膜的破损、中性粒细胞减少或代谢异常如蛋白-热量营养不良、尿毒症、高血糖都可能会使免疫功能更加削弱。

以上所导致总体免疫抑制状态因素与用于预防移植排斥的强力免疫抑制相比,就相形见绌了。对 SOT 受者的标准疗法包括钙调磷酸酶抑制剂(环孢素或他克莫司)、泼尼松和硫唑嘌呤或霉酚酸酯在内的多药方案。此外,抗胸腺细胞球蛋白(ATG,一种多克隆抗-T 细胞的药物)或 CD3 单克隆抗体(OKT3)(一种单克隆抗-T 细胞药物)可用于诱导治疗,尤其是用于肾移植和胰腺移植(表 45.1)。

表 45.1　用于 SOT 的免疫抑制剂(诱导及维持治疗)

器官	诱 导 剂	最初的免疫抑制	1 年后治疗	评 论
肾脏	T 细胞消耗抗体(58%) 白细胞介素-2 受体拮抗剂(IL-2RA)(21.2%) 白细胞介素-2 受体拮抗剂(IL-2RA)和 T 细胞消耗抗体(3.6%)	他克莫司和霉酚酸酯(81%) 环孢素(5.7%) 哺乳动物西罗莫司靶蛋白(mTOR)抑制剂(3%)	他克莫司和霉酚酸酯(72.1%) 环孢素和霉酚酸酯(5.3%) 哺乳动物西罗莫司靶蛋白(mTOR)抑制剂(6.5%)	使用 T 细胞消耗抗体来进行诱导的量上升
肝脏	白细胞介素-2 受体拮抗剂(IL-2RA)(14.3%) T 细胞消耗抗体(10.3%)	他克莫司和霉酚酸酯(85.8%) 他克莫司和霉酚酸酯(85.8%)	他克莫司和霉酚酸酯(39%) 他克莫司(34%)	较少使用 T 细胞消耗疗法
肺	白细胞介素-2 受体拮抗剂(IL-2RA)(40%) T 细胞消耗疗法(~18%)	他克莫司和霉酚酸酯(52%) 他克莫司和硫唑嘌呤(23%) 他克莫司(8%)	他克莫司和霉酚酸酯(46%) 他克莫司和硫唑嘌呤(16%) 他克莫司(15%)	

续 表

器官	诱 导 剂	最初的免疫抑制	1 年后治疗	评 论
肠	T 细胞消耗抗体(51.7%) 白细胞介素-2 受体拮抗剂(IL-2RA)(3.3%) 白细胞介素-2 受体拮抗剂(IL-2RA)	他克莫司(58.9%) 他克莫司和霉酚酸酯(32.8%)	他克莫司(74.6%) 他克莫司和霉酚酸酯(13%)	
心脏	白细胞介素-2 受体拮抗剂(IL-2RA)(26.9%) T 细胞消耗疗法(22.6%)	他克莫司和霉酚酸酯(70%) 他克莫司和霉酚酸酯(15%)	他克莫司和霉酚酸酯(55.6%) 他克莫司和霉酚酸酯(16.2%)	
胰腺	T 细胞消耗疗法(71.4%) 白细胞介素-2 受体拮抗剂(IL-2RA)(10%)	他克莫司和霉酚酸酯(>80%)	他克莫司和霉酚酸酯(65%)	较高的排斥率和较强的免疫抑制方案

钙调神经磷酸酶抑制剂是现代抗排斥治疗的基石。它们通过一个复杂的信号转导产生作用,这一通路会导致基因转录激活抑制,而这是 T 细胞活化、增殖及运行所需要的。这导致大量的炎性细胞因子的抑制,最重要的作用是阻断 IL-2 的基本功能。这些药物会直接导致以下机制的发生,从而发生感染性疾病:对微生物特异性 T 细胞细胞毒活性的剂量相关性抑制,进而导致多种类型的感染,包括那些由疱疹组病毒、各种真菌、分枝杆菌引起的感染,以及许多细胞内感染。钙调磷酸酶抑制剂的主要毒性是肾脏损伤和高血压[48,49]。

造血干细胞移植(HSCT)

与上述 SOT 类似的影响因素也会导致 HSCT 的感染。在移植前运用的免疫抑制方案(用于治疗基础癌症)的性质及强度,是早期感染发生的一个主要的决定因素。例如嘌呤类似物、阿仑单抗、喷司他丁、利妥昔单抗等药物的使用,它们与免疫抑制作用相关,可持续数月到数年时间。

然而,HSCT 人群所特有的其他因素,大大加重了总体免疫抑制状态。当患者接受全身照射或 ATG 治疗的时候,就会产生额外的免疫抑制。此外,干细胞的来源(例如,脐带血移植需要更长的时间,从而增加了移植后早期感染的风险)、移植操作如 T 细胞消耗(减少 T 细胞免疫被动转运,特别是针对病毒,以及受损 T 细胞移植后重建)和供体匹配(决定 GVHD 的风险)均能影响感染的风险。移植后,GVHD 的发生和使用免疫抑制药物对其进行治疗,再加上前述的免疫感染均决定了免疫重建的速度和对感染的易感性。

异体 HSCT 的过程如图 45.3 所示,由预处理治疗(清髓或非清髓)及输注干细胞组成,干细胞大多来源于外周血或脐带血。分选 CD34 细胞或 T 细胞去除后使得移植可以进行。植入时间取决于移植的类型和干细胞的来源,通常在 2~3 周。尽管使用双份脐带血疗法(DUCBT),但是因为脐带血中含有较少的有核细胞,所以脐带血疗法(CBT)的移植或骨髓重建时间通常较长。此外,这些细胞是免疫幼稚细胞,进一步延缓免疫恢复。在一些研究中,CBT 之后,长期的中性粒细胞减少症和淋巴球减少症与 CBT 后第一个 100 日内有并发感染的高风险有关,在非复发死亡率方面没有任何实质性的影响[50-55]。

T 细胞消除是通过去除供者 T 细胞从而降低 GVHD 的风险,但增加了移植后淋巴组织增生性疾病(PTLD)和感染的风险,特别是侵袭性真菌感染和严重的病毒性疾病[56-58]。T 细胞消除最常用的技术是体外的物理分离或使用单克隆抗体(抗-CD2、抗-CD3、抗-CD5、抗-CD52、抗-CD25、抗-CD8)对移植物进行免疫学处理。在预处理方案中使用抗淋巴细胞抗体(ATG 或阿仑单抗)达到体内 T 细胞消除的目的。

T 细胞消除是用来降低移植后 GVHD 供体 HLA 不全相同的发生率的策略。GVHD 的预防方法常规用于所有其他形式的异体移植。虽然移植物抗白血病(GVL)效果会随预防疗法的常规使用而下降,但是不管有没有进行抗移植物抗宿主病(anti-GVHD)的预防治疗,移植后供体淋巴细胞输注(DLI)可达到所需的免疫状态。环孢素和甲氨蝶呤(用或不用皮质类固醇)或他克莫司和甲氨蝶呤是预防急性 GVHD 最常用的治疗方案[59,60]。当发生重大毒性(尤其是环孢素和他克莫司的肾毒性)时,用于预防的替代药物包括西罗莫司和霉酚酸酯。未发生 GVHD 时,在供体完全匹配的情况下,预防治疗一般持续 6 个月,对于不匹配的移植则需要持续更长的时间。

糖皮质激素(甲泼尼龙)是治疗急性 GVHD 的主要药物,强度更高的免疫抑制方案(如环孢素、他克莫司、英夫利昔单抗、达利珠单抗、阿仑单抗)专用于激素难治性患者。用于急性 GVHD 预防和治疗的药物的作用机制、常见的不良反应以及感染并发症将在下面进行讨论。

药物免疫抑制对感染发生的影响

决定总体免疫抑制状态的主要因素是免疫抑制方案中给药的剂量、持续时间及时间序列。在此对一些用于 SOT 和 HSCT 的关键药物和新的免疫调节药物,尤其是与增加 HAI 和其他严重感染风险增加有关的药物进行简要的描述。因为使用这些药物的人群其 HAI 范围不同于普通病房患者,因此,监测的方法应进行相应的调整。此外,他们可能易患炎症性疾病,如可能看上去是 HAI 的间质性肺炎,如呼吸机相关性肺炎(VAP),从而使监控复杂化。

嘌呤衍生物

嘌呤衍生物在结构上类似于嘌呤代谢物,抑制 DNA 的合成和修复。这个种类中使用最广泛的药物包括氟达拉滨、喷司他丁(ADA 抑制剂,ADA 在 T 细胞和 B 细胞分化方面发挥作用)和克拉屈滨(ADA 耐药的核苷类似物)[61,62]。这些药物主要用于淋巴系统恶性肿瘤的治疗。

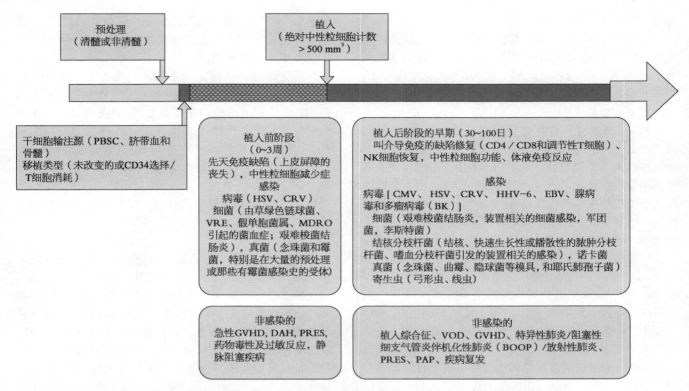

图 45.3　异体造血干细胞移植及相关感染性和非感染性并发症的时间进程

PBSC,外周血造血干细胞;HSV,单纯性疱疹病毒;CRV,社区呼吸道病毒;MDRO,多重耐药菌;CMV,巨细胞病毒;HHV-6,人类疱疹病毒-6型;EBV,Ebstein-Barr 病毒;GVHD,移植物抗宿主病;DAH,弥漫性肺泡出血;VOD,静脉闭塞性疾病;PRES,后部可逆性脑病综合征;PAP,肺泡蛋白沉积症

此外,HSCT 清髓性预处理方案中高剂量的氟达拉滨通常与白消安联用,非清髓性预处理方案中低剂量的氟达拉滨与白消安/美法仑联用,加用或不加用低剂量放疗。嘌呤类似物引起明显的中性粒细胞减少、CD4 淋巴细胞减少(氟达拉滨可持续≥1 年,克拉屈滨和喷司他丁持续 2～4 年之后)[63],以及 B 细胞和单核细胞功能障碍。因此,它们增加宿主对各种各样的病原体的易感性,包括细菌(荚膜菌、李斯特菌属、军团菌属、结核分枝杆菌、非结核分枝杆菌、诺卡菌属),病毒(CMV、HSV、VZV)、卡氏肺孢子虫肺炎(PCP)和隐球菌属感染。因为已经有使用这些药物几个月后发生感染的报道,所以常规推荐预防 PCP[64-67]。

阿仑单抗

阿仑单抗(campath)是一种以 CD52 为靶目标的人源化单克隆抗体(糖蛋白表达在 B 淋巴细胞和 T 淋巴细胞、单核细胞和 NK 细胞)。阿仑单抗使用后可以观察到各淋巴细胞亚群明显的去除以及抑制 CD4 细胞计数可长达 2 年(平均 9 个月)[68-70]。它已被用于防止 SOT 急性排斥反应发生的诱导疗法,以及激素难治性急性排斥反应的治疗[71-81]。在 HSCT 方面,阿仑单抗已被用于异体移植的预处理方案中,特别是 RIC,促进植入和降低 GVHD 的风险[82-86]。由于相关的免疫缺陷,阿仑单抗使宿主易受多种病原体的影响[87-102]。

在一项小型研究中,27 名患者接受阿仑单抗治疗淋巴增生性疾病,Martin 等[98] 报道患者中有 56% 发生机会

性感染(OI)(阿仑单抗给药后发生机会性感染的时间中位数为 165 日),82% 的患者(22/27)发生非机会性感染。非机会性感染包括社区呼吸道病毒感染 22 例,器械相关感染、菌血症包括那些由于多重耐药菌(MDRO)引发的其他严重的细菌感染各 8 例。这些研究结果强调免疫抑制方案对常见 HAI 的发生和结局的影响,以及在这一人群中加强预防和监督的必要性。

抗胸腺细胞球蛋白

抗胸腺细胞球蛋白(ATG)是一种多克隆免疫球蛋白,是马或兔衍生的,针对人类 T 细胞的抗体。ATG 适用于 HSCT 中预防 GVHD 的预处理方案,同时是 SOT 预防急性排斥反应的一种诱导剂[103]。ATG 使用后的感染谱类似于阿仑单抗。使用 ATG 可增加 EBV-PTLD 的风险,采用体外 T 细胞消除预处理方案联合 ATG 时风险最高(71%)[104-107]。与 ATG 输注相关的一个重要并发症是细胞因子释放的"风暴",表现为发热、寒战、畏寒,通常使用皮质类固醇进行治疗。

白细胞介素-2 抗体

新的药剂达克珠单抗和巴利昔单抗(IL-2Rα 受体抗体)不引起细胞因子风暴,与 ATG 联用用于 SOT 后预防排斥反应(主要是肾)和激素难治性 GVHD 的治疗[108,109]。这些药物通过竞争性抑制激活 T 细胞的 IL-2 的结合位和抑制 IL-2 介导的 T 细胞反应作用。一些感染与达克珠单抗的使用相关,包括 EBV-PTLD、CMV、流感样疾病(IFI)、弓形虫病、分枝杆菌感染,或严重的呼吸道病毒

感染。

但这些感染中的大多数是在大量的免疫抑制治疗难治性 GVHD 的背景下发生[110-113]。巴利昔单抗的临床经验不足,虽然一些肾移植的研究表明,与阿仑单抗相比,用本制剂具有较高的感染风险(除外 IFI)[102]。

利妥昔单抗

利妥昔单抗是一种针对 B 细胞表达的 CD20 抗原的嵌合小鼠-人类单克隆抗体,主要用于治疗 B 细胞淋巴瘤的自体造血干细胞移植。在 PTLD 的管理方面,利妥昔单抗治疗作用巨大,在肾移植中预防 ABO 血型不合的匹配之后的移植排斥反应,B 细胞介导的移植物排斥,以及预防移植肾复发性肾小球疾病方面起到重要作用。利妥昔单抗对 B 细胞的影响可能会持续 9 个月。在此药剂用于治疗非霍奇金淋巴瘤(NHL)的早期使用过程中,除了用 HIV 相关淋巴瘤,特别是低 CD4 细胞计数的 HIV 相关淋巴瘤外,未观察到明确的感染风险增加[114,115]。利妥昔单抗导致中和抗体下降,以至于慢性 HBV 感染和那些仅 HBV 核心抗体阳性的患者继续受病毒控制。已知利妥昔单抗的最后一次剂量后 1 年发生再活化,利用血清学检测乙型肝炎表面抗原和乙型肝炎核心抗体筛选与 HBV 感染,并且常规推荐抗病毒预防[116-121]。利妥昔单抗的使用同样与田鼠巴贝虫的持续和复发感染有关[122]。在这一情况下田鼠巴贝虫的治疗特别具有挑战性,需要长期使用抗生素且有出现耐药性的风险。与利妥昔单抗管理显著关联的其他感染包括肠道病毒 71 型脑膜脑炎[123]、CMV[124-126] 和多瘤病毒感染(JC 和 BK)[127-131]。

糖皮质激素

糖皮质激素的影响可以分为两类:免疫抑制效应和抗炎作用。糖皮质激素主要的免疫抑制作用是抑制 T 细胞的活化和增殖(从而阻止对抗原刺激的克隆扩增)。这是通过抑制 IL-2 和其他促炎细胞因子来完成的,最终结果是显著抑制细胞介导免疫(CMI)。感染促进了这种损害包括疱疹病毒组、肝炎病毒、真菌、分枝杆菌和存在细胞内的细菌(如李斯特菌和沙门菌)[132]。

糖皮质激素的抗炎作用包括:促炎性细胞因子的抑制作用;对多形核白细胞在感染和炎症部位的聚集能力的抑制作用;对促炎的花生四烯酸代谢物(如前列腺素、血栓素、白三烯、血小板活化因子)的抑制作用;对包括一氧化氮合酶诱导形式的血管舒张介质的抑制作用,从而降低巨噬细胞产生一氧化氮、内皮通透性和微血管渗漏。

此外,糖皮质激素引起的皮肤萎缩导致患者发生导管相关感染的可能性更大。

钙调神经磷酸酶抑制剂

这些药物(环孢素和他克莫司)通过复杂的信号转导抑制 T 细胞活化、增殖等功能所需要的基因转录激活来发挥其作用。这导致大量的促炎性细胞因子的抑制,最重要的作用是阻断 IL-2 基本功能。这些药物机制的直接结果是微生物的特异性 T 细胞细胞毒活性的剂量相关抑制,从而促进疱疹病毒、真菌、分枝杆菌和其他细胞内感染。钙调神经磷酸酶抑制剂的主要毒性是肾脏损伤和

高血压[22,42,49]。后部可逆性脑病综合征(PRES)是一种严重的神经系统并发症,与移植受者使用环孢素有关[133-136]。

西罗莫司(雷帕霉素)

西罗莫司的靶目标包括哺乳动物细胞的 RAFT1/FRAP 蛋白,与细胞周期 G1 阶段相关。西罗莫司比其他药物在细胞因子合成抑制方面要弱,但在抑制免疫球蛋白的合成和生长因子的合成方面具有潜在的有用的活性,并且在防止慢性同种异体移植物损害方面可能有用。目前,西罗莫司的主要用途是与环孢素联用,从而降低环孢素剂量,减少肾毒性[45-47]。西罗莫司使用的主要难点包括肺炎(临床上不能与 PCP 区分)、口腔溃疡、血栓性微血管病和显著的药物交互作用[49,137]。

其他药物

硫唑嘌呤和霉酚酸酯被认为是通过消耗嘌呤存储和抑制 RNA 和 DNA 的合成来调节其免疫抑制作用。活跃分化的淋巴细胞特别容易受到这些影响。近年来,硫唑嘌呤新陈代谢的限速步骤已被证明是巯基嘌呤甲基转移酶的功能,这些酶的活性有着显著的遗传异质性。因此,在临床移植中,这种酶对硫唑嘌呤超过剂量或剂量不足,可能具有重要作用。基于上述发现,硫唑嘌呤可能是一种比早期所认识的更有用的药物。胃肠道毒性是使用这些药物相关的最常见的副作用,尤其是霉酚酸酯。

第二部分:移植后医疗保健相关感染:根据时间、病原体和移植类型细分

SOT 与 HSCT 后发生感染的时间和性质非常相似(图 45.3)。

造血干细胞移植

在 HSCT 后第一个月,来自预处理和诱导疗法的免疫抑制状态并不一致,所以发生机会性感染的风险自然也低,特别是在移植后的前两周及那些没有进行预处理或不伴有早期感染的患者。在这个阶段患者的中性粒细胞减少和黏膜屏障被破坏,HAI 占主导,主要致病菌为细菌,例如链球菌属、肠球菌属、念珠菌属或艰难梭菌。

实体器官移植

在此阶段,由细菌和真菌(念珠菌属为主)引起的术后感染及供体来源的感染是 SOT 感染的主要原因。感染发病机制为移植器官解剖缺陷和功能紊乱(如移植肺无纤毛运动)、器官缺血、淋巴回流障碍和菌群紊乱。

感染好发部位及病原体由移植器官决定:膀胱炎和肾盂肾炎(肾脏)[138-140];由感染性血肿造成的腹腔脓肿、吻合口瘘、反流性胆管炎(肝脏)[141-144];术后肺炎(肺)[145,146];纵隔炎、胸骨感染或肺炎(心脏)。所有的器官移植受者会因引流装置如导尿管、血管内置管而进一步增加发生感染的风险。

特殊病原体引起的 HAI 多见,根据不同的器官类型分——念珠菌感染更常见于肝移植和肾移植术后。肠球菌,特别是 VRE 感染见于肝移植。曲霉感染高发于肺移

植受者,发生率约 15%[147-150]。

特定病原体:病毒感染

呼吸道合胞病毒感染(RVI)

不论是移植前获得的还是继发于 HAI,社区呼吸道病毒(CRV)感染是移植患者发病和死亡的重要原因之一。免疫抑制患者是否为感染高发人群目前尚不确定,但是近期或远期并发症发生风险确实较高。移植受者发生严重的肺部或全身并发症,包括可进展为急性呼吸窘迫综合征(ARDS)的感染,反复细菌感染(特别是由肺炎链球菌、化脓性链球菌或金黄色葡萄球菌引起的)和侵袭性曲霉病引起反复真菌感染。心-肺移植或肺移植和儿童移植受者在异体 HSCT 后,植入前阶段内发生的感染,可以迅速致命[46,151-164]。

HSCT 患者 CRV 感染的远期并发症包括 BOS、慢性排斥反应以及肺气流受限[165-167]。移植受者持续体外排毒,对感染控制造成威胁。目前尚不完全了解宿主持续排出病毒有什么生物学意义,但病毒出现耐药性和耐药病毒的持续传播是院内感染的潜在威胁[168-170]。

基于 PCR 检验诊断的广泛应用已经证实既往无法经培养确诊病毒性呼吸道疾病主要是因为不能查到病原体。PCR 检验方法主要通过提高对副黏病毒、人类偏肺病毒、鼻病毒、冠状病毒、一些流感病毒及呼吸道合胞病毒(RSV)检测的敏感性,改善了 CRV 的诊断率,较以前的方法[如直接荧光抗体(DFA)检测或对有呼吸道疾病的移植受者进行病毒培养]提高了 2~3 倍[171,172]。基于 PCR 检验方法,改善了检测灵敏度,这持续存在于整个呼吸道疾病的过程中,但当一患者呼吸道症状消失,而 PCR 检测仍为阳性时,如何确定患者的隔离时间是一个问题。由于不知道病毒在疾病这个阶段的生物活性和传播潜能,因此移植中心需采用不同的感染控制措施。

"流感季节"加强预防和有针对性的主动监测,这一传统感控模式已经受到分子诊断方法的挑战。这些检验方法显示,一整年的时间内,呼吸道病原体在社区均有传播,而且为不断变化的种群,因此即使不在传统的"流感季节",对于高风险人群同样需要加强监管。即使是新的病毒,这些检测方法也能鉴别出来(如博卡病毒、巨病毒、鼻病毒 C 等)。

下面将探讨已知呼吸道病毒在引发移植受者常见感染方面的作用,以及避免和控制(病毒)院内传播的管理和对策。

甲型和乙型流感病毒

流行病学

流感病毒仍然是移植患者的一种威胁。流感病毒是有着分段基因组的单股负链 RNA 病毒。由于抗原漂移和基因重组,使得流感病毒成为难以捉摸和治疗困难的病原体之一。人致病流感病毒分为甲、乙两型。在北半球,流感好发于整个冬季和早春,虽然有早期、晚期高峰,但是多在 1 月或 2 月达到高峰(自 1976 年起 80% 患者发生于这两个月)。2009 年美国 H1N1 甲型流感病毒大流行的首次蔓延则发生在春夏[173-178]。

在流感流行季节,甲型流感的两个病毒株(主要是 H3 和 H1)常常与一个或两个乙型流感病毒复合传播;通常其中一个复合病毒占主导地位。疾病预防控制中心(CDC)流感病毒监控系统每周报告流行株、抗原特征及选择分离株的抗病毒敏感性[179]。因为免疫功能低下患者(如移植受者)发生耐药的可能性更高,因此当地卫生部门要求对其优先进行分离株抗病毒耐药性检测。

传播方式

流感病毒主要通过飞沫(打喷嚏或咳嗽)在人与人之间传播,偶尔也可通过接触传播(污染物或工作人员的手)。流感病毒也可通过空气传播,但在预防流感病毒时,N95 口罩是否优于外科口罩尚不能确定[180]。

移植受者的流感病毒感染

移植患者感染流感病毒易继发并发症而且病死率高。感染好发于移植早期,而且伴有淋巴细胞减少的患者(淋巴细胞绝对计数<200 mm^3)常见。流感病毒感染后可能会出现继发细菌和真菌感染、ARDS 和移植排斥反应[153,164,181,182]。医院流感暴发常见于移植病房,而且会导致毁灭性的结局[43,183-185]。

2009 年甲型 H1N1 流感大流行时,移植受者发病率和死亡率都相当高,死亡率与既往确定的高风险群体死亡率相似,高风险群体包括老年患者或伴有其他高风险并发症的患者。而并发症发生率与普通流感季节所观察到的相同[186-190]。

虽然不能从各种研究中准确推算出 HSCT 受者甲型 H1N1 流感/2009 发病率,但可估计在 5%。发病率高可能与频繁检测 HSCT 受者有关,与之相反的是正常宿主流鼻涕或发热一日可能会被忽略。大约 50% 感染患者需要住院治疗,32%~35% 的患者发生下呼吸道疾病,11%~15% 的患者需要收治重症监护病房(ICU)或接受机械通气,总死亡率为 6%~7%[46,188]。有报道发现移植受者使用奥司他韦和帕拉米韦治疗甲型 H1N1 流感/2009 后迅速出现 H275Y 快速突变,最早可出现在开始治疗的前两周[191-193]。H275Y 神经氨酸苷酶基因突变会导致神经氨酸酶抑制剂、奥司他韦和帕拉米韦耐药,但是对扎那米韦不耐药[194,195]。

虽然没有确凿证据,但是尽早开展抗流感治疗,防止疾病进展为肺炎[196]。目前常用药物有 M$_2$ 抑制剂(金刚乙胺和金刚烷胺)和神经氨酸苷酶抑制剂(奥司他韦、扎那米韦和帕拉米韦)。应根据流行株的敏感性选择药物;如果缺乏这个信息或是治疗乙型流感病毒,则不推荐使用 M$_2$ 抑制剂(其对乙型流感无效)。尽管缺乏证实其效果的证据,但是通常建议延长移植受者的抗病毒治疗周期,或采用 M$_2$ 抑制剂和神经氨酸酶抑制剂联合治疗重症病例。抗病毒药物极易产生耐药性,如果一旦怀疑产生耐药性,应尽早检测。

对长期排出病毒的移植受者,最佳治疗方法尚未确定。2009 年甲型流感大流行时,帕拉米韦作为授权使用的急救用药(EUA)未见到明确疗效,且该药物对于移植受者的安全性和耐受性也不明确[197]。目前已经确定了奥司他韦作为移植患者流感预防用药的疗效及安全性[198,199]。

医疗保健相关感染及暴发传播的防控措施

对接触移植受者的医务工作人员和家庭成员进行流感疫苗接种仍然是移植受者预防流感最重要的策略之一。三价流感疫苗(TIV)是照护移植受者的家人及医务工作者的首选疫苗[200-204]。有理论认为流感冷适应减毒活疫苗(LAIV)会引起疫苗病毒的传播,然而,移植受者接种后并无继发性传播的事件发生[205]。野生型菌株或冷适应缺失的隔代遗传同样未被证实。对于需要保护性隔离的移植受者,接触者避免接种 LAIV,但是用于其他移植受者的接触者是安全的[206]。

移植受者接种三价流感疫苗是安全的,除外移植术后 6 个月内(抗体和细胞介导的免疫应答欠佳)及此后处于明显免疫抑制的患者,尤其是那些接受糖皮质激素治疗长期 GVHD 的患者。SOT 患者接受 TIV 是安全的,最好在移植后 3～6 个月接种[201-204,207]。一些研究发现,高剂量流感病毒疫苗与标准 TIV 相比,含有 4 倍血凝素抗原,在合并基础病(非肿瘤)的具有免疫力的老年人中对甲型流感病毒株的免疫原性更高。目前没有关于移植受者高剂量疫苗免疫原性、临床疗效和安全性的研究[207-210]。尽管已经被批准使用,但是由于缺乏临床证据,目前 CDC、感染控制和流行病学专业协会、ACIP 并不推荐超过标准剂量的高剂量疫苗[208]。

移植病房流感暴发的管理需要多方面的措施[44]。

1. 症状筛查:所有进入该楼层的人员均需进行呼吸道症状筛查和日常症状评估,包括所有患者以及在该楼层工作的医务人员,包括那些在该楼层停留时间较短的营养师、放射工作人员。有呼吸道症状的患者不允许进入移植病房,有症状的工作人员需要休假直至没有症状或者流感病毒复查结果阴性。每日限制探视人数和适当的症状评估。

2. 上述措施实施后 48 h,如果感染持续传播,所有非必要的探视均应停止。此外,也要限制入室的医务人员数量,禁止流动人员入内。在病区入口设置分诊区以供筛查访客,护士长指派专人进行每日医务人员筛查。

3. 隔离预防措施:感染患者应采取飞沫传播隔离预防措施(单间、口罩、隔离衣及手套),易感人群采取反向或保护性隔离措施(单间、口罩和手套)。

4. 不论症状持续时间,所有发生流感的患者都应该开始抗病毒治疗,目的是减少排出病毒的时间及强度。

5. 不论免疫状态如何,所有易感人群均应进行预防治疗。避免使用 M_2 抑制剂,除非病毒已知对其敏感。接受预防治疗的无症状人员无须限制工作或探视。

6. 为所有易感人群接种疫苗。

7. 应加强对患者及工作人员的培训(特别是手卫生、咳嗽礼仪、症状筛查和疫苗接种)。

8. 所有有症状者的病毒检测应立即完成。

供体感染流感病毒

一般来说,从感染 H1N1/2009 流感病毒的供体,获

取实体器官进行移植证明是安全的[211]。但是,2009 年甲型流感大流行期间,国际心肺移植协会强烈反对使用已经诊断患有流感(临床或病毒学诊断)的可用的肺供体。如果已经接受适当的抗病毒治疗,他们可以作为可用的心脏供体[212]。器官获取与移植特设疾病传播顾问委员会制定临时指南强烈反对从感染新型 H1N1 病毒的供体回收肺和肠以及从感染季节性流感病毒的供体回收肺[213]。

从未发现流感通过干细胞移植传播,没有具体的供体限制建议。常规或以扩增为基础的检测发现流感病毒很少从血液中查出,即低血液传播风险[214]。

呼吸道合胞病毒(RSV)

流行病学

RSV 是移植受者最常见的 CRV[164]。大多数儿童在 1 岁以前感染 RSV,终身可发生再感染。高龄患者存在共病的患者以及移植受者感染 RSV 病情尤其严重。在北半球,RSV 好发于秋季和初冬(10～11 月),尽管晚期可能出现晚高峰。

传播模式

RSV 可以通过接触污染物和随后黏膜定植进行传播,也可通过大颗粒飞沫传播。接触和飞沫防控措施可以阻止院内传播。

移植受者可持续释放病毒长达数月,目前关于是否将此类患者进行隔离没有一致的结论。然而笔者建议整个释放病毒期间持续实施隔离措施。在缺乏分子检测的情况下,RSV 的 DFA 检验灵敏度高(与血培养相比,95%),可以指导感染控制决策。

移植受者感染 RSV

移植受者发生严重 RSV 感染的高危因素有清髓性异体 HSCT、失配供体、高龄、移植围手术期或植入前期发生感染、淋巴细胞减少[156,157,164,215]。在 SOT 患者中,肺移植和年龄低于 1 岁是重症疾病的高危因素。

对于异体 HSCT 受者,由上呼吸道感染(URI)进展到下呼吸道疾病常发生在移植后的第一个月(约 75%)[216],下呼吸道感染引起的死亡率也高(19%～100%)[155,159,164,216-218]。肺移植受者感染 RSV 后易继发严重并发症,但这种情况在其他类型的 SOT 中不常见[219-221]。RSV 感染引起的其他并发症包括排斥反应、肺移植患者发生闭塞性细支气管炎综合征(BOS)和幸存者长期伴随呼吸功能障碍[166,222-224]。

医疗保健相关传播的防控及暴发控制

包括流感病毒在内的所有呼吸道病毒的院内传播防控措施的原则是一样的,如上文所述(见流感部分)[225,226]。RSV 流行季节不建议移植前对无症状患者进行筛查。但是,呼吸道合胞病毒-上呼吸道感染(RSV-URI)的患者,HSCT 必须延期[227]。一项小型随机对照试验和一些非对照研究得到的有限数据显示:早期应用利巴韦林治疗 RSV-URI 是有益的,可以延迟或避免进展为呼吸道疾病[228-235]。移植受者口服或吸入利巴韦林均是安全的[236,237]。考虑到药物致畸性,怀孕或备孕的医务人员应谨慎使用利巴韦林吸入治疗,尽量避免接触该药物。如

果无法避免接触,应使用功能最佳的净化装置,制订空气防护措施[44]。帕利珠单抗未被证实可以用于预防RSV的感染进程或死亡[238]。

RSV的很多菌株可以在同一个季节反复传播;所以分子分型可协助疫情调查[239,240]。对于RSV感染,既没有抗病毒药物可以预防,也没有疫苗可以接种。在HSCT受者RSV暴发期间,帕利珠单抗已用于预防易感患者感染,但是效果不明确。如果出现感染持续传播,这项措施可用于最脆弱的患者[241],不再使用RSV免疫球蛋白(RSV免疫球蛋白注射剂)。

其他副黏病毒——副流感病毒

副流感病毒(PIV)感染全年可以发生。副流感病毒有4种血清型(PIV1~4),多种分型可以共同传播。根据笔者的经验,3型副流感病毒(PIV3)感染最常见,夏季达到高峰。秋冬季节分离出的多为4型副流感病毒(PIV4)(图45.4)。PIV主要通过大颗粒飞沫及其污染物传播。副流感病毒的检测,尤其是PIV4,对DFA检测和病毒培养的敏感性由低到中(50%)。PCR使从呼吸道标本检测到这些病毒的检测性能大大提高[44,172,223]。

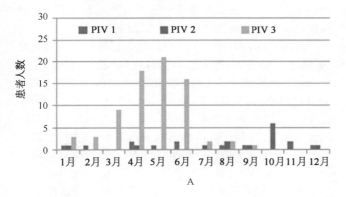

A

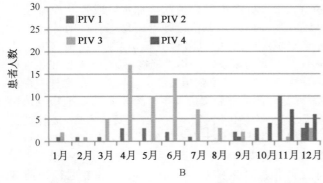

B

图45.4　2010年(A)和2011年(B)副流感病毒亚型季节性分布图

与其他副黏病毒一样,PIV常见于异体造血干细胞移植或肺移植受者感染并可能导致严重病变,可使肺移植受者出现移植排斥反应和闭塞性细支气管炎,导致长期肺功能下降[242-247]。无症状PIV携带者也能持续排出病毒[223,230]。为了控制PIV暴发,所有患者及医务人员无论其是否存在呼吸道症状,都必须进行病毒检测。

尚无对防治副流行性感冒已证实有效的抗病毒药物,也没有疫苗可以用。

其他副黏病毒——人偏肺病毒

人偏肺病毒(HMPV)是副黏病毒的一种,于2006年首次被描述为引起移植受者发生重症下呼吸道疾病的原因之一[248]。随后在HSCT和肺移植受者中也竞相报道相关病毒发现,而且疾病谱与其他副黏病毒的相似[249-253]。HMPV主要有两种分型(A型和B型),以晚冬至春季(2~5月)共同传播为主要特点[249,254]。

在病毒检测灵敏度方面,检测(50%)低于PCR检测方法,病毒培养很困难。通常通过分子检测进行诊断。HMPV传播途径尚未明确,但是采用飞沫预防措施似乎可以有效阻止病毒所致的院内传播[249]。尚无有效药物预防策略及疫苗[255,256]。

腺病毒

腺病毒是一种DNA病毒,有53种不同的血清分型(亚群:A~G)。不同血清分型的毒力及临床表现可能不相同:肠道腺病毒血清型(40型和41型)通常引起胃肠道症状,眼部致病型表现为结膜炎[257-259]。一种血清型感染后不能对其他的血清型免疫,意味着一个患者一年内可能会发生几种腺病毒感染。

移植宿主的感染可能为原发性,但主要是淋巴网状组织潜在的病毒再次激活,尤其患儿感染病毒后可能很长一段时间释放病毒,无论是否存在免疫抑制[260,261]。移植受者发生感染没有季节性,更加支持潜伏感染再激活是发病的主要机制。由腺病毒引起的病毒血症发生率在异体HSCT儿童中为20%~26%,成人为9%(在T细胞消耗移植中发生率更高,成人为19%~20%),肝脏移植的成人和儿童中发生率分别为5.8%和10%[96,261-266]。

在干细胞移植受者中,侵袭性腺病毒感染与高死亡率相关[260]。HSCT患者术前腺病毒在鼻咽部(NP)定植(无论有无症状,13%的HSCT患者可检测到)是腺病毒血症的一个高危因素。一项单中心队列研究发现,儿科移植患者腺病毒血症与腺病毒鼻咽部定植直接相关,所以一些中心提出对于咽拭子/鼻咽分泌物查到腺病毒的患者施行"筛查和推迟移植"的治疗方针[267]。

HSCT受者发生腺病毒感染可能会继发肺炎、肝炎、肠炎、出血性膀胱炎等并发症。失配供体、T细胞消耗、使用抗胸腺细胞球蛋白/阿仑单抗(ATG/Campath)和GVHD会增加异体移植受者侵袭性腺病毒感染的风险[96]。在此类人群中,西多福韦是治疗腺病毒感染最常用药物,在病毒血症初期或病毒载量低的时候及时给药疗效最佳[263,268,269]。但是针对侵袭性腺病毒感染的疗效尚不确定。

SOT中,腺病毒所导致的疾病主要累及移植器官,如肾移植患者主要表现为肾小管间质性肾炎或出血性膀胱炎;肝移植患者以肝炎为主要表现,肺移植患者很少发生腺病毒感染引起的肺炎。尽管6%~8%的无症状实体器官移植(SOT)受者检测出病毒血症,但是由腺病毒播散性终末期器官疾病的总发病率很低[270-275]。

腺病毒具有高传染性,传播途径有飞沫、接触体液分泌物、粪口传播、直接黏膜定植(结膜)以及供体器官传播等[276]。众所周知，由腺病毒引起的感染暴发好发于移植病房[277]。进行疫情暴发调查时，可以通过聚合酶链反应（PCR）扩增技术和高变区（HVR）蛋白基因保守性序列测序技术快速进行血清型分型。快速分型使感控措施更加有效，对不同患者病毒血清快速分型有助于判断新增感染是与患者体内潜伏病毒再次激活相关（所有患者血清分型不同）还是与医院相关（所有患者血清分型一致）[257]。

腺病毒感染患者最佳的隔离措施尚不明确。笔者推荐根据病毒分离的不同部位来制订病毒感染的接触隔离措施，如为粪便和尿液则为接触隔离，如为呼吸道、眼部或播散性感染则制订飞沫和接触隔离措施[278]。

人鼻病毒和人冠状病毒

鼻病毒和冠状病毒是常见的感冒病毒。鼻病毒是小核糖核酸病毒，目前公认有三种基因型（A型、B型和C型）可致人类感染且无交叉保护作用。C型鼻病毒是最近才发现的鼻病毒基因组，易致婴幼儿严重呼吸道疾病[279-283]。全年均可检测到鼻病毒发病，但可在秋季和春季高发。很少有研究报道严重鼻病毒感染可以导致HSCT患者发生肺炎和死亡[284,285]。与其他CRV一样，肺移植受者鼻病毒感染可致BOS和急性排斥反应[286-288]。

鼻病毒传播方式尚不清楚。没有证据证明仅依靠手消毒可以阻止鼻病毒在健康受试者中传播[289]，无症状携带很常见，尤其是HSCT受者移植后100日内[290-292]。免疫功能正常患者感染后鼻病毒释放时间可持续5周，移植受者可达数月；然而病毒释放高峰期为症状出现后的3日内[293-295]。所以笔者推荐对鼻病毒感染患者实施飞沫隔离和接触隔离措施，而且在临床症状出现后应持续隔离4日以上。

人冠状病毒是引起感冒的另一常见病原体。目前，已经发现5型非SARS冠状病毒。大多数以PCR为基础的技术均检测出HKU1和NL63型的存在。移植患者术后100日以内无症状排异较常见，但移植受者中发生严重疾病少有报道。医院传播的最佳防控措施尚未出台，但是笔者推荐冠状病毒感染患者出现症状后飞沫隔离和接触隔离至少4日，和鼻病毒一样。目前没有抗病毒特效药可以防治冠状病毒感染。

水痘-带状疱疹病毒（VZV）

水痘-带状疱疹表现为原发性感染或再激活（播散性或多皮区带状疱疹），具有高度传染性，主要通过接触皮损处或空气传播。局部带状疱疹病毒很少通过空气传播[296]。HSCT患者潜伏的水痘病毒再次激活多发生在移植后期（大约平均发生在HSCT术后5个月内）。应用阿昔洛韦进行预防可延缓发病，甚至可以有效遏制病毒再激活。0.4%的HSCT受者预防治疗后发生突破性感染，因此应提高对耐药性的关注[297-300]。

水痘潜伏期为14~16日（全程为10~21日）。整个病程开始于皮疹出现前2~4日，直至所有皮损结痂形成。空气隔离和接触隔离预防是播散性/多皮区带状疱疹或者原发性水痘感染的最佳感染控制方法。如有传播风险存在时，一些医学中心对局部皮肤带状疱疹病毒感染的患者采取空气隔离的防范措施。对于不复杂的病例，仅接触隔离足以预防皮区带状疱疹传播[226]。

VZV传播所需的暴露时间及强度尚不明确，应由患病情况（传染源患者的病灶数量及免疫缺陷的程度）及暴露人群的状态决定（即免疫缺陷的程度、抗病毒预防措施落实程度、是否同处一室或住所相关联等）。发生于类似麦当劳叔叔之家（Ronald McDonald House）或其他的给患者及其家人长期居住机构内的暴露尤其具有挑战性，在特定夏令营也有同样的问题。实际上，对于一个易感的移植宿主来说，密闭空间内接触播散性带状疱疹病毒或水痘的病例15 min，这类暴露类型应该是有意义的。

潜在暴露后的易感性由缺少既往感染的血清学证据或疫苗接种史所决定。理想情况下，所有移植受者应在治疗前筛查抗体，因为术后患者免疫反应可能会降低[226]。在接种疫苗后抗体滴度可能比自然感染后更低，因此，如果可以的话，使用更敏感的检验方法[膜抗原荧光抗体（FAMA）或乳胶凝集试验]用于检测疫苗接种者的免疫状态[301-306]。水痘抗体可以抑制病毒传染性；然而，T细胞应答在防止病毒再激活过程中发挥更重要的作用。至少一份暴发报告描述了免疫功能低下儿童在接种疫苗之后发生突破性水痘感染（治疗前抗体阳性）[307]。

应从暴露后第8~21日对易感人群采取空气隔离措施[输注水痘-带状疱疹免疫球蛋白（VariZIG）者隔离至第28日][308]。抗病毒预防治疗安全有效，应该始于暴露后第3~22日（或第28日，如果输注VariZIG）[44,309-311]。如果情况允许，易感的移植受者（异体移植2年内或接受重要的医源性免疫抑制治疗GVHD）在暴露后96 h内可以给予VariZIG。在缺乏或不能迅速获得VariZIG时，可静脉注射γ球蛋白（IVIG）替代治疗[44,226,305,312-314]。

为了降低暴露的可能性，建议接触移植受者的易感家庭人员最好在患者移植前接种水痘或带状疱疹疫苗（无论哪一种）。从疫苗接种者向易感者接触传播疫苗病毒（OKA毒株）的风险极其低，仅在6篇报道中有描述[315-319]。所有继发病例均为轻度感染，且未见在免疫抑制宿主身上发生。疫苗相关性皮疹导致疫苗毒株病毒传播（水痘疫苗接种后皮疹发生率为3%，带状疱疹疫苗接种后发生率为0.3%）[319,320]。出于安全考虑，接种疫苗后，在疫苗接种部位出现皮疹的移植受者或医务人员，应用敷料覆盖皮疹直至结痂才可以与他们往来。患者暴露于疫苗相关性皮疹后不必使用阿昔洛韦进行预防或VariZIG进行治疗。

只有一项研究报道了VZV经供体器官传播[321]，VZV不应该视为推迟器官移植的原因。

巨细胞病毒（CMV）

CMV是HSCT或SOT术后病毒感染最常见的病原体。由于该病毒的免疫特性引起的情况很复杂，常增加宿主对其他病毒、细菌或真菌感染的易感性。虽然移植术后感染主要是CMV的再激活，但是病毒可以通过血液制品传播，因此供体为CMV血清阴性，受者应使用去白细胞血液制品或来自血清阴性捐赠者的血液制品[322,323]。

在移植中,供体和受者的感染状况是相互影响的。在 SOT 中,供体阳性/受者阴性的移植占总移植的 10%~15%,是发生 CMV 感染风险最高的一个群体。供体阳性/受者阳性的二重感染也很常见[324]。使用更昔洛韦预防非常有效而且笔者推荐所有供体阳性/受者阴性移植患者在移植 10 日内应用。应考虑先行预防性应用治疗,但是大多数中心更喜欢针对这一高危组进行预防治疗[325]。CMV 血清反应阴性的医务人员只要遵守标准预防措施,不必回避护理 CMV 携带的患者。

胃肠道病毒感染

轮状病毒

人轮状病毒(HRV)是双链 RNA 病毒,属于呼肠孤病毒科,是导致 5 岁以下儿童腹泻最主要的病因。在美国,病毒感染具有地方性、季节性特点;在西南部的冬季(12 月至次年 1 月),病毒开始活跃,而后逐渐向东北部蔓延,在春季结束[326]。近几年,随着接种疫苗的覆盖范围扩大,这些趋势略有变化,表现为发病延迟而且活跃期延长至初夏[327-329]。

轮状病毒是导致 SOT 受者感染性腹泻的常见原因之一,特别是在小儿肝移植受者中(在一项研究中,患者腹泻发病率为 52%)[330-335]。尽管是一种自限性疾病,但是轮状病毒可引起持续的胃肠道症状,而且在 HSCT 受者中有较高的发病率[336-338]。轮状病毒感染导致的最严重的移植术后并发症是小肠移植后的急性或慢性排斥反应[339-342]。

轮状病毒具有高度传染性,主要通过粪-口途径传播,可通过人与人直接接触传播,也可通过污染物(如玩具)传播。腹泻发病前 2 日具备传染性(在粪便中释放轮状病毒)。免疫缺陷患者持续释放病毒 1 个月以上很常见。为了控制轮状病毒的播散,推荐在腹泻期间采取接触隔离预防措施。

尽管一些 HSCT 受者口服免疫球蛋白可以收获一定益处(症状减少),但是没有疗法被证实是有效的[343]。

目前许可使用的口服轮状病毒活疫苗有两种——RotaTeq(PRV, Merck®)和 Rotarix(HRV, GSK®)。由于严重的疫苗相关疾病和长期释放病毒的风险[344],移植受者和免疫功能低下的宿主禁止接种轮状病毒疫苗。接种上述两种轮状病毒疫苗后会持续释放轮状病毒,尤其是接种第一剂疫苗后(高峰期 6~8 日,持续释放可长达 21 日)。在一项纳入了 100 对健康双胞胎的随机研究中,通过检测粪便排泄物中的疫苗毒株及检测血清变化,证实接触疫苗接种者后会传播轮状病毒,传播率高达 18%(二代传播的患者中有 21% 证实血清阳转)[345]。临床研究观察发现五价轮状病毒疫苗(PRV)虽然具有高度传染性但是粪便病毒释放量较低[346]。从未发现免疫功能不全人群与轮状病毒疫苗接种者接触后发生疫苗毒株相关的严重轮状病毒感染。避免移植受者家庭感染轮状病毒的益处超过了疫苗毒株引起病毒播散的风险,因此,移植受者的兄弟姐妹或其他家庭成员可以安全地接种疫苗[347-352]。严格执行手卫生,并且移植受者至少 4 周避免接触疫苗接种者的排泄物(如尿布)。

诺如病毒

在美国,诺如病毒是胃肠炎的最常见原因。该病原体也叫"诺沃克因子",是一种无包膜的单链 RNA 病毒,属于杯状病毒科。其中基因 2 组第四基因型(GⅡ.4)是导致高住院率和死亡率的主要病原体[353]。疾病潜伏期为 24~48 h,在其他健康人群症状通常持续少于 60 h。感染主要通过粪-口途径、吸入呕吐分泌物的飞沫、接触不洁的食品或者污染物(如织物、亚麻布、玩具等)在人与人之间传播。诺如病毒可以在某些环境表面上至少存活 12 日,但通常对环境消毒剂很敏感。

移植受者发生诺如病毒感染很常见,感染者中越来越多的成为无症状或很少有症状的携带者表现为慢性。后者表现和移植物抗宿主病的胃肠道症状容易混淆,可能严重到需要营养支持[354-358]。一项研究发现在小儿异体 HSCT 结束后 2 年内,诺如病毒感染的累积发病率大约是 12.9%,病毒清除时间的中位数为 149 日[359]。

尽管持续释放诺如病毒充当着感染病毒库,以及在一些 HAI 暴发中为可疑的感染源[360],大多数关于移植受者和医务人员的研究表明,即使病毒滴度很高,无症状诺如病毒释放对传播也不构成威胁[361]。在移植受者中,成人病毒释放持续时间(在粪便中检测到诺如病毒 RNA)较儿童的短,这与基础免疫抑制程度相关[356]。控制诺如病毒感染暴发及预防传播的最佳感染控制方法尚无定论,而且目前应用的措施疗效甚微。美国 CDC 在医疗机构中控制诺如病毒暴发的关键指导方针推荐如下:

- 胃肠道症状改善后继续接触隔离 48 h,如果患者呕吐而且存在飞溅风险,戴口罩和手套。
- 对免疫抑制患者中迁延不愈者采取集中管理。
- 尽量减少患者活动和暂停群体活动(特别是在小儿移植病房)。
- 加强手卫生依从性,接触患者前使用酒精手消毒(乙醇含量最好为 60%~95%),接触患者后使用皂液或清水洗手。
- 近期感染诺如病毒的无症状医务人员可以护理感染患者。
- 如果持续传播,封闭病房。
- 食品处理员应遵循恰当的预防措施。
- 限制探视。
- 常规环境清洁。

无症状人员或医务人员重返工作岗位之前无须治愈测试[362,363]。出现症状则采取接触隔离措施(即隔离衣、手套、手卫生)似乎是一个基本的方法,没有证据表明无症状排毒的移植受者需要额外的预防措施包括连续监测病毒释放[356,364]。目前没有抗病毒治疗或其他预防策略可用于防治诺如病毒感染。在不久的将来,当医学诊断实验室对诺如病毒采取分子检测,这种病原体可能比现在认为的更常见而且具有更广泛的播散性。

肝炎病毒

戊型肝炎病毒:戊型肝炎病毒(HEV)是一种单链 RNA 病毒,通过粪-口途径传播,有四个主要基因分型。

- 在发展中国家 HEV 1 型和 2 型仅仅通过污水感染人类,尽管也有可能人际传播[365,366]。
- HEV 3 型和 4 型引起的肝炎是人畜共患传染病,猪、野猪、鹿和啮齿类动物可发生感染,还包括其他未被识别的可疑动物宿主,人类食用它们的生肉感染病毒。

在工业化国家,基因 3 型和 4 型所致感染的报道日益增多(可能是因为检验室的增加),包括发生在美国田纳西州和加利福尼亚州的感染暴发[367-370]。工业化国家的血清阳性率较高——丹麦(占 2003 年献血者的 20.6%)、美国(21%;1988~1994 年)、英国(13.5%)、法国(16.6%)和瑞士(4.9%)[371-376]。

SOT 受者感染 HEV 可表现为急性(常被误诊为药物中毒)或慢性感染;估计 50%~60% 的免疫抑制患者感染戊型肝炎病毒可以发生慢性感染,而且大约 10% 的患者最终发展为肝硬化[367,368]。SOT 受者发生感染多为自身因素所致,病毒通过移植传播鲜有报道[377-379]。HEV 在法国西南部高发,在该区域 SOT 受者感染 HEV 的发病率为 3.2/(1 000 人·年)[380,381]。荷兰一项纳入了 1 200 例 SOT 受者的大型单中心研究发现,通过连续采样±血清阳性反应检测到血清 HEV RNA[382],发现戊型肝炎患病率为 1%。相同的患病率在有关肝脏和心脏移植受者的研究中也有报道[383,384]。虽然缺乏对 HSCT 受者的研究,但是测试人群并未发现戊型肝炎的流行。尽管病毒血清阳性率高,免疫抑制治疗后病毒再次激活极其罕见[385]。

HEV 在移植受者中传播的机制尚不明确,尽管急性期粪便中有病毒排出而且持续时间可能很长[386],除了罕见的报道外,尚无可疑的人际传播[366]。多数患者在 SOT 后感染 HEV 与食物处理不当、农场的水源污染了食物及食用野味、加工过的猪肉和贝类有关。通过血液制品引起病毒传播已逐渐成为关注的焦点,因为核酸检测(NAT)发现 0.08%~10% 献血者的血清可检测到 HEV RNA,且已有证据证明其他肠道肝炎病毒可经非肠道传播[387]。

当移植受者出现无法解释的肝酶升高时,特别是有相关食物暴露史、旅游或者接受血液制品治疗的情况下,可以考虑这是由戊型病毒性肝炎导致的。如果只有血清学检验不足诊断肝炎,应结合血清和粪便均检测到 HEV RNA 来诊断。尽管缺乏传播方面的数据,对 HEV 亚急性感染和未被识别的传播方式的关注正持续升温。对于发生急性戊型病毒性肝炎感染移植受者,证据表明粪便中持续有病毒排出,所以应该执行接触隔离措施和严格的手卫生,直至病毒清除干净。

丙型肝炎病毒:有关丙型肝炎病毒(HCV)院内传播的报道呈上升趋势。移植受者感染暴发已经被认为与使用多剂量瓶药物、污染的血糖仪装置及其他共用设备相关,特别是肝肾移植受者,因为在这些病患群体中发生慢性/复发性 HCV 感染的可能性很高[388]。供体通过器官、血管导管、输血(包括静脉注射免疫球蛋白)传播 HCV 也有部分报道[389-396]。许多在肿瘤病房发生的 HCV 小规模感染暴发没有找到明确感染源。

防止 HCV 传播,可以通过 HCV 最佳筛查方案、安全注射、患者之间(特别是共用设备的患者)执行无菌操作,持续监测以及针对血源性病原体的强调安全操作培训计划[397-401]。

其他病毒

细小病毒 B19(PVB19):细小病毒是儿童常见疾病"五号病"或者传染性红斑的病原体。大多数感染发生在移植后前 3 个月内(中位数:1.75 个月)。移植后发生感染的标志性表现是贫血(98.8%),因为 PVB19 感染也可与白细胞减少症(37.5%)和血小板减少(20%)同时出现[402,404]。导致移植物(肾脏)功能障碍的心肌炎、肝炎、肺炎和肾小球疾病,在移植后会使细小病毒感染变得更加复杂[402,404-407],此类情况较少见。

细小病毒在初次感染后可以长时间存在于组织内,假如在免疫抑制的情况下,病毒可能出现周期性再激活,这种情况的发生儿童较成人常见[408-412]。体液免疫似乎是防范 PVB19 感染最重要的防御机制,所以 IVIG(静脉用丙种球蛋白)可以用于感染的治疗[405,413]。

目前没有人知道移植受者发生 PVB19 感染真实的感染率。曾有一些小型研究表明,伴有原因不明贫血的移植受者中,PVB 病毒发病率(发病的定义为血清查出 PVB19 病毒)为 23%~32%(11/48 和 12/38);大多数 PVB 血症患者在移植时血清已经呈阳性表现[403,414-416]。由于高灵敏度检测方法的应用,仅以病毒检测为基础的监测可能高估了 PVB19 感染的发病率,恰好其中包括了少有的几例病毒血症发作的患者,但这些检测通常为非续性,缺乏临床相关性,而且在证实移植受者活动性感染方面不可靠的血清学检测。其他报道显示 PVB19 感染发病率极其低,小于 4%[402,417-419]。

感染初期,细小病毒每日自呼吸道或通过其他体液(尿液)排出,血液中浓度较高。病毒暴露后第 4 日出现传染性,而且可以持续 20 日以上。感染通过呼吸道飞沫、污染物或医务人员的手进行传播。伴有继发感染移植受者在整个住院期间应该进行飞沫隔离。表现出再生障碍危象的慢性感染患者,建议隔离时间为 7 日。笔者不认为慢性感染患者或者持续病毒血症患者需要进行隔离。这与 CDC/医院感染控制实践咨询委员会(HICPAC)认为慢性感染患者整个住院期间需要隔离是相反的[420]。后者的建议是基于两次院内传播的发生,为移植受者术后与原发感染的源患者直接或间接接触引起[421]。慢性病毒感染或持续病毒血症患者感染不会引起感染暴发。

移植病房 PVB19 感染暴发并不常见;在其他场所,如成人或儿科病房的易感医务人员中罹患率为 38%~47%[421-423]。尽管高度怀疑 PVB19 可再次感染,但是没有确切的证据证实这种猜测。细小病毒可以通过血液制品或移植器官进行传播,血液间充质干细胞(用于 GVHD 的治疗)持续携带 PVB19 可能会感染造血干细胞[424-429]。

人畜共患病毒:许多人畜共患病毒有通过器官和干细胞移植传播的潜能。尽管这些情况目前较少见,但若检测不及时,则会发生毁灭性后果,暴发性疾病会导致移植患者迅速死亡。由于缺乏有效治疗方案或采取暴露后预防策略,导致了悲惨的结局。在过去 10 年里,淋巴细胞性脉络丛脑膜炎病毒(LCMV)[430-435] 感染和西尼罗病毒[436-446] 通过移植传播已经引起了很多关注,狂犬病病毒

通过器官或组织(角膜)移植传播也已有报道[447-455]。尽管已经统一要求供体在移植前进行此类病原体的筛查,不确切的病毒暴露史和非特异的临床表现可能会妨碍筛查的进行。表 45.2 中讨论了这些罕见但重要的人畜共患病毒感染的危险因素、诊断和预防措施。

表 45.2　通过器官与 HSCT 传播的人畜共患病毒的特点

病 毒	移植的传播风险	移植患者病毒感染临床表现	SOT 中发生的感染	HSCT 中发生的感染	预防/建议
淋巴细胞性脉络丛脑膜炎病毒-沙粒病毒属[430-435]	器官来源	脑膜炎和脑炎,发热、腹泻、腹部疼痛,肝炎	在美国,自 2005 年起发现四类基因簇;11/14 移植受者死亡	没有发现病毒感染	可疑供体进行脑膜炎和脑脑炎筛查
西尼罗病毒-黄病毒属[436-446]	输血和器官获得	脑膜炎和脑炎,发热、乏力、肌痛、头痛、迟缓性麻痹,脑脊液淋巴细胞增多症,持续病毒血症	在美国,自 2002 年起发现五类基因簇;神经系统障碍疾病和死亡	没有发现病毒感染	自 2003 年进行供体血病原体筛查,使用 NAT 筛查器官移植患者西尼罗病毒。如果供体感染脑膜炎或脑炎推迟获取器官
狂犬病病毒-狂犬病病毒属[447-455]	器官来源和角膜移植	快速进展型脑炎。脑脊液淋巴细胞增多症,后期 MRI 改变(大脑颞叶、海马区、基底节和脑干弥漫性异常信号)	在美国只有单基因簇,潜伏期短(实质器官移植后 30 日内出现脑炎)	没有发现病毒感染	如果供体感染脑膜炎或脑炎推迟获取器官,角膜移植患者接触病毒后采取预防措施有效(单病例)

特殊感染:细菌病原体

军团病

移植受者间暴发(军团病)往往可以在医院饮用水、淋浴、热水、制冰机和景观喷泉中追踪到高水平的定植[31,456-460]。军团菌在水分配系统中生长活跃,特别是已有藻类繁殖的不流动温水[461]。在医院暴发期间,移植受者更容易患病。移植受者的影像学和临床表现往往不典型,这可能会导致诊断延误[462-465]。军团菌肺炎全年都会发生,但在夏末/飓风季节(在美国东北部,可以发现 7~9 月期间事件激增)或在暴雨和洪水后[466] 更为常见。对于在移植病区内发生的各类肺炎(具有非典型影像学表现)的早期诊断,在看到其不典型的影像学表现时,病因应考虑军团菌因素。此患者群体中已报道有类似真菌感染的结节性肺病变(表现为经典的"晕轮征"CT 影像学)以及空洞性病变[464,467,468](图 45.5A、B)。

预防军团菌感染需要积极监测医院饮用水供给系统。理想的监测频率和最佳检测方法尚不明确,但商业化的基于培养和分子学技术的方法(如 PCR)已经在应用当中[469,470]。许多医院使用铜银离子系统进行去定植;其他的长期和短期解决办法包括:超热流冲洗,高氯酸、紫外线杀菌和接入点过滤[471-477](这些方法的有效性和实施见第 15 和 33 章)。

单克隆抗体分型结合质粒分析、外膜蛋白质谱、限制性片段长度多态性(RFLP)和脉冲场凝胶电泳(PFGE)分型技术已经成功地用于患者与环境分离株的比较,从而协助暴发调查[478]。当发生疫情或饮用水常规监测发现细菌量显著增加时,应当限制用水,包括饮用水、淋浴用水和制冰机。所有诊疗区应该提供瓶装水和清洁纸巾,直到状况有所改善以及随访监测测试阴性为止。对于嗜

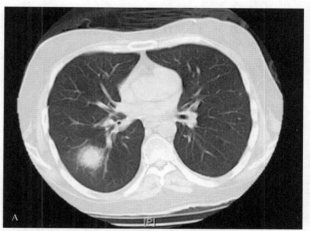
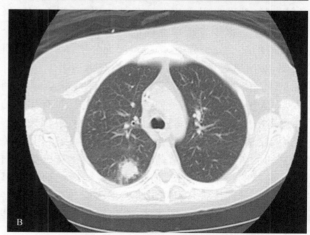

图 45.5　两例 HSCT 受者中类似真菌感染的结节性军团菌肺炎的胸部 CT 影像——米克戴德军团菌(A)和嗜肺军团杆菌血清型 1(B)

肺军团菌血清 1 型引起的暴发,可以行尿抗原检测来加强临床监测。对于其他血清类型和种类,以行呼吸道培养以筛查军团菌的存在,同时结合环境监测。在极少数情况下,才有必要考虑使用喹诺酮类药预防。

艰难梭菌

自从加拿大蒙特利尔出现高度恶性的 NAP1 菌株[479,480]以来,过去 10 年间艰难梭菌感染(CDI)已经再次兴起。来自美国的第一份报告提示需要行结肠切除术的复杂 CDI 的总发病率在增加,在肺移植受者的危险性极高,他们比其他人群更可能患艰难梭菌结肠炎和严重疾病(分别为 46 倍和 8 倍)[481]。

目前北美大多数医院中流行的为 NAP1 菌株,尽管过去几年中此菌株的总体发病率可能在下降[482]。自从出现这个新菌株,已有各种研究描述了移植受者中艰难梭菌的出现频率。在异体 HSCT 受者中艰难梭菌和其中的 NAP1 菌株的发病率最高,大多发生于移植后早期[483-488]。相较于 SOT 患者和其他住院患者(1%～2%)而言,HSCT 患者 CDI 的发病率尽管要高出数倍,但感染通常比较轻微,复杂 CDI 的报道较为罕见[483,489]。SOT 感染 CDI 预后较差,包括结肠切除、移植物功能障碍、死亡[490,491](表 45.3)。

表 45.3　SOT 和 HSCT 受者中 CDI 的估计年感染率

移植类型	CDI 发生率(%)
实体器官(总体)	1.7～12.4[612-614]
肾或肾-胰腺	5.5～8.2[615,616]
肺	5.4～7.4[617,618]
肝	2.7～8[619,620]
同种异体 HSCT	12.5～27[485-487]
自体 HSCT	6.5～9[485,487]
所有住院患者	1～2[621,622]

尽管经常发生艰难梭菌聚集感染,但除了 NAP1 暴发期间医院里很少发现单克隆的菌株传播。最近,一个设计良好的基于分子分型(多位点序列分型,MLST)的研究表明,病房里艰难梭菌的传播可能只占所有 CDI 事件中的 25%,传播大多发生于源病例出现症状后第一周内[492]。这些数据显示了一种可能性,就是针对有症状的 CDI 患者的感控措施可能只稍许减少了医院艰难梭菌的感染率,控制工作还应该包括其他可变危险因素,其中关系最密切的就是限制抗菌药物的使用[493]。从感染到出现临床症状的潜伏期很长,使得对医院传播的研究颇具挑战性。尽管既往研究表明艰难梭菌人际传播中基本特征是腹泻症状,但是无症状携带者和被忽略的传播可能也起着重要作用[494-496]。

医疗中心正越来越多地应用 PCR 来诊断 CDI。PCR 检测的优势包括周转快和灵敏度高,相较于细胞毒素分析 CDI 检出率增加了 2 倍[482,497-499]。成形的粪便经 PCR

检测可以发现定植,同时,PCR 可很长时间显示阳性。因此,对于正在治疗的 CDI 患者,应在腹泻症状消除后才可解除接触措施[500]。

艰难梭菌芽胞造成的环境污染在艰难梭菌传播中扮演着重要角色,目前消毒用漂白剂(10%)、酸化漂白剂或 0.5% 次氯酸钠是应用最广泛的清洁方法[501-503]。恰当的接触隔离措施和严格的手卫生(肥皂和水)可以减少艰难梭菌的传播[504]。近来各种环境消毒设备,例如紫外线照射设备、过氧化氢蒸气/雾和臭氧发生设备,近来已经常规用于清洁房间[505-508]。研究这些新型消毒技术作用于艰难梭菌的研究是以体外杀灭芽胞和有限的临床经验为基础,这限制了它们的普遍应用性。此外,大多数临床研究中除了新的消毒技术以外还包括了多个其他干预措施[509-516],因此无法明确新设备的作用。还需要现场试验来研究这些设备的临床获益、成本效益和日常使用(预清洗、接触时间、每件仪器的最佳房间比、患者流量等)的后勤保障挑战,之后才可以推荐用于常规环境消毒和控制艰难梭菌。

耐万古霉素肠球菌、耐甲氧西林葡萄球菌和多重耐药的革兰阴性菌

预防多重耐药菌(MDRO)传播的感染控制策略和其他住院患者的感染控制遵循相同的原则。在此,讨论移植受者相关微生物的一些独特特征。

耐万古霉素肠球菌(VRE)

VRE 自 20 世纪 80 年代后期出现后广泛传播,在很多医院已经造成地方性的流行[517]。移植受者发生 VRE 定植逐渐增多,入住移植病房前已被感染。在许多移植中心,VRE 是目前引起 HSCT 受者在移植前发生菌血症的主要微生物[149,518,519]。VRE 感染和定植压力强相关,降低定植者的 VRE 负荷可以减少 VRE 的传播。

减少定植患者 VRE 负荷的最重要的可干预因素是限制使用抗菌药物,包括第三代头孢菌素和甲硝唑[520-524]。感控方面需包括接触隔离,根据区域流行病学来确定是否需要主动检测[226,525]。

HSCT 和 SOT 受者,特别是肝移植受者而言,VRE 定植是菌血症的危险因素。在这些人群中,移植前定植的发生率高达 13%～15%,侵袭性疾病与多次腹部手术和胆管并发症相关[520,521,526,527]。1 份报告中描述了移植病房中发生的耐利奈唑酮 VRE 的医疗相关持续性传播[528],但在院内流行的菌株中,大部分为更常见的达托霉素非敏感菌株[529]。VRE 定植持续很长一段时间,因为菌株可能间歇地排出,所以单次或多次粪便培养阴性不是细菌被清除的可靠指标[530,531]。

多重耐药的革兰阴性菌

总体上工业化国家多重耐药性革兰阴性菌(MDR-GNB)感染的发生在增多。移植受者常会发生 MDRO,由于微生物生态以及移植器官不同,一些菌带来的挑战更大(表 45.4)[532-546]。SOT 的此类感染的发生率、危险因素及结局是明确的;但在 HSCT 中报道最近才出现。

表 45.4　移植患者中多重耐药菌感染的临床影响

微 生 物	移植类型	并 发 症	参考文献
ESBL 和 KPC	肝移植、异体 HSCT、肾移植	死亡率高,菌血症高风险	532,534,535,537,541
多重耐药的假单胞菌	肺移植		533,539,541
多重耐药的不动杆菌	肺和肝移植	死亡率高	147,536,538－541
多重耐药的伯克霍尔德菌	肺移植	死亡率高(CF),BOS/排斥	

ESBL,产超广谱 β-内酰胺酶;KPC,产碳青霉烯酶的肺炎克雷伯菌;CF,囊性纤维变性;BOS,闭塞性细支气管炎症状。

预防这些微生物医院传播的推荐策略是基于一些标准原则。首先,快速实验室鉴别十分必要。此外,必须遵守接触隔离措施(单间或同种隔离、隔离衣和手套)和手卫生。有效但较昂贵的办法包括设备和人员专用,特别是对于呼吸系统 MDRO 的患者。将患者集中在医院特定区域内可能会有效,但也可能会很混乱。最后,针对医院中的 MDRO 优势菌结合抗菌药物管理,可以预防一些后续的问题。

主动检测胃肠道 MDRO 定植是合理的控制措施,但是可靠的检测方法还未确定。在暴发或当感染/定植数量异常增多时,需要采用能检测胃肠道定植的兼具敏感性/成本效益的筛查方法(使用碳青霉烯培养基的培养方法,或 PCR 来检测肠道拭子或粪便标本的碳青霉烯酶基因)[547](见第 15 章)。

许多医院 MDR－GNB 感染的发生率很低,以上的方法可能没有成本效益,除非发生感染暴发。对于进行同种异体 HSCT 而发生定植的患者,或接受了已知定植供体器官的受者,如何进行预防还不清楚。因此,需要根据药敏试验结果和移植的急迫性采取个体化处理方法[548,549]。

结核分枝杆菌(MTB)

移植受者中 MTB 的危险性比普通人群高出 50～100 倍。大多数发病其实是潜在的 MTB 感染的再激活。对于移植受者而言,潜在威胁包括:暴露于肺结核感染者的 MTB,以及非常少见的暴露于污染的医疗器械(如支气管镜)。减少 MTB 传播的方法和其他住院患者的操作指南相同(见第 33 章)。在免疫抑制严重的人群如移植患者中,结核菌素皮肤试验(TST)和 γ 干扰素释放实验(IGRA)检测可靠性不佳,使调查复杂化。某些情况下,如果发生长期暴露,则不论此类检测结果如何都需要考虑加以预防[226,525,550,551]。捐赠者传播的 MTB,尽管有报道但很罕见,而异体 HSCT 后的传播从未有过报告[552-557]。

特殊感染:真菌病原体

侵袭性真菌感染常常发生在骨髓移植后并且与高死亡率相关,特别是抗真菌治疗效果很差的毛霉感染。毛霉病的医疗保健相关性聚集已有报道,多数与使用了污染器械发生皮肤接触有关,如黏性弹性胶带、压舌板或导管。和曲霉病类似,建筑物是医疗保健相关性毛霉病的危险因素。尽早识别这些罕见的感染对确定并采取预防措施很关键[36]。

侵袭性曲霉病

建筑物施工和翻新常常和曲霉的暴发相关[35,558-561]。移植病房中和曲霉暴发可能相关的其他常见环境因素包括地毯、观赏植物以及食物和蓄水池[562,563]。正压通风可以预防曲霉从走廊进入病房;虽然效果评价来自观察性研究。施工区域周围采用高效空气过滤器(HEPA)可以有效地预防曲霉病。

病房的设计和通风对预防曲霉孢子暴露很关键,对移植病房进行保护性隔离的空气处理推荐总结如下[226,471,525,564-571]:

- 每小时换气不少于 12 次。
- 接待室配洗手池。
- 在病房和走廊间保持持续正压通气(≥2.5 Pa),保持空气从病房流出,预防污染的空气进入(病房)。
- HEPA 的天花板或使用点过滤(能去除 99.9% 的 ≥0.3 μg 的微粒)。
- 空气入口和出口位于房间的相反位置(从患者朝向出口)。
- 密封良好的房间,能自动关门以确保达到以上参数。

第 46 章全面讨论了预防 HAI 的病房设计和风险。在 SOT 受者中,肺移植受者发生侵袭性曲霉病的危险性最高(4%～23.3%),移植后出现曲霉病的时间中位数超过 1 年(483 日)[572]。感染的危险因素包括移植前后的定植、吻合部位缺血、放置支气管支架、BOS 和 CMV 感染、单肺移植、使用阿仑单抗[573]。在持续建造或施工且通风不足或系统故障的情况下,肺移植受者中最有可能暴发曲霉病[33]。

卡氏肺孢子虫肺炎

卡氏肺孢子虫肺炎(PCP)是移植后常见的机会性感染。尽管多数的发病被认为是潜在感染的再激活,但是院内聚集和疑似人-人传播(特别是肾移植受者间)的病例[574-577]已经引起人们对"点源空气传播"的关注。动物模型支持该理论[578,579]。分子分型研究提示 PCP 的传播不仅来自肺炎患者还有定植的个体,在移植病房和临床候诊区都会发生[575,580]。

目前对于隔离 PCP 患者没有明确的指南。在出现了明确暴发时,如果患者没有预防治疗,就需要考虑飞沫传播隔离措施和预先治疗。

特殊感染:寄生虫

医院获得性寄生虫感染主要包括供体来源的感染。

虽然少见,但是对这类感染的筛查可能不够全面,高度依赖于供者的暴露史。多数寄生虫感染不容易做核酸扩增技术(NAT)筛查试验。近年来已经常见"移植旅行",即患者为了省钱去其他国家做移植,特别是 SOT。对于去病原体(如疟原虫或锥虫)流行的疫区接受移植的患者(或对来自这些区域的供者进行筛查),就需要考虑筛查这些感染[581]。

疟疾

疟疾可以通过输血传播,移植(SOT 和 HSCT 都可以)传播[582-587]已有报道。没有对血制品做常规疟疾筛查。如果移植供者有疑似疾病,可用厚薄血涂片筛查、抗原检测或 NAT 来检查。然而,尽管涂片/抗原检查阴性,但(疟疾)传播还会发生[588]。

• SOT 供者的疟疾诊断不是移植的禁忌证,需要对活体供者给予适当治疗或对受者给予预防。

• HSCT 理想状态下,居住在疫区或过去一年中去过疫区旅行的供者不应该捐赠。如果没有合适的供者,需要用高敏感性检测方法(NAT)筛查或者在捐赠前给予经验性治疗[226]。

美洲锥虫病

美洲锥虫病是由克氏锥虫引发的虫媒传播的原虫感染,感染流行于南美洲和中美洲。已知输血可传播美洲锥虫病,现在美国例行对血制品进行筛查[589]。在 HSCT 中已有通过移植途径传播的报道,据美国报道在 SOT 受者中至少有一群进行了肝移植、肾移植和胰腺-肾移植的患者被感染(器官来自同一个受感染的供者)。还有的在心脏移植后发病(而来自同一位供者的肝移植和肾移植的受者都未被感染)[590-594]。移植受者的临床表现很严重,常发生心脏并发症,最终死亡。为了筛查,需做厚薄血涂片排除活动性感染。因为可发生再激活,可以采用血清学检查、NAT 和动物接种诊断来筛查疫区的供者。

• SOT 供者血清学阳性是心脏移植的禁忌证。对于其他移植,如果有过明显的疫情暴露,则需要排除感染[595]。

• HSCT 供者如果接受过输血或在疫区居住超过 6个月,则需行血清学筛查。如果提示有心脏病史[家族原发性心肌症(母亲,兄弟姐妹)],需考虑先天性传播[596],并至少做两次血清学试验筛查。活动性感染的患者不宜捐献[226]。

利什曼原虫病很少通过血制品或移植传播[597-599]。现在对疫区患者还没有常规推荐的筛查方法。对在疫区居住或旅游的供者潜在传播性的寄生虫病筛查推荐汇总在表 45.5 中。

表 45.5　来自疫区的供者选择性寄生虫感染的筛查推荐

寄生虫病	SOT	HSCT
疟疾	如果移植供者有疑似疾病,通过厚薄血涂片、抗原检测或 NAT 筛查。供者患疟疾不是移植的禁忌证,受者需预防	居住在疫区或去过疫区旅游的供者不该捐献。如果没有合适的供者,需要用高敏感性检测方法(NAT)筛查或者在捐赠前给予经验性治疗
克氏锥虫病(美洲锥虫病)	心脏移植:供者血清学阳性是禁忌证 其他 SOT:血清学检查排除感染(至少两次不同的试验)	供者如果接受过输血或在疫区居住超过 6 个月,则需行血清学筛查。活动性感染的患者不宜捐献
利什曼原虫病	不推荐常规筛查来自疫区供者。血清学阳性不是 SOT 的禁忌证	

巴贝虫病

输血相关的巴贝虫病最常见于输血相关感染中[有红细胞压积(PRBC)或含一些 RBC 的血小板单位],偶尔见于移植受者。致病微生物是田鼠巴贝虫,在美国东北和美国中西部流行[600-602]。移植后如果患者表现高热和溶血性贫血或噬血细胞综合征,就需要考虑巴贝虫病[603-606]。严重免疫缺陷的患者,特别是无脾、B 细胞恶性肿瘤和接受利妥昔单抗治疗[122,607]的患者,会发生长期或复发感染以及治疗抵抗。因为缺少有成本效益的方法,目前血制品还没有常规筛查巴贝虫病,确诊的巴贝虫病患者在很长时间内不宜献血[608]。

特殊感染:朊病毒

来自死尸的角膜和硬脑膜移植后发生克-雅病(CJD)[609,610]。不同的 CJD 可通过输血传播[611]。至今还没有移植相关的 CJD 或变异型克-雅病(vCJD)报道。医源性传播多发生在处理污染的神经外科设备后。最佳消毒和处置指南的讨论见其他部分(见第21章)。

目前没有可靠的筛查检测方法,也没有明确的供者(过去进行过输血的)排除标准可以推荐。

结论和前景

考虑到免疫抑制方案对治疗的限制以及感染可能给移植受者造成的伤害,这一人群的医院感染预防和监测必须放在越来越高的位置,医疗器械相关感染和其他常见的医院感染日益受到消费者和卫生主管部门的审查和关注。迫切需要制定这一独特但高度易感人群的标准规范,从而达成现实可行的目标。

随着新技术,包括新型分子分型方法和基于 NAT 的诊断检测,使人们能便宜地筛查、快速地诊断并对疫情暴发进行调研,人们针对不常见但严重的感染的流行病学工具的需求也会越来越迫切。尽管抗菌药物研制往往受到日益增多的耐药微生物的挑战;但是随着预防治疗方面的临床试验的进行,治疗呼吸道合胞病毒、巨细胞病

毒、流感病毒、副流感病毒感染的新型治疗方案仍旧前景
光明。

　　接种疫苗可行并有效的话,应该常规用于移植患者
家庭以及移植后。任何情况下,都有必要早诊断早行动,
从而在日益增多和难治的患者人群中,降低医院感染
风险。

致　谢

　　数据支持:Ellie Dougherty,CIC and Janet Eagan,
RN,MPH;编辑:Dorothy Lewis,Dr. R. H. Rubin;基
金资助:MK(K23AI083880;Source NIH/NIAID);利益
冲突:两位作者均无。

第 46 章

操作相关感染

Sharon F. Welbel and Robert A. Weinstein

■ 刘 欢 王 珏 译 ■ 刘玉岭 覃 婷 廖 丹 王广芬 审校

在过去的 10～20 年间,随着科技、计算机和放射学方面的进步,极大地促进了诊断和治疗方法的发展。这些操作方法数目庞大,可用于任何有着复杂血管网络、巨大的血管外空间以及数个器官系统的患者身上。尽管对于复杂的患者医疗保健来说,大部分的操作都传达着一个信息,表明它们不可或缺,替代了许多创伤性的处置方法,但大部分的操作同时也绕开了自然宿主防御系统,把患者置于不断增加的医疗保健相关感染(HAI)的风险之中[1,2]。毫无疑问,任何新技术的引进,接踵而至的就是操作相关感染的病例报告。以 HAI 暴发的形式进行的流行病学实验偶尔也能提供一些特殊操作相关感染风险信息,这些信息最后将进行前瞻性研究。本章将单独阐述一些在回顾性调查和前瞻性调查中特别强调操作相关的感染。

表面看来本章内容涉猎广泛,因此从一开始就有必要了解将要讨论的操作有什么共同点。首先,所有的操作均有可能受到来自以下的伤害:操作不熟练;无菌技术不严谨;设备消毒不恰当或受到污染和/或设备清洁有技术上的困难;无效的皮肤消毒剂。其次,由于发展中国家贫乏的感染控制资源,增加了感染风险,新一代医务人员重新发现了这些漏洞,许多操作相关感染在发展中国家重新出现和/或首次浮出水面,因此能审视那些表面上无关紧要的危害十分重要[3]。第三,许多涉及多个器官的操作,都有一个共同的感染路径——血液。但是,感染风险取决于血液系统污染是短暂的还是持续存在的,是宿主特异性还是生物特异性等因素。第四,目前正积极研究进入人体无菌组织器械表面生物膜形成的风险以及这些器械抗感染涂料的作用(如抗菌药物、皮肤消毒剂及重金属/稀有金属)。最后,大部分的操作都承受着一个压力:许多感染风险并未被充分明确从而难以确定某一预防措施(比如预防性使用抗菌药物)是否必须强制执行。

血管系统操作相关的感染

无针系统和安全装置

医务人员感染风险

医务人员常面临着针刺伤的风险,但美国医务人员发生经皮针刺伤(NSI)的例数难以统计。Panlilio 等对 1997～1998 年美国国家医务人员监测网(NaSH)和血液暴露预防信息网络(EPINet)的数据进行了合并。EPINet

创建于 1991 年,它提供了记录和追踪锐器伤、血液及体液暴露事件的标准化方法。EPINet 包括针刺伤及锐器伤报告、血液及体液暴露事件的报告以及数据录入、分析软件。1992 年该信息网推出以来,已被美国 1 500 多家医院使用,同时也被包括加拿大、意大利、西班牙、日本和英国在内的其他国家使用。

美国 2000 年颁布的针刺安全和预防法案(NSPA)和 2001 年修订的血源性病原体标准,均要求医疗机构保留锐器伤暴露资料,记录内容至少要包括损伤器械的种类、职业暴露的地点及职业暴露发生的详细过程。EPINet 对漏报的数据进行了调整。Panlillio 等估计美国医务人员每年发生经皮针刺伤的数量是 304 325 例[4]。这与 2003 年美国 48 家医疗机构上报到 EPINet 的 1 728 例发生 NSI 数据形成了鲜明对比[5]。2007 年所有联网医院(29 家医疗机构)经皮针刺伤的发生率为 27.97/100 床(教学医院为 33.49/100 床;非教学医院为 16.16/100 床)。安全装置的使用率仅为 37.4%,而正确打开并使用安全装置的仅有 11.9%[6]。显然,血源性病原体如 HIV、乙型肝炎病毒(HBV)、丙型肝炎病毒(HCV)的传播风险仍然存在。虽然已采取了很多措施以减少 NSI,但仍需继续开发并使用便捷低廉的安全装置。

2001 年,美国职业安全与健康管理局(OSHA)颁布了血源性病原体标准[7]。该标准除要求强制进行职业暴露报告外,还要求按照管理控制要求规范操作流程,以杜绝或减少医务人员血液暴露事件的发生。减少职业暴露发生的方法之一是使用无针头系统。Phillips 等致力于研究 NSPA 本身对医院员工经皮损伤发生率的影响。研究人员对多家医院锐器伤数据库的数据进行了分析,结果表明 NSPA 有利于减少美国医院工作人员经皮损伤的发生[8]。相反,Jagger 等发现,颁布 NSPA 后,非手术造成的损伤降低,但手术造成的损伤继续增加,这表明使用安全手术器械并遵守操作规程非常必要。EPINet 为该观点提供了数据(缝合针等造成的锐器伤)支持[9]。

一项回顾性研究分析了 EPINet 的监测数据,发现 2001～2009 年发生的 3 297 例经皮损伤由带有安全装置的空心针造成。使用具有安全装置的锐器(SESD)时发生暴露的人员中护士占 64.6%,有 42.9% 的具有安全装置的锐器损伤发生于装置使用后,并可通过熟练使用加以预防。除使用装置过程中或操作时发生暴露外,医生、护士和采血人员在锐器的安全装置未完全打开时,发生暴露的概率分别为 71.8%(28/39)、58.2%(645/1 109)和 45.8%(88/192)。无须使用者进行特殊操作就可发挥其安全功能的产品,只占有安全装置市场的一小部分。改进安全装置的操作程序并不断对使用者进行培训,对有效预防锐器伤非常必要[10]。

已证实引入无针装置可降低针刺伤职业暴露的发生率[11-17]。静脉注射(IV)针头保护系统使用静脉注射针头保护连接器,经皮针刺伤的发生率降低了 62%~88%[18,19]。但在实际操作时通常未能激活安全装置,这可能与操作流程培训不到位有关[13]。

患者感染风险

无针头装置导致患者感染的原因可能与医务人员不熟悉装置和/或其原理有关。研究人员根据无针装置的工作原理对其进行改进,看能否降低感染风险。Menyhay 和 Maki 进行了一个模拟研究,比较传统使用乙醇对无针输液器的鲁尔接头阀分隔膜的消毒效果和使用一种新的抗菌药物阻隔帽(当与接头连接时浸有氯己定的海绵就会覆在分隔膜表面)的效果[20]。使用前取下阻隔帽无须再用乙醇消毒其表面。污染和消毒后分别对该连接器进行细菌培养,结果表明如果无针鲁尔接头阀的隔膜被严重污染,使用 70% 乙醇进行常规消毒(5~7 s)无法有效阻隔微生物的进入,而抗菌药物阻隔帽能够提供高水平的防护。另一项研究是关于近年研制出的一种无针密封的鲁尔接头装置(CLAD)(Q-Syte,BD 公司,桑迪,犹他州)。该装置被细菌污染后,先用 70% 异丙醇消毒随后用 0.9% 生理盐水进行冲洗。该装置使用 70 次后,对使用后的注射器尖端和去污前的接口进行细菌培养,结果为阴性;这表明 Q-Syte 无针密封的鲁尔接头装置使用 70 次后未增加输液通道被微生物污染的风险[21]。鲁尔接头阀连接器使用浸泡氯己定(或乙醇)的海绵覆盖分隔膜,而无须医务人员进行人工消毒,可有效预防细菌污染。

目前无针装置已被广泛使用,并给医务人员带来的益处和对患者造成的风险已被证实。培训是防止患者在医疗机构内被新装置感染的关键干预措施。需对新的干预措施进行深入研究,以评估其成本和效益。一项研究对患者在家庭接受静脉输液治疗造成血流感染(BSI)的危险因素进行调查[22],结果表明通过无针装置进行全胃肠外营养和脂肪乳疗法是血流感染的危险因素。对注射帽的专题调查结果显示,无针装置细菌培养阳性率高于针头保护装置,原因是营养物质残留在无针装置的注射帽上成为污染源。另一项研究对使用无针装置的希克曼导管进行评估,发现其可能增加导管相关血流感染的发生率[23]。研究者对血液病患者使用的希克曼导管管腔液进行培养时发现,使用无针装置的希克曼导管管腔污染率是没有使用无针装置的 2 倍。分别对 4 例使用无针装置发生血流感染患者的外周血和管腔液进行培养,通过脉冲场凝胶电泳(PFGE)试验和限制酶切片段长度多态性进行细菌同源性分析,发现外周血和管腔液所分离的菌株相同。Do 等发现家庭护理机构每 7 日更换一次无

针注射装置的注射帽时会增加血流感染的发生率;每 2 日更换一次终端注射帽血流感染的发生率随之降低,这表明血流感染的发生可能与注射帽的污染有关[24]。Kellerman 等研究发现,接受家庭医疗保健服务的小儿血液肿瘤病患者置入无针装置的中心静脉导管(CVC)后,中心静脉导管相关血流感染率增加了 80%[25]。另一家医疗机构,外科 ICU 和器官移植病房血流感染率的显著增加也与无针注射装置的引入有关。原因是护士不熟悉该装置,未按厂家标准操作规程操作[26]。最后,另一项关于 PICU 血流感染率增加的危险因素的研究发现,使用第一代 IVAC 无针装置(IVAC 公司,圣迭戈,加利福尼亚州)是发生血流感染的独立危险因素。直到医疗机构发文规定每 24 h 更换整个 IVAC 装置、阀门和注射帽后,血流感染的发生率才降至基线水平[27]。

虽然无针装置已得到很大改进,但对患者的风险依然存在。20 世纪 80 年代之前,静脉穿刺系统是通过将空心针插入乳胶帽,放置在给药装置内来完成的。最初的安全装置是针头具有防护或回缩功能,然后是用钝头插管的接头连接器代替针头的分隔膜无针输液接头装置。第一代连接器装置使用时,钝头插管被移除时容易产生负压,更易造成导管堵塞。第二代的连接器含有一个抗反流的鲁尔接头阀,这有助于消除注射器分离时所产生的各种压力。最终,机械阀无针连接器在分离时所产生的负压力、正压力或中性压力,都会在使用鲁尔接头阀时得到消除。第三代的连接器在原有鲁尔接头阀的基础上增加了一个调节移动装置,当冲洗注射器从鲁尔接头阀上分离时,能排出少量处理液来冲洗导管。调节移动装置是一种被动的性能,一旦发生这种情况,存留的处理液被保留在导管腔内,不会进一步产生正压力。正压鲁尔连接器与分隔膜输液接头或标准鲁尔连接器相比,可以更有效地减少血液回流入导管,不需要通过肝素冲洗来防止回流、减少血流量以及由此导致的导管内血液凝固。

然而,在一个医疗机构的 ICU 内发现正压机械阀(MV)的使用增加了 60% 导管相关血流感染(CR-BSI)的发生率。于是,该机构恢复使用以前的机械阀[28]。其他研究还发现,即使经培训会正确使用正压机械阀,无针正压机械阀接头相关血流感染的发生率仍然增加[29-32]。Jarvis 等比较了 5 所医院使用分隔膜式(SS)接头之后引入无针机械阀式接头(MV-NCS)的医院内获得中心静脉导管相关血流感染(HA-BSI)的发生率。这 5 所医院在使用这两种类型的接头时,都要对 HA-BSI 发生情况进行监测,判定标准参照疾病预防控制中心(CDC)关于中心静脉导管相关血流感染的定义。笔者发现,当分隔膜式接头(SS-NC)被无针机械阀式接头所取代,所有的 ICU 和病房 HA-BSI 发生率显著上升;当分隔膜式接头重新恢复使用时,HA-BSI 发生率显著降低[33]。

这些暴发导致美国医疗保健流行病学协会(SHEA)及美国感染病协会(IDSA)建议反对常规使用正压机械阀式接头[34]。2010 年 8 月,美国食品药品监督管理局(FDA)给感控专业人员发出了医疗器械安全警报和公开

信,总结了正压式无针接头的安全性问题,要求9家公司积极开展无针正压式接头的售后监测研究,以评估无针正压式接头是否与HA-BSI发生率较高相关。值得注意的是,FDA已收到3份血流感染与正压式无针接头相关的死亡报告[35]。

当然,了解如何高效且方便地对阀门进行消毒非常必要。Rupp等发现,在临床和实验室条件下,用70%异丙醇脱脂棉对血管内导管分隔膜式接头的阀门擦拭5 s可充分消毒[36]。

最后,止血带可能成为病原菌如MRSA交叉污染的传播媒介。Leitch等研究了抽血时止血带被MRSA污染的概率,发现止血带25%的时间都是被MRSA污染的;他们认为污染来自抽血者的手,而非患者的皮肤[37]。基于抽血者操作时的个体差异,止血带从单个患者的使用到使用后的处理方法差别很大。考虑到多重耐药菌(如社区获得性MRSA)无处不在,为防止止血带污染,需对一些常规操作的必要性进行评估,如一次性使用止血带,或在止血带使用过程中使用乙醇进行擦拭消毒。

水蛭

水蛭作为一次性诊断放血针针头具有非常强的吸引力,也是外科医生修复部分微血管的专业医疗"设备"(如对移植皮瓣静脉淤血的抢救)[38]。然而,与本章讨论的其他进展一样,水蛭也有感染的风险[39]。嗜水气单胞菌是水蛭的正常肠道菌群,使用水蛭进行显微外科手术时,可引起2.4%~20.0%的伤口感染[40-42]。嗜水气单胞菌脑膜炎也与水蛭疗法相关[43]。一系列试图通过杀灭水蛭肠道菌群来减少水蛭感染性并发症的研究并未取得成功[44]。一些研究者认为,使用装满自来水的玻璃缸饲养水蛭,可能有助于解决嗜水气单胞菌感染的难题[45]。黏质沙雷菌感染也与水蛭疗法相关[46]。了解水蛭的污染性(肠道菌群和环境菌)有助于感染控制和抗菌药物的预防性使用。

心导管插入术

心导管插入过程可导致严重的局部和全身性感染,尤其是误用污染的器械或无效的消毒剂(如水稀释的苯扎溴铵),或心导管实验室操作过程中由于技术上的原因发生中断时。主要病原菌是葡萄球菌和革兰阴性菌。

多达50%的患者在心导管插入术后24 h内体温升高1℃(1.8℉)以上。但发热的原因归为使用心血管造影剂而非感染。事实上,在大量的评估心导管插入术并发症的研究中很少报道细菌性心内膜炎,个别情况可能是由于最初的并发感染未被发现。心导管插入术后的血流感染率为0.11%~18%。在一项研究中,选取1991~1998年22 000多例接受非手术侵入性冠状动脉操作的患者为研究对象,术后1.7日(中位数)时血流感染的发生率为0.11%;在超过4 000例接受冠状动脉介入的患者中,细菌感染发生率为0.64%、感染性并发症发生率为0.24%[47,48]。然而,在147例接受过复杂的经皮冠状动脉介入术(PCI)的患者中,术后立即进行血培养阳性率为18%,术后12 h的血培养阳性率为12%[49]。

一些研究对一过性血流感染进行了调查,分析了血管内导管培养或导管被移除时血培养结果。培养分离到的菌株可能是导管外部或插入部的污染菌,因此血流感染的发生率并不高。一项研究旨在评估从插入导管的静脉远端部位进行标准操作采取血标本的可行性[50]。对106例(其中大多数患者都有心脏瓣膜病)的患者在心导管插入时采用这种方式进行静脉采血培养,未检出细菌。通过对心导管插入时导管放置在心脏或主动脉的38个样本进行采血培养,3个样本培养出白喉杆菌或需氧链球菌。研究人员认为,导管接头被正常皮肤菌群污染导致血流感染的发生率被高估。肺过滤机制去除微生物也可能是部分原因,在一定程度上,从远端静脉所采的血标本中未能分离到微生物。无论如何,一些导管插入部位显然发生了污染。

冠状动脉内支架置入术是常规手术,但与冠状动脉支架置入术相关的感染报道却很少。这种感染的发病率和死亡率都很高(表46.1)。支架一旦放置就无法移除,因此,明确支架感染的危险因素至关重要[51-55]。

表46.1　已发表的冠状动脉支架感染病例报告

年龄(岁)/性别	支架类型	症状	植入支架后出现症状的时间	血管;并发症	诊断工具	检出微生物	治疗	结局
66/女	Palmaz - Schatz支架	发热	4周	RCA;脓肿,心包积脓	TEE	金黄色葡萄球菌	静脉注射抗菌药物,移除支架	死亡
49/男	Palmaz - Schatz支架	发热	1周	LAD;假性动脉瘤	冠状动脉造影	铜绿假单胞菌	静脉注射抗菌药物,手术	死亡
38/男	Palmaz - Schatz支架	发热、胸痛	4日	LCX;假性动脉瘤	CT扫描,冠状动脉造影	铜绿假单胞菌	静脉注射抗菌药物,清创,移除支架	存活
54/男	AVE(柔软冠脉)微支架	AMI,发热	4日	LAD;血管被破坏	无	金黄色葡萄球菌	无	死亡
67/男	未标明	发热、胸痛、AMI	4日	LCX;脓肿	CT扫描	金黄色葡萄球菌	静脉注射抗菌药物	存活
72/男	NIR(近红外光谱)	发热、胸痛	18日	LAD;假性动脉瘤	冠状动脉造影	金黄色葡萄球菌	静脉注射抗菌药物,清创,移除部分支架	存活

年龄(岁)/ 性别	支架类型	症　状	植入支架 后出现症状 的时间	血管; 并发症	诊断工具	检出微生物	治　疗	结局
55/男	Jostent Flex 支架	发热、胸痛	14 日	RCA;心包炎	TEE	CNRS、念珠菌	静脉注射抗菌药物及 抗真菌药物,移除支架	存活
53/男	Jomed 覆膜支架	发热	2 日	静脉移植;脓肿	TTE,TEE	金黄色葡萄球菌	静脉注射抗菌药物, 脓肿引流	死亡
56/男	Cypher Sirolimus 涂层支架	发热	4 日	LAD;真菌性 动脉瘤	冠状动脉造影	金黄色葡萄球菌	静脉注射抗菌药物	存活
80/男	Jomed 肝素涂层 支架	发热、寒战	5 日	LAD	CT 扫描	金黄色葡萄球菌	静脉注射抗菌药物	存活

AMI,急性心肌梗死;CNRS,凝固酶阴性耐苯唑西林金黄色葡球菌;CT,计算机断层扫描;LAD,左冠状动脉前降支;LCX,左回旋冠状动脉;RCA,右冠状动脉;TEE,食管超声心动图;TTE,超声心动图。

经许可摘自 Jarvis W, Murphy C, Hall K, et al. Health care-associated bloodstream infections associated with negative-or positve-pressure or displacement mechanical valve needleless connectors. *Clin Infect Dis*. 2009,49:1821-1827.

回顾性和前瞻性研究已经阐明了经皮冠状动脉介入术相关血流感染发生的各种危险因素。这些因素包括血管通路不畅、多次皮肤穿刺、同一血管穿刺部位重复置管、手术时间延长、使用多个经皮冠状动脉腔内血管成形术(PTCA)的气囊、延期切除动脉鞘、存在充血性心脏衰竭及患者年龄超过 60 岁[47,48,56]。应该重点关注非患者因素,如经皮腔内血管成形术后及时拔除动脉鞘管,以降低心导管室的医院感染发生率。此外,严格实施无菌技术操作,并把心导管插入术作为一种外科手术进行管理,导管相关感染发生率很低。美国心血管造影和介入学会(SCAI)实验室性能标准委员会针对越来越多将导管室作为器械植入的介入室治疗状况,发布了有关指南。该指南分为患者、实验室工作人员和实验室环境几个部分[57]。最近一个标准对心导管室进行介入手术的感染控制和无菌技术操作等问题进行了讨论[58]。

留置动脉导管

留置动脉导管常用于需定期监测压力或反复监测血气分析的患者。尽管为患者治疗护理提供了至关重要的信息,也避免了反复动脉穿刺造成的潜在损伤,但是这种导管也为微生物持续入侵血流提供了条件。研究认为动脉导管定植发生率和感染发生率取决于所采用的导管末端培养技术。动脉导管定植发生率从 27%(49 例次/1 000 导管日)到 4%(11.7 例次/1 000 导管日)不等[59,60]。Maki 等对已发表的 200 个针对成人研究进行了回顾性分析,发现对各种类型的血管内装置相关血流感染的绝对和相对危险因素进行分析时,动脉导管相关血流感染率较低。对研究人群所使用的每个设备都进行前瞻性研究以找出相关感染的证据,并基于微生物标准来定义设备相关血流感染。用于血流动力学监测的动脉导管相关血流感染发生率为 0.8%(1.7 例次/1 000 导管日)[61]。虽然并不总是对微生物来源进行评估,没有证据证实与患者的疾病有直接关联,但桡导管(相对于脐导管)的细菌定植发生率可能与留置导管时间较长(>4 日)有关[62]。置管部位存在炎症以及使用切开法置入导管的过程似乎也会增加感染的风险[63-66]。对外科 ICU 的 95 名患者

(130 个导管)进行前瞻性研究发现,动脉插管相关败血症的发生风险为 4%;该病区 12% 的败血症由动脉内导管所致[67]。这些血流感染由革兰阴性杆菌、肠球菌、念珠菌引起。许多外科 ICU 有定期更换血管内导管的规定,然而,很少有数据支持这种做法。Pirracchio 等比较了 1997~2004 年所有需置入动脉导管的 ICU 患者动脉导管细菌定植率和中心静脉导管相关血流感染率的发生情况:1997~2000 年,动脉导管每 5 日常规更换一次,2000~2004 年动脉导管不再常规更换;研究人员发现,定期更换动脉导管可能会增加血流感染的风险[68]。

理论上似乎股部置管的感染风险比桡部置管的感染风险大。Lorente 等所做的一项研究试图回答这个问题[69];笔者对在外科 ICU 住院超过 3 年的所有患者(2 018 例患者,2 049 例动脉导管置管)进行前瞻性调查研究。多变量分析显示,股部置管的导管相关感染率显著高于桡部置管的导管相关感染率(OR=1.5;95% CI=1.1~2.1)。中心静脉导管相关血流感染的发生率也较高(股静脉 1.92 例次/1 000 导管日 vs. 桡静脉 0.25 例次/1 000 导管日)(OR=1.9;95% CI=1.15~3.4)[70,71,59]。其他研究者将 705 例股动脉置管的患者与 838 例桡动脉置管的患者相比,发现股动脉置管有更高的感染趋势(4.13 例次/1 000 导管日 vs. 3.36 例次/1 000 导管日,P=0.72)。研究者还发现革兰阴性菌在股部位的感染发生率比桡部高(16 例,61.5% vs. 7 例,28%;OR=2.586;95% CI=1.051~6.363)[72]。股动脉导管的细菌定植要比桡动脉导管的细菌定植更常见(OR=5.08;95% CI=0.85~30.3;P=0.75),并且手术室或急诊科置管的细菌定植风险显著高于 ICU 置管(OR=4.45;95% CI=1.42~13.9;P=0.01)[73]。同样,ICU 入住时间延长和导管使用日增多都会增加感染的发生率[74,75]。有趣的是,以前的研究没有发现桡静脉、腋静脉、股静脉的中心静脉导管相关血流感染发生率有差异[76]。

关于动脉导管插入部位的国家指南建议:成人首选桡动脉、臂动脉或足背动脉,其次是股动脉或腋动脉,以减少感染发生。建议儿童不选择臂动脉[77]。

除了选择最佳的置入点以降低感染风险,也应严格遵守无菌技术。Rijnders 等研究导管末端细菌定植率:研究组插入导管时使用最大无菌屏障进行防护,即医护人员戴无菌手套和穿无菌手术衣、戴口罩和帽子,使用大的无菌单,用 0.5% 氯己定、70% 乙醇消毒皮肤;标准护理组做好手卫生,戴无菌手套,用 0.5% 氯己定、70% 乙醇消毒皮肤;两组比较动脉导管尖端细菌定植率无差异[66]。然而,类似的置入中心静脉导管研究明确表明,最大限度地做好感染控制防护措施的获益可能取决于置管操作者(例如,经验越少的置管者获取效益越多)。目前的建议是外周动脉置管时至少要戴帽子、口罩、无菌手套,铺一块小的无菌孔巾。在腋动脉或股动脉部位置管时,应该使用最大无菌屏障的防护措施。当有临床指征时,应更换导管,有拔管指征时,应及时拔除导管[77]。动脉导管经常用于血液采样,因此,降低感染率的关键是操作过程中保护好导管末端[69]。

也有调查研究新生儿动脉导管的感染并发症。在不同的医疗中心,留置脐动脉导管的细菌定植率为 6%~60% 不等[78-81]。接受过 10 日以上抗菌药物治疗的低出生体重新生儿发生脐动脉导管相关血流感染的风险增加[82]。但出人意料的是,导管的留置时间并未增加细菌定植的发生率,这表明在细菌大量定植的区域无法通过局部或全身的抗菌药物使用达到完全杀灭细菌的效果,导管通过脐带残端插入后立即或很快就被污染了。事实上,通常可从患者脐带和导管中分离出相同的细菌。最常见的病原菌是葡萄球菌、链球菌和革兰阴性杆菌,尤其是假单胞菌属、变形杆菌属、大肠埃希菌和克雷伯菌属。由于大多数研究中脓毒症的发生率很低,因此在临床上脐导管细菌定植的临床意义很难评估。然而,当从新生儿脐插管中连续采血进行前瞻性血培养时,可检测到一过性中心静脉导管相关血流感染。在一项对临时(2~4 h)插入脐导管换血的前瞻性研究中,研究者记录了换血4~6 h后因表皮葡萄球菌(同一患者,变形杆菌属)而发生的导管污染率为 60%,一过性血流感染率为 10%。这项研究表明脐导管插管在插入和拔除时发生血流感染的风险最高[83]。此研究和其他研究发现,全身预防性使用抗菌药物不能降低导管污染率和血流感染发生率。目前,在脐静脉插管时,全身预防性使用抗菌药物似乎是无益的,而应该把注意力集中在脐带的准备和护理上。避免使用碘酊以防止对新生儿甲状腺造成潜在影响;尽量避免局部抗菌药物的使用,因为其可促进真菌感染和/或细菌产生耐药性[84]。脐动脉导管其他感染性并发症包括真菌性动脉瘤或假性动脉瘤(伴或不伴有腹腔积血)[85-87]。应尽快拔除脐导管,留置时间尽量不要超过 5 日,以避免导管相关血栓的形成[88,77]。

一个对已发表的 200 项前瞻性研究的综述表明,肺动脉导管相关血流感染的发生率为 3.7 例次/1 000 导管日[61]。这比不含药物的、非隧道式的中心静脉导管的相关血流感染发生率(2.7 例次/1 000 导管日)略高。肺动脉导管的血流导向增加了与心内膜创伤及大静脉或肺动脉血栓形成有关的右侧感染性心内膜炎的额外风险。一项对 55 例患者进行尸检的研究发现,有 7% 的患者患有导管相关感染性心内膜炎[89]。多变量分析研究已经明确了一些与肺动脉导管相关感染的危险因素[90]。导管细菌定植风险增加的独立高危因素为:在新生儿和年幼的儿童中使用导管、置管时没有使用最大无菌屏障、置管部位选择颈内静脉而非锁骨下静脉、置管部位皮肤菌定植严重、长期置管尤其是置管时间超过 4 日[60,62,90-96]。至少一项研究[97]表明,肺动脉导管每 7 日更换一次,不需频繁更换。经证实导管中包含一个塑料套筒能降低中心静脉导管相关血流感染的风险[98]。肺动脉导管的置入主要是通过聚四氟乙烯引导与肝素结合,从而降低微生物的黏附性[99]。

传感器

压力监测设备经常用于定期监测危重患者的心血管压力。美国 CDC 已制定并更新了预防与血管内压力监测设备相关感染的指南[77]。可重复用的传感器已经成为革兰阴性菌血流感染、念珠菌菌血症、透析相关性肝炎等医院感染暴发的来源[100],应使用一次性的而非可重复用的压力传感器,即使是在繁忙的 ICU 也能安全使用 4 日而无须更换[101]。目前,推荐使用一次性压力传感器组件,并且每 96 h 更换一次,该压力监测系统的所有组件都应该保持无菌[77]。

输血相关感染

输血和菌血症

输血相关败血症是同种异体输血死亡的首要原因[102]。血液制品被细菌污染的机制主要有三个假说:使用不合格的非无菌输血管道和血袋、献血者的皮肤或血液中携带细菌、血液制备或储存期间未进行消毒处理[103]。现在常规献血程序通过仔细筛选献血者并进行核酸检测(NAT,针对 HIV 和 HCV)已大大降低了输血传播病毒感染的概率,输血相关细菌污染是输血传播感染最常见的类型。19 世纪 40~50 年代首次报道了输血相关败血症病例,嗜冷细菌污染了冷藏血液,导致患者发生输血相关休克综合征,嗜冷细菌能够在 4℃(30℉)生存和生长,如无色杆菌和假单胞菌属的一些细菌。此后不久,一些前瞻性微生物学研究指出,血库中血液的污染率为 1%~6%[104],大部分污染菌是正常皮肤菌群,推测来源于采血时献血者的皮肤碎片。通常这种微生物血液污染浓度极低(与败血症相关的每毫升血液中<100 个微生物),血液储存过程中冷藏并有抗菌活性,使微生物长期处于生长停滞状态,因此这些微生物几乎不太可能在血液储存过程中增殖。回顾性研究结果表明,未见血液中含有的低浓度皮肤菌群污染导致输血相关临床感染发生的案例[105]。而在极少数情况下,无症状或症状不典型胃肠道(GI)感染的患者仍可能是血制品细菌污染的来源,尤其是小肠结肠炎耶尔森菌导致的红细胞输血污染。这些污染导致的感染可导致高死亡率,尤其是 1~6℃(34~43℉)存储超过 25 日的血制品。献血者献血时可能患无

症状菌血症。曾有由于血袋在生产过程中受到污染,导致血液成分在收集或处理时被黏质沙雷菌污染,引发感染暴发的案例[106]。

调查人员试图根据 CDC 提供的数据,分析血液成分被细菌污染的危险因素,数据来源于隶属于美国红十字会(ARC)、美国血库协会(AABB)和国防部 1998~2000 年血液项目的血液采集机构和输血服务机构。输血感染定义为输血反应导致临床感染,从血液成分和受血者血液中培养到相同的细菌,分子分型证明其同源性。共发生 34 例输血感染,其中 9 例死亡。输血感染相关菌血症的感染率(输血感染例次数/百万单位)如下:单供体血小板输注为 9.98,多供体血小板输注为 10.64,红细胞(RBC)输注为 0.21;其中致命感染发生率分别为 1.94、2.22 和 0.13。输注被革兰阴性细菌污染的血液成分是患者死亡高危因素(OR=7.5;95%可信区间 CI=1.3~64.2)[107]。

法国 BACTHEM 使用配对病例对照研究的方法对输血相关细菌污染状况进行了调查。病例资料来源于 3 年内法国血液机构上报的输血相关不良事件数据库,这些病例发生了疑似输血相关的细菌污染。调查期间,共报告了 158 例发生疑似输血相关细菌污染的病例,包括 41 例病例和 82 例匹配对照。感染的病原菌中革兰阴性细菌占 42%,革兰阳性球菌占 28%,革兰阳性杆菌占 21%,其他病原菌占 9%。输血相关细菌感染总发病率为 6.9(发生例次数/每百万单位),血小板输注的感染风险比其高 12 倍以上,机采血小板输注的感染风险比红细胞输注的感染风险高 5.5 倍。革兰阴性杆菌占污染细菌的近 50%,且与 6 例死亡病例相关。危险因素包括:患者输注红细胞后发生全血细胞减少症、血小板输注后发生血小板减少症和全血细胞减少症、使用免疫抑制剂治疗、血小板保存期限>1 日、红细胞保存期限>8 日、血液混合物来源于超过 20 个供血者[108]。

一些措施的实施可显著降低细菌污染风险,如采血时使用带转移袋的血袋转移前 30 ml 血、增加皮肤消毒等[109]。

输血和寄生虫血症

输血在临床的广泛应用及疟疾流行国家旅游产业的发展,导致了输血相关疟疾感染的增加。1911~1950 年全世界约有 350 例输血相关疟疾感染的报道,而 1950~1972 年报告发生例数超过 2 000[110]。1958~1998 年,美国有 103 例输血相关疟疾感染的报道[111,112]。2010 年,美国 CDC 共收到 1 691 例疟疾感染的报告,其中 1 688 例为输入性感染,仅有 1 例为输血相关感染。2010 年疟疾感染的总数比 2009 年增加了 14%。恶性疟原虫、间日疟原虫、三日疟原虫和卵形疟原虫的发生比例分别为 58%、19%、2% 和 2%。1980 年以来,2010 年是疟疾感染数量报道最多的年份[113]。不过现在美国输血相关疟疾传播依然比较罕见,发生率低于 1 例/100 万输血单位[114]。

虽然恶性疟原虫是美国疟疾感染最常见的病原体,但是三日疟原虫是全球输血相关疟疾感染最常见的病原体,占感染总数的将近 50%,间日疟原虫和恶性疟原虫的

全球发生率分别居于第二和第三位。这种排序可能反映了一个事实,无症状献血者三日疟原虫感染可以持续多年,间日疟原虫在人体中很难存活超过 3 年,恶性疟原虫在人体中存活很难超过 1 年。因此,无症状三日疟原虫感染难以检测的概率更高,从而成为输血相关感染的来源。

1970 年,美国血库协会按照献血者选择指南中推荐预防疟疾传播的方法,但在 1974 年放宽了标准[111,112]。《血库和输血服务标准》(第 24 版)增加的改变:要求有明确疟疾病史的人追溯 3 年无症状后才能献血,在 CDC 认定的疟疾流行地区居住超过 5 年的人离开原居住地 3 年后才能献血。这些标准至今仍然有效,从疟疾流行地区归来的旅客在归来后 1 年内不能献血[115]。

为了能在献血前进行快速筛查,研究人员正在研发血液寄生虫筛查的分子诊断技术。一个科研团队开发了一种套式疟原虫聚合酶链反应(PCR)检测技术,可同时检测 5 种人类疟原虫。在加纳使用该技术对无症状患者进行检测,涂片阳性样本检出率为 78/78(100%),涂片阴性样本检出率为 19/101(19%)[116]。另一种分子诊断技术(实时 PCR)检测间日疟原虫被用于确认献血者是否为疟原虫感染。在巴西北部收集了 595 个献血者的样本,其中 8 例(1.34%)健康献血者的样本检出间日疟原虫。使用 TaqMan® 探针的实时 PCR 技术可检测临床健康献血者是否携带间日疟原虫,证明了血库使用敏感筛查方法进行疟疾检测的必要性[117]。识别可能传播疟疾的献血者,仍很大程度上依赖于献血访谈中了解其是否有暴露史。为了降低与疟疾风险延期相关的献血者的损失,2009 年 11 月 16 日,美国 FDA 再次向血制品咨询委员会(BPAC)咨询减少供体损失的替代策略。在 FDA 网站上可以看到该指南的草案[118]。

因为血小板和白细胞制品也可传播疟疾,该指南适用于所有血液成分制品的献血者。

在中南美洲流行的 Chagas 病(美洲锥虫病)正蔓延到非疫区国家。由于一些感染者在 10~30 年内可能长期有寄生虫血症而无临床症状,因此其发生血液接触传播的可能性很高。血液储存 10 日后其寄生虫的感染性下降,但是血液存储并非是有效预防寄生虫血源性传播的方法;此外,这种寄生虫在全血或者红细胞 4℃(30℉)储存 21 日后仍可存活。在许多南美国家强制性对献血者进行血清学筛查。由于移民和潜在感染献血者增加,输血相关美洲锥虫病也成为美国血库面临的一个严重问题。在20 世纪 90 年代早期,美国约有克氏锥虫感染者 100 000 人[119],现在美国 CDC 估计感染者约为 300 000 人[120]。2006 年在洛杉矶市区献血者的样本中克氏锥虫抗体阳性率为 1/2 000[121],而在 1998 年该数据为 1/7 500[122]。

20 世纪 80 年代中期以来,美国和加拿大已报告了 8 例输血相关美洲锥虫病感染[123-129]。美国红十字会、加拿大血液服务中心和西班牙红十字会对北美和西班牙输血相关克氏锥虫病感染情况进行了评估,并对受血者进行了跟踪调查。他们发现 1987~2011 年 20 例输血者克氏锥虫感染与 18 名血清学阳性的献血者相关,其中 11 例仅

通过对受血者的追踪确定。已明确的 11 例传播与全自动机采血小板或全血分离血小板相关,没有通过红细胞或冷冻血液制品传播的案例[130]。

鉴于美国克氏锥虫感染率的增加,需要使用灵敏的检测方法防止其通过血液制品进一步传播。2005 年美国 Ortho-Clinical Diagnostics 公司(美国力登公司,新泽西州)开发了临床试用的酶联免疫吸附测定法(ELISA)用于检测献血者的克氏锥虫抗体,2006 年 8 月至 2007 年 1 月,美国红十字会对该产品进行了评估,共对 148 969 个血液样本进行了克氏锥虫抗体检测,63 个样本检测结果为克氏锥虫抗体阳性,其中 32 个样本(约 1/4 655)通过放射免疫沉淀法分析确证克氏锥虫抗体阳性[131]。2007 年 5 月,法国血液服务中心开始对高危献血者进行克氏锥虫抗体系统筛查。2007 年 5 月至 2008 年 12 月,对 4 637 479 例献血者中的 163 740 例进行了筛查,筛查率为 3.5%,克氏锥虫抗体阳性率为 1/32 800[132]。最近,2007~2011 年,纽约血液中心使用 FDA 批准的 ELISA 方法对献血者进行克氏锥虫抗体筛查,阳性率为 0.019%(204/1 066 516)。至少来自 29 个克氏锥虫抗体阳性献血者的 154 个血液制品输注单位被 141 个受血者使用,其中 48 个受血者活着可以检测,7 个接受了克氏锥虫抗体筛查,2 个免疫荧光试验(IFA)检测阳性。这 2 个免疫荧光试验检测阳性的受血者均接受了一个单位的去白细胞血小板输注,血液来自同一个克氏锥虫病献血者的两次献血。回顾性分析可以确定这 2 例输血相关克氏锥虫病感染病例,自美国国家筛查项目实施以来,报告总例数已增加至 8 例[133]。

美国 FDA 已经批准了两种对献血者进行克氏锥虫病筛查的检测方法,但未强制要求对献血者进行抗体筛查。美国红十字会和血液系统公司的采血机构负责美国约 65% 的血液供应,自 2007 年 1 月 29 日起对所有献血者进行克氏锥虫抗体筛查。美国血库协会已建立了基于互联网的锥虫病感染生物预警网络以追踪检测结果[134]。最后,2010 年 12 月的指南建议"通过血清学检测以降低全血和成分输血相关克氏锥虫病传播的风险",总结如下:询问所有异体献血者是否有美洲锥虫病史;对每个献血者进行 1 次克氏锥虫抗体检测,检测结果为阴性者再次献血时无须检测;有克氏锥虫病史或使用 FDA 批准的检测方法检测阳性者不能献血[135]。

弓形体病也可通过输血传播。一项前瞻性调查比较了需经常输血的珠蛋白生成障碍性贫血(旧称地中海贫血)患者与对照组的亚临床弓形体病发病率,证实了弓形体病可通过输血传播[136]。而另一项研究发现,受血者使用白细胞输血法治疗急性白血病后感染弓形体病,献血者患有慢性髓细胞性白血病;对该献血者血清学数据的回顾性分析显示其抗弓形虫抗体滴度升高[137]。动物之间通过输血可传播弓形体病,为输血相关弓形体病感染提供了证据支持,弓形体在储藏的血液中可存活 50 日,弓形体病患者的血液血沉棕黄层中可找到弓形体。因为大浓度白细胞输血可传播弓形体病且所有的白细胞捐献

者患有慢性骨髓性白血病,所以建议不输注患有慢性粒细胞性白血病献血者的全血或白细胞,尤其是受血者的免疫功能已严重受损。尚未有红细胞(RBC)或新鲜冷冻血浆(FFP)输注导致弓形体病传播的案例。已有 1 例疑似血小板输注相关弓形体病传播的报道[138]。

微小巴贝虫病(TTB)在美国的康涅狄格州、马萨诸塞州、新泽西州、纽约州、罗得岛州、明尼苏达州和威斯康星州流行。分歧巴贝虫(B. divergens)主要是牛的寄生虫,但是欧洲已证实其可导致免疫功能不全的人感染。2011 年 1 月前,美国没有用于报道的巴贝虫感染的标准定义。2011 年,在美国的 18 个州和 1 个城市开始推行人类巴贝虫病国家监测,使用了由 CDC 及国家和地区流行病学委员会制定的巴贝虫感染的标准定义。推行人类巴贝虫病国家监测的第一年,卫生部门向 CDC 报告了 1 124 例确诊和疑似病例,其中 7 个州(康涅狄格州、马萨诸塞州、明尼苏达州、新泽西州、纽约州、罗得岛州和威斯康星州)的报道例数占 97%(1 092/1 124),共有 10 例输血相关巴贝虫病感染案例[139]。

过去 30 年有超过 100 例输血相关 TTB 病例的报道[140,141]。在康涅狄格州巴贝虫流行地区的一群献血者所捐献的血液中,当时血清反应阳性率为 1.4%,其中超过 50% 的人有明显的寄生虫血症[142]。美国 CDC 对 1979~2009 年巴贝虫感染情况进行了汇总,共有 159 例感染病例,大部分来自美国东北部的血液中心。感染大多与红细胞成分输血相关,7~10 月为 TTB 感染高峰期。最近的 10 年里报道了 77% 的感染病例,提示可能是由于巴贝虫感染率的增高,也可能是由于监测 TTB 体系的逐步完善[143-146]。事实上,巴贝虫感染是美国输血相关传染病最常见的类型。

使用实时 PCR 和间接免疫荧光技术(IFA)对献血者进行巴贝虫实验室筛查可有效预防巴贝虫的传播[147]。然而,目前美国没有获得行政许可的筛查献血者巴贝虫感染的检测方法[148]。因为巴贝虫感染后可长期呈无症状的寄生虫血症,因此有感染史者禁止献血[149]。

内脏利什曼病(VL)是整个地中海盆地地区流行由婴儿利什曼虫引起的一种人畜共患疾病,感染者可无临床症状,因此有通过输血传播的风险。Riera 等对巴利阿里群岛(马略卡岛、福门特拉岛、米诺卡岛)献血者的利什曼虫感染情况进行了分析,共调查 1 437 名献血者,检测方法为免疫学方法[免疫印迹和迟发型超敏反应(DTH)]、寄生虫学方法(培养)和分子生物学方法(嵌套 PCR)。此外,通过过滤去除寄生虫的去白细胞的效果可以借助在单位红细胞中使用嵌套 PCR 技术来检测。献血者利什曼虫抗体检测阳性率为 3.1%(44/1 437)。随机检测了来自马略卡岛献血者的 304 个样本,外周血单核细胞(PBMNC)中婴儿利什曼虫 DNA 检测阳性率 5.9%(18/304),寄生虫培养阳性率为 0.6%(2/304)。其中 73 个样本进行了 DTH 检测,阳性率为 11%(8/73)。共有 18 个样本嵌套 PCR 检测阳性,其中 2 个样本血清反应阳性。这 18 个样本中共有 13 个红细胞样本外周血单核细胞嵌

套 PCR 检测阳性,去白细胞后嵌套 PCR 检测均为阴性。

在巴利阿里群岛的献血者中隐性利什曼虫感染广为流行,迟发型超敏反应和婴儿利什曼虫嵌套 PCR 技术与血清学检测相比,在检测无症状感染时灵敏度更高。使用去白细胞过滤器似乎可有效去除红细胞单位的寄生虫[150]。

美国陆军已有多例驻伊拉克服役人员感染皮肤利什曼病的报告[150A],因此曾在伊拉克旅行或居住的人离开伊拉克和阿富汗 1 年后方可献血。已开展有利什曼病史的人延期献血的讨论,但该建议在民用血库中尚未常规实施[151]。

随着分子生物学技术,如 PCR 技术,变得更加成熟和可靠,将有更好的装备来高效地鉴定捐赠血液中的寄生虫从而预防输血相关性传播[152,153],而这并不造成大量非感染献血者延期或显著增加费用。

血小板输注

据估计,美国每年血小板浓缩液输注量大约为 900 万单位;在发达国家中,每 1 000～3 000 个血小板单位中约有 1 例被细菌污染,可导致输血相关脓毒症[154,155]及输血传播疾病有关的死亡。据估计,输注 1 单位血小板后发生输血相关细菌感染的死亡率的风险为 1∶500 000～1∶7 500[156-158]。

事实上,细菌污染的血小板输注传播是在输血医学中感染性并发症最常见原因[159]。两项研究结果显示[160],接受多个单位机采血小板输注的血液肿瘤患者输注被细菌污染的血单位的风险高达 1/250[161]。

因为血小板建议室温储存(20～24℃/68～75℉)以增加其在体内的半衰期,所以有必要关注血小板储存期间内在污染及可能的污染物扩散的真实发生率。有意思的是,历史上血小板曾一直在 4℃(39℉)储存。1969 年 Murphy 和 Gardner 证实,与血小板存储在 13℃、20℃、37℃(55℉、68℉、99℉)相比,存储在 22℃(72℉)可改善其在体内的生存能力和功能[162]。这些观察结果导致目前的做法,血小板在室温储存长达 5 日。假设血小板浓缩液和全血一样在收集时容易污染是合理的,其常规为 1%～6%低水平污染率。此外,与血液相比,血小板浓缩液失去了保护性的抗菌活性,且血小板输注通过来源于血库中的多个献血者,增加了污染的风险。尽管这看似不容乐观,但是从血小板浓缩液中分离得到的细菌多为正常皮肤菌群,如极低浓度的表皮葡萄球菌和类白喉菌。即使在经常输注血小板的高度易感患者人群,这种污染也未能产生任何有记录的不良反应[163-165]。但至少有 1 例革兰阳性菌引起一位年轻女性患者发生感染性休克的报道。这是一起由牛链球菌污染的捐献血小板继发的病例。该供血者在献血 2 个月前曾进行结肠镜检查[166]。

尽管细致的血库技术和密闭的血液收集系统的广泛使用,使得血小板输注相对安全,但暴发的出现强调了血小板偶发的、严重污染的可能性。第一个案例是因输注血小板引起的猪霍乱沙门菌感染暴发,导致 7 位受血者发生败血症,对供血者进行追踪后发现其有临床症状不

明显的沙门菌感染性骨髓炎和间歇性无症状菌血症[167]。这次感染暴发的潜伏期很长,感染发生在受血者输注受污染的血小板 9 日后,输血时刚好几个受血者均使用了抗菌药物,未能及时识别出此症因血小板而起。第二个案例是输血导致 2 例肠杆菌感染引起的败血症[163]。一项调查显示,医院备用的血小板库 20%受到污染。尽管大多为低浓度非致病菌污染,但是 258 中的 6 个可培养出大肠埃希菌。至今还不知道这些不寻常污染的来源。第三个案例是收集血液后使用污染的真空管导致沙雷菌感染暴发[168]。第四个案例是 34 日内,在某大学医院接受血小板输注的 4 个患者发生了聚集性感染,病原菌分别为蜡样芽胞杆菌、铜绿假单胞菌和表皮葡萄球菌。其中发生输血相关假单胞菌感染的败血症患者死亡[169]。研究人员猜测暴发原因可能为采血时污染。此外,这 4 个被污染的血小板单位存放时间明显较长(平均 4.8 日),而 106 个作为随机对照的血小板单位的存放期平均为 3.7 日(P=0.04)。第一个患者死亡后,医院加强了对血库的监管,以便及时发现血小板储存库的污染。最近报道了 2 例沙门菌脓毒症,其中 1 例因血小板输注而死亡的患者,感染原因是供血者在触摸宠物蟒蛇后发生了无症状感染。2004 年 2 例血小板输注相关脓毒症患者死亡[157,170]。

一位 74 岁的白血病老年患者,曾输注了 5 个单位的浓缩血小板。输血前使用快速检测试纸条(Multistix®,Bayer Diagnostics,塔里敦,纽约)对混合血小板单位进行了 pH 值测定,以检测是否有细菌污染。pH 值测试结果在血库的质控范围内,但患者输血后发生了金黄色葡萄球菌败血症,并于住院 21 日后死亡。血袋内剩余血小板培养出相同的致病菌,PFGE 证实了其同源性。另一个案例是一位 79 岁的老年患者,冠状动脉旁路搭桥术后由于血小板减少输注了机采血小板。其所输注的血小板使用液体培养基(BacT/Alert®,Bio Merieux Inc.,达勒姆,美国北卡罗来纳州)进行细菌污染检测,培养 5 日结果为阴性。输血后约 1 h 患者病情恶化,并于 72 h 后死亡。患者血液和血袋中剩余血小板均培养出里昂葡萄球菌,并且通过 PFGE 确定了其同源性。最后这两个案例凸显了血小板污染的时机和污染识别的难度。采血中心培养单个供血者的血小板,但是来自多个供血者的血小板的检测需在输血前立即进行,因此医院有责任对这些输注单位进行检测。

如果发生疑似输血相关细菌性败血症(如发生低血压或高热),应立即停止输血,向医院血库报告该反应,并立即开展调查。血袋及其内容物应送回血库,检查其包装是否完好,进行革兰染色检测和细菌培养。患者应进行血培养。应通知血液供应部门疑似发生细菌污染,以回收和培养同一供血者的血液成分,防止再次发生输血相关感染和死亡。

显然,需要使用更先进的技术来更好地预防和检测血液制品的细菌污染,以保证患者安全,并尽可能延长血小板的保质期。为防止血小板输注单位的污染,对血液制品进行快速筛查非常关键。NAT 技术对细菌筛查实

验很有效,PCR 技术由于其高敏感性和特异性,在细菌筛查方面将发挥越来越重要的作用[171]。但一些研究发现PCR 方法的缺陷是其灵敏度检测上限过高[172]。

此外,每 100 万份血小板收集样本中约有 1 000 份在采集时发生了细菌污染。一项研究对 2 个大型血液中心 7 万多个全血分离血小板样本进行了检测。使用GeneraTM(Verax Biomedical,伍斯特,马萨诸塞州)检测所有革兰阳性菌或革兰阴性菌的共享(保守)抗原,发现106 个血库中共有 99 个库污染(1:10 080)。该检测是FDA 明确要求的筛查安全措施,用于去白细胞机采血小板成分输血前 24 h[173]。一项研究对三种不同的快速筛选方法——BactiFlow 流式细胞术(BactiFlow flow cytometry)、潘属检测试验(Pan Genera Detection Assay)和 23S rRNA RT – PCR 进行实验室间的比较。在德国 3个血液中心,发现 BactiFlow 和 23S rRNA RT – PCR 技术在检测血小板浓缩液细菌污染时有很高的灵敏度,而潘属检测试验的灵敏度不高,尤其是对革兰阴性菌的检测。实验室间的比较显示 BactiFlow 和 23S rRNA RT – PCR 技术有很好的准确性(阳性:12/12;阴性:8/8),而潘属检测试验在所有阳性样本中仅检出了 4 个。4 个未检出的阳性样品的检测值未达到阳性报告的下限,另外 4 个有较高细菌计数接种样本检测结果为假阴性(2个大肠埃希菌,1 个肺炎克雷伯菌,1 个金黄色葡萄球菌)。所有的快速筛选方法均没有出现假阳性结果[174]。其他研究发现 BactiFlow 或其他流式细胞术可灵敏快速筛查血小板细菌污染[175,176]。使用 Amotosalen(光化学处理/紫外线,UVA)系统进行血小板病原体灭活也可以防止血小板污染细菌的传播[177]。

美国血库协会标准自 2004 年开始实施,要求认证机构实施措施来对降低血小板制品细菌污染及对污染进行检测,该标准在 2011 年进行了修订,其中要求 FDA 批准的检测方法应有同等的灵敏性。数据显示,标准实施后输血后败血症已经下降了 70%,败血症死亡人数随之下降[161]。

不过机采血小板随时有细菌污染的风险。在对美国和其他国家多项研究进行系统回顾的基础上,发现每输注单位早期培养未能检测到的细菌污染概率为 1/1 500[161]。基于泊松模型(Poisson model)检测血小板浓缩液中细菌污染的技术,在细菌接种和培养时按照固定的比例收集培养液,可降低检测的假阴性比例和输血单位污染的数量[178]。

即使执行了所有的预防措施,大部分情况下输血反应仍无法像医院感染一样容易识别。卫生工作者必须认识到血液制品尤其是血小板的细菌污染风险,因为在输血反应发生时,患者通常会表现出与其他原因引起的败血症相似的症状和体征,从而很难进行正确的鉴别和诊断[169]。

对血液进行病毒性病原体筛查的技术已有很大提高,血小板输注相关败血症发生的风险是输血相关 HCV感染的 24 倍,是输血相关艾滋病毒感染的 28 倍[179]。

为提高细菌检出率和报告率,美国血库协会对检测结果的标准化定义、相关部门、环节的调查和管理以及实验室的微生物检测有专门的附加说明[180]。

与输血感染相关的新兴病原体和死灰复燃的病原体

有关血液收集、处理和输血流程方面新技术的出现和发展,为输血安全提供了保障。无论是在献血者(伴有无症状的疾病)或是产品本身,新兴病原体和死灰复燃的病原体还不容易鉴别,这将对受血者造成威胁[181]。流行性腮腺炎再次出现,特别是在 18~25 岁的人群中,20%的感染者无临床症状,50%的感染者临床症状不典型。尽管尚未有因输血导致腮腺炎病毒感染的案例,但曾发现腮腺炎病毒血症,因此存在未被识别的无症状病毒血症献血者通过输血传播将流行性腮腺炎传染给受血者的可能性。美国血库协会的输血传播性疾病(TTD)委员会及美国 FDA 的代表已经出台了有关预防输血相关流行性腮腺炎的建议[182]。

西尼罗病毒(WNV)是另一种可能导致无症状病毒血症并通过输血传播的病原体。研究者对献血中发现WNV 阳性(通过检测病毒 RNA)的 1 436 名献血者进行了访视,结果显示约 26%的感染者有临床症状[183]。尽管2003 年以来美国对所有献血者的血液均使用核酸检测(NAT)方法进行 WNV 筛查,2005 年 12 月美国 FDA 才批准了第一个用于 WNV 筛查的 NAT 检测。生物安全监测网络(Biovigilance Network)收集了美国和加拿大疑似WNV 感染的献血者的数据(通过 NAT 检测),数据显示这一潜在感染形势不容乐观;2006 年有意向的献血者中WNV 筛查检测阳性例数为 340 例,2009 年为 145 例[184]。

自 2003 年引入混合微池(minipool)NAT 以来,已报道了与 9 位献血者相关的 11 例输血感染 WNV 及相关疾病的案例[185-187]。此外,为更好地识别 WNV 阳性的献血者,使用全血替代血浆可提高 NAT WNV 检测的敏感性,但是血清阳性反应检测中有局限性[188]。在 WNV 活跃的地区,献血者单人份 NAT(ID – NAT)实施后,未见输血相关 WNV 感染的报道。然而有 1 例粒细胞成分输血导致 WNV 传播的报道,粒细胞成分输血前虽常规进行传染病检测,但是输血前无法拿到 ID – NAT 检测结果[189]。

最后,随着疯牛病和变异型克-雅病(vCJD)逐渐被熟知,导致了针对献血者的政策出台,以防止那些 1980~1996 年在包括英国在内的某些国家居住 3 年以上,或1980 年 1 月 1 日至今在某些欧洲国家输过血的人献血。迄今为止已有 4 例通过输血传播 vCJD 感染的案例,供血者后来也发展为 vCJD[190]。英国血液服务中心已采取多项措施以降低 vCJD 通过血液、血浆和组织产品传播的风险[191]。

其他病毒,如 8 型疱疹病毒(HHV – 8)、红细胞病毒属 B19、甲型和戊型肝炎病毒或任何入血后有无症状期的病毒,都有通过血液制品传播的风险。其他新兴虫媒病毒疾病,如可能发生在白纹伊蚊地区的登革热和基孔肯雅出血热,同样有造成输血传播的风险[192,192A]。

白蛋白输注

由于对产品生产过程有信心以及极低的白蛋白输液反应发生率,大多数医生认为人血清白蛋白产品非常安全。然而多年前在美国全国范围内暴发的白蛋白输注相关的洋葱伯克霍尔德菌感染的败血症强调,任何商业产品,特别是任何血液成分,均容易受到污染[193]。除了强调输注非成形血液成分相关感染的风险外,值得注意的是,白蛋白输注相关感染暴发显示了检测和评价低频污染商业产品中的几个普遍性问题。

首先在任何一家医疗机构,由低频污染商品引发的院内感染都与地方问题难以区分。在第一个报道的医院,仅仅由于白蛋白使用的数量巨大,白蛋白输注相关感染才浮出水面。第二,因为商业产品通常是批量制备和消毒的,能够追踪可疑的个体分布尤为重要。第三,输注产品的无菌性无法从外观确定。尽管洋葱伯克霍尔德菌污染量约为 100 CFU/ml,但是受污染的白蛋白仍是完全清澈的。最后,目前用于产品质量控制的抽样方案,就低频污染商品来说,可能会漏掉污染物,内毒素可逃过终端过滤,目前使用的热源检查法也无法检查到。现在尚未有白蛋白输注相关病毒或克-雅病(CJD)感染的案例。

麻醉相关感染风险

事实证明,使用污染器械进行局部麻醉、椎管内麻醉以及使用被污染麻醉机实施全身麻醉,会导致严重的细菌感染。

麻醉药物

丙泊酚(异丙酚,Stuart 制药公司,威尔明顿市,特拉华州)是一种脂溶性麻醉药物,按照美国药典标准它不是一种抗微生物保存的产品,储存温度为 4~22℃(40~72℉)(异丙酚注射剂,2005 年包装说明书)。一项关于术后感染或者急性发热症状的 7 起暴发调查显示,这些感染暴发与接受丙泊酚注射有关。由于麻醉人员无菌技术差加上脂溶性药物利于污染物的生长,导致丙泊酚的外源性污染,或者多位患者共用同一个注射器[194]。这些被看作 7 起暴发的主要原因。在另一家医疗机构里,7 位患者因为注射污染丙泊酚继发全身炎症反应综合征。从已开启的丙泊酚药、丙泊酚相关设备以及其中 2 名患者的血培养中培养出肺炎克雷伯菌和黏质沙雷菌,且分离菌株的基因型相同。调查人员发现了丙泊酚的准备、注射以及储存方式有误。再次,出现多名患者共用一瓶一次性瓶装丙泊酚[195]。丙泊酚污染也可以引起病毒传播。内华达州拉斯维加斯一所内镜诊所,2 个手术日共有 5 位患者被确诊为医院获得性 HCV 感染。基因型分析显示,医院获得性 HCV 感染有两个不同的病毒基因型,一位源患者与每一个基因型都有关联,表明为独立的感染事件。患者与患者之间的 HCV 感染可能是由污染的一次性瓶装麻醉药引起的,据称在麻醉实施阶段该瓶药被用于多名患者,且重复使用注射器和/或针头。一项体外研究显示丙泊酚乳剂能够提供理想的环境维持 HCV 的传染性,这就解释了医疗机构麻醉相关丙型肝炎流行暴发的

原因[196]。

由于丙泊酚同样可作为一种镇静剂在 ICU 使用,感控人员必须对丙泊酚相关感染进行持续监测。此外,感控医生也有必要调查丙泊酚的使用方式以确保使用无菌技术。由于不含防腐剂和抗菌剂且因其有利于细菌生长的性能,所以丙泊酚不能使用多剂量瓶[197-199]。美国感染控制与流行病学专业协会(APIC)、美国手术室护士协会(AORN)和美国 CDC 已经联合出版了药物管理安全规范准则。

外科手术麻醉/镇痛

连续外周神经阻滞(CPNB)是骨科手术术后的有效镇痛方式,然而这种使用导管的操作也可导致感染。在一项为期 1 年的多中心研究中,对进行 CPNB 的择期骨科手术的患者进行前瞻性评估研究,发现 28.7% 的导管细菌培养呈阳性,发生局部炎症或感染的危险因素包括:术后 ICU 监测、导管留置时间>48 h、男性患者以及未预防性使用抗菌药物[200]。另一项研究评估了 211 根连续外周神经阻滞导管,发现 208 根导管中有 57% 在留置 48 h 后出现细菌定植阳性。最常见的病原体为表皮葡萄球菌(占 71%)、肠球菌属(占 10%)和克雷伯菌属(占 4%)。发生 3 例疑似导管相关的一过性血流感染。6 周后未发现并发脓毒血症[201]。与绝大多数医疗器械相关感染一样,留置时间是危险因素之一,病原菌以革兰阳性菌最为多见,医务人员进行所有这样的操作者都应该考虑到这些。

前列腺活检麻醉相对难以实施,它需要用两根或者多根穿刺针穿过高度污染的直肠进行穿刺。Obek 等对 100 名接受了超声引导下经直肠前列腺活检穿刺的患者进行了前瞻性评估研究[202]。患者被随机分配接受前列腺周围神经阻滞或不进行麻醉。高热、住院治疗多见于神经阻滞组;穿刺活检后菌尿症以不麻醉组更多见。为了制定前列腺周围神经阻滞下行活检术的患者最佳预防性抗菌药物使用方案,进行前瞻性随机试验非常必要。

气管插管

气管插管继发血流感染是麻醉的一个潜在风险,血培养分离出来的病原体通常是上呼吸道正常定植的 α 溶血链球菌、需氧及厌氧类白喉杆菌以及其他厌氧菌。与低损伤的经口气管插管相比,经鼻气管插管的血流感染发生率更高[203],但两种插管方式均不推荐预防性使用抗菌药物。

长期留置经鼻气管导管(或者鼻饲管)发生鼻窦炎的概率为 2%~5%,鼻窦炎可能是隐性感染[204,205]。上颌窦与蝶窦最常受累[204],常见病原体包括金黄色葡萄球菌、肠杆菌、铜绿假单胞菌、嗜血杆菌、肺炎双球菌以及厌氧菌[205]。无菌性或偶发感染性中耳积液在接受气管插管和机械通气的患者中也非常常见[206]。为预防医疗保健相关肺炎的发生,美国 CDC 指南建议:接受机械辅助通气的患者选择经口气管插管而非经鼻插管;使用无创机械通气以减少气管插管率并缩短带管时间;呼吸机回路发生故障或有明显污染时应及时更换;尽可能减少机械通气时间,每日进行撤机指征评估,尽早撤机[207];尽可能

采取半卧位；使用带气囊的气管导管，或进行声门下吸引[208]。

喉罩（LMA）是在全身麻醉时保持患者气道开放的一种可重复使用装置，由充气硅胶面罩和通常可以重复使用的橡胶连接管组成。由于喉罩可以发生蛋白质沉积，因此即使消毒后仍能传播病原体（包括朊粒，prion），一些研究人员已经量化了消毒后喉罩的蛋白质污染量，发现喉罩消毒后仍有蛋白质沉积，并且随着喉罩使用，蛋白质增多[209-211]。尽管残留的蛋白质沉淀物是否会对患者造成危害还不得而知，但是很明显其可引起病原菌的传播，但是由于感染在不同医疗机构不同时间散在发作，因此通常难以识别。作为市场上出现的新型材料器械，制造商有义务告知安全清洗方式，此外感控专业人员应密切关注这些新进展。

由于医务人员在进行气管插管操作时可能会接触到患者口腔及呼吸道分泌物，因此气管插管也会给医务人员带来风险。严重急性呼吸综合征（SARS）就是一种能够致人患病和死亡的传染病。研究表明，进行气管插管操作的医生和护士有更高的发生 SARS 感染的风险[212]。在 SARS 暴发后，加拿大制定了麻醉感染控制指南。指南提出了非 SARS 患者和 SARS 患者的手术室管理规范，以及手术室之外 SARS 患者急诊气管插管管理规范。该指南是在麻醉医生、重症监护医生、感控专业人员以及呼吸治疗师共同商议后制定，为新兴病原体的动态处理了提供一个很好的范例，体现了多学科团队合作及时应对的价值[213]。

另外一个气管插管相关感染的案例为一起胸外手术后铜绿假单胞菌感染暴发事件。在使用支气管镜气管插管行单肺通气后，有 7 名患者痰培养发现铜绿假单胞菌。对支气管镜和全自动内镜清洗消毒机进行标本采集，结果都培养出铜绿假单胞菌。PFGE 法表明所有菌株有同源性。对支气管镜的消毒周期调查后显示支气管镜管理不当。调查发现消毒机的消毒剂槽被污染。在对所有支气管镜重新消毒，并对清洗消毒机进行改造后，暴发结束。使用支气管镜可以提高气管插管成功率，尤其是进行单肺通气麻醉时，但与其他侵入性医疗器械一样，必须严格进行消毒处理[214]。

无创手术相关一过性血流感染

无创手术后可发生一过性血流感染[215]。这种血流感染通常持续时间不会超过 5～15 min，峰值时每毫升血液可以检出 100 个病原体（尽管峰值浓度通常都不高），且大部分感染都无症状。很多研究对单独口服治疗后的血流感染情况进行了报告[216]。本节论述了诊断性胃肠道手术、泌尿生殖系统手术器械和支气管镜检查相关血流感染；气管插管和侵入性血管操作后的发生的血流感染已在本章的前面部分叙述。

胃肠道手术

各类胃肠道手术都有术后并发血流感染的报道，包括乙状结肠镜检查、结肠镜检查、灌肠术、食管镜检查、黏膜包块活检、食管静脉曲张硬化剂注射治疗、内镜下逆行胰胆管造影术（ERCP）、肝组织活检、食管扩张术以及直肠检查。仅建议高危患者在肠检查前常规预防性使用抗菌药物[217]。手术相关血流感染的发病率以及预后也受患者自身因素的影响。免疫功能受损（急性白血病）患者和活动性肠炎患者进行钡灌肠后发生败血症的报道非常少见。

预防性使用抗菌药物对于预防内镜手术术后感染的效果并不确切，但可以确定的是，其他措施尤其是内镜消毒以及严格无菌操作对于预防感染十分重要[218]，许多个案报道与感染暴发案例也凸显了其重要性[219-227]。在一例报道中，2 名白血病患者行食管镜下黏膜活检后发生假单胞菌脓毒血症，追踪调查发现是活检引起的外源性细菌感染。对食管镜以及内镜室进行了采样培养，均检出大量肠道细菌（包括铜绿假单胞菌），表明该器械常规使用时未遵守无菌原则[171]。此外，一系列的 ERCP 相关血流感染事件[219-221,223,228]也凸显了以下问题：内镜室存在各种污染源，尤其是镜头冲洗装置，即使使用自动清洗机，精密仪器的一些旋钮和许多狭小通道仍难以彻底进行清洗和消毒。由于清洗干燥不充分，十二指肠镜内腔发生污染导致了 8 例肺炎克雷伯菌血流感染[229]。全自动内镜消毒机往往是污染源，铜绿假单胞菌污染最常见。即便已经制定好感染控制程序，重大的散发事件也容易长期被忽视。虽然有指南可以参照，也有许多感染暴发事件作为前车之鉴，但是仍有很多医院内镜消毒不到位[230-233]。消化道软式内镜清洗消毒学会指南于 2003 年首次发布，2011 年进行了修订[234,235]。某种程度上由于受静脉给药或者镇静剂使用不当而造成患者 HCV 感染事件的推动，新指南与旧版的区别在于内镜再处理和围手术期管理相关内容（包括用药管理）[236]。

但是，仍然没有关于内镜常规采样的标准。有趣的是，几乎所有的 ERCP 相关感染都由铜绿假单胞菌引起，且大都是 010 血清型，是 ERCP 非常常见而又难以监控的感染源。由于大部分接受 ERCP 的患者胆管与胰管都存在阻塞，会引起受污染的造影剂淤积，特别容易引起感染。因此任何疑似导管阻塞的患者 ERCP 术前都应该预防性使用抗菌药物[217]。也有接受食管狭窄扩张术以及食管静脉曲张硬化剂注射治疗的患者发生血流感染的报道[237-239]。尽管内镜下食管静脉曲张套扎术（EVL）基本上已经取代食管静脉曲张硬化剂注射治疗，但是仍有至少 6 篇关于 EVL 后并发血流感染的文献记载（当时的 1%～25%）[240-245]。虽然是侵入性操作，但是经皮肝脏穿刺活检通常不会并发感染。超声引导穿刺具有机械定位优势，从而能对预防感染起到积极作用。对 500 名接受超声引导肝脏活检穿刺的患者进行了前瞻性群组研究，均无感染并发症[246]。目前认为肝活检没有必要预防性使用抗菌药物[217]。

如果在奶粉配制或者母乳收集、准备和/或调配的过程发生污染，进行鼻饲或肠内营养可导致小儿发生血流感染、腹泻及喂养不耐受，在新生儿尤为明显[247,248]。

泌尿外科以及妇产科手术器械使用

多年来,早已认识到泌尿道手术器械的使用与发热、血流感染之间的关联。各种研究表明,泌尿外科手术相关血流感染发生率为 2%~80%[249],其中术前已经存在泌尿系统感染、行经尿道前列腺电切术以及组织切片活检为前列腺炎的患者,并发血流感染的风险最高[250]。Fortin 等调查发现 7 217 例血流感染中有 1 510 例继发于尿路感染,其中 70% 与使用泌尿道器械相关[249]。50%~67% 发生术后血流感染的患者,术前尿培养与术后血培养检出的病原体一致。现有证据表明,其他 33%~50% 的患者发生术后血流感染的原因有:隐性前列腺炎、正常尿道菌群移位,术前术中手术器械或者冲洗液发生污染。一项 meta 分析研究表明,预防性使用抗菌药物能够降低经尿道前列腺电切术术后感染率(包括菌血症)[251]。术前必须对患者泌尿系统感染进行评估和治疗[252],同时严格消毒手术器械并进行无菌操作。子宫内膜活检以及绒毛膜取样发生血流感染或者念珠菌菌血症的情况比较少见[253-255]。

肺部侵入性操作

患者在接受硬式以及纤维支气管镜(FB)操作后有发热和血流感染的情况发生。由于美国心脏协会(AHA)声明,除已有易患心脏病患者之外,行纤维支气管镜检查前不建议使用抗菌药物预防感染性心内膜炎,为了解 FB 术后患者菌血症及发热的情况,连续对 85 名患者在术前及术后分别进行了血培养,所有患者术前均未使用抗菌药物治疗。结果有 7 名患者(8.2%)纤维支气管镜检查后血培养阳性,其中培养出凝固酶阴性葡萄球菌 4 名、凝固酶阳性葡萄球菌 1 名、乙型溶血链球菌 1 名、弗氏柠檬酸杆菌以及草绿色链球菌 1 名。有 6 份样本考虑为污染,所以只有 1 名患者的支气管灌洗液以及血液中确实存在草绿色链球菌。调查人员同时发现 9 名(10.5%)患者在接受支气管镜检查后 24 h 内出现发热[256]。

操作相关血流感染总结

操作相关血流感染的调查研究得出以下两点结论:① 操作器械使用之前都应该进行严格消毒/灭菌;② 操作人员应该严格执行无菌操作。从更高的层面来说,需要设计一项严谨的前瞻性多中心临床调查研究,来评估操作相关一过性血流感染的发生概率以及临床意义,从而确定哪些患者从长远角度来看存在并发脓毒血症或者感染的风险;是否能够明确特定手术的特殊感染风险从而调整预防措施(比如预防性使用抗菌药物);确定何种预防方案最为有效。尽管这种研究可能永远不会开展,但是侵入性操作仍会继续,我们应尽力寻求并实施最合理的对患者有益的措施[215]。关于这一点需要注意的是,尽管具体方案与机制还不确切,但是多年以来患有心脏瓣膜疾病的牙科患者都接受了经验性的心内膜炎预防治疗[257-260]。美国心脏协会 1997 年和 2007 年的指南已经放宽标准,现在只建议使用人工心脏瓣膜或者进行人工瓣膜修补的患者在接受牙科手术如牙龈、根尖区操作或口腔黏膜穿刺时,进行感染性心内膜炎预防[261,262]。

其他操作相关感染

放射介入手术

20 世纪 80 年代中期,开始广泛应用经皮影像学引导下置入组织活检穿刺针、导管以及支架进行诊断与治疗[263]。虽然放射介入手术感染并发症(主要是血流感染、器官穿孔以及置管部位感染)的发生取决于手术种类、患者自身风险因素以及手术人员和医院的手术经验,但其感染发生率不比其他侵入性更多的手术高[263]。放射介入手术要根据患者情况和手术特点决定是否需要预防性使用抗菌药物[264,265]。在一项对发展成脓毒血症的患者调查中发现,ERCP 和经皮经肝穿刺胆管引流术(PTBD)术后并发症是导致重症胆管炎的主要原因[266]。经皮肝胆管造影术(PTC)由于导管进入胆道系统,因此并发感染比较多见。胆管引流的死亡率约为 2%,脓毒血症和内出血是两大致死原因[267]。有人猜测在进行肝脏穿刺时胆道系统和脉管系统之间会产生短暂的连接。在另一项研究中,患者更换经皮穿刺胆管引流管后胆管炎和脓毒血症的发病率分别为 2.1%(n=19/910)到 0.4%(n=4/910)[268]。影像学引导下胃造瘘术相关感染并发症的发生率为 0.3%~2.3%[269-271]。经肝动脉化疗栓塞术的感染率较低,但是一旦发生感染死亡率可高达 50%[272],需常规使用预防性抗菌药物[273-275]。最后,经颈静脉肝内门体分流术相关感染率可高达 35%[276],因此会联合使用多种抗菌药物以预防感染[273]。

参与介入放射手术的医务人员也存在感染风险。侵入性手术总是存在接触血源性病原体的风险,因此必须正确穿戴个人防护装备。据报道每年约 31% 的介入手术发生黏膜暴露,44% 的介入医生在职业生涯中发生黏膜暴露。0.6% 的患者手术后发生经皮损伤;每年都有 38% 的介入医生发生刺伤;52% 的介入医生在职业生涯中发生过锐器伤[277,278]。

腹腔镜手术

腹腔镜手术,尤其是腹腔镜下胆囊切除术,是如今美国最常见的外科手术之一。与传统手术方式相比,腹腔镜手术术后恢复快许多。研究人员回顾了 10 万例儿童阑尾炎切除手术,发现就单纯性阑尾炎患者而言,与开腹阑尾切除术相比,腹腔镜下阑尾切除术具有住院时间短以及术后并发症少的优点。而对于那些复杂性阑尾炎手术的患儿,该手术方式的切口感染率虽然较低,但是术后发生腹腔脓肿的风险更大[279]。调查人员查找 2005~2008 年的美国外科医师学院国家外科质量改善计划数据库发现相同的结论[280]。另外在回顾美国国家住院样本数据库时发现,与开腹手术相比,穿孔性阑尾炎腹腔镜下阑尾切除术后并发症与死亡率较低[281]。一项研究比较了开腹和腔镜手术切口感染情况,发现腔镜手术住院时间更短,浅表切口感染率更低,但并不是所有的手术部位感染率都较低[282]。最后,中国的一个研究团队将腔镜手术与开腹手术进行了前瞻性对比来研究其治疗价值。他们调查了 220 名患者,发现开腹手术的切口感染率更高,腹腔镜手术发生 2 例腹腔脓肿,而开腹手术发生 9 例(P<0.05)[283]。

腹腔镜下胆囊切除术后血流感染发生率也较低[284,285]。由于胆道通常都是无菌状态,因此只建议有高度感染风险的患者预防性使用抗菌药物,比如年龄大于60 岁,或者患者有下列情况之一:胆总管结石、胆道梗阻、近期发生急性胆囊炎或有胆道手术史。在患者风险分级数据没有得出之前,腹腔镜下胆囊切除术预防性抗菌药物使用标准可以参照传统手术方式进行经验用药[252]。大量研究表明低感染风险患者腔镜手术术前没有必要预防性使用抗菌药物[286-293]。与开腹手术相比,腹腔镜远端胰腺摘除术住院时间较短(P=0.032)。

膀胱镜检查术

除血流感染之外,尿路感染(UTI)也是膀胱镜检查术的一个重大风险。有一些极其类似的关于假单胞菌属(尤其是洋葱伯克霍尔德菌)引起术后 UTI 暴发的报道,它们都是使用了稀释的水溶性季铵盐化合物对膀胱镜进行消毒(见第 31 章)。在这些暴发中,季铵盐化合物作为消毒剂是失效的或实际上它们本身已经污染[294]。

尽管从 20 世纪 70 年代开始,使用稀释水溶性季铵盐化合物消毒会导致感染的风险已经众所周知,但是仍有许多医院在继续使用,因而导致许多医院获得 UTI 和BSI 暴发,偶尔也有医院呼吸道感染以及切口感染发生。因此,手术器械使用前必须进行彻底清洗和严格消毒,以降低膀胱镜手术后泌尿系统医院感染的风险。

输尿管支架

输尿管支架是进行上尿路引流的必要手段,但同时也存在包括发生感染在内的致病风险。泌尿道支架从1978 年开始使用,到现在已经有能够更好防止包覆物形成和抗感染的软质生物材料支架。Chew 和 Denstedt 研究了新型导管材料、涂层以及其他创新产品的潜在临床应用价值,比如药物涂层导管[295]。他们进行了体外以及动物模型实验,结果表明二氯苯氧氯酚涂层支架管确实能够有效抑制细菌生长[296,297]。相反,Mendez-Probst等对 20 名使用二氯苯氧氯酚涂层支架管或无涂层支架管的患者进行前瞻性研究(但是对照组接受了 3 日预防性左氧氟沙星治疗),发现二氯苯氧氯酚涂层输尿管支架管并不能防止细菌黏附、生物膜以及包覆物形成[298]。另一个研究小组对长期留置支架管患者(8 名患者)进行了调查,发现与对照组相比,使用二氯苯氧氯酚涂层支架管的患者抗菌药物使用以及感染症状都显著减少(每一组留置时间为 3 个月)[299]。一项细菌学研究发现,留置 J 型支架管非常容易引起菌尿症和细菌定植,导致泌尿系统感染,但是这种情况下尿培养阳性率却可能很低,所以即使培养结果是阴性也不能排除导管细菌定植。分离的细菌以大肠埃希菌、肠球菌属、葡萄球菌属、假单胞菌属以及念珠菌属多见,同时支架管培养的细菌较支架留置前培养的细菌具有更强的耐药性[300,301]。对于新型医疗器材和新型材料,必须调整并加强监测力度,才能准确判断可能出现的新的感染机制以及传播方式。

支气管镜以及消化内镜检查

美国每年约有 1 127 万例支气管镜和消化内镜手术[302,303],内镜检查相关感染发生率约为 1/180 万[304,304A]。当然,并非所有感染暴发都能被发现和/或报道。由于常规不会进行送检培养,所以结肠镜检查的继发感染很难发现。一些感染暴发事件凸显了纤维支气管镜清洗不充分而导致肺部感染以及培养结果假阳性的问题[305,306]。尤其令人担忧的是有报道称碘伏并不能杀灭支气管镜上的结核分枝杆菌[307]。这再次强调了内镜需要进行高水平消毒(如使用戊二醛)和/或灭菌,尤其在肺结核患者使用之后[308]。不过即使经过了高水平消毒,仍然有 3 名患者使用同一个纤维支气管镜后进行采样培养,分离到人结核分枝杆菌,但是只有第 1 个患者确诊为肺结核。尽管医院的消毒程序基本符合指南要求,但是消毒之后支气管镜上仍有患者组织残留,说明人工清洗不充分,没有使用医院自动内镜消毒机进行再处理[309]。由于未进行测漏试验从而无法发现支气管镜鞘的漏洞,导致消毒不彻底,使患者发生显性或者隐性结核分枝杆菌感染[310]。有支气管镜消毒不充分或者损坏造成的隐性感染暴发的报道[311-313],也有支气管镜污染导致的感染或者隐性感染的报道[314]。其中一个感染暴发认为是活检钳的制造缺陷导致,另一个是由于纤维支气管镜吸引管道连接错误使得过氧乙酸无法通过纤维支气管镜内腔导致[315,316]。最后,一项在 4 家退伍军人医疗中心展开的大规模回顾性调查结果显示,虽然因为内镜消毒处理不当导致血源性疾病传播的整体风险比较低,但是上述 4 家医疗机构在内镜消毒灭菌方法上的确存在诸多漏洞[317]。支气管镜术后感染和隐性感染反映出一系列问题,包括操作不当、设备受损、附件难以清洗、消毒处理设备无效(因为发生错误或者连接不正确,以及消毒剂失效)、使用自来水冲洗内镜、存放方式不恰当(比如内镜卷绕)、对国家消毒规范不熟悉。Srinivasan 等进行了一项支气管镜检查者对支气管镜相关感染控制事项以及特殊消毒处理规范重视程度的调查[318]。支气管镜主任医师或者主治医师完成了 46 份调查问卷。接受调查者 65% 对国家消毒处理规范不熟悉,39% 不知道自己医院所采用的消毒处理程序。此外,支气管镜的某些组件(如反复使用的弹簧吸水阀)如果受到严重的细菌污染(如难杀灭的分枝杆菌污染)则需进行高压蒸汽灭菌[319]。

胆管炎是 ERCP 的术后并发症,胆管炎的暴发也是由此类手术引起[266]。尽管内镜监测培养为阴性,但是仍有术后发生细菌性胆管炎感染暴发的报道,病原体为多重耐药铜绿假单胞菌[320]。其他医源性胆管炎的原因参见"放射介入手术"章节。

同时调查了超声内镜(EUS)检查的感染风险;对一所门诊内镜中心进行评估,基本未发现感染[321]。进行胰腺囊性病变超声内镜检查之前需要预防性使用抗菌药物[308]。

支气管镜以及消化道内镜手术相关感染以及隐性感

染是一个持续存在的问题，它们的全部影响仍有待定义。由于被污染的内镜可以导致感染，而病原体可以来自周围的环境或者前一位患者，因此一些医疗机构已经制定了软式内镜有关感染控制指南[322-324]。尽管有众多不良事件报道，且已经发布指南，但是有许多医院仍然在执行不达标的内镜消毒程序（见表 46.2）[317,325-328]。由于内镜构造复杂，即使医疗机构完全按照生产商推荐的操作指南进行清洗，也不能保证清洗效果。对 80 所医疗机构的 241 条消化道软式内镜的工作环境及操作吸引管道进行检测[329]，发现 47%（38/80）的医疗机构至少有一条消毒备用的内镜内有明显的组织残留，11%（26/241）的内镜管腔有明显刮痕，刮痕处易发生组织碎屑残留。只有 5.4%（3/56）的医疗机构努力做到了在两台手术之间对内镜进行干燥。因为使用高效消毒剂需要表面清洁，所以在放入高效消毒剂里浸泡之前需要彻底洗去软镜上所有的黏液、血液和其他生物物质[324,330]。对于更复杂的内镜清洗，自动清洗消毒机存在不足[314,331-334]。用户应严格遵守制造商推荐的消毒说明，但同时也要意识到，即使做到这一点，清洗槽内定植的细菌可能也无法去除。对内镜相关的感染与隐性感染进行监测非常重要，感染控制人员必须对内镜使用者（内镜室所有人员以及医生）就本节讨论的问题进行培训；使用者在进行复杂的清洗流程操作时也必须小心认真，因为稍不留意就会出现消毒不充分。Weber 和 Rutala 提出，预防内镜相关感染暴发需要注意以下几点：内镜消毒灭菌之前需要彻底清洗，注意检测消毒剂是否失效或者浓度是否达标，内镜的内外表面在消毒剂里充分浸泡，当使用全自动内镜清洗消毒机时要按照厂商说明正确安装管道连接器。消毒之后，用无菌水进行冲洗后用高压气枪吹干，或者用自来水冲洗后用高压气枪吹干再用 70% 乙醇冲洗，以防止再污染。消毒后的内镜必须按防止再次污染的方式储存[335]。最新指南明确阐述了内镜的高水平消毒步骤、维护以及储存方法，同时也强调了遵守具体制度和规程的重要性[336]。如前所述，一个关于消化道软式内镜清洗消毒的多学会指南于 2003 年发表，2011 年进行了修订[234,235]。如果一个继发内镜手术后的感染暴发被确认，需要列出消毒和灭菌失败后暴露处理的 14 步草案的提纲[337]。

表 46.2　消毒步骤和失败原因

消毒步骤	步骤目的	失败原因
清洗	降低生物负荷 去除污物：血液，盐	制度不健全 人员培训不到位 消毒剂失效
使用正确的消毒剂	灭活污染微生物活性（展示消毒效能）	消毒剂浓度不够 作用时间不充分
消毒剂与污染微生物充分接触	杀灭	AER：未使用管道连接器 AER：管道连接器连接错误 镜腔堵塞 镜腔损坏

消毒步骤	步骤目的	无效机制
组织活检钳灭菌	杀灭污染微生物	制度不健全 人员培训不到位
冲洗	去掉有毒的化学物质（比如戊二醛、过氧化氢）	黏膜损伤（如结肠炎）
防止再污染	防止环境中微生物污染	自来水冲洗后未使用乙醇冲洗 内镜未吹干 AER 污染 存放内镜的场所发生污染

AER，全自动内镜清洗消毒机。

经许可摘自 Rohr M, Siqueira E, Brant C, et al. Prospective study of bacteremia rate after elastic band ligation and sclerotherapy of esophageal varices in patients with hepatosplenic schistosomiasis. *Gastrointest Endosc*. 1997;46: 321-323.

关节穿刺术和胸腔穿刺术

尽管化脓性关节炎多由于微生物血行播散引起，但是个别葡萄球菌关节炎和少数革兰染色阴性杆菌关节炎可继发于侵入性关节手术后，比如一位 72 岁老年女性患者全膝关节置换术后膝关节疼痛，行关节镜治疗 2 日后发生关节感染[338]。20 世纪 60 年代中期，美国 CDC 调查了一组葡萄球菌关节炎患者，该组患者均于 1~7 日前在门诊接受过关节穿刺术或关节内注射类固醇治疗。流行病学证据表明手术医生是此次感染暴发病原体的来源，微生物学调查显示，该医生手部有慢性皮炎的部位是病原体的传播源。另一组患者的情况相似，于膝关节造影检查 5~6 日后或膝部手术 3~4 日后发生葡萄球菌关节炎，临床流行病学追踪发现，手术医生鼻腔定植的葡萄球菌导致了感染的发生。1987 年，发生 10 例沙雷菌属化脓性关节炎，事后调查发现为苯扎溴铵消毒剂污染所致[339]。但总的来说，关节镜手术术后感染率仍较低，文献记录为 0.42%[340]。到目前为止，美国骨科医师协会不推荐术前预防性使用抗菌药物[341]。一项回顾性调查研究结果证实了这一观点，研究人员对比了超过 300 例膝关节镜手术，发现预防性使用抗菌药物的患者与未使用者相比，术后感染发生率并没有显著的统计学差异[342]。Kirchhoff 等[343]对关节镜术后感染管理策略进行了回顾性总结。

其他诊断性穿刺，如胸腔穿刺术[344]，也能够导致医疗保健相关感染。这强调所有的侵入性手术都应该严格遵守无菌操作原则，手术人员必须通过适当的擦拭并戴手套使用无菌器械对皮肤进行仔细消毒。尽管穿刺术相关感染相对来说发生率较低，证明医院和诊所的医生通常都严格执行了无菌技术，同时也证明了正常机体局部组织的免疫应答能够阻止细菌入侵[345]。当接受手术的是有机体免疫缺陷的患者或者防御能力减弱的器官组织（如风湿性关节炎），手术相关感染风险将会增加，需要保持警惕。

如进入无菌部位进行操作（如关节镜或者腹腔镜）应尽可能使用可进行高压蒸汽灭菌的器械[336]。

腹腔穿刺

腹腔镜手术和羊膜穿刺术的术后感染并发症比较少见，这可能与娴熟的技术、无菌器械、机体局部防御机制、患者的健康状态有关。实际上，使用戊二醛对腹腔镜进行高水平消毒似乎可以取代气体灭菌。对 1 578 例腹腔穿刺患者进行了回顾性研究调查，发现只有 1 例患者因穿刺针误入肠管而发展成混合细菌性腹水腹膜炎[346]。对 1978 年 1 月到 2011 年 1 月 Medline 和 Cochrane 图书馆发表的关于妇科手术预防性抗菌药物使用的文章进行检索，得出结论为：建议所有接受腹腔镜下子宫切除术或腹腔镜辅助阴式子宫切除术的女性患者都应该预防性使用抗菌药物，而不直接从腹腔进入子宫或阴道的腹腔镜手术则不建议预防性使用抗菌药物[347]。

人工授精

由于人工授精能够导致各种传染病的传播，因此必须严格按照标准对精子捐赠者进行筛选[348]。如果丈夫是 HIV 感染患者，即使是去除精液中病毒后进行人工授精，仍然可能导致妻子感染 HIV-1。美国 CDC 不建议使用 HIV 感染者的精液进行授精[349]，这一决议还在继续执行；然而有人对精子洗涤技术的安全性和有效性进行了研究，对于男方感染 HIV 又想要生育孩子的夫妻，将男方精子洗涤后进行人工受孕，事后对女方进行 HIV 检测，结果显示 1 036 名女性中有 967 名检测结果全部为阴性（其中 7.1% 失访）[350]。也有其他研究得出类似结果[351]。但是印度一家不孕门诊有人工授精后发生 HIV-1 感染的报道[352]。

眼科检查

进行眼压测量、眼药水滴注和人工眼科检查时，都可能与结膜和角膜发生接触。这些操作可能导致角膜炎和其他的一些眼部感染。流行性角结膜炎是最常见的由 8 型腺病毒引起的具有高度传染性的医源性感染[353]。病毒通常都是通过污染源传播，比如眼压计消毒不当，被污染的眼药水或者由医务人员手间接传播。D 型腺病毒在智利引起流行性角结膜炎流行，眼科医生可能将病毒传染给了患者[354]。其他一些病毒性和细菌性眼部感染也是通过这种方式传播。虽然严格进行器械消毒以及执行手卫生能够有效阻止病原体传播，但是一些厂家建议的消毒方式仍然不能保证消毒效果[355]，且持续存在的社区感染暴发，需要有更严格的分诊制度和感染控制方案以限制医院感染传播[356]。一项有趣的模拟实验证明，医生在进行玻璃体注射时，戴口罩与人交谈或不与人交谈，和不戴口罩与人交谈相比，发生细菌污染的概率较低[357]。

机器人手术

机器人辅助外科手术属于微创手术，与传统开放术相比具有创伤小、出血量少、恢复快、疼痛轻以及切口小的优点。2000 年 Intuitive Surgical 公司的 da Vinci® 外科手术系统通过 FDA 批准使用（见图 46.1 和图 46.2）。

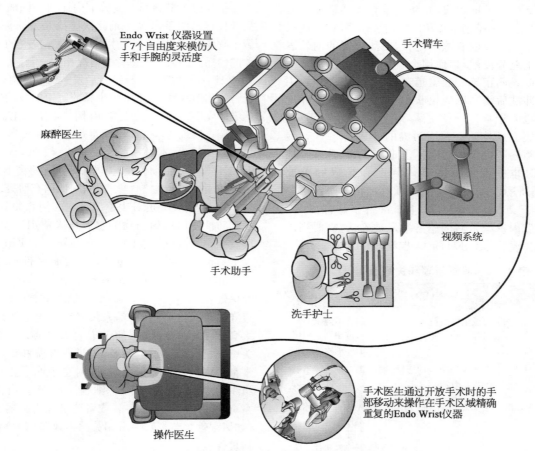

图 46.1　达·芬奇外科手术系统一般手术步骤

经许可摘自 http://www.davincisurgery.com. Accessed August 17, 2012，with permission. © 2014 Intuitive Surgical Inc.

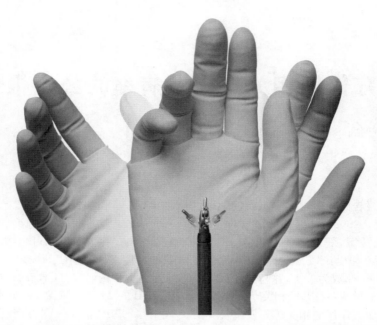

图 46.2　Endowrist 可拆卸仪器使机械臂可以模仿人的手部精细动作

经许可摘自 http://www.davincisurgery.com. Accessed August 17，2012，with permission. © 2014 Intuitive Surgical Inc.

该系统将遥控机械手臂与三维立体实时成像器相结合。然而，机器人手术相关的手术部位感染（SSI）发生率可能远远高于传统开放手术。对 273 例机器人辅助手术进行回顾性研究，发现其 SSI 远远高于开放性手术的全国统计数据；前列腺和泌尿生殖系统手术，5.74 vs. 0.85；妇产科手术，10 vs. 1.72；结肠手术，33.33 vs. 5.88；疝修补术，37.50 vs. 1.62（机器人辅助手术 SSI 发生率比开放手术 SSI 发生率，每 100 台手术）[358]。相反，耻骨后前列腺癌根治术机器人辅助手术的手术部位感染率明显较低

（约为 0.6% vs. 4.5%，$P<0.001$）[359]。下面这些不同类型的机器人手术 SSI 发生率较低，包括单侧机器人胆囊切除术[360]、机器人辅助小儿腹腔镜手术[361]、经口机器人咽部切除术、颈部淋巴结清扫[362]、经放疗无效的机器辅助前列腺癌根治术[363]、机器人输尿管软镜检查[364]、胆囊切除术[365]、结直肠手术[366]。然而，有 2 例机器人辅助腹腔镜下骶骨阴道固定术后发生骶骨骨髓炎的病例报道[367,368]。机器人辅助外科手术是一项相对较新的技术，随着对这类微创手术操作熟练程度的增加，感染率可以控制得更低。

第 47 章

医疗保健相关感染发病率的公众报告

Michael Edmond and Michael P. Stevens ■ 傅建国 译 ■ 陈文森 覃 婷 审校

强制医疗机构向公众报告医疗保健相关感染（HAI）的运动如火如荼地开展着。2003 年伊利诺伊州和宾夕法尼亚州首次颁布了此类法案，随后 30 个州也陆续颁布[1]。随着 2010 年《患者保护与平价医疗法案》的通过，HAI 强制公众报告在各个州成为事实，并与医疗保险及医疗补助服务中心（CMS）付费系统紧密相关[2]。

医疗保健的进步是驱动医疗保健相关感染发生及其影响的主要因素。侵袭性诊断和治疗方案的进步给医疗保健带来巨大变革，加之侵袭性操作避开了人体解剖及生理屏障，住院患者疾病严重程度增加，由基础疾病、器官移植或化疗导致免疫抑制患者的比例上升，这些都使得医疗保健相关感染风险显著增加。医疗保健系统中的问题也在推波助澜，医院盈利下降引起了一些医疗保健相关感染控制项目投入减少。综上所述，医疗保健相关感染仍不容忽视。

在过去的几年里，曾经被忽视的大小医疗保健相关感染逐渐被大众媒体曝光。对此，消费者协会发起了草根运动，出版《消费者报告》[3]，国家正在制定强制上报和向公众公布医疗保健相关感染率的相关立法。HAI 和其他医疗质量强制报告的理念，消费者驱动的医疗保健和以价值为基础的购买相结合，也是控制医疗费用的范本。不同于管理式医疗保健由限制医疗保健供应来控制成本，消费驱动的医疗保健以限制医疗保健需求来控制成本。通过健康储蓄账户的使用和激励措施，医疗保健消费者主动参与其健康和医疗保健的决策[4]。因此，信息灵通在消费者驱动的医疗保健中不可或缺。最近，以价值为基础的采购概念已经出现。在这个范例中，医疗保健购买方（即雇主）倾向于获得价值和质量相当的服务[5]。

医疗质量的公众报告是否有效尚不得而知。美国疾病预防控制中心（CDC）进行了文献综述，笔者发现很少有严格设计的研究能充分讨论问题的有效性，且不可能得出结论[6]。2011 年 Cochrane 发表的一个系统综述也发现没有一致的证据显示公众报告能够促进消费者行为或服务的改善[7]。

医疗保健相关感染现状

对于公共政策，重要的是要评估该立法的影响。据估计，美国每年有 200 万人[8]或 5%～10%的住院患者发生医疗保健相关感染[9,10]。这些感染导致约 90 000 人死亡，45 亿美元的损失[11]。

从公共政策的角度，把重点放在可预防的 HAI 是非常重要的。因为对于不可预防的 HAI，干预和政策是无效的。然而，问题在于什么样的 HAI 才是可预防的呢？关于这方面的研究，Harbarth 等对 1991～2002 年针对降低 HAI 的 25 篇多模式干预研究进行系统评价。他们发现 10%～70%的 HAI 是可预防的，最好的估计范围为 20%～30%[12]。最近，Umscheid 等的系统综述估计，65%～70%导管相关尿路感染（CA - UTI）和中央导管相关血流感染（CLA - BSI）以及 55%的呼吸机相关性肺炎（VAP）是可以预防的[13]。然而，大众媒体上讨论的 HAI，很少提及那些不可避免的感染，导致部分医疗保健消费者提出了一些不切实际的期望。

表 47.1 说明了 HAI 强制报告的潜在影响。美国每年住院人数约占 8%[14]，如果 5%～10%的患者发生 HAI 而 10%～70%的 HAI 是可以预防的，则每年 HAI 预防率为 0.04%～0.56%。按照 2010 年人口普查数据（美国人口约 3.09 亿）[15]，估算美国每年可以预防的 HAI 人数为 12.4 万～170 万。以强制性报告和公众公布可以降低 10%～50%的 HAI 来估算，每年有 1.2 万～86 万人可以从中受益。

表 47.1 强制性报告 HAI 的潜在影响

	估计值	受益人数（万人）
美国总人口数	3.09 亿	
每年住院人数比例（%）	8	2 472
住院患者发生 HAI 比例（%）	5～10	123.6～247.2
可预防的 HAI 比例（%）	10～70	12.36～173.0
强制报告后降低的感染率（HAI 发病率下降的%）	10～50	1.236～86.52

强制性报告和公布实施的前提

强制报告运动是基于 10 个假设（表 47.2），只有 10 项假设都完全实现才能取得良好效果。但这些假设目前很难全部实现，如部分数据难以证实或辩驳。

1. 透明、开放的信息交流和问责是重要的社会价值观。消费驱动运动的核心是希望减少信息不对称，使消费者能够选择优质的服务供应商。消费拥护者认为，目前没有提供对他们医疗决策有帮助的数据。因此，所有医院应该向消费者公布医疗保健相关感染率。当医院试图阻止公布时,他们就会丧失患者的信任,因为很多患者认为医院隐藏了很多信息。相反,当医院公布质控数据,则说明他们追求一种跟公众透明交流的途径并尊重公众的知情权。

表 47.2　强制报告和公开医院感染率

1. 透明、公开的信息交流和问责是重要的社会价值观
2. HAI 是可以预防的
3. 获取真实有效的 HAI 发生率数据
4. 消费者在医疗保健选择上做出理性决策
5. 消费者应了解和使用的 HAI 发生率数据
6. 消费者可以选择并更换其就医地点
7. 消费者使用 HAI 数据并做出决策将提高医疗护理质量
8. 市场力量将为医院降低医院感染提供驱动力
9. 积极因素将大于系统自带的负面因素
10. 医疗保健是一种商品

2. HAI 是可以预防的。尽管医学文献报道很多通过最佳实践和先进技术来预防 HAI 的案例,但可预防 HAI 的比例仍不清楚。Umscheid 等的系统综述估计,65%~70% 的 CA‑UTI 和 CLA‑BSI 以及 55% 的 VAP 是可以预防的[13];但这些都只是估计值,而实际上可预防医疗保健相关感染的比例是个未知数。

3. 获取真实有效的 HAI 发生率数据。鉴于监控的复杂性和风险调整的困难,向消费者提供有效的数据并不容易,必须采取有效的监测方法,因此标准化的 HAI 定义、监控策略和数据源不可或缺。此外,数据必须进行风险调整,考虑到疾病的严重程度和每个医院提供诊疗的复杂性。未经风险调整,重病患者较多的医院会因为未调整的 HAI 发生率较高而显示较低诊疗质量。医院间的比较必须进行标准化和风险调整才有意义。虽然这可以强制报告立法解决,但要达成有效的风险调整仍然十分困难。

4. 消费者在医疗保健选择上做出理性决策。换句话说,消费者的选择取决于医疗保健是否最大限度地提高他们的福利。很少有研究关注患者如何做出这方面的决定;大部分更加关注治疗需求,而较少关注治疗前经过理性、周密的调查来选择到哪里去接受治疗。在一个主要的健康危机的背景下,患者依赖于他们的医生、家庭成员和朋友的建议,往往需要很快就可以做出决定。一个广为人知的轶事,美国前总统克林顿进行冠状动脉旁路移植术(CABG)时,选择在纽约州这个手术死亡率最高的州进行[16]。

Abraham 等对明尼苏达州的四家诊所 467 名患者进行调查,研究医疗保健消费者在机构选择上的影响因素。他们发现,医生和医疗机构的声誉最为重要,机构体制也很重要。他们发现少数调查的受访者表示,正式的质控信息来源是非常重要的[17]。

5. 消费者应了解和使用 HAI 发生率报告的数据。医疗质控数据报告是由专家和非常熟悉医疗保健系统的决策层设计制定的,告知质量监控的重要指标并实施。然而,对于消费者——数据的最终用户,可能无法将这些

指标与整个质量体系联系起来[18]。总的来说,消费者对医疗护理的质控指标缺乏认识,而在社会经济地位低的患者中更为糟糕。有一定比例的消费者并没有阅读和理解质量报告的能力[19]。此外,消费者因为不理解而不用这些指标[20]。

鉴于医疗保健相关感染率是最新向消费者公布的指标之一,消费者使用这些数据的频率尚不明确。有两篇综述发现消费者很少寻求这方面的信息,所以这些信息对医疗决策产生的影响十分有限[21,22]。

Ketelaar 等在 Cochrane 综述评价公众发布相关数据的影响,通过文献回顾,四项研究被纳入,涵盖了 1 560 家医院和超过 35 000 的消费者。他们发现没有证据表明公众发布数据能够改变消费者行为或者提高医疗护理质量[7]。

随着消费者受教育程度的提高,可获取数据量的增加,以及个人获取途径的增多和方便程度的提高,公众对获取相关数据的愿望可能会改变。但就目前而言,只有少数人对这些数据感兴趣,大多数人宁可接受其医疗保健提供者、家庭和朋友提供的建议。

6. 消费者可以选择并更换其就医地点。很多患者由于其医疗保险计划不能自由选择就医地点。在美国,24% 参加了健康维护组织(HMO),95% 职工参加管理式医疗计划(如 HMO,预先支付组织,点服务保健)[23]。因此,大部分人没有就医场所的选择权或有一些附带处罚的选择。

近期,对 1989~2002 年纽约州 CABG 质控数据分析表明,公众报告对其市场份额的分配毫无影响[24]。即使患者不倾向于使用医疗质量报告来改变其就诊地点,第三方支付机构会根据这些数据指导其会员选择高质量的卫生保健机构。然而,支撑这一论点的数据十分有限[24-27]。如果公众报告有效提高整体医护质量处于正常运转状态,即使患者不愿改变其就诊地点也能从中获益[28]。

7. 消费者使用 HAI 数据并做出决策将提高医疗护理质量。这取决于两个假设:医疗保健相关感染率数据的有效性和可比性;医疗保健消费者根据报道的数据改变就诊地点。

8. 市场压力刺激医院提升质量。理论上公众报告可以通过四种方式来提高质量:① 改进(各医院协同提升质量);② 规范(执照颁发和认证机构通过数据对表现欠佳的机构设置下限);③ 终止(对质量较差的机构终止服务权利);④ 激励机构间的竞争力应该立足于提高质量来提高市场份额。

这些假设的数据来自观察性研究。纽约州 CABG 死亡率在实行公众报告后下降 21%,有人把它作为市场压力积极作用的证据[29]。但也有人认为死亡率下降是由于其他因素,如手术高风险患者的减少。在 CABG 死亡率公布后,一些手术量少的医生和高死亡率的手术被叫停[30]。在威斯康星州,对向公众报告、只有上报但没有向公众报道以及既没有上报也没有向公众报告的医院质量

改进活动情况进行比较,公开报道质量数据的医院比其他两组有更多的质量改进活动[31]。而对于那些质量等级较低的医院,这个差距更大。

Romano 等于 2011 年发表了加利福尼亚 2000～2005 年接受 CABG 患者的调查报告,并以公众报告的 CABG 数据质量等级为依据进行医院间的比较。他们发现,公众报告 CABG 数据后,低死亡率的医院患者数增加,同样,往高死亡率的医院转诊高危患者数也下降;部分死亡率高的医院随之出现"风险回避"效应[32]。

2010 年 Lee 等对全美的感染预防控制人员(ICP)就 CMS 对可预防的并发症(包括几种类型 HAI)停止付费的问题进行调查,81% 的受访者指出,他们更加关注 CMS 涉及的 HAI[33]。

9. 积极因素将超越很多意想不到的负面因素。公众报告 HAI 的影响是多方面的。如果是通过非标准化的方法收集,医院间 HAI 发生率的比较是没有意义的。这可能会导致消费者做出与其期望相悖的选择。即使数据收集适当,没有足够的风险预判,收治病情较重患者的医疗保健相关感染率将较高。此外,Marshall 等描述了医疗保健质量公众报告带来的其他七项意料之外的结果[34]。

• 视野狭窄。致力于质量提升的同时,会给其他重要方面带来损害。CMS 拒绝支付潜在可预防的 HAI,换而言之,未进入 CMS 政策范围内将被忽略。Hartmann 等的研究显示,由于 CMS 的拒绝付费政策更多关注导管相关性尿路感染,使得这方面的投入明显多于其他类型的医疗保健相关感染[35]。Lee 等对 CMS 拒绝付费政策影响的调查显示,仅 15% 受访者注意到感染预防经费增加,而忽略了 CMS 关注的 HAI 投入增加,笔者也注意到一些"资源转移"的发生[33]。

• 次优化。这被定义为以战略调整的巨大代价来获取局部的狭小利益。一家医院重视减少医疗保健相关血流感染,各个小组(如感染控制、质量提升、单元护理)都采取干预措施来减少感染,导致工作和数据收集的重复。对于此类问题,可以组建一个涉及所有利益相关者群体成员的多学科小组来避免。

• 缺乏远见。医院可能集中精力关注短期问题,忽视长期结果。这类不可预知的后果往往令人担忧。为强制披露医疗保健相关感染率设置高额奖金,感染率高的医院受此激励加大感染控制力度,结果喜人。然而,一些医院,特别是那些感染率特高的医院,可能在追求迅速降低医疗保健相关感染率而急功近利。最令人关注的是,医院对使用医疗器械(如留置导尿管、中心静脉导管和机械通气)的患者预防性使用抗菌药物。这几乎可以肯定在短期内会出现低医疗保健相关感染率,但其长期效应是加速抗菌药物的耐药性,而这种做法可能会造成更多问题。

• 收敛性。收敛性是指将重点放在已暴露的异常,而不是追求时髦。医院可以把目标定位在医疗保健相关感染率的平均值或中位数,而不是刻意追求降到最低。

• 思想保守。这发生在机构害怕其表现不佳而拒绝试验新方法。这对学术医疗中心来说可能更成为问题,一些降低医疗保健相关感染的革新措施可能因导致感染增加而被扼杀。

• 博弈。医院运用博弈理论选择能够获得政策支持的方式。如风险校正基于诊断编码,管理者就可能通过更改诊断编码来影响质量监测指标。此外,医院可以改变呼吸机相关性肺炎(VAP)病例的确认过程来降低 VAP 感染率,而这对于患者医疗护理质量提升毫无意义[36]。例如通过其他临床症状来解释和提高胸片诊断标准,要求多个 ICP 意见一致,重症监护医师认可,纳入术后患者来扩大监测对象等。

• 歪曲事实。公众报告激励医院构建其监测系统,但很遗憾的是这个系统敏感性不强。没有强制性公众报告的医院,他们最大限度地发现医疗保健相关感染病例来提升医疗质量和减少感染相关的免费成本支出。在强制性报告与公众公布环境下,医院检测出越少的医疗保健相关感染病例对医院整体效益越有利,感染率过高可能导致患者选择其他医院。需要注意的是,假设两家医院的感染率相同,监控系统较好的医疗保健相关感染率较高,这种现象我们称之为监测偏倚[37]。

此外,考虑公众报告的机会成本十分重要。考虑到已经立法的州几乎都没有经费投入,且医院预算是零和博弈,因此从其他项目转移资源值得关注。

医疗质量公众报告相关的一些负面效应已经显示出来。一个大型的多中心研究对没有公众报告的密歇根州与要求公众报告的纽约州的经皮冠状动脉介入(PCI)治疗结局进行比较[38],密歇根患者并发症发病率与 PCI 高危指征发生率较高,死亡率则高达 2 倍,但通过多变量分析对合并症进行校正,两个州的死亡率差别无统计学意义。这项研究的作者推测,死亡率的差异可能是纽约州的医生担心增加公众报告的死亡率,因而避免高风险的患者介入治疗。

一个独立的研究对纽约州所有的心脏介入专家进行调查,有 65% 对调查给予回应[39],回应中有 79% 的专家表示死亡率的公众报告影响他们决定是否对每个患者进行 PCI 治疗,83% 认为一些患者可能由于该政策而未接受 PCI 治疗。对公众报告 CABG 死亡率的另外两项调查显示出类似的结果。在宾夕法尼亚州外科医生的调查中,有 63% 的人表示在公众报告政策下更不愿意对重症患者进行手术[40]。同样在纽约州的外科医生中,62% 表示在公众报告死亡率的政策下拒绝对高危患者进行手术[41]。

纽约州实行公众报告后出现了另一个现象,接受 CABG 的非洲裔和西班牙裔患者减少了 19%[42],这些种族差异现象持续了 9 年。外科医生认为可能是少数种族出现不良后果的风险更高而尽量避免手术。

总之,对于 CABG 和 PCI 出现了一些意想不到的后果,包括拒绝对高风险患者进行侵入性治疗,处罚愿意治疗高风险患者的医生及种族定性。就如 Hughes 和 Mackay 指出,对于公共报告的影响真正的问题在于是否提供更好的医疗保健或通过推诿高危患者到其他医生或医院来规避风险[43]。

10. 医疗保健是一种商品。美国与其他国家不同,医疗保健作为一个商品而不是一项基本人权。这个不幸的缺点是,美国人口一大部分一直无法获得医疗保健,因为他们缺乏资源。公众报告的质量指标源于商品概念且强化了商品概念。《患者保护和平价医疗法案》可能会对美国公众获得医疗保健服务产生重大影响。

少数族裔和低收入者没有医疗保险的比例较高。一些认为公众报告适用于这些群体。衡量医疗质量的高低通常强调疾病、诊疗过程、健康状况,而较少去关注服务的相关问题(如就近服务、提供预约、医保地域壁垒和体制的可操作性)[44]。这些患者是最不可能自由选择他们的医疗保健场所的。此外,弱势群体可能受到负面效应的影响。包括规避少数族裔和低收入的患者,因为他们可能会降低质控得分及受其影响的机会成本,增加其边缘化程度,并破坏机构收治低收入患者比例的均衡性。

美国的医疗保健系统存在固有缺陷,由于减少收入和没有经费投入的强制报告政策导致医院财政压力加大,医院对未参保非紧急医疗服务的预算无法进行。2004年美国有1/3的医院发布经营预算赤字[45]。因为医院的财务状况最终是一个零和博弈,必须审核强制性公众报告和公告的机会成本。

报 告 选 择

理想的强制报告和公布政策具有四个重要特征:

1. 尽可能提高采集数据的准确性。

2. 所有医院数据收集和分析方法统一标准以利于比较。

3. 医院和相关机构的成本降至最低。

4. 政策的最终落实是有效的,易于实现,对消费者有用,对医院公平。

为满足不同医院监测的需求,如何收集数据不是特别重要的,只要方法保持一致性。但如果医院使用不同方法就无法进行比较[46]。如果医院报告数据没有采用强制的方法,消费者获得的信息有限,甚至会误导他们。此外,必须对相关风险因素和疾病严重程度对感染率的影响进行校正,否则重症患者较多的医院会比质量较差的医院表现更不理想。

CDC的国家医疗安全网(NHSN,其前身为全国医院感染监测系统NNIS)提供了一个很好的途径,他们采用多个数据来源的标准化感染定义并落实[47]。大部分州已经授权使用NHSN公众报告医疗保健相关感染[2]。

尽管是最早、最先进且是国家唯一的HAI监测系统,NHSH发现HAI病例的灵敏度仍存在不足。尿路感染、手术部位感染、医疗相关肺炎与医疗保健相关血流感染的灵敏度分别为59%、67%、68%和85%[48]。此外,由于公共披露的附加压力,医疗保健相关感染的漏报问题可能更加棘手。

各个州评价强制公众报告立法,必须解决以下几个

问题:纳入哪些指标? 采用什么数据来源? 监测哪些人群? 如何进行风险调整? 如何验证结果?

指　　标

目前,消费者关注公众报告的结果指标。虽然手术部位感染(SSI)、呼吸机相关性肺炎(VAP)和中央导管相关血流感染(CLA-BSI)是相对较罕见的事件,但对发病率、死亡率及花费影响巨大。虽然医疗保健相关尿路感染(UTI)的死亡风险低且费用相对较少,但它比其他感染更容易发生。美国CDC已经对每一个感染进行了标准化定义。

血流感染监测基于血培养的阳性结果,其病例定义相对简单,这些感染的监测也是相对简单明了的。对VAP的病例定义就比较复杂。SSI监测的主要困难在于病例的发现,50%以上的感染发生在出院后,要追踪到所有的感染病例比较困难,尤其是没有集中的医疗记录或电子医疗记录的医院难度更大。因此,SSI数据的准确性很可能存在问题。需要注意的是医院对降低HAI的兴趣增加,部分是由于医疗保健消费者关注度的增加,对监测数据进行分析更为迫切。为了防治HAI,每个确诊病例可能经医师从临床的角度仔细查阅推敲诊断的。但监测定义对于临床医生的诊断治疗没有什么用处。上述观点在一项VAP的研究中得到说明,Miller等发现31%经支气管肺泡灌洗临床确诊的非肺炎患者被CDC定义诊断为肺炎[49]。

最近,过程监控受到关注。在一般情况下,过程监控是指能减少医疗保健相关感染的措施,因此能提供与结果相关的测量数据。Berhe等发现在外科ICU关注中心静脉置管过程时,导管相关血流感染急剧下降。其他的例子包括抬高床头来预防VAP,避免股静脉置管来预防血流感染、手卫生和医护人员接种流感疫苗。与结果指标相比,过程指标更容易定义和测量,不需要风险调整。监测这些指标可以通过无须经过太多训练的措施,这可能需要复杂的定义和审查多个数据源的人员完成。过程指标的反馈已经显示出比结果指标更为优越的效果[50]。过程指标的主要缺点是对消费者的意义不大。CDC的医院感染控制实践咨询委员会(HICPAC)建议在强制报告程序中涵盖结果和过程的监测方法。

数 据 来 源

通过主动监测,由训练有素的感控专业人员实时采集多个来源的临床数据(如医师记录、实验室数据、放射报告)仍然是数据来源的金标准。在美国,通过NNIS系统,这种方法经过了长达30年的检验。但这样的数据收集需要消费大量的人力物力和财力。出于这个原因,大多数医院都对重症监护病房和选定的外科手术科室进行有限的监测。

有人主张采用实时监测的临床数据作为行政管理要求的数据。通过这些数据识别HAI的主要优点是低成本和高效率,因为这些数据在出院时就已经存在,能

通过 ICD-9 快速查找出相关信息。但这些编码专门为收费而设计,而不针对临床目的,存在很多问题。通过数据管理来发现 HAI 病例,由训练有素的感控专业人员判断变成由医学知识相对缺乏的临床记录摘要来判断,这种监测方法很容易产生误判偏倚。

对并发症的相关编码定义不够明确,通常依靠医生文书,通过编码员解释,这些都导致并发症的发病率在不同医院间产生很大变异[51]。McCarthy 等对两个州近 500 例患者住院记录进行调查,发现外科患者中有 31% 的并发症编码在医疗记录中并没有得到客观临床证据的支持,而内科患者则有 44% 缺乏依据[52]。意大利的一项研究中,对通过 ICD-9 编码来进行 SSI 监测评估,发现仅依靠编码来检测感染病例的敏感性为 10%~21%[53]。

宾夕法尼亚州儿童医院的一项研究通过行政管理数据识别 HAI 与 ICP 的主动监测方法进行比较[54]。通过 ICP 主动监测的敏感性为 76%,阳性预测值为 100%,阴性预测值为 99%,而行政管理数据的敏感性为 61%,阳性预测值为 20%,阴性预测值为 99%。当病例仅通过行政管理数据识别,进一步审查发现 90% 存在错误分类,因为其感染可能起源于入院前,或者感染不存在,或者感染部位并没有使用器械或相关。因此,采用编码数据管理作为 HAI 监测的唯一机制是不完善的[55]。

即使专业的 ICP 采用标准化的监测方法,其监测结果可能差异很大。在最近的一项研究中,18 名 ICP 阅读 114 名患者的病例摘要来判定 CLA-BSI,报告的感染率为 14%~39%,评判者间的相关系数(κ统计)仅为 0.42,该作者认为以 ICP 主导的监测(目前的"金标准")在医院间的比较并不理想[56]。另外一项研究对康涅狄格州立法要求向 NHSN 报告 CLA-BSI 数据的 30 家医疗机构进行回顾性调查,发现只有 48% 的 CLA-BSI 事件报告到 NHSN,其漏报主要与对 NHSN 的定义要素理解不够有关[57]。Aswani 等对立法要求进行 CLA-BSI 监测的 14 个州公开发布的数据进行调查,发现在风险调整的方法、感染率的报告和数据报告部门都有相当大的差异[58]。最后,Lin 等对四个医疗中心 20 个重症监护病房进行回顾性队列研究,对 ICP 采用 CDC 定义报告的 CLA-BSI 进行调查,与作者采用计算机算法为参考标准的 CLA-BSI 进行比较,发现不同医疗中心 ICP 诊断的 CLA-BSI 与计算机参考标准诊断的相关性很差[59]。

立法活动

32 个州已颁布了强制性 HAI 报告的法律。这些法律在数据来源依据、报告范围、报告和向公众发布的机制存在很大差异[1]。

许多州的立法评估采用了《消费者联盟模范医院感染信息披露法案》。这就需要医疗机构每季度向所在州卫生部门报告 SSI、VAP、CLA-BSI、CA-UTI 和其他由州卫生部门酌情规定的 HAI 等相关数据,并要求对患者人种、民族和母语等相关信息进行报告,以评估种族和语言的差异。该法案要求州卫生部门创建一个由公立和私立医院的护士、医生、具有 HAI 专业知识的流行病学专业人员、学术研究人员、消费者组织、医疗保险、健康维护组织和医疗保险购买者(如雇主)代表组成的咨询委员会。此外,该法案要求国家卫生部咨询委员会通过网络向公众发布经过验证的 HAI 发生率和具有可比性的风险调整感染率。

消费者联盟法案的优点是它围绕主要 HAI 的风险调整、验证和授权。缺点是它需要医院广泛的监测,需要动用较多的资源,并要求形成一个大的咨询委员会,而冲淡了医院流行病学专业人员和 ICP 的专业技能。

为了达到消费者联盟提出的医院感染信息披露法案模式的目标,大多数医院将需要大量增加感染控制项目的投入。在弗吉尼亚州急性照护医院的一项调查显示,64% 的医院只有一个全职感控专业人员(FTE),86% 的医院的感控专业人员会有其他的主要职责[60]。此外,在弗吉尼亚州强制执行报告所有 HAI 的情况下,全州估计需要 160 名 ICP,每年的费用大约为 1 150 万美元。

许多州选择使用现有的监测网络,即 CDC 的 NHSN 监测系统,避免重新再建的高昂成本,也能够与全国的其他医院做比较。医院向 CDC 提交 HAI 原始数据,然后将风险调整后的感染率报告给州卫生部门。科罗拉多州的法律还要求医院向 NHSN 提交感染数据。许多州已经成立了一个咨询委员会,以协助数据分析和信息的公开方法,大多数将具有可比性的 HAI 数据公布在公共网站。一些州允许医院延期(最多 3 年)提交数据,以便获得监测方法学相关经验。

内华达州的法律要求报告 HAI,但数据不对公众公开。虽然这种方法可以有效提高医护质量,但它满足不了通过数据来选择就诊医院消费者的需求。此外,没有信息公众披露,医院可能被视为对公众不负责。

根据公开报告的国家命令,美国 2010 年的《患者保护与平价医疗法案》建立了通过 CMS 医院住院质量报告程序强制公开报告 HAI 成为事实。为了获得 CMS 的全额支付,医院被要求报告相应的 HAI 数据到 NHSN,而该信息随后可在 CMS 的网站找到[2]。

结　　论

最后,由于强制性报告和公开透明地公布 HAI 给医疗保健消费者带来的利益胜过医院的声誉和经济风险,各个州已经广泛颁布法律以保证这样的利益。这对于医院投入资源预防 HAI 是一个极好的激励。然而,为了向消费者提供可靠数据,采用标准化的 HAI 诊断、准确风险校正及 HAI 有效报告方法至关重要。最后,应对立法实施后的影响进行评估,包括预期和非预期的后果。

第 48 章

患 者 安 全

Moi Lin Ling ■ 杨冬华 译 ■ 傅建国 审校

背 景

人非圣贤，孰能无过。随着美国医学研究所（IOM）有关患者安全信息的发布，一些医疗机构也相应建立了患者安全项目。患者安全是指患者在诊疗中免受伤害或感染疾病的过程[1]。患者的诊疗过程是多个系统互相配合转换的复杂过程，诊疗越复杂，发生差错的可能性也随之增加。医学领域仍存在许多不确定性需要去探索实践，患者需要承担更多风险，医学干预本身更是一个高风险又不容许出现差错的过程。

医疗差错被定义为一种意外行为，由疏忽或过失引起，或者由无法达到其预期效果的行为引起[1]。这种差错可能是一种近似失误的错误，或者导致患者不良结局的医疗事故。医疗机构是高度复杂的系统，在数以千计的相互联系的过程中很可能会出错。其中医疗保健相关感染（HAI）的发生是这些数以千计相互关联的过程中出现的差错之一。此外，医疗差错还包括诊断错误、检查或治疗不当、手术部位错误、用药错误、输血错误、患者跌倒、压疮、留置针相关静脉炎、可预防的自杀行为，等等。

美国 IOM 估计美国医疗机构 3%～4%的患者遭受医疗差错，每年大约 200 万例发生医院感染，而重症监护病房（ICU）的患者平均每天经历两次医疗差错[1]。医院感染是世界范围内导致患者死亡和伤残的主要原因[2]。世界卫生组织（WHO）估计全球超过 140 万的人每时每刻都在遭受医院感染。据估计，美国每年大约有 200 万名患者发生医院感染并导致 8 万人死亡，英国每年有 5 000 例患者死于医院感染，并产生巨大的经济负担，美国每年在此花费 45 亿～57 亿美元，而英国国家卫生服务中心花费也达 10 亿英镑[2]。

James Reason 提出的"瑞士奶酪模型"[3]对系统在患者安全中如何发挥关键作用给出了很好的解释。正如每片奶酪内部有很多空洞，每一道防线都存在很多漏洞。尽管这些系统都用来防止差错发生，但如果这些漏洞碰巧连成了一条可以直穿而过的通道，这些不良事件就会通过漏洞而发生。同样不难理解，很多系统因素导致医院感染的发生，如手术部位感染（SSI）的一个关键因素即患者麻醉诱导期及时给予适量的抗菌药物[4]，而该过程又包括相互联系、紧紧相扣的如下步骤：① 基于循证证据的预防性用药指南的发展；② 麻醉医生与外科医生遵循指南紧密合作（如用药选择和用药时机）；③ 在需要时

能够有效给予适当的抗菌药物；④ 麻醉医生在麻醉诱导期的个人行为规范。该过程中任一步骤若被打断，意味着未遵循指南并可能进一步导致 SSI 的发生。

由于医疗机构本身的一些系统缺陷会导致医疗差错，对先前的医疗差错进行总结分析，可以认为其发生是由于不良行为、能力不足、粗心大意或机构利益驱使的结果。通过过程监控来识别系统中的漏洞，为预防差错提供了新途径。

因此，加强患者安全，防治医疗差错的发生最主要是设计更安全的医疗照护系统。美国 IOM 发表的第二篇报道《跨越质量的鸿沟》中强调高质量的医疗保健系统应具有以下几项特征：安全、有效、以患者为中心、及时、高效和公平公正性[5]。重新设计具有以上特征的系统是医疗保健机构面临的重大挑战。

安全文化建设

安全文化建设一直被认为是医疗保健系统最大的挑战。"建立更安全的医疗系统面临最大挑战是改变观念，不再将医疗差错归咎于个人失误，而是作为系统改进和伤害预防的机遇"[5]。安全文化是指主动报告所有安全事件和不因害怕被处罚而漏报，以及对问责机制的理解[1]。每个员工都要对组织的安全负责，并在团队中互相帮助来更好地完成工作。系统方法通过分析安全问题来消除恐惧和焦虑、责备和羞耻等，并通过过程监控来发现差错的原因，而不是关注个人责任。一套完整的系统需要安全行为来支撑，并要求机构为统一的行为模式建立哲学体系和价值观。机构要形成一套完整的行为模式，应建立起自己的哲学观和价值观，机构领导要创造出针对安全问题的开放式交流和一个没有处罚的环境。要建立一个善于从错误中学习的组织，机构将不得不进行变革。如何架构、过程监控、目标设立和激励机制等都与患者安全紧密联系。"患者安全三角"形象解释了如何培养患者安全文化（图 48.1）。

领导角色

领导者在发展和塑造安全文化中扮演关键角色，他们引导变革并为改革指明方向。如美国联合委员会（TJC）年度"患者安全目标"[6]，设定年度目标包括患者安全来帮助组织实现为患者建立安全环境的承诺。领导者也要起到示范作用，将患者安全承诺付诸行动，资源投入也要得到保证。医疗机构需要任命一位患者安全组织官

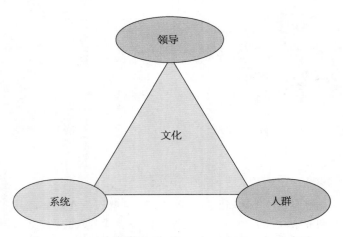

图 48.1　感染控制与患者安全及质量改进关系图

员,通常由具有管理和临床经验的机构领导来担任[7],同时与机构主管紧密协作,以便患者安全顺利广泛开展并在其监督管理中起重要作用。除此之外,其他的资源也应配备到位(如改善系统的预算、安全系统的设备设施等)。高级管理层进行定期安全巡视非常重要。实践证明,这些高管的巡视是成功的,不仅使工作人员对管理有了自信,更重要的是让工作人员更乐于为构建更安全的环境提供建设性的反馈或建议[8]。当感控专业人员加入到患者安全巡查中,会显示出更大的协同作用,也有助于促进感染控制团队与基层工作人员之间的联系。

患者安全三角:系统

系统影响安全,事故报告系统能够确保事故和隐患苗头的顺利上报,鼓励采用匿名报告事件苗头。事故报告系统可以为如何建立更好、更安全的工作场所提供大量丰富的信息。通过数据库相关指标的追踪与监测对一些关键事件或警讯事件的分析同样也十分重要。根本原因分析(RCA)是一种用于警讯事件分析的良好工具。TJC推荐的RCA可概括为以下几个步骤[9]:

1. 组建小组。
2. 采用头脑风暴法对相关问题进行定义。
3. 研究该问题。
4. 判定所发生事件。
5. 识别事件的所有过程因素。
6. 探索和寻找降低风险的策略。
7. 制订改进行动计划。
8. 实施整改计划。
9. 建立测评指标。
10. 评价行动计划实施效果。

最后一步评价行动计划实施效果同样重要,不容忽视。这也有助于落实系统对接到警讯事件在一定时间内执行效果的评价反馈机制。

犯错是人的本性,或许无法改变人的这种本性,但可以改变工作条件。管理设计紧随着工作设计以便更好地完成工作,以减少犯错甚至不可能出错。管理设计是变革管理的一部分,可以采取以下几种方法:

- 减少记忆依赖(如利用海报来说明手卫生的七个步骤)。
- 减少或简化过程步骤。
- 使用标准化(如使用标准化采血装置来减少锐器伤并确保高质量的血液样本),采用约束和强制来规范行为,如只有主治医生才可以使用万古霉素[避免万古霉素的不合理使用来控制耐万古霉素肠球菌(VRE)]。
- 使用相关协议和核查清单[如美国医疗保健促进会(IHI)拯救10万生命运动中呼吸机相关性肺炎(VAP)的组合干预措施包括四个部分:① 床头抬高30°~45°;② 每日停用镇静剂;③ 每日撤机评估,预防消化性溃疡(PUD);④ 预防深静脉血栓形成(除非有禁忌)[10]]。
- 识别疲劳的影响(如控制低年资医生的工作时间)。
- 要求有关安全方面的教育和培训(如强制对所有人员进行感染控制培训,使得所有员工都能掌握包括隔离预防、手卫生等感染控制措施)。
- 促进团队合作(如医院感染监控联络人员与感染控制小组间的紧密联系)。
- 减少系统的混乱[如在严重急性呼吸综合征(SARS)、流感大流行等感染暴发时要有一套流程清晰的感染防控流程供全体员工方便获取]。

近年来随着政策法规的关注使得医院感染控制得到很大发展,使用系统改进方法与质量提升技术可帮助医疗机构提升医疗护理质量。

患者安全三角:人群

人群及其安全行为决定安全文化,医务人员(HCW)的天职是照护和关爱患者。先前讨论的系统问题中已提到,医务人员需要改变其习惯和态度来遵守安全规范。正如手卫生,尽管有确凿的证据证明其重要性,也有循证实践表明其落实能有效阻止病原体传播,即使在最好的中心开展手卫生活动,其依从性仍然达不到理想水平[9-13]。因此,必须通过教育、宣传、海报、小组研讨会以及领导者以身作则等,让他们认识到问题所在,以此来改变其行为。已证明通过公众示范指导是提高手卫生依从性一项有效的干预措施[14],患者安全领导巡视组的实践经验是领导以身作则的一个很好例子[8]。

作为参与者,患者在安全建设方面也扮演着至关重要的角色。他们最在意该项工作是否正常运行,毕竟这关系到他们切身利益。患者作为参与者参与安全和质量管理并不常见,但在感染控制方面,患者及其家属能起到关键作用,他们能够提醒和监督医务人员落实基本感染控制措施。他们的参与能促进安全实践的落实。

患者安全文化的建立可能是一项长期、艰苦的过程。然而,采取系统方法理论将给医疗机构带来更高水平的安全环境。对现有安全文化的初始评估有助于了解开始的基线状态,并依此制定行动计划[15]。越来越多的医疗机构通过定期的组织文化调查来测量态度和实践以确定成败[16]。医疗保健研究和质量机构(AHRQ)对医院患者安全的调查工作就是使用这种测量方式的一个例子[17]:

1. 监督者/管理者期望及促进患者安全方面的行动。
2. 组织学习-持续改进。

3. 内部团队合作。

4. 开放式的沟通。

5. 错误的反馈与沟通。

6. 非惩罚性的差错应对措施。

7. 人员配备。

8. 医院管理工作协助确保患者安全。

9. 跨医院单位的团队合作。

10. 住院患者转运交接管理。

领导者还需要决定改进的先后顺序,并且在每年制订目标时就应确定。把患者安全纳入机构目标有助于管理者保持清晰的概念。此外,目标审查需要一些必要的变化并落实(如质量和安全机构可能需要修改或创建帮助系统)。最后,对已完成目标的项目进行周期性的审查将有助于改进环的闭合。

医疗质量,感染控制与患者安全

患者安全和医院感染控制两者的共同目标都是保护患者免受伤害。然而,医院感染控制在安全方面包括的范围更广,它还包括医务人员安全和职业健康问题,图48.2 显示患者安全与医院感染控制之间很大一部分是相互重叠的。总之,医院感染控制是一项质量控制工程。

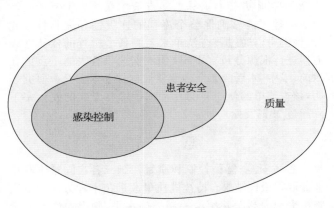

图 48.2 患者安全与感染控制重叠图

持续质量改进、科学的流程管理不仅有助于提供优质的治疗服务,还能加强患者照护。质量改进的重点是精简、调整及提升系统和流程,以消除过程中的不当,达到质量持续改进的目的[18](图 48.3、图 48.4)。质量改进采用已知的系统分析方法和测量手段以达到客观结果,促进过程的提升。有效的流程管理将产生预期结果,这在好的感染控制项目中得到体现;如合理的感染监测,在医疗机构确保患者、员工和组织安全评估工作中起重要指导作用。正如美国疾病预防控制中心(CDC)所定义的那样,监测是持续收集、分析和解释卫生信息的方法,而这些卫生信息对公共卫生实践的规划、实施和评价起到至关重要的作用,并与相关信息的及时传播紧密联系[19](详见第 6 章)。数据的监测步骤也类似于计划、实施、检查和行动(PDCA)的质量改进循环模型[20]。计划包括对当前患者照护不足方面的改进或者完全重新设计。前导性研究通常是用于干预方法有效性的评价,它通过持续追踪监测来确定新方法是否优于原有方法。如果前导性研究是成功的,那么这些干预措施可以大范围开始实施,若不成功,则采用另外的 PDCA 循环再次改进和监测。当然,除了 PDCA 循环以外,也有其他的质量控制改进方法,比如 LEAN、六西格玛、LEAN -六西格玛、Robust 控制方法等[21]。所有的改进项目都有个共同的目的就是多个学科协作促进质量提升。

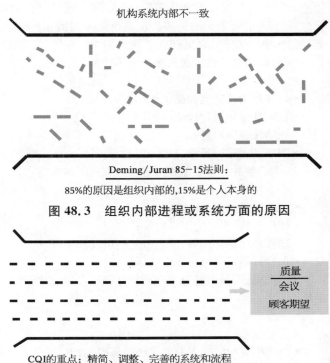

图 48.3 组织内部进程或系统方面的原因

图 48.4 持续性质量改进内容

实践过程中不可避免会发生一些变化,如果是不良的变化应该予以消除以避免浪费资源和成本。质量改进的目的是通过过程管理来消除不良变化以节约成本。因此,质量控制成本,尤其在医疗机构面临不断资源平衡的挑战时是一项可行的制胜战略。当它用于医院感染控制项目中时,在效果和成本效益中显示出巨大作用。

促进质量改进模型取得成功的因素之一是流程责任者参与到流程中。他具有专业知识,可以敏锐洞察出现问题所在,并提出改进意见。当应用到医院感染控制项目时,这些有利的技术支持在整个项目中帮助产生量子跳跃的效果。质量改进小组是在解决确定的问题时形成的。流程责任者使用如流程图、鱼骨图、柏拉图等一些质量工具诊断和分析不同阶段的问题。用若干个不同的 PDCA 循环方法来确保实施改进措施后的成功性。只有可测量的方可说明其改进。因此,在任何质量改进计划中指标跟踪是一个关键因素。整个过程包含所有的监测信息包括数据采集、分析、解释和反馈。诸如运行图、统计过程控制(SPC)图表等的质量工具已经帮助各行业对特殊原因的变异中分辨出随机误差[22,23]。这些方法是数据分析的最好工具,并且当应用到医院感染控制监测方面时,将会帮助感控专业人员合理地识别和处理相关数据,也有助于其更好地时间管理,可以在教育培训、制度制定和审查及持续性质量改进等方面投入更多的时间和精力。这些质量改进团队内部的协同作用,有助于实现有效的改变。

集束化干预与核查清单

从 2001 年开始,美国医疗保健研究机构的"拯救十万生命"和"减少五百万伤害"等运动提出了照护组合的概念,是指对患者照护的一些循证集束化干预措施,全部施加后比单一实施效果更有意义[24]。例如:

1. 呼吸机相关性肺炎集束化干预措施[25]。
- 床头高度;
- 每日停用镇静剂和撤机评估;
- 预防性使用消化性溃疡药物;
- 预防深静脉血栓;
- 用氯己定进行日常口腔护理。

2. 中心静脉导管血流相关感染集束化干预措施[26]。
- 手卫生;
- 置管时最大无菌屏障;
- 使用乙醇、氯己定消毒皮肤;
- 选择最佳置管位置,成人避免使用股静脉;
- 每日评估置管的必要性和尽早拔管。

3. 预防耐甲氧西林金黄色葡萄球菌感染集束化干预措施[27]。
- 手卫生;
- 主动筛查;
- 对感染者和定植者采取接触隔离措施;
- 侵入性操作组合干预措施(中心静脉导管相关血流感染和呼吸机相关肺炎)。

4. 手术部位感染预防集束化干预措施[28]。
- 合理预防性使用抗生素(如适用范围、时机、停用等);
- 合理的脱毛方式(用剪刀代替剃刀);
- 心脏手术术后控制血糖;
- 结直肠手术时的保温。

5. 导管相关尿路感染(CA‐UTI)集束化干预措施[29]。
- 避免不必要的导尿;
- 导尿过程中做到无菌操作;
- 按照指南进行导管维护;
- 每日评估置管必要性和尽早拔管。

"全或无"的衡量方式强调将所有的元素都结合一起进行组合干预以取得最好的结果,而这些集束化干预措施的顺利实施最关键的一项因素是采用了涉及多个专业领域的质量提升模型[20]。

1. 要达到什么目的? ——该项目的任务及目标有助于明确要改进的任务及其重点。

2. 如何判定质量提升的有效性? ——强调测量方法的重要性,这些测量方法能够确定哪些干预措施是有效的。

3. 能做出什么样的改变才得以有所改进? ——强调需要保持开放并愿意接受改变的观念才能得以改进。

这些集束化干预措施取得的成功让很多医疗机构对医院感染采取零容忍态度。它所强调的是力争持续改进并且努力保持改进后的效果。

用核查清单在产生危害前发现潜在的隐患,这是在2007 年 WHO"第二项全球患者安全挑战:安全手术拯救生命"中提出并流行开来。核查清单在给患者复杂的治疗或护理时能够确保整个流程的连贯性和完整性。此外,他们可以通过核查清单来监测各个过程的依从性以方便进行根源分析。WHO 手术安全核查表的重点放在术前、术中、术后的各个步骤从而确保手术安全。研究表明,核查清单的使用将会使全球手术并发症的发生率下降超过 33% 及死亡减少 2/3。

总 结

患者安全、感染控制和质量控制三者之间紧密联系才能取得最佳结果。持续性质量改进技术和方法的应用将极大地提高医院感染控制措施水平,确保在患者安全方面取得成果,并且能更好地治疗和护理患者。

缩写词中英文对照表

潘 磊 陈文才 唐雨萌 译 ■ 王 珏 王广芬 审校

缩 写	英 文 全 称	中 文 全 称
AAD	antibiotic-associated diarrhea	抗生素相关性腹泻
AAMI	Association for the Advancement of Medical Instrumentation	美国医疗器械促进协会
AAP	American Academy of Pediatrics	美国儿科学会
ABC	awakening and Breathing Controlled	自主呼吸控制
ACIP	Advisory Committee on Immunization Practices	免疫实践咨询委员会
ADA	American Disabilities Act	美国残疾人法案
ADI	Active detection and isolation	主动检测和隔离
AER	automated endoscope reprocessor	全自动内镜清洗消毒机
AFB	acid-fast bacilli	抗酸杆菌
AHA	American Hospital Association	美国医院协会
AHBR	alcohol-based hand rub	速干手消毒剂
AHRQ	Agency for Healthcare Research and Quality	美国医疗保健研究和质量机构
AIA	American Institute of Architects	美国建筑师协会
AIDS	acquired immune deficiency syndrome	获得性免疫缺陷综合征（艾滋病）
AMDA	American Medical Director's Association	美国医学总监协会
AMR	antimicrobial resistance	耐药性
AMS	antimicrobial suture	抗菌缝线
AMT	Antimicrobial management team	抗菌药物管理团队
AOA	American Osteopathic Association	美国骨科协会
APACHE Ⅱ	acute physiology, and chronic health evaluation	急性生理与慢性健康评分
APIC	Association for Professionals in Infection Control and Epidemiology	美国感染控制与流行病学专业协会
ARDS	adult respiratory disease syndrome	成人型呼吸窘迫综合征
ARO	antimicrobial-resistant organism	耐药性微生物
ARP	antimicrobial resistant pathogen	耐药性病原体
ARRA	American Recovery and Reinvestment Act	美国复苏与再投资法案
ASA	American Society of Anesthesiologists	美国麻醉医师协会
ASHRAE	American Society of Heating, Refrigerating, and Air Conditioning Engineers	美国供热、制冷与空调工程师学会
ASP	antimicrobial stewardship program	抗菌药物管理项目
AST	antimicrobial susceptibility testing	抗菌药物敏感性试验
ASTM	American Society for Testing and Materials	美国材料与试验协会
ATP	adenosine triphosphate	腺苷三磷酸
AUR	antimicrobial use and resistance	抗菌药物应用和耐药性
BBP	bloodborne pathogen	血源性病原体
BCG	bacille calmette-cuérin	卡介苗
BPS	bloodborne pathogens standard	血源性病原体防护标准
BSI	bloodstream infection	血流感染
CABG	coronary artery bypass grafting	冠状动脉旁路移植术
CA - MRSA	community-associated MRSA	社区相关性耐甲氧西林金黄色葡萄球菌
CASS	continuous aspiration of subglottic secretions	持续声门下吸引

缩 写	英 文 全 称	中 文 全 称
CBIC	Certification Board of Infection Control and Epidemiology	感染控制与流行病学认证委员会
CCNA	cell cytotoxin neutralization assay	细胞毒素中和试验
CDAD	Clostridium difficile-associated diarrhea	艰难梭菌相关性腹泻
CDC	Centers for Disease Control and Prevention	疾病预防控制中心
CDI	Clostridium difficile infection	艰难梭菌感染
CHG	chlorhexidine gluconate	葡萄糖酸氯己定
CHICA-Canada	Community and Hospital Infection Control Association-Canada	加拿大社区和医院感染控制联合会
CHIP	Comprehensive Hospital Infection Project	医院感染综合项目
CIED	cardiac implantable electronic device	心脏植入式电子装置
CJD	Creutzfeldt – Jakob disease	克-雅病
CLA – BSI	central line-associated bloodstream infection	中央导管相关血流感染
CLAD	closed Luer access device	密封的鲁尔接头装置
CMS	Centers for Medicare and Medicaid Services	医疗保险与医疗补助服务中心
CoNS	coagulase-negative staphylococci	凝固酶阴性葡萄球菌
CPE	carbapenemase-producing Enterobacteriaceae	产碳青霉烯酶肠杆菌
CPIS	clinical pulmonary infection score	临床肺部感染评分
CPNB	continuous peripheral nerve block	连续外周神经阻滞
CPOE	computer-based physician order entry	医嘱录入系统
CPS	coagulase-positive staphylococci	凝固酶阳性葡萄球菌
CQI	continuous quality improvement	持续质量改进
CR – BSI	catheter-related bloodstream infection	导管相关血流感染
CRE	carbapenem-resistant Enterobac teriaceae	耐碳青霉烯类肠杆菌
CRMD	cardiac resynchronization medical device	心脏再同步装置
CRV	community respiratory viruses	社区呼吸道病毒
CSF	cerebrospinal fluid	脑脊液
CVC – BSI	central venous catheter bloodstream infection	中心静脉导管血流感染
CVC	central venous catheter	中心静脉导管
DA – HAI	device-associated HAI	器械相关医疗保健相关感染
DAI	device-associated infection	器械相关感染
DARPA	the U. S. Department of Defense's Advanced Research Project Agency	美国国防部高级研究计划局
DHHS	Department of Health & Human Services	卫生和公共服务部
DIAM	drug-induced aseptic meningitis	药源性无菌性脑膜炎
DLI	donor lymphocyte infusion	供者淋巴细胞输注
DRG	diagnostic related group	疾病诊断相关分组
DTP	differential time to positivity	阳性时间差
EAAD	European Antibiotic Awareness Day	欧洲抗生素宣传日
ECDC	European Center for Disease Prevention and Control	欧洲疾病预防控制中心
EHR	electronic health record	电子病历
EIA	enzyme immunoassay	酶联免疫法
ELBW	extremely low-birth-weight	超低出生体重
ELISA	enzyme-linked immunoassay	酶联免疫吸附试验
EPA	Environmental Protection Agency	美国环境保护署
EPINet	Exposure Prevention Information Network	暴露预防信息网络
ESBL	extended-spectrum b-lactamase	超广谱 β-内酰胺酶
ESR	erythrocyte sedimentation rate	红细胞沉降率
ESRD	end stage renal disease	终末期肾脏病

缩 写	英 文 全 称	中 文 全 称
EUS	endoscopic ultrasound	超声内镜
EVD	external ventricular drain	侧脑室引流术
EVL	endoscopic variceal ligation	内镜下食管静脉曲张套扎术
FB	fiberoptic bronchoscopy	纤维支气管镜检查
FDA	Food and Drug Administration	美国食品药品监督管理局
FGI	Facility Guidelines Institute	美国实施指南研究所
FQREC	fluoroquinolone-resistant Escherichia coli	耐氟喹诺酮类大肠埃希菌
GAC	granulated activated carbon	颗粒活性炭
GAO	Government Accountability Office	美国审计总署
GAS	Group A streptococcus	A 群链球菌
GDH	glutamate dehydrogenase antigen	谷氨酸脱氢酶抗原
GVHD	graft *versus*. host disease	移植物抗宿主病
GVL	graft *versus*. Leukemia	移植物抗白血病
HACCP	Hazard Analysis and Critical Control Point	危害分析和关键控制点
HAdV	human adenovirus	人腺病毒
HAI	healthcare-associated infection	医疗保健相关感染
HAP	hospital-acquired pneumonia	医院获得性肺炎
HAV	Hepatitis A virus	甲型肝炎病毒
HBGA	histocompatability-blood group antigen	组织血型抗原
HBV	Hepatitis B virus	乙型肝炎病毒
HCP	healthcare personnel	卫生保健人员
HCV	Hepatitis C virus	丙型肝炎病毒
HCW	healthcare worker	医务人员
HDV	Hepatitis D virus	丁型肝炎病毒
HELICS	Hospital in Europe Link for Infection Control through Surveillance	欧洲医院感染控制监测网
HEPA	high-efficiency particulate air	高效空气过滤器
HEV	Hepatitis E virus	戊型肝炎病毒
HH	hand hygiene	手卫生
HI	hospital infection	医院感染
Hib	Haemophilus influenzae type b	B 型流感嗜血杆菌
HICPAC	Healthcare Infection Control Practices Advisory Committee	医院感染控制实践咨询委员会
HIPAA	Health Insurance Portability and Accountability Act	健康保险流通和责任法案
HITECH	Health Information Technology for Economic and Clinical Health	医疗信息技术促进经济和临床医疗
HIV	human immunodeficiency virus	人类免疫缺陷病毒
HLAC	Healthcare Laundry Accreditation Council	美国医疗洗涤鉴定委员会
HLAR	high-level aminoglycoside resistance	氨基糖苷类高水平耐药
HMO	Health Maintenance Organizations	健康维护组织
HMPV	human metapneumovirus	人偏肺病毒
HP	hydrogen peroxide	过氧化氢
HPV	hydrogen peroxide vapor	过氧化氢蒸气
HRN	high-risk nursery	高危新生儿
HRV	human rotavirus	人类轮状病毒
HTLV－1	human T-lymphotropic virus type 1	人类 T 型淋巴细胞病毒 1 型
ICP	infection control professional	感控人员
ICP	infection control program	感染控制项目

缩 写	英 文 全 称	中 文 全 称
ICRA	infection control risk assessment	感染控制风险评估
ICU	intensive care unit	重症监护病房
IDSA	Infectious Diseases Society of America	美国感染病协会
IFIC	International Federation of Infection Control	国际感染控制联合会
IG	infectious gastroenteritis	感染性胃肠炎
IGRA	interferon gamma-release assay	γ干扰素释放实验
IHI	Institute for Healthcare Improvement	美国医疗保健促进会
ILI	influenza-like illnesses	流感样疾病
INICC	International Nosocomial Infection Control Consortium	国际医院感染控制联盟
INTERMACS	Interagency Registry for Mechanical Circulatory Support	国际机械辅助循环协会
IOM	Institute of Medicine	医学研究所
IP	infection preventionist	感控专业人员
IPC	infection prevention and control	感染预防与控制
IPP	infection prevention program	感染预防项目
IPPS	inpatient prospective payment system	住院患者预支付系统
IR	Interventional Radiology	介入放射学
IVAC	infection-related ventilator-associated complication	呼吸机相关感染并发症
IVDR – BSI	intravascular device-related bloodstream infection	血管内装置相关血流感染
JCAHO	Joint Commission on Accreditation of Healthcare Organizations	美国医疗机构评审联合委员会
JCI	Joint Commission International	国际联合委员会
KPC	klebsiella-producing carbapenemase	碳青霉烯酶
LCMV	lymphocytic choriomeningitis virus	脉络丛脑膜炎病毒
LIS	laboratory information system	实验室信息系统
LMA	laryngeal mask airway	喉罩
LS	laparoscopic surgery	腹腔镜手术
LTBI	latent TB infection	潜伏结核感染
LTACH	long-term acute care hospital	长期急症照护医院
LTCF	long-term care facility	长期照护机构
LVAD	left ventricular assist device	左心室辅助装置
MDG	Millennium Development Goal	千年发展目标
MDR – GNB	multidrug-resistant gram-negative bacteria	多重耐药性革兰阴性菌
MDRO	multidrug-resistant organism	多重耐药菌
MIC	minimum inhibitory concentrations	最低抑菌浓度
MIR	managing infection risk	感染风险管理
MLEE	multi-locus enzyme electrophoresis	多位点酶电泳
MLST	multi-locus sequence typing	多位点序列分型
MLVA	multiple locus variable number tandem repeat assays	多位点可变数目串联重复序列分型
MMR	measles-Mumps-Rubella	麻疹、风疹和流行性腮腺炎
MRI	magnetic resonance imaging	磁共振成像
MRSA	methicillin-resistant Staphylococcus aureus	耐甲氧西林金黄色葡萄球菌
MSSA	methicillin-sensitive Staphylococcus aureus	甲氧西林敏感金黄色葡萄球菌
MTB	mycobacterium tuberculosis	结核分枝杆菌
NAP1	North American Pulsed Field type 1	北美脉冲场凝胶电泳1型
NaSH	National Surveillance System for Healthcare Workers	国家医务人员监测网
NDM – 1	New Delhi metallo-*b*-lactamase	新德里金属-β-内酰胺酶

缩　写	英　文　全　称	中　文　全　称
NFPA	National Fire Protection Association	（美国）国家消防协会
NHSN	National Healthcare Safety Network	（美国）国家医疗安全网
NICU	neonatal intensive care unit	新生儿重症监护病房
NNIS	National Nosocomial Infections Surveillance System	全国医院感染监测系统
NORS	National Outbreak Reporting System	国家疫情暴发报告系统
NPPV	noninvasive positive-pressure ventilation	无创正压通气
NPSG	National Patient Safety Goals	国家患者安全目标
NQF	National Quality Forum	国家质量论坛
NSPA	Needlestick Safety and Prevention Act	针刺安全和预防法案
NTM	nontuberculous mycobacterial	非结核分枝杆菌
OHQ	Office of Healthcare Quality	医疗质量办公室
OPV	oral polio vaccine	口服脊髓灰质炎疫苗
OR	odds ratio	比值比
OSHA	U. S. Occupational Safety and Health Administration	美国职业安全与健康管理局
PAHO	Pan American Health Organization	泛美卫生组织
PCR	polymerase chain reaction	聚合酶链反应
PCT	procalcitonin	降钙素原
PDR	pan-drug-resistant	泛耐药
PEP	postexposure prophylaxis	暴露后预防
PEPLINE	National Clinicians' Post-Exposure Prophylaxis Hotline	美国临床医生暴露后预防热线
PET	positron emission tomography	正电子发射计算机断层显像
PFGE	pulse-field gel electrophoresis	脉冲场凝胶电泳
PICU	pediatric intensive care unit	儿童重症监护病房
PIV	parainfluenza virus	副流感病毒
PMMA	poly methylmethacrylate	聚甲基丙烯酸甲酯
PPD	purified protein derivative	结核菌素纯蛋白衍生物
PPI	proton pump inhibitor	质子泵抑制剂
PPV	positive predictive value	阳性预测值
PRES	posterior reversible encephalopathy syndrome	后部可逆性脑病综合征
PVB19	parvovirus B19 virus	细小病毒 B19 病毒
PVE	prosthetic valve endocarditis	人工瓣膜心内膜炎
QIO	Quality Improvement Organizations	质量改进组织
RCA	root cause analysis	根本原因分析
REA	restriction endonuclease analysis	限制性内切酶分析
REP - PCR	repetitive element polymerase chain reaction	重复序列聚合酶链反应
RSV	respiratory syncytial virus	呼吸道合胞病毒
SAL	sterility assurance level	无菌保证水平
SARS	severe acute respiratory syndrome	严重急性呼吸综合征
SARS - CoV	severe acute respiratory syndrome-coronavirus	严重急性呼吸综合征-冠状病毒
SBT	spontaneous breathing trial	自主呼吸试验
SCIP	Surgical Care Improvement Project	外科护理改进计划
SCV	Staphylococcal small-colony variant	葡萄球菌小菌落变异体
SDD	selective digestive decontamination	选择性消化道脱污染
SDV	single-dose vial	单剂量瓶
SENIC	Study on the Efficacy of Nosocomial Infection Control	医院感染控制效能研究

缩　写	英　文　全　称	中　文　全　称
SGNA	Society for Gastroenterology Nurses and Associates	美国胃肠病学护士学会
SHEA	Society for Healthcare Epidemiology of America	美国医疗保健流行病学协会
SIP	Surgical Infection Prevention Project	外科手术感染预防计划
SIR	standardized infection ratio	标化感染率
SSI	surgical site infection	手术部位感染
SUD	single-use devices	一次性医疗用品
SV	herpes simplex	单纯疱疹
TB	tuberculosis	结核
TJC	the Joint Commission	美国联合委员会
TST	tuberculin skin test	结核菌素皮肤试验
TTE	transthoracic echocardiography	经胸壁超声心动图
URTI	upper respiratory tract infection	上呼吸道感染
USP	the U. S. Pharmacopeial Convention	美国药典
USPHS	the U. S. Public Health Service	美国公共卫生署
UTI	urinary tract infection	尿路感染
UVGI	ultraviolet germicidal irradiation	紫外线照射消毒
VAC	ventilator-associated condition	呼吸机相关性事件
VAP	ventilator-associated pneumonia	呼吸机相关性肺炎
vCJD	variant Creutzfeldt – Jacob disease	变异型克-雅病
VISA	vancomycin-intermediate Staphylococcus aureus	异质性万古霉素中介金黄色葡萄球菌
VL	visceral leishmaniasis	内脏型利什曼病
V – Pro	low-temperature sterilization system	低温灭菌系统
VRE	vancomycin-resistant Enterococcus	耐万古霉素肠球菌
VREF	vancomycin-resistant Enterococcus faecium	耐万古霉素屎肠球菌
VRSA	vancomycin-resistant Staphylococcus aureus	耐万古霉素金黄色葡萄球菌
VZIG	varicella-zoster immune globulin	水痘-带状疱疹免疫球蛋白
VZV	varicella-zoster virus	水痘-带状疱疹病毒
WHO	World Health Organization	世界卫生组织
WNV	west Nile virus	西尼罗病毒